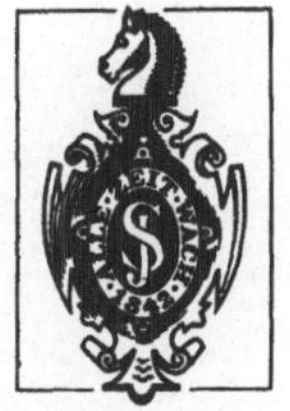

Georg Fischer

Chirurgie vor 100 Jahren

Historische Studie

über das 18. Jahrhundert aus dem Jahre 1876

Reprint

Springer-Verlag Berlin Heidelberg New York 1978

Die für den Einband verwendeten Kupferstiche wurden den »Institutiones chirurgiae rationalis tum medicae tum manualis in usus discentium...« von Johann Zacharias Platner, verlegt bei B. C. Fritsch in Leipzig im Jahre 1745, entnommen.

ISBN-13:978-3-642-66947-7   e-ISBN-13:978-3-642-66946-0
DOI: 10.1007/978-3-642-66946-0

Softcover reprint of the hardcover 1st edition 1978

Reprographischer Nachdruck: Druckerei Erwin Lokay, Reinheim/Odenwald
Einband: Großbuchbinderei W. Osswald & Co., Neustadt an der Weinstraße
Einbandgestaltung: Jürgen Jebram, Berlin

2123/3014 - 54321

Vorwort zur Reprintausgabe

Bis heute ist keine umfassende deutschsprachige Geschichte der Chirurgie geschrieben worden. Gurlts dreibändige „Geschichte der Chirurgie" von 1898 reicht nur bis zum Beginn der Neuzeit, von Brunns „Kurze Geschichte der Chirurgie" von 1928 ist, wie schon ihr Titel sagt, ein kurzgefaßtes Kompendium. Weder Friedrich Helfreichs „Geschichte der Chirurgie" im 3. Band von Puschmanns „Handbuch der Geschichte der Medizin" von 1905, noch Küsters „Geschichte der neueren deutschen Chirurgie", die als 15. Band der Neuen deutschen Chirurgie 1915 erschienen ist, können die Ansprüche des Medizinhistorikers befriedigen.

Einen solchen Anspruch hat der hannoveraner Chirurg Georg Fischer gar nicht erhoben, als er 1876 sein Werk „Chirurgie vor 100 Jahren" erscheinen ließ. Nicht für den Historiker, für den Gelehrten, wollte er schreiben, sondern dem Arzt den Zugang zur Geschichte seines Faches eröffnen. „Ich schrieb für Praktiker, nicht für Büchergelehrte" heißt es in seinem Vorwort. Und er dürfte nicht ganz unrecht gehabt haben, wenn er annahm, daß wissenschaftliche Abhandlungen bei Chirurgen nicht die Liebe zur Geschichte ihres Faches entzünden könnten. Gerade aber das wollte er mit seiner Arbeit erreichen: den Praktiker für die Geschichte seines Faches begeistern.

Georg Fischer wurde 1836 in Hannover geboren, besuchte dort das Gymnasium und nach bestandenem Abitur die Universität Göttingen, wo er von 1855 bis 1859 Medizin studierte. Seine ersten Jahre als Arzt hat er noch an der Göttinger Klinik verbracht, ehe er zur Weiterbildung nach Prag, Wien, Berlin und Paris ging. 1863 ließ er sich als praktischer Arzt in Hannover nieder. Nach der Teilnahme am deutsch-französischen Krieg als Assistent Stromeyers, war er zunächst weiter in eigener Allgemeinpraxis tätig, ehe ihm 1880 die Stelle des Chirurgen am Stadtkrankenhaus Hannover übertragen wurde, die er bis zum Jahre 1913 versah. Im Mai 1921 ist er in Hannover gestorben.

Fischer hat eine Fülle von chirurgischen Arbeiten veröffentlicht. Zu den wichtigsten gehören die Kapitel über die Krankheiten des Halses in Pithas und Billroths „Handbuch der allgemeinen und speziellen Chirurgie" und ein „Handbuch der allgemeinen Operations- und Instrumentenlehre". Neben der hier nachgedruckten Arbeit, die noch zu seinen Lebzeiten ins Englische übersetzt wurde, hat er zur Geschichte der Chirurgie mit weiteren Arbeiten beigetragen: er hat die Briefe Theodor Billroths herausgegeben, einen Nachruf auf ihn veröffentlicht und die Artikel Baum und Billroth für die Allgemeine Deutsche Biographie geschrieben.

Neben der Chirurgie gehörte Fischers Liebe der Musik und dem Theater. Auch auf diesem Gebiet hat er sich mit Arbeiten über das hannoveraner Hoftheater, über Hans von Bülow, über Heinrich Marschner und eine Reihe anderer Themen einen Namen gemacht.

Georg Fischers Einschätzung der Geschichte der Chirurgie und darüber hinaus der Geschichte der Medizin ist typisch für jene Zeit der aufblühenden Naturwissenschaften. Geringschätzig werden jene Medico-Philologen betrachtet, die im 18. Jahrhundert sich Hippokrates und Galen zugewandt hatten, ebenso die Ärzte, die in den 30er und 40er Jahren des 19. Jahrhunderts zum ersten Mal die Geschichte der Medizin als Universitätsfach gefordert hatten. In der Tat ist sie damals weniger um ihrer selbst willen auch von den Ministerien gefördert und sogar zum Prüfungsfach gemacht worden, vielmehr weil man in ihr ein Gegengewicht gegen die überall sichtbar werdenden naturwissenschaftlich-materialistischen Tendenzen sah.

Geschichte der Medizin darf nach Fischers Meinung nicht zum Hauptfach gemacht werden, sondern sie soll integriert werden in die Hauptvorlesung des jeweiligen Faches oder als eigene Veranstaltung die gesellschaftlichen, sozialen, kulturellen und wirtschaftlichen Beziehungen der Medizin darstellen. Wenn er den von ihm sehr verehrten Billroth mit seiner Schrift über das Lehren und Lernen der medizinischen Wissenschaften zitiert, so stellt er damit gleichzeitig seine eigene Position dar: Medizingeschichte soll gelehrt werden, sie soll jedoch nicht losgelöst von den einzelnen aktuellen Fächern betrieben werden und ihre Verknüpfungen mit der allgemeinen und nationalen Kulturgeschichte sind aufzuzeigen.

Fischer zeigt sich hier als Vertreter einer Medizingeschichte, die in dieser Form erst in den 20er Jahren unseres Jahrhunderts von Sigerist und Diepgen vertreten und gefordert wurde und die auch heute noch nicht unangefochten anerkannt ist: Medizingeschichte als integrativer Bestandteil der Kultur- und Sozialgeschichte.

Daß Fischer diesen Ansatz nicht voll verwirklichen konnte, darf man ihm nicht verargen. Wichtige Ansätze liefert er im ersten Teil seines Buches in den Kapiteln „Doctor und Barbier", „Der Marktschreier", „Auf der Universität", „Notizen über Hospitäler" und „Chirurgischer Unterricht und Literatur". Wenn er die Vergangenheit häufig als dunkle Vorzeit einer nun herrschenden Klarheit sieht, dann entspricht das einer Gesamteinstellung der naturwissenschaftlichen Medizin jener Zeit; wenn er hier und in den folgenden Kapiteln nicht mit negativen Urteilen und Verallgemeinerungen über die französische Medizin spart, seinem starken nationalen Engagement.

Die allgemeine Entwicklung der Chirurgie der frühen Neuzeit wird eingebettet in eine Gesamtdarstellung der Medizin dieser Zeit, die letzten Kapitel stellen einen exakten Überblick über die Entwicklung der chirurgischen Lehre und Verfahren im 18. und beginnenden 19. Jahrhundert dar und berichten ausführlich über die Anfänge aller operativen Fächer. Das Buch ist daher für alle operativ tätigen Ärzte und darüber hinaus auch die Ärzte aller anderen Fachgebiete eine interessante und informative Lektüre.

Georg Fischers „Chirurgie vor 100 Jahren", 1876 der Deutschen Gesellschaft für Chirurgie gewidmet, ist in der Tat auch heute noch ein lesenswertes Buch: materialreich wie kaum ein anderes unterrichtet es über die Entwicklung der Chirurgie, in seinem methodischen Ansatz nimmt es Tendenzen vorweg, die erst sehr viel später Eingang in die Medizingeschichte fanden und in seiner Form und seinem Ausdruck ist es ein Spiegel der Medizin, aber nicht nur der Medizin, der 70er Jahre des vorigen Jahrhunderts.

Berlin, im Juni 1978   Rolf Winau

Institut für Geschichte der Medizin,
Freie Universität Berlin

CHIRURGIE VOR 100 JAHREN.

HISTORISCHE STUDIE

VON

DR. GEORG FISCHER
IN HANNOVER.

LEIPZIG,
VERLAG VON F. C. W. VOGEL.
1876.

DER

DEUTSCHEN GESELLSCHAFT

FÜR CHIRURGIE

GEWIDMET.

Inhaltsverzeichniss.

IV.

Notizen über Hospitäler.

V.

Chirurgischer Unterricht und Literatur.

VI.

Lorenz Heister und Zeitgenossen.

VII.

Der Aufschwung der deutschen Chirurgie unter August Gottlieb Richter.

XI.

Kriegschirurgie unter Friedrich dem Grossen.

XII.

Französische und englische Kriegschirurgie.

XIII.

Deutsche Medicin.

XIV.

Entzündung und Wunden.

XIX.

Krankheiten der Harn- und Geschlechtsorgane und des Mastdarms.

XX.

Schusswunden, Amputation, Exarticulation, Resection.

EINLEITUNG.

<blockquote>
Es ist eine der schlimmsten Seiten unserer gegenwärtigen Entwickelungsperiode in der Medicin, dass die historische Kenntniss der Dinge mit jeder Generation von Studirenden abnimmt. Sogar von den selbstthätigen jüngeren Arbeitern kann man in der Regel annehmen, dass ihr Wissen im höchsten Falle nur bis auf 3—5 Jahre rückwärts reicht. Was vor 5 Jahren publicirt ist, existirt nicht mehr.   Virchow 1870.
</blockquote>

Je weiter von Jahr zu Jahr die Grenzsteine der medicinischen Naturwissenschaften aus einander gerückt werden, um so berechtigter wird die Frage: ist es dem praktischen Arzte möglich den Fortschritten der Wissenschaft zu folgen? Hat der junge Doctor von der Universität Abschied genommen und ist mit dem felsenfesten Vorsatze der Wissenschaft ewig treu zu bleiben in die beginnenden Hungerjahre der Praxis eingetreten, so währt es nicht lange und er steht fast unbemerkt vor einem Scheidewege, wo unwiderruflich ein Entschluss gefasst werden muss. Hier giebt der Charakter, nicht das Talent den Ausschlag, welcher Weg eingeschlagen wird; die Wahl ist furchtbar ernst, denn sie entscheidet meistens für das ganze Leben. Entweder sagt er der Wissenschaft Lebewohl und steuert direct ins Lager der medicinischen Handwerker, wobei unterwegs nicht selten in dunkler Stunde ein krummer Schleichweg benutzt und eine süsse Frucht vom Baume der Reclame gepflückt wird, oder er arbeitet fort, um sich den Namen eines wissenschaftlichen Praktikers zu verdienen. Allein vor der Hand könnte man nach dem anstrengenden Examensjahre sich doch wenigstens eine Zeit lang Ruhe gönnen; die Universitätskenntnisse werden ja für die ersten Jahre wohl ausreichen. Es liegt darin die gefährliche Täuschung, dass aus einem Jahre, wo man faul bleibt, leicht zwei werden; sind fünf Jahre verstrichen, dann fühlt der junge Arzt, dass er schon nicht mehr im Stande ist eine wissenschaftliche Untersuchung selbständig anzustellen. Nach weiteren fünf trägen Jahren wird er zu seinem Entsetzen gewahr, dass ihm sogar die Schriften der Fachgelehrten, in denen es weniger auf den Beifall der Praktiker als auf das Urtheil der Specialcollegen ankommt, unverständlich geworden sind. Diese Beklemmungen werden nicht nur durch Arbeiten der Specialisten wachgerufen; selbst Medicin und Chirurgie werden dem jungen Arzte fremd. Voller Sorgen schaut er sich bei älteren Collegen um. Der Routinier hat keine Gewissensscrupel: dieser begnügt sich mit seiner Erfahrung d. h. der Zahl seiner Krankenbesuche und seinem praktischen Takt, womit er einen heillosen Unfug treibt. Denn wie wenig nützen der Wissenschaft die Erfahrungen so mancher vielbeschäftigten Praktiker und Hospitalärzte, denen das Talent fehlt dieselben zu verwerthen! Nicht mehr als das Licht dem Blinden. Dagegen zeigt der ehrliche College häufig ein verdriessliches Gesicht: er klagt über die Unvollkommenheit der Wissenschaft und ärgert sich über die zunehmende Journalliteratur, die er nicht bewältigen kann. Sieht man hinter der Coulisse keine materiellen Sorgen, so ist sehr häufig der Grund dieses Missbehagens das Gefühl den Fortschritten nicht folgen zu können, weil man vor Allem die Hülfswissenschaften nicht beherrscht.

Will der praktische Arzt sich die Begeisterung für die Wissenschaft — das beste Erbtheil, welches die Universität mitgeben kann — und ein rastloses Streben nach Vervollkommnung bis in sein Alter bewahren, andererseits aber bei der unabsehbaren Grösse der einzelnen Fachwissenschaften nicht in allen Fächern ein Stümper bleiben, dann darf er nicht heute Detailstudien in Medicin, morgen in Chirurgie und übermorgen in Geburtshülfe machen wollen. Daran scheitert er. Eine Befriedigung findet er nur dann, wenn er Eine Disciplin soviel als möglich beherrscht, was ihm allein bei der continuirlich fortlaufenden Arbeit in einer Einzigen Wissenschaft gelingen kann. Damit soll dem Unwesen des Specialistenthums, welches bei der einseitigen Pflege einer Disciplin sich um alle übrigen gar nicht bekümmert, keineswegs Thür und Thor geöffnet werden. Wennschon die meisten Praktiker und insbesondere die Landärzte keine Specialisten im modernen Sinne sein können, so schliesst dieses nicht aus, dass ein Jeder sich von der Universität an ein bestimmtes Lieblingsstudium erwählt. In diesem mag er versuchen so viel als möglich den Detailforschungen zu folgen, während er in den übrigen Fächern nur das fertige Ganze hinnimmt und sich um die mühevollen Untersuchungen, die bis dahin nöthig waren, um die in Krankengeschichten, Temperaturtabellen und Sectionsprotokollen aufgestapelte Fachgelehrsamkeit der schweren Journale, um die minutiösen Streitigkeiten der Fachmänner nicht kümmert. Nur in diesem Sinne soll jeder praktische Arzt Specialist werden, sich aber nie mit seinem Specialfach ganz abschliessen. Gewiss liegt dazu die Versuchung sehr nahe. Allein es dürfen die einzelnen Disciplinen nicht von einander losgerissen werden, soll nicht das gegenseitige Verständniss aufhören; was die eine giebt, muss die andere empfangen, der Zusammenhang ein stets lebendiger sein.

Unser Zeitalter hat eine entschieden specialistische Tendenz, welche sich nicht allein in den von Jahr zu Jahr neu entstehenden Abzweigungen von der Gesammtmedicin, den für jede Disciplin neu gegründeten Fachjournalen, den sich stets vermehrenden Sectionen der Naturforscherversammlungen offenbart, sondern auch in die einzelnen Fächer immer tiefer eindringt. Der Eine sucht seine Wissenschaft hauptsächlich auf pathologisch-anatomischem Wege, ein Zweiter mit Hülfe der Statistik, Andere mit dem Thierversuch u. s. w. zu fördern; kurz die Mannigfaltigkeit der Methoden, mit welcher jede Disciplin in Angriff genommen werden kann, hat die Arbeitskräfte in unseren Tagen unendlich vermehrt. Dabei soll man aber nie vergessen, dass die Fortschritte weder von der Menge der Schriftsteller, noch von der Eile, womit wir arbeiten abhängig sind. Andererseits ist durch die Theilung der Arbeit und die Specialstudien vieler Männer ein riesenhaftes Material jeder einzelnen Disciplin zugeführt, das allein in Deutschland von mehr als hundert medicinischen Zeitschriften gesammelt wird. Vor dem majestätischen Umfang der einzelnen Wissenschaften haben die besten Männer ihrer Zeit sich stets gebeugt. Vor hundert Jahren gestand A. G. Richter, dass es kaum in den Kräften eines einzelnen Mannes sei, die Chirurgie in ihrem ganzen Umfange zu umfassen und sie in allen ihren einzelnen Theilen gleich genau zu kennen. In unserer Zeit fühlte A. von Graefe in den Tagen seiner vollsten Thätigkeit sich beunruhigt, dass er das Gebiet der Augenheilkunde nicht mehr ganz zu beherrschen vermöge, und B. von Langenbeck erklärte, dass wohl nur wenige Chirurgen sich rühmen können das ganze Gebiet der Chirurgie zu übersehen.

Bei diesen Zugeständnissen drängt sich die Frage auf, ob man für das Studium der Geschichte der Chirurgie überhaupt eine gewisse Berechtigung fordern darf. Geschichtliche Studien haben fast in allen Perioden eine untergeordnete Rolle gespielt und sich nur selten eine Zeit lang an der Oberfläche gehalten; man duldete sie höchstens ohne ihnen Interesse entgegen zu bringen. In der deutschen Medicin erhoben sich um die Mitte des vorigen Jahrhunderts einige Professoren, welche in ihrer abergläubischen und knechtischen Verehrung des Alterthums durch Bearbeitung der Medicin der Alten einen Umschwung in das Studium bringen wollten. Die Schriften

des Hippokrates wurden in blinder Bewunderung bis in die kleinsten
Details commentirt, aus den unbedeutendsten Stellen irgend ein tiefer
verborgener Sinn herausgeklaubert; die Wahrheiten der Natur wurden
verdreht um sie mit seiner und Galen's Meinung übereinstimmend zu
machen. Dadurch entwickelte sich eine grosse antiquarische Gelehrsamkeit, aber der Fortschritt der Wissenschaft wurde gehemmt. Man
verstand es nicht den hippokratischen Geist der einfachen Naturbeobachtung in die Medicin einzuführen; deshalb fehlte der reelle
Gewinn. Eine andere Periode, verhältnissmässig reich an geschichtlichen Arbeiten, liegt zwischen 1830—40. Die im vorigen Jahrhundert
üppig wuchernde Systemwuth hatte in ihren Folgen damals die
deutsche Medicin so durchwühlt und die Köpfe verwirrt, dass man
theilnahmlos an den grossen Fortschritten des Auslandes vorüber-
ging und nur bei wenigen aufgeklärten Köpfen eine Sehnsucht nach
durchgreifenden Reformen hervortrat. Der 73 jährige Stieglitz schrieb
1840: „Die deutsche Medicin ist so gesunken und erschlafft, dass
ihr jede Aufrüttelung heilsam sein muss, Alles was sie in neue
Bahnen versetzt, selbst wenn diese reich an Irrthümern und Verkehrt-
heiten sein sollten." In dieser Zeit der Krise und Gährung suchten
Einige das Heil in der Geschichte der Medicin; man verlangte als
durchaus nothwendig, dass die jungen Leute darin examinirt und
besondere Lehrstühle errichtet würden. Von ihrem Studium sollte
die wissenschaftliche Regeneration ausgehen, auf ihr ein neuer tausend-
jähriger Tempel der Wissenschaft erbaut werden! Man litt Schiff-
bruch. Die blosse Erinnerung an die Namen Johannes Müller, Rokitansky, Virchow, an die in den 40er Jahren neu erschienenen Zeitschriften für physiologische Heilkunde, für rationelle Medicin, für
pathologische Anatomie zeigt, dass nicht die Geschichte, sondern die
beginnenden Detailuntersuchungen auf allen Gebieten der Medicin
den Umschwung zu Stande brachten. Die Geschichte machte Fiasco,
weil man ihr die unverdiente Wichtigkeit eines Hauptfaches beilegte!

In unserer Zeit ist das Interesse für Geschichte der Chirurgie
ganz ausserordentlich gering. Dahin gehörige Arbeiten sind so selten,
dass z. B. im Archiv für klinische Chirurgie, welches seine Spalten
denselben geöffnet hatte, binnen 15 Jahren nur 2 veröffentlicht sind.
Vorlesungen über Geschichte der Chirurgie werden ganz vereinzelt
an deutschen Universitäten (Bern, Breslau, Göttingen, Graz) angekündigt; ob sie immer zu Stande kommen, ist obendrein fraglich.
Man könnte an ihrer Berechtigung ganz zweifeln, wenn nicht einzelne
hervorragende praktische Chirurgen unserer Zeit zu Hülfe kämen.
BAUM, welcher Alles weiss, ist ihr warmer Fürsprecher. Vermuth-

lich hat er beim Studenten Billroth das Interesse dafür angeregt, welches dieser als Professor von jeher und noch jetzt zeigt. Derselbe gab nach seiner Geschichte der Schusswunden einen Abriss über Geschichte der Chirurgie als Einleitung zu seiner allgemeinen Chirurgie und veranlasste einen solchen zu seinem mit Pitha herausgegebenen Handbuch. Auf der Wiener Weltausstellung stellte er zur Geschichte des Pfeil- und Kugelziehens die seit den ältesten Zeiten bis auf den heutigen Tag dazu gebrauchten Instrumente aus. In jüngster Zeit veröffentlichte er eine grosse culturhistorische Studie: über das Lehren und Lernen der medicinischen Wissenschaften. In dieser heisst es u. A.: „was die Vorlesungen über Geschichte der Medicin betrifft, so ist es sehr zu beklagen, dass sie immer seltener auf den deutschen Universitäten werden, wohl aus Mangel an Lehrern und Schülern zugleich . . . ich halte es für eine Ehrensache der grösseren medicinischen Facultäten, dass sie dafür sorgen, dass Vorlesungen über Geschichte der Medicin in ihren Katalogen nicht fehlen; doch irgend eine Pression auf die Studirenden auszuüben, um solche Vorlesungen zu hören, halte ich nicht für nothwendig. Einem Studenten, der keine Neigung für historische Studien hat, würde der Inhalt dieser Vorlesungen in ein Ohr hinein, aus dem anderen wieder herausgehen . . . Wo Sinn für genetische Forschung überhaupt vorhanden ist, ist auch historisches Interesse; beides scheint mir unzertrennlich verbunden. Es sollten eben alle Vorlesungen von historischem Geiste durchdrungen sein; das würde nicht nur das Interesse für allgemeine historische Anschauung, sondern auch für historische Specialforschung mehr fördern, als es Vorlesungen über Geschichte der Medicin zu thun im Stande sind. Dass dieselben durch Anknüpfung und geistreiche Verbindung mit allgemeiner und nationaler Culturgeschichte sehr reizvoll gestaltet werden können, bezweifele ich nicht. Ich würde heute noch gern eine solche Vorlesung hören." Middeldorpf zog mit seinem als Geschichtsforscher hochverdienten Collegen Haeser einen der ältesten deutschen Wundärzte Heinrich von Pfolsprundt ans Licht; man rühmte die seltene Fülle seines historischen Wissens. Zeis schrieb eine Literatur und Geschichte der plastischen Chirurgie; und ohnlängst gab Gurlt ein grosses culturhistorisches Werk über internationale Krankenpflege heraus. Des geistreichen Malgaigne's Arbeiten sind bekannt. Verneuil, einer der besten jetzt lebenden Praktiker in Paris veröffentlichte einige ungedruckte Documente der alten Académie de chirurgie und veranstaltete 1865 mit 12 Professoren, darunter die Chirurgen Béclard, Lefort, Follin, Broca, Trélat, geschichtliche Vorträge für Studenten um ihr Interesse für dergleichen Forschungen zu erwecken. Ganz kürzlich schrieb J. Rochard eine Geschichte der französischen Chirurgie des 19. Jahrhunderts. In der Augenheilkunde, wo, wie v. Hasner behauptet, Jahre hindurch die wenigsten jüngeren Ophthalmologen über die Grenzen des Archivs für Ophthalmologie hinaussahen, entwickelte sich (1869) ein lebhafter Streit über die ältere Geschichte der Staaroperation, an welcher ausser Haeser und Hirsch die Praktiker A. von Graefe und von Hasner sich betheiligten. Diese Namen, auf deren Vollständigkeit es hier nicht ankommt, gehören sämmtlich Praktikern an und wiegen deshalb für uns schwerer als diejenigen der Büchergelehrten, mögen ihre Arbeiten noch so vortrefflich sein (Littré's Colossalwerk über Hippokrates, René Briau über Paul von Aegina, Daremberg über Oribasius). Ich bin überzeugt, dass jeder deutsche Professor der Chirurgie dem Werthe historischer Studien zustimmen wird, wenngleich er sich mitunter die Gelegenheit entgehen lässt offen Farbe zu bekennen.

Der Haupteinwand gegen geschichtliche Studien ist, dass sie zu gelehrt sind, keinen Nutzen am Krankenbette haben, die Chirurgie überhaupt nicht fördern können, mithin ohne reellen Werth sind. Höchstens eignen sie sich für den alten Herrn, der vom Gewühl der lauten Menge sich in die Einsamkeit eines stillen Heiligthums zurückziehen und hier die Geschichte aus alten Schmökern zusammenschreiben mag. Nicht aber für den jungen Chirurgen, der an den Tagesfragen arbeiten soll, wo ihm eher die Unsterblichkeit winkt, während er mit historischen Studien seinen Ruf als Praktiker auf das Spiel setzt. Gewiss hat es einen grossen Reiz sich stets an den Tagesfragen zu betheiligen. Aber abgesehen davon, dass sie nie stabil immer auf- und niederwogen und der Mode unterworfen oft von Nebenumständen eine Zeit lang über Wasser gehalten werden, wird die dominirende Herrschaft Einer Hülfswissenschaft, die einseitige Bevorzugung gewisser Fragen stets an anderen Stellen in der Chirurgie grosse Lücken zurücklassen. Nie bekommen wir ein Orchester zusammen, wenn jeder Musiker immer die erste Violine spielen will. Es war durch die Cultur der conservativen Chirurgie die Amputationsfrage in letzter Zeit entschieden vernachlässigt; es war die Resection der Gelenke schon lange keine Tagesfrage mehr, als plötzlich in jüngster Zeit Bedenken über die spätere Functionsfähigkeit des Gliedes auftauchten und diese Operation mit einem Schlage heute wieder zu den brennenden Fragen in der Chirurgie gehört.

Abgesehen davon, dass der Unterschied zwischen „gelehrt" und

„wissenschaftlich" sich nicht auf das Object, sondern auf die Bearbeitung desselben bezieht, — denn man kann die Geschichte wissenschaftlich, dagegen jede praktische Frage so gelehrt abhandeln, dass
die ganze Arbeit unlesbar wird, — hält unsere Zeit Alles, was nur
von ferne einen gelehrten Schein verbreitet, für zopfig. Diese Idio-
synkrasie ist aus der mit Recht verpönten Büchergelehrsamkeit entstanden, welche auf die Studirstube beschränkt das Unbedeutendste
zusammenscharrt, Citate auf Citate häuft, Lappen an Lappen leimt,
sodass schliesslich eine literarische Mosaikarbeit entsteht, welche
Alles in sich aufnimmt, dagegen nichts Lebendiges producirt. Sie
füllt das Gedächtniss mit tausend Dingen, von denen Wahres und
Falsches, Grosses und Kleines wirre durch einander liegen und anstatt den Verstand zu schärfen macht sie zum Denken unfähig und
fördert schliesslich ein „gelehrtes Haus" zu Tage, welches dabei
unendlich dumm sein und täglich von dem rohesten Praktiker aus
dem Sattel gehoben werden kann. Solche verknöcherte Gestalten
suchen meist mit kleinlichster Pedanterie die Werke unserer er-
habensten Geister zu unterwühlen, ereifern sich für Prioritätsstreitig-
keiten ohne sich für die Fortschritte der Wissenschaft zu interessiren.
Sie haben zu allen Zeiten Schaden angerichtet, indem der Praktiker
anfangs geblendet durch die Weisheit in Verwirrung über seine
eigenen Studien geräth, schliesslich aber, wenn er den Kern in der
vergoldeten Schale vermisst und einsieht, dass das gelehrte Haus
seiner Wissenschaft nichts nützt, jede literarische Arbeit, von welcher
Art sie auch sei, verdammt. Als im Jahre 1734 die Universität
Göttingen gegründet wurde, berief man als ersten Professor der
Medicin Georg Gottlob Richter. Derselbe, ein Schüler und strenger
Anhänger Boerhaave's, las ein Collegium encyclopaedicum, diaeteticum,
pathologicum, über Materia medica und Praxis. Seine classische Gelehrsamkeit und Belesenheit, die grosse Kenntniss in der alten Literatur und schönen Wissenschaften, seine reine Latinität und „elegante
Arzneigelahrheit" wurden angestaunt. Er beherrschte die neuen und
orientalischen Sprachen, hatte schon als Knabe eine Rede in syrischer
Sprache gehalten und ein Gedicht in chaldäischer Sprache angefertigt.
Später besang er in lateinischen Versen den damaligen Krieg. Ueber
80 gelehrte Programme erschienen von ihm, darunter Arbeiten über
die Vortheile eines gesunden Schlafs und die Nachtheile Nachts zu
studiren, über die beste Lage beim Schlafen, die Macht der Gewohnheit, nächtliche Arbeiten bei Licht, über den schrecklichen Anblick
der Todten. Auch suchte er theologische Dinge zu erklären und
forderte die Theologen auf, der Medicin gleiche Dienste zu thun.

Aehnliche Arbeiten veranlasste er bei seinen Schülern; so erschien u. A. eine Dissertation über den nackten Körper, in welcher Adam's Blösse wegen der kleinen, unschuldigen Gesellschaft, die ihn umgab, nicht für anstössig gehalten wurde. Dieser gelehrte Herr wurde damals als Arzt erster Grösse hoch geschätzt und soll zum auswärtigen Rufe der jungen Universität viel beigetragen haben. Seine Verdienste um die Entwickelung der Medicin sind gleich Null.

Eine andere Art von Gelehrsamkeit ist die Literaturkenntniss, welche es versteht in dem Staube alter vergilbter Bücher die Schätze zu finden, die von der rasch vorwärts eilenden Zeit vergessen, auch für unser Zeitalter nutzbringend sind und dieselben frei von unwesentlichem Schmuck wieder auffrischt. Diese Gelehrsamkeit ist ein Theil der modernen wissenschaftlichen Bildung. Für sie ist die Literatur kein Kirchhof; sie besitzt die Kraft den Funken der geistigen Anregung aus den Schätzen der Literatur hervorzulocken, welche der Büchergelehrte als einen todten, nutzlosen und prunkenden Ballast mit sich herumschleppt. Sie zeigt, dass Vieles längst erfunden ist, was man mit Mühe suchte und erspart oft demjenigen, welcher eine Methode als neu hinausposaunt, die Beschämung, dass er etwas Altes aufgetischt hat. Von einer Vernachlässigung der Literatur, welche Virchow für eine der schlimmsten Seiten unserer gegenwärtigen Entwickelungsperiode hält, ist unsere Chirurgie nicht ganz freizusprechen und in Folge dessen nicht arm an literarischen Irrthümern.

Wer der Geschichte ihre unmittelbare Verwerthung am Krankenbette abspricht, vergisst, dass derselbe Vorwurf auch die Gewebelehre, Entwickelungsgeschichte und andere Hülfswissenschaften trifft, deren Bedeutung doch über alle Zweifel erhaben ist. Mancher denkt über Geschichte der Chirurgie wie Ritter Falstaff über Ehre. „Kann Ehre ein Bein ansetzen? Nein. Oder einen Arm? Nein. Oder den Schmerz einer Wunde stillen? Nein . . . Was ist diese Ehre? Luft . . . ich mag sie also nicht." Man möchte sich auf Geschichtsstudien erst dann einlassen, wenn man von ihrem reellen Nutzen überzeugt ist. Dazu gehört aber vor Allem die Bereitwilligkeit sich überzeugen zu lassen. Allein wie ausserordentlich schwer ist es oft, vorgefasste Meinungen, von denen ja kein Mensch frei ist, aufzugeben, von den ersten Grundsätzen abzugehen und Jemanden zum Eingeständniss seines Irrthums zu bringen! Und weshalb? Weil dieser aus Eigendünkel hartnäckig an seiner falschen Methode festhält, seinen Fehler vor Anderen nicht zugiebt, wenn ein ihm unsympathischer College denselben rügt. Man sieht nicht, was man nicht sehen will, ist unfähig Widerspruch zu ertragen und unterdrückt diejenige Beobachtung, welche das eigene Princip schlägt und die Ansicht des Gegners unterstützt. So kann das Leben von Hunderten der Eitelkeit und dem Mangel an Seelengrösse eines begabten Mannes zum Opfer fallen. Ohne die strengste Wahrhaftigkeit ist kein Fortschritt möglich. Ein Mann von Charakter wird immer eingestehen, wenn er Krankheiten verkannt und falsch behandelt hat; und Nichts prägt sich dem Studenten fester ein, als wenn er aus dem Munde seines Lehrers die Worte „ich weiss es nicht" hört. Nur nicht mit Phrasen sich über die Lücken der Wissenschaft hinwegzuhelfen suchen, nicht Vermuthungen für Gewissheit ausgeben und sich den Schein geben Alles zu wissen, was in Wirklichkeit noch dunkel und unbekannt ist! Uebertreibt man voreilig die Tragweite einer Entdeckung und macht dafür Reclame, bevor sie einen hinreichenden Grad der Vollendung erreicht hat, so ist nicht selten die Folge, dass sie in Misscredit kommt und auf lange Zeit in Vergessenheit geräth.

Durch geschichtliche Studien lernt man den Entwickelungsgang unserer Wissenschaft und ihre Unvollkommenheiten kennen. Sie zeigen die Vorläufer grosser chirurgischer Entdeckungen, von denen keine unvorbereitet vom blauen Himmel heruntergefallen ist, und mahnen oft daran, dass Alles schon dagewesen ist. Nachsichtig und bescheiden machen sie, wenn man sieht, dass die grössesten Meister den Schleier nicht lüften konnten, dass das, worauf heute Jeder schwört, nach 10 Jahren vollständig verworfen ist. Es schwindet bei wissenschaftlichen Streitigkeiten die Härte, welche die Zeitgenossen tief verletzt, sodass sie sich den rücksichtslosen Autor, selbst wenn er ein Genie ist, lieber aus der Entfernung ansehen — regardez mais ne touchez pas —, und dieses im höheren Alter vereinsamt dasteht. Vor Allem schärfen sie das Urtheil und bewahren es vor Einseitigkeit, was für unsere Wissenschaft nicht hoch genug anzuschlagen ist, wo der Reiz des Neuen so mächtig wirkt. Die Jagd nach neuen Methoden, neuen Mitteln ist in unserer raschlebigen Zeit noch nicht eingestellt; wir nehmen sie oft voller Enthusiasmus auf um sie, zumal wenn eine Autorität dafür eintritt, für unfehlbar zu halten und bald darauf wieder zu vergessen. Das Neue gefällt ja immer, bloss deshalb weil es neu ist, und gern möchte man Alles glauben, wovon man wünscht, dass es wahr sei. Bei diesem Hange, wobei die Arbeit von gestern schon heute als veraltet gilt, sodass selbst der Buchhändler den in den letzten Monaten des Jahres erscheinenden Arbeiten die nächstfolgende Jahreszahl aufdruckt, lernt man an der Hand der Geschichte weder durch blendende Erscheinungen sich zu übermässiger Bewunderung, noch durch Fehlgriffe zu leidenschaftlichem Tadel hinreissen zu lassen. Man erkennt mit schärferem Blick die Eintagsfliegen sowie die ungare Kost mancher Arbeiten und kann rascher in der erdrückenden Journalliteratur die Spreu vom Weizen unterscheiden. „Der Gesichtskreis eines Adlers ist immer ein anderer als der eines Sperlings im Staube der niederen Luftschichten." Geschichtliche Kenntnisse werden wesentlich dazu beitragen, die Fortschritte der Chirurgie rascher zum Allgemeingut zu machen. Es ist doch gewiss die Wirksamkeit unserer Wissenschaft mehr nach der mittleren Bildung zu beurtheilen, welche die Mehrzahl der Praktiker erreicht hat, als nach den berühmten Arbeiten einzelner Grossmeister. Denn was nützt das Genie einem Zeitalter, wenn es demselben weit vorauseilt und die Praktiker nicht fähig sind es zu verstehen? Nicht der geringste Werth der Geschichte besteht darin, dass sie am Beispiel hervorragender Männer und zumal an deren grosser Arbeitskraft den sinkenden Muth des Praktikers neu zu beleben, ihn frisch zu begeistern weiss. Die Geschichte seiner Wissenschaft zu kennen gehört zur allgemeinen Bildung, und diese hält, wo uns im Leben die reichen, vollen Naturen bedeutender Männer entgegentreten, immer gleichen Schritt mit der Fachbildung. Der Officier wird sich nie über das Niveau der Alltäglichkeit erheben können, wenn ihm die Strategie Friedrich's des Grossen und Napoleon's I. fremd ist; der Musiker kann ein Virtuos, ein gewiegter Capellmeister sein, allein ohne Sebastian Bach zu kennen ist er kein wahrer Künstler.

Bei diesem Lobgesang hüte man sich den Werth der Geschichte zu übertreiben. Sie darf nie in den Vordergrund treten, denn unsere Zeit hat mit sich selbst genug zu thun sich zu verstehen, und die Chirurgie würde still stehen, wollte die Geschichte andere Hülfswissenschaften zurückdrängen. Welche von ihnen den grössten Werth hat, welche für die nächste Zukunft der Chirurgie die wichtigste ist, Experimentalpathologie, Statistik oder andere, wer will sich erkühnen das mit Sicherheit vorherzusagen! Diese Frage ist obendrein ebenso gleichgültig, als der Streit über den Vorrang dieses oder jenes Chirurgen abgeschmackt. Darauf passt Goethe's Antwort: man solle lieber nicht streiten wer grösser sei Schiller oder Er, sondern sich freuen, dass zwei solche Kerle vorhanden seien. Nichts ist verderblicher als die einzelnen Hülfswissenschaften gegen einander abzuwiegen, welche von ihnen die meisten Fortschritte für die Praxis verspricht. Ob eine Arbeit vom Tische des Mikroskopikers, aus dem Laboratorium oder vom Krankenbette stammt, das ist ganz gleich, sobald nur durch eine rationelle Methode neues Wissen geschaffen wird. Mit der Frage, was nützt mir am Krankenbette die genaue mikroskopische Unterscheidung zwischen einem Sarkom und Carcinom, hört die Freude an der Naturforschung auf. Wir wollen die Geschichte der Chirurgie nicht ihrer selbst willen treiben, sondern unser letzter Zweck ist das Heilen; und wenn ich mich auch bemühen will, für diese Hülfswissenschaft bei Praktikern Interesse zu erwecken — wer lacht da? — so möchte ich doch um keinen Preis den Beruf eines Praktikers mit dem eines Geschichtsforschers von Profession vertauschen. Ich wusste, dass eine geschichtliche Arbeit, weil erzwungen aufgedrängt, keine grosse Nachfrage haben würde; allein wer denkt viel an den Erfolg, solange man für eine Idee arbeitet.

Ich schrieb in der Ueberzeugung, dass wir jüngeren deutschen Wundärzte von Geschichte der Chirurgie sehr wenig, von Geschichte der deutschen Chirurgie fast gar nichts wissen. Das fehlende Interesse für die Vergangenheit wurzelt in unserem Egoismus, wobei wir uns nur für das interessiren, was uns momentan beschäftigt, und bei dem allgemeinen Zeitmangel Niemand Zeit hat, sich mit dem Gedankengange Anderer zu befassen, solange er selbst arbeitet. Und nun gar für die eigene Vergangenheit fehlte uns bisher das Nationalgefühl, welches aus seinem Schlummer erst gewaltsam aufgerüttelt werden musste. Hoffentlich bringt man heutzutage, wo ein grosses und starkes Volksbewusstsein sich in der deutschen Nation mehr und mehr ausbildet, auch der Geschichte unserer Wissenschaft mehr Sympathie entgegen. Darin lag ja gerade ein Hauptunterschied zwischen deutscher und französischer Chirurgie. Der Franzose nannte seine alten Meister mit Ehrfurcht, der Deutsche kannte kaum die Namen seiner Vorfahren; der französische Chirurg verachtete das Ausland, zumal unser Vaterland, der Deutsche schmeichelte demselben. Entscheidet doch der Rang, welchen eine Nation unter den Völkern einnimmt, sehr häufig auch über die Beachtung ihrer wissenschaftlichen Leistungen. Als Frankreichs Kanonen im vorigen Jahrhundert die Gesetze vorschrieben, beherrschte auch die französische Chirurgie ganz Europa, und erst nach den Kämpfen von 1813/15 streifte die deutsche Wissenschaft den französischen Einfluss für immer ab. Mit schwärmerischer Verehrung haben wir ein Jahrhundert lang unsere Weisheit von Paris und London geholt und dabei vergessen, den Boden unserer Heimath zu besäen, um eigene Früchte zu ziehen; und wenn es auch immer ein Vorzug des deutschen Geistes war, das Gute überall anzunehmen, von welchem Auslande es auch geboten wurde, so ist unsere Chirurgie doch lange Zeit in der Entwickelung zurückgeblieben, weil

sie nicht auf eigenen Füssen stehen konnte. Ueberraschend ist diese
Erscheinung keineswegs. Eine gewisse Schwerfälligkeit, welche
unserem Nationalcharakter anklebt, bringt es mit sich, dass Deutschland selten die Initiative ergriffen hat und erst des Anstosses bedurfte, um in Bewegung zu gerathen, dann aber auch die Kraft des
Durchdringens zeigte. — Anders bei den französischen Chirurgen,
welche im vorigen Jahrhundert durch Entwickelung ihrer eigenen
Wissenschaft sich eine herrschende Stellung zu erringen vermochten,
in unserer Zeit aber längst von deutschen Chirurgen eingeholt sind,
da sie bei ihrer vollständigen Vernachlässigung des Auslandes nicht
rasch genug folgen konnten. Aufgeklärte Köpfe haben ihnen wiederholt die Wahrheit gesagt. Dass sie der deutschen Literatur überhaupt keine Gerechtigkeit widerfahren liessen, weil nur wenige die
deutsche Sprache verständen, warf ihnen 1814 Madame de Staël vor.
Noch im Jahre 1860 machte Verneuil in einer Decembersitzung der
Akademie der Medicin seinen Collegen, welche etwa an nationalem
Grössenwahn litten, den Standpunkt klar: „A l'époque où nous vi-
vons, nul homme, si habile, si érudit, si actif qu'il puisse être, ne
saurait prétendre représenter à lui seul, par son enseignement ou sa
pratique, l'art et la science en chirurgie ... cette vérité incontestable,
je crois, pour les individus, ne l'est pas moins pour les nations, car
nulle d'entre elles ne peut se flatter aujourd'hui de tenir exclusive-
ment entre ses mains le sceptre chirurgical ... les foyers scientifiques
ne se concentrent plus dans une terre privilégiée; ils sont multipliés
et disséminés partout sur la vaste étendue du monde ... On cherche
dans la littérature étrangère le complément de la science nationale ...
les résultats qu'on atteint en suivant cette voie sont immenses; mais
par malheur, en France', on en paraît moins convaincu que partout
ailleurs. Soit indolence, soit confiance extrême dans leurs propres
ressources, nos praticiens pour la plupart, restent indifférents au
mouvement scientifique extérieur passé ou contemporain." Vielleicht
bestätigen die letzten Jahre von Neuem die Wahrheit, dass welt-
historische Begebenheiten auch eine neue Entwickelungsepoche der
Heilkunde nach sich ziehen. Bekanntlich folgte auf die Vernichtung
der französischen Gloire durch deutsche Waffen die vielversprechende
Verordnung im November 1872, dass die wegen des Verlustes von
Strassburg neu gegründete medicinische Facultät in Nancy auf
sämmtliche deutsche medicinische Zeitschriften abonniren, alle deutschen Bücher, selbst Dissertationen von einigem Werth, kaufen solle.
Die Facultät muss eine specifisch deutsche Bibliographie aufstellen,
von hervorragenden Arbeiten eine Uebersetzung veranlassen, kurz

die deutsche Wissenschaft den französischen Aerzten zugänglich machen. Jusqu'ici nous avons trop vécu et trop pensé entre nous sagte der Unterrichtsminister Jules Simon in seinem Decret an die neue Facultät. Er erklärte in einer öffentlichen Sitzung des Institut de France, was Frankreichs beste Männer einstimmig bekannten, dass ihr Volk deshalb so tief gefallen sei, weil ihm in seiner selbstsüchtigen Eitelkeit und Hoffart der Sinn für die Wahrheit verloren gegangen, weil es getäuscht, belogen sein wollte. Die Lüge habe sie zu Grunde gerichtet, denn Frankreichs Jugendbildung, Bücher, Zeitungen, Alles sei von Lüge durchzogen und überwuchert.

Die Franzosen lesen aber doch die Schriften ihrer eigenen alten Chirurgen und veranstalten nach 50 Jahren und länger neue Auflagen. Wir dagegen wissen kaum, dass auch unsere Vorfahren einzelne Goldkörner gefunden haben und vergessen ihre besten Arbeiten. Niemand denkt mehr daran, dass Heister's Chirurgie einst das berühmteste Buch seiner Zeit war. August Gottlieb Richter, vor 100 Jahren Deutschlands erster Chirurg, ist schon jetzt selbst bei gebildeten Aerzten ein Gegenstand der Mythe geworden; sein Grab ist in Göttingen nicht mehr aufzufinden, dagegen Sir Astley Cooper in der Capelle des Guy's hospital begraben und in der Westminster Abtei durch ein Denkmal geehrt. Wie lange wird es dauern und Dieffenbach's Leben ist wie mit einem Schleier umhüllt. Jeder deutsche Student weiss, dass Arnaud ein paar stumpfe Haken angegeben hat, Dupuytren der Erfinder des Enterotoms ist, obschon diese Erfindungen gegen die übrigen Verdienste beider Chirurgen ganz in den Hintergrund treten; ob aber jeder Student die Verdienste seines Landsmannes Schmucker um Einführung der Kälte bei Kopfverletzungen kennt, welche heute jeder Bauer instinctmässig anwendet, ist sehr zweifelhaft.

Um das Geschichtsstudium neu zu beleben, sind vor Allem historische Arbeiten erforderlich; Jeremiaden helfen nichts. Heutzutage noch kommt weniger darauf an, besondere Lehrstühle an Universitäten für Geschichte zu gründen, als überhaupt erst einmal das Interesse beim Studenten dafür wachzurufen. Das wird am besten dem klinischen Lehrer gelingen. Der praktische Arzt hält fest an Allem, was er als Student am Krankenbette verwerthen sah, vergisst dagegen manches sehr rasch, was sein klinischer Lehrer unberücksichtigt lässt. Im klinischen Vortrage, in der Vorlesung sollte daher der Professor der Chirurgie gelegentlich geschichtliche Bemerkungen einfliessen lassen, und wenn auch der Student bei seiner kostbaren Zeit keine detaillirte Geschichtsstudien treiben darf, so wird er sich doch das Interesse dafür im späteren praktischen Leben zu erhalten wissen.

Wenngleich wir das mangelnde Interesse für Geschichte und Literatur als einen dunklen Punkt nicht vertuschen dürfen, so sollen wir darüber die grossen Vorzüge der modernen deutschen Chirurgie nicht übersehen. Kaum älter als 40 Jahre wurde sie mit dem grossen Umschwung in der deutschen Medicin geboren. Erst seit jener Zeit kann man von einer national-deutschen Chirurgie reden, welche auf selbständig in Deutschland entwickelten Lehren beruht. Sie verstand es, durch Heranziehen verschiedener Hülfswissenschaften und möglichster Verwerthung der in allen Naturwissenschaften gewonnenen Resultate, ihren eigenen Weg zu gehen und sich rasch emporzuarbeiten. Mit der Vermehrung der Methoden wuchs die Zahl der Arbeitskräfte ungemein, und jeder Einzelne konnte, wenn er irgend eine Methode nur einigermassen beherrschte, sich an den Forschungen betheiligen. So wurde die geistige Production unserer Zeit eine so colossale, wie die Geschichte keine zweite Epoche kennt. Rastlos die Arbeit, ungeheuer die Concurrenz! Dem daraus sich entwickelnden individuellen Selbstbewusstsein und dem Gefühl der Gleichberechtigung Aller verdankt die moderne deutsche Chirurgie zum Theil ihren wissenschaftlichen Aufschwung. Die Autorität als solche wurde gestürzt, unbekümmert um das Prestige ihrer socialen Stellung, die heutzutage keinem Studenten mehr genügt. Dadurch öffneten sich die Thore dem Fortschritt, welcher unbarmherzig über diejenigen hinwegschreitet, welche sich dem Zeitgeist entgegenstemmen oder in ihrer Schwäche nicht gleichen Schritt halten können. Dass dabei jenes Selbstbewusstsein sich mitunter zu einer aussergewöhnlichen, ja oft krankhaften Höhe steigert, indem Mancher mit viel oder wenig Talent, sowie er nur irgend etwas leistet, sich als Mitarbeiter an den grossen Fortschritten der Wissenschaft fühlt, darf nicht Wunder nehmen. Den Dämpfer darauf setzt der Culturhistoriker Buckle mit folgenden Worten: „Wir können uns nicht oft genug daran erinnern, dass die grossen Männer und die einzigen Wohlthäter des Menschengeschlechts, die es auf die Dauer sind, nicht die grossen Experimentatoren, noch die grossen Beobachter, noch die sehr Belesenen, noch die sehr Gelehrten, sondern die grossen Denker sind“, und ferner „die höchste Bewunderung gilt nicht denen, welche Entdeckungen machen, sondern vielmehr denen, die angeben, wie Entdeckungen zu machen seien. Ist der richtige Weg der Forschung einmal angedeutet, so wird das Uebrige verhältnismässig leicht. Die befahrene Landstrasse ist immer offen; nicht schwierig Leute zu finden, die den alten Weg gehen wollen, sondern Leute, die einen neuen eröffnen. Jede Zeit bringt im Ueberfluss Männer von Scharfsinn und bedeutendem Fleiss, die vollkommen fähig sind, die Wissenschaft im Einzelnen zu vermehren, aber nicht im Stande, ihre Grenzen zu erweitern. Und dieses darum, weil solche Erweiterung einer neuen Methode bedarf."

Zum Schluss wenige Worte über die Arbeit selbst. Wenn ich die Chirurgie vor 100 Jahren zum Gegenstand der Untersuchung gewählt habe, so geschah es namentlich in Rücksicht auf Deutschland, weil diese Zeit für unser Vaterland eine Epoche bildet, in welcher man zuerst anfing, wissenschaftlich Chirurgie zu treiben. Diesen nationalen Aufschwung sich entwickeln zu sehen, musste einen besonderen Reiz in einem Zeitalter haben, wo Deutsche seit langer Zeit sich zum ersten Male wieder als Nation fühlten, in jenem goldenen Zeitalter der Aufklärung, wo Deutschland seine tiefsten Denker, seine besten Dichter und grössten Musiker zur Welt brachte. Wenn heutzutage Jemand sagt, die deutschen Chirurgen jener Zeit interessiren mich nicht, weil einzelne französische und englische Zeitgenossen unsere Landsleute wissenschaftlich weit überragen, so erwidere ich ihm, dass die Geschichte des deutschen Volkes nicht erst mit dem welthistorischen Tage der Kaiserkrönung in Versailles anfängt. Soll die Geschichte unserer Chirurgie erst dann beginnen, wenn chirurgische Genies geboren werden, dann kann sie getrost manches Jahrhundert schlafen gehen, denn mit grossen Männern geizt die Natur und vertheilt sie nur spärlich von Zeit zu Zeit. Dazwischen liegen dann gewaltige Räume, wo der menschliche Geist wie gefesselt sich zu grossen Entdeckungen nicht aufzuschwingen vermag. Die grossen Wundärzte sind ebenso selten wie die Genies. — Meine Skizze umfasst das 18. Jahrhundert, wobei die zweite Hälfte als die wichtigere im Hauptgrunde des Bildes erscheint. Im ersten Theil der Arbeit ist die Geschichte des chirurgischen Standes, im letzten die der chirurgischen Wissenschaft vorwiegend. Es gilt der Chirurgie unseres Vaterlandes ein nationales Denkmal zu errichten; dafür wollte auch ich einige Bausteine herantragen. Die deutsche Chirurgie soll ihre Jugend nicht vergessen und die Träume und Kämpfe ihrer Kinderjahre in heiliger Erinnerung halten. Um ihr die richtige Beleuchtung zu geben, mussten deutsche Medicin und die Chirurgie des Auslandes ihre Schatten auf sie werfen. Die Geschichte der chirurgischen Wissenschaft ist international; hier haben französische und englische Chirurgie ihr volles Recht gefunden. Es war nicht meine Absicht, eine vollständige Chirurgie des vorigen Jahrhunderts zusammenzuschreiben. Ein Schädelbruch interessirt

mehr als der Weichselzopf; von diesem Gesichtspunkt bitte ich
manche Lücken und manche Längen zu entschuldigen.

Ich schrieb für Praktiker, nicht für Büchergelehrte.
Will man der Geschichte den Weg ins praktische Leben bahnen,
dann muss sie frisch wie das Leben selbst, nicht kühl bis ans Herz,
nicht als Skelett ohne Fleisch und Blut dastehen. Sie muss es sich
gefallen lassen, dass man ihr anstatt gelehrten Flitterstaat ein einfaches, von allem Bücherstaube reines Kleid anlegt, ohne deshalb
geschmacklos zu werden. Der Gelehrte verlangt mit Recht die Angabe der Quellen, muss aber zugeben, dass keine Lectüre ermüdender ist, als wenn der Text von Zahlen wimmelt, welche auf Citate
hinweisen und die ausgedehnten Anmerkungen ihn fast verdecken.
Auf die Gefahr hin, vor dem strengen Richterstuhle des Gelehrten
nicht zu bestehen, wenn ich dafür nur das Interesse praktischer
Chirurgen gewinne, sind die Massencitate vermieden, obwohl es mir
ein Leichtes gewesen wäre, pedantisch Satz für Satz die Quelle anzugeben. Mit dieser vornehmen, zwischen trockenen Paragraphen
eingeengten Gelehrsamkeit wird heutzutage kein Chirurg im Stande
sein, ein ganz vernachlässigtes Studium bei Praktikern neu zu beleben. Solche Arbeiten werden todtgeboren und wandern vom Ver-
leger direct in die Bibliotheken. Le style c'est l'homme. Um die
Sprache in eine elegante Form bringen zu lassen, gab es vor
100 Jahren in Frankreich sog. hommes de lettres, welchen selbst die
besten Aerzte und Wundärzte, wie Sabatier, Baudelocque ihre Schriften vor dem Druck übergaben. Unsere Arbeiten polirt kein homme
de lettres mehr, — darum hinaus ins Weite!

I.

Doctor und Barbier.

Sociale Verhältnisse in der ersten Hälfte des Jahrhunderts. — Vorurtheile. — Kleidung des Arztes; Hausärzte. — Wie wird man bald ein grosser und berühmter Arzt? — Bildung der Aerzte. — Zwistigkeiten bei Consultationen, Titel. — Trinken. — Einkommen der Aerzte. — Bart und Barbier. — Aussatz und Bader. — Ausbildung des Wundarztes. — Seine sociale Stellung. — Consultation zwischen Arzt und Wundarzt. — Landwundärzte. — Eintheilung in verschiedene Klassen. — Chirurgische Taxe. — Trennung der Chirurgie von der Medicin. — Aufhebung der Barbierzunft.

Im Hause des deutschen Bürgers herrschte im 18. Jahrhundert ein strenges Familienleben. Das Schaffen am häuslichen Herd galt für Frau und Töchter als die höchste Bestimmung und wurde im Haushalt, der in einfachen meist knappen Verhältnissen sich bewegte, auf grosse Ordnung gehalten. Der Mann verlangte von Frau und Kindern ehrerbietige Unterwürfigkeit; sogar den Brüdern gestand man ein gewisses Uebergewicht vor den Schwestern zu. Die Bildung war im Allgemeinen nicht gross, dafür aber Mutterwitz und gesunde Heiterkeit im Hause zu finden. An Festtagen erschien der wohlhabende Bürger in einem reich mit Gold und Silber gestickten Sammtrock, weiten Manschetten und feinen Spitzenjabots; auch waren Schuhe und seidene Strümpfe in Damengesellschaft durchaus nothwendig. Jung und Alt trugen an der Seite den Degen. Die Tracht der Frauen glich der heutigen Mode sehr: ein Thurm von Haaren, mit Bändern und Blumen geschmückt, zollhohe Absätze unter den Schuhen, Fischbeincorsets, welche die Taille einschnürten und den Busen vorpressten, grosse Reifröcke, Schleppen, ein geschminktes Gesicht, tout comme chez nous; es fehlen unseren Schönen nur die Pflästerchen auf Wange und Kinn.

Alles wurde von bestimmten, künstlichen Formen regiert. Beglückwünschungen und Complimente waren streng geregelt, sodass bei den zahllosen kleinen Gesetzen der Convenienz der ganze Verkehr eine unveränderliche Festigkeit erhielt. Keiner Bürgerfrau war gestattet, ohne männliche Begleitung Theater und Concerte zu besuchen, allein spazieren zu gehen; selbst wenn sie zur Kirche oder in einen Kaufladen ging, musste sie das Dienstmädchen mitnehmen. Der deutsche Bürger polterte zwar oft in dieses gezwungene Formwesen mit seiner Derbheit hinein; es fehlte ihm aber doch häufig Charakterstärke und Willenskraft. Geld und äussere Ehre übten eine grosse Gewalt aus, sodass „gegen 1750 in ganz Deutschland unter den Besten kaum ein Mann war, der anonyme Geldgeschenke abgelehnt hätte, z. B. auch Gellert, Professor in Leipzig, welcher seinen Zeitgenossen ein Musterbild von Zartgefühl und Uneigennützigkeit war." Ein Titel wurde das Ziel des Ehrgeizes. Schon kurz vor 1700 war der alberne Gebrauch aufgekommen, den Handwerkern Hoftitel zu geben, und hatte der Hofschneider einen höheren Rang als der Hofgärtner, dieser dagegen das Recht, einen Degen zu tragen. Alles dieses nährte beim armen Bürger das Gefühl der Niedrigkeit und bildete im Wesen des Deutschen eine Devotion und innere Unfreiheit gegen solche heran, welche eine höhere Stellung einnahmen. Das Protectionswesen blühte. Wer vornehme und einflussreiche Bekanntschaften hatte, wurde beneidet; man verlangte von jedem Hausfreunde die nöthige Fürsprache, sogar dem Gönner die Hand zu küssen galt als guter Ton. Bei diesem fehlenden Selbsbewusstsein wucherte auf der anderen Seite die Eitelkeit, wobei derjenige, welcher weder Rang, Titel noch Stellung hatte, rücksichtslos gedrückt und getreten wurde. Nicht das Verdienst, sondern die Anerkennung durch Einflussreiche brachte zur Geltung. Eine gebildete Presse und starke öffentliche Meinung fehlten dem Deutschen, auch das politische Interesse für das eigene nationale Leben lag ganz darnieder.

Der grösste Theil der Honoratioren einer jeden Stadt gehörte dem Gelehrtenstande an und repräsentirten die Theologen, Juristen und Aerzte die Zeitbildung. Für ihr geselliges Leben war in den Vormittagsstunden die Apotheke ein geschätzter Versammlungsort. Hier, wo auf den Schränken Gerippe von Haifischen, ausgestopfte Affen, Missgeburten in Spiritus zum Schmuck aufgestapelt waren, wurden bei einem Gläschen Aquavit die Stadtneuigkeiten durchgesprochen. Diese Sitte nahm indess bald so überhand, dass der Bürgermeister in Hannover (1784) den Verkauf von Branntwein und Aquavit in der Rathsapotheke verbot, weil die Gehülfen zu sehr aufgehalten wurden und Verwechslungen vorkamen. Er erlaubte nur den Doctoren und Wundärzten den Zutritt, aber keinen längeren Aufenthalt um den Magen zu stärken. Nach dem Morgentrunk waren Ankunft und Abfahrt des Postwagens das Wichtigste, und galt das Eintreffen fremder Reisender als Tagesereigniss. Ging doch die Post von Dresden nach Berlin 1750 nur alle 14 Tage. Die gewöhnliche Landpost kroch wie eine Schnecke dahin, da es nirgends Kunststrassen gab; erst nach dem siebenjährigen Kriege wurden die ersten Chausseen gebaut. Wer reisen wollte, überlegte es wohl und schaffte sich zu weiten Touren meist einen eigenen Wagen an, der am Ende der Reise wieder verkauft wurde. Mehr als fünf Meilen wurden den Tag über selbst mit den besten Pferden nicht gemacht (G. Freitag).

In den besseren Ständen fing das Interesse für Naturwissenschaften an sich zu regen. Die Knaben sammelten Schmetterlinge und Käfer, um sie aufzuspannen; man hatte Freude an chemischen Processen, Destillationen u. dergl. Aber im Volk war noch viel Aberglauben verbreitet. Man sah auf Gräbern Gespenster, hielt alte Katzen für Hexen; ja im Städtchen Hechingen wurden 1725 jedem Landmann, der einen Kobold, eine Nixe oder sonst ein Gespenst lebendig oder todt einlieferte, vom Oberjägermeister fünf Gulden versprochen. Bei Gewittern läuteten die Glocken, bis in Preussen diese Sitte 1783 verboten wurde, welche aber bis jetzt in rheinischen Dörfern keineswegs ausgestorben ist. Ganz allgemein war in Deutschland (auch in England) das Vorurtheil verbreitet, nur an bestimmten Tagen zur Ader zu lassen. Schaarenweise zogen die Bauern zum Bader, welcher einen empörenden Missbrauch damit trieb. Griechen und Türken, welche damals fast alle eine Fontanelle trugen, liessen sich wegen eines einfachen Kopfwehs eine Binde um den Hals legen um das Blut zurückzuhalten, dann in der Gegend des Ohrs einige Schnitte machen und das Blut ausfliessen. In Pavia ging man so weit, am Tage des heiligen Antonius auf dem vor der Kirche desselben gelegenen freien Platze allen Pferden der Reihe nach die Ader zu öffnen. Ebenso purgirten die Leute an bestimmten Tagen, wobei die Hundstage sehr gefürchtet wurden. Dabei hing die Wirkung des Mittels von dem Zeichen des Thierkreises ab, worin die Sonne sich befand; aber nothwendig war es zur Erhaltung der Gesundheit durchaus im Frühjahr und Herbst den Körper auszufegen. Das Menstrualblut sollte giftige Eigenschaften besitzen, daher einige Wundärzte verboten Leinwand von weiblicher Wäsche zu gebrauchen. Amulete und Besprechungen standen in hohem Ansehen und dienten Todtenknochen als Heilmittel. Mit der Formel „Abrakadabra" wurde das Fieber, mit dem Hubertschlüssel der Biss toller Hunde behandelt.

Wenn Kleider Leute machen, so erscheint der deutsche

Doctor in der Mitte des Jahrhunderts als einer der würdigsten Männer. Man denke sich denselben mit einer schneeweiss gepuderten, dreizipfligen Allongeperücke, goldgesticktem Scharlachrock mit Jabot und breiten Spitzenmanschetten, weissen oder schwarzen Seidenstrümpfen, blitzenden Knie- und Schuhschnallen. Unter dem Arme trägt er einen kleinen schwarzseidenen Chapeaubas und in der Hand den mächtigen Rohrstock, welcher als Stütze des Kinns in bedenklichen Fällen zum Nachdenken unentbehrlich ist. Als Friedrich Wilhelm I. die Allongeperücke verwarf und der Einfachheit wegen in der preussischen Armee den Zopf einführte, den bald die ganze Männerwelt annahm, trug auch der College seinen Zopf. Die französische Revolution stürzte ihn, man hatte keine Zeit zum Frisiren. Dafür nahm sie aus der Hand des nordamerikanischen Gesandten in Paris den gewöhnlichen Frack an. Nicht jeder deutsche Doctor durfte indess ungestraft der Bequemlichkeit halber seinen Zopf abschneiden, wenn er nicht von adligen Familien für einen Jacobiner verschrieen und abgedankt werden wollte. Dass die Aerzte mit ihrer nüancirten Kleidung auf das Vertrauen des Publikums speculirten, war zweifellos. Dessen erinnerte sich Napoleon I., als er auf St. Helena, an Magenkrebs leidend, seinem italienischen Arzt, um nicht zwei Krankheiten, die der Natur und des Arztes zu haben, jedes innere Mittel mit den Worten zurückwies: „Sie wissen es Doctor, die Heilkunst ist nichts anderes als die Kunst, die Einbildung einzuschläfern und zu beruhigen; deshalb hüllten sich die Alten in lange Röcke und Kleider, welche die Aufmerksamkeit fesselten und den Kranken imponirten; seitdem dieses galenische Blendwerk verlassen ist, wirkt Ihr nicht mehr mit der vorigen Gewalt auf die Kranken. Wer weiss, wenn Ihr plötzlich mit einer grossen Perücke, einer weiten Toga und einem langen Zopfe vor mir erscheint, ob ich Euch nicht für den Gott der Gesundheit halten würde; und leider seid Ihr nichts destoweniger nur der Gott der Arzneimittel."

Die Stellung zum Publikum entwickelte sich für den Arzt in einer ausnehmend günstigen Weise. Nicht allein dadurch, dass selbst in gebildeten Kreisen naturwissenschaftliche Kenntnisse fast ganz fehlten, bekam er eine gewisse Superiorität; ganz besonders hob sich sein Ansehen durch das im 18. Jahrhundert neu entstehende Verhältniss der Hausärzte. Der protestantische Prediger, welcher bisher der Rathgeber in allen Familienangelegenheiten war, wurde zur Seite gedrängt, zumal der religiöse Indifferentismus das Seinige dazu beitrug, die vertraulichen Beziehungen mit dem Geistlichen zu lockern. Der Arzt trat an seine Stelle. Es währte nicht lange, dass die kleinen körperlichen Schwächen und Geheimnisse ihn fest an die Familie schlossen, und das hausärztliche Verhältniss von beiden Seiten als eine Wohlthat angesehen wurde. Er bekam dadurch in der 2. Hälfte des Jahrhunderts eine Stellung in der Gesellschaft, wie er sie nie zuvor gehabt hatte. Auch der Staat suchte das Ansehen der Aerzte zu heben. 1748 erhielten die Doctoren ihren Rang zwischen den Rittern und Adligen. Darüber schlugen Letztere Lärm, bis der Kaiser den Rangstreit zu Gunsten der Doctoren schlichtete, nachdem sie aus freien Stücken schriftlich erklärt hatten, den Geburtsrechten der Adligen keineswegs zu nahe treten zu wollen. Joseph II. hob ein altes in Galizien bestehendes Gesetz auf, nach welchem Jeder seinen Adelstand verlor, der Medicin trieb. In den folgenden Decennien büssten sie ihre Stellung theilweise wieder ein, woran hauptsächlich Diejenigen Schuld waren, welche durch Stolz, Charlatanerie, oder durch die unserem Stande typisch gewordene Grobheit ihr Ansehen künstlich in die Höhe schrauben wollten. Dieses zu erreichen gab es eine Menge kleiner Mittelchen, denn die Verdienste des Arztes wurden, wie zu allen Zeiten, von der grossen Menge weniger nach seinen Kenntnissen und Talenten, sondern nur soweit geschätzt, wie sie dem Publikum in die Augen fielen. Wer viel lief, lange am Krankenbette sass, dem Patienten und seiner Umgebung viel vorplapperte, bei jeder Visite ein neues Recept verschrieb und mit einem Handkuss einen artigen Bückling zu machen verstand, wurde am meisten geschätzt. Solange es Aerzte gibt, war es nie anders. Schon Galen klagte, dass sehr viele unter seinen Augen durch Complimente am Morgen und gesellschaftliches Schmausen am Abend sich zu Modeärzten emporschwangen. Der Laie legte den grössten Werth auf das graue Haar des Arztes, denn, je älter derselbe war, um so mehr Erfahrung musste er natürlich haben. Eine richtige Folgerung, vorausgesetzt, dass dieser im Stande ist mit Kritik zu beobachten und richtige Schlüsse zu ziehen. Fehlt hierzu das Talent, dann ist seine Erfahrung nicht viel mehr werth, als die eines alten Schäfers, welcher in unserer Wissenschaft herumpfuscht. Recht nett sind die verschiedenen Kunstgriffe in der Beantwortung der Frage

„wie wird man bald ein grosser und berühmter Arzt?“ im Gruner'schen Almanach vom Jahre 1782 zusammengestellt:

1) Geniesse alle Vergnügungen des academischen Lebens, so lange es geht, studire von Allem etwas und verlasse Dich übrigens auf Deinen guten Kopf und Deine geschwätzige Zunge.

2) Bei der Rückkehr ins Vaterland mache den Vielwisser und schöpfe alle Weisheit aus Journalen und Zeitungen.

3) Urtheile von Allem wie ein Meister der Kunst, Du magst die Sache verstehen oder nicht.

4) Lobe Dich und Deine Verdienste, Deine glücklichen Curen und Operationen bei jeder Gelegenheit, besonders bei Personen, die Dich nicht beurtheilen können oder wollen und verachte alle Andern als Unwissende.

5) Richte Dich nach den Menschen, die Dir wohlwollen, schmeichele, thue was ihnen gefällig ist und komme ihnen bei jeder Gelegenheit zuvor.

6) Studire nicht weiter, aber schimpfe desto mehr auf Gelehrsamkeit, auf Vielschreiberei und Bücherwuth.

7) Laufe vom frühen Morgen auf der Strasse herum und suche dadurch die Unerfahrenen zu bereden, Du seiest der grösste und geschäftigste Arzt.

8) Mache immer den geschäftigen Mann, wenn Du auch nichts thust.

9) Rühme Deinen Freunden die wichtigen Entdeckungen und Beobachtungen, die Du gemacht hast und sage dies so oft, bis sie es glauben.

10) Werde ein Naturforscher, weil es die Mode mit sich bringt und kaufe ein ansehnliches Naturaliencabinet voll schönem Schnickschnack an.

11) Lege eine prächtige Bibliothek, eine schöne Instrumentenund Präparatensammlung an, lass den Eingang mit einer Büste zieren und das Verdienst des Sammlers allenthalben ausposaunen.

12) Werde Vorsteher eines Journals oder einer Zeitung, wenigstens Mitarbeiter. Wo nicht, so bestelle wenigstens Jemanden, der Dich in denselben lobpreist.

13) Lass Dich mehrmals aus dem Gesellschaftszimmer rufen und erzähle bei der Rückkehr, wie geplagt ein berühmter Mann und Arzt sei.

14) Verschaffe Dir Titel von Höfen oder gelehrten Gesellschaften. Sie geben Ansehn und Ruf.

15) Suche die Gunst der Grossen.

16) Mische Dich in Alles, unternimm Alles und versprich Alles und halte wie ein Hofmann nur so viel als Du kannst und willst.

17) Gehe wenn es sein kann auf Reisen. Weisheit von Paris oder Edinburgh ist besser als deutsche Weisheit.

18) Verachte alle medicinischen Bücher, die nicht von London oder Edinburgh kommen und kaufe die Originale, wenn Du sie auch nicht verstehst. Es siehet doch gar gelehrt aus.

19) Unterhalte gelehrten Briefwechsel und wende Dein Geld dazu an, um auswärtige Gönner und Freunde zu haben.

20) Sei ein Freund der seichten Collegen, der Prediger, der Apotheker, Barbiere und Hebammen, allenfalls auch des Kaufmanns, wenn er Dir zur Erreichung Deiner Absichten dienen kann.

21) Sei fromm und ein steifer Beobachter der Kirchensatzungen, wenn Dein Ruf und Deine Einnahme dadurch gewinnen kann.

22) Verfertige geheime Mittel und lass wie Ailhaud Genesungsbriefe drucken, die niemals an Dich geschrieben wurden.

23) Schreibe, wenn ja dem altväterlichen Gebrauche zufolge geschrieben werden muss, etwas Paradoxes im modischen Gewand und bestätige es durch erdichtete oder falsche Beobachtungen, ohne Dich an Kenner und Selbstdenker zu kehren.

24) Heirathe die Tochter eines vornehmen Mannes (denn vornehme Verwandte geben Verdienst und Verstand) oder auch die Tochter eines reichen Mannes, er sei vornehmer oder geringer Abkunft. Denn Geld macht Muth, bisweilen auch Ansehn.

25) Lass Dein Bildniss mehr als einmal silhouettiren und in Kupfer stechen, und alle verdienten und unverdienten Titel darunter setzen.

26) Lass Dich zu Allem gebrauchen, was Ehre, Geld oder Belohnung einträgt, unbekümmert ob es Recht oder Unrecht sei.

27) Sinne darauf, das Publikum mit Neuigkeiten, Neuerungen, Veränderungen von mancherlei Art, mit allerhand Gerüchten u. s. w. zu unterhalten, und suche Deinen Werth Jedermänniglich fühlbar zu machen.

28) Rühme Dich, von allen Orten her Anträge zu Aemtern zu haben, besorge allenfalls die scheinbaren Documente durch Vettern und Basen.

Auf welche Weise manche Collegen das Publikum heranzuziehen suchten, davon ein Beispiel bei Dr. med. Faust. Als derselbe sich in einem Dorfe niederliess, bot er mittelst eines gedruckten Bogens den Bauern seine Hülfe an. Der Eingang lautete: „Liebe Landsleute! Da es gut ist, wenn man den Mann, mit dem man etwas zu thun hat, kennt, so will ich euch sagen, dass ich ein gerechter, guter, rechtschaffner Mann bin." Dann machte er bekannt, dass sein Recept nur Einen Groschen kosten solle, er die Arznei zum Einkaufspreise gäbe und für die Bereitung auch nur Einen Groschen fordere; wahre Arme · könnten getrost auch ohne Groschen kommen. Zum Schluss hiess es: „Und nun, liebe Mitmenschen! will ich wünschen, dass ihr meine Hülfe nicht bedürfet. Bedürft ihr meiner Hülfe aber, so werdet ihr finden, dass ich ein rechtschaffner und verständiger Mann bin. Lebet wohl! Altmorschen, 6. Nov. 1785. B. C. Faust, Dr."

Die im Anfang des Jahrhunderts noch beschränkte Zahl der Aerzte vermehrte sich in der letzten Hälfte desselben sehr, was zum Theil auf einer zunehmenden Abneigung gegen den geistlichen Stand, der Aufhebung vieler Klöster, zum Theil darauf beruhte, dass die Söhne der Adligen mehr anfingen, in Staatsdienste zu treten, wodurch den Bürgerlichen der Eintritt in diese Stellen erschwert wurde. Auch wird die grosse Leichtigkeit der Doctorprüfungen dazu beigetragen haben. Der Ueberfluss an jungen Doctoren hatte in Oestreich zur Folge, dass in Wien jährlich nicht mehr als sechs inländische Candidaten graduirt werden durften. (1789.) Der grosse Haufen von Aerzten war ziemlich dumm; es gab ebensoviel betitelte Pfuscher als eigentliche Quacksalber. Ganz abgesehen von den Klagen der gelehrten Herren, dass unter hundert Aerzten kaum zwanzig wären, welche den Hippokrates in der Ursprache lesen und verstehen könnten, viele in ihrem Leben seine Schriften nie gesehen hätten, lag das Studium der Praktiker sehr darnieder. Sie blieben sich immer gleich, lasen nichts, erfuhren von Allem nichts und curirten stets nach der alten Schablone. Nur bei Wenigen war der Wissensdrang so übertrieben gross, dass das Studium sogar auf der Strasse fortgesetzt wurde. So nahm Stoll, welcher in Wien eine grosse Praxis hatte, immer eine Menge Bücher mit in seinen Wagen, besonders Boerhaave's Schriften, die er im Fahren las. Um Literatur kümmerten sich die Wenigsten und wussten die jüngeren Aerzte kaum, was wenige Jahre vor dem Beginn ihrer Studien geschrieben war. Die Meisten curirten palliativ, kannten weder die Krankheit, ihre Ursachen, noch die Indicationen. In der Arzneimittellehre wussten sie auch nicht viel: viele Mischungen zersetzten sich, geriethen in Gährung oder liessen Gifte entstehen. Dabei wurden die Recepte ausserordentlich kostspielig verschrieben — „aber Aerzte und Apotkeker sollten kein unerlaubtes und heimliches Einverständniss pflegen." (Oestreich 1772.) Die Geheimnisskrämerei mit Hieroglyphen war noch im Schwunge: ▽ war das Zeichen für Wasser, ⊕ tr. pur. für Salpeter, ⊖)-(ac. crud. für Salmiak u. s. w. Erst gegen Ende des Jahrhunderts wurde die Materia medica mit mehr Vorliebe getrieben, dabei aber auch der Besitz vieler bewährter Recepte als das höchste Gut angesehen. Die Aerzte wurden Apotheker. Wie viel Arznei verschrieben wurde, geht daraus hervor, dass für 540 Kranke im Jahre 1796 in dem Clinicum zu Jena für 680 Thlr. Arznei verschrieben war; im Kieler Hospital betrug 1797 die Apothekerrechnung für 343 Kranke 711 Thaler.

Bei der niedrigen Bildungsstufe der meisten Praktiker konnten Zwistigkeiten unter ihnen nicht ausbleiben. Sie erreichten einen solchen Grad, dass man häufig darüber in der Oeffentlichkeit verhandelte und die absurdesten Mittel erfand, dem Unheil zu steuern. Es gab nach den Theologen in ganz Deutschland keine Klasse von Gelehrten, welche mehr widersprachen als die Aerzte. Ob sie ein und dieselbe Universität besucht, von demselben Lehrer, bei einerlei Kranken unterrichtet waren, blieb sich gleich; sobald sie in der Praxis bei einem Patienten zusammenkamen, regte sich der Geist des Widerspruchs. Bei Consultationen war der Nachtheil meist auf Seiten des zuerst gebrauchten Arztes, denn die Besserung wurde dem zugezogenen Arzte verdankt, der üble Ausgang als Folge der ersten Behandlung angesehen. Daher der Widerwillen vor allen Consultationen bei den meisten Aerzten, zumal den älteren Herren. Ein nur den Verwandten sichtbares Kopfschütteln, etwas Stirnrunzeln oder ein kaum zu bemerkendes Lächeln beim consultirten Collegen, und das Vertrauen zum Hausarzt war unwiderruflich verloren. Und doch war es diesem in den ersten Tagen einer acuten Krankheit ganz unmöglich gewesen, eine sichere Diagnose zu stellen, während in dem Augenblick, wo ein zweiter Arzt hinzugezogen wurde, der Charakter der Krankheit meist leicht zu erkennen war. Dazu kam der Sectengeist, welcher am Ende des Jahrhunderts mit einer beispiellosen Heftigkeit entbrannte. Starb ein Kranker, so schrie laut die eine Partei, die andere habe ihn todtgeschlagen. Der Groll gegen gelehrte Aerzte machte sich in Ausdrücken Luft, wie „er curirte alle Patienten auf griechisch... sie starben am Hippokrates" u. s. w. Man war gegen die Meinungen Anderer intolerant und glaubte nur an eine alleinseligmachende und infallibele Kirche in der Medicin, welche mit einer Arroganz und Animosität sonder Gleichen vertheidigt wurde. Systeme und Hypothesen waren aber so schnellen Veränderungen unterworfen, dass Jung und Alt selten von einerlei Meinung sein konnten, obwohl der Unterschied oft mehr scheinbar als wirklich war und man sich bloss einer verschiedenen Sprache bediente. In grossen Städten, wo viel consultirt wurde, schlossen die Praktiker wohl eine Uebereinkunft nach Molière's Grundsatz: Accordez-moi la purgation, je vous accorderai la saignée. Was der Hausarzt verordnete war gut, und die ganze Consultation lief darauf hinaus, dass man freundlichst Alles bestätigte, unter der stillschweigenden Bedingung, im umgekehrten Falle sich einer gleichen Collegialität zu erfreuen. Wer zu dieser Partei nicht hielt, wurde von der Consultation ausgeschlossen, oder es gab Lärm, wenn sie absolut verlangt wurde. An dem gehässigen Treiben unter den Aerzten hatte auch eine mangelhafte Erziehung, eine sittliche Charakterschwäche Schuld, woraus zunächst der Brodneid entsprang. Man konnte es nicht ertragen, von Tag zu Tag die finanziellen Verhältnisse eines gesuchten Arztes sich verbessern zu sehen und selbst weit dahinter zurückzubleiben. Der Neid gepaart mit Selbstüberschätzung machte lieblos, unduldsam; und wenn man auch die Verdienste Entfernter willig anerkannte, so ignorirte und verkleinerte man diejenigen der nächsten Collegen. Hierzu kam, dass von jeher die meisten Aerzte von Haus aus kein Vermögen hatten, was der Ausübung der Medicin immer nachtheilig gewesen ist. So war es nicht selten in Wien, dass die Studenten der Medicin nur um leben zu können Stellen als Hauslehrer oder Hofmeister bei reichen Leuten annahmen. Maria Theresia bestimmte deshalb, dass aus dem Bürger- und Bauernstand nur diejenigen zugelassen werden sollten, welche besonders begabt wären, die Uebrigen dagegen abgewiesen würden.

Seit einiger Zeit hatte der Staat die Aerzte, zumal diejenigen, welche in vornehmen Kreisen practicirten, mit Titeln beehrt. Mit dem Leibchirurgen fing man häufig an, avancirte zum Leibarzt und erklomm als Geheimer Rath die höchste Stufe irdischen Glücks. Nach Titeln begann nun unter den Klettervögeln eine wahre Hetzjagd. Ob man sich als „Herr Justizrath" oder „Herr Hofgerichtsrath" lächerlich machte, ob P. Frank, selbst Geheimer Rath und Leibarzt, daran erinnerte, wie absurd die Namen Geheimerath Hippokrates und Hofrath Galenus gelautet haben würden, war gleichgültig. Diese „armselige Titelsucht der Aerzte", welche auch Kurt Sprengel geisselte, diese Ungleichheit, welche damit in die sociale Stellung übertragen und von schwachen Charakteren nicht ertragen wurde, setzte viel böses Blut. Glaubte der Herr Geheimerath, dass sein höherer Titel ihm auch einen wissenschaftlichen Vorzug gäbe, so wurde der weniger Betitelte durch diese Ueberhebung unangenehm berührt und widersprach bei Consultationen oft aus blossem Muthwillen. Mit allen diesen Unzuträglichkeiten kämpften vor Allem die jüngeren Aerzte im Beginn ihrer Praxis. Sie sahen ein, dass wissenschaftliche Kenntnisse allein nicht den meisten Vortheil brachten, die Kunstgriffe der Schmeichelei und Prahlerei weit nothwendiger waren. Die Folge war, dass manche gute Köpfe ihren undankbaren Beruf verwünschten, ihr Leben in Noth hinbrachten, oder schon früh auf Schleichwege geriethen, um nur eine einigermassen erträgliche

Praxis zu bekommen. Andere posaunten gleich dem Charlatan ihre Geschicklichkeit aus und untergruben die Stellung ihrer Collegen auf eine hämische Weise. Ob der Staat langathmige Vorschriften über das Verhalten gab, nützte natürlich nichts. Die östreichischen Aerzte „sollten sich jederzeit eines guten, sittsamen und gottesfürchtigen Lebenswandels befleissen, gegen Jedermann sowohl, als untereinander friedlich und bescheiden aufführen, keiner dem andern weder in Ansehung der Geschicklichkeit, noch seiner habenden Prax einigen Eintrag machen, oder die Patienten mit Verkleinerung des anderen an sich ziehen, derselben Zustand und Beschaffenheit genau erforschen, die ihnen entdeckten heimlichen Mängel und Gebrechen Niemandem offenbaren, bei den hierüber zu haltenden Consiliis medicis desselben Aufkommen und Genesung mit gemeinschaftlichem Rath und Kräften zu befördern suchen, dem Patienten nicht etwa heimlich ohne des Ordinarius Wissen und Willen verordnen oder selbst präparirte dem Ordinarius unbekannte Arznei eingeben, sondern überhaupt in Verrichtung ihres Amtes sich desselben Wichtigkeit und zugleich auch dieses wohl zu Gemüthe führen sollen, dass ihre begangene Fahrlässigkeit allemal einen subtilen Menschenmord in sich fasse, wovon sie Gott dem Allmächtigen dermaleinst schwere Rechenschaft werden geben müssen“ (1753).

Die Mittel, welche die Zeit erfand, den Zwistigkeiten der Aerzte entgegenzuarbeiten, waren zum Theil schlecht gewählt. Angesehene Männer gaben den jüngeren Aerzten ihren wohlmeinenden Rath, wie sie sich gegen Kranke und Collegen benehmen sollten und was ihnen für ihre Carrière vortheilhaft sei. Dabei übersahen sie, dass die jungen Leute gar keine Neigung verriethen, dergleichen Lehren anzunehmen und sich im Gefühl ihrer Selbständigkeit die Freiheit des Handelns zu bewahren wussten. In Jülich-Berg fiel man auf die absonderliche Idee (1773) die Aerzte, welche sich bei Consultationen in Gegenwart der Kranken zankten und sich ungebührlich gegen einander benahmen, zu bestrafen. Derjenige, welcher den Streit begann, musste 10 Thaler, der andere, welcher in gleichem Ton fortfuhr, 5 Thaler Strafe zahlen; desgleichen wurde ein Arzt, welcher einen abwesenden Collegen verläumdete und seinen guten Namen untergrub, zu 50 Thaler verurtheilt. Peter Frank glaubte, dass dem Unwesen durch weitere Fortbildung der Praktiker gesteuert werden müsse, schlug deshalb zur Erleichterung des Studiums vor, in jeder mittelgrossen Stadt Bibliotheken anzulegen, für welche der Beitrag im Vergleich zu den Kosten einer Privatbibliothek sehr gering sei. Die Schriften sollten in der Stadt und auf dem Lande circuliren.

Auch befürwortete er, um die Aerzte unter sich geselliger zu machen, die Bildung von ärztlichen Vereinen, in denen sie wöchentlich zur Discussion über schwere Fälle zusammenkämen. Anderer Meinung war Stieglitz, wenigstens in seiner Jugend, indem er ein wirklich freundschaftliches Verhältniss unter Aerzten für viel werthvoller und nutzbringender hielt, als alle ärztlichen Vereine, von denen er nicht viel hielt.

Wir dürfen eine Eigenschaft vieler Aerzte nicht unerwähnt lassen, die auch in anderen Kreisen der Gesellschaft wohlbekannt war: die des Trinkens. Von jeher hatte der Deutsche dem Becher Ehre gemacht und das Ausland ihm die Trinksucht nicht immer mit Unrecht als einen allgemeinen Schandfleck entgegengehalten. In Venedig wurde dem Doctor beim Besuch eines jeden wohlhabenden Kranken aus Höflichkeit eine Tasse Kaffee angeboten, sodass der beschäftigte Arzt täglich durchschnittlich zwanzig Tassen Kaffee schlürfen musste; in Süddeutschland dagegen regelmässig ein Schoppen Wein. Das Volk trank viel Branntwein, dessen Missbrauch so einriss, dass Heister darauf antrug, denselben allein in den Apotheken zu verkaufen und Jedem nur wenig zu verabreichen. Er berief sich zum Beweise, dass Branntwein ganz entbehrlich sei, darauf, dass der König von Preussen seinen Grenadieren in Potsdam denselben ganz verboten habe und dennoch diese schönen Kerle gut gediehen.

Bei der in der ersten Hälfte des Jahrhunderts noch beschränkten Zahl der Aerzte war ihr Einkommen immerhin ausreichend, entsprach jedoch der Einfachheit in den bürgerlichen Verhältnissen. Unter Friedrich Wilhelm I. von Preussen durften die Aerzte, zumal bei Armen, keine übermässigen Forderungen machen, sondern „mussten sich darin aller Bescheidenheit befleissigen". In Oestreich konnte der Patient seinen Arzt oder Wundarzt nicht eher wechseln, als bis er den ersten gebührend bezahlt hatte (1753), aber „das Paktiren um einen ausserordentlichen Lohn" war untersagt. Später verschlechterten sich bei der zunehmenden Masse der Aerzte die Einnahmen; es fanden viele bei noch so grosser Anstrengung kaum ihr Auskommen. Schon damals klagte man, dass die Wittwen der bei Epidemien und in Spitälern durch Ansteckung gestorbenen Aerzte nicht die geringste Pension bekämen, und wurde zur Unterstützung in Wien 1758 eine sog. medicinische Wittwengesellschaft gegründet. Es gab bestimmte Taxen:

	Braunschweig-Lüneburg 1719.	Grafschaft Lippe 1789.	Preussen 1815.
Recept bei Tage	3 Mgr.	3 Mgr.	$1/8$ — $1/4$ Thlr.
1. Besuch	24 „ = 1 Thlr.	12 „	$2/3$ — $1 1/3$ „
1. Besuch nach 10 Uhr	1 Thlr.	24 „	2—3 „
Jeder folgende Besuch bei Tage .	6 Mgr.	4 „	$1/3$ — $2/3$ „
Jeder folgende Besuch nach 10 Uhr	—	12 „	1—2 „
Ueber Land, 1 Meile, ohne Reise- und Zehrungskosten	1 Thlr.	2 Thlr.	1—2 „
Ueber Land, 1 Meile, ohne Reise- und Zehrungskosten bei Nacht .	—	ausserdem Meilengelder.	
		3 Thlr.	3—4 Thlr.
Beiwohnung einer chirurg. Operation	—	1 „	1—3 „

(Der schwedische Arzt konnte für den ersten Besuch in der Stadt 1 Speciesthaler
verlangen.   1777.)

Zu Neujahr, wo reichliche Geschenke des Apothekers in die
Taschen der Aerzte und Wundärzte flossen, wurden die Rechnungen
ausgeschrieben. Da an diesem Tage das Gedächtniss des Publikums
für die im verflossenen Jahre geleisteten Dienste oft erstaunlich
schwach wurde, so kam es nicht selten vor, dass man sich über die
Doctorrechnungen beschwerte. In welcher Weise dieses geschah,
dafür liegen aus dem Jahre 1760 drei Briefe aus Hamburg vor,
deren Hauptinhalt folgender ist:

„Hat mir nicht, so wahr ich lebe! der Doctor eine Rechnung geschickt, dass ich ihn damit an den Pfahl möchte stellen lassen! ich
hatte ein wenig Blutspeien, das in zwei Tagen kaum ein Eimergen Blut
betrug, welches ich aushustete. Darüber kam er ein Paarmahl in der
Nacht zugerufen, weil es mir zu arg wurde, dass ich ihn rufen liess. Für
einen solchen Weg, der doch nur ein Katzensprung ist, setzt mir der
unverschämte Mensch einen Reichsthaler an, und doch rechnet er jede
andere Visite auch ein Mark. Ey, wahrhaftig, dies Brodt ist leicht
verdient. —

Eine schwindsüchtige Frau von 40,000 Vermögen, welche 62 mal
besucht ist und ausserdem mehrere Arzneien bekommen hat, schreibt:
Mein Herr! hier sind die 100 Mark Lübisch; aber über meine Schwelle
nicht wieder! ich gebe für keinen Besuch ein Mark Lübisch (gesetzlich), und für 38 Mark Arzney hätte ich lange Haus halten oder mir
etwas zu Gute thun können. So lieb ist mir mein Leben und so
unausstehlich ist mein Husten nicht, dass ich mich zur Bettlerin geben
sollte . . . —

Ist das wohl Recht, dass ich für meinen seligen Mann den Doctor
bezahlen soll, da er doch gestorben ist und er ihm nicht geholfen hat?
ich habe es endlich genug zu bezahlen. Allein ich will doch auch mein
Geld nicht auf die Strasse werfen. Er hatte die Wassersucht. Dreimal
ist ihm das Wasser abgezapft worden und doch hat Alles nichts ge-

holfen. Er sagte selbst noch eine Stunde vor seinem Ende: Frau, es hilft nichts, ich muss doch sterben, gieb dem Kerl keinen Dreyling, weil er mich crepiren lässt. Nun ist er crepirt, also soll er keinen Dreyling haben . . . .

Nur wenige Auserwählte in grossen Städten verdienten viel, besonders die **Leibärzte,** welche für ihre Curen königlich bezahlt wurden. Die Höfe von Wien, Berlin und Petersburg erhoben die ersten Leibärzte zu Staatsräthen und ahmten damit eine seit langen Jahren in Frankreich bestehende Sitte nach. Als Joseph II. eine Mastdarmfistel bekam, welche vom Ritter v. Brambilla glücklich operirt wurde, erhielt dieser sowie der Leibarzt v. Störck zum Geschenk 1000 Souveraind'ors und einen Brillantring von 6000 Gulden Werth, der jüngere Brambilla 6000 Gulden und einen Ring von 2300 Gulden Werth und der Leibmedicus Kollmann 4000 Gulden und einen Ring von 1300 Gulden Werth. Als Guerin wenige Tage vor dem Tode Joseph's II. zur Consultation herbeigerufen war, schenkte ihm der Kaiser die Baronie und 100,000 Gulden. Sein königlicher Bruder in Berlin, Friedrich Wilhelm II., gab dem Dr. Brown, welcher die Prinzen und Prinzessinnen des preussischen Hauses mit glücklichem Erfolge geimpft hatte, 10000 Thaler und eine lebenslängliche Pension von 600 Thalern, die mit der Zeit auf 1200 erhöht wurde. Nicht weniger splendid war Georg III. von England. Dieser setzte für die Behandlung seiner bekannten Krankheit dem Vater Willis auf 21 Jahre jährlich 1500, dem Sohne lebenslänglich 650 Pfund Sterling aus. Die Uebrigen erhielten für jeden Besuch, den sie in Kew abgestattet hatten, 30 Guineen. Gelegentlich wurde die Stellung des Leibarztes missbraucht und kam es vor (1780), dass, nachdem derselbe Jahre lang die armen Adligen eines deutschen Hofes unentgeltlich behandelt hatte, diese ihm bei allen möglichen Freundschaftsbezeugungen ein Belobigungsdecret für bisher geleistete Dienste zuschickten mit der in gnädigem Spass abgefassten Bemerkung, dass wenn es ihm einfiele, für seine Dienste auch nur einen Heller zu fordern, er für infam cassirt angesehen werden solle.

Neben dem Doctor practicirte der Barbier. Damit ist im weitesten Sinne des Worts eine Hauptcharakteristik des 18. Jahrhunderts ausgedrückt: Medicin und Chirurgie waren streng von einander getrennt, und lag die deutsche Wundarzneikunst fast ganz in den Händen der Barbiere. Ein kurzer Blick in die Vergangenheit der deutschen Chirurgie zeigt, dass dieselbe trotz der grossen Liebhaberei der Deutschen für Jagd und Krieg im 12. und 13. Jahrhundert sehr geringe geschätzt, mit-

unter sogar den Fleischern (Carnifices) überlassen wurde, welche die
Leichen der Grossen öffneten und einbalsamirten. Die Gesetze verurtheilten den Chirurgen, der einer edlen Person durch einen Aderlass geschadet hatte, zu einer Strafe von 100 Scudi und lieferten
ihn sogar, wenn die Person daran gestorben war, den Anverwandten
aus, welche nach Gefallen mit ihm schalten und walten konnten.
An der Verachtung, die jede chirurgische Beschäftigung nach sich
zog, hatten besonders die Concile Schuld, indem sie den Klostergeistlichen, die bisher Chirurgie getrieben hatten, unter dem Vor-
wande „ecclesia abhorret a sanguine" jede chirurgische Operation
verboten. Für diese bedienten sie sich ihrer Diener und Tonsoren,
welche allmählich anfingen, selbständig Chirurgie zu treiben und
als fahrende Bruch- und Steinschneider Deutschland zu durchziehen.
Seit der Kirchenversammlung in Rouen (1092) war es den Mönchen
nicht mehr gestattet, einen Bart zu tragen. Noch fünf Jahrhunderte
später machte Siegismund, Erzbischof zu Magdeburg, ordentliche
Reisen contra barbam und liess einmal in Mansfeld (1564), wo er
ein grosses Gastmahl gab, den Anwesenden den Bart bis auf den
Knebelbart abnehmen, ebenso in Braunschweig, Wolfenbüttel, Halle.
Nach der Thronbesteigung der noch nicht mannbaren Könige von
·Frankreich Ludwig XIII. und XIV. galt es für eine besondere Zierde,
ein unbärtiges Kinn zu haben. Es waren mithin Personen nothwendig, welche den Bart, der ebenso gut seine Moden wie Kleiderschnitt
und Hutform hatte, putzen und scheeren konnten. So entstand der
Barbier. Nach und nach bekam dieser als treuer Diener der Kirche
das Recht, eine Barbierstube, Gesellen und Lehrlinge zu halten und
auch die kleine Chirurgie zu treiben, d. h. zur Ader zu lassen,
Wunden und Geschwüre zu verbinden u. s. w. Er lebte indess unter
grossem Druck, da man ihn ebenso wie den Bader nicht als Handwerker anerkennen wollte und gleich Schäfern und Schindern für
unehrlich hielt. In den Geburtsbriefen der Handwerker stand ausdrücklich, dass „Vorzeiger aus keuschem Ehebett ächt und recht geboren, Niemand mit Leibeigenschaft verwandt, auch nicht Barbierer,
Bader, nicht wendischer, sondern aufrichtiger deutscher Nation" sei.
Die Ursache dieser Verachtung lag darin, dass Zünfte und Innungen
streng auf ihre Privilegien hielten, sodass die Barbiere und noch
mehr die Bader nicht für zunftmässig angesehen wurden. Diese auf
grundlosen Vorurtheilen beruhende Zurücksetzung konnte nur durch
Gesetze aufgehoben werden. Den ersten Schritt dazu that Kaiser
Wenzel im Jahre 1406, als er von der Tochter eines Baders aus der
Gefangenschaft in Prag gerettet war und aus Dankbarkeit diese zur

Maitresse erhob; er erklärte Bader und Barbiere für ehrlich. Allein Wenzel war Exkaiser, sodass sein Privilegium keine Rechtskraft erlangen konnte. Zwar wurde schon 1538 in der Mark Brandenburg den Badern nach abgelegtem Examen das Verbinden und Heilen Verwundeter erlaubt und den Barbieren, d. h. „den vorsichtigen Meistern des Barbier- und Wundärztenhandwerks" Schutz gegen die Winkelärzte versprochen, allein erst 1548 erklärte der Reichstag in Augsburg beide für zünftig. Ihr Meisterstück bestand in Messer- und Scheerenschleifen. Jetzt konnten die Kinder von Leinwebern, Schäfern, Barbieren u. s. w., wenn sie ehrlich geboren waren und sich ehrlich erhalten hatten, unweigerlich bei allen Handwerkern aufgenommen werden; auch entstanden in der Mark Brandenburg besondere Innungen mit eigner Zunftverfassung für Barbiere und Bader. Kaiser Leopold I. erklärte 1686 ihre Profession für eine Kunst, setzte sie in Rang und Ansehn den Apothekern vor und vertauschte das bisherige Meisterstück mit einem neuen, dem Pflaster- und Salbenkochen.

Sowie der Bart die Barbiere ins Leben rief, so verdankte Deutschland den Kreuzzügen im 11. Jahrhundert und dem durch diese mitgebrachten Aussatz seine Bader und seine Hospitäler. Im gelobten Lande gaben die Wallfahrten nach dem heiligen Grabe Veranlassung, zur Pflege erkrankter Pilger Hospitäler zu gründen und soll das erste am Ende des vierten Jahrhunderts entstanden sein. Während der Kreuzzüge wurden einzelne Brüderschaften errichtet, welche für die Pflege, Vertheidigung der Pilger und Heilung der erkrankten Krieger sorgten, worunter sich besonders die Orden der Johanniter, der Tempelherren und der deutsche Orden auszeichneten. Bei der Rückkehr in die Heimath nahmen verschiedene Fürsten einzelne Ordensbrüder mit und übertrugen ihnen die Errichtung von Krankenanstalten in ihren Staaten. So brachte Albrecht I. 1159 einige Johanniterritter mit, welche in seiner Markgrafschaft Brandenburg Hospitäler zur Heilung des Aussatzes anlegten, welcher nach der Rückkehr der Kreuzfahrer in Europa allgemein geworden war. (In Frankreich waren im Jahre 1225 schon 2000 Spitäler für Aussätzige, „Léproséries", vorhanden, welche von Ludwig VIII. ein jedes mit 100 Sols beschenkt wurden. Sein Sohn Ludwig der Heilige gründete 1260 in Paris ein eigenes Hospital für die in Aegypten Erblindeten.) Bald reichten die Krankenhäuser und Klöster zur Aufnahme der Aussätzigen nicht mehr hin; man errichtete Badstuben, für welche die dazu nöthigen Bader engagirt wurden, um bei der damals allgemeinen Vernachlässigung der Reinlichkeit in vornehmen und armen Kreisen dem Umsichgreifen jener ekelhaften Hautkrankheit Grenzen zu setzen.

Nach und nach bekamen die Barbiere die Ausübung des grössten Theils der Chirurgie in die Hand, überliessen aber die Operationen in der Regel den herumziehenden Marktschreiern. Das Privilegium der Bader erstreckte sich nur auf das Baden und Schröpfen; als sie später sich auch den Aderlass anmaassten, wurden sie damit auf ihre Wohnung beschränkt, durften überhaupt die Häuser der Kranken nicht betreten. Da in der Folge das Baden sehr vernachlässigt wurde und zuletzt ganz unterblieb, so fingen auch die Bader, aber viel später als die Barbiere, erst in der Mitte des 18. Jahrhunderts an Chirurgie auszuüben, was ihnen in mehreren Ländern öffentlich gestattet wurde, nachdem sie sich wie jene einer Prüfung unterzogen hatten. In Preussen durften sie dagegen ausser der Behandlung der Fleischwunden und chronischen Uebel keine chirurgische Curen unternehmen.

Um zu sehen, was man von einem rechtschaffenen und gewissenhaften Barbier und Bader im Anfang des 18. Jahrhunderts verlangte, blättere man in der Schrift „des getreuen Eckardt's verwegenen Chirurgus" vom Jahre 1698 umher. Nach bestandenen Lehrjahren sollte er grosse Hospitäler besuchen und zu berühmten Chirurgen reisen, hernach als Schiffs- oder Feldchirurg dienen. Die Kenntniss der lateinischen und neueren Sprachen, sowie der Botanik sei wichtig. Vor Allem müsse er Anatomie treiben, denn „ohne sie sei Chirurgie nichts", und sich mit fleissigen Schülern bekannt machen, „nicht das Bierglas ausstürzen." Bei Mangel an Leichen hülfen die Thiercadaver aus, denn wenn Doctoren sich nicht scheuten daran zu studiren, so „würde es einem Nasen-weisen Barbier- oder Bader-Gesellen an seinen Ehren ihnen nachzufolgen nicht schaden." Für die Chirurgie empfahl man die Bücher von Fabriz von Hilden, Paré, Würtz, Scultet. Unter den 16 verschiedenen Tugenden eines Barbiers, welche der getreue Eckardt aufzählt, stand die Gottesfurcht obenan. „Er sollte sorgfältig, verständig, nüchtern, ambidexter sein, nichts in den Tag hinein gebrauchen, denn die Vorsicht sei die schönste Zierde eines Chirurgen... Kein Fauler richte etwas fruchtbarliches aus, weil die Wund-Arznei-Kunst einen ganzen Menschen erfordere... Durch bescheidenes Zureden wird er bei Verzagten Vertrauen erwecken... Ein gewissenhafter Barbier wird nicht einen Aderlass machen, nur um zwei oder drei Groschen zu bekommen, unbekümmert ob derselbe zuträglich ist oder nicht. Manche sind aber so verzweifelt böse Buben, dass wenn sie nicht bald bezahlt werden, dem Kranken grosse Schmerzen machen, dass er sich wiederum ihrer bedienen muss... Er soll nicht auf den Bierbänken von seinen Curen plaudern... den Kranken nicht wie die Sau den Bettelsack anfahren und mit ihm tyrannisch und nach seiner Wuth umspringen. Er muss Personen unterscheiden; mit einem zarten Mann nicht als wie mit einem Drescher, noch mit einem Menschen gleich mit einem Hunde umgehen... nicht zu hart gegen Patienten sein, so dass sie nicht lieber den Henker als den Barbierer kommen sehen... Die Medicos muss er zu Rathe ziehen, ihren Anordnungen gehorsam nachkommen... die Kleider nicht mit vielem Bande, Nesteln und Spitzen tragen, denn Manschetten und Handkrausen sind beim Aderlass hinderlich... Er soll nicht zwölf Thaler fordern, wo er nur zwei Thaler verdient... Die Hoffart scheint am meisten auf Barbiere übergegangen, denn ein gemeines Sprichwort sagt: Barbiere sind stolze Thiere. Man sieht sein Wunder, wenn man die Meister und Gesellen, was sie vor Einbildung bei sich hegen, recht betrachtet, der eine raget mit dem Bauche hervor, brüstet sich in den Gassen und Strassen und gehet mit solchen gravitätischen Schritten, als wenn ihm die ganze Welt zu eng wäre... Er darf nicht schele Augen auf des anderen glücklichen Fortgang werfen, ihm das Brot vor dem Munde wegnehmen, sondern in gefährlichen Curen sich getreulich beistehen. Ich muss mich verwundern über den grossen Hass und Neid, welchen die Barbierer wider die Bader hegen, sogar dass auch die rotzigten Lehrjungen unter einander den ersten Anfang zu künftigem Hasse legen... Nicht blindlings wird er darauf losschneiden, denn mein guter Freund: es ist Menschen- und kein abgeschlachtes Rind- oder Schweinefleisch, die Haut wird gar theuer angeschrieben. Auch soll er in gefährlichen Umständen die Medicos und andere Mit-Meister zu Rathe ziehen... Wer nur bartscheren kann und doch Chirurg sein will, erschrickt oft bei einer verlangten Cur, als wenn man ihm siedendes Wasser über den Leib schüttete; ein Anderer steht, als wenn er angepflöcket wäre." Soweit Eckardt.

Der deutsche Wundarzt des 18. Jahrhunderts oder vielmehr der Barbier, denn der Weg zur praktischen Chirurgie führte fast ausnahmslos durch die Barbierstube, war im Allgemeinen von einer haarsträubenden Unwissenheit und Rohheit. Das kann indess nicht Wunder nehmen, sobald man seine trostlose Erziehung kennt, die sich von der eines beliebigen Handwerkers gar nicht unterscheidet. War in den niederen Ständen ein Junge zum Barbier bestimmt, so wurde er, nachdem er in der Volksschule kaum deutsch lesen und schreiben gelernt hatte und eingesegnet war, bei einem Wundarzt in die Lehre gegeben. Dafür zahlten die Eltern 50 Thaler; einem Prosector dagegen für Kost und Logis jährlich 75 Thaler. Hier und da musste der Physikus ihn vorher prüfen, ob er deutlich schreiben und lateinisch lesen konnte, andernfalls zurückweisen. Der Fürstbischof von Würzburg verlangte, dass die Jungen wohlgesittet wären, hinlängliche Verstandesfähigkeit und körperliche Stärke besässen, ein empfindsames Herz hätten, lesen, schreiben könnten, in lateinischer Sprache wohl unterrichtet wären und zulängliches Vermögen hätten, um sich Bücher und Instrumente anschaffen zu können (1787). Der Lehrling lernte das Rasiren und lief dann den ganzen Tag über von Haus zu Haus; in der übrigen ihm knapp zugemessenen Zeit musste er seine Messer schärfen, Pflaster streichen und Charpie zupfen. Nebenbei wartete er die Kinder, sass mit der Magd an derselben Lampe, denn von dem Licht der Frau Principalin zu profitiren war gegen den Respect. Er besorgte die niedrigsten Haus- und Feldarbeiten und spielte überhaupt für Meister und Gesellen den Bedienten. Von seinem Aeusseren giebt folgende Annonce ein Bild: „Es ist letzten Freitag den 7. Januar Vormittags dem Chirurgo und Bader Herrn Bufe, in der Jerusalemerstrasse wohnhaft, ein Lehrbursche, Christ. Heinr. Springer, heimlich boshafter Weise entlaufen; er ist 17 Jahre alt, siehet ziemlich gut aus, hat eine spitzige Nase, hellbraune Haare, trägt eine ganz neue perlfarbene Piquesche mit tiefen gelben Knöpfen, einen blauen Rock mit rothem Unterfutter, blaue Weste, manchesterne Hosen, und ganz neue Stiefel anhabend, wer von diesem Bösewicht Nachricht giebt, hat eine Belohnung zu erwarten." (Spener'sche Zeitung, 11. Januar 1774). Mit der Zeit wurde der Lehrling einmal zum Kranken mitgenommen und ihm das Aderlassen, Schröpfen, Klystieren, Blutigelsetzen, allenfalls auch das Zahnausziehen handwerksmässig beigebracht. Da der Meister in der Regel selbst nichts verstand, so ertheilte er entweder gar keinen Unterricht in der Anatomie, Physiologie und Chirurgie, wozu er eidlich verpflichtet war, oder er lehrte Unsinn. War die dreijährige Lehrzeit, welche in Preussen für Barbiere seit 1734 festgesetzt war, verstrichen und das übliche silberne Besteck dem Lehrherrn geschenkt, dann musste „so ein armer Schöps Gott danken, dass er nur einen Bart à la mode scheeren und ein Pflaster streichen gelernt". Vor der Losgabe war eine Prüfung nöthig, allein häufig war die ganze Innung zu dumm oder zu faul, eine solche zu veranstalten. Der bei derselben anwesende Vorsteher des Orts, ein Müller, Schneider und dergl. unterschrieb den Lehrbrief, worauf der Lehrjunge zum Gesellen avancirte. Dann gings auf die Wanderschaft, wo der Rasircursus noch einmal durchgemacht wurde. Der Geselle wohnte im Hause seines Meisters und durfte nicht heirathen. Hatte er täglich seine sechzig Kunden und mehr bedient, hin und wieder für seinen Herrn einen Aderlass gemacht oder eine Wunde verbunden, dann bekam er als Lohn freien Mittagstisch und wöchentlich sechs, höchstens acht Gutegroschen Lohn. Diese armselige Bezahlung reichte kaum für die allernothwendigsten Bedürfnisse hin, daher er nebenbei zu pfuschen anfing und häufig ein liederlicher Windbeutel wurde. Von einem Studium, dem Besuch der Vorlesungen in grösseren Städten konnte bei der abmattenden Tagesarbeit, dem Mangel an Büchern, zu deren Anschaffung das Geld fehlte, den häuslichen Unruhen, kaum die Rede sein. Und wenn einzelne Gesellen mit besonderem Eifer zu studiren anfingen, so schadete es ihnen bei ihrer mangelhaften Schulbildung in der Regel mehr als es nützte. Sie verstanden Vieles falsch, pfropften sich den Kopf voll von durcheinander geworfenen Ideen und wurden unerträgliche, arrogante Schwätzer. Nach sechs, sieben Jahren konnte der Geselle Meister werden. Dazu musste er sich beim Physikus, Collegium medicum, oder einer Facultät mit seinem Lehrbrief und den Attesten, dass er als Geselle gedient habe, melden und ein Examen ablegen. Der preussischen Regierung galt der Städter mehr als der Bauer; denn wollte sich ein Wundarzt in einer grösseren Stadt niederlassen, so musste er vorher auf dem anatomischen Theater in Berlin eine anatomische Prüfung ablegen und einen Operationscursus durchmachen. Wollte er in ein Dorf, so wurde kein Cursus, sondern nur eine Prüfung beim Kreisphysikus verlangt.

Die Barbiere und Bader standen in Preussen, wo mit am frühesten der wichtige Einfluss eines geordneten Medicinalwesens anerkannt war, unter dem Collegium medicum. Dasselbe war vom grossen Kurfürsten Friedrich Wilhelm, welcher überhaupt zuerst in Preussen eine Medicinalverfassung (12. November 1685) einführte, zugleich mit dieser gegründet und hatte die Aufsicht über das ganze Heilpersonal. Dieses Colleg gelangte unter dem Nachfolger, dem Kurfürst Friedrich III. zur vollen Wirksamkeit und wurde 1724, als man jeder Provinz ein solches gab, zum Ober-Colleg. med. umgeschaffen, bestand aus einem Staatsminister als Chef, den Leib- und Hofärzten, dem Physikus, den ältesten Praktikern in Berlin, dem Leib- und Generalchirurg, Hofapotheker und drei Chirurgen mit zwei Apothekern als Assessoren. Neben diesem Obermedicinal- und den Provinzialcollegien existirte seit 1719 ein sog. Collegium sanitatis, welches wegen der in Ungarn ausgebrochenen Pest gegründet, anfangs Pestcollegium genannt wurde, weil ihm die Schutzmaassregeln gegen Pest, ansteckende Krankheiten und Viehseuchen oblagen. 1762 gab man jeder Provinz ein solches Sanitätscolleg. Der grösste Fortschritt in der preussischen Medicinalverfassung knüpft sich an das berühmte Edict vom 27. September 1725, welches ein Denkmal Königs Friedrich Wilhelm I. von Eller und Stahl ausgearbeitet, Alles ordnete, was in damaliger Zeit möglich war und sehr zweckmässige Vorschriften enthielt, denen erst hundert Jahre später tief eingreifende Veränderungen folgten. Derartige Medicinalcollegien entstanden bald in verschiedenen deutschen Städten, in Braunschweig 1747, in Dresden 1768, in Hildesheim 1783. Jenes preussische Edict befahl nun, dass die Barbiere und Bader „sich in der Praxis eines Gott-wohlgefälligen, nüchternen und eingezogenen mässigen Lebens befleissigen sollten, damit sie jederzeit bei begebenden Fällen tüchtig sein mögen, ihren Nächsten mit ihrer Kunst und Wissenschaft zuträglich und mit Verstande, es sei bei Tag oder Nacht, dienen ... auch in vorkommender Pest und Sterbenszeiten, da Gott vor sei, wenn sie beordert werden, in die Lazareten zu gehen." Aehnlich war die Verordnung von Maria Theresia (1770): „Wundärzte und Bader müssen einen mässigen, ehrbaren und gottesfürchtigen Lebenswandel führen, allen möglichen Fleiss und Vorsicht anwenden, bei Tag und Nacht sich unverdrossen zeigen, auch in vorkommenden Pest- und Sterbezeiten sich willig in den Lazarethen einfinden. Für ihre Bemühung soll ihnen eine billigmässige Belohnung ausgemessen werden" u. s. w.

Die Meister setzten die handwerksmässige Arbeit fort und bereiteten alle äusseren Mittel selbst, da sie nicht verpflichtet waren, dieselben aus der Apotheke zu nehmen. Nebenbei pfuschten sie unerlaubter Weise in der Medicin, wovon sie natürlich gar nichts verstanden. Wer sich dabei abfassen liess, wurde zu 20 Thaler resp. Leibesstrafe verurtheilt; auch konnte ihm bei unordentlichem Lebenswandel und Trunkenheit die Concession entzogen werden. Brachte das Barbierhandwerk nicht genug ein, so wurden nebenbei andere Geschäfte besorgt: es heisst, dass Henckel's Vater zugleich Wundarzt, Stadtrichter und Postmeister war. Unter einander waren die Barbiere so neidisch, dass keiner dem andern ein Stück Brod gönnte, gemäss eines damaligen Sprichworts: „ein Töpfer ist dem Töpfer gram, ein Sänger jedem Sänger." Schon Purmann sagte in seinem Lorbeerkranz, dass sie, um einer dem andern die Kunden und Familien abzuschwatzen, Ränke und falsche Tücke mit der Schererey übten. Andererseits sahen sie die Bader, welche sich in Preussen bei hoher Strafe nicht Chirurgen nennen und nicht mehr

als vier Becken aushängen durften, nicht für voll an; erst oder richtiger
sogar noch im Jahre 1779 wurden hier die Bader mit den Wundärzten
vereinigt und zugleich die Baderzunft der Barbierinnung einverleibt.

Dass junge Leute von Talent bei noch so entschiedener Neigung
zur Chirurgie wenig Lust zeigten, einen solchen Stand zu ergreifen,
lag auf der Hand. Selbst in den 90er Jahren waren in Deutschland
gute Wundärzte von Profession immer noch sehr vereinzelt. Auf
Einen gescheuten Wundarzt kamen überall wohl zehn Bartscherer,
die nichts als Rasiren und Schröpfen verstanden, ihre plumpe Unwissenheit bei dem grossen Haufen zu verdecken suchten und die
Unglücklichen, welche in ihre Hände fielen, noch elender machten.
Siebold musste einmal die Landwundärzte eines ansehnlichen Staates
in der praktischen Chirurgie prüfen und war nicht wenig erstaunt,
dass unter Fünfzig kaum Einer Kenntniss von der Heilung der Wunden durch prima intentio hatte. Das Handwerk war die Hauptsache, weil es Geld einbrachte, die Wissenschaft Nebensache. Man
zwang sogar die Wundärzte zum Barbieren, was man den Perücken-
machern hätte überlassen sollen, denn abgesehen von einzelnen
Privilegien der Leib- und Hofchirurgen und der königlichen Lazareth-
wundärzte, welche durch Cabinetsordre concessionirt wurden, war
keinem noch so geschickten Wundarzt die Ausübung seiner Kunst
erlaubt, wenn er nicht ein gildegerechter Meister einer Barbier- und
Badestube war, Gesellen und Lehrburschen hielt. Starb ein östrei-
chischer Wundarzt, so musste die Wittwe desselben binnen einem
halben Jahre einen geprüften Provisor haben, oder sich mit einem
solchen verheirathen, sonst verlor sie die Gerechtigkeit auf ihre
Officin (1773). Aufgeklärte Männer klagten sowohl im Anfang wie
am Ende des Jahrhunderts wiederholt und laut über die traurige
Erziehung der deutschen Wundärzte beim Barbierbecken und die
heillose Verbindung der Chirurgie mit dem Barbierhandwerk. Allein die Sache blieb wie sie war; Niemand wollte
in das Wespennest hineinstechen. Man lese die Rathschläge, welche
Plenk gab, um dem Staate nützliche Wundärzte zu erziehen, um zu
sehen, dass mit allgemeinen Redensarten nichts gebessert werden
konnte: der Lehrling sollte 16 Jahre alt sein, Genie haben und
Latein verstehen, vor Allem Anatomie und Physiologie treiben; zwar
sei für jene nur Fleiss und ein gutes Gedächtniss erforderlich, und
wenig Genie, sodass auch ein Halbkopf sie erlernen könne u. s. w.
Zu durchgreifenden Verbesserungen konnte man sich im 18. Jahrhundert nicht aufschwingen, und bei der damaligen politischen Lage
war vom deutschen Reichstage nichts zu hoffen.

Unter solchen Verhältnissen stand die sociale Stellung der **Wundärzte** nothwendiger Weise auf einer der niedrigsten Stufen. Noch in der Mitte des Jahrhunderts hielt man die Ausübung der Chirurgie kaum für die Sache eines ehrlichen Mannes und erlaubte weder Barbier- noch Apothekergesellen einen Degen zu tragen. Der Wundarzt musste auf jede bessere Gesellschaft verzichten und wurde im Dunstkreise der Aerzte nicht geduldet. Hass und Erbitterung verfolgten ihn, sobald seine Cur einen ungünstigen Ausgang nahm. C. C. von Siebold klagte bitter über die Stellung der Wundärzte. Er war beim Eintritt in die Praxis vom grössten Eifer beseelt, hatte im siebenjährigen Kriege und in Frankreich viel Chirurgie getrieben, musste aber dennoch mit grossen Schwierigkeiten kämpfen, bis er mit seiner Kunst in die Gesellschaft eindringen konnte. Sein guter Wille, seine lautersten Absichten wurden verlacht und vereitelt. Dazu die Vorurtheile unter dem Landvolk gegen Operationen. So erzählte Siebold, dass beim Lippenkrebs der Schnitt für den gemeinen Mann ein so fürchterliches Mittel gewesen sei, dass er ihn versagte, ein Mann mit einer Hydrocele sich lieber 28 Jahre lang zweimal jährlich punktiren liess, als dass er den Schnitt zur Radicalcur zugab. Ja als Siebold bald nach der Exstirpation eines Brustkrebses ein Recidiv in der Achselhöhle fand, liess er, damit die neue Operation kein Aufsehen errege und das Publikum ihn nicht an seiner Ehre kränken könne, die Frau in ein anderes Dorf bringen, wo er sie glücklich operirte. Der Doctor pochte auf seine gelehrte Bildung und sah auf den Wundarzt, wie auf die Chirurgie überhaupt, stolz herab. Natürlich; glaubte doch selbst ein Mann wie Zimmermann Chirurgie und Medicin in das gleiche Verhältniss zu einander setzen zu müssen, wie Geometrie zur höheren Physik. Gewiss hatte man alle Ursache, dem Barbier auf die Finger zu sehen, denn welchen Gefahren war das Publikum ausgesetzt, wenn dieser nach Jahre langem Umherlaufen mit dem Rasirmesser plötzlich als Meister auftrat und Fracturen, Luxationen, Hernien, schwere Geburten behandelte! Deshalb musste auch der Physikus nachschauen, ob der Wundarzt gute chirurgische Bücher und Instrumente besitze, die Lehrlinge ordentlich unterrichte und sie nicht durch Haus- und Feldarbeiten vom Lernen abhalte. Bei dieser Controle war leider ein Uebelstand, so gross, dass jeder Rangstreit zwischen Aerzten und Wundärzten lächerlich und absurd schien: der Arzt verstand wenig oder gar nichts von Chirurgie. Auf der Universität hatte er sich mit einer theoretischen Vorlesung begnügen müssen, nur selten oder nie chirurgische Kranke gesehen und niemals selbst Hand angelegt.

Der als Medicus so hochberühmte G. E. Stahl schrieb eine Einleitung zur Chirurgie, welche heutzutage gar nicht mehr zu lesen ist; darin wollte er u. A. von den Schwierigkeiten der Trepanation und Bronchotomie nicht viel wissen, war dagegen um so besorgter für die Heilung der Luftröhrenwunde und stimmte beim Bruchschnitt der Castration bei. Selbst am Ende des Jahrhunderts gab es verhältnissmässig nur wenige Aerzte in Deutschland, welche wichtige chirurgische Fälle beurtheilen konnten. Ebenso traurig war es mit den Zahnärzten in Deutschland bestellt. A. G. Richter sagte: „ein Zahnarzt ist in den mehresten deutschen Ohren ein verächtlicher Name und die Zahnarzneiwissenschaft ist bei uns eine Kunst, die nichts erfordert als die Geschicklichkeit, einen Zahn auszuziehen; mit der man sich fast abzugeben schämt, und die man um desto williger den ungeschicktesten und unwissendsten Leuten überlässt, je mehr man gemeiniglich die nöthige Sorge für die Erhaltung der Zähne vernachlässigt.“

Man denke sich nun eine Consultation zwischen Arzt und Wundarzt. Der Staat befahl Letzterem beim Verlust der Praxis in allen complicirten chirurgischen Fällen einen Arzt zuzuziehen. An manchen Orten lag es sogar dem Chirurgen ob, bei der Uebernahme eines gefährlichen Kranken der Obrigkeit davon Anzeige zu machen, damit diese den Kranken ermahnte, noch andere geschickte Männer zu Rathe zu ziehen. Bei der Consultation verlangte der Arzt die Direction und behielt sich sowohl die Beurtheilung des Falles als die Verordnung der chirurgischen Mittel vor. Er beanspruchte als Doctor medicinae einen höheren Rang, sah selbst das chirurgische Doctorat nicht für ebenbürtig an. Seine Doctorwürde wäre herabgesetzt, hätte der Wundarzt das letzte Wort gehabt; auch wollte er überhaupt mit diesem nicht eigentlich consultiren, sondern erwartete einfach die Ausführung seiner Anordnungen. Manche fügten sich dem Arzte, um ihn nicht zu beleidigen; aber der geschickte Wundarzt that schliesslich was ihm gutdünkte und rächte sich dadurch, dass, wenn zuerst zu einem complicirten Falle gerufen, er den Arzt immer erst dann citiren liess, wenn der erste Verband angelegt war. Die häufigen Streitigkeiten führten zu unangenehmen Scenen und wenn keiner nachgeben wollte, zu gerichtlichen Processen. Ein Aufsatz von Stahl über die Pflichten eines Medicus bei chirurgischen Zufällen konnte die Aerzte nur bestärken, die Chirurgen so viel als möglich zu drücken. Wenn ein so angesehener Mann diesen gar keine Aufmunterung zu Theil werden liess und sie fast ganz unter das Commando der Aerzte stellte, so kann man sich die Schwierigkeiten vorstellen, mit welchen gute Chirurgen zu kämpfen hatten, um ihren Stand zu heben.

Sowie dem approbirten Doctor nur die Behandlung innerer Krankheiten erlaubt war, ebenso gestattete man dem Wundarzt nur die Ausübung der Chirurgie und Geburtshilfe, welche in Preussen bis 1791 mit einander verbunden waren. Eine besondere Erlaubniss vom Collegium medicum gehörte dazu, wollte der Arzt zugleich Chirurgie oder nur einen Theil derselben, z. B. Staarstechen, treiben. Auf dem Lande war bei dem Mangel an Aerzten eine Trennung beider Wissenschaften nicht so streng durchzuführen; hier curirten Bader und Barbiere Alles, was ihnen vorkam. Wohnte in kleinen Städten und Flecken kein Arzt, so behandelte der Chirurg auch innere Krankheiten, jedoch mit der Beschränkung, dass er keine starken Purgantien und Brechmittel, Opiate, Narcotica u. s. w. anwenden, bei Syphilis keine Salivationscur und bei hitzigen Fiebern keinen Aderlass vornehmen durfte. Jedes Amt hatte seinen besonderen Wundarzt, dem mehrere Dörfer zugetheilt waren, wo nur er allein Gesellen und Lehrlinge zu halten, zu rasiren und schröpfen das Recht hatte. Von diesen Amtschirurgen forderte man die nöthige Geschicklichkeit alle Operationen, die sich nicht aufschieben liessen, wie Tracheotomie, Trepanation, Herniotomie machen zu können. Jene Einschränkung der Gewerbefreiheit fand sich auch in den preussischen Residenzen, wo ausser den Hof- und Leibchirurgen nur zwanzig deutschen und sechs französischen Chirurgen zu prakticiren erlaubt war (1725).

Die Wundärzte wurden auch in gerichtlichen Fällen herangezogen. So mussten die sechs Stadtchirurgen von Berlin unter der Direction des Physikus die Huren untersuchen, die Armen behandeln und bei plötzlichen Unglücksfällen schleunige Hülfe leisten; anfangs unentgeltlich, und seit 1780 für einen Gehalt von hundert Thalern. Bis 1800 trieb jeder preussische Wundarzt gerichtlich-medicinische Geschäfte, musste sich dann aber, als Chirurgie und gerichtliche Medicin getrennt wurden, einer besonderen Prüfung unterziehen.

Der verschiedene Bildungsgrad unter den Chirurgen veranlasste ihre Eintheilung in mehrere Klassen, wobei jeder Duodezstaat kraft seiner Hoheitsrechte sich von seinem Nachbar unterschied. Der Bischof von Hildesheim hatte drei Klassen von Wundärzten: 1) solche, welche alle Theile der Chirurgie und Operationen ausübten, sog. Amtschirurgen; 2) diejenigen, welche nur Fracturen, Luxationen, Wunden, Geschwülste, Entzündungen u. s. w. behandelten; 3) die, welche rasirten, schröpften, zur Ader liessen. Die Beförderung in eine höhere Klasse hing von einer neuen Prüfung ab (1782). Die Grafschaft Lippe besass: 1) Medicinalchirurgen, welchen die ganze chirurgische Praxis erlaubt war, mit der Beschränkung, dass bei wichtigen Operationen ein Arzt zugezogen werden musste, auch durften sie bei inneren Krankheiten rasch Hülfe leisten; 2) concessionirte Chirurgen oder Barbiere, welche nur die chirurgischen Krankheiten, in welchen sie ausdrücklich geprüft waren, behandelten. Zur Prüfung war der Physikus da, welcher „leutselig, ohne alles abschreckende, mürrische Verfahren gleichsam sokratisch examiniren" sollte (1789). In Oestreich theilte man (1805) die Chirurgen 1) in Doctoren der Chirurgie — eine östreichische Schöpfung, auf welche wir später zurückkommen. Sie mussten die Kenntnisse der gesammten Medicin aufweisen, sowie die Doctoren der Medicin diejenigen der Chirurgie. Beide hatten gleiche Rechte und gleiche Pflichten. 2) Medicinalchirurgen, welchen freie Ausübung der gesammten Chirurgie und beschränkte innere Praxis gestattet war, jedoch mit Zuziehung eines Arztes bei bedeutenden Operationen, 3) die Bader für die niedere Chirurgie. Klystiere zu setzen war ausser bei chirurgischen Kranken den östreichischen Wundärzten merkwürdiger Weise verboten und Sache der Apotheker. Um die Streitigkeiten zwischen Barbieren und Badern aufzuheben, wurden Beide seit 1773 insgemein Wundärzte genannt und alle Lehrbriefe gleichlautend ausgestellt. Man setzte sie nebst den Aerzten und Apothekern bei Concursen mit ihren einjährigen Forderungen in die erste Klasse; bei Kriegssteuern in die vierte Klasse, wo sie 12 von 100 Gulden ihrer Einnahme zahlen mussten.

Im Verhältniss zu der niederen gesellschaftlichen Stellung war das Einkommen der Wundärzte ein recht gutes, wenn man mit der damaligen chirurgischen Taxe die Ansätze nach achtzig Jahren vergleicht. Denn die preussische Taxe vom Jahre 1815 gilt ja leider mit wenigen Veränderungen noch im Jahre 1876!

	Lippe 1789.	Preussen 1815.	
Für Behandlung einer einfachen Wunde wöchentlich	12—18 Mgr.	$^1/_3$—$^2/_3$ Thlr.	⎫ 1. Verband.
Für Behandl. einer complicirten Wunde wöchentlich	24 Mgr. — 1 Thlr.	$^1/_2$— 1 „	⎭
Trepanation	2 Thlr. (!)	8—12 „	
Einrichtung eines luxirten Oberarms .	4 „	3— 6 „	
Einrichtung eines luxirten Oberschenkels	8 „	10—20 „	
Behandlung einer einfachen Fractur am Arm, Fuss bei jungen Personen . .	4 „	1— 3 „	⎱ Reposition.

	Lippe 1789.	Preussen 1815.
Behandlung einer einfachen Fractur am Arm, Fuss bei alten Personen . . .	5 Thlr.	1— 3 Thlr.
Staaroperation	8 „	8—15 „
Staaroperation an beiden Augen . . .	12 „	die Hälfte mehr.
Operation der Thränenfistel	6—10 Thlr.	6—10 Thlr.
Operation des Brustkrebses und Beh. .	10 Thlr.	8—15 „ (Oper.)
Operation der Gesässfistel und Beh. .	4—10 Thlr.	5—10 „ „
Operation des Nasenpolypen und Beh. .	4— 6 „	6—10 „ „
Operation des Hodenkrebses und Beh. .	8 Thlr.	10—20 „ „
Operation des Aneurysma und Beh. . .	8 „	6—12 „ „
Amputation des Schenkels und Beh. .	15 „ { Oberarm Obersch.	8—15 „ „
Amputation des Armes und Beh. . .	10 „ { Vorderarm Untersch.	10—20 „ „
Amputation des Fingers, Zehen u. Beh.	1 Thlr.	2— 4 „ „
Steinschnitt bei Erwachsenen	15 „	} 20—50 „
Steinschnitt bei Kindern	8 „	
Bruchschnitt bei Erwachsenen . . .	6 „	} 10—20 „
Bruchschnitt bei Kindern	4 „	
Taxis eines eingekl. Bruches	1—3 Thlr.	3— 5 „
Paracentese der Brust und Beh. . . .	4 Thlr.	5—10 „
Operation der Phimose	24 Mgr.	2— 4 „
Tracheotomie	5 Thlr.	6—12 „
Haarseil	1 „	$^{1}/_{2}$— 1 „
Klystier	6 Mgr.	$^{1}/_{3}$—$^{1}/_{2}$ „
Tabaksklystier	12 „	$^{2}/_{3}$— 1 „
Catheterismus bei Männern	24 „	1— 2 „
Catheterismus bei Frauen	18 „	$^{1}/_{2}$— 1 „
		Bei Wiederholungen die Hälfte.
Zahnausziehen	3 Mgr.	$^{1}/_{3}$—$^{2}/_{3}$ Thlr.
Aderlass	4 „	$^{1}/_{3}$—$^{1}/_{2}$ „
Blutigel setzen mit Zugabe des Igels .	2 „	1—2 „
Blutigel setzen ohne Zugabe des Igels .	1 „	

Als weiterer Anhaltspunkt diene ein Vergleich der Preise der Lebensmittel von damals (Kriegsjahre 1740—1765) und heute, welche ungefähr im Verhältniss wie 1 zu 4 zu einander stehen:

	1740—65.	1872.
1 Pfund Ochsenfleisch	— fl. 4 kr.	— fl. 19 kr.
1 Pfund Karpfen	— „ 7 „	— „ 22 „
1 Pfund Stockfisch	— „ 5 „	— „ 14 „
1 Schaf	1 „ 40 „	8 „ 40 „
1 Kalb	1 „ 30 „	10 „ 30 „
1 Pfund Reis	— „ 5 „	— „ 10 „
1 Pfund Rosinen	— „ 7 „	— „ 28 „
1 Malter Gerste	5 „ — „	14 „ — „
1 Maass Branntwein	— „ 20 „	— „ 40 „
	8 fl. 58 kr.	35 fl. 23 kr.

Durch nichts war der Heilkunde mehr Schaden zugefügt und dem Aufschwung der deutschen Wissenschaft ein grösseres Hinderniss in den Weg gelegt, als durch die Trennung der Chirurgie von der Medicin. Bei den Griechen und Römern kannte man diese nicht, und wenn auch die Alten die Heilkunde in Diätetik, Medicin und Chirurgie eintheilten, so hatten sie damit solche Trennung nicht im Sinn. Der Einzelne trieb Alles. Sie stammt erst aus der Zeit der Concile, welche, wie schon erwähnt, den Geistlichen verboten, irgend eine blutige Operation zu machen. Verschiedene Ursachen halfen die Trennung aufrechtzuerhalten. Dahin gehörten der fortdauernde Druck der römischen Hierarchie, die päpstlichen Decrete, welche in Folge der Verachtung des chirurgischen Handwerks Medicin und Chirurgie förmlich von einander trennten, sodass z. B. die Pariser Universität sich weigerte, einen Studirenden in die Facultät aufzunehmen, der nicht zuvor die Chirurgie abschwur, ferner der von der Kirche auf die Anatomie gelegte Bann, wodurch der Fortschritt in der Chirurgie gehemmt wurde. Man hielt jede einzelne Wissenschaft an sich für so schwierig, dass nur Wenige dieselben gleichzeitig beherrschen und ausüben könnten; auch war manchen Stadtärzten die chirurgische Praxis zu beschwerlich und ekelhaft. Ein Hauptgrund blieb immer der, dass die Aerzte keine Neigung hatten mit den Wundärzten, deren Stand zu wenig Achtung und Ruf genoss, Hand in Hand zu gehen. So kam es, dass in Deutschland ausserordentlich selten Arzt und Wundarzt in einer Person sich vereinigten und es sehr schwer hielt, die eingewurzelten Gewohnheiten abzuschaffen. Mit Argusaugen wachten die Aerzte über alle dahin gehenden Bestrebungen. Als Mederer 1774 Professor der Chirurgie in Freiburg im Breisgau wurde, hielt er eine Antrittsrede über die nothwendige Vereinigung der Medicin und Chirurgie. Dafür wurde er einer öffentlichen Verfolgung ausgesetzt. Die Aerzte wiegelten die Studenten der Medicin und die Chirurgen gegen ihn auf, man drohte sein Haus zu stürmen und ihn in der Vorlesung zu misshandeln. Er blieb dennoch seiner Behauptung treu und that zur Ausrottung des Vorurtheils, was er nur konnte. Als er 1796, also 22 Jahre später, von seinen Schülern Abschied nahm, gedachte er in der letzten Vorlesung jenes Vorfalls. Die Studenten brachten eine Nachtmusik und liessen ihn durch eine Deputation wegen jener Angelegenheit um Verzeihung bitten. Mederer dankte und versicherte sie nochmals der unfehlbar mit der Zeit zu erwartenden Vereinigung beider Wissenschaften. Er werde dieselbe zwar nicht mehr erleben, aber doch unbekümmert sterben, weil der neue Constitutionsplan in

Frankreich den Hauptgrundsatz enthalte, Medicin und Chirurgie zu vereinigen und die kaiserliche Sanitätscommission in Wien ebenfalls die Verschmelzung einstimmig beschlossen habe. Der einmal angeregte Gegenstand wurde bald zur brennenden Tagesfrage und drängten hervorragende Männer auf die Wiedervereinigung. Der Zusammenhang beider Disciplinen war ja ein inniger, ihre Grenzen ganz unbestimmt; auch zeigte die Geschichte, dass die Heilkunst, wenn getrennt, immer in Verfall gerathen und alle classischen Schriftsteller in früheren Zeiten für die Vereinigung eingetreten waren. Man wünschte, dass zwischen Aerzten und höheren Wundärzten kein anderer Unterschied als derjenige der Ausübung ihres besonderen Faches sei, dass jene die theoretische Chirurgie, diese die Principien der Medicin kennen müssten. Auch liesse sich ja in der Landpraxis und im Kriege eine Trennung gar nicht durchführen. Wiederholt betonte A. G. Richter, dass Niemand ein guter Wundarzt sein könne, ohne zugleich Arzt zu sein. Mit der Zeit nahmen die Vorurtheile unter den Aerzten etwas ab, da Männer wie Richter, Siebold, Mursinna, Loder u. A. in eigener Person das Beispiel für die Möglichkeit der Vereinigung gegeben hatten. Als daher im Jahre 1797 die churfürstliche Akademie in Erfurt eine Preisschrift aufstellte, ob es nothwendig und möglich sei, Medicin und Chirurgie sowohl theoretisch als praktisch zu vereinigen, sprachen sich unter 14 eingegangenen Arbeiten 12 dafür, 1 dagegen aus, und 1 blieb unschlüssig. Aber die klugen Herren in Erfurt waren noch so in Vorurtheilen befangen, dass sie ihren Preis von zwanzig Ducaten dem einzigen, welcher sich dagegen ausgesprochen hatte, einhändigten. Dieser war der hannover'sche Landphysikus J. H. Jugler, dessen Gründe meistens nicht stichhaltig, zum Theil sogar abgeschmackt waren. Er meinte, es sei Sclaverei, wenn Männer wie Werlhoff, Frank, Zimmermann, Wichmann Aderlässe machen, Blutigel setzen und Fontanellen legen sollten, selbst die Landärzte hätten bei herrschenden Epidemien gar keine Zeit dazu. Grausam wäre es, den Badern ihr Brod zu nehmen und unerhört zu verlangen, dass alle ansässigen Wundärzte erst Medicin und die Aerzte niedere Chirurgie erlernen sollten. Ueberdies fehle es zu sehr an Anstalten, wo junge Leute in beiden Theilen praktisch ausgebildet werden könnten, und dergl. mehr. Die Vorschläge, welche gemacht wurden, die Chirurgie zu heben, hatten nur wenig Nutzen, weil man vergass, das Uebel mit der Wurzel auszureissen. Man forderte zwar, dass die Lehrlinge vom Kinderwiegen und Tagelöhnerarbeiten befreit, den Gesellen Stipendien zu weiterer wissenschaftlicher Ausbildung gegeben würden, allein der Unterricht

konnte ihnen nicht viel nützen, da sie keine Schulkenntnisse, keine
Erziehung hatten und viele kaum ihre Muttersprache verstanden.
Man verlangte, dass jede durch den Tod erledigte Barbierstube vom
Fürsten angekauft und dann an einen Perückenmacher wieder verkauft oder verpachtet würde, nachdem er die Fähigkeit den Bart
zu scheeren nachgewiesen habe. Der grosse Schritt zur Besserung
lag in der Beseitigung der Zünfte und Gilden, worin Wien
1783 mit gutem Beispiel voranging. Hier hob man die Innung der
Wundärzte auf und erklärte das Barbieren für ein Geschäft der
Perückenmacher. Die Gesellen lebten noch einstweilen von den
Kunden ihrer Herren, besuchten dabei aber die chirurgischen Vorlesungen, bis sie als Wundärzte angestellt werden konnten. Im
übrigen Deutschland kam erst im Anfang des 19. Jahrhunderts neuer
Schwung in diese Angelegenheit. Man verlangte jetzt die Vereinigung in einer Person. In Baiern hob man die Corporationen der
Bader und Wundärzte, den Zunftzwang auf (1804), und Niemand
konnte mehr Chirurgie treiben, welcher nicht Medicin studirt hatte
(1808). In Preussen wurden die 1786 bestimmten Normen über die
Niederlassung der Aerzte und Wundärzte 1808 wieder aufgehoben,
sodass sie sich niederlassen konnten wo sie wollten und so eine
Gewerbefreiheit vorbereitet. Im Jahre 1811 hörte hier der Besitz
einer Barbiergerechtigkeit auf, eine Bedingung für die Ausübung der
Chirurgie zu sein. Bartscheeren wurde von der chirurgischen Praxis
vollständig getrennt und Jedermann überlassen, das Barbierprivilegium
aufgehoben und das Barbieren auf einen Gewerbeschein freigegeben.

II.

Der Marktschreier.

Familienquacksalberei, alte Weiber, Hirten u. A. — Der Charlatan auf dem Jahrmarkt. — Geheimmittel. — Bruchschneider, Castrate. — Staarstecher; Hilmer, Ritter Taylor. — Steinschneider; Frère Jacques, Rau. — Scharfrichter, Tortur, Guillotine. — Marktschreier im Ausland. — Mittel gegen Quacksalberei. — Unsere Zeit.

Das Quacksalbern ist ein dem Menschen angeborenes Uebel, welches mit jeder alten Tante in das Krankenzimmer tritt. Wer besucht einen Patienten und fühlt sich nicht gedrungen, die Krankheit zu beurtheilen, Weisheit über Küchenzettel und Temperatur auszukramen oder ein Mittel, das diesem und jenem Bekannten irgendwo einmal geholfen hat, mit möglichster Beredsamkeit anzurühmen? Bei diesem sehr übel angebrachten Beileid, welches vorzüglich dem weiblichen Geschlecht eigen ist, steckt hinter dem Drange den Arzt zu spielen, bald Mitleid und Unbesonnenheit, häufig aber ein gut Theil Anmaassung und Eigendünkel. Das familiäre Pfuschen von Müttern und Basen macht noch heute dem praktischen Arzte das Leben so sauer, dass er wohl nicht selten das Krankenzimmer mit dem Bewusstsein verlässt: die Medicin ist zwar eine erhabene Wissenschaft, aber ein elendes Gewerbe. Diese Pfuscherei ist nur ein kleiner Zweig jener giftigen Schlingpflanze, die als üppig wuchernde Quacksalberei des 18. Jahrhunderts aus dem Aberglauben und den Vorurtheilen des deutschen Volkes emporschoss. Mochten Sitten, Gewohnheiten, Gesetze und Regierungsformen noch so oft gewechselt haben, die medicinischen Vorurtheile, wie sie seit Jahrhunderten bestanden hatten, existirten fort und erbten in ihrer altmodischen Form von einer Generation auf die andere. Die Dummheit des Publikums versprach reiche Beute.

Das Volk war in medicinischen Dingen ganz unwissend. Nirgends fand es Gelegenheit, sich über Leben und Gesundheit zu unterrichten und war unfähig, den wahren Arzt vom Quacksalber zu unterscheiden. Von öffentlicher Gesundheitspflege wussten auch die Aerzte nicht viel und wurden von den Juristen, die seit jeher die Leitung der Staatsgeschäfte ausschliesslich für sich in Anspruch nahmen, streng zurückgewiesen, sobald sie es wagten, sich einmischen zu wollen. Verschiedene Ursachen halfen das Publikum dem Pfuscher in die Hände zu führen. Die grosse Zahl unwissender Aerzte und Wundärzte, welche sich selbst mit dem Charlatan in eine Klasse stellten und die wissenschaftliche Bildung als unnütz verschrieen, sodann ihre Zwistigkeiten, die Leichtigkeit der Doctorprüfungen; Alles dieses untergrub das ärztliche Vertrauen. Rasch waren andere Leute bei der Hand für sie einzuspringen, besonders die Geistlichen und Apotheker. Ein Mann, der jährlich so viele Recepte gegen alle möglichen Krankheiten bereitete, musste nothwendig dabei so viel lernen, um auch die Krankheiten heilen zu können; man zweifelte keinen Augenblick an seiner Geschicklichkeit, holte seinen Rath ein und nahm willig von ihm die Arzneien. Ihnen schlossen sich ausser Barbieren, Badern und Hebammen noch andere kluge Leute an: Materialisten und alte Weiber, Wurzelsammler und Goldmacher, Hirten und Hufschmiede, Jäger, Scharfrichter und „anderes Lumpenpack". Das Heer der Pfuscher war unzählbar. Sie alle genossen ein ganz besonderes Vertrauen und besassen, wie der Pöbel glaubte, eine übernatürliche Gabe zu curiren. Der Bauer fand die Unterredung mit einem Schäfer weit mehr nach seinem Geschmack und verständlicher als mit dem Arzt; von diesem befürchtete er, nicht mit der gehörigen Sorgfalt behandelt zu werden und obendrein mehr Geld bezahlen zu müssen. Auch herrschte unter dem Landvolk die Vorstellung, dass seine Krankheiten eine ganz besondere Classe ausmachten, welche die Aerzte der Reichen nicht genügend kennen. Die Quacksalberei war aber auch in den besseren Ständen, bei Vornehmen und Gelehrten zu finden. Hier hatte das blinde Zutrauen seinen Grund in dem Geschmack an allem Neuen und Ausserordentlichen, der ja viele Menschen despotisch beherrscht. Sie machten den Aerzten den Vorwurf, dass sie eigensinnig an alten Ansichten klebten und niemals etwas Neues versuchten; sie schenkten denen ein grösseres Vertrauen, die ihren vorgefassten Meinungen zustimmten und überliessen sich demjenigen, dessen Behandlung am wenigsten unangenehm war. Dem Pfuscher wurde das Leben anvertraut, trotzdem man ihn in allen übrigen Dingen für äusserst roh und unwissend hielt. Hier die Begierde gesund zu werden, dort die Sucht Geld zu verdienen; beides traf zusammen, um den Verstand des Kranken zu verrücken. Man liess sich Alles aufbinden, glaubte den unverschäm-

testen Versprechungen, bis schliesslich der leere Geldbeutel und die
Enttäuschung den Geprellten wieder zu Verstande brachten. Dass der
Charlatan sich weit mehr Zutrauen zu verschaffen wusste, weit
häufiger consultirt wurde, als der wissenschaftlich gebildete Arzt,
war eine Thatsache, welche noch heute ebenso gilt, wie vor hundert,
zwei- und dreihundert Jahren. Im 16. Jahrhundert wimmelte es in
ganz Europa von Quacksalbern, deren Name aus dieser Zeit stammt,
wo die Syphilis arg wüthete und die Pfuscher vom Quecksilber
einen unvorsichtigen und übertriebenen Gebrauch machten. Damals
sagte Bacon: Der Pöbel hat zu allen Zeiten jedes alte Weib und
jeden Charlatan als geborne Nebenbuhler der besten Aerzte betrachtet und sie würdig gehalten, mit ihnen um den Vorzug am
Krankenbette zu streiten. Nicht weniger laut ertönten aus dem
17. Jahrhundert die Klagen über den grossen Unfug, und was damals
Primerose von England sagte, liess sich hundert Jahre später auch
für Deutschland niederschreiben: „es ist zu verwundern, dass die
meisten Menschen in der Wahl ihrer Aerzte so vorsichtig sind, dass
wenn ein Arzt sich an irgend einem Ort niederlässt, sie erst nach
langer Zeit sich ihm anzuvertrauen wagen; hingegen einem ankommenden Marktschreier, wenn er sich nur ein paar Wochen an einem
Ort aufgehalten hat, vertrauen sie sogleich, und Leute aus der nied·
rigsten Klasse, welche unter dem Vorwand ihrer Armuth die Aerzte
nicht gebrauchen, drängen zuweilen jenen Marktschreiern grosse
Summen Geldes auf. Und diese Quacksalber, Leute ohne allen
Werth, welche in keinem Staat für fähig gehalten werden, zu Ehren
und Würden zu gelangen, geniessen Achtung und grosse Ehre, werden zuweilen mit den Aerzten in gleichen Rang gesetzt."

Ausser denen, welche neben ihrem Handwerk gelegentlich in
der Medicin herumpfuschten, gab es eine Klasse von Menschen, sogenannte Marktschreier (Medicastri), die aus der Quacksalberei ein
eigentliches Gewerbe machten. Zu ihnen gehörten die Geheimmittel-
händler, die fahrenden Bruchschneider, Staarstecher und Steinschneider.

Die Marktschreier zogen von Stadt zu Stadt, von einem Dorf
ins andere, daher der Name „Störcher". Mit einem schmutzigen
Arzneikasten stand der Tyroler neben dem Staarstecher auf jedem
Jahrmarkt umher und verkaufte in seiner Bude den leichtgläubigen
Bauern die daheim aus der Apotheke billig erstandenen Mittel um
einen enormen Preis. Dafür gaben sie dem Staate einige Kreuzer
als Steuer, gleichwie der Komödiant, der von jeder Vorstellung einen
Gulden zahlen musste. Eine gedruckte Ankündigung, reich an latei-

nischen, griechischen Phrasen und Bibelsprüchen, versprach in unverschämter Weise Alles in der kürzesten Zeit mit Gottes Hülfe zu curiren. Sie selbst warnten vor anderen Marktschreiern und zeigten zum Beweise ihrer Geschicklichkeit selbst gemachte Atteste und erlogene Patente vor. Wer schon Geld verdient hatte, kam mit eigenem Wagen und zwei schönen Pferden, um so besser, wenn es Isabellen waren, ins Dorf gefahren und liess sich als ein von einem deutschen Fürstenhofe patentirter Hof-, Zahn-, Augen- und Brucharzt ausrufen. Nicht genug, dass Kutscher und Diener in Livree die Ankündigung im ganzen Dorfe umhertrugen; auch von der Kanzel wurde verlesen, dass jedem Zahn-, Ohren-, Augen- oder Bruchkranken ohne vorher gesehen oder untersucht zu sein, vollkommene Heilung garantirt werde. Ein herumziehender Johann Georg Drenkler nannte sich in seiner Ankündigung einen eidgeschworenen Bergmeister, Operator, Oculist, Stein- und Bruchschneider, gebürtig aus der Stadt Hamm in Bayern, anjetzo königlicher Bürger, sess- und wohnhaft zu Bischheim, der in unterschiedenen Königreichen und berühmten Hauptstädten viele tausend Menschen in verschiedenen Krankheiten curirte. Er sagte „ich curire alle Mängel der Augen, so ein Mensch das Gesicht 10, 12—15 Jahr verloren, den grauen und weissen Staar hat, denen helfe ich in wenig Minuten, dass sie den kleinsten Vogel auf dem Dache sehen können." In Processionen wallfahrteten die Bauern zum Marktschreier. Geschminkt und angethan mit dem zerrissenen Gewand eines Theaterprinzen, geschmückt mit einigen Schnüren ausgerissener Zähne um den Hals, oder verkleidet als Türke, schwatzte er ihnen vor, die Türken seien die besten Chirurgen. Zu Hunderten stand das Volk mit aufgesperrten Augen und Mund vor seiner baufälligen Bude, die mit Annoncen der unverschämtesten Art, mit erlogenen Privilegien der Allerdurchlauchtigsten und Grossmächtigsten Häupter beklebt war. Die Leute waren glücklich, wenn sie von dem Wundermann um ihr Geld betrogen wurden und jedes Mittel zwanzigmal theurer bezahlen mussten. Ihnen, die im Leben oft den grössten Mangel litten, war hier keine Arznei zu kostspielig. Die Geheimmittel waren hauptsächlich Gegengifte, Wunderbalsame, Salben für Brandschäden, wohlriechende Kügelchen. Der Marktschreier verschluckte im Angesicht des Volks sein Gegengift und dann eine Portion Mäusegift, vorausgesetzt, dass er nicht log. Es schadete ihm aber nichts, da er vorher seinen Magen mit Milch und fettigen Sachen angefüllt hatte. Noch einmal nahm er sein Gegengift und legte sich Vipern an die Brust; auch diese thaten nicht wehe, weil sie zahm waren. Er log den Bauern vor, dass sein Murmelthierschmalz oder seine Kräutersalbe alle frische Wunden in 24 Stunden heile, schnitt sich dann mit einem scharfen Messer in den Arm, band seine Salbe darüber und zeigte am folgenden Tage die Narbe. Der Schnitt war aber nur ein oberflächlicher Ritz, den er sofort mit einer Binde zusammengezogen hatte, sodass die Heilung schon dadurch allein zu Stande kam. Das Volk sah und staunte. Ohne baare Vorherzahlung wurde keine Cur begonnen. Ein Tauber sollte 8 Thaler im Voraus bezahlen; er weigerte sich, wollte dagegen 10 Thaler geben, wenn er geheilt würde, worauf der Marktschreier die Behandlung versagte, weil das Vertrauen fehle. Mit Aurum potabile heilte ein Anderer sämmtliche Krankheiten. Dem Fieberkranken wurde aufs Höchste betheuert, dass Gold helfe, und ihm die Arznei, welche auf Schwur 100 Ducaten koste, aus ganz besonderer Liebe zu 50 Ducaten überlassen. Alte Hebammen verkauften Pillen gegen Unfruchtbarkeit, welche sogar ohne Beischlaf befruchten sollten. Hatte der Charlatan, dessen dicker Schmerbauch sein üppiges Leben verrieth, nach einigen Wochen im Dorfe seine Rechnung gefunden, dann verliess er den gebrandschatzten, mit seiner Gegenwart begnadigten Ort. Das Publikum liess sich gern betrügen; es waren ja Wundercuren mit Pflastern, Oelen und Balsamen genug bekannt. Man sprach von diesen viel häufiger, als sie verrichtet waren, verfolgte sie mit Aufmerksamkeit, übersah aber das Unheil, was die Quacksalber anrichteten. Ihr Hauptgrundsatz war, Alles Vorhergegangene zu missbilligen und jede Verbindung mit Aerzten und Wundärzten zu vermeiden. Sie nahmen sogleich den ganzen Verband ab, warfen ihn fort und legten, da sie nicht geschickt genug waren, einen andern anzulegen, blos ein Pflaster, eine Salbe auf. Die Heilung des Geschwürs oder einer Wunde überliessen sie der Natur und brachten so gelegentlich eine Heilung zu Stande, woran Andere gescheitert waren.

Die Hamburger- und Frankfurter Zeitungen, sowie andere Anzeigeblätter wimmelten von geheimen Medicamenten. Pillen wurden gegen Podagra, Pulver gegen Kröpfe, blaues Wasser gegen Viehsterben angepriesen. Blindlings glaubte man den Schwindlern; je unverschämter sie prahlten, desto mehr Glück machten sie. Sie waren eine Landplage, welche mehr Verwüstung als alle Krankheiten anrichtete.

Nur ein ausserordentlicher Grund konnte einen anständigen Arzt veranlassen, seine Wissenschaft aufzugeben und ein Charlatan par excellence zu werden. Ein solcher war, wie ein ehrlicher College im Jahre 1761 selbst gesteht, der — Hunger. Er hatte als rechtschaffener Mann nicht fortkommen können, trotzdem er alle Windbeutelei verachtete und treu seinen Kranken diente. Dennoch wurden ihm die jungen Schwindler vorgezogen. Lange ertrug er den Spott und die Hintenansetzung, bis schliesslich der Hunger seinen Ehrgeiz brach. Er wechselte den Ort und wurde Charlatan. Wurmkuchen, Aurum potabile, Herz- und Zahnpulver wurden angefertigt; er nahm einen Narren als Diener an und stellte sich mit diesem auf die Bude. Der Diener, welchen er für den Doctor ausgab, pries die Wundermittel an; er selbst übernahm die Rolle des Harlekins und sagte dem Pöbel: jener ist ein Betrüger, den das Unglück soweit gebracht hat, die Leute auf diese Weise zu prellen. Dennoch drängte man sich zur Bude und kaufte. Er wurde bald ein reicher Mann. Schliesslich liess ein strenger Physikus ihn verhaften, sechs Wochen bei Wasser und Brod ins Gefängniss stecken und seine Waaren confisciren. Die Freiheit verdankte er einer Baronin, welche in seiner Ankündigung gelesen hatte, dass er ein untrügliches Mittel besässe, die Haut vor allen Runzeln bis ins 145. Jahr zu bewahren; sie kaufte ihn aus der Gefangenschaft los.

Unter den chirurgischen Marktschreiern nahmen die Bruchschneider einen hervorragenden Platz ein. Von jeher waren die Kranken mit Hernien den boshaftesten Betrügereien ausgesetzt, und keine Krankheit schuf mehr Quacksalber, als die Brüche. Die meisten Menschen sahen dieselben als eine Unvollkommenheit in ihrer Bildung, als eine Krankheit an, welche Kräfte und Zeugungsvermögen schwäche. Diese Furcht war so tief eingewurzelt, dass die Leute dabei elend wurden. Die Betrüger schlugen ihren Gewinn daraus; sie wussten, dass man diesen Fehler gern geheim hielt, zumal in dem Gedanken an einen syphilitischen Ursprung und man sehnlichst wünschte, davon befreit zu werden, es koste was es wolle. Zwar hatte schon A. Paré die Bruchbänder empfohlen und dieser Bandage grösseren Eingang verschafft, auch zuerst anstatt der grausamen Operation eine neue Methode gelehrt. Allein die Bruchbänder waren noch roh gearbeitet, schmerzten sehr, sodass man sich nicht recht auf sie verlassen wollte. Kein Wunder, dass die Bruchschneider ein grosses Terrain fanden, wenn selbst Aerzte über die Theorie der Brüche noch so ignorant waren, dass ein gewisser Dr. Lange in seiner Chirurgie (1776) empfahl, das mit einem Bruche behaftete Kind durch eine junge gespaltene Eiche, welche von einander gehalten werde, zu ziehen; dieses unter den Bauern sehr gewöhnliche Mittel helfe vielen Kindern. Der ehrenhafte Wundarzt konnte dem Kranken nichts Anderes als das beständige Tragen eines Bruchbandes empfehlen. Diesen schlechten Trost benutzte der Charlatan und behauptete, jener verstehe von der eigentlichen Behandlung nichts, denn die Bandage könne den Bruch nicht heilen und nur die Operation das Uebel vollständig beseitigen. Dem Wunsche des Patienten, ganz gesund zu werden, kamen die grossprahlerischen Versprechungen entgegen, sodass die Einwilligung zur Operation leicht gegeben ward. Auch scheuten sich manche Mütter vor der Mühe, Jahre lang das Bruchband bei ihrem Kinde zu beaufsichtigen und zogen dafür den kürzeren Weg vor, dasselbe schneiden, d. h. castriren zu lassen, was der Bruchschneider ihnen natürlich verheimlichte. Lieber sollte das Kind sterben, als mit einem so abscheulichen Uebel leben, und anstatt für 2 Gulden ein Bruchband zu kaufen, gaben sie gern dem Bruchschneider 20, 30 Thaler für eine Operation, die der ordentliche Wundarzt für 5 Thaler viel besser gemacht hätte. Das Geld trieb den Charlatan zum Operiren, wie einer von ihnen ganz offen an Heister bekannte: für das Band bekomme er nur 1 Thaler, für den Schnitt dagegen 20 Thaler. In England wurde letzterer oft mit 10 Guineen bezahlt. Entpuppte sich bei der Wiederkehr des Bruchs der Schwindel, dann verhielten sich die Leute ruhig, weil sie nicht gern den Betrug eingestehen wollten. Dem Bruchschneider zur Seite stand der furchtsame Quacksalber, welcher das Messer nicht zu führen wagte, dafür aber in den Zeitungen seine specifischen Mittel, Bruchpflaster und dergl. ankündigte und auf diese Weise den Armen das Geld aus der Tasche lockte. Klagten die Chirurgen über diese Pfuscherei, so wurden sie vom Publikum des Brodneides angeschuldigt. Unter dem Landvolk waren die Brüche sehr häufig, nicht selten 3—6 Bruchkranke in einem Dorfe, sodass die Gelegenheit zur Operation oft genug vorkam. In Breslau verstümmelte ein Bruchschneider über 200 Kinder. Besonders war die Schweiz, wo athletische Uebungen, Ringen und Springen sehr im Gange waren, reich an Brüchen, und fand man nach der Schlacht bei Vilmergen unter den gefallenen Schweizern eine ausserordentlich grosse Menge mit Hernien. Hier war denn auch ein Hauptlager der Bruchschneider, von denen sich allein in Luzern binnen drei Monaten nicht weniger als 18 eine Zeitlang aufhielten.

Bis in die zweite Hälfte des 18. Jahrhunderts wurde der Operation als Radicalcur meistens der Vorzug gegeben. Noch in den 70 er Jahren zogen die Bruchschneider, welche sich auch Landoperateure nannten und mit fürstlichen Privilegien versehen waren, durch Deutschland umher. Von einer Aufsicht war wenig oder gar keine Rede. Die Operateure, mitunter sogar Weiber, waren anfangs

Pferde- oder Schweineschneider gewesen, bis sie nach und nach einige anatomische und chirurgische Kenntnisse erlangten und sich auch an Menschen wagten. Gleich einem Erbstück setzte sich ihr Handwerk in den Familien fort. Ihre Operation bestand im Ausreissen und Ausschneiden des Hodens sammt dem Samenstrange. Sie hielten die Castration für nöthig, weil sie glaubten, Därme und Hoden lägen in einem Sacke; es erfolge, wenn der Hoden nicht fortgenommen würde, ein Recidiv und könne eine Heilung des zerrissenen Bauchfells nicht zu Stande kommen. Die gleichzeitige Castration war wohl ein Hauptgrund, weshalb in früheren Zeiten gelehrte Wundärzte sich der Bruchoperation nicht unterzogen und sie den Bruchschneidern überliessen. Ein Messer, lange Nägel an den Fingern und ein einfacher starker Bindfaden waren die einzigen Instrumente. Man legte den Kranken auf einen Tisch, den Kopf niedriger als den Bauch, und band ihn fest. Der Bruchschneider drückte die Därme in den Bauch zurück und liess von einem Gehülfen die Hand darauf halten. Dann wurde ein 3—4 Finger langer Schnitt ins Scrotum durch Haut, Fett bis auf den Bruchsack geführt, derselbe von der Umgebung gelöst, angezogen und ein Bindfaden zweimal oben um Bruchsack und Samenstrang herumgeschlungen, wodurch man die Gefässe zusammenschnürte. Hierauf riss der Bruchschneider unter furchtbaren Schmerzen des Patienten den Hoden heraus, verbarg ihn aber wie ein Taschenspieler in der Hand und schnitt ihn einen Finger breit unter dem Bindfaden rasch ab, sodass die Umstehenden es nicht sahen. Beim doppelten Bruch wurden beide Hoden fortgenommen, mithin der Kranke zeugungsunfähig. Die Operation, von allerhand Segenssprüchen und Firlefanzereien begleitet, dauerte nur wenige Minuten. Man füllte die Wunde mit Charpie aus, zog sie durch Pflaster zusammen und verband am folgenden Tage mit Eieröl, Johannisöl oder anderen Balsamen. In der Regel verliess der Bruchschneider den grausam gemarterten Kranken, nachdem dieser gehörig bezahlt hatte, nach zwei, drei Tagen, ohne sich um die Nachbehandlung weiter zu kümmern; nur die besseren unter ihnen liessen den Patienten 12—14 Tage im Bett liegen und beobachteten ihn. Einige wurden geheilt; viele dagegen bekamen Fieber, Brand und starben an Verblutung öder bekamen nach einiger Zeit ihre Brüche wieder. Die Bruchschneider operirten auf verschiedene Weise. Diejenigen aus Norcia in Italien, welche einen besonderen Ruf hatten, sodass ein gewisser Horaz jährlich gegen 200 Operationen machte, übten ganz allgemein das barbarische Verfahren der Castration. Die spanischen Bruchschneider schnitten den Hoden nicht ab, sondern drängten ihn in die Bauchhöhle zurück und legten meist einen Golddraht um den Bruchsack; andere Italiener brannten die Samengefässe mit dem Glüheisen. Die Rohheit ging so weit, dass, wie Dionis erzählt, einer den abgeschnittenen Hoden seinem grossen Hunde zuwarf, welcher immer unter dem Operationstische lag und die Beute gierig aufschnappte.

Der Staat erlaubte unter gewissen Bedingungen den Bruchschneidern die Praxis. Im Jahre 1685 hatte der Kurfürst von Preussen die Verordnung gegeben, „dass die Operatores, Oculisten, Stein- und Bruchschneider, Zahnbrecher u. s. w. nicht ohne vorhergegangene Examination des Collegii medici und nicht über 4 Tage lang auf den Jahrmärkten Zeit haben sollen." Auch das Edict von 1725 gestattete in Preussen den Bruchschneidern, ebenso wie den Zahnbrechern und Wurzelkrämern auf den Jahrmärkten herumzuziehen und in Städten öffentlich auszustehen, wenn sie zuvor die Concession erhalten hatten. Einer der ersten, welcher sich gegen den Unfug erhob, war Heister, der im Jahre 1728 eine besondere Dissertation de kelotomiae abusu tollendo schrieb und verlangte, dass die Obrigkeit die Methode der Bruchschneider in den Fällen ganz verbiete, wo man mit Bruchbändern Hülfe leisten könne. Ueberhaupt dürfe ein rechtschaffener Chirurg die Operation gar nicht anwenden, weil sie lebensgefährlich sei, fürchterliche Schmerzen mache, den Hoden opfere und vor Recidiven doch nicht sicher stelle. Gerade hundert Jahre später machte man in Preussen den Betrieb von Bruchbändern und Bandagen von einer Prüfung und Concession abhängig. Ludwig XIV. befahl den Chirurgen eine Methode ausfindig zu machen, womit der Bruch ohne Verlust des Hodens operirt werden könne. Dagegen vertheilte er selbst ein Geheimmittel gegen Brüche, welches er von einem Prior erhalten hatte. Später nahm Haller sich seiner verstümmelten Landsleute an. In Deutschland hatte der Markgraf von Baden-Durlach Carl Friedrich das Verdienst 1766 die Bruchoperation mittelst Castration in seinem Lande streng zu verbieten. Auch das französische Ministerium griff ein, als 1779 der königlichen Gesellschaft der Pariser Aerzte berichtet war, dass einer grossen Anzahl Conscriptionspflichtiger ein oder beide Hoden fortgeschnitten wären. Es hatten einige französische Bischöfe bemerkt, dass mehrere Marktschreier in ihren Sprengeln unter Trompetenschall ein Präservativmittel gegen Brüche für 30 Livres ausrufen liessen, was nichts Anderes war als die Castration. Ueber 500 castrirte Kinder fand der Bischof von St. Papaul in seinem District, aus welchem die elastischen Bruchbänder, welche er ausgetheilt hatte, von den unverschämten Bruchschneidern fortgenommen waren. Zur Warnung machte nun die Pariser medicinische Gesellschaft die Namen der entdeckten Bruchschneider öffentlich bekannt.

Das vorige Jahrhundert erkannte wohl das Barbarische der Castration an, dachte aber doch sehr coulant darüber. So entschuldigte Dionis, welcher die Castration allerdings für einen Eingriff in die göttlichen und menschlichen Gesetze hielt, dieselbe bei Geistlichen, weil diese von ihren Hoden doch keinen Gebrauch machen dürften und nun den doppelten Vortheil hätten, sowohl von diesem Organe nicht mehr beunruhigt, als auch von der Hernie befreit zu werden. — Die katholische Kirche hatte den Bann auf das Castriren der Knaben gelegt; dennoch sangen überall Castrate in den Messen und wurden gut bezahlt. Rom und die übrigen grösseren Städte Italiens wimmelten von diesen singenden Schlachtopfern. Es gab besondere Knabenschneider, von denen einige in Neapel sogar öffentliche Schilder mit der Aufschrift führten: „Hier werden Knaben wohlfeil castrirt.“

Eine andere Sorte von chirurgischen Quacksalbern waren die Staarstecher. Die im 16. und 17. Jahrhundert gänzlich vernachlässigte Augenheilkunde lag in den Händen dieser Marktschreier, welche in ganz Europa ihr Unwesen trieben und bis gegen Ende des 18. Jahrhunderts Deutschland nach allen Richtungen durchzogen. Viele von ihnen waren Italiener und Franzosen. In grösseren Städten löste ein Oculist den anderen ab, und schimpfte der Neuangekommene auf die Ungeschicklichkeit seines Vorgängers. Wie die Bruchschneider trieben auch sie ihr Handwerk mit einer Unverschämtheit und Rohheit sonder Gleichen. In den 40 er Jahren kam nach Lübeck ein Staarstecher Namens Hilmer. Er liess die Blinden auf seine Stube kommen und operirte sie trotz Husten und Schnupfen. Ohne von Augenkrankheiten die geringste Kenntniss zu haben, stiess er eine runde, ziemlich stumpfe Nadel ein, brachte sie durch den Glaskörper an die hintere Fläche der Linse, löste diese oben ab und fuhr dann mit der Nadel um die Rundung der Linse mit grosser Geschwindigkeit, sodass sie mit der Kapsel auf den Boden des Glaskörpers fiel. Darauf steckte er von Neuem die Nadel in die Linse und brachte diese beim Zurückziehen gegen die gemachte Oeffnung hin, wo sie festwachsen und niemals wieder emporsteigen sollte. Beim weichen flüssigen Staar wurde die Nadel fünf-, sechsmal in der Linse herumgedreht. Nach der Operation war Hilmer zufrieden, wenn der Kranke eine Dose oder Uhr sehen konnte, bekümmerte sich nicht weiter um ihn und liess von seinem Bedienten, der später ebenfalls Staarstecher wurde, das Auge verbinden. Dieser goss sich den flüchtigen Augengeist seines Herrn in die Hände und liess denselben ins Auge verdunsten. Hierauf wurde geschlagenes Eiweiss mit gepulvertem Alaun und etwas Campher auf die Augen gelegt, wofür der Bediente vom Kranken einen Thaler extra erhielt. Hilmer operirte mit verwegener Dreistigkeit und war so roh, dass er einer Frau, welche heftig schrie, eine derbe Ohrfeige gab, als die Nadel schon im Auge war. Nach dem Verband konnten die Operirten nach Belieben zu Hause gehen, fahren oder reiten. Fast alle wurden wenige Tage nachher unheilbar blind. Diese Zeit wartete indess Herr Hilmer nicht ab, steckte sein Geld ein und verschwand. Von 50 in der Lübecker Gegend an Cataract Operirten blieben nicht mehr als 4 sehend. Nach ihm kam der Staarstecher Gäring, welcher ebenfalls von Anatomie nichts verstand, mit der Hand stark zitterte und selbst nicht ordentlich sehen konnte.

Das grösste Aufsehen machte seit 1730 ein gewandter Schwindler JOH. TAYLOR aus England. Er hatte in Leyden studirt und zog unter dem Titel eines päpstlichen, kaiserlichen, königlichen, kurfürstlichen, gross- und erbherzoglichen Hofoculisten und Ritters durch ganz Europa und halb Asien. Marktschreierisch in seinem Benehmen zeigte er auf seinen Reisen mehrere Hunderte auf Glas- oder Kupferplatten gemalter Abbildungen der Augenkrankheiten vor. Friedrich der Grosse verbot ihm den Eintritt ins Preussische; dafür reisten die Kranken zu ihm. Sein Ruf wurde so gross, dass mehrere Fürsten, der Prinz von Holstein, die Prinzessin von Georgien, der Herzog von Mecklenburg-Schwerin u. A. seinen Rath suchten. Letzterer liess ihn nach Rostock kommen, rief aber aus Vorsicht E. F. Heister aus Helmstädt hinzu, welcher zusammen mit Dr. Eschenbach ihn überwachen sollte. Dieser trat öffentlich gegen Taylor auf und überzeugte sich ebenso wie sein College sowohl von der Rohheit, als auch von dem öfteren unglücklichen Ausgang der Operationen. Gelegentlich machte der Ritter grosses Fiasco: so wurde er im Schauspielhause zu Lübeck von einem vornehmen Herrn, dessen Mutter er in Rostock am Staar unglücklich operirt und um vieles Geld geprellt hatte, öffentlich beschimpft, sodass er schleunigst abreiste. Taylor operirte alle Cataracte ohne Unterschied; er schnitt die Hornhaut mit einer Lancette $1\frac{1}{2}$—2 Linien unter der Mitte auf, öffnete dann mit einer an der Spitze planconvexen Nadel die Kapsel und drückte die Linse entweder nieder oder zog sie heraus. Bei Augenentzündungen scarificirte er die Conjunctiva mit einem Pinsel aus Gerstengrannen. In einer grossen Reihe von Schriften, deren Vorreden zuweilen mit Versen aus Ovid und Horaz gespickt waren, zeigte er nur oberflächliche ophthalmologische Kenntnisse, obwohl vielleicht kein Augenarzt in damaliger Zeit so viele Augenkranke gesehen hatte als er. Verworren in seinen Ideen schuf er viele neue unnütze Benennungen und widersprach oft seinen früheren Behauptungen. In einem Briefe an die Académie de chirurgie verwarf er Daviel's Extractionsmethode. Für den nöthigen Humbug und Selbstberäucherung sorgte er durch Herausgabe einer Sammlung von Urtheilen der vornehmsten Akademien von Europa, in welcher über den glücklichen Ausgang seiner Operationen zahlreiche Zeugnisse von Facultäten, Medicinalcollegien besonders aus Spanien und Portugal aufgeführt waren. Auch liess er eine Uebersetzung auf die andere folgen, sodass z. B. sein Account of the mechanism of the eye in acht neuere Sprachen übertragen ist. Einige von ihm erfundene neue Instrumente sind mit seinem Tode, der 1772 in einem Kloster zu Prag erfolgte, wieder vergessen.

Ausser der Bruch- und Staaroperation war auch der Steinschnitt fast ausschliessliches Eigenthum herumziehender Operateure, der Steinschneider. ·Wunderbar, dass von jeher gerade die schwierigsten Operationen den Marktschreiern überlassen wurden. Die gelehrten Herren waren zu hochmüthig sich ihnen dadurch gleich zu stellen, dass sie derartige Operationen vornahmen. Daher kam es denn auch, dass es zu wenige Chirurgen gab, welche eine hinreichende Geschicklichkeit in der Ausführung des Steinschnittes besassen. Diese Klasse roher Empiriker, die ebenso wie die übrigen Marktschreier sich ankündigten und in der Regel im Frühjahr und Herbst eine grosse Anzahl von Steinkranken um sich versammelten, stammte aus dem grauen Alterthum. Hippokrates verzichtete auf den Steinschnitt und überliess ihn Anderen, wahrscheinlich weil man zu seiner Zeit diese Operation für zu grausam hielt. Ebenso mussten die Aerzte in Alexandrien den sog. Hippokratischen Eid leisten, worin es heisst:. „auch will ich keinen Stein-Patienten operiren, sondern diesen Theil der Ausübung den dieses Fach treibenden Söldlingen überlassen." Auch bei den Arabern setzten sich diejenigen, welche den Stein schnitten, einer öffentlichen Beschimpfung aus; war selbst bei ihnen der Anblick der weiblichen Geschlechtstheile nie einem Manne erlaubt. Seitdem gab es beständig Leute, welche sich hauptsächlich auf diese Operation legten, ihre Kunst aber geheim hielten und vom Vater auf den Sohn oder einen Verwandten vererbten. Im Mittelalter zogen die Steinschneider durch ganz Europa. Fabricius von Hilden (geb. 1560) klagt noch sehr, dass so wenige Wundärzte diese Operation machten und sie den „Schnittärzten." überliessen. Sie liefen zu seiner Zeit in die Häuser, boten sich selbst zur Operation

an und waren leichtfertig genug auf ganz unbestimmte Erscheinungen
hin dieselbe zu machen. Als ein Landstreicher in Cöln keinen Stein
in der Blase fand und einen solchen aus dem Rockärmel fallen liess,
wurde er dabei abgefasst, zu Ruthenstreichen verurtheilt und fortgejagt. Einige trieben ihr Handwerk so widerlich, dass sie von
einem Gehilfen besonders bei Kindern den Penis ansaugen, gleichsam
melken liessen um den Stein herauszubringen. Um eine Vorbereitungs-
cur, passende Diät, zweckmässige Nachbehandlung kümmerte man
sich gar nicht. Man umgab die Operation mit einem solchen Nimbus,
dass, wenn ein adliger Herr operirt wurde, seine Unterthanen sich
in der Kirche zum Gebete versammeln mussten, um Gottes Beistand
anzuflehen. Einzelne Steinschneider ·zeichneten sich besonders aus;
so hatte ein gewisser Merk in Ulm bis zum Jahre 1626 über 2000
Stein- und Bruchoperationen gemacht. In Italien erlangten die Einwohner von Norcia, dieselben welche auch als Bruchschneider bekannt waren, einen grossen Ruf. Aus ihrer Mitte war im 15. Jahrhundert die Kunst des Steinschnittes nach Frankreich verpflanzt, als
einer der Norcini dieselbe einem Germain Colot anvertraute.

Die Wirthschaft der Steinschneider zog sich in Deutschland bis
in die erste Hälfte des 18. Jahrhunderts. Damals war der berühmteste, auch in unserem Vaterlande umherziehende Steinschneider der
Franzose Frère Jacques. Jacob Beaulieu war 1651 von .armen
Eltern in der Franche Comté geboren und ging als 16jähriger Knabe
unter die Soldaten, wo er einen Quacksalber kennen lernte, der auf
dem Lande den Stein schnitt. Nachdem er seinen Abschied erhalten,
begleitete er fünf Jahre den venetianischen Steinschneider Pauloni,
um dann selbst die Operation zu versuchen. Die weltliche Kleidung
wich der Mönchskutte, in welcher nun der Bruder Jacques umherzog
und in vielen französischen Städten mit Glück operirte. Er lebte
sehr dürftig, ass nur Brod, Suppen und Gemüse und nahm für seine
Operation kein Geld, ausser einigen Pfennigen für Ausbesserung
seiner Schuhe und Instrumente. Herzhaftigkeit und eine feste Hand
zeichneten ihn in gleichem Grade bei seinen Operationen aus, wie
Grobheit und Grausamkeit. Nach dem Schnitte pflegte er zu sagen:
„eure Operation ist gemacht, Gott heile euch", worauf andere Leute
den Verband anlegten. 1697 kam er nach Paris und wurde den
Leibärzten Ludwig des Vierzehnten, Fagon und Felix, vorgestellt.
Sie sahen ihn operiren und bewunderten seine Geschicklichkeit. Er
fesselte das Interesse des Königs, erhielt bei dessen Kammerdiener
freie Wohnung und wurde vom Volke für einen von Gott gesandten
Mann gehalten. Bei jeder Operation liefen grosse Massen von Neu-

gierigen zusammen, um solche mit anzusehen, sodass man schliesslich
Wachen vor die Thüren der Hospitäler stellen musste, welche die
Menge zurückhielten. Jedoch waltete ein Unstern über seinen Operationen: von 65. im Hôtel Dieu und der Charité Operirten starben
25 und nur 13 wurden vollkommen hergestellt, weshalb man ihm
hier die Operation untersagte. Bis dahin hatte er einen gewöhnlichen runden Catheter benutzt, als Fagon ihn bewog, eine ausge-
hölte Sonde zu gebrauchen und ihm Leichen zu Operationsübungen
verschaffte. Jetzt wurden die Resultate glücklicher und verliefen
38 Steinschnitte im Versailler Hospital sämmtlich gut. Fagon, selbst
an Steinbeschwerden leidend, wollte sich von ihm operiren lassen,
wurde aber von seinen Freunden daran verhindert und durch den
sehr geschickten Operateur Maréchal, welchen Garengeot 8 Litho-
tomien in einer halben Stunde glücklich verrichten sah, geheilt.
1703 vertraute sich der Marschall von Lorges dem Mönch an, nachdem er zuvor 22 arme Steinkranke in seinem Palais aufgenommen
hatte und sie vor seinen Augen operiren liess. Alle kamen durch,
der Marschall allein starb am folgenden Tage. Jacob verlor dadurch
seinen Credit in Paris, ging fort und wollte nie dorthin zurückkehren.
Nach verschiedenen Touren in die französischen Provinzen und Holland kam er nach Amsterdam, wo ihm zu Ehren Medaillen geschlagen wurden. Hier unterrichtete er den nachmaligen Prof. in Leyden,
Rau, in seiner Kunst. Frère Jacques besuchte dann Antwerpen,
Brüssel, wo ebenfalls für ihn eine Medaille von 60 Thaler Werth
mit der Umschrift pro servatis civibus geprägt wurde. Nach Amsterdam zurückzugehen schlug er ab, da man an Herrn Rau schon einen
geschickteren Mann habe, als er selbst sei. Dann ging's nach
Deutschland. In Wien liess ihn der Kaiser, in Rom der Papst zu
sich rufen. Bald darauf starb er 1714 in Besançon, nachdem er
seine goldenen Instrumente, welche ihm in Holland geschenkt waren,
hatte einschmelzen lassen. Sein guter Ruf war durch die Schriften
seiner Gegner Mery und Saviard angetastet; auch Verduc behauptete,
dass von 60 Operirten nur 13 geheilt seien, sodass er zu seiner
Vertheidigung 1702 eine acht Seiten lange Arbeit über die Operation
veröffentlicht hatte. Darin stand, dass er ein Gelübde gethan habe,
jedem Verdienst zu entsagen, sein Leben lang allen Stein- und Bruchkranken zu helfen, von reichen Leuten nur die Reisekosten anzunehmen und anderen Wundärzten seine Instrumente unentgeltlich zu
zeigen. Seit 30 Jahren will er wenigstens 4500 Steinkranken geholfen, niemals jemand betrogen und keine Operation ohne Gegenwart der Aerzte und Wundärzte gemacht haben. Die Beschuldigung

Mery's, bei Leistenbrüchen zu castriren, wies er mit der Erklärung zurück, dass er ohne den Hoden zu verletzen 2000 Personen operirt habe und zwar nur arme Leute, welche keine Bruchbänder bezahlen konnten. Verschiedene Zeugnisse von Leibärzten und Anderen über seine Geschicklichkeit waren beigefügt. Frère Jacques brachte den Seitensteinschnitt in Aufnahme. Er führte den Schnitt an der linken Seite des Damms, aber ohne Methode, da er denselben bald zwei Daumen breit höher, bald niedriger anlegte, sogar in Ermangelung eines Steinmessers mit einem gewöhnlichen Brodmesser operirte. In den ersten Jahren traf er ohne Anwendung der Furchensonde häufig den Körper der Blase, schnitt sie durch und durch, verletzte Mastdarm und Scheide; später wurde die Operation mit Hülfe der Furchensonde sicherer. Er wich auch insofern von seinen Zeitgenossen ab, als er die Patienten weder durch Aderlass und Purgiren zur Operation vorbereitete, noch sie bei derselben binden und nur durch starke Männer halten liess.

Seine Methode verbesserte Rau. Auch dieser wurde als Steinschneider sehr berühmt und vom hohen Rath in Amsterdam zum Stadtoperateur ernannt. Im Jahre 1713 versicherte er 1547 Steinschnitte gemacht zu haben, ja man log sogar, dass er von 1700 Operirten nicht einen Einzigen verloren hätte. Er verschwieg sowohl die Art, wie er operirte, als auch seine unglücklichen Fälle; doch wusste man in Amsterdam ganz zuverlässig, dass ihm 4 von 22 gestorben waren. Als Heister sich dort aufhielt, sah er Rau öfters operiren, klagte aber, dass derselbe aus Neid und Geiz in den Operationscursen, für welche er schweres Geld in die Tasche steckte, beim Steinschnitt offen erklärte, darüber keine Auskunft zu geben, weil er davon leben müsse und wenn er auch darauf einginge, doch das Beste verschweigen würde. Heister führte Rau's Methode in Deutschland ein.

Die Pfuscherei beschränkte sich nicht allein auf jene Marktschreier, sogar die verrufenste Menschenklasse, die Scharfrichter, machten den Wundärzten Concurrenz. Sie standen in dem Ruf, Krankheiten, welche durch Zauberei entstanden waren, heilen zu können, und mussten, da sie die Aussagen der Hexen auf der Folterbank mit anhörten, demgemäss auch Kenntnisse in der schwarzen Kunst besitzen. Vorzugsweise behandelten sie chirurgische Krankheiten. Sie richteten die bei der Tortur mit Maschinen ausgerenkten Glieder wieder ein und bedienten sich zur Heilung der beim Foltern entstandenen Wunden selbst verfertigter Salben aus thierischen Fetten. Die dadurch erlangte Fertigkeit wurde als Mittel benutzt, mit Leuten aus anderen Ständen in Berührung zu kommen, um auf diese Weise den verächtlichen Stand zu heben. So kam es, dass sie häufig die Chirurgen in der Behandlung von Wunden, Fracturen, Luxationen verdrängten und viel Unheil anrichteten. Der Leipziger Facultät wurde (1730) der gebrochene Arm eines Knaben zugeschickt, der von einem Scharfrichter so fest eingeschnürt und mit Schienen gedrückt war, dass derselbe, brandig geworden, ohne Mühe und Blutverlust aus dem Schultergelenke hatte entfernt werden können. Hundefett war ihr Universalbalsam. Die Epilepsie wollten sie mit dem schäumend getrunkenen warmen Blut enthaupteter Personen cu-riren; dazu verkauften sie das Blut einer Jungfrau oder eines Jung-gesellen am theuersten, Judenblut am wohlfeilsten. Meist consultirte sie das niedere Volk, doch nahmen auch die besseren Stände ihre Zuflucht zum Schinder. C. C. v. Siebold erzählt, dass sogar Se. Hoch-würden der Abt, welcher im hohen Alter eine Verhärtung der Paro-tis hatte, sich an den Abdecker wandte, mit welchem er im gesunden Zustande sicherlich nicht zusammengekommen wäre, noch viel weniger sich von ihm hätte berühren lassen.

Es konnte dem ärztlichen Stande keine grössere Schmach ange-than werden, als dass König Friedrich I. von Preussen den Scharf-richter Coblenz in Berlin, welcher seinen Dienst zur allerhöchsten Zufriedenheit versah, zum Hof- und Leibmedicus ernannte. Das ganze Collegium medicum opponirte, jedoch ohne Erfolg. Noch lange nachher wurde in der königlichen Rüstkammer in Berlin das Schwert gezeigt, womit Herr Coblenz selbst 103, sein Vater 19 und sein Grossvater 68 Köpfe abgeschlagen hatte. Zwar wurde in Preussen den Scharfrichtern 1725 alles Curiren verboten, allein das dauerte nicht lange, denn schon 1744 erlaubte ihnen Friedrich der Grosse wieder nach bestandenem Examen die Behandlung der Frac-turen, Wunden und Geschwüre. Als die Berliner Wundärzte sich dagegen beschwerten, erliess der Monarch aus Potsdam eine Ordre, die dem deutschen Chirurgen die Schamröthe ins Gesicht jagen musste: „da aber Se. Königl. Majestät nicht indistinctement allen Scharfrichtern, sondern nur denen habilen solch kuriren erlaubt haben, so lassen Höchstdieselben es auch dabei fernerhin bewenden, massen das Publikum in nöthigen Fällen Hilfe haben will; und wann die Chirurgi so habil seind, als sie sich in ermeldeten ihrer Vorstellung gerühmet haben, jedermann sich ihnen lieber anvertrauen, als bei einem Scharfrichter in die Kur gehen wird: wohingegen aber, wenn unter den Chirurgen Ignoranten seind, das Publikum darunter nicht leiden kann, sondern jene sich gefallen lassen müssen, dass sich jemand lieber durch einen Scharfrichter kuriren und helfen lasse, als ihnen zu gefallen lahm und ein Krüppel bleibe. Und also sollen sich die Chirurgi nur erst alle recht geschickt machen und habilitiren, so werden die Kuren derer Scharfrichter von selbsten und ohne Verbot aufhören." Wie hier war ihnen auch in Sachsen die Behandlung von Fracturen, Buckel und Beulen gestattet; und in der Badenschen Grafschaft Salem durfte noch bis zum Jahre 1807 der Scharfrichter Medicin wie Chirurgie ausüben. Dagegen verbot man ihnen in Oestreich schon 1753 die Behandlung innerer und äusserer Krankheiten.

Im Volke blieb der Stand verächtlich, sodass die Regierungen ihre Noth hatten, das Vorurtheil zu brechen. 1731 galt kein Oestreicher mehr für unehrlich, der mit einem „Wasenmeister" ass, trank, fuhr oder ein Aass anrührte, resp. aus dem Stalle schaffte; andererseits wurde von dieser Zeit an den sächsischen und braunschweiglüneburgschen Badern und Barbieren kein Vorwurf mehr daraus gemacht, wenn sie Verbrecher, die auf der Tortur gewesen waren, in Behandlung nahmen. In Preussen hörte das Curiren der Scharfrichter später von selbst auf, als man jede ärztliche und wundärztliche Praxis von vorgeschriebenen Prüfungen und Approbationen der Behörden abhängig machte; doch verlieh man ihnen 1819 die Waffenehre und 1827 die vollen bürgerlichen Rechte.

Das Geschäft der Scharfrichter brachte die Justiz mitunter in die Lage, den Rath des Chirurgen einzuholen. Das war bei der Tortur der Fall, welche die Anstellung von sogen. Folterärzten nöthig machte. Die Malefizgerichte waren noch überall im Gange; erst 1749 wurde im deutschen Reiche die letzte Hexe, eine siebenzigjährige Nonne, in Würzburg verbrannt, während die letzte Hexenhinrichtung auf deutscher Erde erst 1782 zu Glarus in der Schweiz stattfand. Die Tortur, im Anfang des Jahrhunderts noch ganz allgemein, wurde 1776 in Oestreich abgeschafft. Es war ein Wiener Professor der Chirurgie, Ferd. Leber, welcher durch wiederholte mündliche Vorstellungen und schriftliche Berichte zur endlichen Aufhebung des peinlichen Gerichtsverfahrens unermüdlich wirkte. Mit dem Rechtslehrer Freiherrn von Sonnenfeld bestimmte er die Kaiserin Maria Theresia nach langen Bemühungen zur Durchführung dieser Reform, gegen welche die Criminalgerichte in der energischsten Weise protestirten. Leber hatte 19 Jahre lang das traurige Amt eines Folterarztes verwaltet und wie er sagte, „nur zu oft gesehen, dass ein wirklicher, mit starken gefühllosen Nerven versehener Verbrecher den schmerzhaften Martern Trotz bot und sich schuldlos

log, während Schuldlose, überwältigt von der Heftigkeit der Schmer-
zen, sich zu Verbrechen bekannten, die sie nie begangen hatten.“
Ein Hauptmittel bei der Tortur waren die Daumschrauben, die sog.
Leiter, welche noch in der 1768 erschienenen Constitutio criminalis
Theresiana enthalten sind, sodann die Beinstiefel und das Schnüren.
Merkwürdiger Weise war für das Königreich Böhmen die Tortur
verschärft, indem der auf der Leiter ausgereckte Unglückliche noch
unter den Achseln mit einer aus 12 Unschlittkerzen bestehenden
Fackel gebrannt wurde. Das Schnüren gab dem hochedlen Rath
der Residenzstadt Hannover 1754 einmal Veranlassung, den Chirurgen L. Heister um sein Gutachten zu bitten, ob es einem Richter,
der bei einer Zusammenschnürung entfernt von dem Delinquenten
sässe, möglich sei, zu erkennen, dass die Schnüre, mit denen die
Glieder maltraitirt wurden, bis auf den Knochen gingen. Heister
antwortete, dass dies nicht möglich sei, „ja ich halte vielmehr dafür,
dass wenn ein gantzes Chor von Chirurgis, wenn es abwärts vom
Torquendo sässe, ohne auf den Arm gantz nahe und genau zu kucken
und zu fühlen, nicht fähig seie, gewiss zu ermessen, ob die Con-
strictio bis auf die Knochen der Armen gehe.“
Als während der französischen Revolution die Guillotine —
eine Maschine, die schon seit langer Zeit in Persien in Gebrauch
war und als deren Vorläufer das Fallbeil angesehen werden kann,
mittelst welchem nach Botalli's Vorschlag der Amsterdamer Wundarzt
Joh. van Hoorne auf grausame Art Glieder amputirte (1663) —
der Nationalversammlung zum Morden vorgeschlagen wurde, musste
ebenfalls die Chirurgie der Justiz zu Hülfe kommen. Die Versammlung glaubte, dass die Enthauptung für ein freies Volk sich besser
eigne, als die erdrosselnde Schlinge und forderte den Pariser Scharfrichter vor ihre Schranken, um sein Urtheil über das Instrument
zu hören. Da dieser bei seiner mangelhaften anatomischen Kenntniss der Halsgelenke einige Scrupel hatte, so verwies ihn die Nationalversammlung an die Académie de chirurgie. Louis, secrétaire
perpétuel derselben, gab darauf 1792 sein Gutachten ab, dass die
Schneide des Instruments nicht geradlinig und horizontal, wie sie
vom Arzt Guillotin angegeben war, sondern convex sein und schräg
von oben nach unten laufen solle, damit sie nicht als Beil, sondern
schneidend wirke; auch müsse der Rücken derselben schwer und
stark genug sein. Er schlug vor, zu untersuchen, ob es vielleicht
nöthig wäre, den Kopf des armen Sünders durch einen Halbmond
zu fixiren, welcher den Hals dicht an der Schädelbasis umspanne.
Auf jenes Gutachten hin decretirte die Nationalversammlung, dass

die Hinrichtung auf diese Weise vollzogen werden solle und autorisirte die ausübende Gewalt, Guillotinen für das ganze Reich anzuschaffen, wozu 6—7 Millionen Livres erforderlich waren. Die Pariser Schreckensherrschaft kümmerte sich nicht um das Klagegeschrei des englischen Arztes Kentish, welcher den Tod durch die Guillotine unter allen gebräuchlichen Todesstrafen als den allerschmerzhaftesten ansah. Zwar gab er zu, dass die Enthauptung rasch geschehe, allein der Tod erfolge doch nicht schnell genug, da das Leben noch eine geraume Zeit fortbestehe. Spatziere doch ein Hahn, dem man den Kopf abschneide, noch eine Zeitlang im Zimmer umher. Wie die Bewegungen, so sollten auch Empfindungen und Schmerzen nach der Enthauptung fortdauern, wofür jeder in Stücke zerschnittene Aal und Regenwurm das Beispiel gäben. Dem Engländer war es nicht unglaublich, dass der unglückliche König Ludwig XVI., als nach der Hinrichtung sein Kopf vom Scharfrichter dem Volke gezeigt wurde, noch Bewusstsein hatte und Zuschauer seines eigenen Trauerspiels war. Derartige Vorstellungen fanden auch im preussischen Cabinet Eingang, denn man verbot im Jahre 1804 mit den Köpfen Enthaupteter galvanische Versuche anzustellen, weil dadurch, wenn auch nur auf Augenblicke, Empfindung und Bewusstsein wieder erweckt werden könnten.

Der Unfug der Marktschreier beschränkte sich durchaus nicht auf Deutschland, auch das Ausland erfreute sich derselben in hohem Maasse. Wie es in Frankreich aussah, erhellt am deutlichsten aus einer Rede des Staatsraths Fourcroy im gesetzgebenden Körper. Es heisst darin: „seit dem Decret vom 18. August 1792, welches die Universitäten, Facultäten und gelehrte Corporationen in Frankreich aufhebt, giebt es keine regelmässige Aufnahme von Aerzten und Wundärzten mehr. Die vollständigste Anarchie ist an die Stelle der ehemaligen Organisation getreten. Diejenigen, welche ihre Kunst gelernt haben, finden sich vermengt mit jenen, welche davon nicht den mindesten Begriff haben. Fast überall ertheilt man ohne Unterschied Patente, dem Einen wie dem Andern. Das Leben der Bürger ist in den Händen ebenso habsüchtiger als unwissender Menschen. Der gefährlichste Empiriker, die unverschämteste Marktschreierei missbrauchen überall die Leichtgläubigkeit und das Zutrauen. Kein einziger Beweis von Wissenschaft und Geschicklichkeit wird gefordert. Diejenigen, welche seit achtehalb Jahren in den drei, durch das Gesetz vom 14. Frimaire 3. Jahres errichteten Arzneischulen studiren, sind kaum im Stande, ihre erworbenen Kenntnisse constatiren zu lassen und sich von den vorgeblichen Heilkünstlern, welche man überall erblickt, zu unterscheiden. Land und

Städte sind gleichmässig verunreinigt von Marktschreiern, welche Gifte und Tod verbreiten mit einer Verwegenheit, welche die alten Gesetze nicht mehr zu bändigen vermögen. Die mörderlichsten Verfahrungsarten sind an die Stelle der Grundsätze der Entbindungskunst getreten. Schinder und schamlose Hufschmiede missbrauchen den Titel von Gesundheitsbeamten, um ihre Unwissenheit und Habsucht zu bedecken. Nie war der Haufen geheimer, allezeit so gefährlicher Mittel zahlreicher, als seit der Epoche der Aufhebung der medicinischen Facultäten." Noch im Anfang dieses Jahrhunderts trieben die Oculisten in Frankreich enorme Charlatanerie: überall fand man die Ankündigung eines médicin-oculiste und an allen Strassenecken die pommades anti-ophthalmiques, collyres u. s. w. — In Italien gab es viele Pfuscher, obwohl der Unfug doch vielleicht weniger allgemein war, als in Deutschland und alte Weiber nicht soviel Credit unter dem niederen Volke genossen. Der wirkliche Arzt und Wundarzt wurde selbst vom gemeinen Mann mehr geachtet und gebraucht. Auch hier waren Medicin und Chirurgie scharf von einander getrennt, sodass der italienische Arzt fast nie die Wundarzneikunst ausübte. Aber das Bartscheeren fiel ganz dem Haarkünstler anheim und gab am Ende des Jahrhunderts sich kein Bader damit ab. Wie in Oestreich war auch in den meisten Gegenden Italiens das Klystiersetzen Geschäft der Apotheker; der Wundarzt würde es für eine grosse Beleidigung gehalten haben, ihm dieses zuzumuthen. In angesehenen italienischen Familien, welche alle ihren Hausarzt und Hauswundarzt hatten, waren Consultationen so sehr beliebt, dass selten ein wohlhabender Italiener unter der Behandlung eines einzigen Arztes starb. — Wohl in keinem Lande stiess man mehr auf marktschreierische Ankündigungen als in England. London wimmelte von Charlatanen, welche ihre Tropfen und Tincturen im London Chronicle anpriesen, ihre Trippermittel an allen Strassenecken anklebten, wo sie bei Entleerung der Blase gelesen wurden. Der Pfuscher waren so viele, weil die grossen Aerzte zu theuer waren und für eine Visite nie unter einer Guinee nahmen. Die Meisten wandten sich an die Apotheker, welche den Besuch umsonst machten und sich nur für die Arznei bezahlen liessen. Der englische Apotheker, dessen Geschäft nie von Aerzten visitirt wurde, war häufig Arzt, Wundarzt und Geburtshelfer und durfte prakticiren, sobald er die Taxen an eines der Collegien bezahlt hatte. Das „Gliedereinsetzen" hielt der gemeine Mann für eine Sache, die keine Wissenschaft erfordere und der unwissendste Hufschmied oder Pferdearzt rasch und vollkommen erlernen könne; das lehre der Grossvater

dem Vater und dieser seinem Sohne. Der Bruchschneider rupfte das
Publikum und sagte in seiner Reclame, dass sein Vater und Grossvater beide den Bruch gehabt hätten; der Staarstecher suchte seine
Geschicklichkeit dadurch zu beweisen, dass er ein Auge im Dienst
des Kaisers verloren habe und zeigte den Patienten ein grosses Diplom,
nach welchem er unter dem Kriegsvolk Sr. Majestät des Kaisers gedient habe. Wie war es nur möglich durch solche Absurditäten das
Volk heranlocken zu können? Das Ansehen der Quacksalberei griff
auch in den besseren Ständen um sich, sodass in der Mitte des Jahrhunderts ein englischer Richter von der Gerichtsbank zu den Ge-
schworenen sagte, er glaube, dass ein Gliedereinsetzer auf dem Lande
ebensoviel wenn nicht mehr von der Behandlung der Fracturen verstehe, als irgend einer der vornehmsten Chirurgen im ganzen Königreiche. Die englische Regierung liess den Geheimmittelschwindel ruhig
fortwuchern; ja als ein Arcanum eines gewissen Bowles zur gründlichen
Radicalcur der Brüche im Jahre 1725 grosses Aufsehen machte und ihr
von Thom. Renton angeboten wurde, zahlte sie demselben 5000 Pfund
Sterl. und 500 Pfund Sterl. jährlichen Gehalt. Trotz allem Schwindel
gab es aber doch kein Land, wo relativ mehr wissenschaftliche Aerzte,
Chirurgen und Geburtshelfer existirten und in grösserem Ansehen
standen als in England. — Unter allerhöchstem Schutz stand die chirurgische Quacksalberei in Russland. In einem Dorfe bei Moskau
wohnte 1781 ein Bauer, welcher hauptsächlich bei Fracturen und
Luxationen von Hoch und Niedrig consultirt und oft mit sechs Pferden
in die Stadt geholt wurde. Sein Ruf drang bis zum Thron der Kaiserin
Katharina. Sie befahl dem Medicinalcolleg, dass je 2 Schüler aus
dem grossen Kriegshospital in Moskau 2 Monate lang abcommandirt
würden, um bei diesem Bauer in die Lehre zu gehen.

Die deutschen Regierungen duldeten die Marktschreier und er-
theilten ihnen die Concession zur Praxis, wenn sie von dem Collegium
medicum sich und ihre Medicamente hatten prüfen lassen. Erst in
der zweiten Hälfte des Jahrhunderts fing es an Licht zu werden; erst
jetzt sah man allgemeiner das grosse Elend, welches diese Leute über
ganz Deutschland verbreiteten und dachte an Abhülfe. Oestreich ging
voran und untersagte 1753 sowie später zu wiederholten Malen allen
Marktschreiern und herumziehenden Operateuren sowohl das Ausstehen in öffentlichen Buden als auch für alle Zeiten die Behandlung
irgend welcher Krankheiten. Sachsen folgte 1781. Wer hätte indess
erwarten können, dass alle deutschen Regierungen darin gleichmässig
vorgegangen wären; noch 1789 curirten in der Grafschaft Lippe die
Oculisten und Bruchschneider nach abgelegtem Examen frisch darauf

los. Eine Aufsicht über die Quacksalberei war dadurch bei der deutschen Kleinstaaterei illusorisch; denn sollte der Charlatan an einem Orte zur Verantwortung gezogen werden, so ging er rasch in das Nachbarländchen eines anderen Reichsherrn, wo er gute Aufnahme fand. Die Gesetze allein waren nicht im Stande zu helfen, nur der gesunde Sinn im Volke konnte diese Landplage ausrotten. Es ging wie mit den Bettlern. Die Obrigkeit hätte nicht nöthig gegen sie einzuschreiten, wenn Niemand den Leuten etwas gäbe; ebenso würden die Pfuscher zu existiren aufgehört haben, wenn nicht immer Leute da waren, welche ihnen ihr Vertrauen schenkten. Die Leichtgläubigen hätten nur solange mit der Bezahlung, die meist vorher geschehen musste, warten sollen, bis der Quacksalber sein Versprechen erfüllt hätte; der Betrügerei wäre bald ein Garaus gemacht. Um das Volk aufzuklären, gab Tissot, Arzt in Lausanne, eine Anleitung für den geringen Mann 1761 heraus. Die Arbeit machte ein enormes Aufsehen, wurde in viele Sprachen übersetzt und erschien in den folgenden 7 Jahren in nicht weniger als 60 Ausgaben. In diesem Buche, ebenso wie in einer medicinischen Wochenschrift, genannt „Der Arzt", die Dr. Unzer herausgab (12 Bände, 1759—64) wurde das Publikum in leicht verständlicher Weise auf die grossen Gefahren aufmerksam gemacht, welchen es unter der Behandlung des Marktschreiers ausgesetzt war und gewarnt sich durch den prahlerischen Anzug nicht blenden zu lassen, ihren Titeln und Zeugnissen nicht zu trauen, da sie falsch und erdichtet seien. Die Mittel, welche man gegen das Unwesen der Pfuscherei empfahl, waren sehr verschiedener Art. Das radicalste war eine Tracht Prügel. In Montpellier hatte die Obrigkeit das Recht jeden Charlatan, den sie fasste, auf einen mageren Esel zu setzen, den Kopf gegen den Schwanz gekehrt. In dieser Stellung wurde er unter dem Spottgelächter des Pöbels durch die ganze Stadt geführt, dabei geschlagen, mit Koth beworfen, von allen Seiten gezerrt und beschimpft. Auch schlug man vor, um dem Aberglauben im Volke zu steuern, alle astrologischen Regeln, welche die Medicin beträfen, aus den Kalendern zu verbannen.

Einige glaubten, dass den Betrügereien mehr Einhalt gethan würde, wenn die Geistlichen wie früher, wo ihnen die Behandlung der Kranken zugefallen war, in der Medicin unterrichtet würden. Bis dahin war ihnen in Oestreich bei 100 Ducaten Strafe das Curiren verboten (1770) und nur den barmherzigen Brüdern in ihren Klöstern und Spitälern die ärztliche Behandlung nach abgelegtem Examen und zum eigenen Gebrauch eine Apotheke gestattet. Dagegen wurde noch im Jahre 1773 den Geistlichen vom Parlament in Rouen die

Ausübung der Medicin erlaubt und von Napoleon das Gutachten des Staatsraths, worin ihnen ärztlicher Beistand gestattet war, bestätigt. In Deutschland erfolgte eine Verordnung des Landgrafen Ludwig von Hessen-Darmstadt (1777), dass künftig kein junger Geistlicher eine Pfarre erlangen könne, der nicht im letzten Jahre seines akademischen Studiums in Giessen ein Colleg über Tissot's Anleitung für das Landvolk gehört habe. Auch die Universitäten Würzburg und Landshut forderten, dass jeder Religionslehrer Anthropologie studiren solle. Diese deutsche Einrichtung ahmte man in Schweden nach und verlangte vom Candidaten der Theologie beim Examen, dass er ein Colleg über Pathologie gehört habe. Selbst Hufeland sprach sich noch 1809 für die medicinische Praxis der Landgeistlichen aus, mit Ausnahme der Chirurgie und Geburtshilfe, um der Pfuscherei Grenzen zu setzen.

Hat in Deutschland seit hundert Jahren die Quacksalberei aufgehört? Darf unsere Zeit des Fortschritts es wagen einen Vorwurf auf das vorige Jahrhundert zu schleudern? Nicht im Geringsten. Die Charlatanerie blüht in unseren Tagen ebenso üppig wie damals; gelogen wird ebenso dreist. Die Zahl der täglich annoncirten Geheimmittel füllt ganze Bände; es wimmeln die Zeitungen von schmutzigen Ankündigungen zur Behandlung der Syphilis und Geschlechtskrankheiten. Alte Weiber sind als Heilkünstler ebenso wenig ausgestorben wie Hufschmiede und Schäfer; noch vor kaum zwölf Jahren erfreute sich in meiner Heimath ein Schuster des Vertrauens der früheren königlichen Familie. In nie gekannter Grösse und Raffinirtheit wuchert die Reclame und hält das Volk im Aberglauben und Leichtgläubigkeit fest gebannt. Wenn auch jetzt in Deutschland keine Marktschreier mehr in glänzenden Gewändern öffentlich in Buden ausstehen und dem verblendeten Volke mit ihren Pillen und Essenzen Tod und Elend verkaufen, kein Scharfrichter mehr die Erlaubniss bekommt Fracturen zu behandeln, so hat sich doch nur die Form, die Sache selbst aber wenig verändert. In welchem Umfang der Geheimmittelschwindel heut zu Tage sogar unter schützenden Privilegien betrieben wird, davon giebt das Ländchen Schwarzburg-Rudolstadt ein Bild. Jahr aus Jahr ein wandern aus den Thüringer Wäldern Hunderte von Arzneihändlern aus und verbreiten ihre mörderischen Fabrikate in Deutschland, Oestreich und der Schweiz. In diesem kleinen Erdenwinkel wird mehr an Opium, Aloe, Rhabarber u. s. w. verkauft, als alle Aerzte Deutschlands verschreiben, alle deutschen Apotheken verbrauchen. Im Bezirk Königsee leben auf 13,000 Einwohner etwa 20 Giftmischer, sog. Laboranten, und 350 Gifthändler, sog. Balsamträger. Die Mehrzahl der betreffenden Mittel sind in Pillenform. Ein einziger Laborant fertigt jährlich 4—5000 solcher Pillen und verbraucht für die sogenannten Kinderpillen jährlich 10 bis 12 Pfund Opium, womit die Kinder theils in den zeitlichen, theils in den ewigen Schlaf befördert werden. Dieser Gifthandel macht seinen Mann schon binnen wenigen Jahren zu einer wohlhabenden und im Orte angesehenen Person und erbt sich vom Vater auf Sohn und Enkel fort. Die fürstlich schwarzburgischen Regierungsbehörden thun gegen diesen Greuel gar nichts; sie fördern ihn vielmehr, weil dadurch eine Menge Geld ins Land kommt. (Spener'sche Zeitung, Januar 1874). Im Jahre 1874 betrug nach amtlichen Ermittelungen im Königreich Bayern die Zahl der Curpfuscher 1156, darunter 911 männliche und 245 weibliche!

III.

Auf der Universität.

„Latein müssen die Jungen absolut lernen, davon gehe ich nicht ab. Es muss darauf raffinirt werden auf die leichteste und beste Methode es den jungen Leuten beizubringen. Wenn sie auch Kaufleute werden oder sich zu etwas Anderem widmen, so ist das doch allezeit nützlich und kommt schon eine Zeit, wo sie es anwenden können." So lautete 1779 eine Cabinetsordre Friedrich des Grossen, obgleich dieser Monarch die römischen und griechischen Autoren fast nur aus französischen Uebersetzungen kannte. Latein war die Seele der Gymnasien, allein der Unterricht auf vielen derselben noch sehr unzweckmässig und kümmerlich. In katholischen Ländern unterrichteten meistens rohe, unwissende, abergläubische Mönche. Es wurde auf den pfälzischen Schulen der Catechismus von Kanisius dem Religionsunterricht zu Grunde gelegt und das Latein aus Alvari's Rudimenten und einigen verstümmelten Autoren gelehrt. Für Geschichte gab es ein Lehrbuch, wo auf der einen Seite in abgeschmacktestem Latein und auf der anderen in fürchterlichstem Deutsch die Begebenheiten nach jesuitischen Grundsätzen mit einer Menge Fabeln erzählt waren. Allen nur möglichen Hass gegen Ketzer und Neuerungen trichterten die Mönche frühzeitig den Knaben ein. Die lutherischen und reformirten Schulen waren noch schlechter, denn hier verstanden die trägen Schulmeister nicht einmal Latein. Manche Gymnasien cultivirten besonders die Mathematik, vernachlässigten dagegen Geschichte, Geographie, Physik und Sprachen und brachten nur ein elendes Mönchslatein bei. Bei diesem mangelhaften Unterricht gingen viele junge Leute ohne gehörige Vorkenntnisse zur Universität. Eine eingreifende Reform that Noth. Frisches Leben brachte Gessner hinein, indem er die griechische Sprache in den Schulen heimisch machte und den neuen, mit Begeisterung aufgenommenen Grundsatz aufstellte, dass nicht der grammatische Kram, sondern der Geist des Alterthums die Hauptsache sei. — Im Allgemeinen herrschte die Neigung die Knaben möglichst früh zur Schule zu schicken, sodass sie dieselbe nicht selten mit dem 14. Jahre durchlaufen hatten. Dann fingen sie an philosophische Studien zu treiben, begannen mit 16 Jahren die Medicin, um diese mit 19, 20 Jahren zu beendigen. A. von Haller wurde mit dem 15., Mauchard mit dem 16. Jahre Student; ja Schlözer traf auf katholischen Universitäten Knaben von 16 Jahren, welche Institutionen und Pandekten hörten, lateinisch sprachen, in Philosophie und Mathematik gut beschlagen waren. Und Schlözer's Tochter Dorothea bestand auf Veranlassung ihres Vaters (1785) eine Prüfung bei der philosophischen Facultät in Göttingen und wurde in ihrem 18. Lebensjahre zum Doctor der Philosophie ernannt. Doch blieb für das Studium der Medicin immer noch ein grosser Theil von Schülern übrig, welche erst mit dem 18. und 20. Jahre zu studiren anfingen. Einige machten bedeutende Vorstudien, bevor sie zur Medicin übergingen. Es ist von G. G. Richter bekannt, dass derselbe abgesehen von seinen Lieblingsstudien der orientalischen Sprachen lange Zeit philosophische und philologische Collegien hörte und erst nachdem er Magister der Philosophie geworden war, Medicin zu studiren anfing. Ebenso ging A. von Haller erst vorher eigens ein Jahr nach Basel, nur um Mathematik zu treiben.

Es fesselt uns vor Allem das Bild des deutschen Studenten. Im Anfange des 18. Jahrhunderts trug er auf langfrisirtem Haar einen dreieckigen Hut, einen breitschössigen mit Stickereien und thalergrossen Knöpfen verschwenderisch ausgestatteten Rock, dessen Aermelaufschläge bis zum Ellbogen reichten, kurze schwarze Beinkleider, schwarze Strümpfe und Schnallenschuhe; an der Seite hing ein Paradedegen. Das Leben und Treiben der Studenten war damals noch tief in der Barbarei des vorhergegangenen Jahrhunderts versunken. Edleres wissenschaftliches Streben fehlte fast ganz auf den Universitäten, deren Catheder der unendlichen Mehrzahl nach geistlose Pedanten und Ignoranten innehatten. Kein Wunder demnach, dass das viehische Rundsaufen, das Schlägerwetzen, Duelliren, Philisterprellen und Zotenreissen bei der Lässigkeit und Kraftlosigkeit der Regierungen seinen Fortgang hatte. Die Studentenlieder aus jener Periode sind von roher Geschmacklosigkeit und wimmeln von zuchtlosem Unflath. Neben ausgelassenstem Liebeln, Schwelgen und Spielen wurde der dickste Aberglauben von den Studenten cultivirt (J. Scherr). Dieselbe Rohheit finden wir in der zweiten Hälfte des Jahrhunderts an den sog. Musensitzen. Friedrich Laukhardt giebt davon in seiner Selbstbiographie (1792—97) folgendes Bild: „Der Ton der Studenten oder Bursche zu Giessen war ganz nach dem von Jena eingerichtet und zwar durch die vielen relegirten Jenenser, die dahin kamen. Wer ein honoriger Bursch sein wollte, ging wenigstens des Abends in eine der vielen Bierkneipen — die rheinische Maass Bier kostete zwei Kreutzer — soff bis zehn oder elf Uhr und schob hernach ab. Da man es für Pedanterie hielt, von gelehrten Sachen zu sprechen, so wurde von Burschenaffairen discurirt und grösstentheils wurden Zoten gerissen. Ja, ich weiss noch recht gut, dass man in Eberhardt's-Busch-Kneipe ordentliche Vorlesungen über Zotologie hielt, worüber ein Kompendium im Manuscript da war. In Giessen waren die Kommerse erlaubt und wir haben vielmals auf der Strasse kommersirt. Die meisten Studenten traten einher wie die Schweine. Ein Flausch war des Burschen Kleid, Sonntag und Werktag. Dazu trug er lederne Beinkleider und lange Reiterstiefel. Schlägereien waren gar nicht selten und man schlug sich auf öffentlicher Strasse. Der Herausforderer ging vor das Fenster seines Gegners, hieb einige Mal mit seinem Hieber ins Pflaster und schrie: Pereat N. N. der Hundsfott, der Schweinekerl! Nun erschien der Herausgeforderte, die Schlägerei ging vor sich, endlich kam der Pedell, gab Inhibition, die Raufer kamen ins Karcer und so hatte der Spass ein Ende. Zu den groben Unanständigkeiten, welche in Giessen Mode waren, gehörten die Generalstallung und das wüste Gesicht. Jene wurde so veranstaltet, dass zwanzig, dreissig Studenten, nachdem sie in einem Bierhause den Bauch weidlich voll Bier geschlungen hatten, sich vor ein Haus, worin Frauenzimmer waren, hinstellten und nach ordentlichem Kommando und unter einem Gepfeife, wie es bei Pferden gebräuchlich ist, sich viehmässig erleichterten. Das garstige oder wüste Gesicht war eine Larve von scheusslichem Ansehn, welche an einem Bündel zusammengerollter Lappen auf einer hohen Stange befestigt war. Mit dieser Larve trat der Student Abends vor ein Haus, wo die Leute im zweiten Stock wohnten und klingelte. Kam nun Jemand ans Fenster, zu fragen, wer da wäre, so hielt man ihm das wüste Gesicht vor, worüber dann die guten Leute zum Tode erschracken. Die fieberhafte Hitze, brav Hefte nachzuschmieren, plagte die Giessener Studenten nicht. Auf anderen Universitäten hab' ich immer rüstige Heftschreiber gefunden, nirgends aber ärger als in Halle, wo die Studenten viele Quartbände mit akademischer Kollegienweisheit anfüllten. Im Uebrigen war der Ton der Hallenser sehr rüde. In Jena hatte jeder Bursch seine sogenannte Charmante, d. h. ein gemeines Mädchen, mit welchem er solange umging, als er da war, und das er bei seinem Abzug einem andern überliess. In Göttingen hingegen suchte der Student bei einem vornehmeren Frauenzimmer anzukommen und machte demselben seinen Hof. Gemeiniglich blieb es beim Hofmachen und hatte keine weiteren Folgen, als dass dem Galan der Geldbeutel tüchtig ausgeleert wurde. Manchmal ging das Ding freilich weiter und es folgten lebendige Zeugen einer Vertraulichkeit, die eine Ritterstochter oft ebenso bezaubernd fesselte, als eine gefällige busenreiche Aufwärterin." Briefe über Jena (1793) erzählen, dass noch in den 70er Jahren auf dem Marktplatz am hellen Tage gepaukt wurde. Der Jenenser trug einen Ueberrock, ein Kollet, lederne Beinkleider und einen grossen durchlöcherten Hut. Er besass eine ausnehmende Geschicklichkeit eine halbe Tonne Bier in einer Sitzung hinunterzugiessen, Jeden, der ihm nahe kam, hinter die Ohren zu schlagen und war bereit, die Sache gleich auf der Stelle auszumachen. Sein Ideal der Vollkommenheit war ein vollendeter Schläger und das niedrigste Geschöpf ein Mensch, der nicht Lust hatte, sich jeden Augenblick um Nichts zu raufen und sich in seiner Kleidung einer gewissen Sauberkeit und Eleganz befliss. Die Docenten wetteiferten nicht selten mit den Studenten. Das akademische Ordenswesen stand in der Mitte des Jahrhunderts in voller Blüthe. Hervorgegangen aus dem Hange der damaligen Zeit, Geheimbünde zu schliessen, war einer der ältesten der in Jena 1746 gegründete Moselbund. Die Raufereien unter den verschiedenen Orden liessen nicht lange auf sich warten und führten in Giessen 1777 zu blutigen Revolten. Peter Frank ist ganz ausser sich über die ungezähmte Ausgelassenheit unter den Studenten, deren Burschenleben die Ungezogenheiten des niedrigsten Pöbels übertraf. Wennschon die Mediciner aus Geldmangel sich im Allgemeinen weniger daran betheiligten, so machten sie doch oft genug den Unsinn mit. Die Wuth sich zu duelliren herrschte fast überall, sodass wie jener Professor meinte, „jährlich Tausend (?) auf die schändlichste Weise umgekommen wären. Vom frühen Morgen bis in die späte Nacht war des Fechtens und Schwadronnirens kein Ende; dem Fechtboden verdankten alle Landsmannschaften und andere liederliche Gesellschaften ihr Dasein. Wer zur Universität ging, gerieth gleich in den ersten Tagen unter diese Mörderbande, bei der es als Schande galt, eine Woche ohne Blutvergiessen verstreichen zu lassen." Eine Ausnahme machte die junge Universität Göttingen, wo man keine mittelalterlichen Traditionen hatte und die Albernheiten des Comments nicht anerkennen wollte. Hier lebte ein Theil der Studenten, welche den sog. Hainbund bildeten, in schärfstem Contrast zu dem oben geschilderten rohen Burschenleben, wie der allbekannte Brief von Voss an einen Freund es schildert: „Ach, den 12. September (1772) hätten Sie hier sein sollen. Die beiden Miller, Hahn, Hölty und ich gingen noch des Abends nach einem nahegelegenen Dorfe. Der Abend war heiter und der Mond voll. Wir überliessen uns ganz den Empfindungen der schönen Natur. Wir assen in einer Bauerhütte eine Milch und begaben uns darauf ins freie Feld. Hier fanden wir einen kleinen Eichengrund und sogleich fiel uns allen ein, den Bund der Freundschaft unter diesen heiligen Bäumen zu schwören. Wir umkränzten die Hüte mit Eichenlaub, legten sie unter den Baum, fassten uns bei den Händen, tanzten so um den eingeschlossenen Stamm herum, riefen den Mond und die Sterne zu Zeugen unseres Bundes an und versprachen uns ewige Freundschaft" u. s. w. Der Hainbund gründete den Göttinger Musenalmanach, zerfiel aber, als das Band des Zusammenlebens sich löste.

Von den achtziger Jahren an besserten sich die akademischen Zustände. In Jena regte das Eingreifen Karl August's und Goethe's Auftreten zu ernster wissenschaftlicher Thätigkeit an und setzte der Verwilderung Schranken. Es war ein Ereigniss für diese Stadt, als Schiller im Mai 1789 seine Antrittsrede als Professor hielt und von den Studenten unter lauten Vivats eine Nachtmusik bekam. Das Theater fing an sie zu fesseln und mitunter in wahren Paroxysmus zu setzen. Iffland herrschte. Als einst in Lauchstädt nach dem Ende des „Spielers" der Vorhang fiel, stürzte einer der wildesten Studenten aus Halle auf einen anderen Hallenser zu, den er kaum kannte und bat unter strömenden Thränen, seinen Schwur anzunehmen, dass er nie wieder eine Karte anrühren wolle. Arme Studenten sparten wochenlang, um einmal das Theater in Lauchstädt zu besuchen; sie liefen dann in der Nacht nach Halle zurück, damit sie am anderen Morgen die Collegien nicht versäumten. Das Burschenleben wurde wohl auch dadurch weniger rüde, dass die Regierungen eine strengere Polizeiaufsicht einführten und dem Missbrauch der Waffen schärfer entgegentraten. Kein preussischer Student durfte mehr, mit Ausnahme der Adligen, einen Degen tragen. Auch in

Göttingen, wo 1763 der Student sich von seinem Lieblingsthier, dem Bullenbeisser trennen musste und die Universität eine Anzahl Jäger anstatt der Soldaten besoldete, um Ruhe zu halten, trugen weder Lehrer noch Schüler eine Waffe. Die Chirurgen waren hier auf ihren Eid verpflichtet, die Verwundungen der Studenten sofort nach dem ersten Verbande der Obrigkeit zu melden. Die Studenten von Pavia und Padua führten bei Besuchen den Degen noch mit sich, letztere bis zum Jahre 1787. Dem englischen Studenten nahm der Kanzler Baco den Degen ab und musste der französische den seinigen an den Rector übergeben.

Mit den Befreiungskriegen kam neuer Schwung in das akademische Leben. Als 1813 in Berlin, Breslau und Königsberg die Vorlesungen geschlossen wurden, wanderten auch fast alle Studenten aus Jena, Göttingen, Halle nach Breslau; letztere verstohlen in kleinen Haufen, da die Universität noch unter westphälischer Herrschaft stand. Hier traten sie freiwillig in Reih und Glied ein, das Vaterland zu vertheidigen. Auch auf den Gymnasien zogen die ältesten und stärksten Schüler die Uniform an und wurden jetzt als der Stolz der Klassen von den jüngeren beneidet. In den blutigen Kämpfen für die deutsche Freiheit lernte der Student die Waffen besser gebrauchen, als daheim den auf den Bierbänken in der Besoffenheit aufgebrummten „dummen Jungen" damit auszuwetzen. Nach dem Frieden, wo die Hörsäle sich wieder füllten, war die akademische Jugend von der grossen Bewegung der Zeit lebhaft erfasst. In Berlin entstand als eine neue Gestaltung des alten Ordenswesens die „Burschenschaft"; ebenso wurde eine solche in Jena, dem damaligen Mittelpunkt des deutschen Hochschulwesens, im Juni 1815 feierlich gestiftet. Der Gedanke, dereinst dem Vaterlande mit Ehren zu dienen, hat nicht zum Geringsten dazu beigetragen, dem wüsten Treiben auf Universitäten Grenzen zu setzen. Als in unseren Tagen die stets an der Spitze der Civilisation marschirende grande nation ihre Turcos und Gums gegen uns losliess, standen in diesem Riesenkampfe um Sein oder Nichtsein auch die deutschen Studenten unter den Waffen. 2745 ergriffen im Sommer 1870 das Schwert und 914 dienten als Krankenpfleger; von ihnen fanden 248 den Tod. An ihrer Seite zogen 15 Universitätslehrer in die Schlacht und widmeten sich 253 der Verwundetenpflege; von diesen gingen 4 zu Grunde.

Deutschland war reich an Universitäten und besass im Jahre 1792 mehr als 40. Von diesen sind viele mit der Zeit wieder eingegangen, u. A. Altdorf, Bamberg, Erfurt, Frankfurt a. d. O., Helmstädt, Ingolstadt, Mainz, Rinteln, Wittenberg. Was die Zahl der Medicin Studirenden anbetrifft, so hatte Göttingen, wo die Menge stets zunahm, in den Jahren 1767—1778 durchschnittlich 50 bis 80 Mediciner, in den folgenden zehn Jahren zwischen 80 und 100 unter 6—900 Studenten. Die Zahl Tausend wurde dort zum ersten Mal 1816 erreicht, als unter 1005 Studenten 206 Mediciner waren; im Jahre 1866 kamen 189 auf 769. In Jena waren im Jahre 1768: 17, 1773: 42, 1785: 73, 1792: 162, 1866: 65 Mediciner; Marburg hatte 1793 deren 46, 1866: 32. In Wien studirten im Jahre 1723 nur 25 Mediciner. Diese ausserordentlich geringe Zahl wird zum Theil auf Rechnung der grossen Anzahl von Feiertagen geschrieben, welche viele junge Leute von den katholischen Universitäten fernhielten. 1795 prakticirten in der Wiener Klinik nur 24 Schüler, deren Zahl jedoch nach wenigen Jahren auf 300 stieg. Mit dem Auslande konnten viele deutsche Universitäten sich nicht messen: so besuchten 1772 in Edinburgh 364, im Jahre 1787: 400 Zuhörer die medicinischen Vorlesungen, und in Pavia waren 1782 unter 2000 Studenten 200 Mediciner.[1]

Das Studium der Medicin war frei. Jeder junge Mann, mochte er eine gelehrte Bildung genossen haben oder nicht, aus der Apotheke oder Barbierstube stammen, konnte, wenn er Geld genug hatte, medicinische Collegien hören. Man hielt es für wünschenswerth, wenn die Medicin Studirenden auch Latein und Griechisch verständen, um den Hippokrates in der Ursprache lesen zu können. Auch die neueren Sprachen sollten nicht vernachlässigt werden, ja Kurt Sprengel wünschte sogar Kenntnisse in der arabischen Sprache. Philosophie, Geschichte, Belletristik, besonders aber mathematische Wissenschaften (reine Mathematik, Mechanik, Physik, Optik, Hydraulik) wurden für sehr wichtig gehalten, um den Geist gegen die hin und her schwankenden Theorieen zu stählen. Schliesslich sollte der Mediciner auch hinreichend in Botanik, Mineralogie und Zoologie unterrichtet sein; kurz, es blieben wenige Hülfswissenschaften übrig, welche nicht von diesem oder jenem für durchaus nothwendig gehalten wurden. Das war ein gelehrter Luxus, welcher das Gedächtniss quälte und die jungen Leute von ihrem eigentlichen Fachstudium zu sehr ablenkte. Im Uebrigen war der medicinische Unterricht auch nicht im Geringsten im Stande, diese grossen Ansprüche

---

[1] Im Wintersemester 1872/73 waren auf 21 deutschen Universitäten 1620 Lehrer und 17,858 Studenten; auf 10 polytechnischen Schulen 360 Lehrer und 4500 Studenten.

zu befriedigen. Er liess bei der Mehrzahl der Universitäten viel zu wünschen übrig, da sie in den kleineren Staaten nicht hinreichend genug dotirt waren, um die nöthige Anzahl Lehrer halten zu können. Bei der Gründung von Halle und Göttingen stellte man nur zwei Professoren an, einen für die theoretische und einen für die praktische Medicin, vermehrte indess ihre Zahl bald. Leipzig hatte 1750 schon 5 Professoren: der Therapie, Pathologie, Anatomie und Chirurgie, Physiologie und Botanik; Heidelberg 4 im Jahre 1763. In Wien waren bis 1775 nur drei Professoren, bis unter Maria Theresia ein vierter für Chemie und Botanik und 1780 unter Joseph II. noch einer für Naturgeschichte hinzukam. Auch fehlten auf sehr vielen Universitäten die praktischen Institute ganz und gar. Man schlug daher vor, aus zwei kleinen Hochschulen eine grössere zu machen und sie womöglich in einer volkreichen Stadt anzulegen.

In Betreff der medicinischen Vorlesungen unterschieden sich die einzelnen Hochschulen sehr von einander. Auf den katholischen waren sie meist einjährig, viele öffentlich und ihre Dauer sowie die Lehrbücher durch Gesetze bestimmt; in der Regel wurde in öffentlichen Hörsälen gelesen. Dagegen währten auf protestantischen Universitäten die Vorlesungen ein halbes Jahr, wurden bezahlt und häufig in den Häusern der Professoren gehalten. Lehrer und Schüler genossen hier eine unbeschränkte Freiheit, in Folge dessen auch die meisten jungen Leute planlos studirten. Manche Studenten hörten auf einmal zu viel, andere begannen mit den praktischen Studien und vernachlässigten darüber die theoretischen. Um Hörsaal und Beutel zu füllen, bestärkten denn auch einzelne Professoren die falsche Wahl der Collegien. Kein Wunder, wenn selbst auf den besten deutschen Universitäten die Zahl der geschickten Mediciner verhältnissmässig klein blieb.

Von dem Vortrage in lateinischer Sprache konnten sich die gelehrten Herren nicht trennen und wollten überhaupt keinen Schüler zulassen, der nicht gehörig lateinisch verstände. Allein diese Sprachkenntnisse fehlte den Meisten; es war immer eine Ausnahme, dass Studenten lateinisch sprechen konnten. Schliesslich mussten die Professoren sich vor dem Drucke der Studenten beugen. Als P. Frank 1784 Professor in Göttingen wurde, bat ihn sein College Heine, die Vorlesungen lateinisch zu halten. Er that es. Aber schon nach dem ersten Semester erklärten ihm vierzig Studenten, dass wenn er deutsch lesen wolle, sie mit Vergnügen im Voraus bezahlen würden, anderenfalls auf seinen Unterricht verzichten müssten, da sie nicht genug latein verständen. Der Professor bequemte sich zur

Muttersprache. Diese trug denn auch überall den Sieg davon und wurde 1782 in Oestreich für Vorlesungen und Doctorprüfungen gesetzlich eingeführt. Kaiser Joseph sagte: „Uebrigens ist die deutsche Sprache die wahre Landes- und Muttersprache, in welcher man so gut Recepte schreiben in der Medicin, als Sillogismos und Moralsätze ausführen kann in der Philosophie u. s. w." — Fast allgemein war die Sitte des Dictirens. Sie hatte sich nach Erfindung der Buchdruckerkunst Jahrhunderte lang erhalten, da die meist auf Pergament gedruckten Bücher sehr theuer und die Lehrer zu träge waren. Von Ludwig dem Vierzehnten war sogar das Dictiren eigener Hefte befohlen, während man in den achtziger Jahren in Paris zwei neue Lehrstühle für Anatomie und Chirurgie unter der Bedingung stiftete, dass die Vorlesungen französisch, unentgeltlich und in freiem Vortrage gehalten, nie aber vom Hefte abgelesen würden. Dass jene Unsitte selbst in unserer Zeit noch nicht ganz erloschen ist, weiss Jeder; der berühmte Schleiermacher sagte einmal von den dictirenden Professoren: „ich sehe nicht ein, warum der König Leute anstellt, welche die Erfindung der Buchdruckerkunst ignoriren."

Dem Unterricht, welcher zumal in der ersten Hälfte des Jahrhunderts mehr auf ein mechanisches Auswendiglernen, als auf eine freie Entwickelung der Geistesthätigkeit hinauslief, sollten die Sammlungen und Bibliotheken zu Gute kommen. Wohl gab es hier und da kostspielige naturhistorische Sammlungen, allein kaum von der Stelle gerückt wurden sie von den Professoren wenig oder gar nicht benutzt und nur von Fremden bewundert. Während in Frankreich alle Sammlungen frei geöffnet waren, blieben sie in Deutschland gleich dem Allerheiligsten der Juden unzugänglich. Joseph II. kaufte die ihrer Zeit vortreffliche Goetze'sche Sammlung von Eingeweidewürmern und schenkte sie der Universität Pavia. Einzelne Gelehrte besassen reiche Cabinette. So hinterliess der Professor Günz bei seinem Tode einige 30 Skelette, 437 trockene Präparate und 281 in Weingeist; Ruysch in Amsterdam hatte eine anatomische Sammlung, für welche Peter der Grosse 20,000 Gulden bezahlte. van Swieten schenkte seine Sammlung anatomischer Präparate, die er von Leyden mitgebracht hatte, der Universität Wien und legte dadurch den ersten Grund des anatomischen Museums. Die Präparate, meist Injectionen, stammten von Ruysch, Albin und Lieberkühn und wurden auf 20,000 Gulden geschätzt. Als der Naturforscher R. A. F. de Reaumur im 76. Jahre 1757 in Paris starb, wurde sein Naturaliencabinet, welches er der Königlichen Akademie der Wissenschaften vermachte, für das vollständigste in ganz Europa gehalten; 65,000 Guineen waren schon früher von einem Engländer dafür geboten. Im Jahre 1802 war der Berliner Professor der Anatomie J. G. Walter im Besitz eines anatomischen Museums von 2868 Präparaten, welche er bei der Zergliederung von 8000 Leichen innerhalb 54 Jahre gesammelt hatte und nun an den König von Preussen verkaufte. Die Sammlungen von W. und J. Hunter erwähnen wir später. — Die Anlage von Bibliotheken übte einen ganz besonders grossen Reiz aus, womit unsere Zeit, in welcher der Drang nach Bücherbesitz so ausserordentlich gering ist, sich gar nicht messen kann. Eine Bibliothek war der Stolz der Gebildeten. Zweimal im Jahre, zu Ostern und Michaelis wurden die regelmässigen Einkäufe gemacht; dann brachte der Buchhändler von der Leipziger Messe die Novitäten mit und legte sie in seinem Laden aus. Das war für die Bücherliebhaber eine wichtige Zeit; der Laden wurde der Mittelpunkt für literarische Unterhaltung. Auch gab es Gelegenheit alte Bücher zu kaufen, obwohl der antiquarische Handel ausser in Halle und Leipzig noch wenig in Aufnahme war. Unter den Medicinern zeichneten sich Einige durch prachtvolle Bibliotheken aus. Günz hinterliess eine solche, deren Verzeichniss sechszehn Bogen einnahm: die arabischen, griechischen und lateinischen Aerzte umfassten fünf Bogen, Hippokrates allein einen ganzen. Nach Heister's Tode zählte das Verzeichniss seiner anatomischen, botanischen und chirurgischen Bücher 6338 Nummern, sodann ein Herbarium von 98 Bänden, 1744 Kupferstiche und 470 chirurgische Instrumente, darunter viele von Silber. Nach einer Notiz bei Börner bestand schon im Jahre 1725 Heister's Herbarium aus 66 Folianten und über 6000 Pflanzen; er sollte damals viele Skelette und Präparate, die grösste Sammlung der schönsten anatomischen und chirurgischen Instrumente, ca. 12000 Bücher und über 200 Bände Disputationen besitzen. A. v. Haller's grosse Bibliothek kaufte Joseph II. für 2000 Louisd'or und liess sie nach Mailand bringen. Peter Frank verkaufte 1808 bei seiner Abreise von Petersburg des kostspieligen Transports wegen seine Bücher für 20,000 Rubel an die Krone, welche damit der Universität Casan ein Geschenk machte. Auf den Universitäten geschah viel für die Bibliotheken, besonders in Göttingen. Diese war eine der reichhaltigsten und mit den besten Catalogen versehen. Bei der Verbindung zwischen England und Hannover war der Zufluss englischer Literatur immer sehr gross; es kamen die neuesten und seltensten Werke binnen kürzester Zeit als Geschenke Georg des Dritten nach Göttingen. Dagegen konnte man in Berlin die englischen Werke, wie

Lessing 1768 klagt, ungleich schwerer als die französischen bekommen. Professoren und Studenten hatten zur Göttinger Bibliothek
freien Zutritt. Gegen 5000 Thaler, ungefähr den zehnten Theil des
jährlichen Zuschusses für die ganze Universität, erhielt die Bibliothek, welche in den achtziger Jahren jährlich ca. 2200 Bände anschaffte. Mit dem Verleihen der Bücher waren oft Unzuträglichkeiten verknüpft, wenigstens behauptete Baldinger, dass manche Göttinger Professoren nicht selten zwei- bis vierhundert Bücher auf
einmal forderten, sie zwar alle halbe Jahre wieder ablieferten aber
sofort wieder nahmen und so dieselben gleichsam als Eigenthum ihr
ganzes Lebelang behielten. Dieser Missbrauch, verbunden mit dem
Umstande, dass die Universitätsbibliothek keine Uebersetzungen
kaufte, veranlasste ihn (1780) für die Studenten einen medicinischen
Lesecirkel zu gründen.

Treten wir in den Kreis der Professoren, so zeigte sich,
wie Gruner in seinem Almanach mittheilt, bei der Wahl derselben
noch Manches faul. Junge Leute, die kaum ausstudirt nicht die geringsten Beweise ihrer Kenntnisse und Geschicklichkeit an den Tag
gelegt hatten, wurden auf blosse Empfehlung hin angestellt. Heirathe
die Tochter eines Professors, und Du hast die meiste Aussicht akademischer Lehrer zu werden, galt schon damals als probates Mittel.
So entstanden Professoren der Chemie, die noch vor einem Jahre
Apothekergesellen gewesen waren, und Lehrer der Thierarzneikunde,
welche kurz vorher als Bartkratzer fungirt, diese Wissenschaft nie
getrieben hatten. Viele dachten nicht daran ihre Hefte für die Vorlesungen jemals zu ändern und kümmerten sich um die Fortschritte
der Wissenschaft gar nicht. Um der Willkür zu steuern erging an
die Professoren der Universitäten Marburg und Rinteln 1782 der Befehl, die Vorlesungen so einzurichten, dass nicht am Ende des Se-
mesters die Stunden verdoppelt zu werden brauchten. Bei dieser
Gelegenheit ermahnte man auch die Studenten ernstlich nicht allein
ihr Brodstudium, sondern auch die Hülfswissenschaften, alte und
neuere Sprachen, Mathematik, Philosophie, Geschichte fleissig zu
treiben. Vielfach bestand die Unsitte nach dem Tode eines Mit-
gliedes der Facultät dem Professor eine andere, ganz verschiedene
Lehrkanzel anzuweisen, sodass z. B. der bisherige Anatom später
Pathologie oder Materia medica vortrug. J. J. Plenk war erst Professor der Anatomie, Chirurgie und Geburtshülfe in Basel, dann in
Ofen; mit dem Ort wechselte er die Wissenschaften und lehrte an
der Josephsakademie in Wien Chemie und Botanik. Hildebrand war
in Braunschweig Professor der Anatomie, dann in Erlangen Professor

der Chemie. Es wurde bei Vielen zur förmlichen Sucht über verschiedene Disciplinen zu lesen und zu schreiben. Dabei konnte nichts Ordentliches geleistet werden, und wenn auch Männer wie Boerhaave zugleich Chemie, Botanik und Pathologie, A. von Haller Anatomie, Physiologie, Botanik und Chirurgie unter grösstem Beifall vortrugen, so blieben diejenigen Lehrer, welche sich in verschiedenen Wissenschaften auszeichneten, stets Ausnahmen. Es war seit alten Zeiten Sitte an den deutschen Universitäten, dass nur zwei medicinische Haupt-Professuren, die theoretische und praktische, bestanden. Jene umfasste die Botanik, Chemie, Anatomie und meist auch die Chirurgie; die praktische vertrat nicht etwa den klinischen Unterricht, sondern beschränkte sich auf den Vortrag der speciellen Pathologie, Arzneimittellehre u. dgl. Erst im Verlauf des 18. Jahrhunderts verschwanden die Professores anatomiae et botanices von den Hochschulen, und am Ende desselben erfolgte die Trennung der Professur der Anatomie und Chirurgie. Der Unterricht selbst war meist trostlos. Noch am Ende des Jahrhunderts kam es vor, dass ein Professor der Physiologie und Entbindungskunst, um seine Literaturkenntnisse auszukramen, von der Bibliothek stets grosse Ladungen von Büchern heranschleppen liess und fast die ganze Zeit damit hinbrachte seinen Schülern die Titel dieser Werke zu dictiren. Ein Anderer, der von seiner Ehehälfte geschieden war, unterhielt seine Zuhörer von den häuslichen Gardinenpredigten, die er mit Schlüpfrigkeiten würzte. Ob der Vortrag systematisch war oder nicht, kümmerte Manchen nicht, sodass in den achtziger Jahren ein Professor der Anatomie auf einer der berühmtesten Universitäten Deutschlands den Vortrag mit einer Demonstration des Ductus thoracicus begann. Den einen Tag erklärte er die Muskeln am Nacken, am folgenden die Gefässe und Nerven der Hand, und verweilte beim N. phrenicus volle drei Stunden. Als die Studenten ihm wegen seines planlosen Vortrages bescheidene Vorstellungen machten, wurde er sehr aufgebracht, änderte aber nichts daran. (Schmidtmann's Medicinalverfassung.) Meiners behauptet kurz und bündig, dass der praktische Unterricht in der Medicin und Chirurgie auf den meisten Universitäten nur ein Spielwerk gewesen sei; sogar die Tranchirkunst wurde noch in der ersten Hälfte des Jahrhunderts gelehrt.

Ehre und Geld waren unter die deutschen Professoren so vertheilt, dass sie von ersterer oft zu viel, von letzterem zu wenig hatten. Die östreichischen Professoren erfreuten sich lange Zeit des Titels Excellenz, bis dieser Missbrauch (1755) aufgehoben wurde und man sie dafür clari celeberrimi nannte. Sie waren landtafelfähig. Später sollte ihnen, sowie den immatriculirten Doctoren, deren Gattinnen und Wittwen „bei gerichtlichen Erscheinungen von den Magistraten der Sitz und in den Expeditionen die Beisetzung des Ehrenworts Herr oder Frau gegeben werden". Die meisten Professoren der Medicin waren äusserst armselig besoldet; ihr Gehalt, häufig derselbe wie hundert Jahre früher, stand mit der zunehmenden Theuerung der Lebensbedürfnisse in keinem Verhältniss. In Oestreich hatten sie seit der Reformation der Wiener Universität unter Kaiser Ferdinand I. (1533) nicht mehr als 120 Gulden Gehalt, ja der Professor der Chirurgie im Jahre 1537 nur 52 Gulden. Es scheint dieses wenig, gestaltet sich aber besser, wenn man bedenkt, dass diese Gulden Goldgulden d. h. Ducaten waren und das Leben in Wien so billig war, dass die medicinische Facultät ihr Haus im 15. Jahrhundert nur um 9 Gulden jährlichen Zins vermiethete. Die Maass Wein kostete 1497 nur einen Pfennig und ein Haus wie das Pedellenhaus sammt Carcer 100 Gulden. Münzwerth und Lebensbedarf mit den jetzigen verglichen stellen diese 100 Goldgulden 6000 Gulden jetzigen Geldes gleich. Erst van Swieten verbesserte die Gehälter der medicinischen Professoren in Oestreich, denen er ausserdem den Titel von kaiserlichen Räthen auswirkte, indem er sie auf 2000 Gulden erhöhte, ja den von ihm herangezogenen ausgezeichneten Gelehrten den dreifachen Gehalt eines Inländers verschaffte. Sie bekamen sogar für die Veröffentlichung einer gelehrten Arbeit je nach der Güte derselben eine besondere Belohnung und erhielten 1791 auf Befehl des Kaisers Leopold II. ihre Einnahmen aus liegenden Gründen um sie sicherer zu stellen. Die Collegiengelder betrugen in Wien für die philosophischen und chirurgischen Studien jährlich achtzehn Gulden und genossen besonders fleissige Schüler den Unterricht frei. Die Göttinger Studenten zahlten für die meisten Collegien fünf, sechs, für die praktischen Fächer zehn Thaler; die Grafen das Doppelte. Der Anatom J. G. Walter in Berlin diente die ersten drei Jahre ohne Gehalt, dann zehn Jahre (1764) als zweiter Professor mit 240 Thalern, endlich vierzehn Jahre als erster Professor mit 800 und 1000 Thalern. Dagegen hatte Hufeland in den neunziger Jahren als medicinischer Director des Klinicums in Jena, ebenso wie seine Collegen nicht die geringsten Revenuen, trotzdem er täglich zwei Stunden darin zubrachte. Als um dieselbe Zeit und auf derselben Universität Schiller sich „übertölpeln" liess Professor der Geschichte zu werden, wie er selbst sagt, bekam er keinen Gehalt (1789). Die fünf Höfe von Weimar, Gotha, Coburg, Meiningen, Hildburghausen hatten zusammen nicht die Mittel einem Professor wie Schiller eine Besoldung zu geben! Erst 1790 gab ihm der Herzog „mit gesenkter Stirn und verlegenem Gesicht" 200 Thaler. Nothwendiger Weise musste eine Sehnsucht nach neuem Verdienst eintreten; das Geld floss reichlicher, sobald man wie erwähnt verschiedene Fächer lehrte. Beireis in Helmstädt hielt täglich zwölf Vorlesungen; später als er seine Zunge dabei „verwetzet" hatte, nur acht. Einige Professoren spalteten ihr Fach um die Menge der Zahlenden zu vermehren, handelten sogar bei armen Studenten um den Preis und begnügten sich mit zwölf Groschen, wenn sie nicht mehr bekommen konnten. Gelegentlich traten sie auch wohl in Studentenorden ein, um auf diese Weise sich mehr Zuhörer zu verschaffen. Die Folge dieser trübseligen Verhältnisse waren ewiger Hader, Streit unter den Lehrern und die Gier durch Nebeneinnahmen, wozu besonders auch die Promotionen gehörten, die Finanzen zu verbessern. — Den geselligen Verkehr vermittelten die Clubs. In Göttingen, wo wie A. von Haller klagte die Professoren sich nicht genug zu sehen bekämen, wurde 1787 ein Club von etwa 60 Mitgliedern gebildet, in welchem die Professoren, Juristen, Aerzte und Prediger der Stadt einmal in der Woche Abends zu freundschaftlicher Unterhaltung zusammenkamen.

Im Auslande genossen die Professoren häufig einen hohen Rang. Diejenigen der Universität Toulouse hatten die Ritterwürde (1776), und in Pavia ward von der Regierung vor ihren Namen das Wort „Don" gesetzt. Russland gab allen den Charakter von Hofräthen. Die französischen Professoren wurden vom Staate so besoldet, dass ihre Collegien frei waren; nur für Chemie und Anatomie zahlte man besonders, und kostete in Nancy (1779) der Wintercursus in der Anatomie dreizehn Livres. Die englischen Hospitalärzte verlangten von den Studenten einen vollen Geldbeutel, da sie vom Staate keine Einnahmen bezogen. Wer zu Pott's Zeiten im Bartholomäushospital den Operationen beiwohnte, zahlte wie in den meisten Londoner Spitälern jährlich fünfundzwanzig, halbjährlich achtzehn Guineen; wer dagegen beim Verbinden selbst Hand anlegte, jährlich fünfzig, halbjährlich sechsunddreissig Guineen. Pott bekam für das praktische Colleg, welches er im Winter einmal wöchentlich hielt, fünf Guineen. John Hunter hielt für die chirurgischen Zöglinge des St. Georgehospitals unentgeltliche Vorlesungen über Chirurgie, nahm aber für seinen siebenmonatlichen Privatcursus der Chirurgie, welche er dreimal wöchentlich in einem besonders dazu gebauten Theater seines Hauses vortrug, vier Guineen. Marshall's Vorlesungen über Anatomie, Physiologie und Chirurgie kosteten halbjährlich drei Guineen; desgleichen Ev. Home's Colleg über Chirurgie, während er für seinen

Unterricht im Zergliedern fünf Guineen nahm. Hawkins verdiente in London so viel, dass allein seine Ländereien einen jährlichen Reinertrag von 1900 Pfund Sterling abwarfen. Auch die Russen zahlten gut; so wurde Mohrenheim (1783) von Wien als Director der russischen Spitäler mit einem Gehalt von 3000 Rubeln berufen, und Professor Krackstedt an der Petersburger medicinisch-chirurgischen Akademie mit 1800 Rubeln, freier Wohnung, Holz, Licht und Bedienten salarirt. Am Krankenhause in Stockholm bekamen Arzt und Wundarzt (1780) ein jeder 3000 Thaler Gehalt.

Mit dem Schluss der Studien rückte die heissersehnte Doctorpromotion heran. Bemerken wir zuvor, dass die meisten deutschen Staaten ein dreijähriges Studium der Medicin vorschrieben; nur in Oestreich waren anfangs sechs Jahre, unter Joseph II. fünf, endlich vier Jahre gesetzlich. Die Franzosen mussten unter Ludwig XIV. drei Jahre, während der Republik vier Jahre studiren. — Papst Gregor IX. hatte im 13. Jahrhundert die akademischen Würden eingeführt und wurden auf seine Bulle die ersten Magister in Paris creirt. Ihnen folgten die Doctoren. Im 18. Jahrhundert bietet die Promotion in Deutschland ein sehr unerfreuliches Bild; noch am Ende desselben wurden damit die ärgsten Missbräuche getrieben. „Gleich Tuchfabriken lieferten sie jährlich eine gewisse Anzahl von Stücken, die bei den Aerzten oft noch schlechter als das geringste Zeug ausfielen; die Doctortitel hatten keinen Werth mehr, weil sie zur Waare geworden waren, die ein Jeder für Geld ebenso leicht erhalten konnte als einen Tressenrock" (Frank, Tissot). Alljährlich wurden eine Unmasse junger Leute zu Doctoren gemacht, von denen viele nicht über die Anfangsgründe der Wissenschaft hinausgekommen waren. Mit unerhörtem Leichtsinn huschte man oberflächlich von einer Wissenschaft zur anderen und rechnete dann beim Examen auf die Parteilichkeit, verwandtschaftliche Rücksichten und den Eigennutz der Professoren. Kurz wenn die jungen promovirten Aesculape sich in der Praxis niederliessen, dann wehe demjenigen, der ohne Unterschied aus blindem Zutrauen auf die fetten Lettern der Diplome „sich gegen ihren Zug nicht ebenso zu schützen suchte als gegen das Heer der Heuschrecken". Die Facultäten wetteiferten mit einander das Examen so leicht als möglich zu machen, damit die Studenten nicht auf den Gedanken kamen ihr Geld anderswohin zu bringen; ja sie erliessen wohl gar dem Candidaten wegen seiner bekannten Geschicklichkeit sowol Examen wie Disputation. Thun wir es nicht, so thun es Andere! Selbst auf der jungen Universität Göttingen wurde bereits 1763 Jemand in absentia promovirt.

Derselbe Unfug bestand in Frankreich. Vor der Revolution reichten Zeugnisse allein hin den Doctorhut zu erhalten. Es galt als Grundsatz der französischen Facultäten das Examen nach der Gegend einzurichten, wo der Arzt sich niederlassen wollte, sodass die dummsten Stümper ein Diplom erhielten, wenn sie bei den Bauern prakticiren wollten. Nichts war drolliger als die Art Chirurg zu werden: man kaufte von irgend einem Prinzen für 1200 Livres den Titel eines Pferdestall-Wundarztes (Chirurgien de l'écurie) und genoss dafür die Freiheit Chirurgie unter Menschen zu üben. Ueberhaupt wurde damals in Frankreich die Anstellung der Aerzte, Wundärzte und Hebammen mit unverantwortlichem Leichtsinn betrieben. — Die Verführung des Goldes war gar zu gross, daher manche Professoren den Doctorhut wohlfeiler hergaben, als die Handwerkergilden ihre Meisterschaft. Ob in Wien nach Aussage eines Wolfenbüttler Arztes im Jahre 1723 die ärztliche Promotion auf 1000 Gulden zu stehen kam, erscheint etwas fraglich, denn es steht fest, dass im Jahre 1753 der Prager Mediciner für das Doctorexamen 95 Gulden, für die Disputation 30 Gulden und für die Promotion 134 Gulden zahlte. In Göttingen kostete 1765 der medicinische Doctor 117 Thaler und das Zeugniss über das Triennium acad. 12 Thaler; in Marburg und Pavia 100 Thaler. Siebenmal so viel, also 100 Pfund Sterling zahlte man in Oxford und anderen englischen Hochschulen, und 1000 Livres in Frankreich für die Doctorwürde. Die deutschen Zeitschriften aus damaliger Zeit erzählen haarsträubende Geschichten von dem Schacher mit Diplomen. Chirurgen, welche kaum deutsch lesen konnten, wurden Doctoren, ehe sie noch ihre Dissertation eingereicht hatten. Ein Schuster in Altona, Namens Menade, der schon viel umher gepfuscht hatte, hielt bei der Universität Greifswald um den Doctortitel an und schickte das Geld ein. Der Präses der Facultät nahm es, übersandte das Diplom und schrieb oder liess von einem Anderen für ihn eine Dissertation vom Pech schreiben. Als die Sache ruchbar wurde, setzte man den Präses ab (1788). Der Unfug wurde dadurch noch grösser, dass mit dem hochtönenden, in süddeutschen Reichsländern leicht zu erlangenden Titel eines Pfalzgrafen durch ein kaiserliches Privileg das Recht verbunden war, nach Willkür den Doctortitel zu vergeben, uneheliche Kinder zu legitimiren u. s. w. Dieses Rechts bedienten sich die Herren in weitestem Umfange. Ihre Delegirten reisten umher, benachrichtigten Chirurgen und Apotheker, dass man ihnen wegen ihrer weltbekannten Verdienste den Titel verleihen wolle, wofür sie sechs Pistolen bezahlen mussten. Auf diese Weise wurden ganz rohe, unwissende Bartkratzer Doctoren.

Noch in den Jahren 1806 und 1807 lieferte die Universität Erfurt, welche durchschnittlich nur 30 Studenten aller Facultäten hatte, an Doctoren der Medicin 97 (!), von denen 28 eine Dissertation geschrieben hatten, 69 indess keine.

Die schändlichsten Missbräuche schlichen sich auch bei den Dissertationen ein. Es ist kaum zu glauben, dass auf vielen Universitäten den Professoren als besonderes Recht vorbehalten war, für die Candidaten Dissertationen zu schreiben und zu verkaufen. Gewährsmänner dafür sind Hussty (Medic. Polizei 1786) und der Kaiserl. privil. Reichsanzeiger, welcher im Jahre 1802 in Nr. 169, 170 von dieser heillosen Wirthschaft folgendes erzählt. Die lateinische Disputation mit Fragen und Antworten liess sich der Student, der seine Opponenten selbst auswählte, von einem Magister entwerfen; bei diesem lernten beide dieselbe auswendig, um den Accent der lateinischen Wörter richtig zu treffen. Am leichtesten war für die Dissertationen gesorgt, da jede Universität davon eine Niederlage hatte, wo man die Waare zu allen Preisen kaufen konnte. Um aber zu vermeiden, dass der Dissertations-Lieferant bekannt wurde und um den jungen Doctor vor dem Gespötte seiner Kameraden und des Publikums zu bewahren, wenn der Schleichweg an den Tag kam, vereinigte sich eine Anzahl Aerzte und Philologen zur Anlegung einer Dissertationsfabrik. Die Arbeiten wurden von verschiedenen Standpunkten aus angefertigt, einmal mit Rücksicht auf die Universität, wo die Promotion stattfinden sollte und die eigenthümlichen Ansichten der dortigen Professoren, sodann nach den verschiedenen Theorieen, ob nach Brown, Reil, Hufeland u. A., schliesslich nach dem Preise. Die billigste Sorte von Dissertationen kostete vier Pistolen: sie enthielt eine kurze und unvollständige Beschreibung einer Krankheit, keine Gelehrsamkeit und schlechtes Latein. Dergleichen lieferte jede Universität. Dann kam eine Sorte zu acht Pistolen: darin waren Beschreibung und Behandlung der Krankheit anscheinend vollständig, mit vielen Citaten untermischt, aber nichts Neues; das Latein mittelmässig. Diese Dissertationen eigneten sich vorzüglich für Universitäten, welche grosse Bibliotheken hatten. Die dritte Sorte kostete sechszehn Pistolen und behandelte die Tagesfragen; sie stellte zwar keine neuen Gesichtspunkte auf, aber das Latein war gut. Die vierte Sorte endlich, die theuerste, kostete vierundzwanzig bis sechsunddreissig Pistolen: neue Ideen (!), allerneueste Terminologie, Beschreibung pathologischer Raritäten mit den nöthigen Zeichnungen, eine derbe, entschiedene Sprache als Beweis der Energie und des Genies beim Verfasser, ciceronisches Latein.

Muster dieser Art kamen nur selten vor, doch hatte Halle in damaliger Zeit einige geliefert. Wer Doctor werden wollte, schickte mit der Post frankirt das baare Geld ein, bemerkte dabei, auf welcher Universität er promovirt werden wollte und nach welchem System er die Dissertation wünschte. Prompte und gute Bedienung, unverbrüchliches Schweigen wurden garantirt. Es war dafür gesorgt, dass immer eine beträchtliche Anzahl von Dissertationen vorräthig war, unter denen man wählen konnte. Im Jahre 1802 waren u. A. folgende vorhanden: für Bamberg „von dem Unzureichenden des Brown'schen Systems und der Verwerflichkeit desselben für den wahren Heilkünstler"; für Göttingen „von dem grossen Nutzen medicinischer Consultationen", „vom Scharlachfieber"; für Jena „von der Entbehrlichkeit eines gelehrten Rufs für einen Professor der Medicin", „über die Nothwendigkeit, alle medicinischen Volksschriften umzuarbeiten und nach Grundsätzen der Erregungstheorie vorzutragen"; für Halle „von der Abweichung der Gehirnsubstanz von ihrer normalen Form und Mischung", ferner „eine Uebersicht Alles dessen, was seit 1800 für die Medicin und sämmtliche Hülfswissenschaften geschehen ist, nebst einer kurzen Beurtheilung, ob die Bemühungen von Werth sind". In gleicher Weise waren Würzburg, Erlangen, Kiel versorgt. Soweit der Reichsanzeiger.

Ein ähnlicher Schleichhandel wurde auch in England betrieben; wenigstens ist bekannt, dass John Brown, um sein tägliches Brod zu verdienen, anfangs Dissertationen ins Lateinische übersetzte, und später für junge Aerzte solche anfertigte, sich dieselben mit 10, eine Uebersetzung mit 5 Guineen bezahlen liess.

Ist unsere Zeit frei von diesem Schwindel? Ohne Zweifel hat der Massenunfug mit den Promotionen aufgehört, obwohl noch vor zwanzig Jahren einige deutsche Universitäten in dem Rufe standen, gegen klingende Münze auf eine eingereichte Dissertation hin den Doctortitel zu erstatten, unbekümmert um den Verfasser. Während meiner Studien wünschte ein Zahnarzt Doctor zu werden, liess sich eine geschichtliche Dissertation schreiben und schickte sie einer philosophischen Facultät ein. Man sandte dieselbe zurück, weil man beim Verfasser so gründliche historische Kenntnisse nicht voraussetzen könne. Darauf schrieb ihm ein Chemiker eine Dissertation über eine Platin- oder sonstige Verbindung. Das half; ein Doctordiplom kam und trägt wahrscheinlich noch heute der Verfasser der Arbeit die ihm dereinst vom Zahnarzt geschenkte goldene Uhrkette. Im Jahre 1874 trieb die Universität zu Philadelphia einen wahren Schacher mit Doctor- und Magisterdiplomen! Sie hielt in England einen wohlbestallten

Agenten, welcher anonym in den Zeitungen den Doctortitel ausbot. Von diesem erhielt ein Berliner Heilgehülfe folgendes Antwortschreiben: Dr. P. F. A. van der Vyver, Jersey, England, 5. Januar 1874. Herrn F. in Berlin. Ich habe das Vergnügen, Ihnen mitzutheilen, dass ich Agent bin des Delegates der Amerikanischen Universität von Philadelphia, welche eine der berühmtesten in den Vereinigten Staaten ist. Ich kann Ihnen von dieser Universität das in lateinischer Sprache in Ihrem Namen ausgestellte Pergament-Doctor-Diplom verschaffen, gegen Zahlung der sämmtlichen Honorare und Spesen zusammen von Preuss. Thlr. 160. Ihrer umgehenden Antwort entgegensehend werde ich mit Vergnügen Ihnen auf Verlangen weitere Nachrichten mittheilen." Diesem Briefe ist eine Anlage zur Privatcirculation unter den Herren Studenten und Candidaten beigefügt, welche im letzten Absatze folgende Anmerkung enthält: „es ist sehr wichtig für diejenigen Personen in Europa, welche wünschen, von unserer Universität zu irgend einem Grade promovirt zu werden ohne persönlich gegenwärtig zu sein, zu bemerken, dass sie ihr Gesuch an Herrn P. F. A. van der Vyver, Dr. juris in Jersey (England) einreichen sollen. Philadelphia, im Juli 1873." Gegen diesen amerikanischen Schwindel, welcher schon mehrere Jahre dauert, scheint man jetzt endlich, nachdem vor zwei Jahren vergeblich ein Process angestrengt war, energisch eingeschritten zu sein. Durch diese leichten Doctoren ist der Werth des Doctortitels bedeutend gesunken. Wie wenig man heutzutage auf den medicinischen Doctortitel giebt, geht daraus hervor, dass, nachdem die Reichs-Gewerbeordnung in Deutschland die Zulassung zur ärztlichen Praxis nicht mehr von der Doctorpromotion abhängig gemacht hatte, im Jahre 1874/75 in Preussen von 314 approbirten Candidaten der Medicin 125 den Doctorgrad nicht erworben haben!

Die Regierungen konnten ihre Augen vor dem Unwesen nicht länger mehr verschliessen. Maria Theresia verlangte (1753), dass die Candidaten mit grösster Aufmerksamkeit und ohne irgend welche Nachsicht geprüft würden, „damit das Publikum mit tauglichen und in der Heilungskunde wohlerfahrenen Praktikern versehen sei und nicht einem unerfahrenen Arzte das Leben und Tod der Patienten leichterdings Preis gegeben werde." In Preussen hatte man (1725) ausser der Promotion die Absolvirung eines anatomischen Cursus und die Ausarbeitung eines Krankheitsfalls in lateinischer Sprache zur Erlaubniss der Praxis verlangt; später war ein Examen in deutscher Sprache erforderlich (1789). Dann wurde sämmtlichen preussischen Facultäten eine grössere

Strenge eingeschärft, widrigenfalls sie die Promotionsgelder herausgeben sollten (1795). Bei dieser Ermahnung blieb es indess nicht; man verlangte, dass der junge Doctor sich noch einmal einer Prüfung von Aerzten unterziehen müsse, bevor ihm die Praxis gestattet werden sollte. So entstand 1798 das preussische Staatsexamen, wobei Jeder einen anatomischen, medicinischen, chirurgischen, klinischen und pharmaceutischen Cursus vor der Examinationsdeputation in Berlin durchmachte. Die Prüfung dauerte acht bis zehn Wochen und kostete achtundzwanzig Thaler. Hufeland war voll des Lobes über diese Einrichtung. Er meinte, dass wenn manche Universitäten weniger nachlässig bei der Prüfung und Ertheilung des Doctortitels wären, diese Vorsicht bei promovirten Aerzten zwar nicht nöthig sei; aber leider beweise dieser sonst so ehrwürdige Titel garnichts mehr und die ganze Promotion sei zu einer blossen Formalität herabgesunken. — Die Dissertationen waren allmählich immer schlechter geworden. Schon 1726 gab man der medicinischen Facultät in Jena anheim, dafür zu sorgen, dass nicht so viele grammatikalische Fehler in denselben vorkämen, um sich bei auswärtigen Facultäten nicht zu blamiren. Oestreich schaffte unter Joseph II. die Dissertationen (1785) ganz ab und führte statt ihrer eine praktische Prüfung ein. (Gleichzeitig wurde auch der Magistertitel der Philosophie für die Zulassung zum medicinischen Studium nicht mehr gefordert.) Jene Verordnung, in Mainz nachgeahmt, wurde nur bis zum Jahre 1810 aufrecht gehalten und dann die Dissertation wieder im Kaiserreiche eingeführt. Ueberall in Europa musste sie in lateinischer Sprache geschrieben sein. Diesem Zopf, welcher sogar jetzt noch nicht ganz gefallen ist, widersetzte man sich zuerst in Amerika, wo dieselbe medicinische Facultät in Philadelphia, welche heutzutage durch den Doctorschwindel ihren Namen gebrandmarkt hat, 1790 die Erlaubniss gab, die Dissertationen entweder lateinisch oder englisch abzufassen. Noch in demselben Jahre erschienen denn auch Arbeiten in der neueren Sprache.

Die Ceremonien beim Examen und den Promotionen waren gegen frühere Zeiten sehr vereinfacht, doch blieb noch immer etwas Maskerade übrig. Der von Angst gequälte Candidat trug im Oestreichischen bis zum Jahre 1784 einen schwarzen, besonders zugeschnittenen Sammetmantel und einen runden eigen façonnirten Hut, der früher einmal schwarz gewesen, durch den Angstschweiss der Candidaten meist verschossen war, vortrefflich für den Kopf eines Policinello. Das Examen verwandelte sich in ein angenehmes Dejeuner, für welches die Candidaten, die miteinander geprüft wurden, sorgten. Feine Weine und Gebackenes standen im Ueberfluss da und langten Professoren und Studenten frisch zu. Jene wurden nachsichtiger, diese dreister, alle Steifheit verschwand. Den Prager Professoren wurden seit 1753 diese Leckerbissen entzogen. Ein dem botanischen Gärtner in die Hand gedrückter Ducaten verschaffte dem Candidaten die Exemplare der Pflanzen, die vorgelegt wurden; sie waren vorsichtshalber mit einem Zettel versehen, auf welchem die nöthigen Kennzeichen standen. Der Famulus hatte vorher dem Studenten ins Ohr geflüstert, worüber sein Herr zu examiniren gedächte (Reichsanzeiger l. c.). — In Pavia ging (1787) die Sache folgendermassen zu: hatte der Candidat nach zweijährigem Studium sein Examen über die philosophischen Collegien abgelegt, so wurde er um Doctor zu werden von den sieben Professoren der Medicin schriftlich und mündlich geprüft. Zuerst hielt er eine kleine Rede, welche auf den Actus Bezug hatte, worauf eine zwei Stunden lange Prüfung folgte. Bestand er, so rief der Pedell ins Nebenzimmer, wo jener mit seinen Freunden wartete, „approbatus". Der Candidat trat wieder ein und dankte mit einer Verbeugung. Am folgenden Tage war das schriftliche Examen. Eingesperrt in ein Zimmer des Universitätsgebäudes musste er zwei Fragen beantworten, wozu ihm zwei Stunden Zeit und eine gewisse Anzahl Bücher aus der Universitätsbibliothek freigestellt wurden. War die Zeit um, dann las er seine Aufsätze vor und trat ab. Wieder balottirte man, ob das zweite approbatus erschallen sollte. Nun bestimmte der Decan den Tag der Promotion; vorher mussten aber die Thesen eingereicht werden, die, wenn gebilligt, gedruckt und drei Tage vor der Promotion am Universitätsgebäude angeschlagen wurden. Der Tag kam, an welchem der Candidat seine Thesen vertheidigte, wobei ihm Professoren oder beliebige Doctoren opponirten. Erschallte ein Händeklatschen der Richter, so hatte er bestanden. Jetzt ertönte zum dritten Mal das approbatus, die unten stehenden Trompeter stiessen ins Horn und verkündigten der Menge den Sieg. Der Candidat näherte sich dem Bischof, hörte das Glaubensbekenntniss an und leistete knieend den Schwur, dass er Papist sei. Dann trat der Decan auf das Catheder, hielt eine Rede auf den honoratissimus- oder doctissimus-Candidaten, umarmte den Glücklichen und gab ihm den Doctorkuss. Unter dem Schall der Trompeten wurde ihm der Doctorhut aufgesetzt.

Man war intolerant genug, die Ertheilung des Doctortitels von dem Religionsbekenntniss abhängig zu machen. Am schlimmsten kamen die Juden dabei weg. Ein Dr. Schütte in Cleve schrieb unter dem Namen J. H. Sagittarius 1745 eine Arbeit, in welcher er zu beweisen suchte, 1) dass die Promotion eines Juden zum Doctor der Medicin gegen die christliche Religion, ja eine Schande der Arzneikunst sei, 2) dass die jüdische Medicin sehr schädlich und unter Christen nicht zu dulden sei, 3) dass ein Christ ohne Begehung schwerer Sünde sich nicht von einem jüdischen Arzte behandeln lassen könne. Endlich im Jahre 1784 erhielt die medicinische Facultät in Jena, welche bislang nur Studenten von augsburgischer Confession zum Doctor schlagen durfte, die Erlaubniss, auch Juden zum Studium und zur Promotion zuzulassen. In Oestreich lastete die Bigotterie wie ein Alp auf dem Staate. Nicht allein, dass hier den Juden erst 1726 überhaupt gestattet wurde, christliche Aerzte, Barbiere und Hebammen zu gebrauchen, die Judenapotheke dagegen keine Arzneien an Christen verkaufen und der jüdische Wundarzt bei der schärfsten Strafe keinen Christen behandeln durfte; nicht allein, dass auch die Protestanten in unerhörter Weise gedrückt wurden, indem man ihnen zwar das Studium der Medicin gestattete, sie aber nicht zum Doctor promovirte, man knebelte sogar die Gewissen der katholischen Aerzte und Kranken. Doctoren wie Professoren waren (1777) verpflichtet, am grünen Donnerstag das Sacrament zu nehmen und jeden Patienten, der nur irgendwie Besorgniss erregte, spätestens bei der dritten Visite auf die Sacramente aufmerksam zu machen. Weigerte sich der Kranke, dieselben zu empfangen oder administriren zu lassen, so musste der Arzt, wollte er sich nicht schwerer Strafen, sogar der Concessionsentziehung aussetzen, seine Besuche einstellen. Bis zu Joseph des Zweiten Regierung, mit welcher die Sonne der Aufklärung über den Kaiserstaat zu leuchten begann, konnten nur Katholiken Doctor werden, weil sie in ihrem Eide auf die unbefleckte Empfängniss Maria's und die Heiligen schwören mussten. Da die Protestanten sich dazu nicht herbeiliessen, so erreichten sie nur den Titel eines Licentiaten oder Magisters. Joseph II. hob dann (1785) bei den Promotionen Alles auf, was nur irgendwie einen religiösen Anstrich hatte, und liess sowohl das Glaubensbekenntniss als den Eid des Gehorsams für den römischen Stuhl wegfallen. Jeder Protestant konnte von nun an ohne weitere Umstände graduirt werden und brauchte nur den gewöhnlichen Doctoreid zu leisten. Am 24. Januar 1789 erhielt in Wien der erste Jude, Beer Joss, den Doctortitel.

Die Oestreicher mussten um prakticiren zu können auf einer inländischen Universität promovirt sein, wobei die in Wien und Prag ernannten Doctoren auf die ganze Monarchie ein Anrecht hatten, während die von anderen Universitäten sich nur in der Provinz, wo sie promovirt waren, niederlassen durften. Sie alle sammt ihren Kindern, sowie die approbirten Chirurgen, Bader und Apotheker waren im Kaiserreich in der zweiten Hälfte des Jahrhunderts frei vom Militärdienst.

Von weiblichen Doctoren wollen heutzutage die medicinischen Facultäten Deutschlands nicht viel wissen, und die meisten, mit Ausnahme der Schweiz, verschliessen den umherirrenden, meist russischen Studentinnen ihre Hörsäle. Vor hundert Jahren dachte man anders. Die Tochter des Quedlinburger Arztes Leporin war von ihrem Vater von Jugend auf in der Medicin unterrichtet. Sie liess sich in Halle förmlich unter die Studirenden der medicinischen Facultät aufnehmen, um die Vorlesungen zu hören und wurde von der Königin von Preussen der dortigen Facultät zur Promotion empfohlen. Ihre inzwischen erfolgte Heirath mit dem Diaconus Erxleben verzögerte das Examen; sie bestand es rühmlich und wurde am 12. Juni 1754 in Halle zum Doctor ernannt. Ihre Dissertation lautete: „quod nimis cito ac jucunde curare saepius fiat causa minus tutae curationis." Bei der Promotion hielt Dorothea eine lateinische Rede, leistete den gewöhnlichen Doctoreid und erhielt darauf die Erlaubniss zu prakticiren. Bis zu ihrem Tode übte sie die Praxis in Quedlinburg aus und erwarb sich grosses Zutrauen. Auch in den höchsten Kreisen fanden sich gelehrte Frauen; so opponirte die Herzogin von Würtemberg dem Tübinger Professor Mauchard öffentlich eine ganze Stunde lang bei einer Disputation. In Frankreich ging man um diese Zeit noch einen Schritt weiter; es ernannte die medicinische Facultät in Paris, was bisher noch nie dagewesen war, die gelehrte Gräfin von Voisenon zu ihrer Präsidentin, welche unter allgemeinem Beifall die Ehrenstelle annahm. Im Anfange unseres Jahrhunderts wurden zwei Frauen der Familie Siebold Doctoren. Regina Josephe, die Gattin von Damian v. Siebold, wurde 1815 von der Universität Giessen zum Doctor der Geburtshülfe ernannt. Ihre Tochter Charlotte bestand nach abgelegten Studien unter Osiander 1817 das Examen in Giessen, schrieb eine Dissertation „über Schwangerschaft ausserhalb des Uterus" und erhielt nach einer öffentlichen Disputation ebenfalls die Doctorwürde der Entbindungskunst. Ihr Ruf wurde so gross, dass man sie 1819 bei der Geburt der jetzigen Königin von England nach London rief.

Kein Studium auf der Universität interessirt uns mit Rücksicht auf die Chirurgie mehr als das der Anatomie, da diese als Basis derselben den grössesten Einfluss auf ihre Entwickelung ausüben musste. Von Alters her war die hohe Verehrung des Volks für die Leichen der Verwandten und Freunde ein fast unüberwindliches Hinderniss aller menschlichen Zergliederung gewesen; sogar Bonifacius VIII., welcher 1294 Papst wurde, legte noch den Kirchenbann als Strafe auf die Sectionen. Obschon im Jahre 1315 von Mondini die ersten Leichen in Italien öffentlich zergliedert wurden und die aufgeklärtesten Männer die thörichten Vorurtheile bekämpften, es half Alles nichts. Dadurch blieb der anatomische Unterricht Jahrhunderte lang in seiner Entwickelung gehemmt. In Wien wurde im Jahre 1404 die erste anatomische Zergliederung und zwar einer männlichen Leiche durch den Magister Galeatus de Sancta Sophia im Stadtkrankenhause vorgenommen und dauerte eine Woche. Aerzte und Laien waren bei derselben zugelassen. Man sammelte dafür Geld ein und schenkte dieses der Facultät, welche sich dafür ein neues Siegel (einen Ochsenkopf, daneben der heilige Lucas mit dem offenen Buch) anschaffte. Erst zwölf Jahre später erlebte Wien die zweite anatomische Section, und erst im Jahre 1452 gestatteten Rector und Consistorium die Section eines weiblichen Leichnams. Da menschliche Leichen so schwer zu haben waren, nahm man Schweine, gelegentlich Hunde. So sind alle grossen anatomischen Entdeckungen des 16. und 17. Jahrhunderts nur an Thieren gemacht. Die Anatomie des Schweines (welches am Ende des 15. Jahrhunderts vom Wiener Decan mit 17 Pfennigen bezahlt wurde), hatte an deutschen, französischen und italienischen Universitäten überhand genommen. Es ist bekannt, dass Vesalius, welcher eigenhändig die Kirchhöfe bestahl oder durch seine Schüler bestehlen liess, sich bei eintretendem Mangel mit Hunden behalf, und (1536) ein Professor der Anatomie in Paris während seines ganzen Lebens keine menschliche Leiche, wohl aber Hunde und Schweine in Menge secirte. Mehr als alle alte Literatur wirkte für das Studium der Anatomie der grosse Geschmack an der Malerei und die hohe Entwickelung derselben. Es ist bekannt, dass Michel-Angelo den Leichen von Menschen und Thieren die Haut abpräparirte, um die Lage der Muskeln zu studiren; ebenso Raphael und da Vinci, welcher Muskeln und Knochen zeichnete. Leider blieben im Volke die Vorurtheile bestehen. Als Professor Rollfink in Jena 1629 sich die Gehenkten zur Zergliederung ausbat, wurde das Volk so aufgebracht, dass es ihn auf der Strasse mit Steinen warf, und die armen Sünder aus Furcht vor dem anatomischen Messer vor ihrer Hinrichtung sich noch als einzige Gnade flehentlichst ausbaten, man möge sie nicht rollfinken, d. h. zergliedern lassen. Die Wuth des Pöbels blieb im

Anfange des 18. Jahrhunderts dieselbe; man stürmte die Anatomien in Lyon und Berlin und verfolgte die Professoren unter Todesgefahr, denn das Volk war in dem Wahn befangen, dass auch lebendige Menschen zergliedert würden. A. von Haller hatte sich in Paris ausgegrabene Leichname verschafft und wurde von einem Neugierigen, der ein Loch in die Wand gegraben hatte, um zu sehen, was auf dem Zimmer vorgehe, beim Präpariren entdeckt. Bei der Polizei angezeigt, konnte Haller sich nur durch die Flucht vor der Galeere retten. Er erzählt, dass der Chemiker Beccher aus Würzburg fliehen musste, weil er daselbst eine Leiche geöffnet hatte. Noch in den sechsziger Jahren waren die Vorurtheile so gross, dass Professor Kaltschmidt in Jena, wenn eine Leiche ankam, das Universitätssiegel darauf zu setzen genöthigt war, weil sonst die Studenten aus Furcht für unehrlich gehalten zu werden, sich nicht daran wagten. Aus demselben Grunde schickte man auch den Syndikus oder den Professor der Anatomie zum Richtplatz, um sofort nach der Hinrichtung die Leiche zu besiegeln.

Anatomische Theater waren in Deutschland ausser auf Universitäten auch in anderen Städten vorhanden, wo sie zum Unterricht der Barbiere dienten. Halle ist die erste deutsche Universität, auf welcher ein solches angelegt wurde. Berlin erhielt auf den Rath von Holtzendorff vom Könige Friedrich Wilhelm I. bereits im ersten Jahre seiner Regierung 1713 sein Theater, welches man zur Ausbildung der Militärchirurgen im Winter zu anatomischen Vorlesungen und Demonstrationen, im Sommer zum chirurgischen Unterricht benutzte. Unter der Leitung der Societät der Wissenschaften — der heutigen Akademie der Wissenschaften — schwang es sich bald so auf, dass es in der zweiten Hälfte des Jahrhunderts zu den besten in Europa gehörte. Seine Sammlung anatomischer Präparate, welche auch die Skelette der beiden grössten Soldaten Friedrich Wilhelm's I. enthielt, war sehr beträchtlich; auch mussten alle im ganzen Lande vorkommenden Missgeburten an das Berliner anatomische Theater abgeliefert werden. 1716 folgte Hannover, wo mit dem Collegium anatomico-chirurgicum eine Anatomiekammer gestiftet wurde, welche die Leichname der Verbrecher aufnahm. Kam eine Leiche an (im Jahre 1721 nur vier an der Zahl), so lud eine öffentliche Bekanntmachung auch die Laien ein an den Demonstrationen Theil zu nehmen. Jede derselben kostete zwölf Mariengroschen, alle zusammen zwei Thaler. War die Reihe an den weiblichen Geschlechtstheilen, so erhöhte man bei dem grösseren Zudrange die Preise: Uterus und Fötus einer verstorbenen Schwangeren zu sehen kostete vierundzwanzig Groschen. Die östreichische Regierung ergriff die Initiative zur Verbesserung des anatomischen Unterrichts und beauftragte die Facultät vorzuschlagen, wie den jungen Doctoren, Studenten und Hebammen Gelegenheit verschafft werden könne sich „in anatomischen und chirurgischen Operationen" besser zu üben, worauf die Wiener Facultät 1718 die Errichtung eines anatomischen Theaters im Bürgerspital nebst einem Theatrum chemicum und Hortus botanicus beantragte. Ein eigener Professor wurde indess nicht angestellt, sondern die Leitung des anatomischen Theaters dem Professor der Theorie aufgebürdet. Erst 1739 entstand die erste Lehrkanzel der Anatomie in Wien. In Breslau wurde 1745, in Dresden 1748 mit Gründung des Collegium med. chir. ein anatomisches Theater eingeweiht. Bei der Eröffnung des letzteren war, als die Leiche einer geköpften Frau demonstrirt wurde, die Menge der Zuschauer ganz ausserordentlich gross, sodass am folgenden Tage noch einmal eine Vorstellung für Damen gegeben werden musste, wobei einige sich nicht scheuten selbst in den Leichnam zu greifen. Hamburg erhielt 1771 ein anatomisches Theater. — Während des ganzen Jahrhunderts war auf den deutschen Hochschulen ein grosser Mangel an Leichen, sodass manche jährlich kaum drei bis vier zur Verfügung hatten. Die Vorurtheile im Volk, der Mangel an Spitälern und die Abschaffung der Todesstrafe unter Joseph II. und Katharina II. waren Schuld daran. Auch der Umstand, dass manche Verbrecher verurtheilt waren länger am Galgen hängen zu bleiben oder unter demselben verscharrt zu werden, einige Selbstmörder gerichtlich secirt wurden, vergrösserte die Calamität. Nach Göttingen kamen so wenig Leichen, dass A. G. Richter als Professor der Chirurgie anstatt an ihnen die Operationen zu demonstriren, die verschiedenen Schnitte bei den einzelnen Methoden meist mit der Scheere an einem Stück Papier zurechtschnitzte und die Amputationen an grossen Rüben gezeigt haben soll. Unter den Studenten war natürlich grosse Noth. Die Studienzeit, während welcher sie im Winter kaum eine Leiche sahen, verging, sodass ihnen nur das scheussliche Mittel übrig blieb, mit oder ohne Einverständniss der Todtengräber in nächtlicher Stille die Leichen wieder auszugraben. Es war mithin für sie ein Unglück, wenn in dem Umkreise der Universitäten nicht wenigstens ein Paar Menschen von Zeit zu Zeit geköpft wurden. Besonders berühmt wegen ihres Reichthums an Leichen war die Anatomie zu Abo in Finnland. Hier mussten alle Personen, welche Ländereien von der Krone besassen oder Pensionen genossen, nach ihrem Tode auf das anatomische Theater abgeliefert werden. Der Leichenmangel hat selbst in unserer Zeit an manchen kleineren Universitäten nicht aufgehört, sodass noch im Jahre 1866 in Mecklenburg-Schwerin die bisherigen Verordnungen weiter ausgedehnt wurden, um der Universität Rostock mehr Leichen zu verschaffen. — Die Abbildungen mussten die Leichen ersetzen und beschränkte sich, je weiter man im Jahrhundert zurückgeht, der anatomische Unterricht meist auf eine Erklärung der anatomischen Bilderwerke von Vesal, Fallopius, Eustachius. Dazu kamen später die unvergleichlich schönen Tafeln Albin's über Knochen und Muskeln, Haller's Kupfer über Arterien, Mascagni's Lymphgefässe. Meckel hatte die Nerven, Zinn das Auge, Scarpa die Gehörwerkzeuge, W. Hunter die schwangere Gebärmutter abgebildet. Als vollständiger Atlas waren damals die Tafeln des Eustachius aus dem 16. Jahrhundert, das erste anatomische Kupferwerk, das wir besitzen, noch die einzigen. Nachdem sie 150 Jahre lang für verloren gehalten waren, schenkte sie der Papst seinem Leibarzte Lancisi, der sie zuerst (1714, Rom) bekannt machte. Die beste Ausgabe veranstaltete unser Landsmann Albinus, der die Tafeln 200 Jahre später, nachdem sie gezeichnet waren, von Neuem veröffentlichte. Erst 1793 fing Loder an einen neuen grossen Atlas des ganzen menschlichen Körpers herauszugeben.

Schon in der ersten Hälfte des Jahrhunderts ergriff man gegen den Leichenmangel verschiedene Maassregeln. Die sächsische Regierung befahl (1716), dass die im Leipziger Kreise durch das Schwert oder die Säckung zum Tode Verurtheilten auf Verlangen an die Anatomie in Leipzig auf Kosten der Facultät abgeliefert werden sollten, dass solche Leichen aus dem Umkreis von Dresden innerhalb vier Meilen an das dortige anatomische Theater kämen (1752). Diese Verordnungen wurden auch auf Erhängte, Ertrunkene, Gefangene ausgedehnt; dagegen sollte bei Armen, die in Hospitälern gestorben waren, nur die Section, nicht aber die „völlige Anatomirung" erlaubt sein. Die Unsitte, die Hingerichteten am Galgen verwesen zu lassen, wodurch die ganze Nachbarschaft verpestet wurde, war noch sehr verbreitet, bis man zur Verhütung des Gestanks die Gehenkten abnahm und zur Anatomie bringen liess. Berlin hatte (1719) die Leichen der Hingerichteten, Selbstmörder, der in Armenhäusern Verstorbenen und später diejenigen aus der Charité zur Verfügung. Ausser jenen im Bezirk von drei Meilen erhielt die Anatomie in Göttingen (1736) noch die Leichen unzüchtiger Weiber und deren unehelicher Kinder. Auf dem Wiener anatomischen Theater war man ziemlich faul; der Eine suchte die Arbeit auf den Anderen zu schieben. Als 1742 die Regierung sich bei der Facultät beschwerte, dass in diesem Jahre kein einziger anatomischer Actus vollzogen wäre, obwohl es an Professoren, Prosectoren und Substituten nicht fehle, entschuldigte man sich ausser anderen Gründen auch mit dem Leichenmangel. Sofort kam dann eine kaiserliche Verordnung, dass alle im Bürgerspital, Beckenhäusel und St. Marcushospital Verstorbenen, sowie alle in Wien und seiner Umgebung Hingerichteten unentgeltlich der Universität zugestellt werden sollten. Diese Verordnung wurde 1749 durch van Swieten's Verwendung auf alle Wiener Hospitäler ausgedehnt, indem sie verpflichtet wurden in Ermangelung von Delinquenten die Leichen aller armen Leute zu den anatomischen und chirurgischen Sectionen auszuliefern, wogegen jedoch der Stadtmagistrat, unter dessen Leitung die öffentlichen Spitäler standen, reclamirte. Derartige Verfügungen des Staats waren bei der Wuth des Pöbels von grösster Wichtigkeit und trugen dazu bei die Wahnvorstellungen beim Volke zu zerstreuen.

Auch vom Auslande kam eine frische Anregung. Sie lag in dem enormen Aufschwung der Naturwissenschaften in Frankreich, welcher etwa dreissig Jahre vor der Revolution bei allen Ständen sich kundgab. Damals war ihre Ausbreitung eine so rapide, dass dieselben als wesentliche Grundlage einer guten Erziehung galten und die altclassischen Studien ganz verdrängten. Man fand in Frankreich selten Jemand, der griechisch verstand; aber alle Hörsääle der Physiologen und Chemiker in Paris waren voll. Als A. Petit 1768 seine anatomischen Vorlesungen eröffnete, war das Amphitheater überfüllt. Die Sitzungen der Akademie wurden 1779 so stark besucht, dass nach wenigen Jahren die Zahl der Eintrittskarten vermindert werden musste. Sogar vornehme Damen eilten herbei um sich die Zusammensetzung eines Minerals, die Entdeckung eines neuen Salzes demonstriren zu lassen. Was von Paris kam, wurde in Deutschland nachgeahmt. Kein Wunder also, wenn bald darauf im Jahre 1780 der Herzog von Weimar den Professor Loder aus Jena kommen liess, damit er am Hofe eine anatomische Demonstration über das Gehirn halte und die Herzogin von Weimar eigens nach Jena reiste, um einer Demonstration an ein Paar Kindern im anatomischen Theater beizuwohnen. Vielleicht ist Goethe's Einfluss dabei im Spiel gewesen. Wenn gekrönte Häupter mit derartigen Beispielen vorangingen, so konnte eine günstige Rückwirkung auf das Volk nicht ausbleiben.

In England war der Abscheu vor Zergliederungen nicht geringer als in Deutschland, weil man durch sie das über den Verbrecher verhängte Urtheil zu verschärfen pflegte. Im Jahre 1779 ereignete es sich in London, dass zwei jungen Aerzten, welche eine Leiche gekauft hatten um sie im Hause zu zergliedern, Nachts die Fenster eingeworfen, sie Henkersknechte gescholten wurden; einem dritten stürmte der Pöbel sein Haus und hatte er alle mögliche Mühe mit dem Leben davon zu kommen. Da trotz der Menge von Hinrichtungen in London nicht genug Leichen zu erlangen waren, so wurden sie heimlich aus den Gräbern gestohlen und in aller Stille den Anatomien verkauft. Oeffentlich durften die Zergliederungen nur an Leichen von Mördern vorgenommen werden, die dem Colleg der Chirurgen überliefert und dann zu Vorlesungen benutzt wurden. Der gewöhnliche Preis für eine Leiche war zwei bis fünf Guineen, mitunter noch mehr, weil die Leute, welche die Leichen ausgruben, in Gefahr waren gefangen zu werden. (Enorm theuer wurden anatomische Präparate bezahlt: so kosteten 1785 bei der Auction des Chirurgen Hawkins drei mit Quecksilber injicirte Lymphdrüsen drei Guineen und ein fast ganz anchylosirtes Skelett, welches J. Hunter kaufte, fünfundachtzig Guineen.) In Edinburgh zeigte sich ein noch stärkeres Vorurtheil gegen das Präpariren als in London, daher jährlich kaum eine Leiche zur Verfügung stand und der Unterricht im Präpariren für die Studenten gänzlich abgeschnitten war. Der jüngere Monro soll einmal über eine einzige Leiche hundertvierundzwanzig Vorlesungen gehalten haben! Besser bestellt waren dagegen die Universität Leyden und vor Allem Paris, wo man bei der Menge von Leichen, welche die Hospitäler liefern mussten, vorzüglich gut Anatomie studiren konnte. Die Studenten demonstrirten sich hier gegenseitig die präparirten Muskeln. Kopenhagen bekam 1736 ein Amphitheater für Anatomie mit den Leichen der Festungsarbeiter und anderer Gefangenen; Moskau ein solches im Jahre 1764.

Wie die descriptive Anatomie, so wurde auch die patholog ische Anatomie durch den Abscheu gegen Sectionen in der Entwickelung gehemmt. Die Regenten in Europa gingen zwar mit dem guten Beispiel voran, ihre und ihrer Angehörigen Leichen öffnen zu lassen. Auch die Italiener verweigerten selten die Section, und wenngleich aufgeklärtere Deutsche und Franzosen ihnen folgten, so blieb im deutschen Volk doch bis zum Ende des Jahrhunderts ein grosses Vorurtheil bestehen, gegen welches die Aerzte in den Zeitungen ankämpften. Wie Baldinger glaubt, würden im siebenjährigen Kriege viele sonst sehr vernünftige Officiere nicht haben fechten wollen und die meisten Soldaten davon gelaufen sein, wenn sie gewusst hätten, dass man nach dem Tode ihre Körper seciren wollte. Der Soldat liess sich lieber auf dem Schlachtfelde von Pferden zertreten, als dass er die Section seines Körpers gestattete. Ausnahmen davon waren selten und hingen meist von dem mehr weniger aufgeklärten Sinn der Regimentscommandeure ab, obschon die Erlaubniss in den preussischen Feldlazarethen Sectionen zu machen, gegeben war. Bei den östreichischen Truppen waren die Militärchirurgen sogar verpflichtet, wichtige Leichen zu seciren, darüber dem Proto-chirurgen zu berichten und die Präparate der med.-chir. Akademie in Wien einzusenden. In Russland gaben die griechisch-katholischen und jüdischen Familien nie die Erlaubniss zur Section, daher in den Hospitälern zu Petersburg und Wilna nur die Leichen der Fremd-gläubigen derselben verfielen. Manche Frauen starben noch bis in die letzte Hälfte des Jahrhunderts im dritten oder vierten Monat der Schwangerschaft an blosser Harnverhaltung, ohne dass ein Arzt im Stande war, die Ursache dieses Uebels zu entdecken. Erst die Section lehrte, dass die Flexion des Uterus dieses Uebel erzeuge, welches seitdem durch mechanische Hülfe beseitigt wurde. Patho-logische Sammlungen waren ziemlich selten. Als Peter Frank Lehrer in Bruchsal war, legte er an der dortigen chirurgischen Schule eine solche an, später ebenfalls im Wiener allgemeinen Krankenhause. Joseph II. kaufte für 30,000 Gulden eine Sammlung der schönsten Wachspräparate des menschlichen Körpers von dem berühmten Abbé Felix Fontana und dem Anatomen Mascagni in Florenz, liess sie auf Maulthieren nach Wien bringen und machte damit der med.-chir. Akademie ein Geschenk. Gesetzlich wurde erst 1811 in Oestreich bei jeder med.-chir. Lehranstalt ein pathologisch-anatomisches Cabi-net errichtet und der Professor der Anatomie verpflichtet, Präparate zu machen. Die in den letzten Decennien allgemeiner werdenden Sectionen trugen sehr zu den Fortschritten in der Pathologie und Chirurgie bei, indem sie Natur, Sitz und Ursache vieler bis dahin gar nicht verstandenen Krankheiten aufklärten.

Auf die praktischen Bedürfnisse der Chirurgen nahmen die Ana-tomen fast gar keine Rücksicht. Wie bisher die Geschichte lehrt, existirte während des 18. Jahrhunderts in Deutschland kein einziges Lehrbuch der chirurgischen Anatomie, ausser der 1760 ins Deutsche übersetzten Arbeit J. Palfyn's, welche 1718 holländisch er-schienen war. Das erste vollständige, obgleich sehr kurze Werk dieser Art sollte das im Jahre 1817 herausgegebene Handbuch von Fr. Rosenthal sein. Das ist insofern unrichtig, als der hannoversche Arzt Otto Just Wreden schon im Jahre 1736 eine chirurgische Anatomie schrieb, welche wie ich glaube die erste in Deutschland ist. Der voll-ständige Titel dieses vergessenen, aber unbedeutenden Buches heisst: „Kurzer und deutlicher Unterricht von denen Theilen des menschlichen Körpers, sowohl nach ihrer Structur und Lage, als auch nach ihrem Nutzen, was denen festen und flüssigen Theilen, wie auch der Seele angehet. Denen angehenden Chirurgis zum Besten entworfen. Hannover. 2. Auflage 1743." Wreden war Vorstand der Anatomiekammer in Hannover und unterrichtete die Chirurgen. Er diente als Feldmedicus bei den königlichen Truppen am Rhein und schrieb hier in müssigen Stunden jenes Buch, dessen zweiten Abschnitt er „Anatomie insbesondere" nennt, weil darin Alles ausgelassen war, was auf die Chirurgie keinen Bezug hatte. Wreden sah, wie schwer es dem Chirurgen wurde, sich in der Anatomie zurechtzufinden und wie selbst die besten unter ihnen falsche Diagnosen bei Verletzungen stellten, da sie wohl die einzelnen Muskeln, aber nicht ihre Lage zu einander kannten. Er schickte die descriptive Anatomie voran und liess auf 140 Seiten eine topographische Beschreibung des menschlichen Körpers, zum Schluss die Physiologie folgen.

Unter den geschilderten Verhältnissen war bei den deutschen Studenten ein eingehendes Studium der Anatomie nicht zu erwarten. Die eigene Anschauung fehlte grösstentheils, zum Präpariren fand sich wenig Gelegenheit und waren sie hauptsächlich auf Abbildungen angewiesen. Von einer Nutzanwendung der Anatomie auf die praktischen Wissenschaften war in Deutschland kaum die Rede, sodass nicht allein dem Studenten beim Studium der Chirurgie die Grundlage fehlte, sondern auch dieser Wissenschaft der befruchtende Keim entzogen war. Gewissenhafte Chirurgen getrauten sich daher in der ersten Hälfte des Jahrhunderts aus Mangel an anatomischen Kenntnissen kaum die leichteste Operation zu machen. Es wurden zum Theil aus diesem Grunde in den grössten deutschen Hospitälern viele lebensrettende Operationen verabsäumt. Die herumziehenden Marktschreier waren es, welche die schwersten und künstlichsten Operationen gleichsam erblich an sich brachten und, obschon sie zuweilen die Leute dahinmordeten, doch aus allen jenen Gründen als Operateure gewissermassen berechtigt waren.

IV.

Notizen über Hospitäler.

Die Charité in Berlin. — Das allgemeine Krankenhaus in Wien. — Kleine deutsche Hospitäler. — Hospitäler in England, St. Bartholomäushospital in London u. A. — Hospitäler in Frankreich, Hôtel Dieu und Charité in Paris u. A. — Hospitäler in Schweden, Dänemark und Russland. — Diät. — Mortalität, geringe Anzahl von Operationen. — Ventilation, J. Pringle. — Vorschläge zu Verbesserungen der Hospitäler. — Versuche über Fäulniss. — Entbindungsanstalten.

Wer in der Mitte des vorigen Jahrhunderts sein Bündel schnürte, um die deutschen Hospitäler kennen zu lernen, war mit seiner Wanderung bald zu Ende, denn kein Land besass weniger Hospitäler, als Deutschland. In katholischen Ländern sorgte man für die Kranken schon besser als in protestantischen, sodass noch in den 70er Jahren Wien, Prag und Olmütz mehr Hospitäler haben sollten, als alle preussischen Städte zusammen genommen. Wo in jenen Ländern allgemeine Krankenhäuser fehlten, wurden sie durch die Spitäler der barmherzigen Brüder und Schwestern der heiligen Elisabeth ersetzt.

In der ersten Hälfte des Jahrhunderts war das bedeutendste Hospital in Deutschland die Charité in Berlin. König Friedrich Wilhelm I. schenkte dazu ein grosses Haus, welches im Jahre 1710 der Pest wegen ausserhalb der Stadt gebaut war. In diesem sollten die armen Kranken aus der Garnison und Bürgerschaft Berlins unentgeltlich behandelt und gebrechliche Alte bis zu ihrem Tode verpflegt werden; Domestiken mit langwierigen Krankheiten mussten bezahlen. Ausserdem wurden ansteckende Kranke, Krätzige und alle venerischen Frauenzimmer aufgenommen. Waren die Huren curirt, dann brachte man sie in Arbeitshäuser, „um ihnen den vorigen Kützel zu vertreiben." Damit dem Kindsmord mehr Einhalt geschähe, fanden auch Schwangere acht Tage vor ihrer Niederkunft im Spital unentgeltliche Aufnahme. Nach einem vom Generalchirurg und Leibarzt Holtzendorff entworfenen Plane sollte die neue Schöpfung gleichzeitig als praktische Bildungsschule für die Militärärzte dienen. Der Monarch selbst gab der Anstalt den Namen Charité. „Weil nun diese Veranstaltungen ein öffentlich Werck der Christlichen Liebe, Gutthat und Mildigkeit war, so legten Sr. Königl. Majestät Selbsten diesem Hause den Nahmen der Charité bey und befahlen, dass es künftig hin jederzeit also solte genennet ·werden, und zwar absonderlich dieser Ursachen halben, damit es jedwedem frey stünde, von seinem Ueberfluss aus Christlicher Liebe denen armen Krancken beyzuspringen, oder wie man sagt, Charité zu erweisen." (Eller.) 1727 wurde das Hospital eröffnet, nachdem man 300 Kranke und Arme nebst den gebrechlichen Strassenbettlern aus Berlin zusammengebracht hatte. Letztere kamen in den untersten Stock, Hospital genannt, die eigentlichen Kranken, welche, wenn bettlägerig, aus der Stadt mittelst Sänften hereingetragen wurden, in die obere Etage, das sog. Lazareth. Dieses bestand aus vier egalen Flügeln, welche in einander liefen und inwendig rings umher mit einer Gallerie versehen waren, von welcher man in alle Sääle kommen konnte. Es gab besondere Zimmer für Männer und Weiber, medicinische und chirurgische Kranke, für Soldaten, Schwangere und ansteckende Kranke. In der Aufnahme fand kein Unterschied statt, obschon die Unterthanen Sr. Majestät den Vorzug hatten. Für jeden Kranken war ein eigenes Bett mit weisser Wäsche, Strohsack, Matratze und einer wollenen Decke, ausserdem besondere Hospitalkleidung vorhanden. (Damals noch waren die wenigsten Deutschen an die englische Sitte, auf Matratzen zu schlafen, gewöhnt.) Die Krankensääle hatten ein Kamin zur Ventilation und wurden alle zwei Stunden durchgeräuchert. Zum Verwaltungspersonal gehörten ein Inspector, ein beeidigter Schreiber, ein Hausvater und mehrere Wärter nebst Wärterinnen, von denen je zwei einen Saal bedienten; für die Entleerung der Nachtstühle sorgten besondere Frauen. Unter der Oberaufsicht des Generalchirurgen Holtzendorff dirigirten Dr. Eller die medicinische und der Regimentsfeldscherer G. Senff die chirurgische Abtheilung. Zur praktischen Ausbildung wurden Pensionärchirurgen der Armee in die Charité commandirt. Da der Einzelne 200 Kranke nicht allein besorgen konnte, so gab man ihm noch einige Unter- oder Subchirurgen bei, von denen zwei mit ihm in der Charité wohnten. Jener untersuchte die neu aufgenommenen Kranken, führte das Journal und verordnete die Arzneien, welche die Hofapotheke (ebenso wie für alle königlichen Diener und Stadtarmen) unentgeltlich lieferte. Eller und Senff kamen wöchentlich nur zweimal zur Visite, bei gefährlichen Kranken öfter und liessen sich an den übrigen Tagen rapportiren. Sollte operirt werden, dann versammelten sich nach zuvor gemachter Bekanntmachung die Pensionärchirurgen und Feldscherer der Garnison im Operationssaal. Die schweren Operationen machte Senff selbst, die leichteren der Pensionärchirurg unter seiner Leitung, während einer der Unterchirurgen in den ersten Nächten regelmässig bei dem Operirten wachen musste. Professor Buddeus leitete die Sectionen. Grossen Werth legte man auf die Seelsorge, da die zuerst in der Charité Aufgenommenen „eine Bruht von liederlichem, zum Theil Gott- und Ehrvergessenem Gesinde" war. Täglich Betstunde und am Sonntag Morgen Predigt. Damit nicht genug, stellte der Prediger zweimal in der Woche mit den alten Leuten ein Examen an, was ihnen höchst unbehaglich war, da sie von den Lehren der Religion nicht viel wussten und auch keine Neigung verriethen, sich mit denselben näher bekannt zu machen. Dieses Frage- und Antwortspiel war für den Sonntag Nachmittag neben dem Gottesdienst noch einmal vorbehalten. — In den folgenden Jahren vergrösserten sich die Anlagen der Charité durch milde Beiträge: Generalfeldmarschall von Wartensleben schenkte einen grossen, an das Hospital grenzenden Acker, der zu einem Garten umgewandelt wurde, Generalfeldmarschall von Arnim 1000 Thaler, ein frommer Edelmann 5550 Thaler u. s. w. Man baute in einem Flügel einen dritten Stock für ansteckende Krankheiten, ferner Oeconomiegebäude, Stallungen für Schlachtvieh, ein Brauhaus, projectirte eine Kirche und einen botanischen Garten (Eller, Med. und chir. Anmerk. 1730). Unter Friedrich II. kamen neue Erweiterungen hinzu und war 1786 der neue Bau vollendet. Auch die Irrenanstalt wurde hineinverlegt. Nach Eller's Tode wurde Schaarschmidt Vorstand der medicinischen Abtheilung, jedoch 1744 durch Cabinetsordre entlassen und durch Muzell ersetzt, der dreissig Jahre lang als Director fungirte. Auf ihn folgte sein Sohn, dann Selle, bis im Jahre 1800 Hufeland von Jena als Leibarzt und erster Arzt der Charité berufen wurde. Als Senff 1737 starb, erhielt der Regimentschirurg Neubauer die Stelle des dirigirenden Wundarztes und Geburtshelfers; nach ihm zwanzig Jahre lang Prof. Pallas, 1770 Henckel, 1779 Voitus, 1787 Mursinna. Diesem wurde wegen seines Alters im Jahre 1816 Rust adjungirt. Neben den ersten Aerzten fungirten sog. zweite dirigirende Aerzte und Wundärzte, welche in der Charité wohnten. Der „Operateur und Oberchirurg im Maison de charité" machte wöchentlich zweimal Visite, untersuchte die chirurgischen Kranken, dictirte dem Pensionärchirurgen seine Verordnungen in die Feder und liess von diesem und den Lazarethscherern in seiner

Gegenwart die Kranken verbinden. Vor allen wichtigen Operationen sowie bei innerer Behandlung musste er den Arzt zuziehen. Er machte die Operationen selbst und durfte dieselben keinem ungeschickten Pensionärchirurgen anvertrauen; ausserdem behandelte er die Schwangeren. Der zweite dirigirende Wundarzt vertrat den ersten in dessen Abwesenheit, berieth mit ihm über alle wichtigen Kranke und behandelte solche nach gemeinschaftlich getroffener Uebereinkunft. Von den Pensionär- und Stabschirurgen war einer der medicinischen, ein anderer der chirurgischen Abtheilung, ein dritter der Entbindungsanstalt und den venerischen Kranken, ein vierter der Irrenanstalt und den Krätzigen beigegeben (1799). Sie hatten die specielle Aufsicht über Pflege, Arznei, Diät und schrieben die Krankengeschichten. Unter ihnen standen Subchirurgen, welche alle zwei, drei Monate auf den wichtigsten Abtheilungen wechselten, sodass sie binnen einem Jahre die meisten Stationen durchgemacht hatten. Sie sahen die ihnen zugetheilten Kranken täglich vier-, fünfmal, wachten Nachts bei denselben wenn es nöthig war und sorgten für die richtige Verabfolgung der Speisen, mussten aber ihre Recepte von den Pensionärchirurgen durchsehen lassen.

Man hätte erwarten können, dass die Charité als grösstes Krankenhaus der Residenz eine Musteranstalt für alle übrigen im Lande geworden wäre. Allein wie düster ist das Bild, welches im Jahre 1806 der dirigirende Arzt E. Horn von ihr entwirft, als er öffentliche Rechenschaft über seine zwölfjährige Dienstführung ablegte. Schmutz und Gestank, wie sie jeder Beschreibung spotten, herrschten damals im ganzen Hospital. Anstatt die Kranken bei der Aufnahme zu reinigen, liess man ihnen ihre schmutzigen Lumpen und packte sie in die unreinen Betten. Wochenlang blieb die dreckige Bettwäsche liegen, man wusch so schlecht, dass die reine Wäsche von der gebrauchten kaum zu unterscheiden war; Bäder fehlten. Fast unter allen Betten standen die Nachttöpfe, welche ebenso furchtbar stanken, als die hölzernen Eimer, die für den Koth bestimmt waren. In den Strohsäcken hauste das Ungeziefer, und die von Schweiss und Urin durchfeuchteten Federkissen verpesteten die Umgebung. Die Bettstellen, die man anzustreichen nicht für nöthig hielt, wurden locker und fielen auseinander; in ihnen war eine Brutstätte der Wanzen. Wohin man sah, wohin man fasste, wohin man trat, überall ein unbeschreiblicher Schmutz. Dabei meist alle Fenster dicht verschlossen aus Furcht vor Zug und Erkältung. Die Kost war schlecht, sodass die Wärter einen Kleinhandel in der Anstalt trieben und Wurst, Käse, Branntwein an die Kranken verkauften.

Nirgends war das Wartepersonal schlechter als hier; die Leute verstanden nichts und wurden unter aller Würde bezahlt, per Monat Einen Thaler und Abends kein Essen im Spital. Es bedarf keiner regen Fantasie sich die Folgen dieser traurigen Wirthschaft auszumalen. Das Hospital war mit Kranken überhäuft. Trotzdem der Raum höchstens für 750 Patienten hinreichte, waren oft 8—900 aufgenommen, sodass ansteckende Kranke und Rasende zwischen den Reconvalescenten umherlagen. Jahre lang hauste das Lazarethfieber und raffte viele, selbst leichte Kranke, Wärter und Subchirurgen hin. Fragt man nach den Gründen, welche die Charité zu einer wahren Mördergrube machten, so lagen sie hauptsächlich in der fehlerhaften Administration und der Ungunst der Kriegsjahre. Es war ein Unglück, dass die Aerzte von der Verwaltung des Krankenhauses ganz und gar ausgeschlossen waren. Der Oberinspector regierte allein; er bestimmte ohne sich an den Arzt zu kehren die Temperatur in den Krankenzimmern, den Wechsel der Wäsche, die Speisen, Erleuchtung, Reinigung der Zimmer u. s. w. Bei seinem Grundsatz, je weniger Kosten und Mühe desto besser, nahmen Schmutz und Ungeziefer von Tage zu Tage überhand. Die Feuerung wurde entweder verweigert oder so knapp geliefert, dass man kaum damit einen Breiumschlag warm machen konnte. Verlangte Horn etwas Holz, dann bekam er nichts, ersuchte er darum, so erhielt er zuweilen etwas, bat er dringend, wohl etwas mehr; Alles dieses hing von den Launen der Administration ab. Die Erleuchtung war so schlecht, dass noch im Jahre 1815 ein Selbstmord in Gegenwart von fünfzehn Kranken geschehen konnte, der bei zweckmässiger Beleuchtung wahrscheinlich hätte verhütet werden können. Der andere Grund für dieses grosse Elend war die Geldnoth während des Krieges, in welchem die Franzosen die Charité soviel als möglich räumen und zu einem Militärlazareth einrichten liessen. Schon vor 1806 reichten die Zuschüsse des Königs nicht aus und hörten von 1806—1814 ganz auf. Man griff die Capitalien an und vermehrte die Schulden. Im Jahre 1810 hatte der Charitélieferant eine Forderung von 50,000 Thalern und musste sich die Zinsen von 5177 Thalern auf gerichtlichem Wege durch zwei Instanzen erstreiten. Selbst nach dem Frieden dauerte die Geldklemme fort, sodass jener die Fortsetzung der Lieferungen kündigte und der Behörde anzeigte, dass die Verpflegungsmittel nur noch für einen Tag ausreichten. Unter diesen Umständen verhallten die Klagen der Aerzte im Winde. Erst den ausserordentlichen Anstrengungen Horn's und Hufeland's war es zu danken, dass eine grössere Reinlichkeit

in der Charité hergestellt wurde und die übrigen heillosen Verhältnisse sich besserten.

In der zweiten Hälfte des Jahrhunderts waren Aller Augen auf
das neu gegründete allgemeine Krankenhaus in Wien gerichtet. Wien besass zur Zeit Maria Theresia's mehrere kleine
Kranken- und Armenhäuser, u. A. das Johannes-, Kaiser- Bürger-
und St. Markusspital (für Syphilitische und Gebärende), das Beckenhäusel (Versorgungshaus für Arme), das spanische und das Dreifaltigkeitshospital. In letzterem war die medicinisch-chirurgische
Lehrschule, eine Schöpfung van Swieten's. Kaiser Joseph II. hatte
sich wiederholt aus eigener Anschauung von den Fehlern jener
kleinen verpesteten Hospitäler, welche beständig gegen 2000 Kranke
und Arme versorgten und jährlich ca. 200,000 Gulden Einkünfte
hatten, überzeugt. Er liess sie jetzt einziehen und gründete dafür
ein grosses allgemeines Krankenhaus mit viel Aufwand. Wiener
Briefe aus dieser Zeit berichten, „dass Jedermann aufs höchste gespannt sei ob der wichtigen Veränderungen und es unter den Wiener
Aerzten gähre, weil manchen alten Einrichtungen ein Garaus gemacht
werden solle." Der Kaiser war edelmüthig genug keine Staats-
gelder zu verwenden, sondern alle Kosten (ausser dem Fond der
aufgehobenen Spitäler) aus eigenen Mitteln zu bestreiten. Man benutzte die alten Gebäude des vormaligen Armenhauses in der Alster-
gasse, veränderte sie entsprechend und baute noch einige neue zwei-
stöckige Gebäude hinzu, sodass das Ganze neben dem eigentlichen
Krankenhause ein Gebärhaus, Irrenhaus, Siechen- und Findelhaus
umfasste. Am 16. August 1784 wurde das Hospital eröffnet. Den
Haupteingang zierte die goldene Inschrift: Saluti et solatio aegrorum.
Josephus secundus semper augustus. Durch das Thor trat man in
den ersten, über 600 Fuss langen Hof, der mit Alleen, Bäumen und
Springbrunnen geziert war. Hinter diesem lagen noch sechs
kleinere, ebenso ausgeschmückte Höfe. Das ganze Hospital war für
2000 Kranke bestimmt (die deutschen Zeitschriften munkelten von
6000 Kranken) und hatte für medicinische und chirurgische Kranke
86 Zimmer, von denen schon im ersten Jahre 72 belegt waren: 34
für Männer und 28 für Frauen. Jene enthielten damals 812, letztere
676 Betten, also im Ganzen 1488. Zur chirurgischen Abtheilung
gehörten auch die Venerischen und Augenkranken. Die meisten
Sääle enthielten 20, einige 40, und die beiden grössten für venerische
Kranke 90 Betten. Sämmtliche Zimmer waren 14 Fuss hoch, 26 Fuss
breit und hatten an beiden Seiten Fenster, unter welchen die Betten
3 Fuss von einander entfernt standen. Für Ventilation war dadurch

gesorgt, dass wenn die 6 – 8 Fuss über dem Fussboden angelegten Fenster auf beiden Seiten geöffnet waren, die Luft oben durchstrich, ohne dass die Kranken belästigt wurden. Ausserdem waren über den Thüren Luftzüge in der Mauer, welche durch Röhren ins Freie mündeten, ebensolche im Fussboden unter den Betten, und Zuglöcher unter den Oefen. Ueberall herrschte die grösste Reinlichkeit, wie sie in einem fürstlichen Palaste nicht besser sein konnte; Betten sammt Wäsche wurden oft gewechselt und gereinigt. Jeder Kranke hatte sein eigenes Bett; daneben stand ein kleiner Tisch mit Trinkgeschirr, ein Blechgefäss für den Auswurf und ein Uringlas. Darüber hing eine schwarze Tafel, auf welcher die Nummer vom Zimmer und Bett, der Name des Patienten, Tag der Aufnahme, Arzneimittel, Diät und die wichtigsten Krankheitserscheinungen in Rubriken angemerkt waren. Man theilte die Kranken in vier Classen: in der ersten zahlten sie täglich einen Gulden und erhielten dafür ein besonderes Zimmer, Kost, Arznei, Behandlung und einen eigenen Wärter. Ihr Bett enthielt eine Rosshaarmatratze, Strohsack, zwei feine Betttücher und mehrere Kissen. In der zweiten Classe hatte man für einen halben Gulden dasselbe wie in der ersten, aber keine eigene Bedienung und weniger luxuriöse Speisen. Die dritte Classe, hauptsächlich von Dienstboten benutzt, kostete zehn Kreuzer, während die vierte die Armen unentgeltlich aufnahm. Kleidung und Wäsche lieferte das Hospital. In der Aufnahme der Kranken fand kein Unterschied, weder in Rücksicht auf Heimath noch Religion statt; nur die Unheilbaren überwies man den Siechenhäusern. 6 Aerzte und 6 Wundärzte wechselten täglich, um die Aufnahme zu besorgen. Als Director fungirte der Leibarzt Quarin, welcher den Plan zum Hospital geliefert und nur allein dem Kaiser Rechenschaft abzulegen hatte. Die medicinischen Kranken waren unter 4 ordinirende Aerzte, sog. Primarii vertheilt, von denen 2 im Hause frei wohnten; unter ihnen standen 15 Secundarärzte. Von den 5 Oberwundärzten, welche die chirurgische Abtheilung dirigirten, musste der erste bei allen wichtigen Fällen und grossen Operationen zu Rathe gezogen werden. Er besuchte täglich sämmtliche chirurgische Kranke, ohne dieselben speciell zu behandeln und hatte die Aufsicht über das Instrumentarium und Verbandmaterial. Ausserdem waren 7 Unterwundärzte, die wie die Secundarärzte gestellt waren, nebst 10 Assistenten und einer Anzahl Praktikanten in Thätigkeit. Die chirurgischen Fälle, welche auf der medicinischen Abtheilung vorkamen, besorgte einer der Oberwundärzte, während umgekehrt bei wichtigen inneren Krankheiten auf der chirurgischen Station einer der ersten

Aerzte zugezogen wurde. Die Visitenzeit war im Sommer Morgens von 7—8, im Winter von 8—9 und Nachmittags von 3—4 Uhr. Je 20 Kranke wurden von 3 Wärtern resp. Wärterinnen bedient, welche monatlich 9 Gulden bekamen, sich aber selbst beköstigen mussten. Oeconomie, Inventar und Eigenthum der Kranken verwalteten 4 Hausväter mit 12 Angestellten; zugleich waren mit 3 Köchen sämmtliche Speisen, die im Uebrigen sehr gut und schmackhaft zubereitet wurden, genau verdungen. Das Spital besass eine eigene Apotheke, deren Einrichtung 20,000 Gulden gekostet hatte, mit 4 Receptirtischen für 1 Provisor und 6 Gehülfen, daneben ein Laboratorium, in welchem 7 Personen arbeiteten. An jedem Morgen hielt man Poliklinik, wo ein Arzt und Wundarzt unentgeltlich ordinirten. Hier war der Zulauf so stark, dass schon im ersten halben Jahre 16,659 und binnen drei Jahren 116,041 Kranke freie Arznei erhielten. Was die Gehalte der Hospitalärzte betrifft, so erhielt der Director 3000 Gulden, die Primarii 600—1000, der erste Oberwundarzt 1500 Gulden, die übrigen Oberwundärzte 800, die Secundarärzte 300, und einzelne Praktikanten 1—200 Gulden. Die meisten von ihnen hatten freie Wohnung im Hospital. (Oestreichische Gesetze in John's Lexicon; Münch in Scherf's Archiv d. med. Polizei V. 1786). Im Jahre 1874 bezog der Director dieses grössten europäischen Hospitals, in welchem jährlich 20,000 Kranke verpflegt werden, der 10 Universitätskliniken und 27 Abtheilungen zu beaufsichtigen und ein Heer von 220 Mann zu commandiren hat, denselben Gehalt, welchen vor 100 Jahren Joseph II. dem Director zugewiesen hatte!

Mit der Berliner Charité und dem Wiener allgemeinen Krankenhause, welchem sich ein schönes von Joseph II. gestiftetes Hospital in Prag anschliesst, sind die wichtigsten Hospitäler in Deutschland erschöpft. Erst in den letzten Decennien vermehrte sich die Zahl derselben in erfreulicher Weise. Man wurde sich immer mehr bewusst, dass ihr Werth nicht allein in der Hülfe läge, die man dem Kranken angedeihen liesse, sondern dass auch die Wissenschaft den grössten Theil ihres Reichthums ihnen zu verdanken habe. Man verbesserte die älteren Hospitäler; neue wurden errichtet und von Joseph II. in allen grösseren Garnisonstädten erbaut oder leere Klostergebäude dazu hergerichtet. Dresden erhielt 1751 ein kleines chirurgisches Hospital, welches 1778 mit dem Collegium med. chir. verbunden wurde. Frankfurt a/Main verdankte sein Bürgerhospital der hervorragenden Wohlthätigkeit eines seiner Aerzte, des Dr. Joh. Christ. Senkenberg, welcher 1770 sein ganzes, sehr ansehnliches Vermögen der Stadt schenkte. Davon baute man das

Spital, ein anatomisches Theater, einen botanischen Garten und das chemische Laboratorium. In Braunschweig wurde 1780 ein Hospital mit 50 Betten gegründet. Die meisten deutschen Universitäten besassen noch keine Hospitäler. Was war daher von den Leistungen der Professoren, was von der chirurgischen Ausbildung der jungen Leute und den Fortschritten der Chirurgie zu erwarten, wenn die Kranken fehlten und damit der Wissenschaft ihr wichtigster Lebensnerv entzogen war? Göttingen war 43 Jahre lang Universität, bevor es ein kleines Hospital mit 15 Betten erhielt (1780), obwohl schon viele Jahre zuvor der dortige Professor A. G. Richter darauf hingewiesen hatte, dass ohne ein solches weder Medicin noch Chirurgie wahrhaft gedeihen könnten. In Würzburg war es umgekehrt: hier hatte der Fürstbischof Julius zuerst das Juliushospital für Arme, Kranke und Waisenkinder 1576 gegründet und darauf 1582 die Juliusuniversität. Allein die Verwerthung des Hospitals für den Unterricht begann erst am Ende des 18. Jahrhunderts. Das Hospital nahm, als nach einem Brande (1704) ein neues grosses Gebäude aufgeführt war, gegen 400 Kranke auf. Ausserdem war in Würzburg (1786) von dem Hutmacher Heydenreich aus freiwilligen Beiträgen ein Spital für kranke Handwerksgesellen und Lehrjungen errichtet. In Kiel, welches im Jahre 1665 zur Universität erhoben war, entstand erst über hundert Jahre später auf Anregung des Professor Weber ein Spital aus gesammelten Beiträgen (1787). Auch auf der Universität Halle verflossen hundert Jahre, bevor sie 1806 auf Reil's Antrag ein Hospital von 12 Betten erhielt, welches für 1800 Thaler eingerichtet wurde. — In den beiden letzten Decennien des Jahrhunderts fing man an besondere Schulen zur Ausbildung von Krankenwärtern einzurichten. Dr. May gründete eine solche 1782 in Mannheim für 12 Wärter und entstanden einige Jahre darauf diejenigen in Carlsruhe, Magdeburg, später auch in der Berliner Charité.

Suchen wir in den 80er Jahren die Hospitäler des Auslandes auf, so zeigt sich, dass Deutschland weit hinter England und Frankreich zurück stand, wo fast jede mittelgrosse Stadt ihr Hospital, womöglich auch ein Irrenhaus, Entbindungsanstalt und Pockenhospital hatte. In keinem Lande war für die Kranken besser gesorgt als in England. Hier wurden fast alle Anstalten für das öffentliche Gesundheitswohl durch die Privatwohlthätigkeit einzelner reicher Bürger gegründet und erhalten; und keine Stadt in Europa war reicher an milden Stiftungen als England's Hauptstadt. Die Spitäler in London, 27 an der Zahl im Jahre 1784, hatten eine vortreffliche innere Einrichtung, welche sich fast überall glich. Das älteste und beste war das St. Bartholomäushospital, zugleich eines der schönsten Gebäude in London. Im Jahre 1102 von Rayhere, dem Prior von St. Bartholomew, gestiftet gerieth es nach und nach in Verfall und wurde bei der Auflösung des Klosters von Heinrich VIII. neu gegründet. Hier hatte Harvey, der Entdecker des Blutumlaufs, gewirkt. Das neue Gebäude, 1730 aufgeführt, war ein grosses Viereck. Zwei Flügel enthielten ein jeder 16 Sääle, von denen 12 beständig belegt waren; der dritte Flügel war für kranke Frauen, der vierte für das Dienstpersonal bestimmt. Im Spital, wo die grösste Reinlichkeit herrschte, waren fast immer über 400 Kranke, darunter 100 chirurgische, von denen 10 — 14 in jedem Saal ca. sechs Fuss auseinander lagen. Zur Ventilation dienten grosse Kamine und standen alle Thüren ausser bei grosser Kälte offen. Das Wasser, durch Röhren im Hause fortgeleitet, reichte man den Kranken in ledernen Krügen. Sehr auffallend war im Vergleich zu Deutschland die geringe Ausstattung der Apotheke, welche kaum ein Dutzend Flaschen und Gläser enthielt. Zur Pflege hatte man sogenannte Schwestern, zwei bis vier für jedes Zimmer, die einen mässigen Lohn erhielten. 3 Aerzte und 3 Wundärzte mit ebensoviel Assistenten behandelten die Kranken. Sie machten dreimal in der Woche Visite und wechselten wöchentlich ab, sodass in dieser Zeit ein jeder die neuen Patienten für seine Abtheilung aufnahm. So kam es, dass die chirurgischen Kranken oft ungleich vertheilt waren, der eine Chirurg 30, der andere 50 hatte. Die Aufnahme war zu jeder Zeit möglich, allein Mittwoch der dazu eigentlich bestimmte Tag. Der Kranke zahlte beim Eintritt 24 Schillinge oder stellte einen Bürgen um die etwaigen Begräbnisskosten zu bestreiten; bei seiner Entlassung erhielt er das Geld zurück. Die Chirurgen consultirten sich gegenseitig bei wichtigen Fällen und operirte jeder seine Kranken, vorausgesetzt dass nicht einer von ihnen gewisse Operationen besonders cultivirte. So machte Pott, welcher Sharp und Earle zu Assistenten hatte, die meisten Augenoperationen und fast alle Steinschnitte im Spital. Operirt wurde sehr viel, meistens am Sonnabend. Im St. Thomashospital operirte Else und machte Chandler viele Steinschnitte. Das Guy'shospital war 1722 vom Buchhändler Guy gestiftet, wodurch er seiner bösen Haushälterin, die er hatte heirathen wollen, die Summe von 240,000 Pfund Sterling entzog. Hier behandelten Lucas, Warner und Cooper die chirurgischen Kranken. Das Londonhospital (gegründet 1758) war meist von Schiffern frequentirt, mithin reich an Verletzungen und Operationen. Eine Menge chirurgischer Kranker lag auch im St. Georgeshospital (gegründet 1773), wo John Hunter wirkte, dem seit 1786 besonders viele Kranke mit Aneurysmen unter die Hände kamen; neben ihm arbeiteten sein Schwager Ev. Home und Hawkins. Von diesen vier Londoner Hospitälern enthielt das Thomashospital 500, die anderen 3—400 Betten, deren dritter Theil etwa mit chirurgischen Kranken belegt war. Das Westminsterhospital (gegründet 1719) erhielt sich bloss durch Oratorien, welche sämmtliche Musiker in London, mindestens 800, jährlich in der Westminsterabtei für ein Entrée von 1 Guinee gaben. Kranke Musiker genossen daher bei der Aufnahme den Vorzug. Das von Bromfield u. A. (1746) gestiftete Lockhospital nahm nur Syphilitische auf, jedoch nach den Statuten Jeden nur ein einziges Mal. Es gab in London damals schon besondere Hospitäler für gewisse Krankheiten, so für Blattern- und Geisteskranke. Zwei Irrenhäuser konnten je 300 Kranke fassen; darunter das Bethlehemhospital (gegründet 1553), in welchem erst 1770 die scheussliche Sitte aufhörte die an die Mauer geketteten, halb nackten Patienten dem Publikum gegen ein Eintrittsgeld von 1 Schilling zu zeigen; ausserdem das St. Lucashospital. London besass ferner ein Magdalenenhospital als Asyl für büssende Sünderinnen, einige Entbindungsanstalten und milde Stiftungen für Arme (Infirmary), wo Aerzte, Wundärzte und Apotheker wöchentlich zweimal den Kranken unentgeltlich ihren Rath und Medicamente gaben. Ein Privatmann schenkte ein Capital, dessen Zinsen für zwölf Krebskranke verwandt wurden. Es fehlte noch an einem Spital für Augenkranke; zwar war drei Meilen davon in Kentischtown ein prächtiges Gebäude mit der Ueberschrift: Infirmary for blind people, indessen kein Kranker darin. Greenwich und Chelsea hatten Invalidenhäuser, letzteres für 2000 Matrosen. In allen Londoner Spitälern wurden die Visiten um 11 Uhr, die Operationen um 12 Uhr in einem besonderen Saale gemacht, der meist Oberlicht hatte.

In der Provinz hatte Portsmouth ein grosses Hospital, welches, allein auf einer Halbinsel gelegen, 120 Krankenzimmer mit 2100 Betten fasste. Hier wurden hauptsächlich Matrosen und Kranke mit Scorbut, auch 5—700 chirurgische Fälle behandelt. Ein sehr schönes Spital besass Edinburgh für 200 Kranke. In demselben wechselten alle Monate unter 24 Chirurgen zwei ab, die in einem grossen Amphitheater die Operationen verrichteten. Keine derselben durfte aber ohne Zustimmung von vier Chirurgen ausgeführt werden; sobald sie sich aufschieben liess, musste der Tag vorher am Spitalthor durch Anschlag bekannt gemacht werden.

Der Besuch der Londoner Hospitäler wurde dem Ausländer durch den hohen Eintrittspreis etwas erschwert. Einmal nur liess man den Fremden mit einem Empfehlungsschreiben wohl ein, beim zweiten Male verwehrte ihm der Portier den Eingang zum Operationssaal, wenn er sich nicht hatte einschreiben lassen. Die meisten Fremden sahen daher nur ein oder zwei Operationen, liefen die Spitäler durch und begnügten sich einige Instrumente zu kaufen, einmal einer Vorlesung beizuwohnen um dann wieder abzureisen. Viele Ausländer gingen deshalb nach Edinburgh, wo Aufenthalt und Vorlesungen sehr viel billiger und der Besuch der Hospitäler frei waren. (J. Hunczovsky, Med. chir. Beobachtungen auf seinen Reisen durch England und Frankreich, besonders über die Spitäler. Wien 1783. Briefe aus London in Baldinger's med. Journ. 15. Stück, 1787).

Kommen wir nach Frankreich vor Beginn der Revolution, so tritt uns Paris mit der imponirenden Zahl von 51 Spitälern entgegen, darunter 22 für Kranke, 18 für Sieche und Unheilbare, 2 für Soldaten, die übrigen für Greise und Waisen. Die meisten Krankenhäuser waren sehr alt und von geistlichen Orden gestiftet, daher fast immer in Klöstern oder neben den Kirchen gelegen. Die Oberaufsicht führte der Erzbischof mit dem Generalprocurator des Parlaments; ausserdem wurde jedes einzelne Spital von Priestern oder angesehenen Bürgern verwaltet. Im Inneren herrschten die Mönche und Nonnen so eigenmächtig, dass zum grossen Nachtheil der Kranken die Aerzte fast ganz von der Administration ausgeschlossen waren, gar keine Gewalt hatten und sich die nöthigsten Arzneien von der Gnade einer Nonne erbetteln mussten. Es war so schwierig gegen die Pfaffenwirthschaft aufzukommen, dass, trotzdem mehrere Decennien hindurch über den unglücklichen Zustand der Schwangeren im Hôtel Dieu der Regierung rapportirt wurde, jede Verbesserung an einer Menge von Kabalen scheiterte. Während in den Civilhospitälern die grössten Missbräuche vorkamen, war die Verfassung der Militärhospitäler, wo Laien und Aerzte allein regierten, vortrefflich. Mit dem Eintritt der Revolution wurde es noch schlechter. Die Priester bettelten nicht mehr für die Spitäler, sodass ein grosser Theil der Einkünfte verloren ging, und die reichen Leute verbargen ihr Geld. Gelegentlich jagte man Priester und Nonnen aus den Spitälern fort, bezahlte aber ihre Nachfolger so schlecht, dass schliesslich eine wahre Anarchie in allen Zweigen der Verwaltung entstand. 1772, als ein Theil des Hôtel Dieu abbrannte, dachte man mit allem Ernst an eine Reform. Viele Vorschläge liefen ein, bis endlich im Jahre 1787 der Entschluss gefasst wurde vier neue Spitäler zu erbauen. Binnen kurzem waren 2 Millionen Livres durch Subscription zusammengebracht und über 10 Millionen gezeichnet, allein die königlichen Cassen steckten die Gelder ein und bauten nicht. Unter diesen Verhältnissen trat die constituirende Versammlung auf, die zwar Manches in der Verwaltung besserte, auch gewisse Einkünfte sicherte, Alles übrige aber der legislativen Versammlung überliess. Als diese sämmtliche Güter zu Nationaleigenthum erklärte, wurden die Hospitäler mit einem Schlage ihres Vermögens beraubt und dadurch allen Schicksalen blossgestellt. Die Revolution brach herein. Die Unordnungen in den Spitälern stiegen aufs höchste; aber trotzdem litten die Kranken während der Schreckensherrschaft niemals Mangel. Der Staat war gegen ihre Bedürfnisse freigebig und die Verpflegung besser wie in den niederen Bürgerfamilien. Nie gab es eine Zeit, wo die Kranken unter 8 Unzen Brod, $1/8$ Pfund Fleisch und $1/4$ Flasche Wein gehabt hätten. Dagegen stieg im Sommer 1797 der Mangel mehr als je, sodass einmal die Casse eines Hospitals nur 36 Livres besass.

Das älteste, grösste, reichste und schlechteste Hospital in Europa war das Hôtel Dieu in Paris. Es soll 660 n. Chr. von St. Landry, dem Bischof in Paris gestiftet sein; sicher ist, dass Ludwig der Heilige und Heinrich IV. es vorzüglich bereichert haben. Das alte Gebäude lag an der l'isle de Notre dame, die neueren jenseits des Stroms, mit jenem durch eine Brücke verbunden. Im Jahre 1783 umfasste das alte Haus 23 Sääle, deren grösster 400 Kranke enthielt. Fast beständig waren im Spital ca. 3—4000, mitunter noch mehr Kranke, aber nur 1233 Betten vorhanden. Es kamen daher oft 4,5 in ein Bett; ja es ereignete sich, dass ein Todter, zwei Moribunde und ein Reconvalescent zusammenlagen. Trotz des Königs Befehl, dass Jeder sein eigenes Bett erhalte und nur bei Ueberfüllung des Hospitals zwei in ein Bett gelegt werden dürften, begnügte man sich Scheidewände von Brettern zwischen die Kranken zu schieben, damit sie sich nicht berührten. Die Aufnahme geschah ohne Unterschied; nur die Krätzigen und Syphilitischen wurden nach Bicêtre gewiesen. Der wachthabende Chirurg (Chir. de la porte), welcher alle Monate wechselte, untersuchte die neuen Ankömmlinge. Es existirten besondere Sääle für Operirte, Augenkranke, Verwundete, Scorbutische, obwohl nicht selten chirurgische und medicinische Kranke, welchen die Hospitalkleidung geliefert wurde, durch einander lagen. Zur Pflege waren 92 Nonnen mit 50 Novizinnen und 18 anderen Frauen engagirt. Die Nonnen theilten die Speisen aus, kümmerten sich dabei aber so wenig um die Vorschriften der Aerzte, dass viele Kranke einzig und allein in Folge der grenzenlosen Unordnung starben. Man gebrauchte täglich 4000 Pfund Brod. 8 Aerzten und einem Oberwundarzt (Chir. major) mit 100 angehenden Wundärzten war die Behandlung anvertraut. Von diesen waren 13 sog. Chir. internes, weil sie Kost und Logis im Spital hatten und 15 Chir. externes, welche im Spital assen, aber ausserhalb desselben wohnten. Die übrigen 72 genossen diese Vortheile nicht, mussten aber pünktlich zur Visite, die früh Morgens um 6 Uhr, im Winter bei Licht und Nachmittags um 5 Uhr gemacht wurde, erscheinen. Zwei der ältesten Internes wurden nach mehrjähriger Dienstzeit sog. Gagnants maîtrise, d. h. sie behandelten die Kranken für sich und brauchten nur bei wichtigen Fällen den ersten Wundarzt zu Rathe zu ziehen. Diese Stellung behielten sie einige Jahre, worauf sie zum Maître avancirten. In der Regel waren mehr als 500 chirurgische Kranke im Spital. Trotzdem lernten die Studenten wenig, weil der Oberwundarzt sich während der Visite nicht lange am Krankenbette aufhielt und selten sprach. Im Frühling und Herbst waren die meisten Operationen, oft an einem Tage zehn bis zwölf. Es bestand hier wie in anderen grossen französischen Hospitälern die Unsitte, alle Steinkranke an einem bestimmten Tage zu operiren, sodass manche oft Wochen, ja Monate lang darauf warten mussten und in Folge der schlechten Hospitalluft und Diät sehr herunterkamen. So machte Moreau 1761 im Hôtel Dieu an einem Tage fünfzehn Steinschnitte. Einige Tage vor der Operation gab man zumal den jüngeren Patienten Wurmkuchen, weil viele an Würmern gestorben sein sollten! Die Mortalität war, wie wir nachher sehen werden, grauenerregend; die Leute starben in der verpesteten Luft wie die Fliegen. Diese Angaben des Wiener Arztes Hunczovsky waren nicht übertrieben und wurden von französischer Seite bestätigt. Die Académie des sciences beauftragte nämlich einige ihrer Mitglieder, ein Gutachten über das Hôtel Dieu abzugeben (1786). Sie machten darauf aufmerksam, dass dasselbe an einer Strasse läge, wo den ganzen Tag über Wagen mit Holz und Steinen, zuweilen 168 in einer Stunde führen. Für 4800 Kranke gab es nur 2000 Betten und lagen mitunter 6 Kranke zusammen. Hier fand man in ein- und demselben, von Unflath schmutzigen Bett 3 Verwundete, dort 3 Rasende, die sich in ihrer Wuth lahm und todt schlagen konnten. Zwischen Kranken und Todten lagen die Reconvalescenten. Sämmtliche Verwundete, 2—300, waren in dem einzigen Saale St. Paul zusammengepfropft, wo der alleinige Durchgang zur Küche und Keller war. Dicht neben diesem Stankloch und über der Leichenstube lag der Operationssaal. Die französischen Commissäre erklärten öffentlich mit Genehmigung der Regierung, dass das Hôtel Dieu von allen Hospitälern das ungesundeste sei. — Lassen wir uns noch einmal 1796 an der Hand G. Wardenburg's in dieses verrufene Haus führen, welches damals zur grössten Ironie Grand hospice de l'humanité genannt wurde. Schon bevor man die Pforten des Todes passirte, drang einem in beträchtlicher Entfernung der Leichengeruch entgegen. In dem täglich baufälliger gewordenen Hause war die Zahl der Kranken seit der Revolution auf etwa 2—2500 vermindert; auch wurden besonders auf Desault's Einfluss mehr einschläferne Betten benutzt. Mehr wie zwei Kranke lagen nie in einem Bett, durch eine Scheidewand getrennt. Die Nonnen hatten ihren bedeutenden Einfluss behalten und zeigten sich nirgends intriguanter als hier. Koth und Urin liefen aus den Abtritten in eine enge Röhre zusammen, durchdrangen aber die Mauern, wodurch sich ein enormer Gestank entwickelte. Am haarsträubendsten war, dass die Todtenkammer mit dem Anatomiesaal am Ende von zwei Krankensäälen lagen und ihre Thüren dort hinein führten. Durch diese Sääle wurden alle Todte getragen, sodass der Leichengeruch Alles verpestete. Ebenso grauenhaft war der niedrige und finstere Operationssaal, wo die Kranken am hellsten Tage bei Kerzenlicht operirt wurden. Nachts brannten qualmende Lampen. Der Strassenlärm war so gross, dass weder die Internes in ihren Wohnungen ruhig arbeiten, noch die Operirten Ruhe finden konnten; Tenon hatte berechnet, dass unter dem Operationssaal stündlich 92 Karren und Frachtwagen durchfuhren, weshalb Desault die Operationen ins Amphitheater verlegte. Ihm verdankte das Hôtel Dieu eine bessere Einrichtung der Sääle und Vertheilung der Lebensmittel. Auf seinen Antrieb wurde die erzbischöfliche Wohnung, Kapelle und Kirche mit zum Spital verwandt, und in der Kapelle ein grosses Amphitheater hergerichtet. Ausser 12 Aerzten, meist unbekannten Leuten, welche ihre Stellen durch Protection erhalten hatten, dirigirte damals Pelletan die chirurgische Klinik. Das Hospital beschäftigte ausserdem einen Oculisten und einen eigenen Bandagisten (Chir. herniaire).

Nächst dem Hôtel Dieu war in Paris für den Praktiker die Charité, später Hospice de l'unité genannt, das wichtigste Hospital, da in beiden gewöhnlich die schweren chirurgischen Fälle zusammen kamen. Es war das älteste von den 32 Spitälern in Frankreich, welche den barmherzigen Brüdern gehörten, die selbst darin Aerzte und Wundärzte waren. Die Revolution vertrieb sie, weil sie den

Eid nicht leisten wollten, und doch gehörten die Charitébrüder überall zu den besten Pflegern. Das Spital mit etwas über 200 Betten nahm keine weiblichen Kranke, auch keine mit Syphilis, ansteckenden Krankheiten und Brüchen auf; ferner waren Priester ausgeschlossen, weil sie von ihrer Messe leben konnten und Soldaten, da sie im Solde standen. Sonst fanden alle arme Kranke zu jeder Zeit Einlass, nicht wie in manchen Spitälern zu gewissen Tagen und Stunden. Von den Krankensäälen, welche sämmtlich unter einander in Verbindung standen, waren die grösseren nur durch eiserne Gitter von einander getrennt, während die kleineren durch offene Thüren mit den grossen communicirten. Der Kranke hatte sein eigenes Bett; zwischen zwei Betten standen die Nachtstühle, welche zwischen 2 und 3 Uhr Nachts entleert wurden. Die Mönche hielten auch unentgeltlich Poliklinik und hatten starken Zulauf. Zwar war im Hôtel Dieu eine grössere Mannigfaltigkeit von chirurgischen Kranken, dafür aber in der Charité die Visite viel gründlicher; jeder Kranke wurde täglich untersucht. Leider gab es keinen besonderen Operationssaal, sodass mit Ausnahme der Steinkranken, Hasenscharten u. s. w. alle Kranke in den Betten operirt wurden. — Mit dem sog. Hospice de charité, welches in einem alten Kloster für 120 Kranke 1779 hergerichtet war, machte man zuerst den Versuch, ob es nicht vortheilhaft sei, ein kleines Spital in jeder Pfarre für die darin befindlichen armen Kranken anzulegen. Das Hospital St. Louis war für ansteckende, das der heiligen Anna für Pestkranke bestimmt. Zu den besten Hospitälern gehörten das Hospice de St. Sulpice und das Hôpital Necker, welches von Susanne Necker, der Gattin des späteren Finanzministers, auf eigene Kosten 1778 errichtet wurde.

Unter den französischen Provinzialstädten hatte Rouen seit 1754 ein Hôtel Dieu mit 400 Betten, wo ebenfalls mehrere Kranke häufig zusammen lagen. Als Chirurgen fungirten Le Cat und nach ihm sein Schwiegersohn David. Wer in diesem stinkenden Spital nach sechsmonatlichem Aufenthalt nicht geheilt war, wurde in ein anderes Krankenhaus gebracht. In Brest waren die Kranken in den grossen, schlecht zu lüftenden Säälen so gehäuft, dass man das Hospital wegen seiner grossen Sterblichkeit „das Grab der Matrosen" zu nennen pflegte. Grössere Spitäler hatten auch Lyon, Bordeaux und Montpellier. Es gab sogar solche nur für Steinkranke, z. B. in Luneville, wo binnen 50 Jahren 1483 Steinschnitte gemacht waren.

Beschliessen wir unsere Rundreise im Norden Europa's. Stockholm verdankte sein Krankenhaus der Anregung des Dr. Bäck und des Chirurgen Acrel. Seit mehreren Jahren hatte man auf Hochzeiten, Kindtaufen anfangs in der Hauptstadt allein, später im ganzen Lande gesammelt, bis der König Adolf Friedrich ein Gebäude kaufen liess, in welchem 1752 das Spital mit 8 Betten eröffnet wurde. Zwei Ritter des Seraphinenordens dirigirten es. Die Zahl der Betten stieg in den folgenden dreissig Jahren bis auf 44, von denen jedes 1744 Thaler jährlich kostete. Die Beiträge beliefen sich im Jahre 1775 auf 67,500 Thaler, incl. der Einkünfte von der königlichen Lotterie, von Concerten und Schauspielen. Für die Verleihung des Seraphinenordens an die Kaiserin von Russland schenkte sie dem Hospitale 70,000 Thaler. Es war in Rücksicht auf Reinlichkeit und innere Verwaltung eine Musteranstalt; jeder Kranke hatte sein eigenes Bett mit Vorhängen und Hospitalkleidung. Als in den 80er Jahren der König von Schweden in der Gegend von Loulais den Arm brach, schossen die Bürger aus Freude über die glückliche Heilung 4000 Thaler zusammen, um dafür im Hospital stets einige Wundärzte besonders in der Behandlung von Arm- und Beinbrüchen unterrichten zu lassen; man nannte sie Loulais-Aerzte. — Kopenhagen nahm sich an der Schwesterstadt ein Beispiel und baute 1757 das Friedrichshospital für 280 Kranke mit ebensoviel Betten. Die jährlichen Kosten von 25,000 Thaler bestritt die Regierung des Königs Friedrich V. u. A. dadurch, dass sie die Spielkarten stempeln liess und allein verkaufte. Winslow war Chirurg und hielt einmal in der Woche über die vorgekommenen Fälle Vorträge in dänischer Sprache, während Callisen, der Professor der Chirurgie und erster Wundarzt am Seehospital, in deutscher Sprache las. — Petersburg besass im Jahre 1786 ein Hospital mit 300 Betten, ein Irrenhaus und ein Hospital für Syphilitische, ausserdem zwei Pockenhäuser, eine Hebammenschule und eine elektrische Heilanstalt. Wie hier hatte auch in Moskau die Kaiserin Hospitäler bauen und der Kaiser Alexander die beträchtlichen Einkünfte von zwei Starostegen dem Hospital in Wilna zuweisen lassen. Russische Edelleute folgten dem kaiserlichen Beispiel. Graf Scheremeteff setzte ein Capital von 2½ Millionen Rubel aus, dessen Zinsen für Krankenhäuser und milde Stiftungen verwendet werden sollten. von Demidoff schenkte 1 Million Rubel für eine Bibliothek und ein Naturaliencabinet auf der Universität Moskau, sowie für Schulen; derselbe wollte auch, wenn der Kaiser sich entschlösse in Jaroslow eine Universität zu gründen, 1500 Leibeigene hergeben.

Was die Diät in den verschiedenen Hospitälern anbetrifft, so mag folgende Zusammenstellung eine Uebersicht geben:

Hospital.	Strenge Diät.	Ganze Portion.	Uebrige Portionen.
Charité in Berlin (1727).	—	Täglich frisches Fleisch, Suppe, mitunter Vorkost. Braun- oder Weissbier, gelegentlich Wein.	—
Allg. Krankenhaus in Wien (1785).	Früh Fleischbrühe, Mittags Trinkpanatel, Nachmittags wenn nöthig Fleischbrühe, Ab. Suppe mit Brodschnittel.	Früh Einbrennsuppe mit Brodschnittel, Mittags Suppe mit Gerste, Reis, Gries oder Mehlspeise, $1\frac{1}{2}$ Vierting Rindfleisch, Zugemüs. Abends Suppe. Bier oder Wein (Maass zu 8 Kreuzer) nach Verordnung des Arztes.	$\frac{1}{4}, \frac{1}{3}, \frac{1}{2}$ Portion. (Jene Diät war für diejenigen bestimmt, welche nichts oder täglich 10 kr. zahlten; in den höheren Klassen war sie besser.)
Französische Lazarethordnung (1781).	Täglich 3, 4 mal Fleischbrühe.	Täglich 1 Pfund Fleisch ($\frac{2}{3}$ Rind-, $\frac{1}{3}$ Kalb- oder Schöpsenfleisch), welches in Gegenwart des Controleurs abgewogen, gekocht ohne Knochen 10 Unzen betragen muss; 24 Unzen Brod aus reinem Weizenm., 1 Schoppen Roth- oder Weisswein resp. Bier, Salz und Weinessig. Extraspeisen nach Verordnung.	—
Charité in Paris (Hunczovsky 1783).	Lautere Suppe, leichte Milch- od. Obstspeise.	Suppe, 8 Unzen Fleisch, 10 Unzen Brod Mittags und Abends, $\frac{1}{3}$ Maass Wein.	$\frac{1}{2}$ und $\frac{1}{4}$ Portion.
Hosp. in Portsmouth (1780).	Warme Milch mit Wasser, statt dessen mitunter Pomatsuppe; als Getränk Gerstenwasser.	1 Pfund gekochtes Rindfleisch, 1 Maass Bier.	$\frac{1}{2}$ Portion.

Wennschon sich gegen diese Vorschriften im Allgemeinen nicht viel einwenden ließ, so war doch zu berücksichtigen, dass in Folge der grossen Unordnungen und Verpachtung einzelner Hospitäler die Pächter nicht allein mit Feuerung und Wäsche sehr zurückhielten, sondern auch die Diät für die Kranken abknappten, schlechte Speisen lieferten, um soviel als möglich Geld herauszuschlagen. Beim Vergleich der beiden französischen Diättabellen scheint es, als ob den Kranken die gesetzlichen Rationen an Fleisch und Brod nicht geliefert worden sind.

Für die Frequenz und Mortalität der einzelnen Hospitäler diene folgende Tabelle:

Hospital.	Jahr.	Gesammtzahl.	Mortalität. pCt.	Chirurgische Kranke.	Mortalität. pCt.
Charité in Berlin.	1796—1806	39270 mit 6230 Tod.	16	5288 mit 821 Tod.	15,5
„ „ „	1801	4726 „ 472 „	10	523 „ 68 „	13
„ „ „	1802	4783 „ 318 „	6	— „ — „	—
„ „ „	1803	5004 „ 457 „	9	798 „ 81 „	10
„ „ „	1804	— „ — „	7	— „ — „	—
Allg. Krankenh. in Wien.	1784	8824 „ 864 „	9,7	— „ — „	—
„ „ „ „	1784—1787	30764 „ 2642 „	8	— „ — „	—
„ „ „ „	1799	— „ — „	10	— „ — „	—
Kiel.	1797	343 „ 46 „	13	— „ — „	—
London { Bartholomäushosp.	1771	— „ — „	8	— „ — „	—
„	1787	3836 „ — „	—	— „ — „	—
Thomashospital.	„	— „ — „	8	— „ — „	—
Entbindungshaus.	1771	— „ — „	2	— „ — „	—
Northampton.	1787	— „ — „	5	— „ — „	—
Manchester.	„	— „ — „	4,5	— „ — „	—
Edinburgh.	„	— „ — „	4	— „ — „	—
Paris { Hôtel Dieu.	1771	22000 „ — „	20	— „ — „	—
Charité.	1783	30000 „ 6000 „	20	— „ — „	—
„	„	2500 „ — „	—	— „ — „	—
St. Sulpice.	1786	— „ — „	13	— „ — „	—
„	„	— „ — „	15	— „ — „	—
Hospital in Lyon.	„	— „ — „	8	— „ — „	—
Rom.	1783	— „ — „	9	— „ — „	—
Stockholm.	1752—1775	8261 „ 967 „	11	— „ — „	—
Kopenhagen.	1783	— „ — „	—	593 „ 51 „	8
„	1785	— „ — „	—	639 „ 39 „	6
„	1799	— „ — „	10	— „ — „	—

In Rücksicht auf die Zahl der Kranken stand das Hôtel Dieu in Paris obenan, ihm folgte das allgemeine Krankenhaus in Wien. Auch die Sterblichkeit war in jenem Pariser Hospital am grössten, sodass es mit der Berliner Charité, welche den zweiten Platz einnahm, schon damals in dem Ruf einer Mördergrube stand. Von allen Todesfällen in Paris kam der dritte Theil in den Hospitälern vor, und starb im Hôtel Dieu unter fünf Kranken einer. Trepanationen machte man hier gar nicht mehr, da seit 40 Jahren unter einer grossen Anzahl keine einzige glücklich verlaufen war. Tissot glaubte daher, dass sicherlich weniger Kranke sterben würden, wenn man sie unter dem blauen Himmel liegen liesse und ihnen bloss frisches Wasser gäbe, denn die Spitalluft an sich könne jede einfache Wunde tödtlich machen. Das Wiener Krankenhaus hatte, da es selten mehr als über die Hälfte gefüllt war, eine geringere Sterblichkeit. (Unter den innerhalb drei Jahren hier aufgenommenen 30,764 Kranken wurden 24,900 unentgeltlich verpflegt.) Die besten Hospitäler waren die englischen, zumal die in Edinburgh und Manchester wegen ihrer freien Lage und luftigen Bauart. Hier erreichte die Sterblichkeit nur 4 pCt. — Von den chirurgischen Kranken, deren Statistik leider eine sehr kleine ist, starben in der Berliner Charité zwischen 10—15 pCt. Wie ausserordentlich wenig operirt wurde, zeigen folgende Zahlen. Im Jahre 1801 kamen in der Berliner Charité auf 523 chirurgische Kranke 30 Operationen, und zwei Jahre später auf 798 nur 23. Das Gleiche war im Friedrichshospital in Kopenhagen der Fall, wo im Jahre 1783 von 593 chirurgischen Kranken 34 und nach zwei Jahren von 639 nur 30 operirt wurden. Unter den 34 Operationen waren die meisten Trepanationen (8), eine für jene Zeit sehr charakteristische Erscheinung.

Der überwiegend grössere Theil der Spitäler im vorigen Jahrhundert war herzlich schlecht. An ungesunden Plätzen erbaut, hatten die meisten nur kleine und niedrige Krankenzimmer, in denen die Patienten, medicinische und chirurgische häufig durcheinander, wie eingepöckelt begraben waren. Schmutz und Gestank waren gross. Besonders mangelte den Franzosen der Sinn für Reinlichkeit, ganz abgesehen von ihrer die Menschheit empörenden Gewohnheit, mehrere Kranke in ein Bett zu packen. Diese Sitte war damals so geläufig, dass in den Hospitalbeschreibungen stets besonders hervorgehoben wird, ob jeder Kranke sein eigenes Bett hatte. Von dem kostspieligen und zugleich schädlichen Gebrauch, die Betten mit Vorhängen zu versehen, hat diese Nation bis auf den heutigen Tag sich nicht lossagen können. Da die Directorenstellen oft durch Protection vergeben wurden und man Leute ohne alles Verdienst anstellte, die ihre Gelder zogen, dagegen die Geschäfte den unerfahrenen Assistenten überliessen, so häuften sich nicht allein die Missbräuche nach allen Richtungen, auch die Wissenschaft ging leer aus. Die Heilung der meisten Krankheiten gelang nur sehr schwierig, die leichtesten nahmen oft einen bösartigen Charakter an. Viel Schuld hatte daran die Nachlässigkeit, mit welcher Abtritte, Wasserleitung und Ventilation angelegt wurden. Berücksichtigt man, dass noch heutzutage ein Vorschlag den andern drängt, um in unseren Hospitälern eine frische, gesunde Luft zu erhalten, dass die Ventilationsfrage noch immer als eine der wichtigsten angesehen wird, so sollte man meinen, unsere Vorfahren hätten von diesen Dingen nichts gewusst. Dem ist jedoch nicht so; schon damals erkannte man die verpestete Luft als Ursache der grossen Sterblichkeit an, sowie die zunehmende Gefahr bei engen Räumen und Zusammenhäufung der Kranken; allein praktisch verwerthet wurden diese Ideen von der Mehrzahl der Aerzte wenig oder gar nicht.

Einer der ersten, welcher den Werth der Ventilation zu schätzen wusste, Thüren und Fenster aufsperrte, um frische Luft einzulassen, war der englische Militärarzt J. Pringle. Seine Verbesserungsvorschläge waren ursprünglich für Feldlazarethe gemacht. Nur soviel für jetzt, dass sein Hauptgrundsatz folgender war: therefore we may lay it down as a rule, that the more fresh air we let into hospitals, the less danger there is of breeding this distemper (hospital-fever). Je mehr frische Luft, um so weniger Gefahr! Er legte in jedes Zimmer nur so wenige Kranke, dass Jemand, der nichts davon verstand, glauben musste, es wäre noch Platz für zwei- oder dreimal so viel Patienten darin. Bei niedrigen Böden in den Feldlazarethen wurde ein Theil der Bretter fortgenommen und die Bodenkammern nach dem Dach zu geöffnet. Er wusste, in wie unglaublich kurzer Zeit die Luft in engen Räumen verdarb, kannte aber auch die Schwierigkeit dem Uebel abzuhelfen, weil weder Wärterinnen noch Kranke sich von der Nothwendigkeit überzeugen liessen, Thüren und Fenster zu öffnen. Diejenigen Räume waren immer die gesundesten, wo die Luft durch zerbrochene Fenster und andere Löcher in den Wänden eindrang. Geschrieben im Jahre 1752! Pringle's Zeitgenosse, der durch seine scharfsinnigen und genauen Experimentaluntersuchungen berühmte Stephan Hales erfand einen Ventilator in Form eines grossen künstlichen Blasebalgs, um die Luft in den Gefängnissen und Schiffen zu verbessern. Pringle empfahl denselben auch für Hospitäler und im Winter die Heizung von Kaminen, welche als Ventilatoren wirkten. Nur da, wo Ventilationseinrichtungen fehlten, wollte er die Luft mit Weihrauch, Wachholder, Essig reinigen. Der Apparat von Hales war etwas kostspielig, daher der preussische Generalchirurg Theden eine andere Art der Ventilation ersann, als er die Beobachtung gemacht hatte, dass Trismus nicht leicht in Krankenzimmern mit frischer und reiner Luft vorkäme. Er liess 8 Zoll weite, lange hölzerne Röhren am Fussboden durch die Wand legen, sodass sie ins Freie ragten, ausserdem oben an der Ecke des Zimmers in ein Loch der Mauer einen Trichter setzen. Beide konnten durch Stöpsel geschlossen werden. Dreimal täglich wurden die Stöpsel entfernt, sodass die reine Luft durch die Röhren ein- und die schlechte durch den Trichter ausdrang. Von dieser Ventilation will er sowohl wie Baldinger im siebenjährigen Kriege viel Nutzen gesehen und das Ausräuchern der Zimmer ganz aufgegeben haben, weil die Luft dadurch nicht verbessert würde. Lange Zeit glaubte man, gestützt auf Duhamel's Untersuchungen (1748), dass die Ausdünstungen und die verdorbene Luft stets in die Höhe stiegen und sich an der Decke des Krankenzimmers ansammelten, es mithin genüge, hier die Oeffnungen anzubringen. Dort oben sollte die Luft so vergiftet sein, dass ein Vogel in derselben augenblicklich stürbe und frisches Fleisch in kurzer Zeit zu faulen anfange. Deshalb machte man die Zimmer in den Hospitälern möglichst hoch, um die unreine Luft von den Kranken zu entfernen und versah das grosse Hospital in Lyon mit einem Dome. Zur Prüfung dieser Behauptungen liess Maret 1782, als man damit umging, in Paris das Hôtel Dieu neu zu erbauen, in einem jener Dome verschiedene Vögel in Käfigen aufhängen; sie befanden sich indess nach vierzehn Tagen noch ganz wohl. Während ein dort befestigtes Stück frisches Fleisch nach fünf Tagen nicht im geringsten verdorben war, wurde ein anderes, welches man im Krankensaal in Betthöhe hinlegte, nach 24 Stunden faul. Er schloss daraus im Gegensatz zu Duhamel's Ansichten, dass nur die untere den Kranken umgebende Luft inficirt sei, die obere dagegen gar nicht und man daher irre, wenn man die Krankensääle sehr hoch baue. In einem länglich viereckigen Zimmer, dessen beide gegenüberstehende Wände ein grosses Fenster hätten, gehe der Luftstrom nur durch die Mitte, während auf beiden Seiten die Luft stagnire; der Strom müsse aber horizontal durch den unteren Theil des Zimmers gehen. Deshalb verlangte er, dass die Spitäler in Form einer von Norden nach Süden gerichteten langen Ellipse mit gewölbter Decke gebaut würden. An beiden abgestutzten Enden sollten ein Paar grosse Thüren liegen, welche die ganze Breite und Höhe des Saals einnähmen, ferner die Wände vollständig glatt sein und die Betten in zwei langen Reihen, zwei Fuss von der Mauer entfernt, stehen. An jedem Morgen und so oft als nöthig, würden beide Thüren geöffnet, um frische Luft einzulassen, dabei die bettlägerigen Kranken gut zugedeckt, während die Uebrigen das Zimmer verliessen. Diese Vorschläge verhallten bei den Franzosen wie Stimmen in der Wüste; sie wussten den Werth der frischen Luft gar nicht zu schätzen. Das beweisen nicht allein die Pesthöhlen im Hôtel Dieu, sondern auch die gesetzlichen Vorschriften in ihrer Lazarethordnung vom Jahre 1781. Das Einzige, was diese in jener

Hinsicht anordnete, war, dass man an heiteren Tagen die Fenster öffnen, im Uebrigen aber alle Sääle täglich wenigstens dreimal mit Wachholder räuchern solle.

Allmählich liefen noch andere Vorschläge ein, die Hospitäler zu verbessern. Die Engländer Aikin und Percivall verlangten (1771), dass man beim Bau eines Hospitals in einer freien, gesunden Gegend mehr wie bisher auf den Rath der Aerzte höre und der Baumeister, anstatt den Platz soviel als möglich auszunutzen, im Gegentheil möglichst viel leeren Raum schaffe. Sie hielten die Gestalt eines Vierecks für schlecht, weil es die nöthige Lüftung hindere. Die Zimmer sollten klein, aber hoch sein und nach Pringle's Grundsatz mit Kranken belegt werden. Ausser den gewöhnlichen Ventilationseinrichtungen empfahlen sie den Fenstern gegenüber verschiedene Oeffnungen in der Wand und in allen Zimmern Kamine anzulegen. Die Verbandstücke von eiternden Flächen müssten sogleich bei Seite geschafft, die Betten oft frisch überzogen werden. Lieber in grossen Städten mehrere kleine Hospitäler haben, als ein einziges grosses! Dieser Ansicht huldigte auch A. G. Richter, als der Bau des Wiener Krankenhauses projectirt war, wobei er sich dahin äusserte, man solle anstatt die vorhandenen Spitäler in ein grosses zu verwandeln, dieselben in noch mehr kleine zerlegen. Der Göttinger Professor hielt es für nützlich, die Betten mit Rollen zu versehen und täglich alle Kranke aus ihren Zimmern in andere zu bringen, jene unterdessen zu reinigen, zu lüften und dann erst die Kranken zurückzutransportiren. Auch forderte er besondere Zimmer für Moribunde, Kranke mit starken Eiterungen, Gangrän u. s. w. Bei allen guten Vorschlägen, welche die beiden Engländer gaben, schlugen sie doch ins Extrem um, indem sie nicht allein allen Kranken, deren Heilung nicht in kurzer Zeit vorauszusehen war, sondern auch ansteckenden Kranken und solchen, welche die Hospitalluft verdürben, schliesslich allen Lungenkranken, denen hauptsächlich reine Luft nöthig sei, die Aufnahme im Spital verweigerten. — Der Brand eines Flügel des Hôtel Dieu gab dem Franzosen A. Petit Veranlassung, mit Verbesserungsvorschlägen hervorzutreten. Er wollte (1774) alle grossen Hospitäler ausserhalb der Stadt angelegt wissen, wo Luft und Wasser reiner, mehr Platz und weniger Geräusch wären. Für plötzliche Unglücksfälle könnte innerhalb der Stadt ein Haus reservirt sein, in welchem die Kranken bis zum Transport ins Hospital liegen blieben. Des leichteren Abflusses wegen sollte das Gebäude hoch und zugleich vor Nordwind möglichst geschützt liegen, der Boden trocken, in der Nähe aber ein fliessendes Wasser sein.

Anstatt eines Vierecks empfahl er die Form eines Sterns, sodass die Flügel mit den Krankenzimmern strahlenförmig ausliefen und sich in der Mitte zu einem trichterförmigen Dom vereinigten. Hier waren die Wohnungen der Aerzte, Apotheke, Küche, Kirche u. s. w. Diese Gestalt erleichtere den Dienst sehr, weil kein Theil des Hospitals vom Mittelpunkt weit entfernt sei; auch diene die trichterförmige Gestalt allen Zimmern als Ventilator, da jedes derselben mit dem Dom durch Röhren in Verbindung stehe. Die Betten wünschte er in einzelne mit Vorhängen versehene Alkoven gestellt und in jedem Alkoven ein Fenster, durch welches die Excremente in aussen liegende Röhren geschüttet würden, um sie nicht durch den Saal zu tragen. (Man erfand damals in Frankreich sog. elastische Betten, das Analogon unserer jetzigen Luftkissen: es wurden aus geölter Leinwand Matratzen zusammengenäht, überkleistert und dann mit Luft gefüllt, zu welchem Zweck ein Hahn angebracht war. 1779.) — Auch von deutscher Seite wurden Stimmen hörbar. Fauken machte einen Entwurf zu einem allgemeinen Krankenhause (1784). Er rechnete auf 200,000 Einwohner 1600 Hospitalkranke und an täglichen Unkosten für jeden 24 Kreuzer. Das Haus müsse nur ein Stockwerk, aber doch so viele Zimmer haben, dass diese wenigstens alle drei Wochen gewechselt und gereinigt werden könnten. Auf jedes Bett mit Zwischenraum rechnete er in der Breite fünf Fuss und verlangte, dass sie mit grüner Oelfarbe angestrichen würden, um die schädlichen Dünste nicht einzusaugen. Aussen vor den Fenstern, die mit blechernen Luftfängern zu versehen seien, sollten Sommergitter die Kraft der Sonnenstrahlen verringern, ohne dabei den Luftzug zu hemmen, und die Zimmer wenigstens zweimal im Jahre mit Kalk geweisst werden. Die Extreme blieben nicht aus; so hielt C. L. Hoffmann für nothwendig (1788), einem jeden Kranken im Hospitale sein eigenes Zimmer zu geben.

Wir wollen mit Rücksicht auf die Jetztzeit nicht vergessen, dass unsere Vorfahren bei ihren Vorschlägen die Hospitalluft zu verbessern nicht einzig und allein der Empirie folgten, sondern auch durch das Experiment gewisse Fragen zu lösen suchten. Dahin gehören die Untersuchungen über die Fäulniss. Schon Lord Bacon hielt es für ausserordentlich nützlich die Mittel zu untersuchen, wodurch man die Fäulniss verhüten oder aufhalten könne und glaubte, dass solche Arbeiten zu den wichtigsten in der Medicin und Chirurgie gehörten. Derartige Versuche über antiseptische Substanzen stellte Pringle in den Jahren 1750 und 1751 an und veröffentlichte 48 derselben in den Philosoph. Transactions. Er meinte, dass faule Substanzen nicht, wie man bisher annahm, alkalisch wären, alkalische Salze die Fäulniss nicht beförderten sondern verhinderten, und machte verschiedene Antiseptica bekannt. Zugleich zeigte er, dass die meisten thierischen faulen Substanzen in mehligen Körpern eine Gährung erregen könnten, dagegen der Speichel, wenn er in hinreichender Menge mit den Speisen gut vermischt würde, in den ersten Wegen die Gährung verhüte. Hieran schlossen sich Versuche über die Fäulniss des Bluts u. s. w. Ein schottischer Wundarzt W. Alexander nahm dieselben (1771) wieder auf und experimentirte mit Fleisch, Menschen- und Rinderblut. Kein Hitzegrad allein sollte die Fäulniss bedingen, dazu sei Nässe durchaus erforderlich; auch verursache die Ausdünstung von todten Menschen und Vieh nur in heissen, und vom Winde nicht hinreichend bestrichenen Gegenden ansteckende Krankheiten. Wohl aber errege die Ausdünstung eines gesunden Menschen Fäulniss, denn ein in einen Schweisslappen gewickeltes Stück Fleisch faule sehr rasch. Er leugnete, dass stillstehende Wässer faule Fieber und Ruhr erzeugten, wenngleich die Ausdünstungen derselben schädlich wären. Aehnliche Versuche wurden von Macbridge, Collin und Buchholz gemacht; auch Haller stellte Versuche an Thieren über die Wirkung faulender Stoffe an.

Zum Schluss wenige Worte über Entbindungsanstalten, da Geburtshülfe und Chirurgie in Deutschland häufig von demselben Professor gelehrt wurden. Frankreich hatte zuerst einen praktischen Unterricht der Geburtshülfe für Studenten und Hebammen eingeführt, dazu 1728 die erste Entbindungsanstalt in Strassburg errichtet. Sie diente als Muster für alle neu gegründeten und zog eine Menge Ausländer heran. Die grösste war im Hôtel Dieu in Paris, jedoch zu Anfang des Jahrhunderts den Studenten nicht zugänglich. Hier lagen die Schwangeren ebenso gedrängt wie alle übrigen Kranke; es theilten sogar vier Wöchnerinnen von der Entbindung an ein und dasselbe Bett. Man sah aus ihren Betten Dämpfe emporsteigen und trocknete über ihnen, sowie vor den Fenstern die Wäsche (1786.) Lapeyronie hatte zwei Lehrkanzeln der Geburtshülfe, die eine für Chirurgen, die andere für Hebammen gestiftet (1743). In England besassen Dublin seit 1745, London seit 1749 Entbindungshäuser und starben in letzterem 2 pCt. (1771). Berlin machte in Deutschland den Anfang und eröffnete 1751 die erste Hebammenschule in der Charité unter Joh. Fr. Meckel. Hier behandelte der Oberchirurg die Schwangeren, leitete die Geburten und unterrichtete im Accouchirsaal die Pensionärchirurgen und Hebammen. Bei schweren Geburten und innerer Behandlung war er verpflichtet den Arzt der Charité zu consultiren. Von höherem Werth war die ebenfalls 1751 nach dem Strassburger Muster gegründete Anstalt in Göttingen unter Roederer. Derselbe auf Haller's Empfehlung als Geburtshelfer berufen, schrieb zuerst in Deutschland ein vollständiges, systematisches Lehrbuch der Geburtshülfe, das grossen Beifall errang. In Oestreich führte erst van Swieten einen öffentlichen Unterricht in der Geburtshülfe ein. Es wurde der Dr. Crantz zur Ausbildung nach Paris geschickt, und dann als erster Lehrer der Geburtshülfe 1752 an der Universität Wien angestellt. Später wurde Steidele Professor der theoretischen Geburtshülfe am spanischen Hospital. Mit dem neu gegründeten allgemeinen Krankenhause in Wien liess Joseph II. gleichzeitig ein grosses Gebärhaus verbinden. Auch hier verleugneten sich die humanen Gesinnungen, welche das östreichische Kaiserhaus auszeichnete, nicht. Es herrschte im Gebärhause die strengste Verschwiegenheit; keine Person wurde um ihren Namen, viel weniger um den des Vaters gefragt. Nur musste für den etwaigen Todesfall jede Schwangere ihren Namen auf einen Zettel schreiben, versiegeln und, nachdem man aussen auf dem Couvert die Nummer des Betts und Zimmers bemerkt hatte, bei sich behalten. Bei der Entlassung nahm sie den Zettel uneröffnet wieder mit. — Es wurden dann in verschiedenen deutschen Städten (Cassel, Marburg, Jena, Halle) Lehranstalten für Geburtshülfe gegründet. Kopenhagen besass unter Saxtorph ein grosses Entbindungshaus, in welchem im Jahre 1784 gegen 650 Geburten vorkamen.

V.

Chirurgischer Unterricht und Literatur.

Chirurgische Lehranstalten in Deutschland und Russland. — Praktischer Unterricht auf Universitäten, Poliklinik, Klinik. — Chirurgischer Unterricht in Paris: Desault, Ecole de santé, Pensionen, Visite bei Pelletan, französische Studenten, Boyer. — Chirurgischer Unterricht in London: John Hunter, Edinburgh. — Schriftstellerei deutscher Chirurgen, Servilismus, Latein oder Deutsch. — Sprachverstümmelung der Franzosen. — Uebersetzungswuth, Hochachtung vor dem Auslande. — Chirurgische Zeitschriften, Recensionen. — Lehrbücher, Bücherpreise.

Bei der scharfen Trennung von Medicin und Chirurgie in Deutschland und der grossen Kluft, welche zwischen Doctor und Barbier in Rücksicht auf wissenschaftliche Bildung und sociale Stellung lag, kann es nicht auffallen, dass das Studium der Chirurgie für beide ein ganz verschiedenes war. Die Universität, wo der Arzt chirurgische Vorlesungen hörte, existirte für den Barbier eigentlich nicht; für ihren Besuch fehlte ihm sowohl die Gymnasialbildung als das Geld. Der Staat musste auf andere Weise für weitere Ausbildung sorgen, denn Anfang und Ende aller Weisheit, welche die Barbierlehrlinge aus dem Hause ihres Meisters mit fortnahmen, war die edle Kunst zu rasiren, schröpfen und Pflaster zu streichen. Zu diesem Zweck wurden nun besondere chirurgische Lehranstalten, sogenannte Collegia medico-chirurgica gegründet. Auf diesen Schulen, mit welchen ein anatomisches Theater verbunden war, trugen verschiedene Lehrer Anatomie, Chirurgie, Pathologie, Materia medica, Chemie, Botanik u. s. w. vor; hier legten auch die Barbiere ihr Examen ab, bevor sie die Erlaubniss zur Praxis erhielten.

Eines der ältesten Institute war das 1716 in Hannover gestiftete, welches unter der Aufsicht der Leib- und Hofmedici stand und alle Barbiergesellen sammt Lehrlingen der Stadt als Mitglieder umfasste. Durch Zahlung von Beiträgen (für letztere zwei Thaler) gewannen sie das Recht die Leichen der Verbrecher zu seciren. — Berlin folgte und erhielt nach Holtzendorff's Project 1724 ein

Collegium med. chir., welches als eine Erweiterung des Theatrum anatomicum damals ausser den Universitäten die einzige Lehranstalt in der preussischen Monarchie, und zugleich die erste Anstalt in Deutschland war, welche Medico-Chirurgen, namentlich für das Militär ausbildete. Der König Friedrich Wilhelm I. wollte in seinem Lande ein Institut haben, wo Medicin und vor Allem Chirurgie ebenso gut gelehrt würden wie in Paris, London und Amsterdam. Hier sollten Medico-Chirurgen, also vollständige Aerzte für das platte Land und die Armee gebildet werden. Bei der Gründung waren sechs Professoren und „ein Demonstrator der chirurgischen Operationen" angestellt, welche täglich über alle Fächer der Heilkunde öffentliche Vorlesungen in deutscher Sprache hielten. Henrici, Professor der Therapie, las viermal wöchentlich eine Stunde medicinische und chirurgische Pathologie. Buddeus hielt im Winter Demonstrationen auf dem anatomischen Theater und trug über Wunden und Operationen vor, im Sommer über Fracturen, Luxationen und Lethalität der Wunden; auch zeigte er Knochenpräparate vor und gab Anweisung zu Sectionsberichten. Dem Regimentsfeldscherer Senff war die eigentliche Operations-, Verband- und Instrumentenlehre anvertraut. Von den übrigen Professoren las Ludolff Materia medica verbunden mit Demonstrationen an Pflanzen, Pott (der sonst in der Arbeit citirte Pott ist stets der Engländer P.) Pharmaceutik; Neumann pharmaceutische Chemie mit Experimenten. Schliesslich trug Schütz in dem einen Semester Arithmetik, Geometrie, Trigonometrie vor und leitete in dem anderen praktische Feldübungen. Berlin war stolz auf diese Schule und bildete sich ein, dass sie nicht allein ebenso gut wie eine Universität sei, sondern auch den Pariser Anstalten durchaus nicht nachstehe, ja dieselben in manchen Punkten noch überträfe, weil hier täglich, in Paris dagegen nur in gewissen Monaten Vorlesungen gehalten würden. Die Freude über die Gründung begeisterte einen Collegen zu folgendem poetischem Erguss:

> „Was Leyden! was Paris! was Basel gross gemacht,
> „Das wird jetzt in der Mark mit gleicher Kunst vollbracht.
> „Sprich nun Apollo, sprich mit Deinen Musen-Heerden;
> „Berlin wird noch Paris durch Friedrich Wilhelm werden."

Die Hoffnung mit dieser Schule ein Hospital für den praktischen Unterricht zu verbinden, ging wenige Jahre darauf durch die Stiftung der Charité in Erfüllung. 1810 löste man das Colleg auf und setzte dafür die medicinisch-chirurgische Akademie für das Militär an die Stelle.

In Dresden wurde unter August II. auf Anregung des späteren

General-Stabsmedicus Pitschel 1748 ein Collegium med. chir. gegründet. Dieser beschrieb die Anstalt in einer kleinen Arbeit, voll von Albernheiten und einem ekelhaft servilen Hymnus an Friedrich August III. Pitschel hatte als Feldarzt in Böhmen sich von den grossen Unordnungen im sächsischen Lazarethwesen, sowie von der groben Ignoranz der Feldscherer und Feldapotheker, von denen einer nicht einmal Oxymel simplex kannte, überzeugt. Nach dem Frieden, wo er in Dresden auf Ansuchen mehrerer Feldscherer Vorlesungen über Knochenkrankheiten hielt, beauftragte ihn der Kriegsrath einen Plan zu einer chirurgischen Schule zu entwerfen und sie in der Kaserne einzurichten. Trotz Genehmigung desselben hatte er mit vielen Schwierigkeiten zu kämpfen. Die Leute, welche in der Kaserne frei wohnten, wollten nicht ausziehen; von dem Holze, das zum Bau des Collegs herbeigeschleppt war, liess sich ein Mitglied des Kriegsraths eine Scheune bauen, und schliesslich gab sein College, der Leibchirurg Günther, den von ihm geliehenen Plan für den seinigen aus. Majestät billigten ihn, aber Günther wurde öffentlich blamirt. Nach vielen Unannehmlichkeiten gab der Tod des Herzogs von Weissenfels, welcher eine Anzahl anatomischer Präparate hinterlassen hatte, die nächste Veranlassung zur Gründung der Schule, in welcher sowohl Feldscherer wie Civilchirurgen ausgebildet werden sollten. Hänel lehrte Therapie, Pitschel Anatomie und Günther Chirurgie. Jedes Infanterieregiment musste jährlich zwei Feldscherer, jedes Cavallerieregiment einen zum Colleg abcommandiren, um den Cursus durchzumachen. Man vereinigte damit das chirurgische Hospital und 1784 eine Hebammenanstalt für zwölf Personen. Der Chirurg fungirte gleichzeitig als „Hebammenmeister". Die Platner'schen Instrumente und Knochenpräparate wurden angekauft und eine Bibliothek gestiftet. In den Befreiungskriegen sah Dresden den Zerfall seiner Schule, erhielt dafür aber 1815 die chirurgisch-medicinische Akademie.

Mit der Gründung dieser Lehranstalten war ein für die damalige Zeit grosser Schritt zur Hebung der Chirurgie geschehen, sodass nun auch an anderen Orten Deutschlands grössere und kleinere Schulen mit zwei- oder dreijährigem Cursus zur Ausbildung der Wundärzte ins Leben traten. Leider leisteten manche derselben nicht viel, zumal die Vorlesungen nicht immer regelmässig gehalten wurden. Derartige Schulen entstanden in Frankfurt a/Main, Hamburg, Regensburg, Bruchsal, Braunschweig, Celle, Cassel, Gotha, Dillingen u. A. In Heidelberg gründete Professor Schwarz 1783 ein chirurgisches Institut und verwandte die dortigen Innungsgelder, welche in der Regel verschmaust wurden, zur Anschaffung einer Bibliothek. In derselben Zeit erhielt Zürich durch eine Gesellschaft von Aerzten und Wundärzten ein medicinisch-chirurgisches Institut mit sieben Lehrern. Hier war der Cursus auf drei Jahre berechnet und der Preis für die Vorlesungen, exclusive Anatomie, während dieser Zeit auf zwölf Louisd'or festgesetzt. In Braunschweig kosteten die Präparirübungen drei Thaler im Semester. Nur wenige Schulen genossen gleichzeitig die Vortheile von Hospitälern, so die des Hofrath Trampel in Meinburg und diejenige in Landshut, wo die Aufnahme chirurgischer Kranker ins Hospital gegen eine tägliche Vergütung von dreissig Kreuzern besonders anbefohlen war. Erst im jetzigen Jahrhundert vermehrten sich in Preussen die Anstalten zur Ausbildung der Wundärzte erster und zweiter Classe: in Münster 1822, Breslau 1823, Magdeburg 1827, Greifswald 1831. Man hob sie aber 1849 wieder auf, als man das Studium ganz allein auf die Universitäten beschränkte. Die medicinisch-chirurgische Akademie in Wien sowie die militärärztlichen Institute in Berlin besprechen wir später.

Nirgends fand die Einrichtung der deutschen chirurgischen Schulen mehr Anklang als in Russland. Katharina II. rief den Chirurgen Mohrenheim aus Wien als Professor nach Petersburg und trug ihm dort die Gründung einer solchen Schule auf, die erste in Russland. Ein grosses Gebäude am Ausfluss der Newa wurde mit 40 Betten zum praktischen Unterricht hergerichtet und 1783 eingeweiht. Es stand unter unmittelbarem Schutz der Kaiserin. Man stellte darin 30 Pensionäre, welche sich der Chirurgie widmeten, an, und gab ihnen freies Logis, Geldzuschuss u. s. w. Meistentheils Deutsche oder von deutschen Eltern abstammend erhielten sie von sieben Professoren freien Unterricht in theoretischer und praktischer Medicin, Chirurgie, Anatomie, Physiologie, Chemie, Botanik, Materia medica, Pharmacie, Geburtshülfe, Augenkrankheiten, Physik, und zwar in deutscher Sprache; ausserdem Unterricht in verschiedenen Sprachen. Die Lehrer hatten ein jeder 600 Rubel Gehalt nebst freier Wohnung. Mohrenheim, welcher Chirurgie, Augenheilkunde und Geburtshülfe las, machte die grossen Operationen selbst, liess aber die kleineren von den Zöglingen ausführen. Waren die Pensionäre nach bestandener Prüfung entlassen, so dienten sie sechs Jahre lang in den Ambulanzen, dann als Ober-Stabs- und Divisionschirurgen. Der Versuch mit dem deutschen Element fiel so günstig aus, dass die Kaiserin einige Jahre später deutsche Aerzte und Wundärzte nach Russland zog, um sie in den Provinzen und an der chirurgischen Schule in Petersburg anzustellen. Sie gab den Aerzten jährlich 6—800 Rubel mit Majorsrang, den Wundärzten 4—600 Rubel mit Lieutenantsrang, und gewährte ihnen sehr günstige Bedingungen in Betreff der Pension, Versorgung der Wittwen und Kinder. Sie konnten sich ihren Aufenthalt in der Provinz selbst wählen. 1786 gingen 18 deutsche Aerzte und 6 Wundärzte, deren Patente der Leibarzt Zimmermann in Hannover ausgestellt hatte, nach Petersburg, darunter u. A. der Braunschweiger Stadtchirurg Knackstedt, welcher Professor der Anatomie wurde. Im Jahre darauf wurden drei neue Schulen von der Kaiserin mit einem Zuschuss von 24,000 Rubel errichtet, in Petersburg, Moskau und Cronstadt. An jeder derselben mit 50 Schülern wirkten 3 medicinische Lehrer und 3 Lehrer für Sprachen und Zeichnen; der Unterchirurg erhielt 150, der Lehrling 50 und jeder Professor 1000 Rubel.

Wenden wir uns jetzt zu dem praktischen Unterricht auf deutschen Universitäten. Bis ins 18. Jahrhundert hatten Deutschlands Musensitze genug Hörsääle, aber keine Kranken. Der medicinische Unterricht beschränkte sich überall auf den Vortrag der Therapie und kannten die Studenten die Krankheiten nur aus ihren Heften (medici ex commentariis.). Was war die Folge? Verliessen die jungen Leute die Universität, so konnten sie trotz aller Gelehrsamkeit kaum ein Erysipel unterscheiden. Handwerksmässig folgten sie ihrem Lehrbuch, und sich selbst überlassen waren sie nur bei der grössten Mühe im Stande sich in den praktischen Fächern fortzubilden. „Die Universität füllt mehr das Gedächtniss und klärt immer nur bei den wenigen feineren und fähigeren Köpfen den Verstand auf, und die mehrsten ersticken fast im Gedächtnisskram" (Baldinger). Noch in den 80 er Jahren mussten die Wiener Studenten sich damit begnügen, dass man ihnen das Nachlesen der van Swieten'schen Commentarien empfahl, denn sogar Vorlesungen über Pathologie gab es nicht. Stoll, der Professor der Medicin, las freiwillig über Fieber und einige chronische Krankheiten, also nur einen Bruchtheil; erst 1795 begann P. Frank mit täglichen, unentgeltlichen Vorlesungen über specielle Pathologie und Therapie. Mit der Chirurgie ging es auf Universitäten nicht besser. Oede und unfruchtbar lag sie danieder. Die Facultäten nahmen sich ihrer fast nirgends aus eigenem Antriebe an; hochmüthig sahen sie auf dieselbe herab, weil sie in den Händen der Barbiere lag. Lange Zeit hatte sie gar keine eigene Lehrkanzel. Der eine Professor erklärte Boerhaave's Aphorismen, ein anderer legte seinen Vorlesungen Heister's Chirurgie zu Grunde, allein Kranke sahen die Studenten bei dem Mangel an Hospitälern nicht.

Diesem Bedürfniss wurde etwas durch die Polikliniken (klinische Institute, ambulirendes Klinicum) abgeholfen, mit denen man sich lange begnügte. Die Professoren nahmen die Studenten mit in die Häuser ihrer Privatkranken und liessen unter ihrer Aufsicht die Armen von diesen unentgeltlich behandeln. Daraus entwickelte sich die Sitte, dass jüngere Aerzte sich den älteren in der Praxis anschlossen und die Rolle eines sogenannten Amanuensis spielten. Manche Regierungen befahlen sogar den jungen Doctoren eine bestimmte Zeit unter der Leitung angesehener Aerzte zu arbeiten, bevor sie ihnen die Erlaubniss Kranke allein zu behandeln gaben. Viel kam dabei nicht heraus; der beschäftigte Praktiker verlangte Alles Mögliche von seinem Amanuensis, hatte aber durchaus keine Zeit und Lust sich wissenschaftlich mit ihm zu beschäftigen. Zu den Kranken aus besseren Ständen wurde der junge College nicht geschickt; fing aber sein Name an häufiger genannt zu werden, so wurde er bald entlassen und ein anderer engagirt. — Obschon die Poliklinik ein Hospital nicht ersetzen konnte, so hatte sie für die Studenten doch viel Werth. Schauen wir uns diejenige in Jena näher an. Mehrere Jahre lang hatte Professor Loder seine Schüler zu den Privatkranken mitgenommen, auch Arme behandelt, deren Cur aus einer von ihm und den Zuhörern zusammen gelegten kleinen Casse bestritten war. So entstand allmählich eine Privat-Poliklinik, welche 1791 in Folge eines jährlichen Zuschusses vom Herzog von Sachsen-Weimar als „medicinisch-chirurgische Krankenanstalt" der Oeffentlichkeit übergeben wurde. Loder besorgte in den ersten beiden Jahren die medicinische und chirurgische Praxis allein, bis Hufeland 1793 die medicinischen Fälle übernahm; Hofchirurg Günther war Assistent. Die Anstalt versorgte jährlich gegen 200 Kranke, von denen die meisten Arznei und Behandlung frei hatten; auch waren für einzelne chirurgische Fälle Zimmer im Gebärhause reservirt. Die Kranken kamen zu einer bestimmten Stunde in die täglich geöffnete Antalt; nur wer zu Bett lag, wurde von den Studenten besucht. Dieser hatte die Verpflichtung die acuten Kranken täglich zwei- dreimal, die chronischen einmal zu besuchen; vernachlässigte er sie, so bekam er in dem halben Jahre keine mehr zugetheilt. In wichtigen Fällen begleiteten Loder und Hufeland die Studenten. In Praktikanten und Auskultanten eingetheilt führten sie Journal, wurden gelegentlich von den Professoren examinirt und bereiteten die meisten Arzneien unter Aufsicht selbst in einer kleinen Apotheke. Die Poliklinik entwickelte sich in erfreulicher Weise, wurde in den ersten drei Jahren von 52 Praktikanten und 75 Auskultanten besucht und behandelte im Jahre 1796 gegen 540 Kranke. Da die Gesammtkosten sich auf 800 Thaler beliefen, der Herzog indess jährlich nur 260 Thaler hergab, so waren die Professoren genöthigt auf jegliche Vergütung zu verzichten, sogar die Honorare der Studenten für die Unkosten zu verwenden. — Aehnliche ambulatorische Kliniken waren auf vielen Universitäten: in Göttingen, Halle, wo dieselbe 1787 für chirurgische Fälle erweitert und mit 1000 Thaler dotirt wurde, bis man 1806 ein Hospital baute. Reil besorgte daselbst die medicinischen, Meckel die chirurgischen Fälle.

Der Schwerpunkt des praktischen Unterrichts sollte in die eigentlichen Universitätskliniken verlegt werden, die jedoch erst im 18. Jahrhundert sich zu entwickeln anfingen. Den Anstoss zur Errichtung der ersten Klinik in Europa gaben im Jahre 1578 deutsche Studenten in Padua. Auf ihr Verlangen wurde beschlossen, dass die beiden Professoren Albertino Bottoni und Marco degli Oddi, welche bereits Aerzte am Hospital des heiligen Franziskus waren, am Krankenbette Vorträge hielten und von Zeit zu Zeit die Leichen öffneten, um den Sitz der Krankheiten nachzuweisen. Leider wurden die Sectionen bald wieder verboten. Dieser erste klinische Unterricht bestand wie es scheint nicht lange in fruchtbringender Weise fort, und auch die nach seinem Muster in Pavia und Genua eingerichteten Schulen hatten keinen sonderlichen Erfolg. Damit wird dem Verdienste der ca. 60 Jahre später gegründeten Kliniken in Utrecht und Leyden um die allgemeine Einführung des klinischen Unterrichts nicht zu nahe getreten; denn erst von Holland aus drang derselbe durch die Bemühungen von Heurnius, Schrevelius, Kyper, de le Boë Sylvius und besonders durch Boerhaave's grossartige Erfolge auf den Universitäten aller Nationen ein. Der Unterricht bestand zunächst in Demonstrationen und Vorträgen des Lehrers am Bette, wobei sich die Schüler ganz passiv verhielten. Freilich gewann Heurnius, der die erste Klinik Hollands als Collegium medicum practicum zu Leyden gründete und mit Schrevelius abwechselnd leitete, bald die Ueberzeugung, dass die Studenten mehr zur Untersuchung am Krankenbette herangezogen werden müssten. Er veranlasste dieses und fragte sie dann um ihre Ansicht. Dieser Modus war indess den meisten Studenten unbequem, sodass Heurnius davon abstand und sich in der Folge mit seinen Vorträgen begnügte. Uebrigens scheint dieses Examiniren doch schon von Kyper's berühmtem Nachfolger Sylvius wieder eingeführt und eines derjenigen Momente gewesen zu sein, welches den Ruf der Leydener Klinik über alle Länder trug (v. Ziemssen). Boerhaave's Klinik (1714) wurde die Mutterschule für alle und das Muster derjenigen, welche van Swieten 1754 in Wien gründete. Erst der glänzende Erfolg dieser ersten Klinik in Deutschland, welche für die Entwickelung der Medicin so folgenreich wurde, trieb die übrigen Universitäten unseres Vaterlandes an ebenfalls solche einzurichten, die man bis dahin nicht für nöthig gehalten hatte (Göttingen 1780, Prag 1781, Kiel 1788, Leipzig 1798). Bei ihrer Neuheit liessen sie selbst am Ende des Jahrhunderts noch viel zu wünschen übrig. Die ihnen zugewiesenen Krankenzimmer waren häufig zu klein, zu niedrig und standen in keinem Verhältniss zur Zahl der Studenten und Kranken. An diesen fehlte es zwar nicht, wohl aber an der nöthigen Mannigfaltigkeit derselben. P. Frank verlangte für die medicinische Klinik nicht über und nicht unter 20 Betten, die zwischen beiden Geschlechtern gleich vertheilt, dem Studenten hinreichende Gelegenheit zur Beobachtung gäben und dem Lehrer nicht zu viel Zeit raubten. Die Betten sollten in den gewöhnlichen Hospitälern drei Fuss, in den Kliniken aber sechs Fuss aus einander stehen, damit die Studenten Platz genug hätten. Für die chirurgische Klinik wünschte er die doppelte Zahl von Betten, weil eine Menge Kranker mit Fracturen und Luxationen die Studenten wochenlang viel zu wenig beschäftigten, als dass nicht ein öfterer Wechsel für den Unterricht durchaus nothwendig sei. Ohne Zweifel geschah in der letzten Hälfte des Jahrhunderts Manches für chirurgische Kliniken, aber dennoch gab es selbst im Anfange des jetzigen noch eine Anzahl deutscher Universitäten, welche keine solche hatten. Wir haben im vorigen Capitel gesehen, wie der chirurgische Dienst in der Berliner Charité und dem Wiener allgemeinen Krankenhause geregelt war. In letzterem bestand ausser der Poliklinik auch eine besonders für den Unterricht bestimmte Klinik. Als die praktisch-medicinisch-chirurgische Schule vom Dreifaltigkeitshospital hierher verlegt war, lehrte Professor Stoll, Nachfolger von de Haën, Medicin; er hatte das Recht von allen unentgeltlich aufgenommenen Kranken sich für seine zwei Zimmer mit zwölf Betten diejenigen für den Unterricht auszuwählen, welche er wollte. Die gleiche Anzahl von Betten und dieselben Rechte hatte der Lehrer der Chirurgie, Professor Steidele, welcher täglich nach der Klinik eine chirurgische Vorlesung hielt und Operationscurse an Leichen gab. Im Uebrigen standen beide Kliniken, deren Lehrer zur Universität gehörten, mit dem Hospital in weiter keiner Verbindung und hingen von der Direction desselben nicht ab. Eine zweite Lehranstalt im Wiener Krankenhause dirigirte Professor Reinlein, welcher die Wundärzte speciell in der Arzneikunst unterrichtete. Die Studenten konnten allen Ordinationen der Aerzte und Wundärzte im Spital beiwohnen, hatten auch im Irren- und Gebärhause Zutritt. — Ziemlich früh machte sich das Interesse für klinischen Unterricht in Würzburg rege. Als 1734 die Universität reorganisirt war, wurde den Professoren aufgegeben die Studenten zu den Kranken im Hospitale mitzunehmen. Dieser Befehl gab die nächste Veranlassung zur Gründung des klinischen Unterrichts. Der Professor der Anatomie und Chirurgie lehrte die theoretische Chirurgie, wogegen der Demonstrator der Anatomie und Oberchirurg des Juliushospitals (auch Operateur genannt) daselbst Unterricht am Krankenbette in der praktischen Chirurgie und Verbandlehre ertheilte. Aus den Schülern wählte sich der Oberchirurg gegen ein Lehrgeld zwei Gehülfen (Obergesell, Untergesell), welche ihm assistirten. Erst C. C. von Siebold, welcher zugleich akademischer Lehrer der Chirurgie und Oberwundarzt am Juliushospital wurde, war in den Stand gesetzt den chirurgischen Besuchen nach und nach die Einrichtung einer chirurgischen Klinik zu geben. — Für die Augenkranken sorgte man in Deutschland nur sehr stiefmütterlich. Oestreich ging mit gutem Beispiel voran. Bei der Gründung des allgemeinen Krankenhauses in Wien wurden in demselben Jos. Barth zwei Sääle überwiesen und im Jahre 1812 daselbst eine besondere Augenklinik mit 16 Betten unter Professor Beer eröffnet. In derselben waren zur Beschränkung des Lichts alle Wände, Stühle, Betten, Tische grün angestrichen. In der Berliner Charité wurde 1816 ein chirurgisch-ophthalmologisches Klinikum errichtet.

Wollte der Deutsche gründlich Chirurgie treiben, was ihm in seinem Vaterlande kaum oder garnicht möglich war, dann musste er nach Frankreich oder England gehen. Diese Reisen wurden denn auch nicht selten unternommen. Fehlte das Geld dazu, so öffneten sich wohl die Cassen der Fürsten und Bischöfe, selbst der Magistrate einzelner Städte zur Unterstützung hoffnungsvoller junger Leute. Im Ausland bot sich reiche Gelegenheit, Anatomie zu studiren, chirurgische Kranke und Operationen zu sehen. Deutschen Wundärzten, die nicht in Paris gebildet waren, traute man garnichts zu; der Ruf der chirurgischen Schule in Paris verbreitete sich ja durch die ganze Welt, und wer von dort zurückkam, war stolz darauf, ihr Zögling zu sein.

Für den chirurgischen Unterricht in Paris war bereits in der ersten Hälfte des Jahrhunderts gut gesorgt. Jährlich wurden drei öffentliche Operationscurse an Leichen im königlichen Garten, im Collegio medico und Collegio chirurgico zu St. Cosmes gehalten, welchen man unentgeltlich beiwohnen konnte. Ein Jeder hatte in den grossen Hospitälern freien Zutritt, konnte hier die wichtigsten Operationen der berühmten Pariser Chirurgen täglich mit ansehen und in der Charité Privatcurse über Operationen bekommen. Die Studenten hörten an jenen drei Orten auch die Anatomie unentgeltlich und hatten ausserdem viel Gelegenheit zu präpariren, sowohl im Hôtel Dieu, der Charité, als auch in den Privathäusern von Winslow und Duverney (1725). Sogar zu Operationen an Lebenden fand man unter le Dran's Aufsicht Gelegenheit. Dennoch wirkte auch in Frankreich die Trennung der Chirurgie von der Medicin noch in der zweiten Hälfte des Jahrhunderts lähmend auf den Unterricht zurück. Beide wurden in verschiedenen Anstalten gelehrt und damit ebenso wie in Deutschland ein unversöhnlicher Hass und Parteigeist genährt. Wo man von Cathedern herab lehrte, fehlte es an einem praktischen Unterricht in den Spitälern und umgekehrt. So besass die Facultät in Paris vor der Revolution, obwohl sie mit den wichtigsten Spitälern umgeben war, nicht ein einziges Krankenzimmer. Auch die 1779 eingeweihte Ecole de chirurgie hatte in ihrem prächtigen Gebäude an einer der engsten Strassen von Paris nur wenige Betten zur Verfügung, viel zu gering für die 7—800 Schüler. Hier wurden alle Wundärzte Frankreichs unentgeltlich in einem Amphitheater, das über 1000 Zuhörer fasste, unterrichtet. 1785 lasen daselbst Louis und Chopart Physiologie, Fabre und Tenon Pathologie, Sabatier und Pelletan Anatomie und Sue nebst Lassus Operationslehre. Nachmittags waren die Collegien besser besucht als des Morgens, weil dann noch gegen 350 Barbiere, welche zugleich als Friseure in der Stadt ihre Kunden besorgten, ihren Rock wechselten und in die Collegien liefen. Eine Ausnahme machte Montpellier, wo mit der Ecole de médecine gleichzeitig ein klinischer Unterricht verbunden war, daher man einen Arzt aus Montpellier dem aus einer Pariser Schule vorzog. Da trat DESAULT auf, dessen Eifer über alle staatlichen Hindernisse siegte. Nach dreijährigem Dienst in der Charité kam er 1785 ins Hôtel Dieu, in jene gewaltige Höhle, wo die Menge von Krankheiten sich verlor und für die Wissenschaft nicht verwerthet wurde. Wer Paris kannte und wusste, dass Protection und Geld daselbst Alles vermochten, musste sich wundern, dass Desault beides nicht hatte, Alles seinen Kenntnissen verdankte und nun die erste Stelle der Chirurgie in Frankreich bekleidete. Jung, thätig, frei von Vorurtheilen und Nationalstolz, begann er zu lehren und eine grosse Zahl von Schülern heranzubilden. Man sah jetzt erst ein, wie wichtig das Hôtel Dieu für die praktisch-chirurgische Ausbildung hätte sein können und wie wenig es dazu benutzt war. Desault führte den Unterricht am Krankenbette ein und schuf damit die **erste chirurgische Klinik in Frankreich.** Jeder Morgen wurde mit der Poliklinik eröffnet. Desault examinirte die Kranken und sprach darüber; hierauf lasen die Internes die Krankengeschichten der wichtigsten Patienten vor, welche an diesem Tage das Hospital verliessen. Sodann ging's zu den Operationen. Nachdem erläuternde Bemerkungen vorausgeschickt waren, wurde der Kranke ins Amphitheater gebracht und von Desault in Gegenwart aller Schüler operirt. Selbst die Eröffnung eines Abscesses nahm er hier vor, damit Alle sehen konnten. Seiner Schüler wegen wechselte er bei Operationen mit den besten Methoden gern ab. Dann kam die Reihe an die Sectionen, die Visite und schliesslich eine Vorlesung über irgend einen chirurgischen Gegenstand. Dieser Morgenunterricht dauerte täglich drei Stunden. Es war Desault's unendliches Verdienst, zuerst am Bette selbst zu sprechen; er verbannte die oberflächlichen Visiten, führte den Schüler ans Bett, erklärte und fragte ihn. Bei diesen Neuerungen traten ihm manche Hindernisse in den Weg. Die allmächtigen Nonnen im Hôtel Dieu intriguirten und erhoben ihr Geschrei, dass der Kranke öffentlich operirt würde, was ein Attentat gegen die Menschlichkeit sei; täglich liefen Klagen über Desault bei der Administration ein, neidische Collegen verunglimpften ihn. Allein alle Schwierigkeiten scheiterten an seiner Beharrlichkeit. Er besass nach Aussage seines grossen Schülers Bichat nicht die Grazie der Beredsamkeit, dafür aber ein Feuer im Vortrage, welches Alles an ihm belebte. Anstand, Geberden, ja sein ganzes Aeussere wechselten in jedem Augenblick nach dem, was er ausdrücken wollte. Seine Schule wurde bald zum Mittelpunkt der Chirurgie; täglich wuchs die Zahl seiner Zuhörer und verminderten sich die der öffentlichen Anstalten, was seine Gegner hauptsächlich ärgerte. Fremde Nationen schickten Zöglinge nach Paris, mit der ausdrücklichen Bedingung, seine klinischen Vorlesungen, welche die ersten in ihrer Art waren, zu besuchen. Nicht nur die meisten Chirurgen der Hospitäler in Paris und den Provinzen, sowie die höheren Militärärzte waren von ihm ausgebildet, er war überhaupt der Lehrer der meisten lebenden guten Chirurgen und gab es wenige grosse Städte in Europa, wo nicht unter den besten Wundärzten Schüler Desault's waren. In den zwölf Jahren, wo er Chef des Hospitals war, mag die Summe der praktischen Kenntnisse, welche die französischen Chirurgen sich erwarben, grösser gewesen sein, als in den fünfzig Jahren zuvor. Seine Nachfolger waren nicht im Stande, den von ihm eingeführten

Unterricht in jener Weise fortzusetzen, da sie gegen die Pfaffen- und Nonnenwirthschaft nicht aufkommen konnten; man verfiel wieder in den alten Schlendrian. —

Während der heftigen Epidemien, die bei den Truppen im Felde herrschten, war binnen achtzehn Monaten die colossale Menge von 600 Aerzten und Wundärzten gestorben. Dieser Mangel wurde jetzt fühlbar, weil der Unterricht in der Medicin während der Revolution fast überall eingestellt war und von elf französischen Schulen kaum noch zwei in geringer Thätigkeit blieben. Dagegen hatte der chirurgische Unterricht fast überall in den Hospitälern mehr oder weniger fortgedauert. Da wurde von Chaussier, welcher vom Convent nach Paris berufen, sich grosse Verdienste um die Reorganisation erwarb, in Verbindung mit Fourcroy 1794 die Errichtung von drei neuen Schulen in Paris, Montpellier und Strassburg vorgeschlagen. Es entstand die Ecole de santé in Paris, eine der schönsten Früchte der Revolution, welche durch das augenblickliche Bedürfniss sogleich einen kräftigen Aufschwung nahm und die bis dahin allein herrschende medicinische Schule in Montpellier in den Hintergrund drängte. Sie brachte eine Wiedervereinigung der Medicin und Chirurgie zu Stande, indem sie gleichzeitig Aerzte und Wundärzte ausbildete, unter denen keine andere Trennung stattfand, als dass Einige, welche besondere Neigung dafür zeigten, sich besonders auf die grösseren Operationen legten. Gesetzlich wurde jedem Studenten ein theoretisches und praktisches Studium der Chirurgie zur Pflicht gemacht. Um sogleich die nöthige Anzahl Schüler zu haben, musste jeder District eine bestimmte Menge liefern: Paris 300, Montpellier 150, Strassburg 100. Der Staat besoldete den Schüler mit 1200 Livres und gewährte ihm freien Besuch der praktischen Vorlesungen. Medicin und Chirurgie mit allen Hülfswissenschaften, sogar Geschichte der Medicin wurden gelehrt und zwölf Lehrstühle mit je einem ordentlichen und ausserordentlichen Professor errichtet. An der Pariser Schule trugen Chaussier Anatomie und Physiologie vor, Fourcroy medicinische Chemie, Lassus und Percy nach Chopart's Tode Chirurgie, Pinel Medicin, Lallemand und Sabatier Operationslehre, Baudelocque Geburtshülfe. Die chirurgische Klinik leiteten nach Desault's Tode Pelletan und Boyer, die medicinische Corvisart. Ein sehr beredter und thätiger Lehrer war Chaussier, welcher eine neue Terminologie in der Anatomie schuf und regelmässig Repetirübungen anstellte. Das anatomische Studium wurde von jeher von den französischen Chirurgen sehr hoch geschätzt, sodass sie meist ihre schriftstellerische Thätigkeit mit solchen Arbeiten begannen und dann erst chirurgische folgen liessen. Zu den interessantesten Vorlesungen gehörten diejenigen von Fourcroy, welche meist so überfüllt waren, dass viele wieder fortgehen mussten, trotzdem sein Auditorium etwa 1200 Menschen fasste. Er fesselte durch seinen ungezwungenen, scharfsinnigen und eleganten Vortrag und tadelte häufig seine Landsleute, dass sie die Literatur anderer Nationen so vernachlässigten, während er selbst die Verdienste vieler deutscher Chemiker zu würdigen wusste. Lallemand las Operationslehre der harten Theile, Sabatier die der Weichtheile in klarem, aber etwas raschem Vortrage.

Für den praktischen Unterricht wurden die drei Kliniken im Hôtel Dieu, in der Charité und eine Clinique de perfectionnement im Hospital der Ecole benutzt. Letzteres hatte 28 Betten für schwere und seltene, besonders aber für operative Fälle, die sich der Professor von seinen Collegen ausbitten sollte. Das missglückte in der Regel, denn nach einer alten Gewohnheit kamen jene Fälle fast alle ins Hôtel Dieu, wo sie der dortige Professor anhielt. Dieser hatte ebenfalls die Verpflichtung, über sie zu lehren; es war daher nichts natürlicher, als dass ein jeder das interessanteste Material für sich behielt. Bei der Gründung der Schule gab Desault den chirurgischen Unterricht im Hôtel Dieu. In dieser glänzendsten Periode waren die Leistungen so gross, dass die Revolutionsmänner diese Klinik so innig wie möglich mit der Ecole zu verbinden suchten. Allein Desault interessirte sich nicht sehr für sie, weil er bei ihrer Einrichtung nicht um Rath gefragt war und überhaupt den Plan nicht billigte. Auch mochte seine Abneigung gegen Hülfswissenschaften, welche die Ecole sehr vollkommen umfasste, dazu beitragen, dass er für sie kalt blieb. Bald darauf starb er. Sein Nachfolger Pelletan liess Alles auf sich beruhen. Beide Männer waren gar nicht mit einander zu vergleichen; während Desault seinen Vorlesungen mit grösstem Ernst oblag, sie nie versäumte, schwänzte Pelletan häufig, war schlaff, dabei egoistisch und arm an Verdiensten. Er theilte sich in die Vorlesungen mit seinem Assistenten, dem jungen Giraud, welcher nach dem Tode Desault's mit dessen Schülern Bichat, Boyer, Lallemand zu den besten Lehrern der Chirurgie in Paris gehörte. Beide hielten Pensionen, eine damals sehr übliche und für den Unterricht vorzügliche Einrichtung. Sie nahmen junge Leute ins Haus und an ihren Tisch, gaben ihnen privatim Operationscurse, führten sie mit sich zu ihren Kranken und reservirten ihnen im Hospital bei den Operationen die besten Plätze. Pelletan steckte dafür vierteljährlich 1000 Francs ein, erfüllte indess seine Versprechungen nur schlecht, während Desault die Pension um zwei

Drittel wohlfeiler gegeben hatte und seine Pensionäre in jeder Weise vorzog.

Die chirurgische Klinik im Hôtel Dieu hatte zwei Sääle, einen Männersaal mit etwa 300 und einen Weibersaal mit 150 eng zusammengedrängten Betten. Anstatt in Desault's Weise die Operationen sämmtlich im Amphitheater zu machen, operirte Pelletan die Kranken fast immer in ihren Betten. Begleiten wir ihn bei einer **chirurgischen Visite**, um diese mit den **französischen Studenten** kennen zu lernen. Morgens sechs Uhr beginnt dieselbe. Sowie Pelletan in den Saal tritt, geht das Laufen und der Lärm an. Ihm und Giraud folgen 30 Internes, denen eine bestimmte Anzahl Betten zugewiesen ist, hinterdrein die übrigen Studenten mit ihren klappernden Holzschuhen. Diese waren während der Schreckensherrschaft wegen Mangel an Leder allgemein eingeführt und von den meisten Studenten des Schmutzes halber beibehalten. Jeder stürzt hinter Pelletan her, wobei ihm nicht selten die Schuhe ausgetreten werden. Wird ein Kranker verbunden, so drängt sich Alles um das Bett zusammen, in Folge dessen nur sechs bis acht Studenten bequem sehen können. „La jugulaire" ruft der Wundarzt, d. h. hier soll ein Aderlass an der V. jugularis gemacht werden. Die Hinteren steigen auf Schemel oder theilen Rippenstösse aus, um nur soweit als möglich nach vorn zu kommen; schliesslich wird der Chirurg so gedrängt, dass er selbst kaum Platz hat. Ein „silence Messieurs" genügt nicht mehr, die Tonart wird kräftiger, ein „diable" oder „au nom de Dieu" folgen. Lärm und Gedränge nehmen zu, sodass die vorne Stehenden ganz über das Bett des Kranken herüber gedrückt werden. Es wird Nacht über dem Bette, selbst am hellen Tage; „la chandelle" ruft der Chirurg, „vous m'étouffez" der nach Luft ringende Kranke, „l'eau fraiche" ein Student, um seinen ohnmächtig gewordenen Cameraden zu erfrischen. „Je vous donne un pair de soufflets" schallt es von jener Seite. Ein Student bricht mit einem Bettgestell zusammen und jammert. Pelletan weiss sich nicht mehr zu helfen, stösst mit Instrumenten um sich, nimmt eine Handvoll Blut und ruft „je vous jette le sang dans la figure". Unter solchen Auftritten wird die Operation vollendet. Diese Unordnungen bewogen Pelletan, schon des Morgens vier Uhr einige Operationen zu machen und die Visiten kurz abzubrechen. Es war überhaupt ein Fehler in den meisten Kliniken, dass die Visiten zu rasch gemacht, die Studenten nicht examinirt wurden, daher unaufmerksam umherbummelten. Ein anderes Studentenbild lieferte Sabatier's Vorlesung. Dieser Chirurg war gegen Fremde sehr zuvorkommend und gab ihnen meist einen Platz in der Enceinte. Darüber murrten bisweilen die Studenten, weil sie nichts sehen konnten, allein ihr Professor kehrte sich nicht daran. Eines Tages, als wieder einige Fremde darin waren, schrie plötzlich ein Chor von tausend Stimmen „heraus aus der Enceinte". Sabatier, sonst ein sehr ruhiger, friedliebender Mann, sprang auf und rief: „ich hoffe Bürger! dass mir die Freiheit gestattet ist, in der Enceinte Jedermann aufzunehmen, der mir gefällt." Sogleich war Alles still, Sabatier setzte sich, worauf nun ein lautes und allgemeines Beifallklatschen erscholl, eine Art der Veränderung, die man fast täglich bei den Franzosen auch in anderen Dingen sah (Wardenburg). Die Studenten, nach ihren Fähigkeiten in Commencans, Commencés und Avancés eingetheilt, wurden über ihren Besuch der Vorlesungen gelegentlich von den Professoren durch Aufruf controlirt. Diese Strenge war durch die Sorge für die Armee zu entschuldigen, denn die Avancés konnten, wenn nöthig, sogleich in derselben angestellt werden. Jährlich wurden zwei Examina abgehalten. — In der Charité fungirte damals neben dem gutmüthigen, aber unentschlossenen ersten Oberwundarzt Deschamps als zweiter Chirurg Boyer. Dieser, ein ehemaliger Assistent Desault's, stand in seinen besten Jahren, war ungemein thätig, ernst und entschlossen und operirte fest und sicher, kurz, einer der ersten Pariser Chirurgen. Sein Privatunterricht gehörte zu den besten und besuchtesten. Boyer leitete Sectionsübungen, hielt Vorlesungen über Anatomie, Chirurgie, Operationslehre, gab Operationscurse und examinirte die Studenten. Da er nur zwei Pensionäre hielt, so konnte man ihn gegen ein gewisses Honorar in seiner Privatpraxis begleiten.

Die mit der Ecole de santé verbundene medicinische Klinik im Hôtel Dieu leistete gar nichts; ihr Unterricht war gleich Null. Bei der Flüchtigkeit der Visiten nützte es nicht viel, dieselben mitzumachen, man lief von einem Bett zum andern, untersuchte so schnell und unvollkommen, dass man kaum Zeit zu sehen, viel weniger zu denken hatte. Tafeln gab es über keinem einzigen Bett. Weit besser war die medicinische Klinik Corvisart's in der Charité, die erste, welche in Frankreich eröffnet wurde. Er erhob dieselbe nach Aussage seines Schülers Dupuytren zur berühmtesten der damaligen Zeit, in welcher in einem Zeitraum von 15 Jahren die ausgezeichnetsten Aerzte Frankreichs gebildet wurden. Corvisart, ein eifriger Anhänger Stoll's, machte sehr genaue Sectionen und war als Praktiker viel gesucht. — Die Ecole besass eine schöne Bibliothek von etwa 24,000 Bänden, welche in der Revolution aus den Bibliotheken der Académie de chirurgie und der eingegangenen

Societäten neu gebildet war. Sie stand unter der Obhut von Sue und Moreau, gewährte freien Zutritt, lieh jedoch dem einzelnen Studenten immer nur Ein Buch aus. Unter den Sammlungen war das Cabinet chirurgischer Instrumente für Jeden zugänglich, sehr vollständig und besonders durch Desault's Nachlass bereichert. Das pathologisch-anatomische Cabinet enthielt gleichfalls Desault's Präparate, viele von Wachs und ausserdem die Sammlungen der Thierarzneischule von Alfort.

Der Deutsche sah in Paris, dem Mittelpunkt der Wissenschaften, Alles vereinigt, was er zum Studium der Chirurgie nur verlangen konnte. Der Medicin halber reiste Niemand nach Paris und schrieb Loder aus der französischen Hauptstadt im Jahre 1783: wer dorthin ginge, um Medicin zu studiren, käme ihm vor wie Jemand, der nach Constantinopel zöge, um sich in der orthodoxen lutherischen Confession unterrichten zu lassen. Es unterlag denn auch keinem Zweifel, dass die französischen Aerzte in Rücksicht auf medicinische Ausbildung sich mit den deutschen nicht messen konnten; das umgekehrte Verhältniss fand bei den Chirurgen statt. Für den deutschen Wundarzt hatte das Hôtel Dieu die Hauptanziehungskraft. Um dieses ordentlich auszunutzen, musste er sich die interessantesten Kranken auswählen und beobachten, sich besonders mit den Internes in gutes Einvernehmen setzen und sie Nachmittags zu den Kranken begleiten. Bei den Visiten galt es, in anständiger Weise unverschämt sein, mitzudrängen, wo man gedrängt wurde, um möglichst in die Nähe des Chirurgen zu kommen. Die Sammlungen fand der Ausländer nirgends in der Welt vollkommener als in Paris. Alle praktischen Vorlesungen der Ecole de santé waren sehr gut und gab es hinreichend Gelegenheit zu Privatcursen, sowohl für Anatomie (Bichat) als Chirurgie. Zur raschen Orientirung fand man sämmtliche Vorlesungen in der Ecole mit gelben, weissen und rothen Zetteln angeschlagen; auch ertheilte ein Almanach, der bald das Prädikat national, bald royal führte, Auskunft über die Anstalten, Lehrer, deren Wohnung u. s. w. Dicht neben der Schule wohnten verschiedene Buchhändler, welche hauptsächlich mit medicinischen Schriften handelten.

Reiche Gelegenheit zu sehen und zu hören bot in gleichem Maasse England. Hier galt als Grundsatz, dass die Studenten vom Beginn ihres Studiums an täglich Kranke sehen müssten. Während man in Deutschland mit den theoretischen Vorlesungen anfing, wurde in England zuerst der manuelle Theil der Chirurgie handwerksmässig erlernt. Man sah sogleich Kranke, wie sie operirt und verbunden wurden und studirte erst später die propädeutischen Fächer. Obwohl eigentlich nur eine einzige berühmte Schule in Edinburgh bestand, lebten in London doch viele ausgezeichnete Mediciner und Chirurgen, welche privatim Vorlesungen hielten, Curse gaben und die jungen Leute in den Hospitälern unterrichteten. In London war ein vorzügliches chirurgisches Material aufgehäuft und wurde sehr viel operirt. Die „Pupils" konnten in den Spitälern beim Verbinden selbst mit Hand anlegen, zur Ader lassen, Fracturen besorgen u. dergl. und genossen die Freiheit, zu allen Stunden die Kranken zu besuchen. Bei besonderen Fällen, welche ausserhalb der Visitenzeit vorfielen, wurden sie vom Boxkeeper, der den Verbandapparat nachtrug, gegen Vergütung einer halben Guinee herbeigerufen. Einzelne englische Lehrer nahmen wie ihre französischen Collegen Kostgänger für 80—100 Guineen ins Haus, hielten ihnen Vorträge und nahmen sie mit zu den Privatkranken. Percival Pott war seiner Zeit der beste und gesuchteste Lehrer der Chirurgie in London. In dieser Eigenschaft stand ihm der genialere John Hunter nach, dessen Vortrag schwer zu verstehen war, da Sprache und Ausdruck etwas Eigenthümliches hatten. Im Uebrigen war es ihm wie seinem Bruder William peinlich, öffentlich zu reden und kostete es ihm immer Ueberwindung. Der gewaltige Mann, welcher sich nicht scheute mit Leoparden zu kämpfen, nahm vor der ersten Vorlesung in jedem Cursus regelmässig 30 Tropfen Laudanum, um seine Beklemmungen etwas zu unterdrücken. Er verliess sich nie auf sein Gedächtniss. Dennoch waren bei seinem Genie und durchdringenden Verstande die Vorlesungen, welche von Demonstrationen schöner Präparate begleitet waren, für Jedermann von grösster Wichtigkeit. Eine besondere wissenschaftliche Anregung gab J. Hunter durch die Gründung mehrerer Gesellschaften. 1767 errichtete er mit Fordyce und dem Mechaniker Cumming eine Privatgesellschaft von Gelehrten, welche sich nach jeder Sitzung der Königlichen Societät in einem Cafehause versammelten und über die neuesten Entdeckungen in allen Zweigen der Naturwissenschaften sich unterhielten. Später stiftete er für die Londoner Studenten das Lyceum medicum Londinense, welches alle Freitage Zusammenkünfte hielt und in jedem Jahre eine goldene Münze von sechs Guineen demjenigen Studenten aussetzte, der über eine gegebene Preisfrage die beste Abhandlung schrieb. Ausserdem gründete er im Winter 1786 bei sich einen medicinischen Club und lud dazu jeden Sonntag alle hervorragenden Aerzte und Wundärzte Londons, sowie die ihm empfohlenen Fremden ein. Hier kamen zahlreiche Gäste Abends von 8 — 11 zusammen, discutirten über wissenschaftliche Fragen und liessen sich von Hunter's Bedienten Cafe, Thee und Confitüren präsentiren. — Gute chirurgische Lehrer waren Else, Bromfield und Blizard, welcher sehr genaue Visiten machte und entgegen manchem seiner Collegen, die sich nicht gern die Finger beschmutzten und den Kranken ausser bei der ersten Untersuchung und Operation nie berührten, keinen Kranken verliess, der nicht von ihm selbst oder in seiner Gegenwart von den Schülern verbunden wurde. London besass ausgezeichnete Museen. Das berühmteste war das von William Hunter, welches, reich an den seltensten Präparaten, einmal in der Woche frei geöffnet war. Ausserdem besass dieser Mann grosse Sammlungen von Conchylien, Korallen, Versteinerungen, ein Münzcabinet, welches das Wiener sogar übertreffen sollte, sowie eine Bibliothek, welche an Vollständigkeit und äusserer Pracht nur mit einer königlichen Bibliothek verglichen werden konnte. Laut Testament konnten diese Sammlungen dreissig Jahre lang von seinen Erben, dem Dr. Bailly und Cruikshank in London zum Gebrauch ihrer Vorlesungen benutzt werden, fielen dann aber als Eigenthum an die Universität Glasgow. Nächst diesem existirten die Museen von J. Hunter (worüber später), Rackstrow mit vielen anatomischen und pathologischen Präparaten, das British Museum. — Wie noch jetzt galten schon damals die englischen chirurgischen Instrumente als die besten, waren aber sehr theuer: ein Nabelbruchband für Erwachsene kostete 10, ein einfaches Leistenbruchband 5, ein doppeltes 6 Guineen. Die Artikel des Instrumentenmachers Savigny in London, in Catalogen abgebildet und beschrieben, waren weltberühmt. Als Bruchbandbandagist des Westminsterhospitals hatte Sheldrake Ruf, welcher auch viel über Hernien und Verkrümmungen schriftstellerte. Sehr gute Bougies fabricirte der Pedell am Collegium chirurgicum.

Wir haben erwähnt, dass der kostspielige Aufenthalt und Besuch der Hospitäler in London viele junge Leute nach Edinburgh trieb, auf dessen Universität in allen medicinischen Wissenschaften ein Geist der Freiheit herrschte. Hier war die erste englische Klinik errichtet. Die Studenten bildeten unter sich medicinische Gesellschaften, wo sie durch Austausch ihrer Ideen sich gegenseitig ausbildeten und mit Leichtigkeit sich auszudrücken lernten. Daher denn auch die meisten Edinburgher Inaugural-Dissertationen mit ihren gedrungenen, ungekünstelten Beschreibungen, ohne den Prunk weitläufiger Citate wie in deutschen Arbeiten, der Universität zur grossen Ehre gereichten. Sie wurden in Deutschland zuerst durch die Göttinger Anzeigen bekannt, in welchen sie A. von Haller zur Nachahmung empfahl. Edinburgh besass ein schönes akademisches

Krankenhaus, welches auf Anregung Alexander Monro's errichtet war, und eine Anzahl vorzüglicher Chirurgen, darunter jenen Monro mit seinen beiden Söhnen, Benjamin Bell u. A.

Die geschilderten Verhältnisse zeigen auf das deutlichste, dass Deutschland bei dem Mangel an Hospitälern und der fehlenden Gelegenheit zu einer tüchtigen praktischen Ausbildung weit hinter dem Auslande zurückstand. Kein Wunder also, dass der deutsche Wundarzt in seiner Heimath mehr wie andere auf das Bücherstudium angewiesen war. Flechten wir daher hier einige Bemerkungen über Schriftstellerei und Literatur ein. In der ersten Hälfte des Jahrhunderts begannen die schweinsledernen Bücher deutscher Chirurgen fast regelmässig mit einer überschwänglichen Widmung an irgend einen vornehmen Gönner. Darauf folgte die Vorrede, die mit allerlei religiösen Wendungen, Lobpreisungen der göttlichen Güte und demüthigem Dank an die Vorsehung, welche dem Verfasser Gesundheit und Zeit gab das Buch zu schreiben, ausgeschmückt war. Sehr häufig hatten gute Freunde den Verfasser erst zur Schriftstellerei gequält und dieser sich nur ungern dazu entschlossen. Er vergass nicht, schon jetzt auf die Möglichkeit schlechter Recensionen Rücksicht zu nehmen. Den Schluss der Vorrede bildeten zwei oder mehrere Beglückwünschungsschreiben von Collegen in lateinischen oder deutschen Versen. Als Beispiel diene folgendes Gedicht aus C. L. Walther's Med. chir. Schatz vom Jahre 1715:

> Gleich wie uns Hyblens Volk schenkt seine süssen Früchte,
> Und ruft uns gleichsam zu: folgt meiner Emsigkeit;
> So macht ihr endlich auch der Nachwelt ein Gedichte,
> Das Honig süsser ist, zu Trutze Hass und Streit!
> Herr Walther folgt hierinn der Bienen schönen Orden,
> Er achtet keine Müh und spahret keinen Fleiss;
> Da Er von höchsten ist zum Arzt gewidmet worden,
> So dient Er jedermann durch seinen sauren Schweiss.
> Er trägt viel Wissenschaft und andere rare Sachen,
> In dieses schöne Buch, zum Nutz der Nächsten ein;
> Und solt man von der Kunst ein würdig Lob Lied machen,
> So klingt nichts herrlicher als nutz- und hülfflich seyn!
> Ich seh bereits von fern die Crone vom Bemühen,
> Und füge gar nichts mehr, als diesen Wunsch dabey;
> Gott gebe, dass er mag, gleich rothen Rosen blühn,
> Und dass aufs neu sein Fleiss in vielen fruchtbar sey!

Diese wenigen Zeilen wollte kürzlich seinem geehrtesten Herrn Collegen in Eil entwerffen

Carl Andreas Harde,
Chirurg. Hallens.

In den Schriften selbst, welche meist sehr weitschweifig und geschmacklos gehalten waren, wurde vor jeder grösseren Operation Gott der Allerhöchste angerufen, um seinen Segen zu verleihen. Am Ende des Buches nahm der Verfasser wiederum religiösen Abschied vom Leser. Von vorzüglicher Schönheit waren dagegen häufig die meist in Kupfer gestochenen Abbildungen. Vergleichen wir Schriften aus der zweiten Hälfte des Jahrhunderts mit jenen, so fehlen in der Regel die poetischen Ergüsse, allein die schwülstigen Widmungen, die mit Frömmigkeit durchwebten Vorreden, in denen sich die Autoren gegen ungegründeten und hämischen Tadel der Recensenten zu decken suchten, blieben meist dieselben. Ebenso die abgeschmackte Aufforderung Anderer zum Bücherschreiben, wobei die Wundärzte nicht selten erst gelehrte Aerzte um Rath fragten, ob ihre Arbeiten den Druck verdienten oder nicht. So machte es Bilguer und versicherte Theden nie Schriftsteller geworden zu sein, wenn er nicht von Zimmermann dazu animirt wäre, bat auch die Herren Aerzte um Vergebung, wenn er durch Besprechung einer medicinischen Frage sich in ihr Fach wagte. C. C. von Siebold bestand einen förmlichen Kampf mit seinen Freunden, bevor er sein chirurgisches Tagebuch herausgab.

Der Servilismus des vorigen Jahrhunderts hatte auch die Gelehrten und Aerzte angesteckt, sodass sie häufig ein kriechendes Betragen gegen Personen von hohem Range und Vermögen an den Tag legten und durch äussere Pracht geblendet wurden. Man schämte sich nicht ganz unbedeutende, kaum drei bis vier Bogen lange Arbeiten Fürsten und Herzogen zu widmen. Und der Dank dafür? Als Morand die Memoiren der Akademie der Chirurgie dem Papste Benedict XIV. übergab, erhielt er von diesem eine Antwort. E. Platner meint dazu, dass ein deutscher Fürst diese Ehre wohl einem jeden seichten französischen Schriftsteller in einem ähnlichen Falle erweisen, aber einem Deutschen gegenüber sich kaum zu dieser Gnade herablassen würde. Der Professor A. F. Pallas widmete 1764 seine Chirurgie dem Hoch- und Wohlgeborenen, Hocherfahrenen und Hochgelahrten Herrn, Herrn Albert Freiherrn von Haller, seinem hohen, hochgeneigten und höchst zu verehrenden Gönner. Um dem berühmten A. G. Richter zu huldigen, nahm man seinen Jungen schon in der Wiege unter die akademischen Bürger Göttingens auf und widmete dessen Lehrer Köler diesem in seinem vierten Jahre, als dem besten, hoffnungsvollsten Knaben, Tabellen zur Erlernung der lateinischen Sprache. In den Cultus, welcher sich an den Helden Deutschlands, Friedrich den Grossen, zumal nach der Schlacht bei

Rossbach knüpfte, sodass Georg Forster in Berlin sich darüber ärgerte, wie selbst die gescheutesten, einsichtsvollsten Leute den König vergötterten und närrisch anbeteten, stimmten auch die Aerzte ein. Schon dem Kronprinzen Friedrich waren von Professor Schaarschmidt die Berliner med. chir. Nachrichten dedicirt, und Sr. Majestät widmeten die drei Generalchirurgen Bilguer, Schmucker ihre chirurgischen Wahrnehmungen und Theden seine neuen Bemerkungen und Erfahrungen. Der medicinische Biograph Börner erging sich in folgender Verzückung: „Ihro jetzt glorwürdigst regierende Königl. Majestät in Preussen, in dessen geheiligter Person Salamonis Weisheit, Alexander's des Grossen Muth, Tapferkeit und Stärke, Kaisers Titi Gütigkeit vereinigt sind, ein Kenner wahrer Gelehrsamkeit, ein Beschützer der Musen, ein Beförderer der Gelehrten, König Friedrich." Sogar der weltweise Zimmermann, der sich 1771 in Berlin von Schmucker seine Hernie operiren liess, wurde von Friedrich dem Grossen so geblendet, dass Freund Meckel, in dessen Hause er wohnte, folgendes schreiben konnte: „Zimmermann, ganz ermuntert von dem ausnehmenden Glanz der königlichen Majestät, ward wie mit einem neuen Leben begabt, da er das Glück hatte, das grösste Wunder unseres Jahrhunderts, unseren weisesten König von Person zu sehen und zu verehren. Denn die weltbekannte Huld und Leutseligkeit unseres gnädigsten Monarchen rief den grossbritannischen Leibarzt nicht allein zum Throne, sondern erheiterte und richtete dessen bei dem ersten Anschauen in etwas bestürzten Muth durch die gnädigsten und huldreichsten Worte und Gespräche dergestalt auf, dass er vor Freude und Liebe ganz entzückt $1\frac{1}{2}$ Stunden lang ein Zeuge und Bewunderer dieses königlichen Genies, seiner grossen Gelehrsamkeit und Weisheit und seiner tiefen Einsichten selbst in die Arzneikunst war. Diese theure Stunde, sagte er öfters, sei der Wunsch seines Lebens gewesen und er habe einen seiner herrlichsten Tage erreichet, da er den Helden seines Jahrhunderts habe sehen, sprechen und lieben können." Später schrieb Zimmermann an Meckel in französischer Sprache, dass er während seines Krankenlagers alle Nächte gut geschlafen habe, „die einzige in Potsdam ausgenommen, welche er nach der Unterredung mit dem Könige für Freuden gleichsam wie in einer Entzückung mit Vergnügen schlaflos zubrachte."

In der ersten Hälfte des Jahrhunderts schrieben die Aerzte mehr Latein wie Deutsch. Sie suchten auf Kosten des Inhalts mit ängstlicher Sorgfalt nach classischer Reinheit, Schönheit der Sprache, und hüteten sich in ihrem Latein besonders vor „Donatschnitzern", dem damals üblichen Ausdruck für grammatikalische Fehler. [Aus den Schriften des Donatus, einem römischen Grammatiker um 355 n. Chr., wurde ein Lehrgebäude der lateinischen Sprache zusammengestellt, welches im Mittelalter als Leitfaden diente. Später nannte man dann überhaupt eine lateinische Grammatik einen Donat. Das nationale Selbstbewusstsein war so schwach, dass Deutsche lang und breit darüber stritten, in welcher Sprache sie schreiben sollten. Die Einen glaubten, deutsche Bücher stifteten mehr Schaden als Nutzen, erzeugten viele Quacksalber und Halbwisser, vergrösserten die Leiden der Nervenkranken, weil jeder Laie die Schriften verstehe; es sei daher nicht gut die Medicin in unserer Muttersprache vorzutragen. Sie hielten dieselbe für zu arm um Alles darin ausdrücken zu können, auch mache man sich durch neugebildete Wörter lächerlich. Sie wünschten, dass sämmtliche Aerzte Latein schrieben, was insofern das Studium erleichtere, dass man nicht so viele neuere Sprachen zu lernen brauche. „Deutsch ist ein Schimpfwort" sagte im Jahre 1751 der Satiriker Rabener. „Ich kenne Leute, welche gern ihren halben Verstand darum geben würden, wenn sie keine Deutsche, sondern unter dem Consulate des Cicero in Rom geboren wären. Ihnen kömmt nichts so lächerlich vor, als die Bemühung in der deutschen Sprache Donatschnitzer zu vermeiden. Den, der sich Mühe giebt, zierlich und regelmässig deutsch zu schreiben, können sie ihrer Meynung nach nicht ärger beschimpfen, als wenn sie ihn einen deutschen Michel heissen." Die andere Partei bestritt jene Gründe, wies auf die Franzosen, Engländer und Italiener hin, welche in ihrer eigenen Sprache schrieben und sich über uns lustig machten, dass wir so viele fremde Sprachen lernten. Sicherlich würden wir bei anderen Nationen in weit grösserer Achtung stehen, wenn wir Deutsch schrieben; gerade die lateinischen Schriften seien Schuld an der grossen Pfuscherei und Unwissenheit. Erst spät in der zweiten Hälfte des Jahrhunderts wurde, abgesehen von Doctordissertationen und akademischen Programmen, die Sitte allgemein Deutsch zu schreiben, obwohl noch 1778 in Baldinger's neuem Magazin für Aerzte lateinische Krankengeschichten mit deutschen abwechselten. Im Jahre 1800 hing Bernstein seinem praktischen Handbuch für Wundärzte ein griechisches, französisches und deutsches Sachregister an und versah die lateinischen Wörter mit den Zeichen der Länge und Kürze, um ein grammatikalisches Ohr nicht zu beleidigen. Das Deutsch der Chirurgen zweiten Ranges war herzlich schlecht und ihre Beschreibungen der interessantesten Fälle so weitläufig und langweilig, dass es heutzutage eine Strafe ist dieselben durchzulesen. Auch unter den besseren Chirurgen liess die Ausdrucksweise viel zu wünschen übrig; setzt uns doch der Generalchirurg Bilguer sogar noch „Arschbacken" vor. Der erste Wundarzt, welcher ein tadelloses Deutsch und zwar in classischer Form schrieb, war A. G. Richter. Er verlangte eine geschmackvolle Schreibweise, ein anständiges Aeusseres, um sich die Achtung des Publikums zu erwerben.

Die Franzosen schrieben, wie schon A. Paré, fast Alle in ihrer Muttersprache, und zwar aus dem einfachen Grunde, weil sie selten fremde Sprachen lernten. Abgesehen von ihren vielen orthographischen Nachlässigkeiten verstümmelten sie nicht selten die Namen der Ausländer auf eine ganz lächerliche Weise. Es war nichts ungewöhnliches, dass aus Namen der Städte Schriftstellernamen gemacht, anstatt Familiennamen Taufnamen citirt wurden. Der Chirurg David in Paris sprach (1757) in einer Dissertation über Cataractextraction oft von dem berühmten Gottfried, der kein anderer war, als der deutsche Anatom Gottfried Zinn. Auch bei Uebersetzungen aus dem Englischen schossen sie häufig Böcke. Die Worte „by an unknown", welche auf dem Titel anonymer englischer Schriften standen, wurden mit „Monsieur Unknown" übersetzt; und als Pott seine Arbeit „Farther remarks upon a method of curing the palsy of the lower extremities" herausgab, kündigte bald darauf Herr Duchanoy in Paris diese Schrift mit folgenden Worten an: Monsieur Farther vient de publier en Anglais u. s. w.

Die deutsche Literatur nahm in der zweiten Hälfte des Jahrhunderts einen neuen Aufschwung, als man ihr durch U e b e r s e t z u n g e n und Auszüge die besten Werke der Engländer und Franzosen zuführte. Es fehlte in Deutschland vor Allem an Wundärzten, welche selbstthätig arbeiten konnten, sodass gute Originalartikel zu den Seltenheiten gehörten. Zu den Krebsschäden jener Zeit gehörte auch, dass unsere Landsleute fast immer nur ihre glücklichen Fälle veröffentlichten und sich nicht eingestanden, dass das Bekanntwerden einzelner wichtiger Unglücksfälle oft weit lehrreicher sei, als ganze Sammlungen glücklicher Curen. Das löbliche Unternehmen ausländische Waaren einzuführen hatte indess auch seine Kehrseite: sie bestand in der blinden Hochachtung für alles Fremde und der Verachtung Alles dessen, was nicht aus London, Edinburgh oder Paris kam. „Leute von feinem Geschmack lesen kein deutsches Buch" sagte Zimmermann. Dadurch entwickelte sich eine förmliche Anglomanie, welche das Aufkeimen der Nationalkraft verhinderte. Es ist nicht ohne Interesse zu sehen, wie auch die schöne Literatur in Deutschland in den 50er und 60er Jahren an dieser Anglomanie krankte. Young's Nachtgedanken, die Romane von Richardson, Grandison u. A. haben mit ihren weitschweifigen, rührenden, empfindsamen Elementen eine lange Reihe von Jahren den grössten Einfluss auf die Stimmung des literarischen Publikums in Deutschland ausgeübt. Man übersetzte blindlings die elendesten, unbedeutendsten Broschüren, sodass von der im Laufe eines Jahres erschienenen medicinischen Literatur ungefähr drei Viertel englisches Gut waren. Die Uebersetzungswuth war so gross, dass unter den im Jahre 1784 in Deutschland neu erschienenen ca. 280 medicinischen Schriften 77 Uebersetzungen waren. Pott's Arbeit über Kopfverletzungen wurde dreimal übertragen, von Murr, Rumpelt und Spohr; desgleichen seine Arbeit über Wasserbruch. Der Eine klagte stets über die falsche Wiedergabe und das schlechte Deutsch des Anderen. Einige trieben das Geschäft en gros: so war ein Hauptfabrikant der Dr. Spohr in Seesen, Vater unseres berühmten Violinisten, welcher binnen 7 Jahren (1786—1792) 36 Uebersetzungen grösserer Werke lieferte. Ebenso Dr. Michaelis in Leipzig, der in 10 Jahren 48 Uebersetzungen und späterhin wahrscheinlich noch mehr vom Stapel liess. Beide übertrugen meist englische, weniger französische und italienische Schriften, liessen aber wie es damals Mode war ihre Namen auf dem Titelblatt nicht abdrucken. „Frage nicht nach meinem Namen, da ich nicht gesonnen bin mir durch Uebersetzung einen grossen Namen zu machen", heisst es in einer Vorrede. — Die Verehrung für das Ausland ging bei uns so weit, dass man die Fremden nicht allein als Leibärzte, sondern sogar als Universitätslehrer nach Deutschland zog. Im Jahre 1729 ging der Franzose Astruc, Professor der Medicin in Toulouse, als sächsischer Leibarzt nach Dresden, kehrte indess bald nach Frankreich zurück. Der Däne Callisen erhielt 1787 nach dem Tode von Voitus einen Ruf als erster Professor der Chirurgie an das Berliner Collegium med. chir., lehnte ihn jedoch ab. Als nach Baldinger's Abgang der Lehrstuhl für Medicin in Göttingen 1784 frei wurde, berief man den Dr. Duncan aus Edinburgh mit einem Gehalt von 200 Pfund Sterling; auch dieser lehnte den Ruf ab, da er mit seiner Praxis viel mehr verdiente. In derselben Zeit wurde der auf St. Domingo geborne J. C. Rougemont, nachdem er in Dijon und Paris studirt hatte und unter Desault Demonstrator der Anatomie und Chirurgie gewesen war, Leibwundarzt des Kurfürsten von Cöln und bald darauf Professor der Anatomie und Chirurgie in Bonn. Deutsch konnte er noch gar nicht, lernte es zwar in kurzer Zeit. Auch Erfurt genoss damals die Ehre einen französischen Wundarzt M. A. Alix als Professor der

Anatomie zu besitzen, der vermuthlich in dem Glauben, dass es nirgends in der Welt als in Frankreich Chirurgie gäbe, stolz triumphirte, wenn er bei einem Erfurter Dorfbarbier eine Dummheit entdeckt hatte. Monsieur Alix war unverschämt genug zu behaupten, dass in den grössten Städten Frankreichs nicht so viele Narren gefunden würden, als in den kleinsten Dörfern Deutschlands, woraus man schliessen könne, wie es in deutschen Dörfern aussehe. Französische Courtoisie hatte er wohl nie gekannt, sonst hätte er sich über die Unwissenheit eines Wundarztes, der die venerische Ursache einer Phimose übersah, nicht so erhitzen können, dass er denselben ein Vieh nannte. Er gehörte zu den Männern, die mit Koth um sich warfen, wenn man nicht den Hut vor ihnen abnahm. Die traurigen Folgen jener Uebersetzungswuth und der Verehrung für das Ausland waren, dass der Werth der vaterländischen Schriftsteller ganz übersehen wurde, dass die Arbeiten unserer besten Chirurgen in Deutschland viel weniger bekannt wurden als die der Ausländer.

Das sich entwickelnde Interesse für Naturwissenschaften regte früh die Gründung von Zeitschriften und Magazinen an. Zu den ersten gehörte das Hamburgische Magazin oder „Gesammelte Schriften zum Unterricht und Vergnügen aus der Naturforschung und den angenehmen Wissenschaften überhaupt". Es erschien alle Monate, der erste Band 1747. Von den mit der Zeit neu herausgegebenen Magazinen waren manche mit Ausnahme des Hannoverschen wieder eingegangen, daher man in Berlin im Jahre 1765 ein neues unter dem Titel „Gesammelte Schriften und Nachrichten für die Liebhaber der Arzneiwissenschaft, Naturgeschichte und der angenehmen Wissenschaften überhaupt" gründete. Es lieferte, wie das Hamburger, Uebersetzungen, Auszüge, Nachrichten aus neuen Schriften und Journalen. Unter den medicinisch-chirurgischen Zeitschriften waren die wichtigsten folgende:

S. Schaarschmidt, Med. und chir. Berlinische wöchentl. Nachrichten. 6 Bde. 1739—48. — Sammlung der Schriften vom Ursprunge der Wundarzneikunst. Erfurt 1757. — Sammlung chirurgischer Bemerkungen, aus verschiedenen Sprachen übersetzt. Gotha. 5 Theile. 1758—70. — A. G. Richter, Chirurgische Bibliothek. Göttingen. 15 Bde. 1771—97. — Auserlesene Abh. prakt. und chir. Inhalts. Aus den Londoner philos. Transactions. 5 Bde. 1774—80. — J. Cl. Tode, Med.-chir. Bibliothek. Kopenhagen. 19 Bde. 1775—86. — Neue med. und chir. Wahrnehmungen, aus verschiedenen Sprachen übersetzt. Gotha 1778. — (Sommer) Sammlungen der auserlesensten und neuesten Abhandlungen für Wundärzte. Leipzig 1778—94. — Auszüge aus den besten französischen periodischen med. chir. und pharmac. Schriften. Leipzig. 5 Bde. 1780—84. — Kleine auserlesene med.-chir. Abhandl. aus verschiedenen Sprachen übersetzt. Leipzig 1781. — Wienerische Beiträge zur prakt. Arzneikunde, Wundarzneikunst und Geburtshülfe 1781. — F. A. Weiz, Taschenbuch für deutsche Wundärzte. Altenburg 1783—90. Forts. 1791—95. — Auswahl der besten

Beobachtungen für Wundärzte. Leipzig 1783. — Archiv der prakt. Arzneikunst für Aerzte, Wundärzte und Apotheker. Leipzig 1785. — Sammlung med. und chir. Originalabhandlungen. Hannover. 3 Bde. 1785—87. — J. Cl. Tode, Arzneikundige Annalen. Kopenhagen. 13 Hefte. 1787—92. Dessen med. chir. Journal. ib. 5 Bde. 1793—1801. — Abhandl. der k. k. med. chir. Josephs-Akademie zu Wien. 2 Bde. 1787—1801. — Der Wundarzt, eine Wochenschrift. Leipzig 1788. 2 Bde. — H. Rouge-mont, Bibliothèque de chirurgie du Nord. Bonn et Paris 1788. — J. H. Rahn, Med. pract. Bibl. Zürich 1791. — Kortum und Schäfer, Med. prakt. Bibl. für Aerzte und Wundärzte. Münster. 3 Bde. 1789—92. — J. Arnemann, Bibliothek für Chirurgie und prakt. Medicin. Göttingen. 3 Bde. 1790—93. — Simmon, Samm-lung der neuesten Beob. englischer Aerzte und Wundärzte für die Jahre 1787—90. A. d. Engl. Frankfurt 1790—94. — Aesculap, eine med. chir. Zeitschr. Leipzig 1790. — C. W. Hufeland, Neueste Annalen der franz. Arznei- und Wundarznei-kunde. Leipzig. 3 Bde. 1791—1805. — J. Hunczovsky und Schmidt, Bibliothek der neuesten med. und chir. Literatur. Wien. 3 Bde. 1791—93. — K. G. Kühn und G. Weigel, Italienische med.-chir. Bibliothek. Leipzig. 4 Bde. 1793—97. — Hufeland, Journal der prakt. Arzneikunde und Wundarzneikunst. Jena 1795. Von ihm und Himly, später mit Harless, Osann fortgesetzt. — Merkwürdige Abh. der London'schen Gesellschaft zur Vermehrung der medic. und chir. Wissensch. A. d. Engl. Braunschweig 1797. — Arnemann, Magazin für Wundarzneiwissen-schaft. Göttingen. 3 Bde. 1797—1803. — J. C. Loder, Journal der Chirurgie, Geburtshülfe und gerichtl. Arzneik. Jena. 4 Bde. 1797—1806. — Kausch, Geist und Kritik der med. und chir. Zeitschr. Deutschlands. Leipzig. 12 Bde. 1798 bis 1803. Breslau. 18 Bde. 1803—5. — Schreger und Harless, Annalen der neuesten engl. und franz. Chirurgie und Geburtshülfe. Erlangen. 3 Hefte. 1799 bis 1800.

Man sieht, dass Deutschland in der zweiten Hälfte des Jahrhun-derts reich an medicinisch-chirurgischen Zeitschriften war, von denen zwar einzelne mit dem ersten Bande wieder eingingen. Eine der ersten regelmässig erscheinenden waren jene Berliner Nachrichten von Pro-fessor Samuel Schaarschmidt, welche zahlreiche Krankengeschichten und Operationen enthielten; in jeder Woche erschien ein halber Bogen für Einen Groschen. Sehr beliebt waren die Bibliotheken, von denen meistens alle Vierteljahre ein Stück erschien, sodass vier einen Band bildeten. Sie enthielten ausführliche Referate über neu erschienene, zumal ausländische Werke. Für die Medicin machte damit Professor R. A. Vogel in Göttingen 1751 den Anfang; er lieferte nur von den besten Büchern Auszüge und benutzte für aus-ländische Schriften, wenn sie nicht rechtzeitig ankamen, Gentleman's Magazine, Monthly Review und das Journal des savans. Ausser über Medicin referirte er auch über Botanik, Chemie, Anatomie und Zoo-logie. Eine ähnliche Bibliothek gründete A. G. Richter 1771 für die Chirurgie, die erste und zugleich die vorzüglichste in Deutsch-land, durch welche er sich hervorragende Verdienste um die deutsche Wissenschaft erwarb. Er gab getreue, mitunter vollständige Auszüge aus den besten chirurgischen Schriften des In- und Auslandes, incl. der Geburtshülfe. Dabei kam ihm die königliche Universitätsbiblio-thek in Göttingen, welche reichen Zufluss an englischer Literatur hatte, sehr zu statten. Für Krankengeschichten öffnete er gleichfalls seine Bibliothek, behielt sich aber das Recht vor dieselben abzukürzen. Vom 13. Bande an (1793) nahm Richter den Professor Loder in Jena, welcher soeben sein Schwiegersohn geworden war, als Mitarbeiter an und versicherte, dass nur ein unerwarteter Zufall ihn veranlassen könne diese Arbeit nicht fortzusetzen. Als nun vier Jahre darauf 1797 der erste Band von Loder's Journal für Chirurgie erschien, welches sich an Richter's Bibliothek anschliessen, dieselbe ergänzen sollte, brach der Schwiegervater plötzlich seine Arbeit nach 27 jährigem Bestehen mit dem 15. Bande ab. Die Bibliothek trug das Beste aus allen Ländern Europa's zusammen und war jedem Chirurgen unentbehrlich. Sie diente als Brücke, über welche unsere alten, noch jetzt lebenden Wundärzte auf englischen und französischen Boden traten und innig vertraut mit der Chirurgie des Auslandes die moderne deutsche Chirurgie gründeten. Als Langenbeck im Jahre 1806 eine Bibliothek für die Chirurgie herauszugeben begann, wollte er sich glücklich schätzen, wenn er darin nur einigermassen seinem grossen Vorgänger gleichkäme. Auf Richter folgte der dänische Professor und dramatische Dichter Tode 1775 mit seiner medicinisch-chirurgischen Bibliothek, für welche er sich als Muster die Edinburgh Medic. Commentaries nahm; er wollte u. A. Alles anzeigen, was Dänemark lieferte.

Mit den verschiedenen Individualitäten wechselte auch die Art der Recensionen, die, wenn sie schlecht ausfielen, die Autoren sehr in Harnisch setzten. Man fürchtete, ja man hasste die Leute, von denen Goethe sagt: „der tausend Sackerment! schlagt ihn todt den Hund! Es ist ein Recensent!" Vogel schrieb anständig; der Vielschreiber Tode dagegen, dessen Namen als Verfasser oder Uebersetzer man auf 127 verschiedenen Werken findet, war scharf, schimpfte und wurde mit seinen burschikosen, trivialen Ausdrücken leicht ausfallend. Seine Galle ergoss sich besonders auf die Arbeiten Gruner's und Baldinger's, von dessen Magazin er meinte, dass noch nie der Meister eines Murmelthiers bei Eröffnung seines Raritätenkastens mehr versprochen und weniger gehalten habe. Theden konnte den Tadel, welchen sein Unterricht für Unterwundärzte erlitt, nicht ertragen und schrieb an Tode einen ironischen Brief, worin er ihm den lebhaftesten Dank für die Recension sagte und versprach etwaige spätere Arbeiten ihm erst vorzulegen und um sein Urtheil zu bitten. Auch der schlecht recensirte Wundarzt Bruns beklagte sich in einem bitteren Briefe. An hervorragende Chirurgen stellte Tode die höchsten Anforderungen und missbilligte sehr, wenn Schmucker seine nachlässige Schreibart mit Mangel an Zeit entschuldigte. Es sei kein Zeichen der Achtung einen Fremden im Schlafrock zu empfangen und dürfe die Kritik bei einem Schmucker nichts nachsehen, denn was der erste Generalchirurg des preussischen Heeres sich erlaube, würde der grosse Haufen der geringeren Wundärzte sich zur Ehre anrechnen. Ganz vortrefflich war die Kritik Richter's. Er besass die beneidenswerthe Gabe sogleich den Nagel auf den Kopf zu treffen, Weitläufigkeiten abzukürzen, sich klar und bestimmt auszudrücken und das Ganze in eine gefällige Form zu kleiden. Im Allgemeinen gab er nur selten sein Urtheil ab; war dasselbe aber nöthig, so „beobachtete er das Gesetz die Wahrheit nach seiner Ueberzeugung auch gegen diejenigen die er ehrte mit offenem Angesicht zu behaupten und diejenigen zu hassen, die voll Menschenhass und innerem Unmuth, zu feige bei Tage mit unbedecktem Angesichte zu erscheinen, gelehrten Banditen gleich nur im Finsteren umherschleichen und verlarvt und umhüllt dem Gegenstande ihres Hasses den Dolch in den Rücken stossen“. Richter's gesundes Urtheil, sein Hervorheben der Verdienste und die höchste Billigkeit gegen Andere, sowie das Gestehen der eigenen Irrthümer mit dem Bestreben sich selbst zu vervollkommnen, Eigenschaften, welche man an ihm in der chirurgischen Bibliothek bewundert, haben ausserordentlich fördernd auf die Ausbildung der deutschen Wundärzte zurückgewirkt. Lakonische Kürze wechselte hie und da mit beissender Ironie. Seine Recension über Henckel's chirurgische Operationen bestand in den vier Worten „es bleibt beim Alten“, und von einer Odontologie hiess es „eine Abhandlung vom Zahnweh, in welcher fast kein Wort vom Zahnweh gesagt wird“.

Ausser den Bibliotheken gab es Sammlungen, welche vollständige Abhandlungen oder ihre Uebersetzungen, sowie Auszüge aus Dissertationen brachten. Es waren damals lateinische Programme und akademische Schriften von oft nur geringer Seitenzahl sehr an der Tagesordnung. Da indess manche trotz ihrer Güte nur schwer aufzutreiben waren, so sammelte A. von Haller die wichtigsten lateinischen chirurgischen Disputationen in fünf Bänden (1755). Für grössere Brauchbarkeit derselben sorgte der Naumburger Arzt F. A. Weiz, indem er (1769) anfing in deutscher Sprache vollständige Auszüge aus chirurgischen Disputationen und Dissertationen zu geben, die bis auf 26 Bände anschwollen. Die grosse Fülle von Journalartikeln, wie sie die Edinburgh Med. Essays, die Medical Transactions und Med. Observ. and Inquiries brachten, kannte die deutsche chirurgische Literatur nicht; dazu fehlte es an hinreichenden Detailarbeiten. Zwar begann der Generalchirurg Schmucker 1776 Beob-

achtungen der preussischen Militärärzte in den von ihm herausgegebenen vermischten chirurgischen Schriften zu sammeln, allein
erst 1797 erschien mit Arnemann's Magazin für die Wundarzneiwissenschaft die erste periodische Schrift, deren Zweck es war einzelne Fälle zu sammeln. Sie sollte praktische Abhandlungen und
einzelne Beobachtungen aus der Chirurgie enthalten, ferner Beschreibungen von Operationen und deren Methoden, seltene Fälle, neue
chirurgische Mittel, Sectionsberichte, Anfragen über chirurgische
Gegenstände und Literatur; dagegen waren Recensionen ganz ausgeschlossen. Sehr beliebt waren in Deutschland die Biographien
damals lebender berühmter Aerzte. Mit 3 Bänden machte Börner
(1749) den Anfang; ihm folgte Baldinger, und am Schluss des Jahrhunderts Elwert. Bei allen war, wie nicht anders zu erwarten, die
Zahl der Wundärzte gegen die der Aerzte verschwindend klein. In
Frankreich kam eine neue Literaturspecies, die Lexica, in Mode, in
denen man die ganze Wissenschaft in abgerissenen Stücken ohne
Zusammenhang vortrug (Sue jun. 1773). Bernstein führte diese
Gattung in Deutschland ein.

Die Zahl der Journale, Magazine und Sammlungen wuchs fortwährend beträchtlich an, sodass man in den 80er Jahren darüber
laut zu klagen anfing, zumal gute Lehrbücher seltener wurden. Allmählich füllten die Zeitschriften allein eine kleine Bibliothek aus
und setzten die Praktiker in nicht geringe Verlegenheit. Obschon
für einen grossen Theil derselben die Journale die einzige Quelle
des Studiums bildeten, so wurde es ihnen doch immer mehr unmöglich alle diese Schriften zu sammeln und den Fortschritten der
Wissenschaft zu folgen.

Die meisten Lehrer der Chirurgie fühlten das Bedürfniss für
ihre Vorlesungen ein besonderes Hand- oder Lehrbuch auszu-
arbeiten, daher die Zahl derselben im Vergleich zur jetzigen Zeit
sehr gross war. Binnen fünfzig Jahren (1750—1800) erschienen in
Deutschland etwa 60 chirurgische Hand- und Lehrbücher, Anfangsgründe, Anleitungen, Taschenbücher, Anweisungen. Darunter die
wichtigsten von Heister, Platner, Ludwig, Theden, Plenk, Pallas,
Eller, van Swieten, A. G. Richter, Bilguer, Bernstein, Loder, Arnemann, Metzger, Ackermann u. A. In jener Zahl waren 12 Uebersetzungen von Lehrbüchern oder dergleichen eingeschlossen, darunter
die Werke von de Villars, Sue le jeune, de la Motte, Chopart,
Desault, Portal, Lara, Aitkin, Benj. Bell, White, Nessi. Anstatt hier
einen Büchercatalog abzudrucken, da wir der chirurgischen Literatur
im Lauf der Arbeit noch häufig begegnen, wollen wir zur ungefähren

Uebersicht diejenigen Schriften zusammenstellen, welche den deutschen Wundärzten von ihren Lehrern (Professor Plenk, Generalchirurg Theden) zum Studium anempfohlen wurden. Es waren folgende:

Für **Anatomie**: A. Schaarschmidt, Anatomische Tabellen 1759. — Plenk, Anfangsgr. der Anatomie. — Cassebohm, Anweisung zur anat. Betrachtung und Zergliederung 1769. — Kulmus, Anat. Tabellen 1741. — Verdier's und Winslow's anat. Beschreib. — Für **Physiologie**: Haller, Erster Umriss der Geschäfte des menschl. Lebens 1770; Anfangsgr. der Physiologie. 8 Theile. 1762. — Heuermann, Phys. 4 Th. 1751. — Für **Arzneimittellehre**: Plenk, Select. mat. chirurgicae 1775, Auswahl der chir. Arzneimittel. 1775. — Gerhardt, Mat. med. 1781. — Gleditsch, Verzeichniss der gewöhnl. Arzneigewächse 1769. — Löseke, Mat. med. 1755. — Für **Medicin**: Tissot's Schriften. — Zimmermann, Von der Erfahrung 1763. — Löseke, Therap. spec. int. 4 Th. 1767. — Home, Grundsätze der Arz 1772. — Zückert, Abh. über Nahrungsmittel, Speisen u. s. w. — Für **Chirurgie**: Heister, Grosse Chir. 1718, kleine Chir. 1747. — Z. Platner, Einleitung in die Wundarzneik. 1749. — E. Platner, Zusätze 1776. — Plenk, Anfangsgründe 1783. — Ludwig, Anfangsgründe 1766. — Pallas, Chirurgie 1764. — Pott, Abh. über versch. Gegenstände der Wundarz. 2 Theile. — Abh. der Académie de Chirurgie. — Für **Verband- und Instrumentenlehre**: Henckel, Anleitung zum chir. Verbände 1750. — Garengeot, Traité 1720. — Für **Operationslehre**: Bertrandi, Abh. 1770. — Heuermann, Abh. 1754. — Henckel, Abh. 1770. — Für **Knochenkrankheiten**: Petit, Kirkland, Pallas. — Für **Feldkrankheiten**: Arbeiten von Bilguer, Theden, Baldinger, van Swieten, Ravaton, Pringle. — **Chir. Beobachtungen** von Bilguer, Schmucker, Theden, Plenk, Leber, Hagen, Henckel, le Dran, Acrel, Bromfield, Goulard. — **Bibliothek der Chirurgie** von Richter, Weiz (Auszüge aus Disputat.), Sue (chir. Lexicon).

Schliesslich mögen folgende Zahlen einen Begriff von den **Bücherpreisen** jener Zeit geben:

	Thlr.		Gr.
Heister, Grosse Chirurgie	2	Thlr.	12 Gr.
Heister, Kleine Chirurgie	1	„	— „
Z. Platner, Einleit. 2 Bde.	2	„	12 „
Haller, Physiologie. 8 Bde.	17	„	— „
A. G. Richter, Anfangsgründe der Chir. 7 Bde.	10	„	16 „
A. G. Richter, Chir. Bibliothek 15 Bde. 2 Reg.	22	„	8 „
C. C. v. Siebold, Chir. Tagebuch	—	„	16 „
Schmucker, Chir. Wahrn. 2 Bde.	2	„	12 „
Schmucker, Sammlung verm. chir. Schr. 3 Bde.	2	„	12 „
Theden, Neue Bemerk. 3 Bde.	2	„	2 „
B. Bell, Lehrbegriff. 7 Bde.	6	„	16 „
Zimmermann, Erfahrung	1	„	8 „

Wie hoch der Buchhändler chirurgische Arbeiten bezahlte, weiss ich nicht. Im Allgemeinen war das Honorar für Schriftsteller in der Mitte des Jahrhunderts nicht ganz unbedeutend, wenn sie Universitätslehrer waren und in Ansehn standen. Bekannt ist, dass zu Schiller's Zeiten der deutsche Buchhandel sich von einer sehr ehrenhaften Weise zeigte, Alles sich an unseren Dichter herandrängte und flehentlichst um den Verlag seiner Schriften bat. Sonst waren die Einnahmen nur gering; so erhielt im Jahre 1737 ein hochehrwürdiger Herr Lesser für den gedruckten Bogen einer Chronik von Nordhausen nur sechzehn gute Groschen.

VI.

Lorenz Heister und Zeitgenossen.

Heister. — Z. Platner. — Günz. — Ludwig. — Mauchard. — Kaltschmidt. —
Bass. — Haller. — Schulze. — Eschenbach. — Vater. — Detlef. — Holtzendorff.
— Eller. — Senff. — S. und A. Schaarschmidt. — Muzell. — S. Pallas. —
Z. Vogel. — J. E. und O. J. Wreden. — Schwarz. — Walther.

Während im 17. Jahrhundert die Hauptträger der deutschen
Wundarzneikunst zunftmässige Chirurgen waren, traten in der ersten
Hälfte des folgenden Jahrhunderts die Professoren der Chirurgie in
den Vordergrund. Lassen wir dieselben Revue passiren, so eröffnet
den Zug LORENZ HEISTER, der erste selbständige deutsche Chirurg,
welcher die Chirurgie wissenschaftlich bearbeitete. Er übte einen
erstaunlich grossen Einfluss in Deutschland aus und galt so sehr als
Autorität, dass Viele glaubten, es sei unmöglich eine Operation
besser zu machen als er und ein Verbrechen ihn tadeln zu wollen.
Sohn eines Gastwirths, am 19. September 1683 in Frankfurt a/Main
geboren, bezog er mit 19 Jahren die Universität Giessen. Von hier
begleitete er den Dr. Möller nach Wetzlar um bei ihm vier Jahre
Chemie und besonders Botanik zu studiren. Der grosse Ruf der
holländischen Schule zog ihn 1706 nach Amsterdam, wo damals
Ruysch Anatom, Rau Stadtoperateur waren und beide Verduyn,
Conerding lehrten. Rau prellte die Studenten: Als Heister mit zwei
Anderen ein Colleg bei ihm hören wollte, musste jeder 100 Speciesthaler und zwar die Hälfte im Voraus bezahlen. Trotzdem brach
Rau sein Wort und rückte die versprochenen Leichname nicht heraus.
Diese wurden dann dem jungen Heister durch Ruysch in Menge zur
Verfügung gestellt, sodass er beständig präpariren und sich in Ope-
rationen üben konnte. Im folgenden Jahre ging er als Freiwilliger
zur alliirten Armee nach Brabant, besuchte in Brüssel die Feldlazarethe der Engländer und Holländer und traf in Gent mit Palfyn zusammen. Dann 1708 nach Leyden, wo er Albin hörte und

unter Boerhaave Chemie und Augenheilkunde trieb. In demselben Jahre in Hardewyk zum Doctor promovirt, widerlegte er in seiner Dissertation (de tunica choroidea oculi) die Ansicht, dass die Choroidea eine Fortsetzung der Hirnhäute sei. Ruysch liebte ihn wie einen Sohn und trat bei seinem vorgerückten Alter ihm die Anatomie ab, worauf Heister anfing in Amsterdam anatomische und chirurgische Collegien in deutscher, lateinischer und französischer Sprache zu halten. Seine Vorliebe zur Chirurgie trieb ihn 1709 wieder zur Armee, wo er als Feldarzt bei den Holländern die Belagerungen von Tournay und Mons mitmachte. Hier operirte er viel und war nach der Schlacht bei Malplaquet bei 5000 Verwundeten in Brüssel thätig. Nach fünfjährigem Aufenhalt in Holland bekam er 1710 einen Ruf als Professor der Anatomie, Chirurgie und Botanik nach Altdorf, ging aber vorher noch vier Monate nach Cambridge, Oxford und London. Er lehrte über alle Theile der Medicin und prakticirte so glücklich, dass er bald einer der berühmtesten Aerzte und gesuchtesten Lehrer der Chirurgie in Deutschland wurde. Er unterhielt einen Briefwechsel in die entferntesten Länder und fand sogar bei Lebzeiten mehrere Biographen. 1719 siedelte er als Professor der Anatomie und Chirurgie nach Helmstädt über, legte indess jene Professur bald nieder, um nur theoretische Medicin, Botanik und Chirurgie zu lehren. Hier gründete er einen botanischen Garten mit einem Winterhause, welches in Deutschland damals noch zu den Seltenheiten gehörte. Verschiedene Anerbietungen nach auswärts lehnte er ab. Peter der Grosse wollte ihn mit 2000 Rubel Gehalt nach Russland ziehen. Der Fürstbischof von Würzburg stellte ihm die vortheilhaftesten Bedingungen: neben 1000 Thaler Gehalt mit einem „hinlänglichen Vorrath an Frucht und Wein", gestand er ihm, dem Protestanten, ungestörte Religionsfreiheit zu. Göttingen hatte ihn bei der Gründung der Universität als ersten Professor der Medicin heranzuziehen gesucht, Alles vergebens. Die Anerbietungen des Herzogs von Holstein nach Kiel, sowie eine Professur in Rostock schlug Heister gleichfalls aus. Er blieb hochfürstlicher Braunschweig-Lüneburg'scher Hofrath, wurde ausserdem Mitglied der kaiserlichen Akademie der Naturforscher, sowie der königlichen Gesellschaften in London und Berlin. Man consultirte ihn viel nach auswärts. Heister war ein religiöser Mann, im Umgange sehr liebenswürdig und dienstfertig. Sein Vortrag gründlich und deutlich. Hochgeehrt starb er auf einer Consultationsreise in Bornum am 18. April 1758 im 75. Jahre. „Er war ein Greis von Klugheit, Erfahrung, Gottesfurcht und Verdiensten, aber ein Jüngling im Umgange und menschlichen Leben" heisst es in der Grabrede, als man seinen Leichnam dem Stephani-Kirchhof in Helmstädt übergab. Obschon als Anatom und Botaniker, der mit Linné's Umwälzungen durchaus nicht einverstanden war, sehr geschätzt erwarb er sich die meisten Verdienste als Chirurg. Mit allem Eifer verfocht er die Wiedervereinigung der Medicin und Chirurgie und schrieb (1718) in seinem 35. Jahre eine Chirurgie, welche das vollständigste und berühmteste Buch seiner Zeit wurde. Der Titel lautete „Chirurgie, in welcher Alles, was zur Wund-Artzney gehöret, nach der neuesten und besten Art gründlich abgehandelt, und in Achtunddreissig Kupffer-Tafeln die neuerfundene und dienlichste Instrumente, nebst den bequemsten Handgriffen der chirurgischen Operationen und Bandagen deutlich vorgestellet werden". (Die 5. Auflage umfasste 1078 Seiten.) Wie gross der literarische Einfluss Heister's war, lässt sich daraus ermessen, dass dieses Buch, welches Benj. Bell das erste vollständige System der Wundarzneikunst nannte, noch im Jahre 1838 officielles „Vorlesebuch" in Wien war. 120 Jahre hatte dasselbe zur Bildung der Jugend gedient! Heister sah in dem Mangel eines vollständigen Handbuchs die Hauptursache, dass die Chirurgie in Deutschland so oberflächlich getrieben und alle wichtigsten Operationen den Quacksalbern und Landläufern überlassen würden. Obendrein waren die meisten chirurgischen Lehrbücher entweder von Aerzten geschrieben, welche nie operirt hatten oder von ungebildeten Chirurgen. Heister gab seine Arbeit anfangs den Zuhörern zum Abschreiben und liess sie nachher auf ihr Andringen drucken; er schrieb Deutsch der deutschen Wundärzte wegen und veranlasste erst später des Auslands halber eine lateinische Ausgabe. Das Werk, in viele Sprachen übersetzt, war nach den besten in- und ausländischen Quellen bearbeitet und mit eigenen Erfahrungen durchwebt. Er theilte darin die Chirurgie in drei Theile: der erste handelte von den Wunden, Beinbrüchen, Verrenkungen, Geschwülsten, Geschwüren; der zweite von den Operationen incl. der Augen- und geburtshilflichen Operationen, der dritte von den Bandagen. Dabei unterschied er die Chirurgia medica von der Chirurgia practica. Jene war „die Theorie d. h. die Wissenschaft, wie man curirt und Operationen macht ohne selbst zu operiren, diese die Praxis d. h. die Kunst, wie man operirt". Ein rechtschaffener Chirurg sollte beide, jeder Arzt wenigstens die Theorie kennen. Heister liess keine Gelegenheit vorübergehen die jungen Leute auf den grossen Umfang und die Schwierigkeit der Chirurgie aufmerksam zu machen, sie anzuspornen und ihnen das Studium in grossen Hospitälern und im Felde zu empfehlen. Ebenso warm legte er ihnen das Studium der Anatomie ans Herz und zeigte in einer besonderen Abhandlung, dass die traurigen Zustände der deutschen Chirurgie hauptsächlich durch die Vernachlässigung jener Wissenschaft, welche einem Chirurgen weit nöthiger sei als einem Arzte, bedingt seien. Er klebte nicht an Principien, da er wusste, dass „die Generallehren in der Chirurgie oft schädlich seien, wenn man die Specialcasus und vornehmsten Ausnahmen nicht dabei refcrire". Seine Wahrheitsliebe bewies er durch die Veröffentlichung mancher unglücklichen Fälle; so scheute er sich nicht offen auszusprechen, dass er bei einer schweren Geburt, in dem Glauben das Kind sei todt, einen Haken in den Kopf gesetzt und es lebendig herausgezogen habe, worauf es nach drei Tagen starb. Heister's grösste Schattenseite war, dass ihm die Kritik fehlte. Er stellte in seiner Chirurgie die verschiedenen Ansichten und Methoden einfach nebeneinander, ohne sein Urtheil darüber abzugeben, sodass die jungen Leute der Führung beraubt waren. Ein anderer Fehler war, dass er eine Menge unnützer Instrumente und Bandagen beschrieb und abbildete, wodurch er nachtheilig auf die deutsche Chirurgie zurückwirkte; er hielt nun einmal die Kenntniss der Instrumente für eine „Generalnothwendigkeit" eines jeden Wundarztes. Auch scheint Heister mehr Gelehrter als Lehrer gewesen zu sein, da man von hervorragenden Schülern ausser Mauchard nichts weiss; vielleicht war die Kleinheit seines Wirkungskreises in Altdorf und Helmstädt zum Theil daran Schuld. Als Auszug seiner grossen Chirurgie erschien eine kleine (1747). Viel Aufsehn machte auch sein Compendium anatomicum (1717), welches in verschiedene Sprachen übersetzt ein Hauptlehrbuch seiner Zeit wurde. Die Zahl seiner Schriften betrug über 200. Noch als 71jähriger Mann schrieb er medicinisch-chirurgisch-anatomische Wahrnehmungen. Darin wurde Alles Merkwürdige mitgetheilt, was er innerhalb 50 Jahren erfahren hatte; es folgten 680 zum Theil sehr alltägliche Fälle chronologisch von der Studentenzeit an bis zu seiner Uebersiedelung nach Helmstädt auf einander. Ueber die Fortsetzung starb er hinweg, sodass Professor Cappel in Helmstädt dieselben herausgab, nicht gerade zur Ehre des seligen Herrn, denn die meisten Beobachtungen von 1721—1758 waren etwas flüchtig und unvollständig aufgezeichnet. Wir wollen hier die Verdienste Heister's um die Augenheilkunde und Geburtshülfe einfügen, da auf diese Wissenschaften später keine Rücksicht mehr genommen wird. Bei der Zergliederung eines cataractösen Auges fand er, dass die Krankheit nicht, wie fast allgemein angenommen wurde, von einer abnormen Haut im Auge herrühre, sondern von der Verdunklung der Linse, die durch vorangegangene Entzündung trübe geworden sein sollte. Diese Beobachtung, welche er 1713 veröffentlichte und später in mehreren Dissertationen vertheidigte, verwickelte ihn in einen langjährigen Streit mit Woolhouse. Während Mauchard für letzteren schrieb, traten St. Yves, Platner, Morgagni auf Heister's Seite, dessen Ansicht bald allgemein angenommen wurde. Er gab die Existenz des Kapselstaares zu und hielt das Glaucom für eine Trübung des Glaskörpers. Bei der Thränenfistel empfahl er 1716 die bisher in Deutschland noch unbekannte Anel'sche Methode. Sein Verdienst in der Geburtshülfe bestand u. A. in dem Eifer, mit welchem er (1720) gegen die Unverantwortlichkeit loszog, dass in Deutschland hochschwangere oder in der Geburt verstorbene Frauen ohne zuvor gemachten Kaiserschnitt begraben würden, da doch das Kind noch eine Zeit lang leben könne. Er verlangte dazu vom Staate ein Gesetz, denn die Vorurtheile im Volke waren noch so gross, dass ein Mann in Helmstädt ihn zu erschiessen drohte, wenn er es wagen wollte die eben verstorbene Schwester zu öffnen.

Weniger bedeutend als Heister war ZACHARIAS PLATNER (1694 —1747), obwohl auch ihm das Verdienst nicht abzusprechen ist, dass er die deutsche Chirurgie aus ihrem unordentlichen Gemisch roher Empirie in eine wissenschaftliche Form zu bringen und sie systematisch zu ordnen versuchte. In Paris gebildet, wurde er 1721 Professor der Anatomie und Chirurgie in Leipzig. Seine in classischem Latein geschriebene Institutiones chirurgiae (1745) waren neben Heister's Chirurgie das geschätzteste Lehrbuch in Deutschland, welches auf den meisten Universitäten eingeführt und in den Händen fast aller Wundärzte war. Klarheit im Ausdruck, gutes Urtheil und besondere Verwerthung der französischen Literatur zeichnen dasselbe aus; dagegen ist es sehr arm an eigenen Erfahrungen, unstreitig Platner's schwächste Seite. Charakteristisch für jene Zeit ist, dass in der deutschen Ausgabe viele theoretische und literarische Untersuchungen, welche im lateinischen Text enthalten, weggelassen sind, weil deutsche Wundärzte zu unwissend waren, um dieselben zu verstehen oder sich dafür zu interessiren. Platner theilte die Chirurgie in sechs Theile: 1) die Synthesis umfasste die Einrichtung der Fracturen und Luxationen, das Bandagiren, die Heilung der Wunden u. s. w.; 2) die Diaeresis den Schnitt, das Sägen, Trepaniren, Brennen u. s. w.; 3) die Exaeresis mit den Exstirpationen; 4) die Aphaeresis mit den Amputationen; 5) die Prothesis, wozu das Anlegen künstlicher Füsse, das Einsetzen von Zähnen und Augen die Ausfüllung von Gaumenlöchern gehörte; 6) die Diorthrosis, das Gerademachen krummer Glieder. Platner legte grossen Werth auf die Verbindung der Chirurgie und Medicin. Ein Mann von feiner classischer Bildung und angenehmen Manieren, besass er einen lebhaften Vortrag und wurde als einer der gelehrtesten und zugleich leutseligsten Aerzte seiner Zeit sehr gefeiert. Bei seinem Tode hinterliess er seinem geliebten Schüler J. GOTTFRIED GÜNZ (1714—1754) die Professur der Anatomie und Chirurgie. Ein Sachse von Geburt und in Leipzig gebildet, wurde er ausserordentlicher Professor, hielt sich dann ein Jahr lang in Strassburg und Paris auf, wo er hauptsächlich le Dran, Guerin, St. Yves hörte. Er wurde 1747 in Leipzig ordentlicher Professor der Physiologie, um bald darauf die Anatomie und Chirurgie zu übernehmen. 1751 ging er als Leibarzt nach Dresden. Ein vorzüglicher Kenner der Alten und zu den schönsten Hoffnungen berechtigend, starb er leider jung. Von ihm erschien u. A. die erste und beste Abhandlung über Hernien (Obs. anat. chir. de herniis 1744) noch vor Arnauld de Ronsil, ein Buch, welches heutzutage kaum aufzutreiben ist. — Als dritter Leipziger ist der gelehrte Professor der Therapie CHR. GOTTL. LUDWIG (1709—1773) zu nennen. Er übernahm nach dem Tode seiner beiden Collegen die Anatomie und Physiologie und war insofern ein wahrer Repräsentant seiner Zeit, als er über fast alle medicinischen Disciplinen (über Physiologie, Pathologie, allgemeine Therapie, gerichtliche Medicin und Chirurgie) lateinische Compendien schrieb, die den Geist seines Zeitalters getreu darstellen. Den Leipziger Barbieren erklärte er die Anfangsgründe der Chirurgie und gab deshalb seine Institut. chir. deutsch heraus. Das Buch, in welchem Heister und Platner häufig citirt werden, wurde seiner Zeit viel gebraucht und auch von Ausländern benutzt.

In Tübingen lehrte DAVID MAUCHARD (1696—1751) Anatomie und Chirurgie. Unter Heister, bei dem er wohnte und dessen Sterbetag sein Geburtstag war, gebildet, studirte er weiter in Strassburg, besuchte dann zwei Jahre lang die Vorlesungen von Duverney, Winslow und Petit in Paris und zog hier zu Gerard, dem Chirurgen der Charité, ins Haus, wo er Gelegenheit zu operiren hatte. Mit Platner zusammen hörte er neun Monate lang in Paris Augenheilkunde bei Woolhouse. Dieser hatte eine Augenbürste für die Lider erfunden, hielt dieselbe aber geheim. Während nun der von Haus aus wohlhabende Platner für eine gute Summe Geldes das Geheimniss abkaufte, gelangte Mauchard, der dies nicht im Stande war, auf andere Weise zum Ziel. Woolhouse liebte nämlich sehr den Wein, wurde von seinem Schüler öfter tractirt und liess sich von diesem eines Tages in der Weinlaune sein Geheimniss ablocken. Mauchard habilitirte sich in Tübingen und wurde 1726 ordentlicher Professor. Hauptsächlich Augenarzt, schrieb er meist ophthalmologische Arbeiten, welche in Haller's Sammlung aufgenommen sind, auch über Hernien (1748). — Die Universität Jena besass in K. Friedrich Kaltschmidt (1706—1769) einen geschätzten Lehrer der Chirurgie. Nachdem derselbe erst zwei Jahre Jurisprudenz studirt hatte, ging er zur Medicin über, wurde Arzt des Herzogs von Weimar, dann ausserordentlicher Professor und acht Jahre später 1746 ordentlicher Professor, anfangs ohne Gehalt und Stimme. Er lehrte praktische Medicin, gerichtliche Medicin, Chirurgie und hatte stets ein volles Colleg. Seinen Namen tragen eine grosse Anzahl lateinischer chirurgischer Schriften, die sehr weitläufig gehalten, meist in Haller's Sammlungen stehen. Zur Lösung gewisser Fragen nahm er schon das Thierexperiment zu Hülfe und machte nach der glücklichen Behandlung einer Leberwunde Versuche an Kaninchen, denen er ähnliche Wunden beibrachte. Seine Unerschrockenheit als Operateur bewies er durch die Exstirpation einer grossen Kropfgeschwulst, wobei er das Unglück hatte die durch die Geschwulst gehende Carotis zu durchschneiden und die Blutung nicht stillen zu können, sodass ihm der Kranke unter den Händen starb. — Heinrich Bass (1690 —1754), ein Bremer von Geburt, der in Halle, Strassburg und Basel studirt hatte, wurde 1718 in Halle Professor der Chirurgie. Sein Verdienst war die Herausgabe der ersten deutschen Bandagenlehre (gründlicher Bericht von Bandagen mit 20 Kupfertafeln 1720), welche mit grossem Beifall aufgenommen wurde. Obwohl nach Verduc bearbeitet, zeichnete sich die Schrift durch eine kurze, verständliche Sprache und gute Abbildungen aus, enthielt auch manches Neue. Er und Heister waren die ersten, welche in Deutschland auf einen guten Verband ihr Augenmerk richteten. Von geringerem Werth sind sein „erläuterter Nuck" (1728) und seine Obs. anat. chir. (1731). — In Göttingen hatte der berühmte A. von Haller den Lehrstuhl der Chirurgie inne, war indess so wenig praktischer Chirurg, dass er, was heute kaum zu begreifen ist, während ganzer 17 Jahre, wo er Chirurgie lehrte und Operationen an Leichen machte, sich nicht entschliessen konnte, am Lebenden die kleinste Operation zu machen (etsi Chirurgiae cathedra per septemdecim annos mihi concredita fuit, etsi in cadaveribus difficillimas administrationes chirurgicas frequenter ostendi, non tamen unquam vivum hominem incidere sustinui, nimis ne nocerem veritus. Bibl. chir. II. p. 171). Das war ein Standpunkt, auf welchem man sich nicht scheute, Abführmittel bei eingeklemmten Brüchen und sonstige lebensgefährliche Mittel zu geben, aber vor dem Schnitt, der verantwortlichen Einwirkung, zurückschreckte. Er meinte, dass in der Chirurgie sich kein einziger grosser Mann ausgezeichnet habe, nach welchem man irgend eine Periode ihrer Geschichte benennen könnte; auch habe die Chirurgie sich eigentlich immer an den Faden der Medicin gehalten und halten müssen, denn nur durch sie und mit ihr könne jene steigen und fallen. Haller's chirurgische Verdienste lagen in seinen fünf Bänden von Disput. chir. selectae (1755—60), in denen er 163 chir. Abhandlungen sammelte, welche theils vollständige Krankheitsbeschreibungen, theils seltene Fälle und neue Instrumente enthielten. Im ersten Bande stehen 29 Abhandlungen über Kopfverletzungen, im zweiten 28 über Krankheiten des Kopfes, Halses und der Brust u. s. w. In diesen Haller'schen Dissertationen, sowie später in der Richterschen Bibliothek war wohl das wenige Gute, was die deutsche Chirurgie des vorigen Jahrhunderts bis dahin hervorgebracht hatte, am vollständigsten benutzt. Ein weiteres Verdienst erwarb sich Haller um die Geschichte der Chirurgie durch seine grosse Bibliotheca chirurgica (2 Bände 1774), in welcher alle von jeher erschienenen chirurgischen Schriften kritisch angezeigt sind und die Verdienste ihrer Verfasser beleuchtet werden. Der Wiener Professor von Creutzenfeld folgte ihm darin 1781 mit einem ähnlichen Werk.

Von den übrigen deutschen Universitäts-Professoren in der ersten Hälfte des 18. Jahrhunderts verdient kaum einer genannt zu werden. Da war Heister's Nachfolger in Altdorf J. H. Schulze (1687—1744), ein Polyhistor, welcher auch griechische und arabische Sprache lehrte, dann als Professor der Medicin und Eloquenz nach Halle ging und bei seiner grossen Schriftstellerei auch ein chirurgisches Compendium (Chir. 1747) ans Tageslicht förderte. Der Rostocker Professor C. E. Eschenbach hielt in seiner Chirurgie (1754) die Trennung derselben von der Medicin in grösstem Umfang aufrecht, sodass er innere Mittel in chirurgischen Schriften gar nicht angeführt wissen wollte, weil der Chirurg damit nichts zu schaffen habe. Diese sollte bei äusseren Krankheiten ganz allein der Medicus besorgen und in streitigen Fällen dessen Ansicht gelten, wie es vom Staate angeordnet war. Er befürwortete auch das Specialistenthum in der Chirurgie und meinte, es sei von hervorragendem Nutzen, wenn ein Chirurg sich nur mit Einer Art von Operationen beschäftige, denn täglich sehe man, dass die dummsten Oculisten und Zahnärzte in Folge ihrer grossen Uebung die Operationen schneller, dreister und oft glücklicher ausführten, als Andere. — A. VATER, Professor in Helmstädt, schrieb ein Museum anat., in welchem verschiedene merkwürdige chirurgische Fälle enthalten sind (1750). — Haller's Schüler und Prosector in Göttingen, P. DETLEF, machte als einer der ersten Versuche über die Erzeugung des Callus aus dem Knochensafte und der Gefässe im Callus (ossium calli generatio 1753).

Man hätte erwarten können, dass vor Allem Berlin gute Chirurgen heranbildete, weil es durch das grosse Krankenmaterial der Charité vor vielen Universitäten sehr bevorzugt war. Allein Alles, was hier geliefert wurde, war nichts als Barbierchirurgie. Von König Friedrich I., welcher seinen Scharfrichter zum Leibmedicus ernannte, konnte man keine Förderung der Wissenschaft erwarten. Sein Nachfolger Friedrich Wilhelm I. war, wie er von sich selbst sagte, gut deutsch und wollte von den Blitz- und Schelmfranzosen nichts wissen. Mag er dabei deutsch roh gewesen sein und Wissenschaft und Bildung so verachtet haben, dass er Leibnitz für einen Kerl ansah, der zu gar Nichts, nicht einmal zum Schildwachstehen geeignet sei: um die Entwickelung der Medicin und Chirurgie hat er sich in seiner Monarchie durch die Gründung der Charité, die Stiftung des Collegium med. chir. in Berlin, sowie durch das berühmte Edict für die Medicinalverfassung Verdienste erworben. Seine Caprice für die „langen Kerle" der Potsdamer Grenadiergarde interessirt uns, weil er damit das misslungene Experiment machte, durch Zusammengeben derselben mit recht langen Weibspersonen ein Riesengeschlecht zu erzeugen. Auch die Chirurgen wurden bei den Potsdamern gemessen, denn es wird besonders hervorgehoben, dass Henckel, trotzdem er gerade nicht sehr gross war, bei diesem Regimente Feldscherer wurde. Sie liefen sogar Gefahr in die Soldatenjacke gesteckt zu werden. Als Theden Feldscherer beim Hollstein'schen Regiment wurde, wollte der Commandeur ihn wegen seiner Grösse mit Gewalt zum Füsilier machen, wenn nicht der Regimentschirurg seinem Feldscherer zu Hülfe gekommen wäre und ihm sofort einen Pass zur Abreise ausgewirkt hätte. Unter Friedrich Wilhelm I. standen mehrere Aerzte und Wundärzte der Charité in hohem Ansehn. Der Generalstabschirurg HOLTZENDORFF hatte das anatomische Theater in Berlin angelegt, sowie die Pläne zur Charité und zum Collegium med. chir. geliefert. Friedrich's Leibarzt J. THEOD. ELLER, welcher ebenfalls grossen Antheil an der Errichtung der Charité hatte, beschrieb die daselbst vorgekommenen Operationen in seinen med. chir. Bemerkungen (1730) und verfasste ausserdem eine „vollständige Chirurgie" (1763), welche, ohne grossen Werth, drei Jahre nach seinem

Tode herausgegeben wurde. Mit ihm wirkte als Wundarzt an der Charité der Regimentsfeldscherer G. SENFF, welcher nichts geschrieben hat, jedoch ein Messer zur Operation der Gesässfistel und ein Compressorium für Aneurysmen angab. Eller's Nachfolger als Arzt, SAMUEL SCHAARSCHMIDT (1709—1748), hatte anfangs in Halle Theologie, dann Medicin studirt und wurde 1736 Professor der Physiologie und Pathologie am Colleg. med. chir. Er war in allen Fächern ein fruchtbarer Schriftsteller; ausser den Berliner Nachrichten besitzen wir von ihm u. A. einen kurzen Begriff und Betrachtung des menschlichen Körpers (1736), eine Abhandlung über Krankheiten der Knochen (1749), über venerische Krankheiten (1750), eine Geburtshilfe (1751), Physiologie (1751), Abhandlung über Feldkrankheiten (1758), Receptschreiben (1768), über Wunden (1763). Er vertrat im Allgemeinen gute chirurgische Grundsätze. Sein Bruder August Schaarschmidt, Professor an der Mecklenburgschen Universität Bützow, verfasste anatomische Tabellen, welche sehr viel gebraucht wurden. Samuel's Nachfolger an der Charité war der Leibarzt MUZELL (1715 —1784), der bei Abwesenheit des dirigirenden Chirurgen auch dessen Dienste versah. Einige seiner Beobachtungen (Med. chir. Wahrnehmungen 1754. 72) zeigen recht deutlich, wie traurig es um die Chirurgie der preussischen Feldscherer stand, worüber später. Muzell's chirurgischer College, der Professor SIMON PALLAS (1694 — 1770), als guter Operateur gerühmt, schrieb eine Anleitung zur praktischen Chirurgie (1763), um den Studenten die kostbare Zeit des Abschreibens zu ersparen, in welcher die Hauptoperationen in 22 Capiteln klar und bündig beschrieben sind. Als Indicationen für Operationen stellte er den Grundsatz auf, nicht zu operiren, wenn man sicher sei, dass dadurch die Krankheit weder gründlich gehoben, noch gemildert werde; dagegen sei, wenn dieselbe nur durch eine gefährliche und zweifelhafte Operation geheilt werden könne, diese immerhin noch besser, als die Hände in den Schooss zu legen. Ausserdem gab Pallas eine praktische Anleitung der Knochenkrankheiten heraus (1770), worin eine sanftere Behandlung der Fracturen und Luxationen angestrebt wurde.

Unter den praktischen Wundärzten jener Zeit zeichnete sich keiner besonders aus. Lübeck besass an ZACH. VOGEL (1708—1772) einen Wundarzt, der eine damals geschätzte, heutzutage werthlose Arbeit über Hernien (Abhandlung aller Arten von Brüchen 1738) schrieb, in welcher er u. A. sehr gegen die Castration der Bruchschneider eiferte. Ausserdem existiren von ihm merkwürdige Krankengeschichten (1756) und anat. chir. und med. Beobachtungen (1759).

Folgender Fall charakterisirt seine chirurgischen Maximen: bei einem Hydrops scroti machte er einen Einstich und liess als lachender Zuschauer das Wasser vom Hunde des Patienten weglecken. Die Geschwulst nahm ab, der Hund fing an sich gewaltig zu erbrechen, bekam dann von Vogel Milch zu saufen, worauf weiter geleckt wurde, bis die Geschwulst am folgenden Tage fort war. Gesunde chirurgische Ansichten entwickelte J. Ernst Wreden, Leib- und Generalstabschirurg in Hannover, dem wir später bei der Impfung wieder begegnen werden. Er theilte in den Collectanea chir. (1722.23) seine Beobachtungen über eine Stichwunde des Herzens, Gangrän nach einem Schnitt in ein Hühnerauge, Gangrän des Penis nach Gonorrhoe, Exstirpation eines Auges, gelungene Excision eines Ganglions, Heilung eines Aneurysma am Arm durch Spaltung und doppelte Ligatur u. s. w. mit; für den gebrochenen Unterkiefer liess er eine Blechlade machen. Er schrieb ausserdem eine ganz unbedeutende Arbeit mit dem Titel „chirurgischer Feldkasten" (1722), gestützt auf 40jährige militärärztliche Erfahrungen, in welchem Medicamente und Instrumente aufgezählt werden u. A. Sein Sohn Otto Just Wreden, der schon genannte Verfasser der ersten deutschen topographischen Anatomie, gab ausser anatomischen und physiologischen Arbeiten eine sehr oberflächlich gehaltene Anweisung zur chirurgischen Praxis und von Neuem den Feldkasten seines Vaters mit Abbildungen heraus. Ohne Bedeutung waren die Wund-Arztneyischen Anmerkungen des Schleswig-Holsteinischen Wundarztes J. C. Schwarz (1713), sowie der med. chir. Schatz von C. L. Walther in Halle (1715).

Wir müssen eingestehen, dass unter den besten deutschen Wundärzten jener Zeit, welche kaum einen Zusammenhang unter sich erkennen lassen, kein einziges Genie war, welches der Chirurgie neue Bahnen geöffnet, oder durch hervorragende Entdeckungen, Aufstellung neuer Gesichtspunkte, ihre Grenzen erweitert hätte. Reich an Gelehrsamkeit, aber arm an Ideen, wandelten sie die Wege, welche die Engländer und Franzosen ihnen vorzeichneten, ohne sogar im Stande zu sein denselben immer zu folgen. Dieses Urtheil schmälert die Anerkennung Einzelner, denen die deutsche Chirurgie ihre erste wissenschaftliche und methodische Bearbeitung verdankt, keineswegs. Heister's Verdienste sind gross für die Entwickelung der Chirurgie in unserem Vaterlande, verhältnissmässig gering um die Fortschritte der Wissenschaft. Eine Zeit, in welcher die gelehrte Sippe der Aerzte in Vorurtheilen, Aberglauben und Leichtgläubigkeit befangen war, wo manche Schriftsteller nur solche Beobachtungen sammelten, welche ihre Lieblingsmeinung bestätigten, und Alles wegliessen, was damit nicht übereinstimmte, wo sie sogar aus niedrigen Absichten Krankengeschichten erdichteten, eine solche Zeit musste lähmend auf die Chirurgie zurückwirken. Auf welch' niedrigem Bildungsgrade selbst einige unserer besten Vorfahren standen, beweisen mehrere Veröffentlichungen von Selbstoperationen, die von kindlicher Naivität kaum Beachtung finden würden, wenn sie nicht ein helles Licht auf die Leichtgläubigkeit resp. Lügenhaftigkeit der Autoren würfen. So theilte der Generalstabschirurg Holtzendorff dem Professor Schaarschmidt einen Fall von Selbstamputation mit, der nach Aussage des Patienten gerichtlich beglaubigt sein sollte. Ein 76jähriger Mann erzählte, dass er vor 45 Jahren sich selbst den Unterschenkel amputirt habe. Derselbe bekam damals kalten Brand, wobei ihm das Fleisch vom Fusse abfaulte. Ein Doctor versprach ihn zu amputiren, wenn er ihn mit drei Dienern und vier Pferden ernähren wolle. Das ging nun nicht. Der Kranke schnürte sich selbst ein Band so fest als möglich über das Knie und begann mit einer alten Holzsäge sich das Bein unter dem Knie abzusägen. Als dies misslang, nahm er eine Sichel und schliesslich Schlosserfeilen. Seine Frau hielt zuletzt das Bein, worauf er es ganz abfeilte. Aus einer darauf eintretenden Ohnmacht wieder zur Besinnung gekommen, wusch er die Wunde mit Urin ab, liess noch einen halben Tag das Band liegen und verband sich dann die Wunde mit Zucker, Alaun und Wintergrün. Die Heilung erfolgte nach ³/₄ Jahren. Schaarschmidt druckte diese Geschichte in seinen Berliner Nachrichten (1740, p. 6) ab und vertheidigte die Glaubwürdigkeit derselben. — Ein anderer Fall dieser Fabelchirurgie war ein an sich selbst ausgeführter Steinschnitt, welcher in C. L. Walther's med. chir. Schatz (1715, p. 196) steht. Ein Chirurg in Königsberg erzählte, dass ein 21jähriger Böttchergesell sich selbst eine quere Incision zwischen Hodensack und Glied gemacht und nach Abfluss des Urins den Stein mit dem Finger gefühlt habe. Er erweiterte den Schnitt, zog zweihundert Steine heraus, fühlte dann noch einen grösseren und erweiterte abermals. In dem Bewusstsein doch sterben zu müssen, wollte er vor seinem Tode gar zu gern den Stein noch einmal sehen, der ihn bisher so gemartert hatte. Nach dem dritten Schnitt ergriff er eine Giesskanne, spülte sich den zurückgebliebenen Gries aus und suchte dann im Nähtisch seiner Mutter nach einer Nadel, um sich die Wunde zuzunähen, fand indess keine. Zwei Tage darauf liess er den Königsberger Chirurgen rufen, welcher ihn curirte, sodass er nach sechs Wochen wieder arbeiten konnte. Dieser Lügenschwindel

     Lorenz Heister und Zeitgenossen.

wiederholte sich am Ende des Jahrhunderts noch einmal. Jetzt war der Held des Schauspiels ein englischer Obrist Martin in Indien, welcher bei seinem Stein die Feile in Gang setzte. Der kühne Officier will (1782) in einem elastischen Catheter einen grossen stählernen Draht, an dessen Convexität eine strohhalmdicke Feile befestigt war, in seine Blase eingeführt und den Stein durchfeilt haben. Dabei bückte er sich, um den Stein dem Blasenhalse näher zu bringen und injicirte sich lauwarmes Wasser. Er nahm diese Operation in 24 Stunden dreimal vor, bis endlich der Stein pulverisirt war (Arnemann's Magazin für Wundarzn. II. p. 413. 1799).

VII.

Der Aufschwung der deutschen Chirurgie unter August Gottlieb Richter.

Friedrich II. — Deutsche Dichter und Musiker. — Kant. — Sociale Verhältnisse in der zweiten Hälfte des Jahrhunderts. — Die Chirurgie und klinischen
Anstalten in Göttingen. — Das Leben Aug. Gottl. Richter's. — Richter als Chirurg, — als Schriftsteller, — als Lehrer, — als Arzt.

Mit dem Ende des siebenjährigen Krieges war die Fackel des
Krieges in Deutschland erloschen, Preussen zur europäischen Gross-
macht erhoben. Friedrich der Grosse galt einstimmig im In-
und Auslande als der grösste Feldherr, der nur mit wenigen Heer-
führern der früheren Zeit zu vergleichen war. Europa's Heere
staunten seine Kriegführung an und nahmen sich die Strategie des
preussischen Heeres zum Vorbild. Mit dem Glauben an die Unüber-
windlichkeit des Königs wuchs auch das Selbstgefühl der Deutschen.
Seit Jahrhunderten gab es keinen Mann in Deutschland, der so
mächtig in das ganze Leben der Nation eingegriffen hatte, als er.
Endlich, nach langen Jahren tiefster Demüthigung und nationalen
Unglücks war wieder einmal eine Grösse erstanden, an welcher der
Deutsche mit Stolz hinaufblicken konnte und Friedrich II. der einzige
Mann, der in der ganzen Nation, welche in gedrückter Stellung ohnmächtig darniederlag, populäre Wurzeln schlug. Er rief dadurch
einen Cultus hervor, wie kein anderer Deutscher vor ihm. Unermüdlich thätig, schlicht und anspruchslos in seinem Aeusseren, von
gesundem Sinn, verachtete er Schein, Lüge und Schmeichelei und
zeigte eine hervorragende Gerechtigkeitsliebe. Ihm galt als die
höchste Aufgabe, die Unwissenheit und Vorurtheile zu bekämpfen,
die Köpfe aufzuklären und die Sitten zu veredeln. Friedrich II. war
das praktische Genie seines Jahrhunderts. Voll zäher Ausdauer
und Geduld erwuchsen alle seine Verordnungen aus einer wohler-
wogenen Staatskunst; nie verliessen ihn die staatsmännische Ruhe, die

Sicherheit und verständige Berechnung. Trotz der Verehrung seines Volkes wurde Friedrich's Ohr im höheren Alter fast gleichgültig gegen die begeisternden Rufe seiner Unterthanen; er wurde stiller und kälter und sagte am Ende seines Lebens: er sei es müde, über Sclaven zu herrschen. In einer seiner nach dem Tode veröffentlichten Handschriften heisst es: „solange ein König lebt, ist er der Abgott seines Hofes. Die Grossen streuen ihm Weihrauch, die Dichter besingen ihn, das Publikum fürchtet ihn; nur schwach wird er geliebt. Ist er todt, dann erscheint die Wahrheit und oft rächt sich der Neid mit zu grosser Strenge für all den kriechenden Unsinn, den die Schmeichelei an ihm verschwendete." — Kerndeutsch, wie der König war, rächte sich doch die französische Milch, welche er in seiner Jugend bei dem kläglichen Zustande der deutschen Literatur eingesogen hatte, indem er später die goldenen Früchte der nationalen Poesie nicht zu würdigen verstand, ja selbst verachtete. Lessing's Minna von Barnhelm und Nathan gingen an ihm spurlos vorüber; Goethe's Götz von Berlichingen galt ihm als eine imitation détestable de ces abominables pièces de Shakespeare. Noch jetzt zeigt die Züricher Stadtbibliothek unter Glas und Rahmen ein Schreiben Friedrich's an den Professor Müller über dessen Herausgabe des Nibelungenliedes, worin es heisst: „Ihr habt eine viel zu vortheilhafte Meinung von diesen Dingen. Meines Bedünkens sind sie nicht einen Schuss Pulver werth und verdienen nicht aus dem Staube der Vergessenheit gezogen zu werden; in meiner Büchersammlung würde ich dergleichen elendes Zeug nicht dulden, sondern herausschmeissen." Allein was war dem Genius des deutschen Dichters daran gelegen, ob Kaiser und Könige persönlichen Antheil an seiner Kunst nahmen oder nicht; er ermannte sich aus eigener Kraft. Aber dennoch kam erst, wie Goethe meint, durch die Erscheinung Friedrich's des Grossen und die Thaten des siebenjährigen Krieges der erste und wahre höhere Lebensgehalt in die deutsche Poesie. Der Deutsche wurde sich seines Werthes bewusst, und in diesem Selbstgefühl konnte Lessing ausrufen: man zeige mir ein Stück des grossen Corneille, welches ich nicht besser machen wollte. Wie schwer diese Worte wiegen, wird man begreifen, wenn man sich vergegenwärtigt, dass in der ersten Hälfte des Jahrhunderts die französische Literatur den deutschen Geist ganz beherrschte. Die Höfe äfften Ludwig XIV. nach, die vornehmen Deutschen nahmen von ihren dichtenden und schriftstellernden Landsleuten keine Notiz, sprachen und schrieben französisch, und der Pariser Schneider übte keinen geringeren Einfluss auf unseren Geschmack aus, als die Pariser Akademie. Jetzt begann die deutsche Literatur sich von ihrer ausländischen Schminke zu reinigen. Ein goldenes Zeitalter zog heran, auch ohne dass der deutschen Kunst eines Medizeers Güte lächelte und die Blume sich am Strahl der Fürstengunst entfaltete.

Es hat einen ausserordentlichen Reiz zu sehen, wie gleichzeitig mit dem Durchbrechen des deutschen Dichtergeistes und der dadurch angeregten Begeisterung auch unsere Wissenschaft sich aufschwingt, ebenfalls ohne eines Fürsten Huld und Gnade. Seit den 50er Jahren keimten die neuen Blüthen deutscher Poesie, welche schon einen echt nationalen Charakter trugen. Bald darauf begann eine neue Aera für die deutsche Chirurgie mit August Gottlieb Richter, welcher 1766 Professor der Chirurgie in Göttingen wurde. Treten wir in die nächsten zwanzig Jahre, wo Richter in voller Manneskraft seine wichtigsten Arbeiten schrieb, so begegnen wir zuerst seiner chirurgischen Bibliothek, welche den deutschen Wundärzten gleichsam eine neue Welt eröffnete. Darf man es wagen nur des ähnlichen Erfolges willen eine Erscheinung der schönen Literatur aus dieser Zeit damit zu vergleichen, ohne die Bedeutung der Persönlichkeiten gegen einander abmessen zu wollen, so ist es die, dass Herder durch seine Homer- und Shakespearestudien, seine orientalischen und spanischen Literaturforschungen den Horizont des deutschen Geistes unermesslich erweiterte. An der Hand strenger Wissenschaft schlug Richter mit seiner Schrift über grauen Staar und seinem classischen Werk über Hernien die umherziehenden Oculisten und Bruchschneider zu Boden. Diese Ausrottung von Pilzen, welche auf deutscher Erde wucherten, könnte man in Parallele setzen mit Lessing's Bemühungen die Verirrungen der französischen Dramatiker, welche die deutsche Kunst berückten, mit der Strenge aristotelischer Aesthetik bloss zu stellen. Gab es noch einen Punkt, in welchem Dichter und Chirurg übereinkamen, so war es die positive, productive Kritik, welche beide zu schreiben verstanden. Endlich zeichnete Richter durch seine Anfangsgründe der Wundarzneikunst der deutschen Chirurgie den Weg ihrer wissenschaftlichen Entwickelung vor. — Was schafften nun in diesem Zeitraum (1766—1787) unsere Poëten? Lessing, welcher im letzten der sieben Kriegsjahre seine Minna gedichtet hatte, liess jetzt den Laokoon, seine Dramaturgie, Emilia Galotti und Nathan folgen. Wieland gab den deutschen Mercur, die Abderiten, den Oberon heraus; Herder die Blätter für deutsche Art und Kunst, die Stimmen der Völker und seine Ideen zur Philosophie der Geschichte der Menschheit. Dann folgte der genialste Repräsentant unserer Sturm- und Drangperiode Goethe mit seinem

Götz, Werther und Clavigo; schliesslich fielen in diese Periode die ersten Arbeiten des deutschen Lieblingsdichters Friedrich Schiller: Räuber, Fiesco, Kabale und Liebe und Don Carlos. Die griechische Schönheit wurde von Winkelmann wieder ans Licht gezogen und die Antike neu belebt; doch mussten die daraus gewonnenen Anschauungen erst in Fleisch und Blut der deutschen Nation übergehen, bevor die Plastik, Architektur und Malerei daraus ihren Gewinn zogen. Ein neuer Wendepunkt kam in die dramatische Kunst, als in Hamburg das erste deutsche Nationaltheater mit der Ackermann'schen Truppe und dem berühmten Schauspieler Konrad Eckhof entstand (1767), und von Kaiser Joseph II. das Wiener Burgtheater gegründet wurde (1776), welches keine andere Aufgabe haben sollte als „auf die Veredelung des Geschmacks und der Sitten zu wirken".

Noch ist der deutsche Tondichter übrig, welchem der Himmel seine Gaben innerhalb dieser zwanzig Jahre in so verschwenderischer Weise wie nie zuvor austheilte. Gluck wurde der Begründer eines neuen dramatischen Styls. Auf seine Alceste folgte die Iphigenie in Aulis, eine Oper, welche in Paris (1774) mit enormem Beifall aufgeführt, binnen zwei Jahren 170 mal gegeben wurde und der alten französischen Musik den Todesstoss gab. Dann kamen seine Armida und Iphigenie in Tauris. Sowohl von Haydn, dem damaligen Capellmeister des Fürsten Esterhazy, als von Mozart waren zu Anfang jener Periode viele Symphonien, Quartette und Sonaten bekannt und fallen in diesen Zeitraum des letzteren Idomeneus, Entführung, der in sechs Wochen componirte Figaro und der Alles überstrahlende Don Juan. Beethoven fing eben erst an bekannt zu werden und als Knabe durch sein Violin- und Clavierspiel, sowie durch freie Fantasien die Leute in Verwunderung zu setzen. Welch' ein Reichthum der herrlichsten, echt vaterländischen Kunstwerke in jener kurzen Zeit von 20 Jahren! Alles Schöne, was der Himmel in sich schloss, wurde mit einem Male wie aus einem Füllhorn auf deutsche Erde ausgegossen, und während sonst ein ganzes Jahrhundert sich mit einem einzigen Genie begnügen musste, drängte jetzt eins das andere.

Hinter den schönen Künsten blieben die Wissenschaften nicht zurück. Auch in sie kam eine Umwälzung und nicht zum Geringsten durch Friedrich des Grossen Maxime: die Freiheit des Denkens. Mit ihm und Joseph II. begann in Deutschland das Zeitalter der Aufklärung. Der Pfaffe musste sich beugen, und über ihn hinweg durfte die kühnste Idee an dem Althergebrachten rütteln. Was in

Sitte und Denkweise vermodert und veraltet war, wurde niedergerissen, Vorurtheile gebrochen. Es war kein Zufall, dass gerade in Preussen der grosse Denker Kant „Gedanken schuf, die mit himmelstürmender Kühnheit die ganze bisherige Weltanschauung zu vernichten drohten". 1781 erschien seine Kritik der reinen Vernunft. Seine Philosophie, mit welcher er den Ursprung und die Grenzen der menschlichen Erkenntniss ermittelte, den ganzen speculativen Gebrauch unserer Vernunft niemals weiter als auf die Gegenstände möglicher Erfahrung reichen liess, und Alles unfruchtbare Dogmenwesen über den Haufen warf, übte den grössten Einfluss auf alle Wissenschaften aus. Wer nicht zurückbleiben wollte, musste den von ihm vorgezeichneten Weg der freien, selbständigen Forschung betreten. Dieser Richtung verdankte die deutsche Wissenschaft grosse Erfolge. Geschichte und Sprachwissenschaft nahmen einen neuen Aufschwung mit Joh. v. Müller, Niebuhr, Schlosser, W. v. Humboldt; das classische Alterthum wurde neu belebt durch Heine und Wolff. Auch in die Naturwissenschaften gingen die Kant'schen Ideen über (Blumenbach, Sömmering); allein zu grossen, weittragenden Fortschritten gelangten sie nicht, weil der Sinn für das Einfache, das schlichte Factum fehlte.

Verweilen wir einen kurzen Augenblick bei den socialen Verhältnissen in der zweiten Hälfte des Jahrhunderts. Das 18. Jahrhundert gab sich selbst den Beinamen des „aufgeklärten"; von allen Lehrstühlen und Kanzeln, in Gesellschaften wie in der Werkstätte des Handwerkers ertönte das Wort Aufklärung. Und doch sprachen Zeitgenossen von „unserem verwirrten Zeitlauf, wo Menschensinn und Unsinn, Weisheit und Thorheit, Bigotterie, Aberglauben und Unglauben, Aufklärung und Finsterniss, Rechtschaffenheit und Betrug sich kreuzen" (Baldinger 1787). Das ist dasselbe, was in unserer Zeit Scherr kaleidoskopische Buntheit der Contraste als charakteristisch für das 18. Jahrhundert nennt. In den deutschen Städten fand man gegen früher überall eine grössere Kraft ihrer Bewohner, die Häuser wohnlicher, geräumiger, mit grösseren Fenstern und hellen Treppen. Man pflanzte Alleen und verschönerte die Gärten. Kaufleute und Fabrikanten waren jetzt die vermögenden Leute der Stadt; es hob sich der Wohlstand wieder, die Wunden des siebenjährigen Krieges waren verheilt. Der Staat organisirte die Armenpflege, stellte Armenärzte an und begann für die Kranken besser zu sorgen; Impfanstalten, Taubstummenschulen (die erste in Leipzig 1778 von Heinike) wurden gegründet. Unter den öffentlichen Vergnügungen, die weder sehr zahlreich noch sehr theuer waren, stand das Theater obenan. Die Wanderbühnen mehrten sich, und der Einzug einer Truppe wurde ein Ereigniss von grösster Wichtigkeit. Trotz der schlechten Verkehrsmittel und der geringen Anzahl guter Kunststrassen reiste man viel häufiger als in der Mitte des Jahrhunderts, und zwar bei dem stets zunehmenden Sinn für Naturschönheiten öfter in die Gebirge. Zwischen dem Adel und der Volksmasse stand das höhere Bürgerthum mit den Gelehrten, Beamten, Geistlichen und grossen Kaufleuten. In dieser Klasse, die vom Volke durch die Militärfreiheit geschieden es für schmachvoll hielt, wenn ihre Kinder nach gelehrter Schulbildung den Werbern in die Hände fielen, concentrirte sich der beste Theil der nationalen Kraft. Die Gymnasialbildung war es, welche diese Männer unter sich verband und von Anderen unterschied. Während früher auf lateinischen Schulen eine pedantische, gedankenlose Lehrmethode überall Platz griff, war jetzt das Leben des Alterthums, das Verständniss seiner Schönheiten die Hauptsache geworden. Die jungen Leute mussten selbstdenken. Kurz, die gelehrte Bildung war am Ende des Jahrhunderts der Vorzug des deutschen Mittelstandes. Man wurde sich der hohen Bedeutung des Turnens für die Körperentwickelung bewusst, und können wir stolz darauf sein, dass dasselbe nicht allein von Deutschland ausgegangen (Gutsmuths 1793), sondern auch in unserem Vaterlande hauptsächlich ausgebildet ist. Dagegen schlummerte noch immer das Interesse am Staat und an den höchsten Angelegenheiten der Nation. Es gab genug ehrenwerthe Leute, allein es fehlte ihnen die Manneskraft. Man duselte sich in weichliche Empfindungen und Gefühle ein und weinte leicht. Wer kennt nicht die rührende Geschichte, wo Klopstock mit seinen Freunden auf dem Kirchhofe durch den Gegensatz der Rosen, den Blumen der Liebe, mit dem Grabe so aufgeregt wurden, dass sie eine Flasche Wein kauften und ihn auf dem Kirchhofe im Vergleich von Gräbern und Rosen schwelgend tranken. Schon erwähnt haben wir, wie Voss und seine Freunde unter heiligen Bäumen den Göttinger Hainbund, den Bund der Freundschaft schworen und damit die Sentimentalität bis ins Extrem steigerten. Und als nun gar Goethe's Werther erschien, da flossen die Thränen stromweise; à la Werther wurde das beliebte Costüm weichlicher Herren, Lotte der berühmteste Frauencharakter jener Zeit. Bei dem Mangel an politischem Interesse reifte eine unheimliche Unbefangenheit bei den Gebildeten heran. Während Sturm und Donner in Frankreich tobten und die Gewitterwolken immer näher nach Deutschland zogen, schwelgten die Deutschen im Gesange ihrer beiden grossen Dichter, die wie im tiefsten Frieden ihre Muse pflegten. Ludwig XVI., Marie Antoinette guillotinirt und Reinecke Fuchs gedichtet; Robespierre's Schreckensherrschaft und die Briefe über ästhetische Erziehung des Menschen; die Schlachten Lodi und Arcole zusammen mit Wilhelm Meister, Horen, Xenien; Belgien französisch und Hermann und Dorothea; Schweiz und Kirchenstaat französisch und Wallenstein; das linke Rheinufer französisch und die natürliche Tochter, die Jungfrau von Orleans; Hannover von den Franzosen besetzt und die Braut von Messina; Napoleon Kaiser und Wilhelm Tell. Die zehn Jahre, in welchen Schiller und Goethe durch innige Freundschaft verbunden zusammen lebten, die zehn grossen Jahre der deutschen Poesie, es sind dieselben, in denen laut ein Weheruf durch die Lüfte flog, in denen die Dämonen der Vernichtung von allen Seiten heranzogen (G. Freitag). Sich eine Weile mit den schönen Federn Fremder zu schmücken, hinterlässt schliesslich ein unheimliches Gefühl, wenn auch diese kleine Anleihe culturhistorischer Bemerkungen einem Chirurgen wohl zu verzeihen ist. Darum zurück zu unserer Wissenschaft.

Das Ziel ist Göttingen, der Schauplatz von A. G. Richter's Thätigkeit. Bald nach Gründung des berühmten „Lein-Athen" durch Georg II. waren der sehr gelehrte Leibmedicus des Bischofs von Lübeck, späterem König von Schweden, Georg Gottlob Richter durch Werlhof als erster ordentlicher Professor der Medicin und A. v. Haller als zweiter Professor für Anatomie, Botanik und Chirurgie 1736 berufen. Haller's Verdienste um die Universität waren ausserordentlich gross. Er legte 1738 das anatomische Theater, im folgenden Jahre den botanischen Garten und 1750 ein Entbindungshaus an. Auch gründete er ein Cabinet anatomischer Präparate, von denen er viele selbst anfertigte, sogar eine Schule für Künstler, welche Thiere und Pflanzen malten und zeichneten. Seine Absicht eine Klinik zu errichten scheiterte, da man diese Anstalten erst nach van Swieten's Erfolgen in Oestreich für nothwendig hielt. 1745 begründete er die Göttinger gelehrten Anzeigen, welche neben der Jena'schen Literaturzeitung für wissenschaftliche Arbeiten die wichtigsten Sammelplätze in Deutschland waren und von ihm meisterhaft redigirt wurden. Er achtete darin das Ueberlieferte, nahm das Wissen fremder Nationen willig an und blieb immer einfach im Ausdruck. Nachdem er den Plan zur königlichen Gesellschaft der Wissenschaften in Göttingen ausgearbeitet hatte, wurde diese 1751 eröffnet und gelangte unter ihm als immerwährenden Präsidenten bald zu grossem Ansehn. Die Poësie hatte Haller bei Seite gelegt und war sein Einfluss auf die Dichtung in Göttingen gleich Null; neben den gelehrten Anzeigen konnte keine Zeitschrift mit Poësie durchdringen. Zehn Jahre nach der Berufung dieser Männer waren inzwischen in die medicinische Facultät noch zwei andere Professoren hinzugekommen: Segner, der zugleich Physik und Mathematik lehrte und Brendel. In den 50er Jahren, wo Haller in seine Heimath zurückging, Segner nach Halle übersiedelte, erhielt Röderer das anatomische Theater und die geburtshülfliche Anstalt, während G. Zinn die Botanik bekam, zugleich auch Anatomie trieb. Das folgende Decennium von 1760 an brachte, als die bisherigen Professoren bis auf den alten G. G. Richter gestorben oder nach auswärts berufen waren, noch vier ordentliche Professoren hinzu: R. A. Vogel für Chemie, Mineralogie, Pathologie, Semiotik, Materia medica; Ph. Schröder, der von Marburg berufen die dritte Stelle in der Facultät bekam und allgemeine Therapie las; sodann Büttner als Professor der Therapie und Botanik; schliesslich Matthiä. Dieser, unter Heister gebildet, beschäftigte sich hauptsächlich mit geschichtlichen Arbeiten, schrieb über Hippokrates, Quintilian, übersetzte aber auch verschiedene neuere Schriften (Winslow's anat. Abh. vom Bau des menschlichen Leibes, Garengeot's Abh. der chirurg. Operationen, le Dran's Schrift über Steinextraction aus der Blase). Als ausserordentliche Professoren lehrten in diesem Zeitraum Murray Botanik, Wrisberg Anatomie und A. G. Richter Chirurgie. Wie sehr es damals unter den Professoren Mode war sich in alle möglichen Disciplinen zu mischen und bestimmte Handbücher ihren Vorlesungen zu Grunde zu legen, zeigen u. A. Wrisberg's Vorlesungen. Dieser lehrte Anatomie und Physiologie nach Haller's Handbuch, Hebammenkunst nach Roederer's Elementen, gerichtliche Medicin nach Ludwig, Chirurgie nach Heister und Ludwig, Augenkrankheiten nach St. Yves, Osteologie nach Böhmer's Handbuch. 1773 kam Baldinger nach Göttingen für allgemeine Pathologie und Naturwissenschaften, blieb indess nur bis 1782. In den 80er Jahren waren ausser Murray, Wrisberg und A. G. Richter noch vier ordentliche Professoren da: Peter Frank für Pathologie; Gmelin für Chemie, Pharmacie, Mineralogie; Blumenbach für Physiologie, vergleichende Anatomie und Naturgeschichte; Stromeyer für allgemeine Therapie, Mat. medica. Der ausserordentliche Professor Fischer hatte die Aufsicht über die Hebammenanstalt, und Arnemann hielt chirurgische Vorlesungen. 1792 kam der Geburtshelfer Osiander, 1800 Wardenburg, 1803 Himly aus Jena als Director des Hospitals, und 1804 wurde C. M. Langenbeck ausserordentlicher Professor der Anatomie und Chirurgie.

Wie stand es um die **Chirurgie und die klinischen An-**
stalten in Göttingen? Die Auspicien, unter denen die praktische
Chirurgie in Göttingen eröffnet wurde, waren schlecht: A. v. Haller
leistete während seines siebenzehnjährigen Aufenthalts gar nichts. Um
das Jahr 1765 wurden folgende chirurgische Vorlesungen gehalten:
1) erklärte G. G. Richter die Boerhaavischen Aphorismen, 2) lehrte
Vogel nach der kleinen Chirurgie von Heister, ertheilte Operationsübungen an Leichen und 3) hielt Wrisberg die oben erwähnten Vorlesungen. Die Studenten fanden wohl hin und wieder Gelegenheit
von ihren Lehrern zu einzelnen Kranken mitgenommen zu werden,
bis Vogel 1764 eine besondere ambulatorische Klinik (Collegium
clinicum) gründete, in welcher sich wöchentlich zweimal die armen
Kranken aus der Stadt und vom Lande einstellten. Vogel besuchte
die Stadtpatienten mit den Studenten und machte mit diesen in der
Regel am Sonnabend kleine Touren zu wichtigen Landkranken. Die
Studenten führten über die ihnen zugewiesenen Kranken ein Journal
und steuerten aus ihrer Casse vierteljährlich zur Bezahlung der Arzneien bei. Kamen chirurgische Kranke vor, so citirte man den Uni-
versitätschirurg Tolle, welcher dann die Anordnungen Vogel's besorgen musste. Seit 1750 waren die Göttinger Wundärzte in ein
geschlossenes Amt vereinigt und ihnen einer der Professoren als
Praeses collegii chirurgici vorgesetzt; diesen Posten hatten nacheinander Haller, Roederer, Schröder, A. G. Richter inne. — Noch
immer fehlte es an einem Hospital, bis endlich 1780 ein solches mit
15 Betten für medicinische und chirurgische Kranke gegründet wurde.
Die erste Idee dazu gab eine „verbundene Gesellschaft", die Freimaurerloge, welche einen jährlichen Beitrag zuschoss, obwohl gleich
von Anfang an die Regierung das Meiste hergab. Die Kranken bekamen Hospitalkleidung, Kost, Arzneien, Alles unentgeltlich; nur für
vermögende Kranke waren einige Zimmer reservirt. Zum Director
wurde A. G. Richter ernannt und ihm die Freiheit gegeben sich
unter den Kranken, welche sich meldeten, die wichtigsten zur Aufnahme auszuwählen. Er machte Nachmittags zwei Stunden lang
Visite und die vorkommenden Operationen. Seine Hospitalärzte
waren u. A. Dr. Böhmer, Professor Stromeyer, welcher auch klinische
Anleitung im Hospital gab, später Wardenburg, Himly. Das Dienstpersonal bestand aus einem Wärter, einer Wärterin und einer Frau
zur Hülfe. Die chirurgischen Hülfsleistungen besorgten die Göttinger
Wundärzte unentgeltlich und wechselten darin alle Monate ab; auch
ihre Gesellen und Lehrburschen sahen den Operationen unentgeltlich zu. Die Studenten, welche täglich den Visiten beiwohnten,

wofür sie einen mässigen Beitrag zur Hospitalcasse zahlen mussten, wurden nach und nach angeleitet selbst Operationen zu machen. Man verwerthete das Hospital auch für die Studenten der Theologie, indem diese unter Leitung eines Professors Pastoralübungen mit den Kranken anstellten, denen ausserdem an jedem Sonn- und Festtage ein Gottesdienst gehalten wurde. Seit der Eröffnung des Spitals vom Mai 1781 bis December 1787 waren 667 Kranke aufgenommen.

Ende der 80er Jahre traten einige Veränderungen in den klinischen Anstalten ein. Vogel's Ambulatorium wurde (1773) unter Baldinger's Direction zu einer öffentlichen, vom Staat subventionirten Anstalt (königl. klinisches Institut) und später successive von Frank, Fischer, Osiander geleitet. Der geringen Einwohnerzahl Göttingens entsprach die Zahl der ambulatorisch behandelten Kranken, jährlich etwa 500. — Auch das „chirurgische- und Krankenhospital" erlitt eine Umwandlung. Als nämlich 1793 alle geheimen Gesellschaften, mithin auch die Freimauerloge aufgelöst wurden, schenkte diese das Haus nebst 5000 Thaler dem Staat, welcher von nun an die Unterhaltung des Hospitals allein übernahm. Die oberste Direction desselben behielt A. G. Richter bis 1797. Zwei Jahre darauf wurden von den 16 Betten zwei dem Professor Arnemann überlassen, die übrigen zwischen Stromeyer und Wardenburg gleich vertheilt. 1802 übernahm Osiander die Leitung des Hospitals, übergab sie jedoch ebenso wie die Direction der ambulatorischen Klinik, als beide zum grossen Vortheil für den Unterricht mit einander vereinigt wurden, 1803 an Himly, welchem Langenbeck als Wundarzt zur Seite stand. Weshalb Richter nach 17jähriger Hospitalthätigkeit von der Direction zurücktrat, ob Himly's Berufung mit seiner Befürwortung geschah, ist unaufgeklärt. Himly verbesserte das Hospital, welches zu klein geworden 1809 in ein dreistöckiges Haus mit zwei Flügeln (vom Geismarthore nach dem Stumpfenbiel) verlegt wurde, und vermehrte die Betten auf 28. In demselben wurden Loder, Sömmering, Stiebel, Heusinger, Chelius, die Hannoveraner Spangenberg, Wedemeyer, Holscher u. A. gebildet, sodass später die hannoverschen Kriegsspitäler aus dieser Schule viele gute Militärärzte bezogen. Im Jahre 1807 waren im Hospital 220 Kranke behandelt und 17 Praktikanten mit 26 Auskultanten thätig.

Neben dem königlich-klinischen Institut und dem Hospital entstanden nach einander noch vier Privatkliniken in der Stadt: 1) Arnemann's chirurgische Klinik (1796), welche in Folge der Menge von Augen- und Ohrkranken ins Leben trat. Arnemann hatte anfangs viele Kosten, da er aus eigenen Mitteln den Armen freie

Arznei gab, nur von Wohlhabenden freiwillige Beiträge annahm und erst später vom Staate eine Unterstützung erhielt. In den ersten fünf Jahren wurden hier 1096 chirurgische Kranke aufgenommen. Seit 1801 gewährte man auch medicinischen Kranken Zutritt und errichtete ein eigenes Hospital (med. chir. Institut), in welchem die Mitglieder des Instituts die Operationen machten. 2) die von Wardenburg 1799 gegründete medicinisch-chirurgische Klinik. Die Zuhörer erhielten hier auch Operationsübungen an Leichen und wurden zu den Sectionen, die in A. G. Richter's Physikat vorfielen, zugezogen. Diese Klinik wurde im folgenden Jahre mit dem akademischen Hospital vereinigt und nahm in jenem Winter ausser den Hospitalkranken 349 Kranke auf (270 medicinische, 28 chirurgische, 36 Operationen). 3) Die im Jahre 1801 ins Leben gerufene Klinik von Professor Cappel und dem Privatdocenten Jordan. 4) Seit 1807 das klinische Institut für Chirurgie und Augenheilkunde von Professor C. M. Langenbeck, der jetzt die chirurgische Behandlung im akademischen Hospital aufgab. In diesem Institut, für welches das Curatorium einen Fond und ein eigenes Haus bewilligte, wurden im ersten Jahre 290 Kranke behandelt, 18 Staaroperationen, 6 Amputationen gemacht und die Anstalt von 82 Studenten besucht. Bald wuchs die Zahl der Kranken sehr, sodass eine Vergrösserung des Hauses und Vermehrung der Betten auf dreissig nöthig war. Die Klinik, an welcher Dr. Seyde und seit 1813 Pauli, Langenbeck's rechte Hand, Assistenten waren, stand jedem In- und Ausländer offen und gewährte den Kranken unentgeltliche Pflege und Behandlung. — Wir sehen somit, dass am Ende des vorigen Jahrhunderts ausserordentlich viel für die Chirurgie in Göttingen geschah und diese Universität mit der Menge ihrer gut frequentirten Kliniken einen grossen Vorzug vor vielen anderen deutschen Musensitzen hatte.

Jetzt zu August Gottlieb Richter. Fragen wir jüngeren Aerzte uns aufs Gewissen, was wir von Richter's Leistungen und Verdiensten, seiner Stellung in der deutschen Chirurgie wissen, so lautet die Antwort: so gut wie Nichts. Als ich mich mit einem modern gebildeten Praktiker, dessen Sprechzimmer stets mit Kranken gefüllt ist, über Richter unterhielt, war das Einzige, dass er ihn als den Verfasser einer werthvollen Schrift über Geschwüre zu rühmen wusste; auch darin irrte sich der Collega, denn er verwechselte ihn mit Rust. Ich selbst wusste früher nicht viel mehr von ihm, als dass eine gekrümmte Scheere seinen Namen trägt und er ein Buch über Hernien geschrieben hat. In dieser Einöde irren sicherlich heutzutage noch viele Collegen umher. Beschämend müssen wir eingestehen, nicht einmal eine vollständige Biographie über den besten deutschen Chirurgen vor 100 Jahren zu besitzen. Gewiss ist an der encyklopädischen Zusammenstellung der Daten allein nicht viel gelegen und ziemlich gleichgültig zu wissen, wo und wann Richter geboren ist, allein unser eigen Fleisch und Blut sollen wir deutsche Wundärzte im Gefühl höchster Dankbarkeit und Pietät uns zu erhalten suchen. Es bedurfte abgesehen von literarischen Studien, einer ziemlich ausgedehnten Correspondenz mit noch lebenden Verwandten Richter's, Aerzten, Predigern, Bibliothekaren u. A. um die wenigen Notizen über sein Leben, welche in folgenden Blättern niedergelegt sind, zusammen zu bekommen.

Richter wurde am 13. April 1742 in Zörbig (Kreis Meissen) geboren und hatte die Durchlauchtigste Prinzessin Auguste Caroline, Herzogin von Sachsen zur Pathin. Sein Vater Georg Gottfried Richter, vermählt mit Christine Dorothea, geb. Teichmann, war der Weltweisheit Magister, Pastor primarius und Inspector der Schule in Zörbig; ein Bruder des bereits genannten Georg Gottlob, Professor der Medicin in Göttingen, und Georg Friedrich, Professor der Politik und Sittenlehre in Leipzig. Des Vaters Mutter Johanna Maria, geb. Pinckertin rühmte sich, dass ihr Geschlecht bis zum Bürgermeister Lucas Pinckert in Meissen 1507 reiche, ubi gens Pinxeria jam diu ante floruit. Vermuthlich hat der Göttinger Onkel, welcher kinderlos und vermögend war (er stiftete u. A. ein Familienstipendium mit 1200 Thaler Kapital), den jungen August Gottlieb zum Studium der Medicin gewonnen, denn der Familientradition gemäss hätte er eigentlich Prediger werden müssen. Vater, Grossvater, Urgrossvater bis hinauf ins 16. Jahrhundert: alle waren Pastöre, und wurde der letzte bekannte Vorfahre Paulus Richter 1545 von Luther ordinirt. Der im Predigerstande sprichwörtlich gewordene Kindersegen zeigte sich auch in den Richter'schen Familien: August Gottlieb's Vater hatte neun Geschwister, er selbst fünf, darunter einen Bruder, welcher Pastor in Hannover wurde, einen zweiten als Consistorialrath in Anhalt-Dessau und eine Schwester, welche einen Pastor heirathete.

Von guten Lehrern unterrichtet und genügend für die Universität vorbereitet, begann er 1760 in Göttingen Medicin zu studiren. In dieser Zeit, wo der Krieg tobte, wurde in Göttingen ein Hospital für verwundete Soldaten eingerichtet; der junge Student schloss sich den dirigirenden Aerzten an, war voller Eifer, sodass er fast ganz im Spital wohnte. Kein Wunder, wenn er unter diesen Verhältnissen an den gelehrten Beschäftigungen seines Onkels wenig Behagen fand. Wahrscheinlich nur um diesem einen Gefallen zu thun und weniger aus innerer Ueberzeugung, schrieb er nach vierjährigem Studium eine Doctordissertation de prisca Roma. Er vertheidigte sie am 12. September 1764 öffentlich „mit Ruhm“ und wurde am 17. September bei der Einweihungsfeier der Akademie vom Onkel promovirt, wobei er „auf dem oberen Katheder die gewöhnliche Danksagung mit allem Anstand verrichtete“. Schon nach wenigen Wochen erschien von ihm, um dociren zu können, eine aus eigener Beobachtung geschöpfte Arbeit über eine krebshafte Geschwulst des Magens, die er mit dem Liefländer Pflug vertheidigte. Im Oktober trat er dann auf Kosten seines Onkels eine 1½ jährige Reise nach Strassburg, Paris, London, Oxford, Leyden, Amsterdam und Gröningen an. Besonders hielt er sich längere Zeit in London auf, wo er mit unermüdlichem Fleiss das Bartholomäushospital unter Percival Pott besuchte, welches er als seine vorzüglichste Schule preist. Pott zeichnete sich damals hauptsächlich in der Behandlung der Augenkrankheiten und Hernien aus, worin Richter ihm später folgte. Beide scheinen mit einander in Verbindung geblieben zu sein; wenigstens widmete Richter seinem Lehrer den zweiten Theil seiner chirurgischen Beobachtungen. In Paris waren besonders Petit, welcher zu jener Zeit in der Chirurgie herrschte, und Levret seine Lehrer. Juni 1766 kehrte er nach Göttingen zurück und wurde, 24 Jahre alt, sogleich zum ausserordentlichen Professor ernannt. In seiner Antrittsrede vertheidigte er die Extraction des Staares nach Daviel. Bald darauf sprach er über den grossen Nutzen der Verbindung von Chirurgie und Medicin, wovon er an sich selbst ein glänzendes Beispiel gab. Er entsprach dadurch, wie die Göttinger gel. Anzeigen, deren Mitarbeiter er später wurde, sagen völlig den Erwartungen, dass er auf seinen Reisen sich die besten Chirurgen zum Vorbild genommen habe. Jetzt begannen seine Vorlesungen: er trug 1767 die Chirurgie nach Ludwig's chirurgischen Institutionen vor, las ferner über Krankheiten, „welche Instrumente und chirurgische Operationen erfordern“, und öffentlich über Augenkrankheiten. Im darauf folgenden Semester hielt er auf dem anatomischen Theater Operationsübungen an Leichen. Im Juni 1771 wurde er ordentlicher Professor und gründete seine chirurgische Bibliothek.

Es herrschte damals in Göttingen ein reges Leben. Heine war aus Sachsen berufen und suchte in Winkelmann's Geiste das classische Alterthum zu erschliessen. An dem Studium der Alten wollte er Herz und Verstand bilden und den Sinn für das Schöne und Gute erwecken. Ihm, als einem der Ersten, verdankte Deutschland eine frische Wiederaufnahme der humanistischen Studien und Göttingen einen Schülerkreis, der auf deutsche Bildung von ungeheurem Einflusse gewesen ist. Daneben sprühten die Funken des reichbegabten Humoristen Lichtenberg, welcher, in demselben Alter wie Richter, seit 1770 Professor war. In dieser Zeit wurde auch der Göttinger Dichterbund gestiftet (1772), welchem ein gewisses Anrecht an der Wiedergeburt der nationalen Literatur gebührt. Dass Richter für die poëtischen Ergüsse eines Voss, der beiden Stollberge, Bürger's u. A. Interesse gezeigt, sich des jungen Dichterkreises freundlich angenommen habe, etwa wie sein College der Mathematiker Kästner, darüber verlautet nichts. Ebensowenig, dass er später mit den Söhnen seines Königs, den Herzögen von Cumberland, Cambridge und Sussex, welche von 1786—91 in Göttingen studirten, in Verbindung getreten wäre. Bald entwickelte sich in der ganzen medicinischen Facultät Göttingens eine grosse literarische Thätigkeit: ausser Vogel und Richter fingen Murray, Baldinger und Blumenbach an ihre eigenen Fachjournale herauszugeben.

Allmählich erweiterte sich der Kreis von Richter's Vorlesungen auch auf die Medicin und las er in den 70er und 80er Jahren, wo er im kräftigsten Mannesalter stand, über folgende Gegenstände: 1) über specielle Therapie alle Halbjahre täglich und zwar im Winter über acute, im Sommer über chronische Krankheiten, anfangs nach Gaubius; 2) las er Chirurgie alle Halbjahre täglich im Krankenhause: im Winter die medicinische und im Sommer die Manualchirurgie, „dergestalt, dass er zugleich Hand anlegte"; 3) Augenkrankheiten im Sommer täglich, bald als Privatissimum, bald öffentlich; 4) Knochenkrankheiten, im Winter wöchentlich zweimal öffentlich; 5) allgemeine Therapie; 6) Semiotik; 7) Diätetik öffentlich; 8) dirigirte er täglich im Hospitale die klinisch-praktischen Uebungen. Gelegentlich sprach er auch in den ersten Jahren über einige Capitel aus der Physiologie und leitete Examinatorien in der Chirurgie. Als er in seinem höheren Alter hauptsächlich die medicinischen Vorlesungen beibehielt und nicht in jedem Semester über Chirurgie, selten über Augenkrankheiten las, trugen Arnemann einzelne Theile der Chirurgie, Operations- und Instrumentenlehre, Syphilis, Frauen- und Kinderkrankheiten, Wardenburg Verbandlehre, chir. Arzneimittellehre, gerichtliche Medicin vor. Himly lehrte specielle Pathologie, Ophthalmologie, auch medicinische Chirurgie; C. M. Langenbeck Anatomie, Operations- und Verbandlehre, Augen-, Knochenkrankheiten und hielt Operationscurse an Leichen. Durch diese Theilungen der Vorlesungen, sowie durch die Entwickelung der verschiedenen Kliniken liess sich Richter in seiner späteren Lehrthätigkeit hemmen. — Als Praktiker gewann er allmählich ein grosses Vertrauen; wer von Anderen aufgegeben war, nahm zu ihm seine letzte Zuflucht. Leute aus den entferntesten Ländern, Fürsten holten seinen Rath ein. Als Chirurg rühmte man seine weiche Hand.

Im Sommer 1786 finden wir ihn auf Reisen nach der Schweiz, Frankreich und besuchte er in Paris die Versammlungen der Wundärzte. Nach Wien kam er im September 1802 und wohnte hier den Sitzungen der Josephsakademie bei.

Als Richter ordentlicher Professor geworden war, heirathete er die bildschöne Tochter eines Schiffers Hoop und lebte in dem Eckhause der Jüden- und Kupfergasse mit seinem Jettchen, welches gern eine Schnur echter Perlen über der Stirn trug, sehr glücklich. Die Frau war ungebildet, in beständigem Kampf mit Fremdwörtern, dabei geizig, obwohl sie ein grosses Haus machte und sehr den Aufwand liebte. Sie starb im Sommer 1833 in Göttingen. Aus der Ehe entsprossen drei Kinder: Auguste Louise (geb. 1772), Christiane (geb. 1775) und Georg August (geb. 1778). Dieser wurde Professor der Medicin in Berlin und Königsberg, wo er 1832 starb. [1]) Die Tochter Auguste Louise heirathete Weihnachten 1792 den hochfürstlichen Sachsen-Weimarschen Hofrath, Leibarzt und Professor der Arzneiwissenschaft zu Jena, Just. Christ. Loder. [2])

Ueber Richter's Persönlichkeit wissen wir nicht viel. Sein Por-

---

1) Georg August wurde unter der strengen Aufsicht seines Vaters zum Mediciner herangebildet, von diesem im Jahre 1800 zum Doctor promovirt und dann 5 Jahre lang auf Reisen geschickt, wo ihm der Ruf des Vaters stets die liebenswürdigste Aufnahme verschaffte. Namentlich war er längere Zeit in Wien bei P. Frank und in Paris bei dem damals seine glänzende Laufbahn erst beginnenden Dupuytren. Zurückgekehrt ging er auf den Wunsch des Vaters nach Preussen, machte in Berlin das Staatsexamen und liess sich hier 1805 als praktischer Arzt nieder. Dann habilitirte er sich bei der einige Jahre später eingerichteten Universität und hielt Vorlesungen über allg. und spec. Therapie u. s. w. 1813 machte er als Militairarzt den Krieg gegen Frankreich mit, dirigirte im folgenden Jahre die Spitäler in Torgau und wurde nach Beendigung des Krieges ausserordentlicher Professor in Berlin. 1821 kam er als ordentlicher Professor nach Königsberg, errichtete hier eine medicinische Poliklinik, die er 8 Jahre lang auf eigene Kosten leitete, bis ihm eine Unterstützung zu Theil wurde. Er starb an Schlagfluss. Seine stille, aber ausdauernde Wirksamkeit, sein ununterbrochener Fleiss, wobei er in kurzer Zeit mehrere bändereiche Werke herausgab, verdienen Anerkennung. Seine Tochter lebt noch jetzt als Frau von Hannecken in Berlin.

2) Die mit dem Wittwer eingegangene Ehe soll nicht sehr glücklich gewesen sein, denn als Loder, welcher verschwenderisch war, nach Russland ging, verboten die Eltern Richter ihrer Tochter mitzugehen und legten das Vermögen auf Fideicommiss. Die Frau hat ihren Gatten nicht wieder gesehen und lebte später bei

trait[1]), welches ihm im 54. Lebensjahre von Schülern geschenkt wurde, zeigt ein kräftiges Gesicht mit markirten Zügen, von heiterem, gutherzigem Ausdruck. Seine freundliche Miene, sowie seine angenehme und elegante Manier zu reden, fesselten die Kranken ungemein. Goethe, welcher 1801 in Pyrmont mit ihm in Begleitung des augenkranken Fürsten Sanguszko zusammentraf, fand ihn „immer in den liebenswürdigsten Eigenschaften, heiter auf trockene Weise, neckisch und neckend, bald ironisch und paradox, bald gründlich und offen." Die heitere Seite seines Alters zeigt auch folgender Brief:

Herrn Regierungsrath Runde, Oldenburg.

Göttingen, den 25. Aug. 7. (1807.)

Lieber Herr Regierungsrath

So nehme ich denn die mir gütigst angetragene Stelle eines Gehilfen bey der bevorstehenden Operation der Austreibung des Teufels, und Eintreibung des heil. Geistes in ihre neugeborne Tochter hiermit gern und willig an; und werde meinen Mann stehn, wenn es allenfalls dem Teufel einfallen sollte, sich zur Wehr zu setzen. Sie hätten zu dieser Operation keinen besseren Gehilfen wählen können, denn sie kennen meinen christlichen Muth und wissen, dass ich in Operationen einige Uebung habe. Nur weiss ich noch nicht, wohin wir den Belial treiben, denn irgendwo muss er sein Bleiben haben, da wir ihm seine Existenz nicht nehmen können. Den gewöhnlichen Weg in eine Heerde Säuen, dürfen wir nicht zu wählen wagen, denn wenn diese toll würden und stürzten sich ins Wasser, so müssten wir sie bezahlen, und leider sind die Zeiten jetzt nicht für solche Depensen günstig.

Einen tüchtigen stämmigen Täufer haben sie doch. Denn der muss doch am Ende vorzüglich vor dem Riss stehn. Denn wenn ich sagen sollte, dass mir so ganz wohl bei der Sache zu Muthe wäre, so müsste ichs lügen. Das Mädchen soll Lenore heissen; und ich weiss nicht bey dem Namen Lenore schauderts mir doch immer ein bischen. Der Teufel scheint die Lenoren vorzüglich zu goutiren.

Uebrigens gratulire ich von Herzen zur Vermehrung ihrer Familie, und freue mich herzlich dass sich Hanchen so wohl befindet.

Hier wissen wir selbst nicht wie wir uns befinden. Heute geht Martens und Blumenbach als Deputirte der Academie nach Paris, um dem König von Westphalen unsere devoirs zu machen.

Meine Frau grüsst herzlich. Ihr

gehors. Diener

A. G. Richter

---

ihrer Mutter in Göttingen. Ihre Tochter Bertha heirathete einen Herrn von Lützow in Schwerin; ihr Sohn August starb 1813.

1) von Schulz gezeichnet und von Lips in Kupfer gestochen. Andere Portraits stehen vor dem 52. Bande der allg. teutsch. Bibliothek, sodann vor dem Taschenbuch für Wundärzte auf das Jahr 1783, und ist eines von Schwenterley 1792 ausgeführt.

Richter war etwas egoistisch und pflegte Alles nach seinem Vortheil zu bemessen; von Natur ziemlich selbstbewusst, gefiel er sich in seiner Kunst. Doch sprach er nie von den Verdiensten, welche er sich um die deutsche Chirurgie erworben hatte oder von seinen glänzenden Curen, wie es bei kleinen Geistern an der Tagesordnung ist. Wer kein Freund von Geschichten ist, mag die nächsten Zeilen getrost überschlagen. Als der spätere Etatsrath, Prof. Hegewisch in Kiel, die Vorlesungen Richter's belegte und seine Heimath nannte, entgegnete ihm der Lehrer, dass er jene Gegend auf einer Reise nach Schleswig (zur Staaroperation am Hofe des dort residirenden Landgrafen Karl von Hessen) als ein ödes und unfruchtbares Land kennen gelernt habe. Hegewisch erwiederte, der Rücken der Herzogthümer bilde freilich fast nur Heide, dagegen seien die Küsten sehr fruchtbar und zum Theil von landschaftlicher Schönheit. Darauf antwortete Richter: „also wie ein alter Rock mit Tressen". In den 80er Jahren erhielt der bekannte Bremer Arzt Olbers von ihm einen Brief, „der sich mit bekannter Derbheit nur um Feststellung des Honorars für eine vorzunehmende Staaroperation drehte." Es sind auf der Göttinger Bibliothek noch 8 Autographen von meist unbedeutendem Inhalte vorhanden: darunter eine als junger Professor beim Prorector angehängte Beschwerde [1]) gegen den Chirurgen Tolle

---

1) Die Beschwerdeschrift lautet:

Magnifice Academiae Prorector,

Ew. Magnificenz erlauben mir, dass ich denenselben von einem Vorfall Nachricht gebe, welche dero Attention zu verdienen scheint. Ich wurde vor drey Wochen zu einer Frau gerufen, welche Kayserin heist und den Tag vorher einen starken Fall auf den linken Arm gethan hatte. Gleich nach diesen Fall hatte sie den Chirurgum Tolle hohlen lassen, welcher nach dem er den Arm besichtiget, der patientin gesagt der Knochen sey in drey Stüken zerbrochen, worüber dieselbe heftig erschrocken. Darauf hat er auf die innere Seite des Arms eine länglichte ziemlich dike Compresse und eben eine ähnliche Compresse auch auf die äussere Seite des Arms gelegt, und diese mit einer Binde, die wenigstens 12 Ellen lang ist, fest umwunden. Sobald dieser Verband angelegt worden, sind die Schmertzen heftiger worden, der Arm ganz erstarret und vornehmlich die Hand so aufgeschwollen, dass sie ganz blau worden und die Patientin noch diesen Abend zu dem Chirurgus Tolle hat schiken müssen, um den Verband zu ändern, und sie von ihren Schmerzen zu befreyen. Er ist aber nicht gekommen, als biss sie zwey und dreymal nach ihm geschickt hat, da er dann endlich gekommen, und den Verband nur ein wenig lockerer gemacht hat. Den folgenden Tag liess mich die Patientin zu sich rufen; ich fand den Arm noch auf obenbemeldete Art verbunden und vornehmlich die Hand noch sehr geschwollen. Nach einiger Untersuchung sagte ich der Patientin, dass dieser Verband unrecht und schädlich, und der Knochen ganz und garnicht zerbrochen wäre. Dieses machte der Patientin Muth

wegen einer pfuscherhaften Cur und ungebührlichen Betragens, ein Krankheitsattest, welches einen Studenten vor dem Carcer rettet, Honorarforderungen (u. A. für achtwöchentliche Behandlung des Prof. Hussmann vier Louisd'or im Jahre 1785) und Documente über Geldangelegenheiten.

Richter erfreute sich bis in sein hohes Alter, mehrere Anfälle von Podagra abgerechnet, einer stets frischen und gesunden Natur. Während seiner Hospitalthätigkeit lag er einmal an einem Fleckfieber

---

und ein Zutrauen zu mir, dass sie mich bath, ich möchte die Cur auf mich nehmen, welches ich auch zu thun versprach. H. Tolle besucht sie nicht und läst ihr sagen, er müste am besten wissen, wenn der Arm verbunden werden müsse. Den dritten oder vierdten Tag schickt die Patientin zu dem Chirurgg Tolle und läst ihm freundlich sagen, er mögte sich nicht mehr zu ihr bemühen. Der Chirurgus Tolle komt so gleich mit dem grösten Ungestüm ins Hauss und zu der Patientin auf die Stube, und verursacht fast eine ganze Stunde lang ein so entsezliches Lermen und stampft mit den Füssen dass die schwächliche Patientin, welche schwindsüchtig ist vor Schrecken am ganzen Körper zittert. Unter andern sagt er zur Patientin, sie tractire ihn wie einen Jungen. Da sie ihm sagt, ich hätte ihr versichert, der arm sey nicht gebrochen, so sagt er, wenn er nun entzwey wäre, könte ich ihn denn nicht eben so wohl curiren, als der Prof. Richter? Er müsse auch mal Professor werden. Einige von denen Binden, welche ich los gemacht hatte, und die auf dem Tisch lagen, nimmt er mit Ungestüm und wirft sie zum Fenster heraus auf die Straasse. Ja er will sogar die, welche die Patientin um den Arm hatte, auch losreissen, und zum Fenster hinauswerfen. Da er ein Recept welches ich der Patientin verschrieben hatte, auf den Tisch liegen sieht, so fragt er, wer es geschrieben hätte. Die Patientin antwortet: Der Prof. Richter. Sogleich nimmt er das Recept, steckt es in die Tasche und sagt, sie solle seines machen lassen. Andrer ungebührlicher Reden zu geschweigen. Dass er sich würklich so ungebührlich aufgeführet, wird die Patientin, und andre Leute im Hausse bezeugen. Und dass der Arm würklich weder zerbrochen, noch verrenkt gewesen ist, werden des H. Leibmedicus Vogels Wohlgeb. denen ich vor wenig Tagen die Patientin gezeigt, bezeugen.

Ich glaube dass dieser Fall, die Attention Ew. Magnificenz verdient, da der Chirurgg Tolle nicht allein durch seinen unrechten Bericht von einer Fractur die Patientin erschrekt und betrogen, sondern auch durch seinen ungeschikten Verband das Uebel am Arm vermehrt, am meisten aber durch sein ungestümes Bezeigen, diese schwächliche Patientin in solche Gefahr gebracht, dass sie einige Tage nachher des Nachts ein Fieber, Schlaflosigkeit, Schweisse und andere Zufälle gehabt hat, dass ich sie mit Mühe wieder auf gute Wege gebracht habe. Ebenso wohl glaube ich auch, dass ich ursach haben, von dem Chirurgg Tolle wegen seiner schimpflichen Reden und Handlungen gegen mich Satisfaction zu fordern, und das um so viel mehr, da es nicht das erste mahl ist, dass ich den Chirurgus Tolle bey einem so ungebührlichen Betragen antreffe.

Ich überlasse dieses dem Urtheile Ew. Magnificenz, und verbleibe

Ew. Magnificenz
gehorsamster Diener

Götting. d. 29. Febr. 1768.   August Gottlieb Richter.

tödtlich krank, welches er sich durch Ansteckung zugezogen hatte und verdankte, wie er meinte, seine Rettung einzig und allein den Purgirmitteln. Das Podagra will er wenigstens 15 mal in optima forma und zwar meist durch Erkältung oder Schreck vorzüglich im Gelenk der grossen Zehe gehabt haben; doch hielt er sich nicht für einen Arthriticus. Von jeher ein schlechter Fussgänger, schmerzten ihn die Füsse nach den kleinsten Touren. Nach einer heftigen Entzündung im Gelenk des linken Mittelfingers blieb dasselbe immer etwas dick und steif. Die Anfälle von Podagra wurden oft so heftig, dass, als er nach Cassel zu einem Kranken reiste, er hier aus dem Wagen gehoben werden musste, jedoch nach dem Genuss einiger Gläser starken, alten Weins 1½ Stunde später seinen Kranken ohne Beschwerde zu Fuss besuchen konnte.

Bei seinem allmählich wachsenden Ruhm konnte es ihm an äusseren Ehren nicht fehlen. Mehrfach zum Prorector gewählt, wurde er 1770 ausserordentliches, 1776 ordentliches Mitglied der Königlichen Societät der Wissenschaften. 1780 kam der Leibarzt, und zwei Jahre darauf aus dem Palais zu St. James ein Patent vom König Georg III., in welchem „Wir urkunden und bekennen, dass Wir in Betracht der Uns angerühmten Gelehrsamkeit und übrigen guten Eigenschaften Unseres Leibarztes und Professoris medicinae auf Unserer Universität Göttingen, Aug. Gottl. Richter, selbigem die Gnade erzeiget haben, das Prädikat Unseres Hofraths ihm beizulegen." Mit dem Titel eines consultirenden Arztes des Königs von Westfalen, den er mit anderen unbedeutenden Männern theilte, war kein Ruhm einzulegen. Mehrere Gelehrte widmeten ihm ihre Arbeiten; z. B. Hofrath Nicolai den ersten Band seiner theor. und pract. Abhandlungen, Wardenburg einen Theil seiner Uebersetzung des von Bichat herausgegebenen Desault'schen Nachlasses, wobei er sich seinem theuersten Lehrer gegenüber nicht freundschaftlicher und inniger aussprechen konnte. Von den deutschen Wundärzten war Richter im Auslande am meisten bekannt. Man braucht nur die ersten Auflagen von Samuel Cooper's dictionnary aufzuschlagen, um zu sehen, wie häufig sein Name bei den verschiedenen Artikeln erwähnt ist. Dazu trugen auch die Uebersetzungen verschiedener seiner Arbeiten bei. Von den Jahren 1775, 1777 und 1792 an finden wir ihn als Mitglied der Königl. Schwedischen Akademie, der med. Societäten in Kopenhagen und Edinburgh aufgenannt. Wohl aus Dankbarkeit widmete er der letzteren Gesellschaft im folgenden Jahre den ersten Band seiner med. chir. Bemerkungen. 1806 wurde er Mitglied der Societät der Medicin in Paris.

Seine hochangesehene Stellung musste ihn mit den Besten seiner Zeitgenossen in nähere Verbindung bringen. So stand er in Göttingen mit Blumenbach, welcher fast vierzig Jahre lang mit ihm zusammenlebte, in den freundschaftlichsten Verhältnissen. Die Widmungen seiner Schriften geben Aufschluss, mit welchen Männern er sonst in engeren Beziehungen stand: es waren A. v. Haller, Acrel, Theden, C. C. v. Siebold, Voitus, Leber, Starke, Rougemont, Bilguer, Weidmann, Mohrenheim, Hartenkeil, Goerike, Brünninghausen, Plenk, Stoll. Obschon sein Leben im Allgemeinen friedlich und ohne grosse erschütternde Ereignisse verlief, so musste auch er erfahren, dass die Hunde den anbellen, welcher schnell reitet. Doch welcher Mann von Talent hat keine Feinde? Man lächelt demjenigen zu, welcher nur von ferne in der Wissenschaft folgt; wer auf gleichen Wegen wandelt, wird widerwillig angesehen und wer vorauseilt, gehasst. Schon in den ersten Jahren seiner Professur konnte Richter sich mit Baldinger, welcher 1773 ordentlicher Professor der Medicin in Göttingen wurde und neun Jahre lang sein College blieb, nicht vertragen. Auch blieben ihm, dem Kritiker, kleine literarische Fehden nicht erspart. Diese begannen sofort mit dem ersten Bande der chir. Bibliothek, wo er den Prof. Henckel in Berlin vor das Messer nahm. Er hatte das erste Stück von dessen Abhandlung der chir. Operationen für zu flüchtig und mit zu wenig Ueberlegung hingeschrieben, ohne Ordnung und Zusammenhang erachtet; das zweite Stück fand er in demselben Geschmack geschrieben, wiederholte beim dritten dieses Urtheil und sagte beim vierten nichts weiter als: es bleibt beim Alten. Diese Kritiken aus der Feder eines jungen Chirurgen, welche scharf, aber immer anständig blieben, wollte der alte Henckel nicht auf sich sitzen lassen und wehrte sich mit einem Klotz. [1]) Ein anderer Gegner, welcher Richter's Kritik nicht

---

1) Der gelehrte Herr Prof. Richter der einzige, der mich getadelt. Sachte, sachte Herr Professor! ich verehre Sie als einen gelehrten Mann, auch in der Chirurgie; aber quantum est quod nescimus. Wie kann ein gelehrter Mann so unanständig schreiben! Sie leben auf einer der berühmtesten Universitäten und haben die gelehrtesten und berühmtesten Männer täglich um sich! Was werden diese Herren von Ihrem grossen Geplapper sagen? Wären Sie nicht davon ein Mitglied und achtete ich es mir nicht zur Schande; so würde ich mit Gegengrobheit derb bezahlen. Mein Herr Professor! ich verehre sie wegen Ihrer vielen Verdiensten. Weg mit solcher Niederträchtigkeit und Rache! Das verbessert nicht die Wissenschaft. Dergleichen Possen lassen Sie fahren. Hätte ich Sie in meinen Schriften beleidigt, so dürften Sie ja nur dergleichen Stellen anführen und der Wissenschaft zum besten meinen Ungrund anzeigen, wodurch Sie die grösseste Satisfaction bei der gelehrten Welt erhalten würden: Sie thäten es aber gelehrt,

ertrug, war Prof. Alix in Erfurt, der ihn in pöbelhafter Weise mit Grobheiten überschüttete. Der junge Göttinger Professor liess sich dadurch nicht irre machen. Später ward er noch einmal in einen heftigen Streit verwickelt, den sein wüthender Gegner mit gemeinen Waffen führte. Ein 14jähriger Prinz von Wied bekam 1793 die Ruhr, wurde vom Hofmedicus Hartung mit Opium behandelt, indess so bedenklich krank, dass die Hofärzte Brüning und Wendelstädt in Wetzlar zugezogen wurden. Diese, dem Opium feind, konnten sich mit dem Hausarzt nicht einigen, glaubten, der eingetretene Sopor sei die Folge der 100 Gran Opium, welche Hartung gegeben haben sollte und verläumdeten diesen in der ganzen Stadt als einen Giftmischer. Hartung wandte sich nun an Richter, der kurz vorher im ersten Bande seiner med. chir. Bemerkungen das Opium bei der Ruhr empfohlen hatte, schickte ihm die Krankengeschichte und bat um seine Ansicht. Dieser billigte das Verfahren, worauf Hartung leider indiscret genug war, den Richter'schen Brief ohne Wissen und Willen des Schreibers der Oeffentlichkeit zu übergeben. Das machte Wendelstädt fuchswild, und er begann nun eine Reihe von sechs Briefen an Richter zu schreiben, die jeder Sitte, jedem Anstande spotten, zumal er wusste, dass dieselben nicht beantwortet wurden. Diesen Schmutz hat Brüning 1794 in seiner Schrift über die Schädlichkeit des Mohnsaftes in der Ruhr veröffentlicht. Derselbe verdient in ewiges Dunkel gehüllt zu bleiben und genügt es zu wissen, dass Richter den Streit wie immer mit der grössten Mässigung führte und siegreich bestand. Leider hatten diese Gemeinheiten, welche gegen Richter geschleudert wurden, die weittragende, traurige Folge, dass er, dessen Arbeiten bisher immer mit Enthusiasmus aufgenommen

---

das ist mit unumstösslichen Gründen, zur Ehre der Gelehrten und zum Besten der Wissenschaft: Hic Rhodus, hic salta. Meine Verwunderung muss ich Ihnen aber doch äussern, nemlich: Wie unterstehen Sie sich, dergleichen von mir zu schreiben. Wissen Sie wer ich bin? (man verzeihe dieses). Wissen Sie, was jenem Zeitungsschreiber einsmals widerfuhr? Ich geben Ihnen hiemit die Quittung und versichere dass Sie nichts weiter hierüber zu befürchten haben.

(Abh. der chir. Oper. 4. Stück 1772.) Ihr Freund.

Es ist ein schöner Charakterzug Richter's, dass er einige Jahre später bei Henckel's Tode folg. schrieb: Dies ist die letzte Schrift eines sehr thätigen, geübten und gelehrten praktischen Wundarztes, eines Mannes voll Erfahrung, Belesenheit und Eifer für seine Wissenschaft, der ungeachtet des Mangels einiger schriftstellerischen Talente sich um die deutsche Wundarzneikunst sehr verdient gemacht hat, und dessen Andenken ich, einiger kleiner schriftstellerischer Misshelligkeiten, die zwischen ihm und mir waren, uneingedenk, ehre und meinen Lesern empfehle.

waren, von jetzt an bis zu seinem Tode nichts mehr veröffentlichte. Das war eine Schwäche, dass er trotz der tiefen Kränkung, obwohl erst 51 Jahre alt, sich entmuthigen liess und von nun an schwieg.

Sein Sohn bekennt, dass der bittere Widerspruch, den seine Anpreisung des Opium bei der Ruhr erfuhr, der Grund war, weshalb er auf den ersten Theil seiner med. chir. Bemerkungen den zweiten Band nicht folgen, überhaupt nichts mehr drucken liess. Der Alte liebte in den letzten Jahren seines Lebens besonders die Ruhe; wir hören daher auch nicht, dass er in die Studentenunruhen, welche zwischen 1790 und 1808 wiederholt in Göttingen ausbrachen, eingegriffen hätte. Er scheute nichts mehr als öffentliche, in Persönlichkeiten ausartende Streitigkeiten über wissenschaftliche Gegenstände. Dennoch arbeitete er für sich immer fort und schrieb sogar vollständige Artikel nieder. Wiederholt bat sein Sohn um das Manuscript des zweiten Bandes, bis der Vater ihm dasselbe endlich im Jahre 1811 mit folgendem Schreiben nach Berlin schickte: „Diese Sachen waren eigentlich zu einem zweiten Theile meiner med. chir. Bemerkungen bestimmt, allein ich habe keine Lust mehr, Bücher herauszugeben und sehe meine literarische Laufbahn als geschlossen an. Man liebt jetzt Klarheit und Deutlichkeit nicht mehr, man muss in hochtrabenden Phrasen reden, wenn man als Schriftsteller gefallen will; das kann ich aber nicht, mag es auch auf meine alten Tage nicht lernen; dabei haben die meisten Aerzte die Brille ihrer Theorie auf der Nase, glauben das nicht, was sie sich auf ihrer Studirstube nicht erklären können, aber unbedingt Alles, was in ihr System passt; für die Stimme reflectirter Erfahrung sind sie todt. Ich schenke Dir daher dieses Manuscript und erlaube Dir auch auf Deine Bitte, die kleineren Aufsätze in dem Journal Deines Freundes, des Prof. Wolfart, abdrucken zu lassen." Als der Sohn ein Jahr nach dem Tode des Vaters diesen zweiten Theil getreu, ohne irgend welche Zusätze veröffentlichte, wurde das Buch als ein unschätzbares Gut überall in Deutschland anerkannt. Richter wurde zu früh alt. Wäre er im Stande gewesen, den grossen Ideen, welche in England alles Herkömmliche über den Haufen werfen sollten, zu folgen, so hätte er sich in seiner Thätigkeit weder von den jüngeren, aber unbedeutenden Chirurgen, wie Arnemann und Wardenburg, noch von dem aufstrebenden Langenbeck hemmen lassen dürfen. Daher kam es auch, dass er im höheren Alter mehr Mediciner als Chirurg war.

Obwohl er das 70. Lebensjahr überschritten hatte, war er körperlich noch sehr rüstig und sorgte für seine Gesundheit fast zu ängstlich. Plötzlich erkrankt starb er nach wenigen Tagen am

Morgen des 23. Juli 1812 an einer schweren „Hepatitis ex podagra retropulsa". 46 Jahre lang hatte er als Professor in Göttingen gewirkt. Mit den Worten des Kirchenregisters vom 26. Juli „feierlich begraben" endigte die Geschichte seiner irdischen Hülle. Sein Grab ist mit Sicherheit nicht mehr aufzufinden. Nur so viel Gedächtniss, als bei Hamlet's Todtengräber für Yorick, des Königs Spassmacher, dessen Schädel er nach 23 Jahren wiedererkannte, und die beiden Todtengräber in Göttingen würden wenigstens darüber einig sein, ob das Monument, welches vor einigen Jahren auf dem Albanikirchhof mit der Inschrift „Hofrath Richter" stand, die richtige Ruhestätte bezeichnete, oder ob das Erbbegräbniss auf dem St. Johanniskirchhof sicher das Richter'sche sei. Prof. Mitscherlich hielt dem Verstorbenen am 22. August im Namen der Akademie eine Rede und dichtete dazu lateinische Verse (Piis manibus A. G. Richteri pia Acad. Georgia Augusta). Am 24. October wurde eigens eine feierliche Sitzung der Societät der Wissenschaften zum Andenken ihrer verstorbenen Mitglieder Heine und Richter anberaumt, in welcher Blumenbach seinem Freunde die Gedächtnissrede hielt.

Knüpfen wir an A. G. Richter den Aufschwung der deutschen Chirurgie, so wird ein Jeder gespannt auf grosse Entdeckungen sein, durch welche er die Grenzen der Wissenschaft erweitert und ihr eine neue Richtung gegeben hat. Diese sucht man vergeblich, denn durch eigene Forschung hat er die Chirurgie wenig gefördert. Seine Verdienste liegen zerstreut auf vielen Gebieten und treten deshalb weniger grell ans Licht.

Richter war der erste deutsche Wundarzt, welcher die englischen und französischen Fortschritte modern in sich aufnahm, dadurch die deutsche Chirurgie und Augenheilkunde au niveau der Zeit erhob und den Weg ihrer wissenschaftlichen Entwickelung bahnte. Er machte insofern eine Ausnahme von der Feldscherernatur, die damals den deutschen Chirurgen anklebte, und von welcher selbst C. C. von Siebold, Theden, Schmucker, Langenbeck, Brünninghausen nicht frei zu sprechen sind. Ueber diese erhob er sich weit und wurde für Deutschland ein Vorbild. Er umfasste die ganze Pariser Académie de chirurgie, die viel geleistet, aber auch manches zurückgehalten und im Keime erstickt hat. Richter kannte den riesigen Aufschwung, den England seit der Stiftung der Royal Society, seit Wren und Newton und Stephan Hales genommen hatte; allein John Hunter's Riesennatur, die grossen Zukunftskeime, welche in seiner Zeit lagen, erkannte er nicht. Darin liegt seine Schwäche. Er hätte nach

Haller's staunenswerthen Arbeiten mehr leisten müssen; allein die selbständige Forschung war ihm versagt, denn ausser seiner Scheere hat er nicht viel Eigenes geliefert. Dagegen rundete er Vieles, fasste zusammen, stellte Manches sicher, sammelte die Arbeiten Fremder und verpflanzte sie auf deutschen Boden. Das ist sein Verdienst, welches zwar nur für Deutschland gilt, ihm aber hier eine hochachtbare Stellung einbrachte. Sein gesundes und treffendes Urtheil, seine gründliche, aber bescheidene Kritik, verbunden mit dem Geist der Wahrheit und Freiheit in der Wissenschaft, sind es gewesen, wodurch Richter tief in das geistige Leben Deutschlands eingegriffen hat. Gegen die formlose, aber riesige Faust eines John Hunter, selbst gegen den reformirenden Geist eines Desault, den Richter selbst als den grössten der damals lebenden Wundärzte anerkannte, tritt er ganz zurück.

Richter vereinfachte den chirurgischen Apparat und setzte die Seele der Chirurgie nicht in die Operation. Während Heister noch einen Wust unförmiger und überflüssiger Instrumente empfohlen hatte, hielt Richter diese Rüstkammer für leere Ostentation und suchte einen grösseren Ruhm darin, mit dem einfachen Scalpell die verschiedensten Operationen zu machen. Doch nahm er ein gutes, neues Instrument willig an und bat seine Collegen und Schüler, sobald sie auf Reisen etwas wahrhaft Nützliches fänden, es sogleich für ihn zu kaufen. Was er selbst Neues hinzufügte, ist unbedeutend und sind fast nur Modificationen bekannter Instrumente. Dahin gehören seine winkelförmige Verbandscheere, eine Polypenzange, ein modificirtes Tracheotom, Amputationsmesser, Cystitom, Herniotom, Arterienhaken u. s. w. Wie reich die deutsche Chirurgie an Instrumenten war, zeigt ein Verzeichniss von 523 anatom. und chir. Werkzeugen, welches der Instrumentenmacher Tilly in Berlin (1764) herausgab. Richter meint, dass wenigstens 400 davon unnütz und entbehrlich seien. Obwohl die englischen Instrumente stets als die besten galten, so lieferten doch auch einzelne Deutsche schöne Waaren, z. B. der Mechaniker Lütz in Würzburg. — Die meisten jungen Wundärzte interessirten sich fast nur für operative Chirurgie und vernachlässigten die Heilung chirurgischer Krankheiten durch Arzneimittel ganz. Nur alle möglichen Instrumente an den Fingern herzählen, zumal die Novitäten, die von irgend Jemand in Frankreich angegeben, aber selbst hier kaum bekannt waren, jede Operationsmethode kennen, hiess bei den jungen Leuten ein geschickter und moderner Wundarzt sein. Diese Richtung bekämpfte Richter sehr. Als er dem Herrn Morand in Paris sagte, dass dessen

Bruchmesser in verschiedenen deutschen Büchern abgebildet sei, erstaunte dieser, dass man seiner jugendlichen, ganz unnützen Erfindung in Deutschland so viel Ehre erzeige. Richter verlangte eine genaue Kenntniss von Ursache, Natur und Verlauf der Krankheit, um welche sich die Wenigsten kümmerten, ohne deshalb im geringsten die Operationstüchtigkeit des Wundarztes herabzusetzen. Allein ebenso verdienstvoll, ja viel wichtiger sei es, Operationen zu verhüten und Verletzungen ohne solche zu heilen. Wie geringe Wissenschaft manche Operationen erforderten, zeigte er an dem Beispiel der herumziehenden Oculisten, Bruch- und Steinschneider, die selten mehr als mechanische Fertigkeit besassen, von Anatomie und der Krankheit, die sie operirten, sehr wenig wussten, aber trotzdem die wichtigsten Operationen mit dem besten Erfolg machten. Jeder Dummkopf, meinte er, könne trepaniren und amputiren, aber Kopfverletzungen beurtheilen, complicirte Beinbrüche ohne Amputation heilen, die Ursachen eines bösartigen Geschwürs entdecken und heben könne nur der tiefsehende, denkende Wundarzt. Die richtige Anwendung der chirurgischen Arzneimittel erfordere weit mehr Scharfsinn und Kenntnisse, als die Kunst zu operiren. Da sogar in den grössten Hospitälern die chir. Pathologie vernachlässigt wurde, fürchtete er einen Verfall der echten Chirurgie, wenn diese Strömung unter den Wundärzten fortdauere.

Richter stand als Schriftsteller unerreicht da; er schrieb ein classisches Deutsch. Das will etwas heissen in einer Zeit, wo die Aerzte darüber stritten, ob das Latein oder die Muttersprache sich besser für wissenschaftliche Arbeiten eigne. Ob er Lessing's Schriften studirt, die Literaturbriefe, Laokoon, Dramaturgie, welche kurz vor Beginn seiner schriftstellerischen Thätigkeit erschienen, gelesen und sich diese classische Prosa zum Vorbild genommen hat? Kein deutscher Arzt kann sich mit Richter's Stilistik messen, keiner schreibt so schön, stellt so schön dar und belehrt in einer so liebenswürdigen Weise und mit so glänzender Form, als Richter. Er legt dem Leser solche Fesseln an, dass dieser nicht wieder loskommen kann. In der classischen Darstellung, Klarheit der Schreibweise und Freimüthigkeit des Urtheils überragt er unendlich weit seine Zeitgenossen. Es giebt nur wenige deutsche Chirurgen der späteren Zeit, welche ihm hierin, wie etwa Dieffenbach und Stromeyer, an die Seite zu stellen sind. Was er verlangte, sagt seine Vorrede zu den Brüchen, worin es heisst: „ich wünsche ein Buch zu schreiben, welches den ganzen Reichthum der Wundarzneikunst in einer gedrungenen, aber vollständigen und deutlichen Kürze enthält, ein Buch ohne allen gelehrten Putz, bloss brauchbar und allein dem praktischen Wundarzte bestimmt, ein Buch so einfältig als die Natur. Weit leichter ist es, gelehrt zu plaudern, als die Sprache der Erfahrung zu reden. — Meine Absicht ist nicht gelehrt zu scheinen, denn ich schreibe nicht für Gelehrte; aber brauchbar, unterrichtend, deutlich wünsche ich zu sein, denn ich schreibe ganz allein für praktische Wundärzte. Gar sehr wünsche ich, dass kein Blatt in meinem Buche ist, auf welchem der praktische Wundarzt nicht etwas lernen kann, das beim Krankenbette zu gebrauchen ist." Als 70 Jahre später Dieffenbach seine operative Chirurgie in die Welt schickte, schrieb er: „so ein Buch möchte ich, dass auch das Meinige würde!" Wir wollen Dieffenbach die Hand drücken für die glühende Verehrung, welche er dem alten Richter entgegenbringt. Ihm, dem genialen Operateur, der nur an der Klarheit des Gedankens und an der Einfachheit der Darstellung die besten Chirurgen erkennt — denn die besten Chirurgen haben immer am besten geschrieben und sind an ihrem Stile zu erkennen —, ihm galten Richter's Schriften für würdig, in Schulen als Stilmuster gelesen zu werden. Er fand Richter's Scharfsinn und Klarheit von keinem anderen deutschen Chirurgen übertroffen, meinte, dass seine Lehren und Grundsätze noch immer die Basis der deutschen Chirurgie bildeten und Alles was und wie er schrieb, noch nicht übertroffen sei, am wenigsten in der Darstellung. Noch im höheren Alter schrieb Richter mit genialer Leichtigkeit und Sicherheit, wie sie in anderen Schriften sich nicht wiederfanden, sodass Kurt Sprengel im Jahre 1805 sagen konnte: „welcher unter unseren lebenden medicinischen Schriftstellern hat Aug. Gottl. Richter's Schreibart je erreicht, geschweige übertroffen!" Von Citatengelehrsamkeit keine Spur. Die Krankengeschichten kurz und nur das Wesentlichste enthaltend, denn nichts war ihm ermüdender und langweiliger, als eine trockene, weitläufige Casuistik mit allen unbedeutenden Kleinigkeiten; dagegen fügte er stets sein Raisonnement hinzu. Seine Handschrift war schön.

Wir sind es der deutschen Chirurgie schuldig, Richter's sämmtliche Schriften aufzuführen, verzichten jedoch bei den meisten auf eine Angabe des Inhalts, da wir demselben später wieder begegnen. Die kleinen Artikel sind fast alle in den Commentaren der Göttinger Societät der Wissenschaften lateinisch veröffentlicht, jedoch in der chirurgischen Bibliothek dem grossen Haufen in deutscher Sprache zugänglich gemacht.

1) De prisca Roma in medicos suos haud iniqua. Doctordissertation. 12. Sept. 1764, 6 Bogen. — In derselben wird der Ausspruch des Plinius

widerlegt, dass das alte Rom über sechshundert Jahre ohne Aerzte geblieben sei, sowie die spätere Annahme, dass man jenen Umstand für eine Achtserklärung derselben anzusehen habe, die auf Anstiften Cato's, welcher den Griechen und ihren Aerzten gehässig war, geschehen sei. Es hatte seit Cato's Zeit nie an Aerzten mit allerdings sehr geringer Wissenschaft gefehlt.

2) Casus medicus intumescentis et callosi pylori cum triplice hydrope. 4 Bogen, 1 Kupfer, 1. Octob. 1764. — Die Schrift enthält die Krankengeschichte und den Sectionsbefund eines an Magenkrebs verstorbenen Kranken, im Uebrigen nichts Besonderes.

3) Varias cataractam extrahendi methodos succincte exponit lautet der Anschlag zur Antrittsrede als Professor. (3 Bogen, 1 Kupfer) 1766. — Richter tritt für Daviel's Erfindung (1745, beschrieben 1753), den Staar durch Ausziehen der Linse zu heben ein, und giebt die Vorzüge der Extraction vor dem Niederdrücken an, das nur bei einem sehr tief liegenden und sehr beweglichen Auge mehr Hülfe verspreche.

4) De dignitate Chirurgiae cum medicina conjugendae. Rede, gehalten am 11. October 1766.

5) Operationes aliquot, quibus cataractam extraxit, describit. 18 Seiten. Diese zum 75. Geburtstage seines Onkels erschienene Arbeit (4. Febr. 1768) berichtet über zwei durch Extraction geheilte Staarkranke.

6) Observ. chir. Fasciculus I continens de cataractae extractione. Göttingen, bei Dieterich, 1770, 158 Seiten. (Chir. Bibl. I c. 157). Darin sind 13 Capitel über die Methode der Operation, Mittel das Auge zu fixiren, Messer für den Hornhautschnitt, Durchschneiden der Capsel, Herausziehen der Linse, adhärenten Staar, Vorfall der Glasfeuchtigkeit, Affectionen der Pupille, häutigem Staar, reifen und unreifen Staar, Zufälle nach der Operation; ausserdem 10 Beobachtungen.

7) Obs. de bronchotomia et de herniis. In N. Comment. R. Soc. Gott. T. II. p. 54, gelesen am 3. August 1771. (Chir. Bibl. III, 328.)

8) Chirurgische Bibliothek. 15 Bände. Göttingen, bei Dieterich 1771 bis 1797. Mit 2 Bänden Namen- und Sachregister von Dr. Witting. Ins Holländische übersetzt von Prof. Jacobs. — Es lässt sich heutzutage schwer begreifen, welchen enormen Einfluss dieses Journal auf die Vervollkommnung der deutschen Chirurgie ausgeübt hat. Alles Neue und Beste, was in England, Frankreich und Deutschland erschien, wurde hier zum Theil mit grösster Ausführlichkeit unseren Landsleuten in einer bewunderungswürdigen Form angeboten. England ist mit seinen besten Namen vertreten, u. A. B. Bell, Bromfield, Cheselden, Else, Gooch, Hill, Home, W. und J. Hunter, Kirkland, A. und D. Monro, Park, Pott, White. Unter den Franzosen finden wir Chopart, Desault, Demours, Deschamps, Levret, Louis, Morand, Petit, Percy, Sabatier, Saviard; aus dem übrigen Auslande Acrel, Camper, Scarpa u. A. Ausserdem enthält die Bibliothek Referate aus den besten fremdländischen Journalen; die Verhandlungen der Pariser Académie des sciences, der Académie de chirurgie, der Academien in Wien, Dijon, Schweden, der Society of physicians in London; dann genaue Auszüge aus den Philosoph. Transact., Medic. Transact., Journal de Médecine und vieles Andere. Im Uebrigen verweisen wir auf das 5. Capitel.

9) Obs. de morbis sinuum frontalium. In N. Comm. T. III. p. 85, gelesen am 4. April 1772. (Chir. Bibl. III, 337.)

10) Abhandlung von der Ausziehung des grauen Staars mit

Kupfern. Göttingen bei Vandenhoek 1773, 216 Seiten. Die frühere lateinische Schrift ist zu Grunde gelegt, aber sehr vermehrt und verbessert. Die ausserordentliche Bedeutung dieser Arbeit liegt darin, dass durch .sie die deutschen Wundärzte für eine Operation gewonnen wurden, die bisher in unserem Vaterlande fast gänzlich aus der Chirurgie verbannt und den Händen der herumziehenden Oculisten überlassen war. Das wiegt schwer in einer Zeit, wo das Publikum durch die Marktschreier, welche stets mit der grössten Gewissheit einen glücklichen Erfolg versprachen, daran gewöhnt war den günstigsten Ausgang der Operation vom Wundarzt als etwas, was ganz allein von ihm abhänge, zu fordern und jeden unglücklichen Erfolg als ein offenbares Zeichen seiner Ungeschicklichkeit anzusehen.

11) **Obs. de amaurosi** in N. Comm. T. IV, p. 77, gelesen am 6. Febr. 1773. (Chir. Bibl. III, 344.)

12) **De opportuno herniotomiam peragendi tempore** in N. Comm. T. V. p. 56, gelesen am 14. Mai 1774. (Chir. Bibl. III, 354.)

13) **Obs. de staphylomate** in N. Comm. T. VI. p. 57, gelesen am 18. März 1775. (Chir. Bibl. III, 641.)

14) **De herniis incarceratis** in N. Comm. T. VI. p. 67, gelesen am 9. Decemb. 1775. (Chir. Bibl. III, 634.)

15) **Obs. chir. Fasciculus II.** Göttingen 1776, 134 Seiten. — Enthält die bereits veröffentlichten Arbeiten über Hernien, Cirsocele, Tracheotomie, Kr. der Stirnhöhlen, Amaurose, Staphylom. Neu sind die Capitel über Cataractextraction und Polypen. (Chir. Bibl. IV, 312.)

16) **Obs. de pterygio** in N. Comm. T. VIII. p. 50, gelesen am 8. März 1777. (Chir. Bibl. IV, 486.)

17) **Abhandlung von den Brüchen.** I. Theil 1777, II. Theil 1779. Göttingen bei Dieterich, mit Kupfern. König Georg III. gewidmet. (2. Ausg. 1785. 792 Seiten.) — Richter wagte es nicht als junger Mann sogleich mit einem Lehrbuch der Chirurgie hervorzutreten, sondern wollte seine Kräfte erst in diesem Versuche prüfen. Derselbe ist classisch ausgefallen. Er erwarb sich durch diese Abhandlung das grosse Verdienst, die Brüche den Händen unwissender Bruchschneider in Deutschland zu entreissen und sie den wissenschaftlichen Chirurgen wieder zuzuführen. Dieffenbach sagte mit vollem Recht von dieser Arbeit: „sein jetzt vergelbtes Buch enthält einen Schatz von Erfahrungen und zwar in einer Darstellung, welche ihres Gleichen nicht hat . . . . es ist ein wunderbares Buch und seine edelste Leistung; es ist als wenn man das, was er beschreibt mit leiblichem Auge sehe." Trotz dieser hervorragenden Eigenschaften müssen wir eingestehen, dass hauptsächlich nur die praktische Seite dieses Zweiges ausgebildet ist, allerdings so vollkommen, dass später nur Weniges hinzugekommen ist, dass aber weder die Anatomie hinreichend berücksichtigt, noch viel eigene Forschung darin enthalten ist, was Richter in bescheidener Weise selbst zugiebt. Er stützt sich vornehmlich auf die Arbeiten von Arnaud, Petit, Louis, Morand und Günz. Das Buch begründete seinen Ruhm im Auslande. Es wurde in Frankreich durch eine Uebersetzung von Prof. Rougemont bekannt, von Desault, B. Bell hoch geschätzt und in den Vorlesungen warm empfohlen.

18) **Herniam incarceratam una cum sacco suo reponi per annulum abdominalem posse, contra Chirurgum Gallum Cl. Louis monet** 1777. (Chir. Bibl. IV, 559.)

19) **Nachricht von Prof. von Siebold's Durchschneidung der**

Schambeine nach Sigault bei schwerer Geburt. Gelesen am 21. Febr. 1778. (Chir. Bibl. IV, 578.)

20) Obs. de fistula lacrymali in Comm. T. I. p. 100, gelesen am 9. Mai 1778. (Chir. Bibl. V, 261.)

21) De agarico officinali. Progr. 1778. (Chir. Bibl. V, 698.)

22) Obs. chir. de cancro mammarum et cataracta in Comm. T. II. p. 25, gelesen am 20. Febr. 1779. (Chir. Bibl. V, 517.)

23) De fracturis cranii. Progr. 1780. (Chir. Bibl. V, 701.)

24) De remediis antiphlogisticis externis. Progr. 1780. (Chir. Bibl. V, 709.)

25) Obs. chir. Fasciculus III. Göttingen 1780, 111 Seiten. — Enthält Capitel über Pterygium, Thränenfistel, Krebs der Mamma, seltene Krankheiten der Mamma, Cataract, Agaricus, Schädelfracturen, Gebrauch der äusseren antiphlog. Mittel. Die meisten Capitel waren bereits in einzelnen Schriften erschienen. (Chir. Bibl. V, 697.)

26) Obs. chirurg. in Comm. T. III. p. 25. 1780. Enthält Capitel über Amaurose, Fracturen, Atresie der Vagina, Hasenscharte, Ptosis, Eindrücke der Hirnschale.

27) Anfangsgründe der Wundarzneikunst. 7 Bände mit 45 Kupfertafeln, Göttingen bei Dieterich, 1782—1804. — Dieses Werk, in einer Zeit begonnen, wo Richter schon fünfzehn Jahre lang die Chirurgie gelehrt und ausgeübt hatte, wurde für die deutsche Chirurgie von hervorragender Bedeutung und fand in Rücksicht auf Anordnung des Stoffs und Darstellung seines Gleichen nicht. Es sollte einen Mittelweg zwischen der unbrauchbaren Kürze eines Compendiums und der Weitläufigkeit einer bis in die kleinsten Details sich erstreckenden Abhandlung bilden. Die Fracturen und Luxationen fehlen darin, und sind von Instrumenten nur die wirklich brauchbaren und nicht allgemein bekannten abgezeichnet. Das Buch war in den Händen aller deutschen Aerzte und Wundärzte. wurde viermal neu verlegt und in mehrere Sprachen übersetzt: ins Französische von Morel, ins Italienische von Brera und Volpi, und ins Russische auf Befehl des Kais. med. Collegs von Prof. Peken.

28) Medic. und chirurg. Bemerkungen, vorzüglich im öffentl. akadem. Hospitale gesammelt. I. Band (mit 1 Kupfertafel und 71 Krankengeschichten). Göttingen bei Dieterich 1793, 315 Seiten. In Linz 1794 nachgedruckt. Ins Englische übersetzt von Thomas Spens.

29) Chir. Betrachtungen in Loder's Journal der Chirurgie. Bd. I. 1797. Fälle von kaltem Brand, Hernien, Bauchgeschwulst.

30) Historia aegrotorum quorundam in Comm. T. XV. p. 29, gelesen am 21. Febr. 1801.

31) Obs. de phthisi pulmonali operatione chirurgica sananda in Comm. T. XVI p. 3, gelesen am 9. März 1805.

32) De usu purgantium in febribus nervosis, gelesen am 28. April 1810.

33) Medic. und chirurg. Bemerkungen, II. Band 1813. 178 Seiten, Berlin. Aus einem hinterlassenen Manuscript nach dem Tode von seinem Sohne Georg August Richter herausgegeben.

34) Specielle Therapie. 12 Bände, 1813 — 1836. Berlin. Nach den hinterlassenen Papieren von seinem Sohne G. A. Richter herausgegeben. (Ins Lateinische übersetzt von Wallroth.) Das Werk liefert kein ganz getreues Bild von Richter dem Vater, da der Sohn Manches geändert, seine Zusätze nicht ab-

gesondert hat, und Einiges mit den Ansichten des alten Richter entschieden im Widerspruch steht.

Richter war der beste Lehrer der Chirurgie in Deutschland. Obschon von ihm eine chirurgische Schule kaum ausgegangen ist, wohl wegen der Kleinheit des chirurgischen Materials in Göttingen, so verdankten doch ganze ärztliche Generationen ihm die Grundlage ihrer Bildung und geistigen Richtung. Es gab keine bedeutende Stadt in Deutschland, die nicht einen Schüler Richter's in ihren Mauern gezählt hätte. Sein Lehrtalent galt für unerreichbar. Um dieses zu glauben, müssen wir uns an das Urtheil hervorragender Zeitgenossen (Blumenbach, Mitscherlich, Himly, Stieglitz) halten. Richter zeigte vom Beginn seiner Laufbahn an eine merkwürdige Leichtigkeit im Dociren und besass das einzige Talent, die dunkelsten und subtilsten Gegenstände in einer unnachahmlich einfachen und klaren Weise auseinanderzusetzen. Mit einer ihm ganz eigenen dramatischen Kunst liess er den ganzen Krankheitsprocess an den Augen vorüberziehen und wusste den jugendlichen, zu Hypothesen hinstrebenden Geist immer auf das Einfache, auf die Natur und Erfahrung zurückzuführen. Jedem wurde die Krankheit, über welche er sprach, deutlich; meisterhaft wurden Symptome und Verlauf geschildert, die Schwierigkeiten der Behandlung und besonders die Verlegenheiten des Arztes mit allem Nachdruck hervorgehoben. Richter's Hauptbestreben war, nur bei dem praktisch Brauchbaren zu verweilen. Die Wirkung seines sehr lebendigen Vortrages, der dennoch frei von Rednerkünsten und irgend welcher Affectation war, soll ausserordentlich gewesen sein. Er packte die Studenten und riss sie zur Bewunderung hin, sodass selbst bei weniger interessanten Lehrgegenständen nie eine Erschlaffung eintrat und die jungen Leute in hohem Grade befriedigt die Vorlesung und Klinik verliessen, in der Ueberzeugung, sich in den schwierigsten Lagen am Krankenbette helfen zu können. Selbst diejenigen, die auf anderen Universitäten und in grossen Hospitälern schon ausgebildet waren, sahen sich hier an die reine Quelle der praktischen Weisheit versetzt. Bei dieser wesentlich praktischen Richtung trug Niemand mehr als er dazu bei, der Klinik von Stoll in Wien einen grösseren Zulauf zu verschaffen und Reisen der jungen Aerzte nach London und Edinburgh zu veranlassen. Wennschon es ihm zur Last gelegt wurde, dass er die Operationsübungen an Leichen vernachlässigte, wozu übrigens der Leichenmangel das Seinige beitrug, so zeigte sich gerade dadurch sein Lehrtalent im höchsten Glanze, dass er die schwierigsten Operationen mit einem Kreidestrich oder Papierstreifen deutlich und anschaulich zu machen wusste. Mit einigen Knochen, die neben ihm auf dem Catheder lagen, stellte er die Knochenkrankheiten so fasslich dar, dass er immer ein volles Auditorium hatte, während ein anderer College mit seinen theuer erkauften Präparaten nur vor einigen Zuhörern las. Richter hütete sich im Ganzen sorgfältig, allgemeine Lehrsätze aufzustellen, weil er wusste, dass ein einziger Fall das theoretische Gebäude niederreissen konnte, welches man auf so und so viel vorhergehende Fälle gebaut hatte. Selbstgenügsamkeit, dreiste, allgemeine Behauptungen und Machtsprüche waren ihm als ein zuverlässiges Zeichen der Unwissenheit zuwider; der erfahrene Arzt sei häufig unsicher, unentschlossen, und nur in der Studirstube und der Bude des Marktschreiers sei man seiner Kunst gewiss. Offen gestand er zu, wenn er seine bisherige Ansicht als falsch erkannte; er wusste, dass man sich häufig gerade da irre, wo man am sichersten zu sein glaube. „Ich kann mich irren, so sorgfältig ich auch die Wahrheit gesucht habe; aber ich verspreche meinen Lesern, dass, wenn ich in der Folge merke, dass ich mich hier oder da geirrt habe, ich der erste sein will, der es ihnen sagt." Richter war zufrieden mit einem kleinen Krankenmaterial; obwohl er in seinem Hospitale nur 15 Betten hatte, wünschte er nicht mehr zu haben. Sein Grundsatz war, „dass nicht die Menge der Kranken den praktisch erfahrenen Arzt bilde, es nicht darauf ankomme, Kranke zu sehen, sondern zu beobachten. Nicht essen allein, sondern verdauen stärkt. Ein Arzt, welcher vorgiebt, täglich 150 und mehr Kranke zu besuchen, hat so wenig Anspruch auf den Titel eines erfahrenen Arztes, dass man ihm sogar alle Erfahrung absprechen möchte. Wahrlich, so gefällig ist die Natur nicht, dass sie sich Jedem sogleich nackend zeigt, der nur die Augen auf sie wendet." An Richter zeigt sich, dass gross angelegte Naturen nicht eines massenhaften Materials bedürfen, um viel leisten zu können. „Mit besseren Augen hat", wie Dieffenbach meinte, „niemals Einer in einem beschränkten Kreise gesehen und niemals Einer ein besseres Wort für das, was er gesehen, gefunden." Wie scharf Richter schon als junger Mann beobachtete, davon nur ein Beispiel aus der Augenheilkunde, wo er mehrere Male bei Amaurose in dem weissen Hintergrunde des Auges die Retina und in derselben hier und da ganz deutlich rothe Blutgefässe und Punkte erkannte. Diese Erscheinung sah er bald auf der ganzen Retina, bald nur über eine Hälfte derselben verbreitet.

Der grösste Vorwurf, welcher auf Richter von einigen seiner Zeitgenossen geschleudert wurde, **war,** dass er gewisse theoretische

Theile der Medicin wenig geschätzt, sie für überflüssig gehalten und dadurch seine Schüler vom Studium der Hülfswissenschaften entfernt habe. Blumenbach und nach ihm Andere finden den Beweis dafür in folgender Stelle der chirurgischen Bibliothek (VII, 131): „eine Bekanntschaft der schönen Wissenschaften ist dem Wundarzt keineswegs nöthig, ja sie ist wohl gar nachtheilig, wenn er seinen ernsten Beschäftigungen die Zeit raubt, die er auf die schönen Wissenschaften wendet. Auch kann sich hinter ihnen gar bequem ein Dummkopf verstecken. Als es unter den medicinischen Schriftstellern Mode ward ihre Schriften mit Stellen aus alten lateinischen und griechischen Poëten zu zieren, stand unsere Wissenschaft beinahe still. Die besten Lateiner unter den Aerzten waren von jeher nicht die besten Praktiker. Nicht derjenige, der viel liest, sondern der viel denkt, wird ein guter praktischer Arzt. Eine grosse unverdaute Belesenheit ist sogar dem praktischen Arzte hinderlich, sie stopft den Kopf voll Kenntnisse, deren Anwendung in jedem besonderen Falle ihm fehlt." Diese Worte Richter direct in den Mund zu legen ist Unrecht, weil er damit die Ansichten des Engländers Kirkland frei umschrieben wiedergiebt. Aber gesetzt Richter hätte damit vollkommen überein gestimmt, so muss man seine und seiner Collegen Schriften gelesen haben, um einzusehen, dass wenn er seine Geissel schwang, er dazu berechtigt war, obwohl der Spott gelegentlich übertrieben und dadurch falsch ausgelegt ist. Mit einer gewissen Gier werden ja immer die kleinsten Fehler grosser Männer von der grossen Masse, die ohne Talent ist, zu gewaltigen Sünden hinaufgeschroben, während die schönsten Eigenschaften dabei vergessen werden und zusammenschrumpfen. Richter mag im Sinne jener Zeit nicht gelehrt gewesen sein; jedenfalls war er ein nach unseren Begriffen hoch wissenschaftlich gebildeter Chirurg, denn er beherrschte die ganze damalige Literatur, wie seine chirurgische Bibliothek und Anfangsgründe beweisen. Galt ihm doch eine alte vergessene Wahrheit wieder ans Licht bringen für ebensoviel als eine ganz neue entdecken; denn wenn auch dabei für den eigenen Ruhm wenig abfiel, so gewann doch die Kunst. Umgekehrt war es mit der grossen Anzahl von Entdeckungen, welche täglich geboren wurden und täglich starben; ein neues Instrument, eine neue Operationsmethode machte zwar den Namen des Erfinders bekannt, trug indess zu den Fortschritten der Chirurgie häufig garnichts bei. Verlangte Richter doch selbst, dass derjenige, welcher ein wirklich brauchbares Lehrbuch schreiben wolle, nicht allein ein erfahrener und einsichtsvoller Wundarzt, ein geübter Schriftsteller, sondern auch ein „sehr gelehrter" Wundarzt sei, weil er den ganzen Umfang der Chirurgie kennen müsse. Er versäumte nie in seinen Vorlesungen ein Verzeichniss der besten Schriften über den fraglichen Gegenstand vorauszuschicken. Aber allen eitlen, gelehrten Prunk hasste er und hielt die sogenannte Belesenheit in den Alten für nichts als Flitterstaat, den sich Jeder leicht anschaffen könne, der ein Paar Stunden daran setzen wolle das auszusuchen, was ihm just in seinen Kram passe. Daher seine ironischen Bemerkungen in manchen seiner Kritiken; z. B. aus Percy's Arbeit über die Scheere: „es ist unmöglich die tiefe Dunkelheit zu durchdringen, die den ersten Ursprung der Scheeren bedeckt (Jammerschade!). Eine undurchdringliche Hülle bedeckt den Zeitpunkt, wo diese Instrumente zuerst in der Chirurgie gebraucht worden sind (Traurig! indessen ein Stück Arbeit für unsere medicinischen Alterthumsforscher). Hippokrates, der von Sonden, Lanzetten, Nadeln, Zangen, Haken u. s. w. spricht, sagt nicht ein Wort von Scheeren (Ist zu bedauren!)." Wohl war es Unrecht von ihm über Botanik, feinere Anatomie, Physiologie gelegentlich zu spötteln; so meinte er, „dass der Anatomicus selten im Stande sei die Reisen zu verfolgen, welche die Schärfen und Materien durch unseren Körper machen und wenn in der Pathologie nichts geschehen dürfte, als was der Anatomicus billigte, so würde wenig geschehen." Unrecht war es, wenn er für manche theoretische Untersuchungen kein Interesse zeigte: so legte er u. A. keinen Werth auf die mikroskopischen Unterschiede zwischen Blut- und Eiterkörperchen, eben weil sie zu theoretisch seien, hielt die Kenntniss von der spontanen Heilung der Aneurysmen ohne praktischen Nutzen, weil man bei ihrer Seltenheit auf sie nicht rechnen könne und kein Mittel habe sie zu veranlassen. Auch verlautet nicht, dass er das Mikroskop häufiger in Anwendung gezogen habe. Zu seiner Entschuldigung könnte man sagen, dass in jener Zeit die Physiologie der praktischen Medicin sehr wenig nahe gerückt war und mit ihr sich noch nicht verschmolzen hatte. Richter sah Jahre hindurch, dass sein Onkel mit einem ganzen Berg von Gelehrsamkeit der Wissenschaft nichts nützte; er hatte in Baldinger einen Collegen, welcher zwar viel wusste, aber seine Vielwisserei in dem von ihm herausgegebenen Journal zur Schau auskramte und sie seinen Schülern empfahl. (Dieser veröffentlichte sogar einmal in seinem neuen Magazin die Musik von vier Schweizer Kuhreigen, weil sie in der Medicin eine wichtige Rolle spiele durch den Eindruck, welchen sie auf die Schweizer im Auslande mache!) Baldinger, ein sehr geschwätziger Herr, zog mit seinem Witz nicht selten unvorsichtig auf die Studien Richter's los und meinte, dass zur Anregung der jungen Mediciner ausser den theoretischen Studien besonders die Lectüre der alten Aerzte beitrage, worin vor Allem drei Männer excellirten, die er gleichsam als Beispiele der grössten Aerzte des Jahrhunderts hinstellte: nämlich den Onkel Richter, den Collegen Brendel und den Wittenberger Professor Triller. Was Wunder, wenn Richter, ein Mann von echt praktischem Talent, der in England und Frankreich die schönen Früchte der praktischen Chirurgie kennen gelernt hatte, nicht allein über die Vielwisserei Baldinger's, welcher ihm überhaupt unsympathisch war, sarkastisch lächelte, sondern auch in dem Bewusstsein, dass er selbst in den beiden grossen Disciplinen der Chirurgie und inneren Medicin sich zu einer ehrenvollen Stellung emporgearbeitet hatte, über die Studien seines Collegen sich ziemlich verächtlich aussprach. Sein Urtheil über Hülfswissenschaften, wozu ihm Baldinger mit niedrigen Spöttereien viel Anlass gab, scheint oft mehr affectirt, als aus wahrer Ueberzeugung hervorgegangen zu sein. Wenn er auch mehr zur praktischen Medicin als zu theoretischen Studien hinneigte, so war er doch selbst in den meisten Hülfswissenschaften ganz gut beschlagen, konnte sie als Gerichtsarzt gar nicht entbehren und fragte auch nicht selten seine Collegen um Rath, wo es sich für ihn um dunkle Punkte, neue Erfindungen in denselben handelte. Sowohl seinem Sohne, als anderen Studenten gab er den Rath jene Studien nicht zu vernachlässigen und freute sich, wenn sie im Examen gut darin bestanden. Wie sehr einzelne Collegen Richter's Kenntnisse verkannten, bewies Einer dadurch, dass er einen Studenten fragte: an welchem Orte die Arterie vor der Exarticulation des Oberarms zusammengedrückt werden könnte und sich über die richtige Antwort sehr wunderte, weil er nicht glaubte, dass Richter so etwas zu lehren im Stande sei. Die Erfahrung ging ihm über Alles; „30 Pfund Raisonnement beweisen nicht so viel als ein Gran sichere Erfahrung... Unverzeihlich dreust ist es Erfahrungen durch theoretische Gründe zu widersprechen. Die unwahrscheinlichste, unglaublichste Thatsache ist zuweilen wahr, das überzeugendste Raisonnement zuweilen falsch gewesen. Erfahrungen müssen durch Erfahrungen widerlegt werden." Als einmal ein Zuhörer ein ihm missfälliges Zahninstrument aus Erfahrung in Schutz nahm, hörte er ihm mit Wohlgefallen zu und gestand aufrichtig, dass er in Zahnoperationen keine Uebung habe. — Es ist nicht ohne Interesse zu sehen, dass dieselbe Beurtheilung, welche Richter in Rücksicht auf die Hülfswissenschaften von seinen Zeitgenossen in nicht immer gerechter Weise zu Theil wurde, auch Desault widerfuhr. Auch dessen Sticheleien über unfruchtbare Gelehrsamkeit sind von Vielen seiner Schüler falsch verstanden.

Richter war nicht allein Chirurg, sondern auch ein vortrefflicher Arzt. Dadurch bethätigte er seinen oft wiederholten Ausspruch, dass Niemand ein wahrer Wundarzt sein könne ohne zugleich Arzt zu sein. Wer ihn am Krankenbette sah und hörte, musste zweifelhaft werden, ob er in ihm mehr den scharfblickenden Arzt oder den operirenden Chirurgen bewundern sollte. Dennoch war Richter nicht im Stande der inneren Medicin einen neuen Aufschwung zu geben, obwohl gerade in der Zeit, wo er mehr Medicin als Chirurgie trieb, jene Wissenschaft ein klägliches Dasein führte und sich von einem unpromovirten Chirurgen J. Hunter die Lehre von der Entzündung und Phlebitis demonstriren lassen musste. Richter steht sogar als Mediciner auf einem niedrigeren wissenschaftlichen Standpunkt, als einige seiner Zeitgenossen z. B. der Hannoveraner Wichmann. Als dieser auf die Vervollkommnung der Diagnose in jedem einzelnen Falle den grössten Werth legte und in der Vernachlässigung derselben vorzüglich die Fehler und Mängel der praktischen Medicin erkannte, redete Richter der allgemeinen Therapie das Wort, die in den meisten Fällen den praktischen Arzt allein leite. Ihm kam es weniger auf das Specielle an, weil der Arzt sehr häufig die Krankheit nach ihrem allgemeinen Charakter aufs glücklichste behandele und bei der Ausübung der Medicin die Kunst zu generalisiren die Hauptsache sei. Zwar sei die Diagnose aller Krankheiten das Non plus ultra der Wissenschaft, aber bis dahin nur ein frommer Wunsch, der es wahrscheinlich auch bleiben würde; der Praktiker möge sich wenigstens damit trösten, dass er auch ohne specielle Diagnose die Krankheiten zuweilen glücklich und sicher heilen könne. Die beiden Bände medicinischer und chirurgischer Bemerkungen zeigen Richter den Arzt. Als Vorbilder nahm er sich die Engländer und unter den Deutschen Ph. Schröder in Göttingen, aber vornehmlich Stoll in Wien, von dem er nie anders als mit der grössten Hochachtung sprach. Zu seinen Verbesserungen in der Therapie gehören u. A. die Einführung des Opium in verschiedenen Krankheiten, die Anwendung des Tartarus emet. in kleinen oft wiederholten Dosen, sodass nur Uebelkeit aber kein Erbrechen erfolgte. Ueberhaupt verhalf er den Brechmitteln, welche durch die Systeme sehr verdrängt waren, wieder zu ihrem Rechte. Er beleuchtete die Wirksamkeit der Purgantien in nervösen Fiebern, schränkte sie bei gastrischen Fiebern ein u. s. w. Auf Hausmittel sah er keineswegs hochmüthig herab und nahm oft ein

Mittel aus der Hand der Bauern lieber, als aus der Hand eines er-
findungssüchtigen Arztes. Er war ein Feind unnützer Hypothesen
und hasste die Systeme, welche in der Medicin so oft wechselten,
weshalb er auch diese Wissenschaft nie so hoch schätzte, als die
weit gewissere Chirurgie. Ihm galt, wenigstens in jüngeren Jahren,
„der Wundarzt das Messer in der Hand voll Entschlossenheit und
Zuversicht auf seine Kunst, höher als der Arzt die Feder in der
Hand voll Zweifel und Unentschlossenheit." Damals meinte er sogar, dass die Medicin, welche grösstentheils auf Muthmassungen beruhe, im Ganzen ebensoviel Schaden gethan als Nutzen gestiftet
habe. Frei von Vorurtheilen ging er an die Beobachtung, ohne sich
von Systemen die Brille schleifen zu lassen, durch welche wir die
Dinge gerade so sehen, wie wir sie sehen wollen. Die Zeiten, wo
Systeme herrschten, waren ihm von jeher die unfruchtbarsten für
die praktische Medicin. Seine Ansichten darüber erhellen aus einem
im höheren Alter geschriebenen Artikel, den wir mit seinen Gedanken über den Menschenverstand hier einfügen wollen, um zugleich
dem Leser einmal eine Probe seiner leichten Stilistik zu geben:

Ueber Menschenverstand. Es ist erstaunend, wie verschieden die Em-
pfänglichkeit des Verstandes gegen Gründe und Beweise ist. Auf den einen thut
ein Beweis eine starke Wirkung; auf den anderen gar keine. Es geht mit den
inneren Sinnen, wie mit den äusseren. Der eine findet etwas schön, der andere
nicht. Findet man wohl je, dass drei Menschen über die Aehnlichkeit eines
Portraits gleich urtheilen?

Ja, ein und eben derselbe Mensch ist in gewissen Stunden von einer Sache
überzeugt, worüber er in einer anderen Stunde lacht; findet zu gewissen Zeiten
etwas schön, was er zu einer anderen Zeit für hässlich hält.

Was für tolles Zeug haben nicht von jeher Menschen in der Welt geglaubt;
und nicht schwache, sondern sehr verständige Menschen. Ich wollte wohl behaupten, dass es nicht einen verständigen Menschen giebt, der nicht etwas glaubt,
worüber nicht ein anderer verständiger Mensch lacht.

Wir glauben von uns jetzt, dass wir sehr klug sind, aber sicher werden sich
unsere Nachkommen wundern, dass wir so viel tolles Zeug geglaubt haben.

Es kommt Alles auf die ersten Eindrücke, Gewohnheit, vorgefasste Meinungen, Leidenschaften, körperliche und moralische Stimmung u. s. w. an. Armer
Menschenverstand! wie wenig kann man sich auf dich verlassen.

Es giebt freilich ausgemachte Wahrheiten, die kein Mensch bezweifeln kann.
Dreimal drei ist neun. Das glaubt Jedermann in Europa, Asien, Afrika und
Amerika. Aber dergleichen Wahrheiten giebt es nur sehr wenige in der Medicin.
Da haben wir mehrentheils bloss Wahrscheinlichkeiten. Wahrscheinlich wird
daher in der Medicin das Disputiren nie aufhören. Und worüber disputiren die
Aerzte? Lasst die Philosophen disputiren, so viel sie wollen; es kräht kein Hahn
danach. Aber die Dispute der Aerzte betreffen Leben und Tod. (Med. chir.
Bemerk. II. p. 1.)

Ueber Systeme in der Medicin. Seit einiger Zeit blühet unter den deutschen Aerzten der Systemhandel ganz vorzüglich. Zwar bleiben wir Deutschen auch in Rücksicht dieses Handels immer nur Höker. Die Engländer hängen uns ihre verlegenen Waaren auf; wir kratzen sie ein wenig auf, verkaufen sie als die neueste Mode und die Engländer lachen darüber. Das war wenigstens der Fall beim Brown'schen Systeme.

Es bleibt indessen etwas sehr bequemes, Systeme zu fabriciren. Erfindungen machen, neue Wahrheiten entdecken, Wissenschaften vervollkommnen erfordert Kopf, Talent, Anstrengung. Systeme hingegen, sowie sie nämlich im Umlaufe sind, kann man in der Stube bei einem Pfeifchen Taback machen und ausputzen.

Sicherlich kennt der die Natur nicht, der sich mit Systemen abgiebt. Ich sehe es daher jederzeit für einen Beweis eines sehr eingeschränkten Kopfes an, wenn er Systeme macht. Deswegen lieben auch alle jungen Anfänger Systeme.

Das Systemmachen ist auch mit einem kleinen Vortheil verbunden. Natürlich glaubt man, dass der ein weit geschickterer Mann ist, der das Haus bauet, als der bloss einen Stein oder Balken dazu behauet.

Was ist denn nun aber eigentlich ein System? Ich denke, wer ein System der praktischen Arzneiwissenschaft machen will, muss nothwendig 1) alle Verrichtungen eines lebendigen Körpers erklären können; 2) die Wirkungen aller Arzneimittel auf den Körper; 3) und die Natur aller Krankheiten genau kennen. Von allem diesen wissen wir nun leider sehr wenig. Ist's also nicht Raserei, ein System bauen wollen? Ist's nicht ebenso, als wenn einer, der ein paar Steine und Stückchen Holz attrahirt hat, einen Pallast bauen will. Wahrlich, die Schwierigkeit in Natursachen etwas zusammenhängendes zu sagen, gränzt an physische Unmöglichkeit.

Daher kommt es denn auch, dass die Systemfabrikanten alle Augenblicke fühlen, dass es ihnen bald an diesem, bald an jenem fehlt. Jeder hilft sich dann für seine Person so gut als möglich, und stützt und flickt, der eine so, der andere anders; sodass am Ende jeder ein eigenes System hat und die Herren Fabrikanten unter einander selbst uneins werden.

Aber alles Flicken und Stützen hilft am Ende doch nichts. Der erste Wind schmeisst das Häuschen um. Es sind dieser Häuschen schon so viele umgefallen, dass man denken sollte, die Herren würden des Bauens satt. Kein System ist wohl mit mehr Geräusch angekündigt worden, als das Brown'sche; und kaum ein paar Jahre stand es, so knackte es schon unten und oben.

Der Schade, den diese Systemsucht in der praktischen Medicin anrichtet, ist unendlich. So lange zwar das System in den Studirstuben bleibt, ist es so ziemlich unschädlich. Aber sobald es ans Krankenbette gebracht wird, ist es in seinen Folgen fürchterlich.

Indessen auch ausserdem und überhaupt sind die Folgen dieser Systemsucht traurig, sobald sie allgemein wird, wie sie es leider jetzt ist.

Jeder putzt und flickt an seinem Systeme; keiner giebt sich damit ab, die Summe von brauchbaren Wahrheiten, das Kapitel von Bemerkungen über die menschliche Natur zu vermehren. Man kann dreist sagen, dass seit mehreren Jahren kein wirklich medicinisches Buch in Deutschland erschienen ist. Sobald, sagt Baco von Verulam, man anfängt eine Wissenschaft systematisch zu behandeln, wird gemeiniglich in derselben nicht mehr viel geleistet.

Auch eine üble Wirkung auf den Arzt selbst hat die Systemsucht; sie erzeugt Selbstgenügsamkeit. Er sitzt auf seiner Stube und erklärt sich Alles zu seiner Zufriedenheit und Ueberzeugung; und glaubt nun, dass alles das wahr ist, was er sich erklären kann. Man bemerke die Sprache, die in den Schriften dieser Aerzte herrscht: wie dreist widersprochen, wie zuversichtlich behauptet, wie keck geurtheilt, wie herrisch die Natur behandelt wird. Dies kann nie die Sprache des erfahrenen Arztes sein, der täglich findet, dass er sich irrt. Der Arzt, der weiss, dass er sich irren kann, ist vorsichtig und irrt sich folglich seltener. Derjenige, der glaubt, dass er sich nicht irren kann, ist dreist, unvorsichtig und irrt sich oft und leicht und thut grossen Schaden: und ich denke, dás hat in den neuesten Zeiten die Erfahrung gezeigt.

Ich habe an unseren neuesten Systematikern noch etwas zu tadeln. Sie führen eine Sprache, die niemand versteht: sodass es mir beinahe scheint, als wenn ihre ganze Waare grossentheils bloss in neuen Kunstwörtern, Ausdrücken und Redensarten bestände. Wenn ich solche Schriften lese, ist's mich manchmal, als wenn ich im annulus Platonis lese. Wer etwas Wichtiges und Neues zu sagen hat, sieht es doch wohl gern, dass er verstanden wird. Man kann wirklich in einer dunkelen Sprache sehr viel gemeines und bekanntes sagen und dabei das Ansehn haben, als wenn man etwas wichtiges und neues sagte. Man versuche es und übersetze diese Schriften in reines, verständliches Deutsch, und man wird meine Bemerkung gewiss gegründet finden.

Kurz, es ist bei weitem die Zeit noch nicht da, ein System der Medicin zu bauen. Alles, was wir jetzt thun können ist, Materialien zum Bau zu sammeln. Derjenige aber, der dann dereinst nach Jahrhunderten einmal versuchen kann, das Gebäude aufzuführen, muss ein Mann von weitumfassendem Genie und vollendeter Erfahrung sein (ibid. p. 3).

Mit dem Beginn des Brown'schen Systems veränderte sich das Verhältniss Richter's zu den Studenten. Diese glaubten sich auf einem höheren Standpunkte als ihr Lehrer und sahen auf ihn, wie auf alle, die nicht zu dem herrschenden System übergingen und die neuen Kunstwörter gebrauchten, mit frechem Dünkel herab. Wohl gereicht es ihm zur Ehre seinen Ueberzeugungen treu geblieben zu sein und sich durch die abnehmende Zahl seiner Zuhörer nicht haben verleiten zu lassen, allein er verdient doch den Vorwurf, dass er sich mit den Systemen nicht bekannter machte um sie wissenschaftlich widerlegen zu können. Stillschweigen und Witz waren nicht im Stande dem Strome der Zeit einen Damm entgegenzusetzen. Die Studenten merkten es wohl, dass er über Gegenstände sprach, die er nicht in ihrem ganzen Umfange geprüft hatte. Ob er im Stande gewesen wäre die Krähen und Dohlen zu verscheuchen und das epidemische Uebertreten der jungen Aerzte zur Brown'schen Lehre zu verhindern, steht dahin; allein den Versuch dazu hätte er als einer der angesehensten Lehrer in Deutschland im Interesse der Wissenschaft machen müssen. Die Zeit, in welcher dieses System florirte, erfüllte ihn mit Misstrauen gegen die ganze englische Medicin. Er fand in den englischen Schriften meist nichts als seichte Wissenschaft, grobe Empirie und sah mit Bedauern, dass englischer Unsinn so manchen geraden deutschen Kopf verdrehe. Als der Rausch jener Irrlehre verflog, ward Richter wieder viel von seinem ehemaligen Beifall zu Theil, und die Studenten erkannten von Neuem den unschätzbaren Werth seiner Vorlesungen.

Da wir auf Richter's specielle chirurgische Lehren erst in späteren Capiteln eingehen können, so nehmen wir jetzt Abschied von einem Manne, den Deutschland einst als den Vater seiner Chirurgie und Augenheilkunde hochverehrte und mit Stolz den Seinigen nannte. Wir haben ihn schmählich vergessen! Mag unser Verstand den Namen August Gottlieb Richter tief unter den eines John Hunter stellen, — unser Herz soll dem Landsmann, dem deutschen Wundarzt entgegenschlagen und diesem ein ewiges Gedächtniss bewahren!

VIII.

Professoren der Chirurgie und praktische Wundärzte.

van Swieten's Reformen. — Joseph II. und Maria Theresia. — Die medicinisch-chirurgische Josephsakademie in Wien. — Magister und Doctoren der Chirurgie. — Institut für chir. Operateure. — Oestreichische Chirurgen: Brambilla, Leber, Plenk, Hunczovsky, Steidele, Mohrenheim, Wrabetz u. A. — C. C. von Siebold. — J. B. von Siebold, Brünninghausen, Hesselbach. — Henckel, A. F. Pallas, Zenker. — Loder, Köhler. — Arnemann, Wardenburg, Michaelis. — Rougemont, Isenflamm, Weidmann, Metzger, Sommer, Löber, Sprengel, E. Platner. — Die Praktiker Thilenius, Brückner, Ehrlich, Eckoldt, A. F. Vogel, Schneider, Jäger, Fielitz, Böttcher, Bernstein u. A. — Die Augenärzte Barth, Schmidt, Beer, Lobstein, Hellmann u. A.

„Zehn Dukaten der Wiener medicinischen Facultät, damit sie bei einem Gastmahle ihres verstorbenen Collegen fröhlich gedenkt" — war die letzte Bestimmung des ersten in Oestreich (1537) ernannten Professors der Chirurgie, Dr. Franz Emerich aus Troppau. Im Jahre 1555 trug die kaiserliche Regierung der medicinischen Facultät auf chirurgische Vorlesungen einzurichten, worauf diese Folgendes und zwar in deutscher Sprache antwortete: „dass solche Lectur bei allen Universiteten in Wallischen Landen mit grossem Fleiss erhalten und besoldet wirdt, und, obwohl in deutschen Universiteten sy nit gar gebreuchig sey, so ist sy doch bei dieser Universitet, von ainem Doctor unserer Facultet (Emerich) gelesen; und mit 52 fl. besoldet worden. Auss Ursach, dass die Wundtarztney, unvormeidentlich auch denen Gesunden, so will die Notturfft erfordern, dass unsere Wunderzte in der Anatomia, die dann proprie Chirurgiae Professori zugehöret, instituirt werden. So ist gar viell an der Verrenkung der Glidern, an cauteriis, an Peinbruchen, an allerley notwendigen guetten Pflaster gelegen, welche operationes und explicationes ainem Chirurgo zugehören. Demnach achten wir solche Lectur Pass nutzlich und genotig." (Hyrtl, Vergangenheit und Gegenwart des Museums für menschliche Anatomie a. d. Wiener Universität. 1869. p. XIV.)

Getrost können wir zwei Jahrhunderte überspringen, in denen Oestreichs Wissenschaft von dunkler Nacht umhüllt war. Selbst in der ersten Hälfte des 18. Jahrhunderts, wo schon auf kleinen norddeutschen Universitäten einzelne grosse Gelehrte der Medicin ein reges Leben entwickelten, lag Wien noch in tiefem Schlummer. Da kam mit GERHARD VAN SWIETEN nicht bloss für die medicinische Facultät, sondern für das gesammte Unterrichtswesen die Zeit durchgreifender Reformen. Die Universität musste sich eine gänzliche Umwälzung ihrer Statuten gefallen lassen, verlor ihre bisher so sorgfältig gehütete Autonomie und wurde von nun an nicht mehr von ihrem selbstgewählten Consistorium, sondern nur vom Willen der Kaiserin regiert. Der Staat zog ihr Vermögen ein, übernahm die Kassenführung und löschte damit den letzten Funken ihres corporativen Lebens aus. Nur die äussere Form blieb; die Universität war eine Staatsanstalt geworden. Für das, was man ihr nahm, schenkte die Kaiserin ein neues Haus mit hinlänglichen Räumen für die medicinische und juristische Facultät (1756). Von ihnen gänzlich unabhängige Männer wurden an ihre Spitze gestellt und bestimmten Inhalt und Richtung der öffentlichen Vorlesungen. Sie standen unter dem Kanzler der Kaiserin und bildeten unter dessen Vorsitz die nachmals so kläglich verkommene Studien-Hofcommission, welche unmittelbar an die Monarchin zu berichten hatte. Der feste und unbeugsame Wille des Leibarztes van Swieten, welcher mit Gunst überschüttet das unbegrenzte Vertrauen Maria Theresia's besass, war die Seele dieser Reformen. In seiner hohen Stellung kümmerte er sich als Ausländer um die östreichischen Ueberlieferungen nicht und wurde mit allen Hindernissen, welche sich ihm entgegensetzten, leicht fertig. Ihn verehrt Oestreich als den kühnen Schöpfer einer neuen medicinischen Aera, der die Wiener Schule zu einer früher nie geahnten Höhe emporhob.

Während die Medicin mit ihm, de Haën, Störk und Stoll blühte, ging die Chirurgie betteln. Die Wiener Wundärzte waren ohne jede wissenschaftliche Bildung und gute Erziehung und konnten sich mit den Aerzten, von denen sie verachtet wurden, nicht messen. Bei ihrer engen Verbindung mit den Badern war ein Fortschritt zum Bessern nicht möglich. Die Barbierstube blieb das höchste Ziel. van Swieten's Anordnungen waren nicht im Stande die Chirurgie sehr zu heben. Er machte JOS. JAUS, welcher zuerst als Prosector beim anatomischen Theater aufgenannt wird, 1779 zum Professor der Anatomie und Chirurgie. Dieser hielt im Sommer Vorlesungen über theoretische und praktische Chirurgie, Instrumenten- und Bandagenlehre und überliess die Sorge für die Anatomie einem jungen Docenten Gasser, dessen Name durch das Ganglion Gasseri verewigt ist. Ganz vereinzelt waren die Männer aus gebildeten Ständen, welche sich der Chirurgie widmeten. Die Kriege zwischen Oestreich und Preussen machten den grossen Mangel an guten Wundärzten recht fühlbar; man stellte in beiden Armeen französische Chirurgen an, bis schliesslich in Oestreich die Missstände so gross wurden, dass Kaiser Joseph II. zur besseren Ausbildung von Wundärzten die Gründung einer medicinisch-chirurgischen Akademie beschloss.

JOSEPH II. war ein Fürst, welcher trotz seiner vielseitigen Kenntnisse und seines scharfen Verstandes mehr Theoretiker blieb. Sanguinisch im Unternehmen, unermüdlich thätig und feurig war er oft unbeständig in der Durchführung und wollte in seinem jugendlichen Enthusiasmus Alles im Sturm nehmen. Bei allen humanen Gesinnungen, aller Sorge für Bürger und Bauer experimentirte der Kaiser viel, unternahm die schwierigsten Dinge auf einmal und Vieles zu rasch um es ebenso rasch wieder aufzugeben. Gemeinsam war ihm mit Friedrich dem Grossen die einfache schlichte Erscheinung, gemeinsam die abgöttische Verehrung des Volks und trotz derselben die Unzufriedenheit beider im höheren Alter. Joseph klagte in den letzten Jahren, dass er mit aller Sorgfalt und Langmuth doch nichts erreiche, weil die meisten Beamten seine Gesinnungen und Absichten nicht begriffen, und als er 1790 starb, enthielten seine letzten Worte das wehmüthige Geständniss, er habe das Unglück gehabt alle seine Entwürfe scheitern zu sehen.

Wenn der Staatsmann die beiden deutschen Fürsten Joseph und Friedrich einander gegenüberstellt, so fällt der Vergleich zu Gunsten des letzteren aus; uns Aerzten ist die Erscheinung des Kaisers anziehender. Er brachte unserer Wissenschaft und unserem Stande weit mehr Sympathien entgegen, als der Preussenkönig. Wenn in Joseph's Freisinn und Humanität ein gutes Stück Despotie und Absolutismus versteckt war, so hing er darin mit seinem Jahrhundert zusammen. Es lag ihm und seiner Mutter MARIA THERESIA, deren Mitregent er 1765 wurde, die öffentliche Gesundheitspflege sehr am Herzen. Die Kaiserin hatte (1753) dem Königreich Böhmen eine Medicinalordnung gegeben, wonach „alle Landes- Kreises- und Stadtphysiker, Doctoren, Medicinae Practici, Wundärzte, Apotheker, Bader, Oculisten, Bruch- und Steinschneider, Hebammen sich zu richten hatten“. Dann folgte (1770) für alle Erbländer eine ausführliche Gesundheitsordnung, nach welcher überall Sanitätscommissionen errichtet wurden, denen alle Medicinalpersonen untergeordnet waren. Greifen wir einzelne „Hofentschliessungen" beider Monarchen heraus. Die Kaiserin verbot die Jugend nicht allzu früh zur schweren Arbeit anzuhalten, damit das Wachsthum nicht gehindert würde und keine Leibesschäden entständen. Auch sollte im rauhen Winter für 6 bis 8jährige Kinder auf dem Lande kein Schulzwang bestehen. Die harten Leibesstrafen untersagte sie bei Schulkindern ganz, wie „die Ochsenziemer, gefährliche, knechtische und pöbelhafte Schläge, Ohrfeigen, Stösse und Schläge mit der Faust, Haarreissen, Ohrenzwicken"; nur die Ruthe war gestattet und zwar ein mässiger Gebrauch derselben, um sie nicht verächtlich zu machen. Joseph hasste das Corset und verlangte, dass kein Mädchen mit einem Mieder in der Schule angenommen würde, weil dieses Kleidungsstück einen schädlichen Einfluss auf den Wuchs habe; er verbannte es aus allen Klöstern und weiblichen Erziehungsanstalten. Der Tanz war unter polizeiliche Aufsicht gekommen: schon vor Maria Theresia verbot man in Böhmen das Walzen als gesundheitsschädlich und der Sitte zuwiderlaufend. Dieselbe Ansicht theilte später der Magistrat in Basel. Für den öffentlichen Verkehr wurden verschiedene sanitätspolizeiliche Anordnungen getroffen. Maria Theresia untersagte der Schwangeren wegen das Schiessen auf den Strassen und wollte aus demselben Grunde die mit scheusslichen Gebrechen und äusseren Schäden umherstreichenden Bettler auf den Gassen nicht mehr dulden. Der Kaiser befahl, dass im Sommer die Strassen Wiens des Staubes wegen gesprengt würden und gab den Gemeinden auf Todtenhäuser zu errichten, in denen die Leichen bis zur Beerdigung, welche ebenso wie die Section nicht vor 48 Stunden erlaubt war, aufbewahrt würden. Auch schaffte er die Sitte ab die Leichen in den Wiener Kirchen beizusetzen und liess sie Nachts auf die Kirchhöfe der Vorstädte bringen. Sein Vorschlag dieselben in einem sackähnlich zugenähten Tuche ohne alles Weitere zu beerdigen brach sich keine Bahn; nur General Potrosch liess sich aus Hochachtung für seinen Kaiser so begraben. Die Klostergeistlichen wurden ermahnt ihre Gesundheit nicht durch einen schreienden Chorgesang zu Grunde zu richten. In den Entbindungshäusern verlangte er strengste Verschwiegenheit, und hob den Makel unehelicher Geburt für alle Stände auf. Seine Mutter schaffte die Tortur, er selbst die Todesstrafe ab, musste dieselbe jedoch bei der Zunahme der Verbrechen wieder einführen. Wir haben erwähnt, dass erst unter Joseph's Regierung jeder Protestant, jeder Jude Doctor der Medicin werden konnte, und die deutsche Sprache für die Vorlesungen gesetzlich eingeführt wurde. Unvergänglich ist des Kaisers Name an seine grossartigen Stiftungen geknüpft: das allgemeine Krankenhaus, das Militärhospital in Wien, Findelhaus, Taubstummeninstitut, die medicinisch-chirurgische Akademie, dazu seine Ankäufe verschiedener werthvoller Sammlungen und Bibliotheken.

Der Kaiser zeigte eine grosse Vorliebe für Chirurgie, obwohl er mehrfach dem chirurgischen Messer verfallen war. Bald nach dem Regierungsantritt wurde er an einer Balggeschwulst am Kopfe operirt, musste sich öfter seine Hämorrhoidalknoten schneiden und ein halbes Jahr vor seinem Tode einen Mastdarmabscess und -Fistel operiren lassen. Zu wiederholten Malen war er längere Zeit augenleidend. Von jeher besuchte er häufig die Spitäler, schaffte, wo er Fehler entdeckte, Abhülfe und liess sich trotz aller Abmahnungen nicht irre machen, in diesen verpesteten Höhlen sein Leben in Gefahr zu bringen. Als das allgemeine Krankenhaus errichtet war, verging fast keine Woche, wo der Kaiser nicht hinkam, durch die Krankensääle ging und sich nach Allem genau erkundigte. Zuweilen unterhielt er sich sogar in lateinischer Sprache mit den Aerzten über medicinische Dinge. Auch in Paris, wohin er zu seiner Schwester Marie Antoinette reiste, besuchte er ausser der Akademie, den Sammlungen, auch die Hospitäler. Auf der Reise dorthin machte Joseph einen Umweg zu A. von Haller in Bern, wobei er Voltaire unberücksichtigt liess. Er fand den grossen Gelehrten damals sehr schwach und als er ihm bald nach seiner Rückkehr nach Wien eine Menge Wein und Chinarinde schickte, war dieser einige Tage vorher gestorben.

Joseph II. war der erste deutsche Fürst, welcher sich der Chirurgie warm annahm und ein richtiges Verständniss dafür hatte, dass ihr Aufschwung nur durch eine Vereinigung mit der Medicin zu Stande kommen könnte. Ihm gebührt unstreitig das Verdienst, die lange verachtete Wissenschaft in Oestreich aus den Fesseln der Sclaverei erlöst zu haben. Wie die Medicin, sollte auch sie eine freie Kunst und kein Handwerk mehr sein. Deshalb befreite der Kaiser die Wundärzte von dem Zunftzwange und der Barbierstube, sodass jetzt ein Jeder, welcher die Chirurgie gründlich erlernt hatte, sie ausüben konnte, ohne zünftig zu sein. Um das Studium beider Wissenschaften zu vereinigen, entwarf er selbst (1786) einen gemeinschaftlichen Lehrplan für Aerzte und Wundärzte. Im 1. Semester sollte Anatomie und Chemie, im 2. allgemeine und specielle Chirurgie, Botanik, und das ganze Jahr hindurch specielle Naturgeschichte getrieben werden. Im 2. Jahre Physiologie, höhere Anatomie, Operations-, Instrumenten- und Bandagenlehre, Geburtshülfe; im 3. Jahre

Pathologie und Materia medica; im 4. med. chir. Unterricht am Krankenbette und praktische Uebungen im Gebär- und allgemeinen Krankenhause. Ausserdem wurde ein Lehrplan für den Landwundarzt gegeben, welcher seiner geringeren Bildung wegen an jener Studienordnung nicht Theil nehmen konnte. Von nun an musste ein Jeder, welcher medicinischer Doctor werden wollte, die chirurgischen Vorlesungen besucht haben.

Dem Kaiser war keine Summe Geldes zu gross, um geschickte Aerzte und Wundärzte für seine Monarchie heranzubilden. Schon ein Jahr nach Gründung des allgemeinen Krankenhauses wurde die medicinisch-chirurgische Josephsakademie in Wien gestiftet. Sie war das erste Institut in Oestreich, in welcher die Chirurgie vollständig gelehrt wurde. Sie entwickelte sich aus der med. chir. Schule, welche Joseph bald nach dem Tode seiner Mutter auf Veranlassung Brambilla's im Militärhospitale zu Gumpendorf hatte errichten lassen (1781). In diese berief man 30 Oberchirurgen zu einem zweijährigen Studium, theilte sie nach ihren Fähigkeiten in zwei Klassen und nahm aus der ersten die Regiments-, aus der zweiten die Kreis- und Comitatschirurgen für die Provinzen. Nach Beendigung der Studien berief man 30 andere und stellte überhaupt keine Feldchirurgen mehr an, die nicht diesen Cursus durchgemacht hatten.

Da das Institut sich bewährte, wurde es zur Academia caes. reg. Josephina Medico-chirurgica Vindob. erweitert, um, wie Joseph im Stiftungsdiplome sagte, „dem Theile der Nazion, welcher zur Vertheidigung des gemeinschaftlichen Vaterlandes, für die Rechte unseres Thrones und die Sicherheit seiner Mitbürger sein Leben jeder Gefahr preiszustellen über sich nimmt, unsere besondere Achtung zu erkennen zu geben und zur Erleichterung seiner ehrenvollen, aber beschwerlichen Pflicht beizutragen." Am 7. November 1785 fand die feierliche Eröffnung statt. Feldmarschälle, Generale, Minister und Professoren, die medicinische Facultät, Officiere und Regimentschirurgen, 200 uniformirte Zöglinge, kurz, gegen 600 Personen waren zugegen und horchten der lateinischen Rede des Leibchirurgen, Alex. von Brambilla. Nach der Feier überreichte dieser im Namen des Kaisers den neu angestellten fünf Professoren Hunczovsky, Böcking, Streitt, Gabriely, Plenk, sowie den Stabschirurgen Göpfert und Beinl eine 40 Ducaten schwere goldene Denkmünze. — Das Gebäude der Akademie, ein offenes Viereck mit zwei Etagen, war eines der schönsten in Wien, geschmückt mit vielen und prachtvollen Statuen. Ueberall der höchste Luxus. Hier wurden für einen ausbrechenden Krieg 600 Kasten mit Instrumenten und 250 für Medicin aufbewahrt. Ausser mathematischen und physikalischen Instrumenten war eine grosse Sammlung anatomischer und pathologischer Präparate vorhanden, darunter 60 der seltensten chirurgischen Krankheiten, welche Hunczovsky nach der Natur in Wachs angefertigt hatte. Sodann die früher erwähnte berühmte Sammlung von Wachspräparaten aus Florenz, welche in 300 vergoldeten Kasten von Rosenholz und venetianischem Spiegelglas aufbewahrt wurden. In 52 Etuis von rothem Leder mit vergoldeten Schildern und Schlössern befanden sich die Instrumente und Bandagen. Die täglich geöffnete Bibliothek enthielt mehr als 10,000 Bände; der amphitheatralische Hörsaal fässte 600 Personen. In der Akademie waren 200 Zöglinge aufgenommen, und wohnten hier mit den Professoren. Jeder derselben hatte im zweiten Stock sechs Zimmer mit Zubehör, ausserdem Stallung für zwei Pferde und 1250 fl. Gehalt. Dicht hinter dem Gebäude hatte der Kaiser ein grosses Militairhospital für 1200 Kranke bauen lassen, um den theoretischen mit dem praktischen Unterricht zu verbinden. Alex. von Brambilla war Director, stand als solcher unmittelbar unter dem Monarchen und gab der Akademie ihre Statuten, welche mit dem Corporalstock aufrecht erhalten wurden. Vicedirector wurde Hunczovsky beständiger Secretair Plenk. Die Mitglieder waren anfangs Gabriely, Streitt, Böcking, Göpfert, Anton v. Brambilla, Jennat, Prochaska, Scarpa, Stahly; auswärtige Mitglieder wurden Anton Louis, von Kelchen, Malacarne, Cruikschank. Die Akademie theilte ihre Mitglieder in drei Klassen: wirkliche (30), einverleibte (20) und correspondirende (20). Gelehrt wurden Anatomie und Physiologie, chirurgische Pathologie, Operations-, Instrumenten- und Bandagenlehre, gerichtliche Chirurgie, Geburtshülfe, praktische Medicin, Materia medica, ausserdem Chemie, Botanik, Geometrie und Physik. Jeder Cursus dauerte ein halbes Jahr; daran schloss sich eine Preisvertheilung von Medaillen im Werthe von 5 und 10 fl. Auch wurden Preisfragen mit einer goldenen Medaille gestellt, darunter in den ersten Jahren folgende: welche geschnittene oder gehauene Wunden sollen durch die Vereinigung und welche durch die Eiterung geheilt werden? welches ist die beste und sicherste Methode Schusswunden zu heilen? welche Ursachen können eine geringe durch scharfe und stumpfe Werkzeuge verursachte Wunde gefährlich oder tödtlich machen? Ausser diesen Lockspeisen für die jungen Leute war das wichtigste, um die Chirurgie mit der Medicin in gleichen Rang zu setzen, das der Akademie beigelegte Recht Magister und Doctoren der Chirurgie zu ernennen. Den Aerzten durchaus gleichgestellt, durften sie im ganzen Reiche ihre Kunst ausüben. Dieses Recht hatte die Akademie vor der medicinischen Facultät voraus, da diese nach einer früheren Verordnung jährlich nur sechs Mediciner zu Doctoren promoviren konnte. Wer Magister werden wollte, musste zwei Jahre die Akademie besucht, dann noch vier Jahre in Spitälern practicirt und schliesslich eine theoretische und praktische Prüfung bestanden haben. Dieselbe Vorbildung war für den chirurgischen Doctor erforderlich, nur musste dieser sechs Jahre in Spitälern practiciren. Ihm standen drei Prüfungen bevor: zuerst in den vorhin genannten Wissenschaften, dann machte er öffentlich an der Leiche eine Operation, welche ein vom Professor aus der Urne gezogener Zettel bestimmte. Dazu wählte er sich die Instrumente selbst. Hieran schloss sich eine Prüfung über Indication, Nachbehandlung der Operation und eine anatomische Demonstration. Im Doctoreide schwur er u. A. neugeborene schwache Kinder sogleich taufen zu lassen oder selbst zu taufen, kein Mittel zur Abtreibung des Kindes, keine heroische Mittel zumal Arsenikpräparate anzuwenden, kein Geld oder Geschenke vom Apotheker anzunehmen und keine Antidota oder Arzneimittel zu verkaufen. Die Taxe für das chirurgische Doctorat betrug 24 fl., für den Magistergrad 12 fl., konnte indess Unbemittelten mit hervorragenden Talenten erlassen werden. Dem lateinischen, auf Pergament gedruckten Diplom war ein Siegel für den Magister in hölzerner, für den Doctor in metallener Büchse an einer gelbschwarzen Schnur angehängt. Der Name Feldscherer war bei Strafe untersagt. Bei der Einweihung der Akademie verlieh der Kaiser den chirurgischen Doctorgrad an Brambilla, Hunczovsky, Plenk, Göpfert und bewilligte unentgeltlich diesen Titel allen Professoren der Chirurgie, die nicht schon Doctor waren. Von nun an wurden nur diejenigen Militairärzte befördert, welche Doctoren oder Magister waren. Aeltere Männer litten darunter, sodass ein Bataillonschirurg sich (1788) erschoss, und die Ursache seines Selbstmords auf Brambilla schob: „nur weil mich die Welt verachtete, unternehme ich diese That . . . Da Brambilla, von welchem diese Verfolgungen kommen, alle im Herrendienst ergraute Männer auf so feine Art behandelt, so rathe ich allen ehrlichen Männern bei der k. k. Armee nur keine Chirurgen zu werden." Bald fand die neue akademische Würde auch in anderen Ländern willige Aufnahme; doch blieb der damit getriebene Missbrauch nicht aus.

Brambilla's Eröffnungsrede machte bei den Aerzten viel böses Blut. Er rühmte die Vorzüge der Chirurgie vor der Medicin, setzte den Werth der letzteren in unbilliger Weise herab und bedachte nicht, dass er doch beide Wissenschaften mit einander vereinigen wollte. Die Aerzte fühlten sich in ihrer Würde tief beleidigt, glaubten dergleichen Kränkungen nicht verdient zu haben und sahen schon im Voraus, wie der Doctortitel den Wiener Wundärzten den Kopf schwindelig machen würde. Es währte nicht lange und Brambilla wurde als der Unterdrücker der östreichischen Medicin verschrieen. Um so grösser war die Freude im Lager der deutschen Chirurgen, welche Brambilla als den Wiederhersteller der Wundarzneikunst in den östreichischen Staaten begrüssten. A. G. Richter war ganz entzückt über die Errichtung einer chirurgischen Akademie in unserem Vaterlande. „Ganz Deutschland“, so meint er, „nimmt gewiss Antheil an der Ehre dieser Akademie, an dem glücklichen Fortgange ihrer Bemühungen, an der Wahl ihrer Mitglieder; denn diese sind es, von denen nun die Chirurgie Deutschlands Leitung, Richtung, Aufklärung erwarten wird; nach dem glücklichen oder unglücklichen Erfolge ihrer Bemühungen wird der Ausländer in der Folge den Werth oder Unwerth der ganzen deutschen Chirurgie beurtheilen; unter ihnen wird man immer die angesehensten Wundärzte Deutschlands suchen; in ihren Akten wird man jedes wichtige deutsche chirurgische Product suchen.“ Richter täuschte sich gründlich. Die med. chir. Josephsakademie hat zur Hebung des chirurgischen Unterrichtes und Standes wesentlich beigetragen, aber für den Fortschritt chirurgischer Wissenschaft in Deutschland nichts geleistet. Wie war das möglich, da doch der Kaiser die schönsten Institute gegründet und mehr als je ein Fürst vor ihm gethan hatte um die Chirurgie zu heben, ja, wie es in einem überschwänglichen Hymnus heisst, binnen 6 Jahren mehr, als die Könige von Frankreich in 400 Jahren? Das lag zum grossen Theil daran, dass Joseph II. in der Wahl Brambilla's, eines ganz unfähigen Italieners, sich durchaus vergriffen hatte. Nur immer langsam voran: den ersten Band Abhandlungen gab die Akademie im Jahre 1787, den zweiten 1801 heraus. Damit hörte sie auf! und was sie lieferte, war unbedeutend! Man lese die Vorrede zum ersten Bande und vergleiche damit diejenige der Memoiren der Académie de chirurgie in Paris, welche schon 40 Jahre früher gegründet war, um den Geist, welcher über dem Wiener Institut schwebte, kennen zu lernen. Brambilla untersucht zuerst das Alter der Chirurgie im Vergleich zur Medicin, an welcher unnützen Frage sich damals auch Andere abquälten, beginnt mit Adam, dessen Kindern die Nabelschnur getrennt werden musste, citirt dann weiter aus den Büchern Moses, und entdeckt in Tubal Kain den ersten chirurgischen Instrumentenmacher. Selbst Christus wird herangezogen, weil er bei Kranken nie innere, sondern nur chirurgische Mittel angewandt habe. Stellen aus Homer und Virgil werden eingeflochten. Dann entwickelt Brambilla die Vorzüge der Chirurgie vor der Medicin und streut schliesslich dem Kaiser Joseph Weibrauch.

Brambilla's ohnmächtige Leistungen zeigten sich bald. Als kurz nachher der Krieg mit den Türken ausbrach, durfte auf seinen Befehl (er war zugleich Protochirurg der Armee) kein einziger Arzt die Armee begleiten; alle Geschäfte sollten von seinen Medicochirurgen besorgt werden. Darüber wurden nun allgemeine Klagen laut; selbst der alte Haudegen Laudon bat den Kaiser künftig wieder Aerzte bei den Feldlazarethen anzustellen. Allein es blieb beim Alten. Die Unzufriedenheit wuchs, sodass endlich Kaiser Leopold (1795) Brambilla als Protochirurgen suspendirte, diese Stelle ganz aufhob und die Direction der Josephsakademie einer permanenten Militairsanitätscommission übergab. Als Director des feldärztlichen Personals wurde ein oberster Feldarzt (Prof. Mederer aus Freiburg) mit 3000 fl. Gehalt ernannt.

Im Anfange dieses Jahrhunderts wurde zur Hebung der Chirurgie in Wien ein K. K. Institut für chirurgische Operateure (1807) errichtet. Von denjenigen, welche den zweijährigen öffentlichen Unterricht genossen und sich ausgezeichnet hatten, sollten sechs unbemittelte Zöglinge in diesem Institut durch Privatunterricht des Prof. Kern zu Operateuren herangebildet werden. Der Cursus dauerte zwei Jahre; in der zweiten Hälfte mussten die jungen Leute jede Operation öffentlich an Kranken machen. Sie bekamen jährlich 300 fl. und hatten Anspruch auf eine öffentliche Anstellung.

Oestreich konnte mit seinen Wundärzten des vorigen Jahrhunderts keine Ehre einlegen. Fast überall veraltete Ansichten, Autoritätsglauben, und nichts Frisches, was der Wissenschaft neuen Aufschwung gab. Die Chirurgie schlief, bis Rokitansky und Skoda kamen. Gönnen wir den Leibchirurgen der kaiserlichen Familie den Vortritt. Alex. von Brambilla (1728—1800), aus Pavia gebürtig, Herr der Herrschaft Carpiano in der östreichischen Lombardei, Mitglied der Pariser Académie de chirurgie, bekleidete zwar die höchsten Stellen im Staate, war indess jeder wissenschaftlichen Bildung baar und dabei sehr anmaassend. Als roher Empiriker wollte er von theoretischen Kenntnissen nichts wissen, weil sie am Krankenbette keinen Nutzen hätten. Er tröstete sich und Andere damit, dass grosse Gelehrte schon oft Kranke für unheilbar erklärt hätten, die nachher von Aerzten, welche man für unwissend aber praktisch tüchtig gehalten, wiederhergestellt wären. Seine Schriften sind gar nicht mehr zu lesen, Alles bis zum Ekel erklärt, undeutlich, ohne Ordnung, nichts brauchbar, und obendrein viel Prahlerei. Diese Eigenschaften charakterisiren vor Allem sein zweibändiges Buch über Phlegmone (1773), welches aus dem Italienischen in ein kauderwelsches Deutsch übersetzt ist. Im ersten Bande der Abhandlung der Akademie hatte er werthlose Arbeiten über Gliedschwamm, Bleikolik; in einer anderen verworrenen Schrift eiferte er gegen den Missbrauch des Oxykrats und der trockenen Charpie. Zur Operation der Gesässfistel gab er besondere Instrumente an, die indess keinen Beifall fanden. Ausserdem verfasste er verschiedene Reglements für die östreichischen Feldchirurgen.

Viel bedeutender war FERDINAND LEBER (1727—1808), dessen Verdienste um die Aufhebung der Tortur wir bereits erwähnt haben. Diesem echten Wiener Kinde hat Hyrtl ein kleines Denkmal gesetzt (l. c. XXXIV). Leber's Vater machte Perrücken, seine Mutter war Hebamme. In einer Jesuitenschule erzogen trat er bei einem Wundarzte in die Lehre, wo er in den drei gesetzlich vorgeschriebenen Jahren Schröpfen und Pflasterstreichen lernte. Eine kleine Erbschaft machte ihn unabhängiger, sodass er sich dem Studium der Chirurgie widmen konnte. Jaus unterrichtete ihn in Anatomie und theoretischer Chirurgie, während er im Dreifaltigkeitshospitale praktische Chirurgie studirte und hier assistirender Praktikant wurde. 1751 Magister der Chirurgie geworden, erhielt er eine kleine mit hundert Thalern besoldete Anstellung als Arzt in Breitenfurt, von wo er aber schon im folgenden Jahre durch seinen Gönner de Haën als Wundarzt des grossen Stadtbürgerspitals nach Wien zurückberufen wurde. Hier hielt de Haën seine klinischen Vorlesungen und zog Leber in schwierigen Fällen zu Rathe. Zugleich erhielt er die Aufsicht über die beiden grössten Vorstadtspitäler (St. Marcus und Bäckenhaus). Er verstand die reiche Schule und Erfahrungen auszunutzen und begründete in dieser Stellung seinen Ruf als praktischer Arzt. Auf de Haën's Wunsch legte er eine Sammlung anatomisch-pathologischer Präparate auf eigene Kosten an. 1757 wurde er Folterarzt, 1761 Professor der Anatomie und theoretischen Chirurgie. Ein bei ihm nachgeschriebenes Collegienheft über Anatomie, welches Hyrtl Gelegenheit hatte einzusehen, enthält eine barocke Mischung von Ernst, Humor und Trivialität. Das Wissenschaftliche war bald abgethan, dann folgten Erzählungen aus der chirurgischen Praxis und eine Fluth von launigen, beissenden, oft bis zur unglaublichen Gemeinheit sich steigernden Ausfällen gegen alle Richtungen und

Verirrungen des öffentlichen Lebens, besonders der Medicin. Bei alledem war Leber ein guter Anatom und behandelte die chirurgisch verwerthbaren Capitel sehr gründlich und genau. Die chirurgischen Illustrationen zu seinen Vorträgen waren praktisch und fasslich. Als 1772 der Lehrplan der medicinischen Facultät durch Freiherrn von Störk eine neue Verfassung erhielt, wurde Leber beauftragt die deutsche Uebersetzung von Winslow's Exposition anatomique und Schaarschmidt's Tabellen seinen Vorlesungen zu Grunde zu legen. Dieses veranlasste ihn schon in demselben Jahre ein anatomisches Lehrbuch „Vorlesungen über Zergliederungskunst" herauszugeben, ein für die damalige Zeit gutes Compendium, welches mehrfach verlegt die gebräuchlichsten Schulbücher wie Heister's anatomisches Compendium verdrängte. Die chirurgische Praxis nahm seine ganze Thätigkeit in Anspruch. Bis zur Gründung der Josephsakademie war er der einzige Operateur in Wien. Er erzählt u. A. einen Fall, wo er allein ohne Gehülfen in einer dunklen Kammer den Kaiserschnitt machte und dabei den Kopf des Kindes so eingekeilt fand, dass er beim Lösen desselben den ganzen Körper der Mutter mit heraufzog, dennoch aber diese schon nach neun Wochen hergestellt war. Er hatte grossen Ruf als Chirurg und wurde von Fremden viel aufgesucht. Trotz seines barschen, schroffen und abstossenden Wesens war er allgemein beliebt. Alle Biographen geben ihm das Zeugniss eines biederen, offenen, gutherzigen, streng moralischen und religiösen, aber auch unendlich groben Menschen. Seine Wohnung war den ganzen Tag von Kranken umlagert; mehreren Apotheken hatte er den Auftrag gegeben, die von ihm verschriebenen Arzneien den Armen auf seine Rechnung unentgeltlich zu verabfolgen. Mit Boerhaave sagte er: meine besten Kranken sind die Armen, denn ihre Rechnung bezahlt der Himmel. 1776 wurde Leber Leibchirurg der Kaiserin und als solcher zwei Jahre später in den Adelstand erhoben. 1786 gab er das Lehramt der Anatomie auf, schenkte seine ziemlich reiche anat. Sammlung der Universität und lehrte bis zu seinem Tode nur theoretische und praktische Chirurgie. Verschiedene Auszeichnungen wurden ihm zu Theil: die Universität verlieh ihm honoris causa den Doctortitel, Kaiser Franz I. erhöhte sein Gehalt um 500 Gulden und schenkte ihm die grosse goldene Ehrenmedaille sammt Kette. Er starb im 81. Jahre und hinterliess 13, nicht 36 Kinder, welche einer seiner Biographen ihn in einer 36jährigen Ehe mit Einer Gattin erzeugen liess. — Ausser einer Abh. chirurgischer Erfahrungen und Beobachtungen über den Schierling (1762) und mehreren kleinen chirurg. Beobachtungen in Plenk's

Sammlungen und Mohrenheim's Beiträgen hat er nichts geschrieben. Diese Aufsätze handelten meist über chir. Instrumente, welche von ihm theils neu erfunden, theils verbessert wurden, z. B. ein Linsenmesser, ein krummes Scalpell zur Exstirpatio bulbi, Schlund- und Polypenzange, Messer zur Operation der Mastdarmfistel, Ligaturnadel für die Art. intercostalis, Hörrohr, Harnrecipienten u. s. w. Besondere Erwähnung verdient seine Saugspritze zur Entleerung pleuritischer Exsudate, deren Diagnose durch Auenbrugger sehr gefördert war. Ausserdem war Leber der erste Chirurg, welcher, wie ich im 16. Capitel nachweisen werde, die Heilung eines Aneurysma durch directe und indirecte Compression veröffentlichte (1770) und zuerst die indirecte Compression allein bei einem Aneurysma anwandte. Diese Verdienste begründen zum Theil die gerechten Ansprüche der deutschen Chirurgie auf die ersten Anfänge der indirecten Compression bei Aneurysmen, obwohl sie in Vergessenheit gerathen für die Entwickelung dieser Methode nichts beigetragen haben.

In schroffem Gegensatz zu seiner geringen schriftstellerischen Thätigkeit stand die Vielschreiberei seines Collegen Jos. Jacob Plenk (1732—1807). Dieser, ebenfalls ein Wiener von Geburt, war seiner Zeit der beliebteste Compendienschreiber, welcher fast keine Disciplin unverschont liess. Chirurgie und Geburtshülfe, Anatomie und gerichtliche Medicin, Augen- und Hautkrankheiten, Syphilis und Kinderkrankheiten, Pharmacie und Pharmacologie u. s. w., Alles ist bei ihm in mehr als 40 Anfangsgründen, Umrissen, Lehren u. dergl. vertreten, Manches abgeschrieben. (Haller beschuldigte ihn, die Erfahrungen des Geburtshelfers Saxtorph copirt zu haben, ohne den Namen zu nennen.) Plenk hat als Chirurg keine Bedeutung und sind seine chirurgischen Arbeiten (Samml. u. Beob. über Gegenstände der Chirurgie, 3 Th. 1769—75; Lehrsätze der prakt. Wundarzneiwissenschaft, 2 Th. 1774.76; neues Lehrgebäude von Geschwülsten 1769; Pharmacia chirurgica 1775; Auswahl der chir. Arzneimittel 1775; Pharmacologia chirurgica 1782 u. A.) ohne wissenschaftlichen Werth. Er war jedoch ein gewandter Schriftsteller, welcher die Gabe hatte, den Kern der Wissenschaft in einer möglichst vollständigen, wohlgeordneten, wenn auch mitunter übertriebenen Kürze zu fassen und dabei die neueren Fortschritte zu berücksichtigen. Diesem Umstande verdankte er es, dass seine Bücher, zumal in Oestreich, lange Zeit für den Elementarunterricht sehr beliebt waren und viele Auflagen erlebten. Bei Herausgabe seiner Sammlungen fand er, „dass, um viele chirurgische Beobachtungen vom Untergange zu retten, ein Mann nöthig sei, der Herzhaftigkeit genug in seiner patriotischen Brust besässe, sich ihrer anzunehmen, Geschmack genug sie zu wählen und Selbstverleugnung, um sie gegen das Urtheil der Kunstrichter zu vertreten; er entschloss sich, dieser Mann zu werden." Gut gebrüllt Löwe, allein es half nichts, der Inhalt blieb mager. Alle seine Schriften waren auf den geringen Bildungsgrad der deutschen Wundärzte berechnet. Auf welcher niedrigen Stufe derselbe stand, zeigte sich u. A. dadurch, dass Plenk die chirurgischen Arzneimittel nie in kunstgemässer Weise, sondern nur nach ihrem Geschmacke, Geruche und äusserem Ansehn beschrieb, weil er bei einer anderen Methode befürchten musste, „seine Schüler zu überladen." Anzuerkennen war, dass er manche neue, bis dahin wenig bekannte Arzneimittel zugänglicher machte, zumal da in jener Zeit den jungen Leuten die Operation über Alles ging und sie sich um die übrige Chirurgie nicht kümmerten. Er liess durch Verreiben des Quecksilbers mit arabischem Gummi ein Präparat herstellen (Mercurius gummosus), welches meist in Pillenform bei Syphilis gegeben, bald sehr beliebt wurde. — Plenk war anfangs kurze Zeit Lehrer der Anatomie, Chirurgie und Geburtshülfe in Basel, wurde 1771 Professor der Chirurgie auf der neu errichteten Universität Tyrnau (Ofen) in Ungarn und kam dann als Lehrer der Chemie und Botanik an die Josephsakademie in Wien. Hier wurde er Director der Feldapotheken, Feldstabschirurg, Secretair der Akademie und für seine Verdienste in den ungarischen Adelstand erhoben.

Gleichzeitig mit Plenk lehrte an der Josephsakademie JOHANN HUNCZOVSKY (1752—1798), ein Mann, der seiner Wissenschaft mit grossem Eifer zugethan, aber nicht genial genug war, die östreichische Chirurgie zu heben. Aus Mähren gebürtig, trat er in die Barbierstube seines Vaters und kam arm an Geld in seinem 20. Jahre nach Wien. Hier wurde er von der Fürstin Tarocca und Gräfin Burghausen unterstützt und von ersterer auf Brambilla's Rath nach Mailand geschickt, um sich unter Moscati in der Chirurgie weiter auszubilden. Als seine Gönnerin gestorben war, kehrte er nach zwei Jahren nach Wien zurück und wurde Assistent bei Prof. Steidele am spanischen Hospital, hernach bei Brambilla. Dieser war seinem strebsamen, in den eingeschränktesten Verhältnissen lebenden Schüler zugethan und verschaffte ihm 1777 vom Kaiser Joseph die Gelder zu einer Reise ins Ausland. Zwei Jahre lang hielt er sich in Paris auf, schloss sich hauptsächlich an Louis, auch Sabatier an und besuchte unermüdlich die Pariser Spitäler, sowie die Sitzungen der Acad. de chirurgie. Dann blieb er ein Jahr in London, besuchte Pott, Else, Bromfield, Alanson, J. Hunter, sah von hier aus die grossen Matrosenhospitäler in Portsmouth, Plymouth und kehrte 1780 wieder nach Frankreich zurück, wo er die Hospitäler verschiedener Seehäfen bereiste. Unvergesslich war ihm David in Rouen. Ende dieses Jahres kehrte er über Turin und Mailand nach Wien zurück. Als um diese Zeit die med. chir. Schule in Gumpendorf errichtet wurde, stellte Brambilla ihn als Lehrer der Anatomie, Physiologie, Medicin und Chirurgie an und übergab ihm einen grossen Krankensaal, wo er chirurgische Klinik hielt. Drei Jahre später bekam er an der Josephsakademie die Professur der Operationslehre, Geburtshülfe und medicinischen Polizei. Er soll im Ganzen nicht viel operirt haben. Für das neue Institut voller Enthusiasmus, war er unermüdlich thätig und bereicherte dasselbe mit vielen pathologischen Präparaten. 1791 begleitete er den Kaiser Leopold II. nach Italien und wurde Leibchirurg. Allmählich begann das Verhältniss zu Brambilla, dem er stets treu ergeben war, kühler zu werden, da dieser mehr den Vorgesetzten als Freund zeigte. Hunczovsky wurde unzufrieden mit dem Entwickelungsgange der Akademie; sein Eifer erlahmte. Bei der Operation einer Mastdarmfistel verletzte er sich die Spitze seines Zeigefingers, worauf eine Entzündung und Vereiterung der Lymphdrüsen am Arm und in der Achselhöhle folgten. Die nach und nach eintretende Besserung wurde durch den Tod seines Freundes, des Dichters Blumauer, unterbrochen; auf ein neues, heftiges Fieber folgte rasch der Tod. Die einzige seiner Arbeiten, welche man heutzutage noch mit Interesse liest, waren seine med. chir. Beobachtungen auf Reisen durch England und Frankreich (1783). In ihnen wurde von den dortigen Hospitälern ein gutes Bild entworfen; ferner waren darin einzelne neue Curmethoden und Instrumente der Ausländer beschrieben und besonders die erfolgreiche Behandlung der Kyphose von Pott, sowie dessen Empfehlung des Opium bei Gangraena senilis, der Nutzen der Elektricität bei rheumatischen Gelenkgeschwülsten bestätigt. Ausserdem übersetzte er Genga's Erläuterung zu Hippokrates (1777), schrieb eine Anweisung zu chirurgischen Operationen (1785), übersetzte Hamilton's Pflichten eines Regimentschirurgen (1790) und gründete mit A. Schmidt eine Bibliothek der neuesten med. chir. Literatur für die K. K. Feldchirurgen (1789). Ich habe nachgewiesen, dass nicht Dzondi im Jahre 1829, sondern zuerst Hunczovsky 1789 eine angeborne Halsfistel beschrieben und durch Injection mit Weingeist, resp. Spaltung des Ganges geheilt hat. Von der Bedeutung derselben hatte er allerdings keine Ahnung, da er mit keiner Silbe über die Seltenheit, über eine Erklärung des Bildungsfehlers sich auslässt.

Mehr als Geburtshelfer, wie als Chirurgen zeichneten sich RAPHAEL JOH. STEIDELE (1737—1821) und Mohrenheim aus. Steidele wirkte als solcher anfangs am spanischen und Dreifaltigkeitshospital in Wien, kam dann als Universitätsprofessor in das allgemeine Krankenhaus, wo er chirurgische Klinik hielt. Er befürwortete die Einfachheit in der Wundarzneikunst sowohl in Betreff der Instrumente, als Methoden, zeigte aber so wenig Selbstvertrauen, dass er „nicht wagte, anderen Chirurgen Vorstellungen zu machen, geschweige denn sie eines Besseren zu belehren, da ein Jeder das gleiche Recht habe, sich auf seine Erfahrungen zu berufen". In seinen Sammlungen von Beobachtungen (4 Th. 1776—88) war viel chirurgisches Material mit der nöthigen Epikrise niedergelegt, aber nichts von erheblichem Werth. Es gereichte ihm zum Verdienst, dass er den Ansichten Pott's folgend, für die frühzeitige Operation eingeklemmter Hernien energisch eintrat, überhaupt bei diesem Leiden sehr gesunde Ansichten entwickelte. Seine Abhandlung von den Blutflüssen (1776), in welcher er jede besondere Blutung an jedem Theile des Körpers besprach, wurde durch die häufigen Wiederholungen geschmacklos. — JOSEPH VON MOHRENHEIM († 1799) war zweiter Chirurg, Geburtshelfer und Augenarzt der med. prakt. Lehrschule in Wien und wurde von hier durch die Kaiserin Katharina von Russland 1783 als Leibarzt und Professor nach Petersburg berufen. Er veröffentlichte manche interessante Fälle in seinen Beobachtungen (1780) und den Wienerischen Beiträgen, einer von ihm gegründeten Zeitschrift (1781); doch stützte sich sein Ruf besonders auf eine Abhandlung von der Entbindungskunst, einem Prachtwerk mit 46 Kupfertafeln (1791), welches auf Befehl der russischen Kaiserin „zum Nutzen ihres Reiches" von ihm verfasst wurde.

Eine lebhaftere Farbe bringt in das Bild der östreichischen Chirurgie die Mönchskutte, welche der Böhme JOACHIM WRABETZ (geb. 1740) trug. Er lernte die Chirurgie handwerksmässig und wurde 1762 in einem kaiserlichen Militairhospital in Prag angestellt. Entlassen trieb er sich in Ungarn umher und trat dann in Wien in den Orden der barmherzigen Brüder, welcher ihn 1768 zum Practiciren in das böhmische Dorf Kukus schickte, wo ein ansehnliches Kloster war. Hier machte er die Operationen meist heimlich zu einer Zeit, wo die übrigen Brüder noch bei Tische sassen, und soll von 19 Cataracten 14 durch den Schnitt glücklich operirt haben. Die Kukuser sahen darin ein Wunder Gottes und behängten den Altar des Marienbildes mit wächsernen und silbernen Augen. Drei Jahre später nach Wien geschickt, wurde er nach überstandener

Prüfung Oberchirurg am dortigen Brüderhospital und operirte viel unter Leber's Augen, der ihn täglich besuchte. Endlich einmal ein Chirurg, der wenigstens den Versuch machte, mittelst Zahlen über seine Thätigkeit Rechenschaft abzulegen! Wrabetz operirte hier 40 krebsartige Geschwülste, 10 Mastdarmfisteln, 15 Hasenscharten, 20 eingeklemmte Brüche, 4 Blasensteine, Alles mit Erfolg bis auf einen Steinschnitt (?). Mehrere kleine Glieder wurden von ihm abgebunden, vier grössere abgenommen und mit Erfolg eine Exarticulatio humeri und genu gemacht. Er öffnete alle Leichen und injicirte 86 Arme. Viel Mühe gab er sich, die Ordensbrüder von dem Vorurtheile zu befreien, dass sie und ihre Kranken durch die Fürbitte des heiligen Vaters vor ansteckenden Krankheiten geschützt wären. 1776 wurde er vom Fürstbischof von Speier zur Errichtung eines Spitals nach Bruchsal abberufen. Vorher ging er nach Paris, besuchte hier das Spital seines Ordens, traf Frère Cosme noch am Leben und wurde von Louis, der sonst keine geistlichen Wundärzte liebte, freundlich aufgenommen. Dann leitete er in Bruchsal den Bau des Hospitals und lehrte Anatomie und Chirurgie. Der Bischof machte ihn zu seinem Leibchirurgen, Rom zum Prior des Ordens, und 1782 kam von der Universität Freiburg der Doctortitel der Chirurgie. Dann wurde er ausserordentlicher Professor der Chirurgie in Prag. Wrabetz machte von sich reden, indem er Amputationen nicht mit dem Messer, sondern durch Abbinden zu machen empfahl und mit glücklichem Erfolge ausführte, worüber später.

Die noch übrigen östreichischen Chirurgen waren vollends unbe deutend. Da war A. Beinl, ein Professor der Chirurgie an der Josephsakademie und Nachfolger von Hunczovsky, sowie nach Mederer's Tode oberster Feldarzt und Director der Akademie. Er schrieb über Lymphgeschwülste (1801). Der Prager Professor der Anatomie Klinkosch gab eine Eintheilung der Hernien heraus (1765). Der Magister der Chirurgie und anatomischer Lehrer an der kais. Akademie der bildenden Künste in Wien Pasch verwarf in einer Abhandlung über Zahnkrankheiten die Anwendung des Magnets bei Zahnschmerzen und empfahl dringend das Einschneiden des Zahnfleisches beim schweren Zahnen der Kinder (1768). Der Wiener Magister der Chirurgie Posch erfand das nach ihm benannte Fussbett zur Behandlung der Unterschenkelfracturen (1774). Sim. Zeller, erster Geburtshelfer und Oberwundarzt am Gebär- und Krankenhause in Wien, empfahl dringend den gewöhnlichen Badeschwamm als eines der besten Mittel bei Blutungen, ferner das kalte Wasser bei Operationen und Blutungen, sowie Wasserumschläge bei Wunden und Geschwüren (1797). In dieser einfachen Behandlung, welche damals mit bitterem Spott bekämpft wurde, folgte ihm V. VON KERN, dessen Thätigkeit als Director der chirurgischen Klinik in Wien mehr in das jetzige Jahrhundert hineinreicht. Der Wiener Schule war mithin zuerst in Deutschland eine Vereinfachung der Wundbehandlung zu danken. Auch Kern befürwortete bei frischen Verletzungen und Amputationswunden nur kaltes, bei Quetsch-Schusswunden und Geschwüren warmes Wasser überzuschlagen und beschränkte bei letzteren den Pflaster- und Salbenmissbrauch. Die Wunden, zumal nach Amputationen, behandelte er vollkommen offen, ohne Verband und ohne Suturen. Sein College an der Josephsakademie ZANG, ebenfalls mehr unserem Jahrhundert angehörend, lieferte in seiner Darstellung blutiger Operationen eine sehr geschätzte Operationslehre (1813).

Wie im Kaiserstaat, so gleicht auch im übrigen Deutschland der Boden, auf welchem die Chirurgie bebaut wurde, einer flachen, einförmigen Ebene. Hier giebt es keine zum himmelanstrebende Berge und gigantische Felsen, keine wildschäumende, Alles mit sich fortreissende Gebirgswasser. Nur hie und da ist die Landschaft von sanft ansteigenden Hügeln durchzogen, welche ihr Schmuck und Leben verleihen. Auf diesen kleinen Höhen erwuchsen in der deutschen Wundarzneikunst eine geringe Anzahl talentvoller Lehrer, viele fleissige Schriftsteller und einige gute Praktiker. Ein Genie wurde nicht geboren, und neue Ideen, welche der deutschen Chirurgie eine veränderte Richtung hätten geben können, kamen nicht auf. Selbst die besten deutschen Wundärzte wie Bilguer, Theden, hatten so wenig Selbstvertrauen, dass sie erst gelehrte Aerzte in Rath nahmen, ob ihre Arbeiten den Druck verdienten. Und wenn man damals in Deutschland glaubte einige grosse Männer zu besitzen, welche den besten Wundärzten des Auslandes an die Seite gestellt werden dürften, so irrte man sich sehr.

Im October 1765 führte eine Studienreise zwei Deutsche in Leyden zusammen, denen der berühmte Landsmann Albinus (geb. in Frankfurt a. d. Oder), dessen anatomische Werke und Abbildungen Alles übertrafen, was bisher in der beschreibenden Anatomie geleistet war, mit grosser Liebenswürdigkeit seinen kostbaren Schatz von Präparaten erklärte. Die beiden jungen Leute, welche hier den Bund einer durch das ganze Leben hin dauernden Freundschaft schlossen, wurden später die besten Lehrer der Chirurgie: A. G. Richter und der sechs Jahre ältere CARL CASPAR V. SIEBOLD. Im Städtchen Nidecken geboren (1736—1807), wo sein Vater Wundarzt war, kam er 16 Jahre alt auf die Schule nach Cöln, um, wie es heisst, Philosophie zu studiren. Hier machte er so gute Fortschritte, dass er nach zwei Jahren öffentlich disputiren konnte. 1755 ging er zum Vater zurück, welcher ihm chirurgischen Unterricht ertheilte. Da kam der siebenjährige Krieg und Caspar trat in die französische Armee, die im Jülichschen den Hannoveranern entgegen marschirte. Drei Jahre lang blieb er in französischen Feldlazarethen, hatte hier Gelegenheit zu operiren und besuchte während der Winterquartiere die Vorlesungen, welche von einigen französischen Chirurgen auf höheren Befehl gehalten wurden. 1760 nach Würzburg commandirt, machte er sich mit den dortigen Professoren bekannt, verliess seine Stellung und trat als Assistent bei Stang (seinem späteren Schwiegervater) ein, welcher seit 1731 Oberwundarzt am Juliushospital war. Nebenher besuchte er drei Jahre lang philosophische und theoretisch-praktische Vorlesungen, worauf er sein Doctorexamen machte. Die Promotion wurde verschoben, als ihm der Fürstbischof aus dem Universitätsfond Gelder zum Reisen gab. Siebold ging nach Paris (1763), blieb hier achtzehn Monate und schloss sich hauptsächlich Morand im Invalidenhôtel an. Er hörte Sabatier, de la Faye, Bordenave, A. Petit, Levret, übte bei Moreau fleissig den Steinschnitt an Leichen und war täglich im Hôtel Dieu. 1765 suchte er le Cat in Rouen auf, bei dem er längere Zeit wohnte, um dessen verbesserte Methode des Steinschnitts kennen zu lernen. Dann ging's nach London. Hier fesselten ihn in den drei Monaten besonders W. Hunter, Pringle und die Operationen von Pott, Bromfield, Hawkins. Von da nach Leyden zu Albin und Gaub. 1766 kehrte er nach Würzburg zurück, wo erst drei Jahre später die Promotion erfolgte. Hier wurde er dem Professor der Anatomie, Chirurgie und Geburtshülfe Hüber und dem Oberwundarzt Stang, welche in Ruhestand traten, adjungirt. Nach ihrem Tode vereinigte man in ihm, der bereits Stadt- und Land-Hebammenmeister war, beide Stellen (1779). Einen von Berlin aus an ihn ergangenen Ruf als Professor der Chirurgie und Wundarzt der Charité lehnte er ab. Die Schlacht bei Würzburg, in welcher Erzherzog Carl die Franzosen zum Rückzuge nöthigte, brachte ins Juliushospital viele verwundete Oestreicher, welche Siebold mit seinen Söhnen behandelte. Als Anerkennung für seine unermüdete Thätigkeit erhob Kaiser Franz II. ihn sammt seinen Nachkommen in des h. römischen Reichs Adelstand (1801). Bald darauf machte der Fürstbischof seinen allmählich vom Leibchirurg zum Leibarzt und Hofrath avancirten Professor zum Geheimen Rath.

Siebold's Thätigkeit in den verschiedenen Lehrfächern war eine sehr umfangreiche, doch bewältigte er dieselbe mit grosser Energie. Im Winter trug er Anatomie vor, leitete die Präparirübungen, ohne dass ihm anfangs ein Prosector zur Seite stand, las Operationslehre und hielt Operationscurse. Im Sommer trug er Knochen- und Bänderlehre, theoretische Chirurgie, Knochenkrankheiten und Verbandlehre vor. Nach Neujahr gab er den Hebammen Unterricht und hielt nicht selten Privatvorlesungen über theoretische Geburtshülfe und Augenkrankheiten; auch legte er eine Sammlung chirurgischer Präparate an. Täglich leitete er im Juliushospital die chirurgische Klinik. Zu seiner Erleichterung gab er (1790) die Geburtshülfe ab und liess sich (1797) seinen Sohn J. Barthel als ausserordentlichen Professor der Anatomie und Chirurgie beigeben, welcher die besondere Instruction hatte gleichzeitig mit dem Vater die Kranken im Juliushospital zu behandeln. Als 1802 die fürstbischöfliche Regierung aufhörte und dafür die baiersche an die Stelle trat, wurde bei der Reorganisation der von nun an Julius-Maximilian genannten Universität der Lehrstuhl der Anatomie von der Chirurgie getrennt. Carl Caspar und J. Barthel wurden zu Professoren der Chirurgie ernannt und behielt ersterer das Directorium der anat. chir. Lehranstalten.

Mit C. C. von Siebold begann für Würzburg eine neue glänzende Epoche, wie sie die Universität vorher nie erlebt hatte, sodass am Ende des Jahrhunderts Würzburg als eine der ersten Universitäten im katholischen Deutschland galt. Ausser den Verdiensten, welche sich Siebold um sein engeres Vaterland durch Gründung der chirurgischen Klinik, durch Verbesserung des Hebammenwesens, durch seinen thätigen Antheil an der Organisation der Julius-Maximilianuniversität, durch die Hebung des wundärztlichen Standes in den Augen der Aerzte und des Publikums erwarb, gründete sich sein Ruf in Deutschland besonders auf seine hervorragende Eigenschaft als Lehrer. Nächst Göttingen wurde Würzburg, welches vor jener und anderen Universitäten den Vortheil hatte eines der schönsten und grössten Hospitäler zu besitzen, die Hauptschule für Wundärzte. Siebold zog eine grosse Anzahl Schüler, darunter viele Ausländer an sich und zeichnete sich vor manchem Collegen dadurch aus, dass er aus der Reihe seiner Assistenten eine Menge akademischer Lehrer heranbildete. Darunter waren ausser seinen Söhnen die Professoren Weidmann und Fibig in Mainz, Rösch in Bamberg, Brünninghausen, Hesselbach in Würzburg, Markard, Adelmann u. A. Viele seiner Landsleute hielten Siebold für einen der grössten damals lebenden Chirurgen, und sein in Kupfer gestochenes Portrait trug die Unterschrift:

„Chirurgus inter Germanos princeps". Mitunter wird der Ruf eines bedeutenden Mannes durch Neid entstellt, hier wurde er durch Enthusiasmus übertrieben. Nur der Schmelztiegel der Zeit läutert das Verdienst, daher stimmt denn auch die Geschichte jenes Urtheil sehr herab. Zweifellos ist Siebold unter seinen deutschen Zeitgenossen einer der besten, allein eine irgendwie hervorragende wissenschaftliche Bedeutung hat er nicht; die Chirurgie ist unter seinen Händen nicht vorwärts gekommen. Er war ein guter Operateur, dabei ehrlich genug zu bedauern, dass er mit der linken Hand nicht recht geschickt im Schneiden gewesen wäre, weshalb er seinen Schülern den Rath gab schon frühzeitig im Secirsaale mit der linken Hand schneiden und sägen zu lernen. Er verrichtete in Deutschland zuerst (1778) die Synchondrotomie mit Glück, wofür ihn die Académie de chirurgie in Paris unter ihre Mitglieder aufnahm. Auch wagte er sich mehrfach an die Exstirpation der scirrhösen Parotis; doch vor übertriebener Operationslust schützte ihn der Grundsatz des Celsus: keine Hand an den zu legen, den Du nicht retten kannst, damit man Dich nicht für den Mörder dessen halte, den Du nicht retten konntest.

Ueber manche Seiten der geistigen Richtung Siebold's können wir uns ein klareres Bild verschaffen, wenn wir ihn selbstredend einführen. Nachdem er in der Vorrede zu seinem chirurgischen Tagebuche die Schwierigkeiten hervorgehoben, mit denen er anfangs in Würzburg zu kämpfen hatte, um die Chirurgie und den Stand des Wundarztes zu heben, heisst es: „Oft sind meine Bemühungen nicht unbelohnt geblieben, aber die grösste Belohnung habe ich in mir selbst und in dem unumstösslichen Bewusstsein gefunden entweder genützt oder alles aufgeboten zu haben, was vom Reichthume der Kunst aus ihren äussersten Grenzen herbeygezogen werden konnte .. Als Oberwundarzt im Juliushospitale war ich so recht im Stande die Kunst nach Herzenslust und Grundsätzen in vollkommene Ausübung zu bringen .. Noch immer sehe ich die Stunden, die ich den Besuchen dieses Ortes zu widmen habe, als die angenehmsten und ausgezeichnetsten des ganzen Tages an .. Beynahe von der ersten Stunde der Ausübung meines Lieblingsfaches liess ich mir es eine Angelegenheit seyn, alle oder die allermeisten der mir vorgekommenen Fälle und ihre Fort- und Ausgänge täglich getreu und umständlich aufzuzeichnen, weil ich mich über manche Fälle so ganz von Grund der Seele mit mir selbst unterhalten wollte, da mir lange Zeit die Unterhaltung mit Amtsbrüdern von ächtem Schrot und Korn untersagt war. Schriftstellerische Aussicht waren damals meine Absichten

nicht und durften es beynahe nicht seyn, da man von mir dem Unheil nicht mit der Feder, sondern mit dem Messer abgeholfen wissen
wollte. Dieses Aufzeichnen setzte ich denn tagtäglich fort; und ich
weiss nicht, ob mir sonst eine von meinen natürlichen Verrichtungen
oder die Führung des von mir sogenannten Tagebuchs natürlicher
geworden ist. Ich bemerkte aber auch zugleich den schleichenden
Einfluss auf meine eigene Ausbildung und ermunterte meine zumal
jüngeren Herren Amtsbrüder eine gleiche Verfahrungsart mit ihren
vorkommenden Fällen um ihrer eigenen Fortschritte willen und zur
Verfeinerung ihres Beobachtungsgeistes, welcher eine eben so grosse
Kultur erfordert, als irgend eine andere Seelenkraft sich eine ernste
Angelegenheit seyn zu lassen . . Manche Beobachtungen gab ich in
Disputationen zum Besten . . aber das alles war in den Augen meiner
Freunde noch kein Schriftsteller . . Bisweilen gerieth ich in Hitze,
ich hatte Illusionen und sah schon alle dickbäuchigten Bände in den
lebendigsten Farben vor mir, mit denen ich in der Schriftstellerwelt
hätte prangen sollen; ich war manchmal halbe Nächte nichts anderes
als Schrifsteller (denn die Tage liessen mir keine Zeit) . . Bisweilen
aber vergieng mir wieder aller Muth zum Schriftstellerleben, bisweilen überströmte mich die grösste Gleichgültigkeit und so trieb's
das Schicksal schon bereits 12 Jahre mit mir; wo ich bald den
Schriftsteller machen, bald nicht machen wollte. Einige redeten mir
sogar zu Gewissen und sagten, dass der Noch-Nicht-Schriftsteller die
einzige Unterlassungssünde seye, die ich bey meiner (sie kitzelten
mich mit der Ehre) gelehrten Laufbahn aufm Herzen hätte . . Sie
haben so ganz unrecht nicht, meine Freunde, ich will mich entschliessen, ich will mich daran setzen und meine Feder zum schriftstellerischen Leben schärfen. Ich entschloss mich und blieb noch
lange unentschlossen. Denn allerlei Schwierigkeiten stellten sich mir
entgegen, am meisten die immer fortlaufenden praktischen Geschäfte.
Ich fand denn doch, dass es so leicht nicht.seye sich zum Schriftsteller zu etabliren; ein anders war, die Sache mit dem Messer,
ein anders ist es dieselbe mit der Feder auszumachen . . ich entschloss mich endlich in vollem Ernste . . nun betrete ich in meinem
55. Jahre die schriftstellerische Laufbahn. Aber noch eins (rief ich
ihm unter der Hausthüre) wenn denn die Sache nicht Beyfall fände
oder missglückte. Mein Freund würdigte mich kaum eines Blickes,
ich musste ihn am Kleide erhalten und ihm eine Antwort abnöthigen.
Wie können Sie daran zweifeln? sagte er, Ihre Sache ist Wahrheit
und die Sache der Menschheit . . Meine Leser sehen, dass es mir
oder vielmehr meinem Temperamente, wozu ich nichts thun kann,

eine harte Sache ums Schriftstellerwerden ist, woran doch manche
so gerne einen Anlauf wagen, ehe sie noch wissen, wovon sie schreiben
könnten, und den Crayon schon in der Hosentasche und den Schriftsteller schon im Kopfe tragen, ehe noch Materialien für einen einzigen Buchstaben vorhanden sind .. Ich fieng an mir schon manche
Vergnügen abzubrechen, mich abzutödten und mich allmählich ans
Sitzen zu gewöhnen, über Zeit und vormaliger Gewohnheit. Jetzt
sollte es zum Treffen kommen .. Aber meine Leser sehen aus dem
Ganzen, dass ich zum Schriftsteller nicht geboren seyn möchte ..
Ich habe gar oft die Beobachtung an jungen und mit Verlaub auch
an älteren Wundärzten gemacht, dass oft die alltäglichsten Dinge,
oder vielmehr die zweckmäsige Behandlung derselben die grössten
Seltenheiten waren. Ich halte somit diejenigen von meinen Beobachtungen gerade für die brauchbarsten, von denen meine kunstver-
ständigen Leser den meisten Gebrauch machen können. Ausbeute
auf sogenannte Observationes rariores ist meine Sache nicht, doch
lasse ich sie mit anderen dazwischen laufen; brauche, wer da brauchen
kann .. Ich habe es bei der chronologischen Ordnung und bei einer
Art von unordentlicher Ordnung bewendet seyn lassen, die auch in
anderen Schriften der Art vorkömmt, und vom löblichen Recensenten-
Corps so ganz ungerupft durchgekommen sind .. Ich führe somit
meine Freunde durch eine blumigte Au, ein jeder pflücke und lese
auf und trage ein was ihm behagt und lasse den Baum und Strauch
stehen, der ihm unfruchtbar scheint, vielleicht trägt er seinem Amts-
bruder .. Entschuldigen Sie mich wertheste Herren! dass ich nicht
in Ihrer Uniform erscheinen kann; ich habe das Schicksal ein Mann
zu seyn, der sich beständig auf der Reise in Angelegenheiten seiner
Wissenschaft und der Menschheit befindet, und der unmöglich Zeit
gewinnen kann die Reisekleider abzuwerfen um sich erst an die
schriftstellerische Toilette zu setzen .. Meine Absicht ist zu nützen
und nicht zu glänzen .. Eleganz der Diction war meine Sache nicht,
noch weniger wohl gar litterarischer Prunk. Doch bin ich nicht
unbeflissen gewesen für möglichste Sprachrichtigkeit zu sorgen. Sollte
sich doch manches unrichtige eingeschlichen haben, so ersuche ich
ein löbliches Sprachpolizeygericht, als welchem da obliegt für die
Reinigkeit der deutschen Sprache Sorge zu tragen, nicht über die
Gränzen seines Tribunals zu schreiten und um eines einzigen Aest-
chens willen den Baum auszureuten; was würde man zu solchen
Forstmeistern sagen! .. Vorzüglich glaube ich eine gewisse Art von
Pünktlichkeit in Anlegung des Verbandes und Anwendungsart der
Instrumente beobachtet zu haben, selbst und zumal in Fällen aus

der gegen meine Begriffe und Willen sogenannten kleineren Chirurgie, die ich ebenso wenig unter der Würde eines Wundarztes, als die grösste und berufenste Operation geachtet habe, da man in allen Fällen ein grosser und kleiner Wundarzt seyn kann. Wahrheit, ich wiederhole es, Wahrheit ist das Gepräge, das ich vorzüglich meinen Beobachtungen einzuverleiben gesucht habe; ich habe demnach nicht nur meine unglücklichen Fälle erzählt, sondern selbst meine fehlerhaften Fälle und mich seines Ortes auch als Urheber eines Fehlers bekannt, wo ich entweder die Sprache der Natur missverstanden, oder wo ich ihr auf eine zu voreilige Art vorgegriffen, alles in den bestgemeynten Absichten, zu helfen! Ich habe also wie mir deucht den Pflichten des ehrlichen Mannes auf allen Seiten auf meine eigene Unkosten der Eigenliebe nachgestrebet .. Ich lege meinen Lesern das aufrichtigste Geständniss ab, dass ich ebenso viel Wonne bey mir fühlte, wenn ich sie die Wohlthätigkeit der Kunst in einer alten Methode bestättiget, als durch neue etwas für sie gewonnen sah. Ich habe daher die Neuerungssucht nie affectirt; ich war gerne von allen Nachahmern der letzte und habe mir auch gerne den Rang ablaufen lassen .. So gestehe ich, dass ich die Bestättigung eines alten Grundsatzes durch eine Reihe gleichförmiger Erfahrungen eben so sehr in Anschlag bringe und mir zum Verdienst anrechne, als die Erfindung einer neuen, unerhörten Sache, die oft blos die Frucht des Zufalls ist und einer ferneren Bestättigung bedarf. Doch werden meine Leser am allerwenigsten finden, dass ich das Neue verabscheute, vielmehr glaube ich mit dem Geiste der Zeit fortgeschritten zu seyn. Nur in schwereren Operationen folge ich älteren Methoden, an die ich mich vom ersten Unterricht an am meisten gewöhnte. So habe ich z. B. nie auf eine andere Weisse, als nach der Methode meines Lehrers und Handführers, le Cat's, den Steinschnitt verrichtet .. Eine sichere und mir zumal durch vorhergegangene Erfahrungen bestättigte Heilart habe ich jedem unsicheren Versuche vorgezogen, wenn ihr der Anstrich der Neuheit auch noch so beförderlich gewesen war .. Ich will nun sehen, wie es thut, wenn man den Schriftsteller machen will. Komme ich ins Unglück, so haben es meine Freunde zu verantworten, die mich zu diesem Schritte verführet haben. Schriftstellerische Eitel- und Schreibseligkeit war, ich wiederhole es nochmals, die Seligkeit meines Lebens nie. Wenn mir aber das Glück wohl will und die Sache ihren Fortgang nimmt, so kann die Fortsetzung bald folgen .. Aber es kann auch von allem dem nichts erfolgen, wenn mir es meine Recensenten zu bund machen."

Eine Anzahl lateinischer Dissertationen gingen seiner Hauptarbeit

dem „chirurgischen Tagebuche" (1792) voran. Darin sind 100 Krankengeschichten, welche ein Jahr umfassen, in chronologischer Reihenfolge
mitgetheilt; kurze, klar und scharf gezeichnete Bilder, leider ohne
jede Epikrise. Sie zeigen den erfahrenen Praktiker, allein wenig
Wissenschaft. Siebold schrieb sodann über Steinschnitt (1778), die
Durchschneidung der Schambeine (1778), Castration (1802) und mehrere kleinere Artikel für Akademien und Zeitschriften.

Carl Caspar wurde der Stammvater einer erlauchten medicinischen Familie. Vier Söhne widmeten sich der Medicin: der älteste,
Georg Christoph (gest. 1798) erhielt vom Vater die Professur der
Geburtshülfe in Würzburg, der zweite Sohn Damian war Medicinal-
rath. Der jüngste, Adam Elias (gest. 1828) wurde nach des Bruders
Tode Professor der Geburtshülfe und an Stelle des Vaters Hebe-
ammenlehrer. Er gründete die Entbindungsanstalten in Würzburg
und in Berlin, wohin er berufen war. Der dritte Sohn JOHANN
BARTHEL v. SIEBOLD (1774—1814) wurde nach seinen Studien in
Würzburg und Jena dem Vater adjungirt, wie vorhin erwähnt. Er
hielt anatomische Demonstrationen, las Knochen- und Bänderlehre,
sowie in jedem Semester theoretische Chirurgie. Er rühmte sich
der erste unter den Würzburger Professoren zu sein, welcher Vorlesungen über pathologische Anatomie gehalten habe. Zum ordentlichen Professor der Chirurgie ernannt, bekam er beim Tode seines
Vaters die Stelle als Oberwundarzt im Juliushospital. Das Lazarethfieber, welches in den Kriegsjahren so viele Aerzte (allein 18 im
Grossherzogthum Würzburg) dahinraffte, brachte auch ihm den Tod.
Die wissenschaftliche Bedeutung Barthel's ist wie die seines Vaters
untergeordnet, doch besass auch er Lehrtalent und operative Geschicklichkeit, führte ein Tagebuch und gab jährliche Uebersichten
in den Würzb. gel. Anzeigen heraus. Einzelne Beobachtungen waren
in Dissertationen seiner Schüler und verschiedenen Journalen zerstreut. Er gründete (1805) eine neue Zeitschrift, den Chiron, und
veranstaltete eine Sammlung seltener chirurgischer Beobachtungen.

In derselben Zeit lebte in Würzburg H. J. BRÜNNINGHAUSEN,
einer der besten Schüler C. C. v. Siebold's und A. G. Richter's.
Würzburgscher General-Stabschirurg, Professor und Land-Ober-Wund-
arzt machte er sich um die Behandlung der Fracturen des Schenkel-
beinhalses (1789) und des Schlüsselbeins (1791) verdient, gab eine
Maschine für den Klumpfuss, sowie einen künstlichen Fuss nach der
Amputation des Unterschenkels an. Die Würzburger Sammlung
wurde durch ihn sehr bereichert. — Gleichzeitig besass Würzburg
in FR. C. HESSELBACH (1759—1816) einen vorzüglichen Prosector,

der sein Interesse besonders der chirurgischen Anatomie zuwandte. Unverdrossen thätig in seinen Vorlesungen und der Leitung pathologischer Sectionen, erweiterte er das anatomische Cabinet in dem Maasse, dass es unter seiner Direction auf 680 getrocknete und 501 Spirituspräparate anwuchs. Für diese Verdienste machte ihn die Facultät zum Doctor. Ihm verdankte man die erste Unterscheidung der beiden Arten von Leistenbrüchen, welche er mit dem Schenkelbruch genau beschrieb (1806), sowie die Angaben über die verschiedene Lage der Art. epigastrica beim inneren und äusseren Bruch (1815). Auch trennte er den vorderen Leistenring vom hinteren und zeigte, dass beide die Enden des Leistenkanals seien. Der Werth dieser Untersuchungen tritt erst dann recht ans Licht, wenn man berücksichtigt, dass zu Heister's Zeit die Unterschiede zwischen Leisten- und Schenkelbrüchen garnicht bekannt waren, dass selbst A. G. Richter keine Vorstellung von der Anatomie des Leistenkanals hatte.

Die Berliner Chirurgie in der zweiten Hälfte des Jahrhunderts wurde hauptsächlich durch die Militärärzte Bilguer, Schmucker, Theden, Mursinna repräsensirt, welchen wir als den besten ihrer Zeit später ein besonderes Capitel widmen wollen. Anfangs Militair- später als Civilchirurg lebte in Berlin J. Friedr. Henckel (1712—1779). In Preussisch Holland geboren, machte er die ersten chirurgischen Studien bei seinem Vater, dann bei Wundärzten in Königsberg und Danzig. 1731 ging er nach Berlin zum Besuch der Collegien und der Charité unter Eller, worauf er sich anheischig machte drei Jahre bei dem Kleist'schen Infanterie-Regiment als Compagniechirurg zu dienen. Er wurde Feldscherer bei den Potsdamer Grenadieren; dann zum Pensionärchirurg avancirt schickte ihn der König Friedrich Wilhelm I. zwei Jahre nach Paris (1739), wo er bei le Dran, Ferrein, St. Yves studirte, auch La Peyronie, Petit und Winslow kennen lernte. Als Regimentschirurg beim Leibregiment behandelte er den König in seiner letzten Krankheit und war bei dessen Tode und Einbalsamirung zugegen. Als Henckel aus dem ersten schlesischen Kriege nach Berlin zurückgekehrt war, hielt er für Studenten privatim chirurgische Vorlesungen, Demonstrationen auf dem königl. Theater und gab Bandagencurse, was ihm viel Neid und Missgunst zuzog. Aehnlichen Verläumdungen waren damals Senff und Neubauer ausgesetzt. In Frankfurt zum Doctor promovirt (1744) machte er den zweiten schlesischen Krieg, die Schlachten bei Striegau und Sorr mit und schied dann aus dem Militairdienst, um sich dem Unterrichte zu widmen. Schon 1750 Mitglied der Pariser Académie de

Chirurgie geworden, wurde er jetzt zum Professor der Chirurgie und Hebammenkunst am Colleg. chir. und zum Oberwundarzt der Charité ernannt. Henckel war sehr strebsam. Er munterte zu Publicationen praktischer Erfahrungen auf, drang auf Sectionen, untersuchte selbst chirurgische Präparate und zeigte soviel Enthusiasmus, dass er demjenigen Gelehrten, welcher eine nach seiner Ansicht beste Chirurgia medica schriebe, aus eigener Tasche zehn Friedrichsd'or offerirte. Leider klebten ihm die Mängel einer guten Erziehung an, wie sein Streit mit A. G. Richter und die Schimpfereien auf andere Recensenten zeigen. Er eröffnete seine schriftstellerische Thätigkeit mit einer Sammlung medicinischer und chirurgischer Anmerkungen (8 St. 1747—63). Seine vorzüglichste Arbeit war eine „Anweisung zum verbesserten chirurgischem Verbande" (mit 14 Tafeln, 102 Kupfern, 1756), welche vielfach verlegt, wohl ein halbes Jahrhundert die beliebteste in Deutschland war, sogar 73 Jahre nach ihrem Erscheinen von Dieffenbach neu bearbeitet wurde. Henckel entschloss sich dazu, nachdem er schon zwölf Jahre lang Bandagencurse gegeben hatte und ihm der Antrag gemacht wurde die Verbandlehre von Bass neu herauszugeben. Diesem folgte er nach eigenem Geständniss hauptsächlich und schrieb ihn sowohl wie Heister häufig wörtlich ab. Selten lässt sich die Entwicklung einer Disciplin so klar verfolgen, wie an der Verbandlehre: Dieffenbach verlegt Henckel, Henckel stützt sich auf Bass, Bass auf Verduc, welcher im Jahre 1703 schrieb, mithin eine Periode von 126 Jahren. Henckel's Arbeit litt zwar noch an einem Ueberfluss von veralteten Bandagen, allein was er geschrieben, war verständlich, kurz und praktisch. Seine Schrift über Beinbrüche und Verrenkungen (1759) ist werthlos. Ohne alle Bedeutung sind seine Abhandlungen der chirurgischen Operationen (8 St. 1770—76), welche flüchtig, ohne Ordnung und Zusammenhang geschrieben durch Richter's Kritik vernichtet wurden. Gute Beobachtungen aus der Charité waren in den neuen medicinischen und chirurgischen Anmerkungen (2 Samml. 1769. 72), sowie in der letzten Schrift, den medicinischen und chirurgischen Beobachtungen (1779), welche grösstentheils in der königl. Akademie der Wissenschaften und schönen Künste in Berlin vorgelesen sind, enthalten. Auch als Geburtshelfer war Henckel literarisch thätig und der erste Deutsche, welcher 1769 beim Kaiserschnitt den Schnitt in der Linea alba machte und zwar glücklich.

Unter den übrigen Berliner Civilchirurgen machte sich Professor A. Fr. Pallas (1731—1812), Sohn von Simon Pallas, durch seine Chirurgie (1764) bekannt, welche die Lehrsätze der damaligen Zeit im Allgemeinen treu darstellte, aber doch so oberflächlich war, dass z. B. die Lehre von den Wunden nur dreissig Seiten, den zehnten Theil des Buches einnahm. — Sein College J. G. ZENKER (1759—1807) war Professor der Chirurgie am Collegio med. chir. und als guter Lehrer und Operateur gerühmt. Er schrieb wenig; sein wichtigster Aufsatz behandelte die Injectionen bei Hydrocele von gleichen Theilen Wasser und Wein (in Theden's neuen Bemerk. 3. Th. 1795).

Auf den Universitäten Jena und Halle wurde die Chirurgie von einem sehr thätigen Manne und fleissigem Schriftsteller gelehrt, J. CHR. VON LODER (1753—1832). Aus Riga gebürtig, studirte er in Göttingen und wurde hier als „ein junger Gelehrter von nicht gemeiner Hoffnung" von seinem späteren Schwiegervater A. G. Richter zum Doctor promovirt. Schon im folgenden Jahre (1778) ward er ordentlicher Professor der Anatomie, Chirurgie und Director der Entbindungsanstalt in Jena, wo wir ihn in seiner medicinisch-chirurgischen Anstalt bereits aufgesucht haben. Hier lehrte er 25 Jahre. Er gab den Sachsen-Weimarischen Leibarzt und Geheimen Hofrath auf, ging von 1803 —1810 nach Halle und hierauf als Professor der Anatomie und Chirurgie nach Moskau, wo er geadelt wurde. Im Kriege 1812 dirigirte er mehrere grosse, von ihm eingerichtete Feldlazarethe, und war dann bei der Gründung des grossen Militärhospitals in Moskau thätig, welchem er drei Jahre lang vorstand. 1819 baute man daselbst nach seinen Angaben ein neues anatomisches Theater. Beim Ausbruch der asiatischeu Cholera in Moskau noch in grosser Thätigkeit, starb er zwei Jahre nachher. Loder war mehr Anatom wie Chirurg. Als solcher setzte er, wie sein Schwiegervater, den wahren Werth eines Wundarztes nicht allein in die Operationstüchtigkeit, sondern vor Allem in die Kenntniss der sogenannten medicinischen Chirurgie, durch welche man lerne Operationen zu vermeiden. Unter seinen hierhergehörigen Arbeiten sind die chirurgisch-medicinischen Beobachtungen in der Krankenanstalt zu Jena (I. 1794) zu erwähnen, in denen er u. A. als warmer Vertheidiger der Alansonschen Amputationsmethode auftrat. Bald nachdem Richter ihn zum Mitredacteur der chirurgischen Bibliothek angenommen hatte, fing Loder an ein eigenes Journal der Chirurgie, Geburtshülfe und gerichtlichen Arzneikunde herauszugeben (1797). Die in jener Zeit so beliebten Anfangsgründe der Chirurgie (1799) zum Gebrauch für die Vorlesungen durften natürlich nicht fehlen. — Ein früher Tod raffte in Jena einen hoffnungsvollen Schüler Loder's J. V. H. KÖHLER dahin. Dieser hatte seinen Lehrer auf einer wissenschaftlichen Reise durch Frankreich, England und Holland begleitet, und war Unteraufseher der Kranken- und Entbindungsanstalt in Jena. Als er in seinem 22. Jahre als Hofchirurg und Privatdocent starb (1796), hatte er bereits eine gute Anleitung zum Verbande veröffentlicht und einen Theil von Loder's physiologischen und pathologischen Präparaten beschrieben.

In Göttingen lebten mit A. G. Richter zwei seiner Schüler zusammen, JUST. ARNEMANN (1763—1806) und Wardenburg. Jener stammte aus Lüneburg, studirte anfangs Philologie, dann Medicin in Göttingen. 1787 daselbst zum Professor ernannt, ging er zwei Jahre auf Reisen nach Berlin, Wien, Pavia, Paris und London. Die Societät der Wissenschaften zu Manchester und die Josephsakademie in Wien machten ihn zum Ehrenmitglied. Nach fünfzehnjährigem Aufenthalt verliess Arnemann Göttingen; ob wegen Himly, der just berufen war, oder Langenbeck's halber, welcher sich dort niedergelassen hatte, ist unbekannt. Er siedelte nach Hamburg über, wo er sich bald darauf das Leben nahm. Arnemann war voll Eifer für seine Wissenschaft. Abgesehen von einer während der Studienzeit mit einem Accessit belohnten Preisschrift über fette Oele, führte er sich sehr vortheilhaft ein durch Versuche über Regeneration an lebenden Thieren. In dem ersten der Regeneration der Nerven gewidmeten Bande (1786) glaubte er nach vielen Experimenten an Hunden, Kaninchen und Ziegen die Unmöglichkeit derselben zweifellos nachgewiesen zu haben, und hielt die bisherigen Beweise für unsicher und unvollkommen. Die Nervenscheide sollte sich zu beiden Seiten über das Markextravasat verlängern, und im Fall eine feste Vereinigung zu Stande käme, welche er übrigens nur an den Nerven der Vorderbeine, am Cruralis und Tibialis fand, das benachbarte Zellgewebe das Meiste dazu beitragen. Im zweiten Bande folgten Versuche über Gehirn und Rückenmark. Arnemann's Verhältniss zu Richter scheint von Anfang an kein vertrauliches gewesen zu sein; dafür spricht, dass er ausser der Gründung einer eigenen Klinik in Göttingen als blutjunger Professor es wagte eine Bibliothek für Chirurgie und praktische Medicin (1790) herauszugeben, zu einer Zeit, wo Richter's Bibliothek im höchsten Flor stand. Diese erwähnte er nicht einmal und meinte, dass trotz aller Journale eine neue periodische Zeitschrift durchaus nicht überflüssig sei, weil alle Uebrigen, wie Jedermann klage, für Praktiker entweder viel zu lang oder zu kurz gehalten würden. Auch fällt es auf, dass der Schüler zwar nie gegen seinen Lehrer polemisirt, denselben aber auch fast nie citirt oder dessen Verdienste hervorhebt. Seine Bibliothek brachte es bis auf drei Stücke um dann einzuschlafen. Bald darauf wurde ein neuer Versuch mit dem Magazin für Wundarzneiwissenschaft

(1797) gemacht. Damit nicht genug, gründete der unverwüstliche Redacteur zum zweiten Male eine Bibliothek für Medicin, Chirurgie und Geburtshülfe (1799), die bei der Menge specieller periodischer Zeitschriften hauptsächlich allgemeine kritische Uebersichten geben sollte. Sie lebte nur zwei Jahre, während das Magazin mit magerem Inhalt bis zu Arnemann's Fortgang von Göttingen aushielt. Ausserdem existiren von ihm eine Uebersicht über chirurgische Instrumente, eine praktische Arzneimittellehre, eine chirurgische Arzneimittellehre, ein Handbuch der praktischen Medicin und schliesslich ein System der Chirurgie (2 Bde. 1798, 1801). Wie Richter protestirte auch Arnemann gegen jedes einseitige System in der Medicin; auch ihm galt die beste Operation stets als ein Vorwurf für die Wissenschaft. Ebenso wie die Fortschritte in der Chirurgie mit der Nothwendigkeit der Operation in umgekehrtem Verhältnisse ständen, gerade so die Seltenheit einer Beobachtung mit ihrer Brauchbarkeit. Sein chirurgisches Handbuch unterschied sich von anderen dadurch, dass die Lehre der chirurgischen Krankheiten und Operationen nicht getrennt, sondern zusammen abgehandelt waren.

Sein College G. WARDENBURG (176.—1804) aus Varel gebürtig, studirte in Göttingen, wurde dann Richter's Assistent und ging $1\frac{1}{2}$ Jahre nach Paris, wo er mit Bichat befreundet wurde. Im Jahre 1800 zum ausserordentlichen Professor ernannt, blieb er nur drei Jahre in Göttingen, um dann die Stelle eines Leibarztes beim Fürsten Sanguszko in Volhynien anzunehmen. Seine Uebersetzung des von Bichat herausgegebenen chirurgischen Nachlasses von Desault (1799) machte die Grundsätze des grossen französischen Wundarztes in Deutschland allgemeiner bekannt; das ist sein Verdienst. Interessant sind auch seine Briefe (Briefe eines Arztes geschrieben zu Paris und bei den französischen Armeen von Mai 1796 bis November 1797. 2 Bde. Göttingen 1799), welche einen Blick in die französische Chirurgie werfen. — Ein Göttinger von Geburt war CHR. FRIEDR. MICHAELIS (1754—1814), welcher unter Richter, dann in Strassburg, Paris und London studirte. Als die Feindseligkeiten mit Nordamerika ausbrachen, wurde er daselbst 1779 General-Stabsmedicus beim hessischen Corps. Nach dem Kriege erhielt er 1783 die Professur der Medicin am Colleg. Carol. in Cassel und drei Jahre später diejenige in Marburg. Seine Doctordissertation (de angina polyposa sive membranacea 1778) war in Deutschland die erste ausführliche Arbeit über Croup, in welcher die Tracheotomie warm empfohlen wurde. Besonderes Interesse wandte er bei seinem Aufenthalt in London J. Hunter's Versuchen über die Regeneration der Nerven zu und behauptete, dass nicht bloss einfach getrennte Nerven, sondern selbst nach dem Herausschneiden grosser Stücke dieselben in wenigen Wochen entweder durch einfaches Zellgewebe oder wahre Nervensubstanz zusammenkleben könnten und das neu erzeugte Stück Bewegung und Empfindung wieder fortpflanze. (Richter's Bibl. und Brief an Peter Camper.) Dagegen sprach sich Arnemann aus. Michaelis berichtete über die Behandlungsweisen verschiedener Aerzte und Wundärzte in London und Newyork (Richter's Bibl.): so über Pott's Erfolge bei Spondylarthrocace, die Anwendung des Opium bei kaltem Brand, die Behandlung des Croups bei den Amerikanern, über Schusswunden, Beobachtungen bei J. Hunter, die Wirkung des Küchensalzes bei inneren Blutungen. (Dr. Schiel hatte vor 1766 diese Entdeckung einer Dame aus Irland nach Philadelphia mitgebracht; seitdem wurde das Küchensalz ein allgemeines Mittel gegen Blutspeien in Amerika.) Michaelis untersuchte die Unterschiede zwischen Eiter und eiterähnlichen Materien, beschrieb Instrumente zur Compression der Art. pudenda comm., zur Einspritzung in die Tuba Eustachii, zur Blutstillung der Art. epigastrica, Tourniquet für die Art. subclavia u. s. w. (Progr. de instr. quib. chir. Marburg 1801.)

So gross der Reiz auch ist sich durch C. J. M. Langenbeck in Göttingen und durch den nach A. G. Richter hervorragendsten deutschen Chirurgen B. N. G. Schreger in Erlangen fesseln zu lassen, müssen wir doch, um die Grenzen unserer Arbeit nicht weit zu überschreiten, auf beide verzichten, da ihre Hauptthätigkeit ganz und gar in dieses Jahrhundert fällt.

Die übrigen Professoren der Chirurgie in Deutschland waren ganz unbedeutend. Rougemont in Bonn machte durch seine Bibliothèque de Chirurgie du Nord die Franzosen mit den besten deutschen Arbeiten bekannt. Der Erlanger Anatom Isenflamm schrieb über Knochenkrankheiten; Weidmann in Mainz über Nekrose und erklärte den Beinfrass für ein Knochengeschwür, welches nicht mit ätzenden, sondern erweichenden Mitteln behandelt werden müsse; auch widersetzte er sich dem Missbrauch, der mit dem Glüheisen zur Absonderung brandiger Knochenstücke getrieben wurde. Metzger in Königsberg hatte für sein Handbuch der Chirurgie (1791) zwölf Jahre lang Materialien gesammelt, allein die allzu grosse Kürze und Oberflächlichkeit machten es werthlos. Desto mehr Beifall erzielte sein System der gerichtlichen Arzneikunde. In Braunschweig veranstaltete Sommer Sammlungen der auserlesensten und neuesten Abhandlungen für Wundärzte, in denen er die besten Schriften der Ausländer ins Deutsche übersetzt aufnahm; sein grosser Fleiss brachte es binnen

16 Jahren auf 27 Bände. Die Emmerichsakademie in Erfurt besass
einen Prosector LÖBER, dessen Anfangsgründe der Wundarzneikunst
schon damals als eine der flüchtigsten Compilationen für vollständig
unbrauchbar zur Seite geworfen wurden.

Um die geschichtlichen Studien machte sich ganz besonders
KURT SPRENGEL verdient, welcher seit 1789 Professor in Halle war.
Ein Mann von der umfassendsten Gelehrsamkeit, Polyhistor im besten
Sinne des Wortes, dem alte und neue Sprachen gleich geläufig waren,
schrieb er eine Geschichte der Chirurgie und Operationen (1805),
welche trotz mancher einseitiger Darstellungen bis jetzt noch nicht
übertroffen ist. — Der hauptsächlich als Anthropologe und Vertheidiger
des Stahl'schen Systems bekannt gewordene ERNST PLATNER, dessen
gerichtlich-medicinische Gutachten hoch geschätzt wurden, lieferte
Zusätze zu seines Vaters Chirurgie (1776), welche gestützt auf eine
ausgezeichnete Literaturkenntniss so vorzüglich bearbeitet sind, dass
man bedauern muss, Platner nicht in der Carriere eines praktischen
Chirurgen zu finden. Wenn er meinte, dass ein praktischer Chirurg
eine einzige Cur für werthvoller halten würde als dieses ganze Buch
der literarischen Studien wegen, eine Ansicht, welcher er im Fall
er Praktiker wäre, zustimme, so spiegelt sich darin die niedere
Bildung seiner Landsleute und das häufig falsch verstandene Urtheil
seiner besten Zeitgenossen ab. Er übersetzte Le Dran's und Morand's
chirurgische Schriften.

Die Zahl der Praktiker, welche sich in der Chirurgie hervor-
thaten, mochten sie Aerzte oder Wundärzte von Profession sein, ist
verschwindend klein; und doch ist von dem wenigen Guten, was die
deutsche Chirurgie vor hundert Jahren geleistet hat, Einiges ihnen
zu verdanken. Dahin gehören der Sehnenschnitt von Thilenius, die
instrumentelle Compression bei Aneurysmen von Brückner, die Resectionen von Vogel, die Methode zur Oesophagotomie von Eckoldt.
Das waren reelle Fortschritte, von denen viele deutsche Professoren
der Chirurgie gar keine aufzuweisen hatten; und wenn dieselben in
jener Zeit nicht weiter beachtet wurden, so lag das vornehmlich an
der mangelhaften Bildung der eigenen Landsleute. Der Name des
bescheidenen Stadt- und Landphysikus in Lauterbach, MORITZ GER-
HARD THILENIUS (1745—1809) wird in der deutschen Chirurgie nie
vergessen werden. Obwohl Arzt, war er es doch, welcher zuerst am
26. März 1784 beim Klumpfuss die Achillessehne mit der Haut von
dem Wundarzt Lorenz durchschneiden liess und eine Heilung erzielte.
Der Fall machte damals gar kein Aufsehn, selbst Richter scheerte
ihn in seiner Bibliothek mit den übrigen Beobachtungen des Ver-

fassers (med. u. chir. Bemerkungen 1789) über einen Kamm. — Ein gleiches Schicksal wiederfuhr dem in seinem 28. Jahre als Hofmedicus gestorbenen (1797) Aug. Brückner in Gotha. Er brachte zuerst eine Heilung eines wahren Aneurysma (der Art. poplitea) mit indirecter Compression, nebst Erfindung eines Ringtourniquets, in dem Bewusstsein, dass diese Behandlung das Hauptmittel sei, zu Stande. (1797, Loder's Journ. I. 248.) Auch diese Beobachtung wurde vergessen, und doch hat die moderne Chirurgie den Anschauungen und der Behandlung Brückner's wenig hinzugebracht. Er nahm sich als einer der ersten in Deutschland der Behandlung der Klumpfüsse an. — Hervorragend als einsichtsvoller Chirurg mit tüchtigen Kenntnissen und operativer Geschicklichkeit war J. A. Ehrlich (geb. 1760) in Leipzig, welcher, vom dortigen Magistrat auf Reisen geschickt und später im Kriege thätig, chirurgische Beobachtungen herausgab (2 Th. 1795. 1815). In vorzüglicher Weise berichtete er über das, was er zumal in London bei Hunter, Earle, Cline, Wathen, Abernethy u. A. gesehen hatte. Mit ihm lebte in Leipzig J. G. Eckoldt (1774—1828), dessen Name bis auf den heutigen Tag durch ein von ihm erfundenes Instrument zur Extraction fremder Körper aus der Speiseröhre und durch seine Methode zur Oesophagotomie erhalten ist (Ueber das Ausziehen fremder Körper aus dem Speisecanale und Luftröhre 1799). — Ein guter Chirurg war A. Fr. Vogel (1746—1785) in Lübeck, welcher aus Richter's Schule auf Kosten des Senats eine dreijährige Reise durch Deutschland, Frankreich, England machte und dann seine mit grosser Klarheit geschriebenen chir. Wahrnehmungen (1778. 80) erscheinen liess. Er vertheidigte bei der Blutstillung lebhaft die Ligatur gegenüber dem Agaricus und gehörte zu den ersten deutschen Wundärzten, welche Resectionen machten. — In zwölf Bänden (chir. Geschichte mit theor. und prakt. Anmerk. 1762—88) beschrieb der sächsische Wundarzt L. E. Schneider in Mitweyda zum Theil ganz interessante Fälle, jedoch mit durchaus unbrauchbaren Anmerkungen und in einem erschrecklichen Deutsch. In Frankfurt a/Main lebte J. Ch. Jäger als geschworner Wundarzt, nachdem er in verschiedenen Barbierstuben seine Studien gemacht und in Bremen, Hamburg conditionirt hatte; er überlieferte fünf Bände chir. prakt. Cautelen (1788—97) der Nachwelt. Wie er, war auch G. H. Fielitz der Sohn eines Wundarztes, welcher nach dem Besuch der chir. Schule in Dresden seit 1773 als Stadtchirurg zu Lukau in der Niederlausitz sich niederliess und verschiedene Beobachtungen in Richter's Bibliothek einschickte. Viel Mühe gab er sich mit allerlei Vorschlägen, um dem Staate bessere Wundärzte und Hebammen zu bilden. J. Fr. Böttcher, prakt. Arzt in Berlin, schrieb seit Petit die erste vollständige Arbeit über Knochenkrankheiten wieder; ausserdem eine Auswahl des chir. Verbandes (1795), worin nur das allernothwendigste aufgeführt war; desgleichen Hofer in Dillingen (Bandagenlehre 1790). — Der sächsische Bergwundarzt J. G. Bernstein machte sich als fleissiger Schriftsteller durch ein sehr beliebtes, alphabetisch geordnetes Handbuch für Wundärzte (4 Bd. 1790), eine Geschichte der Chirurgie und Arbeiten über Luxationen, Fracturen, Verband bekannt. Noch sind einige Aerzte und Wundärzte übrig, denen wir später bei einzelnen chir. Krankheiten wieder begegnen werden: Hagedorn in Dessau, Ficker in Paderborn, Zahnarzt Serre in Wien, später in Berlin, Lange in Lüneburg, Greding in Waldheim u. A.

Unter den Augenärzten in der zweiten Hälfte des vorigen Jahrhunderts haben wir A. G. Richter als den Begründer der Augenheilkunde in Deutschland bezeichnet. Wie in der Chirurgie, so auch in diesem Gebiet sammelte er im Ausland und verpflanzte die junge Saat auf deutschen Boden. Bis dahin hatten die Anschauungen Boerhaave's geherrscht, welche jetzt nach allen Richtungen hin erweitert wurden; wohl ein viertel Jahrhundert lang gab Richter der Augenheilkunde ihren bestimmten eigenthümlichen Typus. Unabhängig von ihm entwickelte sich Joseph Barth (1745—1818), welcher das grosse Verdienst hat, in Oestreich die Augenheilkunde eingeführt zu haben, welche seitdem an der Wiener Schule sich stets einer ausgezeichneten Pflege erfreute. In La Valletta auf Malta geboren, studirte Barth hier Chirurgie, dann in Rom und wurde nach Wien an Störk und Leber empfohlen. Damals lag in Oestreich die Augenheilkunde vollständig brach. Reiche Staarkranke reisten nach Paris, um sich operiren zu lassen oder verschrieben sich von dort einen Operateur. Barth widmete nun seine Mussestunden dieser Wissenschaft und fand durch den Aufenthalt des berühmten französischen Oculisten Wenzel in Wien, der auf van Swieten's Veranlassung Privatvorlesungen gab, Gelegenheit, sich mit der Technik der Augenoperationen gründlich vertraut zu machen. Seine ersten Versuche als praktischer Augenarzt waren von so glücklichen Erfolgen begleitet, dass er von Maria Theresia 1773 „in Anbetracht seiner besonderen Geschicklichkeit in der Heilung der Augenkrankheiten und in der feineren Anatomie" als öffentlicher Lehrer der Augenheilkunde mit 800 Gulden Gehalt angestellt wurde. Damit war die Nebenverpflichtung verbunden, die von Swieten geschenkten anatomischen Präparate zu besorgen und den Professor der Anatomie zu vertreten.

1774 ward er ordentlicher Professor der Anatomie und Augenheilkunde mit 1500 Gulden Gehalt, der bald auf 2000 Gulden erhöht wurde. Er errichtete nun für seine Augenkranken eine Privatheilanstalt. Bei der Gründung des allgemeinen Krankenhauses erhielt er in demselben zwei Sääle, in denen er im Mai und Juni arme Staarkranke, welche durch Aufruf in der Wiener Zeitung aus allen Provinzen des Reichs nach Wien geladen wurden, operirte. Kaiser Joseph, den er an einer gefährlichen Augenkrankheit glücklich behandelte, war ihm persönlich zugeneigt und ernannte ihn zum Kais. Leibaugenarzt. 1786 übernahm er die Lehrkanzel der Physiologie. Sein anatomisches Wirken entfaltete sich in glänzender Weise, als er die Mittel erhielt, ein anatomisches Theater für 300 Zuhörer in der neuen Universität zu bauen; der Staat kaufte seine Präparate für 2000 Ducaten. Ebenso arbeitsreich war seine praktische Thätigkeit als Augenarzt. Von nah und fern strömten die Augenkranken in Wien zusammen, um bei ihm — dem Einzigen — Heilung zu suchen. Seine Privatanstalt genügte schon lange nicht mehr, daher das durch die Aufhebung des Jesuitenordens (1773) leer gewordene Collegium desselben und das spanische Hospital aushelfen mussten. 1787 wurden über 300 Staarkranke operirt. Um seine Erfahrungen dem Staate für künftige Zeiten zu erhalten, bestimmte der kranke Kaiser vier Wochen vor seinem Tode, dass Barth gegen einen jährlichen Gehalt von 1000 Gulden die beiden Prosectoren Ehrenritter und Adam Schmidt in der Augenheilkunde unterrichte, wobei A. G. Richter's Schriften zu Grunde gelegt wurden. Das Geld konnte er indess nicht eher in Anspruch nehmen, bis beide Männer durch sechs glückliche Cataractoperationen ihre Ausbildung bewiesen, eine Probe, welche im folgenden Jahre glänzend bestanden wurde. Als Joseph II. starb, erlahmte mit einem Male Barth's Liebe für öffentliche Thätigkeit; er liess sich 1791 pensioniren. Jetzt ergab er sich ganz dem Studium der Antike und ward als gediegener Kunstkenner von den grössten Künstlern seiner Zeit anerkannt. Seine Sammlung geschnittener Steine galt als einzig in ihrer Art. Die Gehässigkeit öffentlicher Angriffe machten ihn vollends menschenscheu und unzugänglich. Ausser einer kleinen Abhandlung über Staaroperationen ohne Assistenz (1797) und einer Muskellehre hat er nichts geschrieben. — Sein Schüler A. Schmidt (1759—1809) wurde ebenfalls Professor der Augenheilkunde und Lehrer der Anatomie und Chirurgie an der Josephsakademie. Er gründete bald, nachdem die von ihm und Hunczovsky herausgegebene Bibliothek eingegangen war, mit Himly in Göttingen die ophthalmologische Bibliothek (3 Bde.

1802 — 7). Sein Name ist in der Musik verewigt, indem Beethoven, welcher eine Zeit lang von ihm an seiner Taubheit behandelt wurde, aus Dankbarkeit ihm ein grosses Trio (op. 38. 1801) dedicirte und in dem Heiligenstädter Testamente die Bitte aussprach, er möge seine Krankheit nach seinem Tode beschreiben. Mit Schmidt lebte ein zweiter Schüler Barth's in Wien, der Professor G. J. BEER (1763—1821), welcher sowohl als Lehrer, Schriftsteller und Praktiker zur Vervollkommnung der Augenheilkunde ausserordentlich viel beigetragen hat. Aus allen Ländern strömten ihm Zuhörer zu, und gab es damals wenige Augenärzte, welche ihm nicht ihre Ausbildung zu verdanken gehabt hätten. — Bekannt sind ferner die Professoren LOBSTEIN in Strassburg und JUNG in Marburg; sodann SIEGERIST in Gratz, WILLBURG in Gemündt, HELLMANN, Stadtchirurg in Magdeburg. Letzterer, als geübter Augenarzt von nicht unbedeutendem Ruf, machte binnen 7 Jahren 50 Cataractextractionen (32 glücklich, 10 mit mittelmässigem und 8 mit unglücklichem Erfolg. Der graue Staar und dessen Herausnehmung. 1774). Er wurde sogar, als Richter schon Professor in Göttingen war, nach Hannover gerufen, wo er in Gegenwart Zimmermann's operirte.

IX.

Die Académie royale de chirurgie in Paris.
Pierre Joseph Desault.

Chirurgen zur Zeit Ludwig des XIV. — Streitigkeiten zwischen der medicinischen Facultät und den Wundärzten. — Gründung der Académie de chirurgie. — Memoiren, Preisaufgaben, Mitglieder derselben. — Ihr Einfluss; Bildung der französischen Chirurgen. — Reformen der französischen Revolution. — J. L. Petit, le Dran, Morand, Garengeot, Quesnay, Arnaud de Ronsil, de la Faye, le Cat, le Vacher, Verdier. — Louis, A. Petit, Sue, Hevin, le Blanc, Pouteau, David, Goulard, Frère Côme, Levret. — Desault. — Sabatier, Chopart, Lassus, Deschamps, Pelletan. — Französische Medicin: Bichat, Pinel, Corvisart.

Im Anfang der Regierung des l'état c'est moi-Königs war Des Cartes, der Gründer der neueren Philosophie, gestorben (1650). Drei Jahre früher hatte Pecquet die Chylusgefässe entdeckt, wodurch nebst Harvey's Lehre vom Kreislauf der wichtigste Einfluss auf die Reform der Arzneiwissenschaft ausgeübt wurde. Als dann 1657 der berühmte Anatom Riolan, einer der heftigsten Gegner Harvey's, zu Grabe getragen war, trat in den anatomischen Forschungen der Franzosen eine Stockung ein. Während die englische Medicin unter Sydenham und Glisson bedeutende Fortschritte machte, war in Frankreich nicht ein Mann, welcher mit diesen verglichen werden konnte. Die medicinische Praxis in Paris stand weit hinter derjenigen der Hauptstädte Deutschlands, Italiens und Englands zurück, und ausserordentlich gross war die Unwissenheit der französischen Landärzte. Nur dadurch werden die Persiflagen Molière's in seinen Lustspielen und die barocken Aeusserungen J. J. Rousseau's erklärlich, wenn er die Medicin für eine Kunst hielt, welche dem Menschen weit schädlicher sei, als alle Krankheiten. Deshalb solle nie, ausser bei augenscheinlicher Lebensgefahr, ein Arzt herbeigerufen werden, denn hundertmal mehr habe man von seinen Fehlern zu fürchten, als von der Hülfe der Kunst zu hoffen. Es war Colbert's Verdienst, seinen König, welcher, durchaus nicht wissenschaftlich gebildet, „die Geister fürchtete", in die Stellung eines Maecens der Künste und

Wissenschaften hineinzudrängen. Schriftsteller und Gelehrte wurden verschwenderisch belohnt, 1665 die Académie des sciences, sowie diejenige der Inschriften und Denkmünzen, der Malerei und Bildhauerkunst gestiftet. Allein die naturwissenschaftlichen Leistungen der Franzosen blieben gering; es gab keinen originellen Beobachter, keine wichtige Entdeckung, keine neue Idee. Man liess die Leistungen der Engländer unberücksichtigt, ja man verachtete sie unter Ludwig XIV. so sehr, dass am Ende des 17. Jahrhunderts kaum ein gebildeter Franzose die Sprache des Nachbarvolkes verstand. Das änderte sich erst im folgenden Jahrhundert, wo besonders Voltaire auf englische Wissenschaft hinwies. Er, welcher die Autorität der alten classischen Gelehrten stürzte, machte Newton's Philosophie in Frankreich populär, empfahl die Schriften von Locke und studirte als einer der ersten Shakespeare.

Der Franzose nennt die Zeit von Ambroise Paré das goldene Zeitalter seiner Chirurgie und die glänzenden Tage Ludwig des XIV. das eiserne. Unter diesem Könige begann die Chirurgie sich nur langsam zu entwickeln. Schon während der Regierung seines Vaters vom Cardinal Richelieu vernachlässigt, war ihr alter Ruhm im Schwinden begriffen und sie mehr und mehr den Händen der Handwerker überlassen. In der Reihe wissenschaftlicher Chirurgen eröffnete NICOL. HABICOT vielversprechend das Jahrhundert. Er cultivirte besonders die Tracheotomie, machte sie zuerst bei einer Kehlkopfwunde und legte bei einer Schusswunde der Luftröhre, als Erstickungsnoth eintrat, eine Bleiröhre ein (1594). Auch machte er diese Operation bei einem Knaben, dem mehrere Goldstücke beim Verschlucken im Oesophagus stecken geblieben waren und rettete dessen Leben und Geld. Um die Tracheotomie zu empfehlen, sagte er u. A.: „wenn man die Blase ansticht, um den Urin herauszulassen, wie viel eher sollte man die Luftröhre anstechen, um Luft hinein zu bringen!“ Ihm folgte COVILLARD mit guten Beobachtungen über Brüche und Steinschnitt. Dieser Operation nahmen sich damals hauptsächlich die Steinschneider FRANCOIS COLOT und TOLET an. Letzterer empfahl bei Ischurie eine spitze Hohlsonde durch das Perinäum in die Blase zu stossen. Die immerwährenden Kriege hoben das Anselln der Chirurgie und gaben Gelegenheit zur Ausbildung. Bei dem unablässigem Bestreben, Paris zum Centralpunkt der Wissenschaften zu machen, wurden daselbst grosse Hospitäler, Anatomien angelegt, welche bald der Anziehungspunkt für einheimische und fremde Wundärzte wurden. Seit 1634 hielt man im Jardin du roi auf höheren Befehl Vorlesungen über Anatomie und

Chirurgie, denen auch die Prinzen beiwohnteń. Hier las Duverney, der eigentlich Zoologe war, Chirurgie; er schrieb eine Anatomie des Gehörorgans und über Knochenkrankheiten. Seine Vorlesungen scheinen in den späteren systematischen Lehrbüchern der Chirurgie viel benutzt zu sein. Das erste derselben schrieb Verduc der Sohn (1693), welcher zuerst eine Tracheotomie wegen Fremdkörper in der Luftröhre und eine Zerreissung der Achselgefässe bei Einrenkung des Humerus beschrieb. Dann folgte Leclerc (1695) mit einer Chirurgie complète, in welcher eine gute Beschreibung der Tracheotomie steht, wobei die Röhre mit Bändern um den Nacken befestigt wurde. Bei ihm fand sich zuerst der Name Tourniquet, welches von Morel, einem Chirurgen an der Charité, 1674 erfunden war; desgleichen eine Unterbindungspincette mit Schieber. De la Vauguyon schrieb seine Vorgänger ab. Dem 17. Jahrhundert gehörten auch alle Beobachtungen de la Motte's an (Traité 1722), darunter eine Knochenneubildung nach Entfernung von 4″ Tibia mit Erhaltung des Periosts. Haller sagte von dem eitlen Manne: laudes suas non negligit, non perinde famae collegarum studiosus. Wie Duverney wurde Pierre Dionis Lehrer der Chirurgie am königlichen Garten. Er gab 1707 nach 46jähriger Praxis eine Operationslehre heraus, welche alle früheren übertraf und eine Anatomie, die sogar in die chinesische Sprache übersetzt wurde. Jetzt kamen die Beobachter, unter denen Saviard am Hôtel Dieu in seinem Nouv. recueil 1702 die reichste Casuistik mit vielen Sectionsberichten lieferte. Er beschrieb zuerst die Reposition en bloc und operirte traumatische Aneurysmen, wobei von ihm zuerst eine directe Digitalcompression gegen die Blutungen angewandt wurde; auch eiferte er sehr gegen den berühmten Steinschneider Frère Jacques. Belloste urgirte die Prima intentio bei Behandlung der Wunden, und der Anatom Poupart verewigte sich durch das nach ihm benannte Ligament (1695). Littre, Arzt in Chatelet, beschrieb die Darmanhangsbrüche, gab den künstlichen After in der Leistengegend an, gebrauchte zuerst den Ausdruck Lipom, lieferte eine genaue Beschreibung der Harnröhre und schrieb über Tubenschwangerschaft, Verengung des Oesophagus u. s. w. Unter den Geburtshelfern glänzte Mauriceau.

Trotzdem jene Chirurgen das Ansehn ihrer Wissenschaft hoben, dauerten die Streitigkeiten zwischen der medicinischen Facultät, den Wundärzten (Collège de St. Côme) und Barbieren fort. Diese durften keine schweren chirurgischen Fälle behandeln. Allein was lag ihnen an der Ehre, da sie mit ihren gelben Barbierbecken (weiss war das der Perruquiers, welches als Schild vor der Thüre hing) und ihren bei Hofe sehr beliebten kosmetischen Künsten viel mehr Geld verdienten und mehr Einfluss erlangten, als die vornehmen Chirurgiens de robe longue. Dieses erregte den Neid der Wundärzte so sehr, dass sie ganz heimlich anfingen, ebenfalls Bärte zu scheeren. Darob beschwerten sich die Barbiere; das Parlament trat auf ihre Seite und untersagte jenen das Hineinpfuschen in die Rechte Anderer (1641). Nun fühlten die Wundärzte erst die grossen Nachtheile der Trennung von der Barbierinnung und liessen sich zu ihrer Schande einzig und allein aus Geldgier von der Facultät mit den Barbieren vereinigen (1660). Eine grössere Demüthigung konnte der Chirurgie nicht widerfahren. Verschiedene Umstände vereinigten sich indess, diese elenden Verhältnisse zu bessern. Die neu gestiftete Académie des sciences tröstete die Wundärzte, indem sie dieselben zu Mitgliedern aufnahm (Pourfour du Petit, Littre u. A.); die Militairchirurgen genossen eine immer grössere Achtung, die Leibwundärzte gewannen immer grösseren Einfluss, die Pariser Spitäler mehr Ansehn, sodass endlich die Wundärzte sich von der entehrenden Verbindung mit den Barbieren wieder losmachten (1699). Noch dauerte ihre drückende Abhängigkeit von der medicinischen Facultät fort; auch diese sollte fallen.

Der Stern der französischen Chirurgie war mit dem Beginne des 18. Jahrhunderts im Aufgehen. Ein ausserordentliches chirurgisches Genie war geboren, welches seit A. Paré, dem ersten Barbier der Könige, wie er sich selbst nannte, den grössten Einfluss auf die Entwickelung der französischen Chirurgie hatte, Jean Louis Petit. Bei seinen eminenten Geistesgaben, seinen classischen Arbeiten, seinem allmählich über ganz Europa sich verbreitenden Ruf als Lehrer und praktischer Wundarzt konnte von einer längeren Bevormundung der Chirurgie seitens der medicinischen Facultät keine Rede mehr sein. Hand in Hand mit ihm gingen die beiden Leibchirurgen von Ludwig XIV. und XV., Maréchal und La Peyronie, welche mit grossem Eifer die französischen Wundärzte anfeuerten und ihren ganzen Einfluss bei Hofe aufboten, die äusseren Verhältnisse derselben zu verbessern. Lag es doch klar am Tage, dass die hervorragendsten Mitglieder des Collège de St. Côme entschieden mehr leisteten als die Professoren der Chirurgie. Der Anfang zur Besserung war die Anstellung von fünf königlichen Lehrern, darunter J. L. Petit, für theoretische und praktische Chirurgie beim Collège de St. Côme, welche La Peyronie 1724 auswirkte. Dieser, ein liebenswürdiger, geistreicher Mann und Ludwig des XV. Liebling, welcher geadelt, Maître d'hôtel der Königin, Kammerherr und nach

Maréchal's Tode erster Leibchirurg wurde, verstand die Intriguen am Hofe zu Versailles geschickt zum Vortheile der Chirurgie auszunutzen. Unermüdlich thätig und unterstützt von Maréchal erreichte er endlich das Ziel, um welches man schon 400 Jahre vergeblich gekämpft hatte: er gab durch Gründung der Académie royale de chirurgie im Jahre 1731 der französischen Chirurgie ihre Freiheit. Das war für die medicinische Facultät ein harter Schlag: die Akademie wurde durchaus unabhängig und jener gleichgestellt. Die Maîtres en chirurgie leisteten dem Dekan nicht mehr den Eid, man lud die Facultät nicht mehr zum Examen der Wundärzte ein, übergab der Akademie Leichen zu Operationsübungen, ohne zuvor die Erlaubniss der Facultät einzuholen u. s. w. Diese setzte sich kräftig zur Wehr. Als die Beschwerden bei Hofe nichts halfen, suchte sie durch unzählige Streitschriften die öffentliche Meinung umzustimmen. Alles vergeblich, die Fesseln waren gesprengt und der Chirurg dem Arzte politisch gleichgestellt. Die Gesellschaft constituirte sich unter dem Directorium von J. L. Petit für 70 Mitglieder und begann ihre Thätigkeit. Der Plan war, dass derselben chirurgische Beobachtungen eingeschickt, von ihr geprüft und dann veröffentlicht werden sollten. Das Prädikat einer Akademie wollte Ludwig XV. der Gesellschaft erst geben, wenn sie sich bewährt habe. Als nun 1743 der König aus der Hand des Präsidenten La Peyronie den ersten Band der Memoiren empfing, erklärte er die Chirurgie für eine „wissenschaftliche, aller Ehren werthe Kunst". Er bestätigte die Freiheiten der Akademie, bestimmte Preise für die besten Arbeiten und befahl, dass Niemand mehr Maître en chirurgie werden solle, der nicht zuvor die Würde eines Maître ès arts erhalten, mithin durch Kenntniss der lateinischen Sprache und Philosophie den Beweis wissenschaftlicher Bildung abgelegt habe. Neuer Sturm der Facultät mit den abgeschmacktesten, sich stets wiederholenden Einwänden! So meinte sie, gerade die gelehrte Bildung schade, denn die meisten Entdeckungen seien den ungelehrten Barbieren zu verdanken, der grosse Petit verstehe ja gar kein Latein und die gelehrten Secretäre der Akademie Quesnay und Hevin hätten keine Praxis. Die Facultät holte Gutachten von ihren Colleginnen in Göttingen und Halle ein, welche natürlich der verlangten Subordination der Chirurgen zustimmten. Was that sie nun, um der Akademie zu schaden? Sie gründete einen eigenen chirurgischen Lehrstuhl und liess häufig chirurgische Themata bearbeiten! Man kämpfte auf Leben und Tod. La Peyronie's Edelmuth ging so weit, dass er der Akademie sein Gut Marigny vermachte, um aus den

Einkünften die Gehälter der Professoren zu verbessern, einen immer-
während en Sekretair zu unterhalten, Bücher zu kaufen, Preise und
Medaillen zu bezahlen. Er liess eine goldene Münze im Werth von
500 Livres schlagen, welche jährlich als Preis zuerkannt wurde, und
schenkte den Wundärzten seiner Vaterstadt Montpellier 100,000 livres
zur Erbauung wissenschaftlicher Institute. Mit nicht geringerem Eifer
trat sein Nachfolger im Präsidentenstuhle la Martinière für die Rechte
der Akademie in die Schranken; desgleichen A. Louis, welcher eine
Schrift des Prof. Combalusier (la subordination des chirurgiens aux
médecins) lebhaft bekämpfte. Mit grösster Erbitterung dauerten die
Streitigkeiten ununterbrochen fort, bis im Jahre 1751 Ludwig XV.
ihnen durch ein neues Reglement ein Ende setzte. Noch einmal
sicherte er die Rechte der Akademie, erklärte die Wundärzte für
vollkommen unabhängig von der Facultät und verpflichtete sie nur
alljährlich dem Dekan ein Personalverzeichniss einzureichen. Man
mag Ludwig XV. den Vorwurf machen, dass unter seiner Regierung
viele Schriftsteller verfolgt wurden: so verbot man Voltaire die Arbeiten Newton's den Franzosen durch den Druck zugänglich zu
machen; den Dank der Chirurgen hat sich der König durch die
Gründung der Akademie, welcher er als letztes Andenken ein grosses,
prächtiges Gebäude schenkte, in vollem Maasse erworben.

Die Akademie begann rüstig zu arbeiten, und wenn auch in
ihren Zusammenkünften oft Alles durch einander schrie, einer den
anderen übertäubte, so führte sie sich doch mit dem ersten Bande
ihrer Memoiren sehr vortheilhaft ein. Quesnay schrieb dazu eine
schöne Vorrede, stellte neben der Beobachtung am Krankenbette
die experimentelle Physik und Physiologie als die Basis der Chirurgie hin, zeigte dass die Operationstüchtigkeit nie allein den guten
Chirurgen charakterisire und derjenige, welcher sclavisch den Ope-
rationsregeln folge, ein elender, routinirter Handwerker sei. Nie
könnten Chirurgen, welche sich nur auf Eine Operation legten, wie
die Steinschneider, dieselbe vervollkommen, weil sie keine Veränderung vorzunehmen wagten; dadurch werde auch der Fortschritt bei
anderen Operationen gehemmt. So seien hundert Jahre seit Paré's
Ligatur verflossen, und doch fürchteten sich Chirurgen die Gefässe
zu unterbinden, während sie sich sonst nicht scheuten ihren Kranken
die grausamsten Schmerzen zu bereiten. Die Memoiren brachten
eine Menge neuer, zum Theil sehr tüchtiger Arbeiten, welche einen
dauernden Werth für die Chirurgie haben. J. L. Petit schrieb im
I. Bande über Kopfverletzungen, Geschwülste der Gallenblase, Bil-
dungsfehler des Anus, Mastdarmfistel; ebendaselbst Quesnay über

Kopfverletzungen, Trepanation; Hevin über fremde Körper im Oesophagus; la Peyronie über Samenergüsse und brandige Brüche; Foubert über Steinschnitt. Louis schrieb über Amputationen, Thränenfistel (II), Hasenscharte, Tracheotomie (IV), Fungus durae matris, Trepanation, Exstirpatio bulbi, Speichelfistel (V) — Boucher über Schusswunden und Gelenkfracturen (II) — Verdier über Blasenbrüche (II) — Lafitte über Nephrotomie (II) — Daviel über Cataractextraction (II) — la Faye über Hasenscharte (I), Exarticulatio humeri (II) — la Martinière über Schusswunden und Trepanation des Sternums (IV) — David über Operation des Empyems (IV) — Bordenave und Jourdain über Krankheiten des Antrum Highmori (IV, V) — Sabatier über Fract. colli femoris (IV) und künstlichen After (V) — Brasdor über Fract. claviculae und Amputationen im Gelenke (V) — Verduin und Garengeot über Amputationen (II, IV) — Moreau über Luxat. femoris (II) — Morand über Paracentese der Brust (II).

Alljährlich wurden Preisaufgaben und zwar in den ersten Jahren meist über allgemeine chirurgische Fragen gestellt. Diese sowol wie die zahlreichen Discussionen zumal über Wundbehandlung übten einen grossen Einfluss auf die europäische Chirurgie aus. Die Akademie wollte in der Beurtheilung der Preisfragen nicht allzu strenge verfahren, um die Arbeiter nicht abzuschrecken und krönte manche Abhandlung, die ihren Anforderungen nicht ganz genügte. Bald indess wurde man vorsichtiger. Als 1757 die Exarticulatio femoris zum Gegenstande der Bearbeitung gegeben war, erklärte Morand, dass von zwölf eingereichten Arbeiten keine einzige des Preises würdig sei, so dass die Frage für das Jahr 1759 noch einmal und zwar mit doppeltem Preise aufgestellt wurde. In den 50 er Jahren ging le Cat fast beständig als Sieger hervor, trotzdem oft zwanzig Chirurgen mit ihm rangen; er gewann die Preisaufgaben über den Gebrauch der Wieken und anderer Erweiterungsmittel, über die Bestimmung derjenigen Krankheiten, welche einen häufigen und seltenen Verbandwechsel erforderten, über den Unterschied der Schuss- von anderen Wunden, über die Frage ob man den Brustkrebs exstirpiren solle. Später wurde Peter Camper in Holland mehrfach gekrönt. In den 80 er Jahren nahm die Akademie sich vor die chirurgischen Instrumente der Reihe nach zum Gegenstande der Preisaufgaben zu machen (Teissier über Sonden, Percy über Scheeren, über das Ausziehen fremder Körper aus Schusswunden), wodurch leider der Hang der Franzosen für Operationen nur noch vermehrt und die chirurgische Pathologie, welche so sehr der Forschung bedurfte, hinten angesetzt wurde. Damals gewann Percy so häufig die Preise, dass die Akademie ihn ersuchte sich fernerhin nicht mehr zu bewerben, um Andere nicht abzuschrecken.

Greifen wir einmal das Jahr 1775 heraus, um die Mitglieder der Akademie kennen zu lernen. Präsident war de la Martinière „Chef der Chirurgie im Königreiche", Vicepräsident Andouille, Director de la Faye, Vicedirector Bordenave, Secretair Louis, Commissair zum Briefwechsel Sabatier, Schatzmeister Goursaud, Secrétaire vétéran Quesnay. Unter 30 beständigen Beisitzern waren Hevin, Lafitte, Sue, Fabre, Brasdor, Ferrand; unter 7 Conseillers vétérans Guerin, Bagieu, Moreau, Levret. Dann gab es 19 Adjuncte und 17 auswärtige Mitglieder: unter letzteren als die einzigen Deutschen Henckel in Berlin, Böhmer in Halle, sodann v. Haller, Acrel, Moscati, Sharp, Camper und verschiedene unbekannte Leibärzte, welche zu allen Zeiten mit äusseren Ehren überschüttet wurden, auch wenn sie nicht die geringsten wissenschaftlichen Verdienste hatten. Vor der Revolution klagte man sehr über den Druck des höheren Einflusses von Seiten des ersten Leibchirurgen auf die Akademie, wodurch diese in eine gewisse Abhängigkeit trat, und nicht selten persönlicher Einfluss für die Aufnahme das Wichtigste war. Andere hervorragende Mitglieder früherer und späterer Zeit waren Morand, Ravaton, le Dran, le Cat, David, Garengeot, Janin, Pouteau, Desault, Chopart u. A. Die äussere Geschichte der Akademie schloss sich wesentlich an Louis an. Nachdem Quesnay den ersten Band der Memoiren herausgegeben hatte, folgte ihm Morand als Secretair; allein eine Menge Streitigkeiten, in die er verwickelt wurde, verzögerten die weiteren Veröffentlichungen. Louis übernahm die Redaction und besorgte vom zweiten Bande an die Herausgabe. Er verfasste die Eloges für die verstorbenen Mitglieder (darunter eine warme Lobrede auf A. v. Haller), wodurch er sich vielen Unannehmlichkeiten aussetzte. 1793, ein Jahr nach seinem Tode, wurde die Akademie von der Revolution aufgehoben.

Ohne Zweifel hat sie unendlich zur Förderung der französischen Chirurgie beigetragen. Nicht allein durch Bekanntmachung vorzüglicher Arbeiten, sondern auch dadurch, dass sie als ein Vereinigungspunkt für die französischen Wundärzte, wie er in allen übrigen Staaten fehlte, den Ehrgeiz derselben anstachelte durch Erfindungen und gute Beobachtungen ihren Beifall zu erringen. Die Akademie schwang sich bald so empor, dass sie die ganze Chirurgie Europa's ein Jahrhundert lang beherrschte und so mit der Universalherrschaft Frankreichs zusammenhing. Wer bei irgend einem Falle sich auf sie berufen konnte, dessen Ansicht bekam eine überwiegende Autorität, und erhielt dadurch fast das Gepräge der Unfehlbarkeit. Einer der glücklichsten Einflüsse war, dass eingedenk der Lehre des Fallopius „per anatomiam solus aditus ad chirurgiam" die französischen Wundärzte anfingen viel Anatomie zu treiben, obschon mit einem hohen Grade von Unreinlichkeit. Chirurgische Anatomie wurde das tägliche Studium und vom Staate durch den enormen Leichenvorrath sehr erleichtert. (Im Anfange dieses Jahrhunderts verarbeitete Lisfranc jährlich circa 1000 Leichen zu Operationsübungen; sein zweimonatlicher Cursus kostete nur 25 fr.) Die Carriere eines Chirurgen begann jetzt stets mit anatomischen Arbeiten, und Niemand wurde als Chirurg hochgeschätzt, der nicht vorher sich als Anatom ausgezeichnet hatte. Dadurch erlangten sie eine grössere Sicherheit und wagten sich an die schwersten Operationen. Die realen Forschungen, welche die Akademie anregte, drängten die Bücherweisheit zurück; die Krankheiten wurden monographisch bearbeitet, Symptome und Indicationen schärfer bestimmt. Einzelne Chirurgen machten gewisse Fragen zum vorzüglichsten Gegenstande ihrer Untersuchungen, sodass dieser sich fast nur mit Fracturen, jener mit Hernien, mit Augenkrankheiten u. s. w. beschäftigte. Trotz dieser Fortschritte lässt sich nicht leugnen, dass man mit dem Glanz der Akademie viele Missbräuche, welche sich u. A. im Unterrichtswesen eingeschlichen hatten, zu vergolden suchte. Andererseits ist durch sie Manches zurückgehalten. Sie wurde mit Louis alt und altersschwach, liess keine Tracheotomie, keine Arterienligatur, keine Gelenkresection, keine plastischen Operationen aufkommen. Ihr fehlte der Sinn für das Grosse, das bei uns in Haller, in England bei den Monro's und Hunter's sich vorbereitete.

Auf die grosse Masse der französischen Chirurgen übte das zunehmende Ansehen ihrer Wissenschaft und das Beispiel berühmter Landsleute eine günstige Rückwirkung aus, sodass sie sich vortheilhaft von ihren deutschen Collegen unterschieden. Vor Allem waren sie gut organisirt. Der erste Wundarzt des Königs hatte die Aufsicht über die Chirurgie und Chirurgen des ganzen Königreichs. Wer practiciren wollte, musste Meister sein; im Uebrigen galt die Chirurgie als eine freie Kunst und die Wundärzte genossen alle Vorrechte und Vortheile, die den freien Künsten gewährt waren. Im Anfang des Jahres schickte jede Zunft dem ersten Wundarzt des Königs ein Verzeichniss der alten und neuhinzugekommenen Meister ein. War ein Hospital in einer Stadt, so wurden alle zwei Monate zwei Meister aus der Zunft erwählt, welche dasselbe unentgeltlich besorgen mussten. Auch wurde jedes Jahr ein Meister ernannt, der Anatomie und Chirurgie öffentlich und unentgeltlich lehrte. Unter 22 Jahren wurde keiner zum Meister gemacht, welcher dann nie mehr als Einen Lehrling zu halten befugt war. Dieser sowohl wie der Geselle konnten eine wichtige Operation nur in Gegenwart eines Meisters vornehmen. Während die deutschen Wundärzte meist aus den niederen Ständen hervorgingen, ohne Erziehung und roh in ihren Anschauungen waren, widmeten sich in Frankreich auch junge Leute aus besseren Familien der Chirurgie und brachten gute Lebensart mit. Die Deutschen, in Folge ihrer schlechten Vorbildung kaum fähig für ein wissenschaftliches Studium, kannten keinen Ehrgeiz und interessirten sich weder für theoretische noch literarische Untersuchungen, für welche der Franzose ein Verständniss hatte. Andererseits übten gewisse Eigenthümlichkeiten im Charakter der französischen Nation einen wichtigen, obwohl nicht immer vortheilhaften Einfluss auf ihre Chirurgie aus. Aus ihrer grossen Lebhaftigkeit des Geistes entsprangen nicht selten eine gewisse Einseitigkeit und unvollständige Beobachtungen. Bald wurde eine Methode rasch verworfen und bei einer anderen Gelegenheit ebenso rasch wieder aufgenommen; bald sprang man von einem Extrem ins andere. Dazu kam jener falsche Patriotismus, welcher in nichts anderem bestand als in einer blinden Verachtung fremder Nationen. Der Franzose war daran gewöhnt vom Auslande nachgeahmt zu werden und glaubte, dass nur er im Stande sei die Wissenschaft zu verbessern. In diesem Selbstbewusstsein sah er die Chirurgie als sein Eigenthum an, nannte seine Anatomie und Chirurgie die erste Europa's, ohne aber im Geringsten die Schriften des Auslands zu kennen. Diese Eitelkeit konnte einen Kritiker der Médecine opératoire von Sabatier und der Uebersetzung von Bell's System of surgery zu der Behauptung veranlassen, dass wer diese beiden Bücher besitze, die Chirurgie von ganz Europa in Händen habe. Auswärtige und vor Allem deutsche Arbeiten wurden von den wenigsten gelesen und sehr selten ins Französische übertragen. Der Chirurg Louis übersetzte v. Swieten's Commentare zu Boerhaave; A. G. Richter's Anfangsgründe, seine Abhandlung von den Brüchen, Bilguer's Arbeit über Amputationen, seine Anweisung zur Wundarzneikunst in Feldlazarethen und weniges Andere fanden Gnade in den Augen der grossen Nation.

Bei einem gewissen praktischen Gefühl, welches man den Franzosen für alle Wissenschaften und Künste zugestehen muss, war es leicht möglich, dass ihr Studium von Anfang an mehr das Mechanische der Kunst umfasste. Dabei aber geriethen sie nicht selten auf Abwege, cultivirten vorzugsweise die operative Chirurgie und vernachlässigten die chirurgische Pathologie. Die häufigen Preisaufgaben über Instrumente, welche die Akademie aufstellte, verbunden mit dem Ehrgeiz in ihren Annalen unsterblich zu werden, nährten im Uebermaass die Sucht neue Instrumente, Operationsmethoden und Verbände zu erfinden. Allein anstatt zuvor die Untauglichkeit der älteren Methoden zu prüfen, die Kritik der Erfindung vorher gehen zu lassen, kam es hauptsächlich nur darauf an, seinen Namen an irgend eine kleine mechanische Verbesserung zu knüpfen. „Die Gelehrten leben meist bloss, damit ihr Name nicht untergehe und sie sterben oft, ohne für irgend Jemand wirklich gelebt zu haben. Sie laufen der Ehre nach und treten den wahren Genuss mit Füssen" (Bichat). Man wollte durch einen künstlichen Verband und eine Operation glänzen, haschte sogar nach ihr, wo sie unnöthig war. Wardenburg war der festen Ueberzeugung, dass unter 100 Kaiserschnitten in Frankreich gewiss 90 aus eigenem Interesse gemacht würden. Zeigte ein französischer Professor in seinen Vorlesungen ein schlechtes Instrument vor, dann rief er wohl, vom Nationalhass begeistert, die Worte aus: „c'est une invention allemande". Noch in den letzten Decennien des Jahrhunderts hörte man sehr gewöhnlich nach einer Operation sagen: „elle a été exécutée avec le plus grand succès", gleichviel ob der Kranke fast unter den Händen des Wundarztes oder einige Tage später starb. Die Operation war wenigstens lege artis und rasch ausgeführt, der Tod des Patienten konnte das Ansehn der neuen Methode nicht schwächen. Bei solchen Anschauungen, verbunden mit einer argen Vernachlässigung der Nachbehandlung und Diät nahm manche geschickt ausgeführte Operation einen unglücklichen Ausgang und wurde die Mortalität sehr gross. Noch im Jahre 1783 musste Lombard den Franzosen die Nothwendigkeit lehren in der Behandlung der Verletzungen für offenen Leib zu sorgen; man sah in den Pariser Hospitälern Kopfverletzte liegen, welche acht Tage lang keinen Stuhlgang gehabt hatten. Andererseits setzte man oft die strenge Diät so lange fort, bis der Tod durch Entkräftung eintrat. — Eleganz und äusseren Glanz konnten die Chirurgen, wie überhaupt alle Franzosen nicht entbehren. Das artete in gewisse Manirirtheiten aus, welche sich z. B. in der Haltung des Messers zeigten (der französische Chirurg trug seine Instrumente in der Tasche einer Schürze, welche er beim Operiren anlegte), ja bis auf lächerliche Kleinigkeiten sich erstreckten. So war ein übliches Manöver auf allen Cathedern, dass der Redner beim Gesticuliren der Hand stets die Spitzen des Daumens und Zeigefingers gegen einander hielt und die übrigen Finger spreizte. Voltaire meinte, man triebe den Missbrauch der Beredsamkeit so weit, dass man sie selbst in die Handbücher der Anatomie einführe. Die übertrieben langen Vorbereitungen zu Operationen geisselte Pouteau mit Recht, weil sie dem Kranken Furcht und Schrecken einjagten. Geschriftstellert wurde von den Chirurgen viel; die Zahl der Traités, Précis, Elements, Dictionnaires sowie der periodischen Zeitschriften war unendlich. Während die Deutschen fast nur Hand- und Lehrbücher schrieben und damit die Wissenschaft nicht förderten, füllten sich die französischen Journale mit monographischen Arbeiten. Im Uebrigen wurde die Literatur häufig über das Knie gebrochen; es hiess „in den Memoiren der Akademie findet sich folgende Beobachtung", allein auf nähere Angaben verzichtete man. Vor dem Druck unterlagen die Bücher der königlichen Censur und nicht selten der Correctur der hommes de lettres, welche eine elegante Form hineinbrachten.

Gegen das Jahr 1750 war eine Veränderung des französischen Geistes in doppelter Hinsicht eingetreten. Einmal begannen die Untersuchungen über politische Oeconomie, Finanzen, Regierungsfragen (Turgot, Necker) und die Angriffe auf die Institutionen des Landes; sodann regten Helvetius, der berühmte Moralphilosoph und Condillac, der gefeierte Metaphysiker das Studium der Natur mächtig an. Von jetzt an wurde jeder Zweig der Naturwissenschaften ausserordentlich gefördert. Prevost stellte die Gesetze der Strahlung, Fournier die der Wärmeleitung fest, Lavoisier glänzte als Chemiker. Der Zoologie gab Cuvier ihren wissenschaftlichen Charakter, indem er (1795) das Princip aufstellte, dass die Eintheilung der Thiere nicht wie bisher durch äussere Eigenthümlichkeiten, sondern durch die innere Organisation geleitet werden müsse. Er warf das künstliche System Linné's über den Haufen und zeigte im Experiment einen neuen wichtigen Weg der Forschung. Auch Botanik und Mineralogie wurden von den Franzosen kurz vor der Revolution zur Wissenschaft erhoben (Jussieu, genera plant. 1789). Der französische Geist hatte sich während der letzten Hälfte des Jahrhunderts mit beispiellosem Eifer auf die äussere Welt geworfen und so die mächtige Bewegung hervorbringen geholfen, von der die Revolution eine einzelne Folge war. Der wissenschaftliche Fortschritt und die sociale Empörung entsprangen beide aus derselben Sehnsucht nach Verbesserung, aus derselben Unzufriedenheit mit dem bisher Geleisteten, aus demselben ruhelosen, forschenden, kühnen Geiste (Buckle). Wie sehr der Aufschwung der Naturwissenschaften in allen Ständen Platz griff, haben wir früher gesehen. Derselbe sollte auch dem medicinischen Studium zu Gute kommen.

Von jeher hatte die Medicin in Frankreich mit der Chirurgie nicht gleichen Schritt gehalten; diese wurde stets mit Vorliebe getrieben, jene vernachlässigt, so dass denn auch französische Aerzte mit wenigen Ausnahmen nie Epoche gemacht haben. Die Hauptursachen des Verfalls des medicinischen Studiums waren die zu kurze Zeit desselben, die Vernachlässigung der Hülfswissenschaften, die Käuflichkeit der Doctorwürde und vor Allem die Trennung der Medicin von der Chirurgie. Diese bestand in Frankreich wie in Deutschland seit jener unseligen Zeit, wo die katholische Kirche den Geistlichen verbot irgend welche Operationen zu machen, wodurch die Wissenschaft zum Stande der Handwerker herabsank. Zwar lehrte der Italiener Lanfranchi, welcher 1295 nach Paris geflohen war, daselbst beide Wissenschaften, übte beide aus und erklärte die Trennung derselben für schlecht, allein Jahrhunderte mussten vergehen, bis erst die Revolution eine heilsame Reform zu Wege brachte. Die politische Gleichstellung von Aerzten und Wundärzten, sowie die wissenschaftliche von Medicin und Chirurgie waren voraufgegangen und mussten eine Wiedervereinigung beider Wissenschaften zur nothwendigen Folge haben. Von den verschiedensten Societäten wurden jetzt Vorschläge zur Verbesserung des Medicinalwesens eingeschickt. Chaussier zeigte das Widersinnige der Trennung von Medicin und Chirurgie und deckte die Missbräuche offen auf, welche sich die Leibwundärzte durch Gelderpressungen und Stellenverkauf erlaubten (1789). Ebenso die königliche Gesellschaft der Aerzte, welche der Nationalversammlung in einer Schrift die Unzertrennlichkeit auseinandersetzte. Den gemachten Vorschlägen stimmte der Unterrichtsrapport von Taleyrand, einer der besten Köpfe, welche aus der Revolution hervorgingen, bei; allein seine und andere Pläne wurden wegen der Flucht und Gefangennahme des Königs, welche die Nationalversammlung vom Gebiete des Unterrichts abzog, bei Seite gelegt. Der Convent trat zusammen. Man hat den Anführern der Schreckensherrschaft vorgeworfen, dass sie Wissenschaften und Künste absichtlich hätten verbannen wollen, wie die decretirte Unterdrückung der Akademie und Societäten, Verfolgung und Tod einzelner Gelehrten beweise. Nicht ganz mit Recht. Man hob jene Anstalten und gelehrten Gesellschaften nur deshalb auf, weil sie ehemals privilegirt und dotirt waren und jetzt die Maxime galt kein mit Vorrechten versehenes Corps bestehen zu lassen. Sie trugen das Gepräge des Despotismus an sich und ihre Organisation verstiess gegen das Princip der Gleichheit; deshalb mussten sie fallen. Lavoisier musste sterben, nicht weil er ein grosser Gelehrter, sondern ein ehemaliger Generalpächter war. Desault's Gefangennahme wirkte der Privathass einzelner Schurken aus, allein sein wissenschaftliches Verdienst siegte, denn er blieb nur drei Tage lang verhaftet. Ein Arzt in Arras wurde auf Veranlassung seines Collegen denuncirt und hingerichtet, weil er das Bildniss des Königs auf seiner Stube hatte. Auch ist zu berücksichtigen, dass manche Verstümmelung von Kunstwerken nur den Subalternen zuzuschreiben war; so verlangte Henriot, der Commandant der Nationalgarde, dass alle Bibliotheken in Flammen aufgehen müssten. Daraus lässt sich eine systematische Ausrottung der Wissenschaften nicht folgern, wurde doch in dieser Periode u. A. der botanische Garten in Paris noch wesentlich bereichert. Hinzu kam die heftige Verfolgung der Klöster und Pfaffen, so dass eine Menge alter Pergamentrollen, welche vielleicht wichtige Manuscripte enthielten, zu Patronen verbraucht wurden. Bei den rohen Begriffen von Freiheit und Gleichheit, welche der Pöbel hatte, mussten ihm auch Gelehrte wegen ihrer hervorragenden Stellung zuwider sein; sie wurden mit Misstrauen angesehen. Jene zerstörenden Ereignisse hatten einen geringeren Nachtheil für die Wissenschaft, als die gänzliche Ableitung aller Kräfte auf das politische Gebiet, die Furcht und der Tod vieler Talente auf dem Schlachtfelde. Alles dieses drängte die Wissenschaft zur Seite. In dieser Zeit starb auch Vicq d'Azyr, gebeugt vom Kummer über die Greuel der Revolution. Positives hat der Convent ausser einem Gesetz über Militärhospitäler Nichts geleistet. Nach dem Sturz der Tyrannen trat das Bedürfniss für Verbesserungen im Medicinalwesen wieder in den Vordergrund. Bis 1792, wo die Revolution den öffentlichen medicinischen Unterricht aufgehoben, hatte man streng auf Trennung der Medicin und Chirurgie gesehen; da im Jahre 1794 wurden auf Chaussier's und Fourcroy's Vorschlag die schon besprochenen Ecoles de santé gestiftet und dadurch Medicin und Chirurgie wieder mit einander vereinigt. Dieses Verdienst hat die Revolution zweifellos; der Unterricht wurde wesentlich verbessert und die Kliniken praktischer organisirt. Auf den Antrag des Arztes und Deputirten Guillotin, dessen Name durch das Mordbeil verewigt ist, hatten alle akademischen Würden und Titel fortfallen und sämmtliche Praktiker den Namen Arzt führen sollen, welcher 1794 in Officier de santé umgetauft wurde. Trotz mancher Reformen liessen die socialen Verhältnisse noch zu wünschen übrig. Ein Jeder, welcher practiciren wollte, musste jährlich 20 Fr. zahlen (Advocaten dagegen nichts) und wurden die Officiers de santé mit Möbelhändlern, Wagenfabrikanten, Haarkräuslern u. A. in die vierte Steuerklasse zusammengebracht.

Kehren wir zu den französischen Chirurgen zurück. In der ersten Hälfte des 18. Jahrhunderts führte das Scepter der Chirurgie, vor welchem alle Zeitgenossen sich beugen mussten, JEAN LOUIS PETIT (1674—1750). Schon als Knabe trieb er bei Littre, welcher im Hause seiner Eltern wohnte, Anatomie und fertigte in seinem 12. Jahre für dessen Vorlesungen Präparate an, die er den Zuhörern erklärte. Dann studirte er Chirurgie unter Maréchal und wurde 1692 Militairchirurg bei der französischen Armee in Flandern, wo man ihm die Direction eines Hospitals in Tournay übergab. Nach seinem Austritt aus der Armee (1700) zog er nach Paris, wurde Maître chirurgien und fing an anatomische und chirurgische Vorlesungen zu halten. Bald darauf (1705) erschien das Werk über Knochenkrankheiten (hauptsächlich Fracturen und Luxationen), womit der junge Petit den Grund zu seinem späteren Ruhme legte. Diese Arbeit, von welcher Boerhaave sagte „tractatus hic nunquam sibi parem habuit" war ein halbes Jahrhundert die beste. Petit entriss die Behandlung der Fracturen dem Charlatanismus der sogenannten Einrichter (bailleurs, bone-setters), und anstatt im Geschmacke seines Zeitalters nach Theorien und Hypothesen zu haschen, veröffentlichte er Beobachtungen und Erfahrungen. Es war bis dahin ja ein allgemeiner Fehler, dass fast nur Diejenigen Schriftsteller waren, welche keine chirurgische Praxis hatten, während die Praktiker ihre Beobachtungen selten aufzeichneten. Die Pariser Akademie der Wissenschaften, die königliche Societät in London nahmen Petit als Mitglied auf, obwol er im Sinne jener Zeit kein Gelehrter war. Sein Ruf wurde bald so gross, dass die Könige von Polen und Spanien ihn zu sich riefen, ihm ehrenvolle Anträge machten, welche er jedoch ablehnte. Viele Jahre arbeitete er an seinem berühmten Traité des maladies chirurgicales, welches in 3 Theilen erst nach seinem Tode erschien (1774) und eine reiche Erfahrung mit einer Menge neuer Gedanken enthielt. Petit hat wenig, aber classisch geschrieben (meistens in den Mémoires de l'académie) und mangelte es nicht an giftigen Kritiken gegen ihn. Wir verdanken ihm die Erfindung des Schraubentourniquets, wodurch die Operationen an den Extremitäten weniger gefährlich wurden, den zweizeitigen Cirkelschnitt, die Operation eingeklemmter Hernien ohne Eröffnung des Bruchsackes, ausserdem viele Verbesserungen von Operationsmethoden. Er war ein hervorragender Operateur. — Neben ihm fungirte in der Charité LE DRAN, einer der besten Chirurgen. Mit einem scharfen Verstande und gesundem Urtheil verband er einen leicht verständlichen Vortrag und zeichnete sich vor vielen seiner Landsleute durch einfache, gründliche Behandlung aus. Besonders als Steinoperateur und einer der ersten, welcher (1718) die Exartic. humeri machte, berühmt, wurden seine Schriften (Obs. de chir. 2 Th. 1731), in welchen viele Operationsmethoden verbessert waren, von allen Nationen mit grossem Beifall aufgenommen; sogar Cheselden übersetzte sein Traité des opérat. (1742). Gut sind seine Arbeiten über Bauch- und Schusswunden. — Sehr tüchtig war MORAND, welcher anfangs in der Charité und später im Invalidenhause angestellt war. Seiner wissenschaftlichen Bildung und reichen Erfahrung verdankte er eine Festigkeit nebst grossen Ehrgeiz, die ihm viele seiner eitlen Collegen mit ihren unnützen Erfindungen von Instrumenten unsympathisch machte. In seinem Vaterlande nicht gebührend anerkannt gestand er selbst zu sowol von Landsleuten wie Ausländern (Sharp) viel verfolgt zu sein. Dadurch bitter gegen die Académie de chirurgie gestimmt, entzog er sich derselben ganz. So konnte es la Martinière und Louis gelingen ihm die Stelle des ersten Leibwundarztes streitig zu machen und ihn zur Aufgabe des Secretariats bei der Akademie zu nöthigen. In Deutschland schätzte man ihn: E. Platner übersetzte seine Schriften und Richter meinte 1776, dass bald ein la Peyronie, le Dran, Morand auferstehen müsse, wenn der Ruhm der Académie de chirurgie nicht tief herabsinken solle. Morand bemühte sich die Chirurgie so einfach als möglich zu machen und Operationen zu sparen (Opusc. de chir. 2 Bde. 1768—72). Ein Verdienst erwarb er sich durch die Einführung des Seitensteinschnitts in Frankreich, nachdem er von der königl. Gesellschaft der Wissenschaft nach London geschickt war, um Cheselden's Methode kennen zu lernen. Mit ihm begann die Geschichte der Exarticul. femoris, welche er, gestützt auf Experimente an Thieren, durch zwei seiner Schüler vorschlagen liess. Auch war er es, welcher schon die Exstirpation des Ovariums empfahl. In einer Prüfung von Bilguer's Schrift über Amputationen zeigte sich Morand als feiner Kopf und von einer weit höheren Bildungsstufe als sein deutscher Gegner. — Viel Eifer und mechanisches Talent verbanden sich bei GARENGEOT mit Unverschämtheit, indem er bei den neuen Verfahren anderer Chirurgen die Namen der Entdecker unterdrückte und ihre Verdienste ignorirte. Er war Demonstrator der chirurgischen Schule und in späteren Jahren Militairarzt, als solcher im siebenjährigen Kriege thätig. Ausser anatomischen Arbeiten schrieb er eine Operations- (2 Bde. 1720) und Instrumentenlehre (2 Bde. 1723), welche manche Verbesserungen enthielten und damals sehr gesucht waren. Man schreibt ihm die Erfindung des Zahnschlüssels zu. Selbst seine eigenen Landsleute hielten ihn für einen Windbeutel. — Berühmter als Nationalöconom wie als Chirurg war Quesnay. Von La Peyronie als Secrétaire perpétuel bei der Akademie und als Professor an der Ecole de chirurgie angestellt, wurde er Leibarzt von Ludwig XV., der ihn sehr schätzte und adelte. Häufige Gicht-anfälle verhinderten ihn sich mit der operativen Chirurgie zu be-schäftigen. Er schrieb über Eiterung, Brand (sog. weissen Brand), Kopfverletzungen, Trepanation. Schon von Jugend auf der Land-wirthschaft mit Liebe ergeben vertheidigte er in vielen staatswirth-schaftlichen Schriften den Grundsatz, dass das Glück der Staaten von der Landwirthschaft abhänge und nicht vom Mercantil- und Manufactursystem. — Fast gleichalterig mit jenen Chirurgen war Arnaud de Ronsil, welcher in Paris ganz besonders die Hernien cultivirte und darin grosse Erfahrung sammeln konnte, da die geist-lichen Krankenpflegerinnen des heiligen Lazarus den Befehl hatten jeden Kranken mit eingeklemmtem Bruch zu ihm zu schicken. Seine Monographie über Hernien (1748) bezeichnete eine neue Epoche. Er machte zuerst genauer die Symptome bekannt, wie eingeklemmte Brüche von angewachsenen zu unterscheiden wären, handelte die Herniotomie sehr gut ab, beschrieb zuerst die Hernia obturatoria und ischiadica, den Verlauf der Art. obturat. und gab zur Erweite-rung des Lig. Poup. anstatt des Schnitts die nach ihm benannten stumpfen Haken an, da er aus Furcht bei der Operation des Schen-kelbruchs die Art. epigastrica zu verletzen, die Scarification des Bauchringes unbedingt verwarf. Er war Demonstrator der Knochen-krankheiten an der Ecole de St. Côme, ging aber 1746 Unannehm-lichkeiten wegen nach London, wo er noch 30 Jahre lang prakticirte. — Ausser dem eitlen De la Motte und dem hervorragenden Opera-teur de la Faye in Paris gab es in den Provinzen noch einzelne angesehene Chirurgen. Le Cat in Rouen war anfangs Geistlicher, dann Architekt und schliesslich Chirurg. Als ein berühmter Opera-teur des Steinschnitts verflocht er sich in einen Streit mit Frère Côme, dessen Methode er gänzlich verwarf. Le Vacher in Besan-con, der Schwiegersohn Morand's, war ebenfalls bekannt durch seine Seitensteinschnitte und befürwortete beim Brustkrebs einzig und allein die Operation. Mehr Anatom war Verdier, welchen J. L. Petit die Leitung seines anatomischen Theaters übertrug; er zeigte, dass sowol Harnblase als Ovarium im Bruchsacke liegen könnten.

— Als Augenarzt glänzte in der ersten Hälfte des Jahrhunderts
ANEL, der über Hydrops des Thränensackes und Behandlung der
Thränenfistel (de fist. lacr. 1713) schrieb, gegen welche er Sondirung und Injection mit seiner Spritze empfahl; er starb 1730 ein-
sam in Turin. Sodann ST. YVES und FRANCOIS POUFOUR DU PETIT,
welcher die Augendurchmesser mass, eine neue Methode der Depression der Cataract erfand und schon die Extraction derselben
(1727) vornahm. Den Streit über die Natur der Cataract, die bisher stets als eine Haut vor der Linse betrachtet war, schlichteten
Antoine Maître-Jean und Brisseau, indem sie an der Leiche den
Beweis lieferten, dass die Cataract ihren Sitz in der Linse habe.

In der Mitte des Jahrhunderts lebte ANTOINE LOUIS, ein Mann,
der eine hohe Begeisterung für die Wissenschaft, eine unermüdliche
Thätigkeit mit umfassenden Kenntnissen sowol in Geschichte und
Literatur der Chirurgie, als auch in gerichtlicher Medicin verband.
Doch waren seine Verdienste als Lehrer und Schriftsteller bedeutender wie als Praktiker und hat er die Chirurgie selbst wenig gefördert. Er führte an Stelle des Tourniquets die indirecte Digitalcompression bei Blutungen nach Amputationen allgemeiner in die Praxis
ein, wandte sie jedoch nicht zuerst an, wie ich entgegen der Ansicht
Malgaigne's und Lister's nachgewiesen habe. Als der erste, welcher
behuf Aufnahme ins Colleg der Wundärzte lateinisch disputirte, nahm
er lebhaften Antheil an den Streitigkeiten zwischen der Facultät
und jenem Colleg. Bei seinem heftig aufbrausenden Temperament
gerieth er in der Charité mit den Mönchen in Streit, verliess dieselbe, machte einige Feldzüge mit und übernahm dann das Präsidium
am Colleg St. Côme. 1764 wurde er nach Morand's Abgang Secretair der Akademie und war als solcher ausserordentlich thätig. Als
die jüngeren Chirurgen verlangten, dass in den Memoiren nicht nur
Resumés gegeben werden sollten und ihn deshalb viel angriffen, als
besonders Valentin ihm voller Bitterkeit vorwarf, dass er die ersten
Grundsätze der Chirurgie nicht kenne, kein Latein verstehe und ihm
wegen seines Verfahrens bei Hasenscharte, wo er anstatt der Naht
englisches Pflaster empfahl, heftig zu Leibe ging, schwieg er. Bei
seiner grossen Eitelkeit, welche keinen Andern aufkommen liess,
erkaltete sein Eifer für die Akademie, sodass er die Fortsetzung
der Memoiren aufgab, sich mehr und mehr zurückzog und die letzten
18 Jahre seines Lebens unthätig blieb. Die Universität Halle hatte
ihn, den Doctor beider Rechte und Advocat im Parlament, zum
Doctor der Chirurgie, die Wiener Akademie zum Mitglied ernannt.
Ausser seinen vorhin genannten, meist sehr weitschweifigen Abhand-

lungen in den Memoiren bemühte er sich die Instrumente zu vereinfachen, beruhigte das Publikum vor der Furcht lebendig begraben
zu werden und suchte die Behandlung der Syphilitischen den Händen der Quacksalber zu entreissen. — Aus der Kinderstube eines
armen Schneiders schwang sich ANTOINE PETIT zum Professor empor.
Er beschrieb zwei hintere runde Mutterbänder, die vom Uterus zum
Os sacrum gehen, rieth gegen die Verstopfungen der Tuba Eustachii
Einspritzungen von der Nase mittelst einer gebogenen Röhre an
und wies an der Leiche nach, dass durch die Ligatur der Art. cru-
ralis die Circulation im Schenkel nicht ganz gehemmt werde. Seinem
Edelmuth verdankte die medicinische Schule in Paris zwei neue
Professorenstellen, welche er reichlich ausstattete; auch stiftete er
von seinem Gelde ein Krankenhaus in Fontenai-aux-Roses, sowie
die Besoldungen für vier Armenärzte in seiner Vaterstadt Orléans.
— Auf Louis folgte als Wundarzt in der Charité SUE, welcher diese
Stelle 25 Jahre inne hatte und zugleich Nachfolger seines Lehrers
Verdier in der Professur der Anatomie wurde. Seine Bandagenlehre
und Elemens fanden Beifall. — Der Professor der Chirurgie und
Inspector der Militairhospitäler HEVIN schrieb eine ausführliche Arbeit über fremde Körper in der Speiseröhre, wobei er Verduc's
Oesophagotomie der Vergessenheit entriss, sodann über Gastrotomie,
welche er verwarf und über Nephrotomie. — LE BLANC in Orléans
gab eine beliebte Operationslehre heraus, wiederholte darin indess
häufig le Dran und Louis. — In Lyon herrschte POUTEAU mit seiner
grossen Vorliebe für Moxen. Diese vom Glüheisen ganz verdrängt
entriss er 1760 der Vergessenheit und führte sie wieder ein; er bereitete sie wie die Aegypter aus Baumwolle und empfahl ihre Anwendung bei hartnäckigen rheumatischen Schmerzen, Gelenkwassersucht,
Pott'schem Buckel, Tuberculose u. s. w. Er machte die Fleurant'sche
Methode des Blasenstichs durch den Mastdarm mit gekrümmtem Troicar
zuerst bekannt und beschrieb eine Methode des Steinschnitts. (Mé-
langes de chir. und Oeuvres posthumes von Colombier herausgegeben.)
Mit einem Collegen setzte er einen Preis von 50 Louisd'or für die
beste Arbeit über die Natur des Krebsgiftes aus. — Ein guter Chirurg
in Rouen war DAVID, welcher in demselben Jahre wie Pott die bis
dahin unbekannte Caries der Wirbelsäule beschrieb (Sur les effets
du mouvement et du repos dans les maladies chir. Paris 1779). Er
lieferte die erste genauere Beschreibung der Nekrose (1782), sowie
Beobachtungen über Psoasabscesse. — Von GOULARD in Montpellier
wurden die Bleipräparate und namentlich der Bleiessig in verschiedenen Krankheiten eingeführt. — Als berühmter Steinoperateur war

Frère Côme, ein geschickter, uneigennütziger, aber etwas roher Wundarzt, in Paris bekannt. Er trat als Eleve ins Hôtel Dieu, dann in das Kloster der Feuillans, ohne jedoch seiner Kunst zu entsagen. Seine Methode mittelst des Lithotome caché (1751) verwickelte ihn in viele Streitigkeiten. Er gab ferner einen gebogenen Troicar zum Blasenstich über der Schamfuge und das nach ihm benannte Aetzmittel aus Arsenik an. — Der bedeutende Geburtshelfer Levret in Paris übertraf als solcher alle seine Vorgänger und machte sich als Chirurg durch einen Schlingenschnürer für die Unterbindung der Nasenpolypen und um die Behandlung der Uteruspolypen verdient.

Wir kommen zum Schluss des 18. Jahrhunderts. Die deutsche und französische Chirurgie haben in diesem Saeculum mit einander gemein, dass nur zwei ihrer Vertreter weit über die Collegen hervorragten und beide im Anfang und am Schluss des Jahrhunderts lebten. Jedoch bestand der grosse Unterschied, dass den beiden deutschen Wundärzten Heister und Richter nur eine hohe Begabung zuzugestehen ist, während die Franzosen J. L. Petit und Pierre Joseph Desault im eigentlichen Sinne des Worts grosse Chirurgen waren, denn sie besassen Genie und Erfahrung, zwei Eigenschaften, die nothwendig mit einander verbunden sein müssen. Trotz des grossen Aufschwungs, welchen die französische Chirurgie im Verlauf des Jahrhunderts gewonnen hatte, waren gegen Ende desselben noch viele Mängel und Irrthümer vorhanden. Es herrschte ein unverdauter Wust von örtlichen Mitteln, welche die Wundärzte ganz nach Belieben vervielfältigten und veränderten. Die Behandlung der Fracturen war voll von künstlichen Mitteln, dagegen die Kenntniss ihrer pathologischen Verhältnisse gering. Fast täglich wurden eine Menge Instrumente und Operationsmethoden erfunden und modificirt. Bei Wunden wurde der Tampon arg missbraucht, bei Blutungen schlecht unterbunden und noch schlechter comprimirt. Einen verschwenderischen Gebrauch machte man vom Trepan. Bei der Operation der Hasenscharte schadete man durch das Bestreben allzu grosser Einfachheit ihrer Sicherheit. Die Operation der Mastdarmfistel wurde übertrieben gefürchtet, und die Krankheiten der Urinwege lagen noch ganz in der Wiege.

Da trat Desault auf (1744—1795). Als armer Dorfjunge von Jesuiten in alten Sprachen und Mathematik unterrichtet, machte er in letzterer grosse Fortschritte und gab, um sich ehrlich durchzuhelfen, Unterricht in Geometrie. Vergeblich bestimmte ihn der Vater zum Geistlichen; er entschied sich zur Chirurgie, konnte aber bei seinem ersten Lehrer nur Aderlassen und Rasiren lernen. Auf der Schule in Béfort war Anatomie seine Lieblingsbeschäftigung. Nach fünf Jahren ging er nach Paris, wo damals Louis, Morand, Sabatier als Chirurgen, Verdier, A. Petit als Anatomen glänzten. „Lernen war sein erstes Bedürfniss, Wissen sein erster süsser Genuss, den Uebrigen vorauszueilen seine erste Leidenschaft." Nach sechsmonatlichem Krankenlager in Folge grosser Anstrengungen im anatomischen Theater eröffnete er 1766 (in demselben Jahre, wo A. G. Richter zu lehren anfing) zum ersten Male Privatvorlesungen über Anatomie. Unendliche Hindernisse traten ihm anfangs entgegen. Die Professoren wurden empfindlich, als ihre Vorlesungen zu veröden anfingen und diejenigen Desault's, der kaum die Schule verlassen, sich füllten. Neid und Furcht von dem aufgehenden Gestirn verdunkelt zu werden regten sich. Louis, welcher ihn zum Lehrfach überredet hatte, wohnte deshalb mehrfach seinen Vorlesungen bei, um sie durch sein Ansehn zu heben. Damals war der Unterricht in der Anatomie in den Details der Beschreibungen noch sehr unzulänglich. Desault brachte eine grössere Genauigkeit und Methode in ihr Studium, und, indem er sie den Bedürfnissen des Wundarztes mehr anpasste, s c h u f er in Frankreich die chirurgische Anatomie. Nach wenigen Jahren nannte die öffentliche Meinung ihn unter den grössten Anatomen. Den berühmten Chirurgen war er noch nicht beigesellt; der Neid suchte durch Uebertreibung seines anatomischen Ruhms den chirurgischen zu verdunkeln. Diese Laufbahn begann mit den Vorlesungen über Operationslehre, in welche Desault durch genaue Beschreibungen eine Menge Schüler hineinzog. Er erfand jetzt einen neuen Verband für die Fractur des Schlüsselbeins, deren regelmässige Einrichtung seit Jahrhunderten für unmöglich gehalten war, musste aber aus Mangel an Praxis Anderen die Probe überlassen, welche in der Salpetrière glücklich ausfiel. Bei Amputationen empfahl er das gerade Messer anstatt des krummen, eine Verbesserung, die im Hospital Bicêtre anerkannt wurde. Die unmittelbare Ligatur der Arterie, welche seit Paré in Frankreich vergessen schien, nahm er wieder auf: man machte sie in Bicêtre zum ersten Mal bei Amputationen. Louis, neugierig das Resultat zu sehen, fürchtete das zu rasche Abfallen des Fadens, allein nach vier Tagen musste man denselben abschneiden, um die Vernarbung nicht aufzuhalten. Diese Erfindungen begründeten Desault's chirurgischen Ruhm, welcher ihm nun eine Professur an der Ecole pratique verschaffte, obwohl er seiner Armuth wegen kein Mitglied des Collège de chirurgie war. Trotz vieler Schliche machte man eine Ausnahme und ernannte ihn dazu (1776). Das veranlasste seine durch Genauigkeit und Kürze gleich ausgezeichnete Dissertation über Extraction des Blasensteins. Er war der erste in Frankreich, welcher das Gorgeret von Hawkins anwandte und verbesserte. 1779 gab er mit seinem Freunde Chopart den Traité des maladies chirurgicales et des opérations heraus, erkannte indess später diese Arbeit, welche Manches alte und Vieles unvollständig und verworren vortrug, nicht an, liess daher alle möglichen Exemplare aufkaufen und verbrennen. 1782 wurde er erster Wundarzt an der Charité und legte hier ein Cabinet anatomischer Präparate an. Drei Jahre später siedelte er ins Hôtel Dieu über, wo wir ihn als Lehrer bereits kennen gelernt haben. In dieser grossen Hospitalthätigkeit begann Desault hauptsächlich die Lücken der chir. Pathologie auszufüllen. Voll Abscheu vor dem Ballast in der chir. Arzneimittellehre, beschränkte er die Zahl der Mittel. Kühn im Unternehmen und hartnäckig in der Ausführung, formte er fast alle Zweige der Operationslehre um und führte auf eine möglichst grosse Einfachheit alle Operationsmethoden zurück. Er beschrieb genau die Luxationen des Radius und gab für die wenig gekannte Fractur des Olecranon einen Verband an, wobei die Beugung des Vorderarms verhindert wurde. Denselben dehnte er auf die analoge Fractur der Patella aus. Auch die des Oberschenkels erhielt einen neuen Verband, welcher die Muskelspannung hemmte. Er verallgemeinerte die Theden'schen Einwickelungen bei varicösen Geschwüren und empfahl die Anwendung der Wieken bei scirrhösen Geschwülsten des Mastdarms. Mancherlei entriss er der Vergessenheit, so die continuirliche Extension bei Fracturen, die Ligatur der Nabelbrüche, das Gorgeret von Marchettis bei Mastdarmfistel u. s. w. Bei den Krankheiten der Urinwege hielt er die Punktion der Blase für ein überflüssiges Mittel. Er zeigte zuerst den grossen Werth der elastischen Sonden, welche gleichfalls als Führer der Nahrungsmittel in den Magen und zum Herabstossen fremder Körper im Oésophagus dienen sollten. Die Ligatur der Schlundpolypen wurde vereinfacht, das Kiotom und ein Instrument zur Extraction eines fremden Körpers aus der Blase erfunden, wodurch man den Steinschnitt vermied. Desault knüpfte seinen Namen an die Operation der Aneurysmen, indem er in Frankreich die Ligatur der Arterie oberhalb derselben einführte und für gewisse Fälle eine Ligatur unterhalb des Sackes vorschlug. Die Amputation galt ihm nur als äusserstes Hülfsmittel. Er zeigte zuerst in Frankreich die Unsicherheit der Indicationen des Trepans, dessen Anwendung beschränkt werden müsse, sowie die Vortheile des Tartarus emeticus bei Gehirnerschütterung u. s. w. Als

Operateur kühn, geschickt und einfach, suchte er gute Instrumente allgemeiner einzuführen; die überflüssigen verwarf er.

Die vielen Neuerungen, durch welche er, ein Muster von exacter Beobachtung, der Chirurgie eine grössere Einfachheit gab, veränderten fast die Gestalt derselben, sodass der Unterschied zwischen der Bücherchirurgie jener Zeit und derjenigen seiner Vorlesungen ausserordentlich gross ist. Indem Desault's praktischer Geist die Grenzen der Kunst unendlich erweiterte, begann mit ihm, als dem Begründer der chirurgisch-klinischen Unterrichtsmethode, eine neue Epoche der französischen Chirurgie, welche hauptsächlich auf Anatomie und Physiologie basirt war.

Bisher waren nur durch die Menge der Schüler seine Lehren bekannt geworden, dadurch aber, von Mund zu Mund verbreitet, häufig entstellt in die Welt gekommen. Er begann daher 1791 ein Journal de chirurgie mit Beobachtungen aus seiner Klinik (4 Bände) herauszugeben: nach Richter's Ansicht das wichtigste Geschenk, welches die Chirurgie seit geraumer Zeit erhalten hatte. Um die Lücken in demselben auszufüllen, wählte sich Desault in den letzten Lebensjahren zum Gehülfen seinen Lieblingsschüler Bichat, den er bei sich im Hause aufgenommen hatte und dictirte ihm seine Ideen. (Ebenso hatte J. L. Petit gearbeitet.) Auf diese Weise entstand der von Bichat herausgegebene chirurgische Nachlass (3 Bde. 1795).

Desault war lange Zeit hindurch Mitglied der Académie de chirurgie, wandte sich jedoch bald von ihr ab, da ihm das Talent für ärztliche Vereine fehlte. Langsam im Denken, zuweilen schwierig im Begreifen, liebte er nicht jene leeren Dispüte, welche der Zufall herbeiführte und fand keinen Geschmack an Arbeiten, in denen oft die Grazie des Stils das beste war.

Als die Stürme der Revolution hereinbrachen, war er fast der Einzige, welcher fortfuhr chir. Unterricht zu geben; dennoch und trotz seiner mühevollen Arbeiten im Conseil de santé zur Regelung des militärärztlichen Dienstes entging er der Proscription nicht. Kein Tag verging ohne neue Denunciationen, bis endlich sein unversöhnlicher Feind Chaumette, der Präsident der Commune, ihn zweimal anklagen liess, dass er den Verwundeten seine Dienste versagt habe. Der Revolutionsausschuss schleuderte einen Arrestbefehl gegen ihn (1793); er wurde mitten in der Vorlesung im Hôtel Dieu verhaftet und nach Aussage seiner Verfolger „zur Ehre der Menschheit“ ins Gefängniss von Luxemburg geschleppt. Zahlreiche Reclamationen von Kranken und Schülern liefen ein, sodass er nach 3 Tagen freigegeben werden musste. Noch immer setzte er den Unterricht fort.

Im folgenden Jahre ernannte man ihn zum Professor an der neu gegründeten Ecole de santé, für welche er indess keine Sympathie hatte. Die politischen Unruhen, die Furcht vor neuen Proscriptionen, der Tod einzelner Freunde in Gefechten und auf dem Schaffot, erschütterten ihn tief; erschöpft schlich er von jetzt an umher. Plötzlich wurde er von einem bösartigen Nervenfieber befallen. Seine Schüler strömten zur Pflege herbei; Chopart und Corvisart behandelten ihn. Von Anfang an in Delirien, starb er am vierten Tage. Das Volk meinte, er sei vergiftet, weil er einige Tage nach dem Tode Ludwig des XVI. starb, den er im Temple behandelt hatte; man sagte, er falle als Opfer seiner standhaften Weigerungen in Betreff der verbrecherischen Absichten auf das Leben jenes Kindes und dergl. Fabeleien mehr.[1]) Jahre voller Arbeit und Mühe hatte er durchlebt; der Genuss derselben war ihm versagt.

Desault war nach Bichat's Schilderung ein Mann von mittlerer Statur und starker Constitution. Scharfe Züge, kleine Augen, eine offene Stirn und volles Gesicht gaben seiner Physionomie eine gewisse Strenge, ohne jedoch zurückzustossen. Sein Gang war heftig, sein Anstand edel, sein Geberdenspiel lebhaft, seine Stimme stark, die Rede zuweilen schwierig, sodass die Lippen nicht immer den richtigen Ausdruck fanden für das, was er fühlte. Die Diction war selten elegant, aber stets ausdrucksvoll. Er kannte kein anderes Vergnügen, als das Studium und den Unterricht. Zwar erwarb er

---

1) Der Commissair des Temple Breuillard fragte ihn: c'est un enfant perdu, n'est-ce pas? Die Antwort war: je le crains, mais il y a peutêtre dans le monde des gens qui l'espèrent.

Der Moniteur vom 4. Juni 1795 schrieb: La France, l'Europe entière vient de perdre le citoyen Desault, officier de santé en chef de l'Hospice de l'humanité, le premier dans la pratique comme dans l'enseignement de l'art, qu'il a professé. Son nom est depuis longtemps célèbre dans tous les pays du monde où la chirurgie est en honneur, son nom ne périra point. Son pays lui doit d'immenses travaux et de nombreux élèves. En ce moment la République n'a point une armée dont les plus habiles officiers de santé ne soient les élèves de Desault. Telle fut la supériorité de ce grand chirurgien, que la postérité qui commence, hélas! trop tôt pour lui, le nommera sans doute un grand homme. Desault fut un excellent citoyen; nos derniers tyrans l'avaient persécuté. Leurs derniers complices ont causé sa mort. La journée du 1. prairial a déterminé la crise désespérée qui l'a précipitée à 49 ans dans le tombeau. Un de ses amis a inscrit à 'heure même des funérailles, ces vers au pied de son buste:

Porte du temple de Mémoire,
Ouvrez-vous! il l'a mérité.
Il vécut assez pour sa gloire,
Et trop peu pour l'humanité.

sich früh das Zutrauen des Publikums, vernachlässigte es aber lange Zeit, sodass er nach eigenem Geständniss vor seinem 32. Jahre nicht 6 Livres mit seiner Praxis verdient hatte. Sein seltener Eifer liess ihn sogar im Hospitale schlafen, ohne dass er es nöthig hatte, um stets bei der Hand zu sein. Trotz einer edlen und grossmüthigen Seele, welche alle Schleichwege der Intrigue hasste, riss ihn oft sein lebhaft auffahrender Charakter über die Grenzen hinaus, sodass die Schüler sich nicht immer seiner Sanftmuth zu erfreuen hatten; doch war er leicht wieder beruhigt. Ein Durst nach Ruhm erfüllte ihn; diesen, sowie eine Begeisterung für die Chirurgie goss er über alle seine Schüler aus. Desault hatte viele Freunde, die er gern bei sich versammelte; doch erzeugte die Eifersucht auch Feinde, deren Verleumdungen er mit Stillschweigen und Verachtung begegnete. Es giebt wenige Chirurgen, welche so wenig geschrieben haben und doch so unendlich berühmt wurden. Dazu fand er um sich her die günstigen Gelegenheiten: er hatte in seiner Hospitalstellung grosse Amphitheater, um Talente zu entwickeln und jedes Jahr den Enthusiasmus von 400 Schülern, um seine Entdeckungen zu verbreiten. Mit Windeseile durchliefen seine Lehren die chirurgische Welt. Bichat sagt, Desault habe seinen einzigen Wegweiser in der Beobachtung gefunden und nur wenig Gelehrsamkeit gehabt; über dieses Verdienst, welches der Wissenschaft nichts nütze, habe ihn sein Genie erhoben. Wie bei A. G. Richter ist dieses Urtheil missverstanden. Allerdings verstand Desault sich nicht auf lateinischen Flitterstaat und Citatensucht, welche damals als Gelehrsamkeit galten. Das wird auch Bichat meinen, wenn er diejenige Gelehrsamkeit in der Chirurgie, wo 100 gelehrte Federn das niederschreiben, was 50 vor ihnen von 20 anderen, die selbst copirten, entlehnen, für überflüssig hält. Desault kannte die Schriften seiner Landsleute und sogar der Engländer und Deutschen, wodurch er sich vor den meisten Franzosen auszeichnete. Er verstand das Fremde zu verarbeiten und brachte mit dieser Art von Gelehrsamkeit der Wissenschaft viel Gewinn. Die Medicin schien ihm ein finsteres Labyrinth, in der man aufs Geradewohl umherstreife. Auch hielt er eine gleichzeitige und vollkommene Ausübung beider Wissenschaften nicht für möglich und war in dieser vorgefassten, vom Parteigeist genährten Meinung gegen die Hülfswissenschaften, ja selbst gegen die arzneiliche Hülfsleistung in der Chirurgie eingenommen. Mögen seine Feinde eine Behauptung, welche ihm in den Mund gelegt wird, verantworten: dass man die Chirurgie fast ganz aufs Messer reduciren müsse und sechs Monate hinreichend seien, um einen guten Wundarzt zu erziehen.

Desault war ein für die Chirurgie geschaffenes Genie, welches überall, wo es sich hinwandte, seine Spuren hinterliess. Man hätte von ihm sagen können: wäre die Chirurgie noch nicht erfunden gewesen, ihm hätte sie ihren Ursprung verdanken können.

Sein Lehrer war SABATIER, anfangs Anatom, dann Morand's Nachfolger am Invalidenhause und Professor der operativen Chirurgie an der Ecole de santé. Napoleon ernannte ihn zum Mitglied des Nationalinstituts und zum consultirenden Wundarzt. Seinem ruhigen und unermüdlichen Fortschreiten verdankte die Chirurgie manche Verbesserungen. Unter vielen Schriften ist ausser einer Anatomie seine Médecine opératoire (3 Bde. 1796) die wichtigste; klar und ausführlich, vielleicht mit zu wenig Kritik geschrieben, übertraf sie die früheren Handbücher. — Der kränkliche, früh gealterte CHOPART schrieb eine grosse Abhandlung über Krankheiten der Urinwege und erfand eine partielle Amputation des Fusses. Als sein treuester Freund Desault schwer erkrankte, verliess er ihn keinen Augenblick. Man meint, dass der Kummer demselben durch einen Aderlass am Fuss möglicherweise geschadet zu haben, viel zu seiner gleich darauf folgenden Krankheit beigetragen habe; er starb einige Tage nach Desault. — Sehr gelehrt war LASSUS in Paris; ein guter Lehrer, doch mit wenigen eigenen Beobachtungen. Auch die Abhandlungen von DESCHAMPS enthielten nichts Neues; sein 8 Bände starkes Werk über Steinschnitt hat nur geschichtlichen Werth. Desault's Nachfolger PELLETAN, dessen Hospitalthätigkeit wir früher erwähnt haben, beschrieb in seiner Clinique chirurg. (3 Bde. 1810) manche interessante Fälle, darunter zuerst mit Genauigkeit die Fettbrüche. — Auf die französischen Militairchirurgen kommen wir später zurück.

Wie für die Chirurgie so begann auch für die französische Medicin am Ende des 18. Jahrhunderts eine neue Epoche. Der Träger derselben war einer der tiefsten Denker und feinsten Beobachter, welchen die Geschichte der Medicin kennt, XAVER BICHAT (1771—1802). Im Alter von 31 Jahren zu sterben und der Schöpfer einer neuen Wissenschaft, der Histiologie, zu sein berechtigt dazu Männern wie Aristoteles, Baco und Descartes, deren Werke wie die seinigen eine Epoche in der Geschichte des menschlichen Geistes bezeichnen, an die Seite gestellt zu werden. Sein in Desault's Schule reich mit positiven Kenntnissen ausgerüsteter Geist hatte kein geringeres Ziel, als durch ein genaues Studium des menschlichen Organismus das Gebäude der alten Medicin einzureissen und ein neues zu gründen. Er sah ein, dass dazu das Experiment, welches Cuvier eingeführt hatte, nicht genügte und fing an die Gewebe zu untersuchen. Zwei Jahre vor seinem Tode erschien sein Traité des membranes en général et des membranes en particulier und 1801 seine berühmte Anatomie générale, worin nachgewiesen wurde, dass der ganze menschliche Körper aus 21 verschiedenen einfachen Geweben bestehe. Jedes derselben hatte er in seinen Veränderungen durch Feuchtigkeit, Luft, Temperatur, in verschiedenen Lebensaltern und Krankheiten untersucht, um so die normale und pathologische Entwickelung festzustellen. Er sah voraus, dass diese Untersuchungen mit der Zeit für die Pathologie von grösster Wichtigkeit werden müssten und die ärztliche Beobachtung nichts nütze, wenn man den Sitz der Krankheit nicht kenne. In einer anderen ebenso berühmten Arbeit: Recherches physiologiques sur la vie et la mort unterschied er die verschiedenen Systeme, aus welchen der Organismus zusammengesetzt war: das Ganglien- vom Gehirnsystem, das organische vom thierischen Leben. Bichat's Lehren hatten den grössten Einfluss auf die Medicin unseres Jahrhunderts und fanden den lebhaftesten Beifall in Europa. Zu früh wurde er das Opfer seiner Wissenschaft: eine rastlose Thätigkeit in anatomischen und chirurgischen Vorlesungen, sowie im anatomischen Theater (er machte in einem einzigen Winter 600 Sectionen, wobei er Tag und Nacht in der Leichenatmosphäre zubrachte), legten den Grund zu seiner Kränklichkeit. Noch sterbend bedauerte er seine Arbeiten nicht vollenden zu können. Allein dass Niemand in so kurzer Zeit soviel Nützliches geleistet habe wie Bichat, das konnte Corvisart mit Recht Napoleon gegenüber behaupten. Eine liebenswürdige Schwermuth vereinigte sich bei ihm mit einem gewaltigen Ehrgeiz; ihm galt der Ruhm als die Nahrung des Talents und die Hoffnung auf ihn als der Stachel aller Arbeit. — Neben Bichat machten sich besonders Pinel und Corvisart in Paris um die französische Medicin verdient, indem sie zuerst die Wichtigkeit der objectiven Erscheinungen hervorhoben und das anatomische Element vor allen anderen berücksichtigten. PINEL führte mit seiner Nosographie philosophique (1798), welche sich auf hippokratische Grundsätze stützte, die Beobachtung der Natur wieder ein. Ihm war die Krankheit eine abnorme Veränderung der verschiedenen organischen Gewebe; man müsse daher die Symptome als äussere Zeichen derselben mit den Veränderungen der Organe zusammenstellen, den Sitz der Krankheit erforschen und erst eine Menge Erfahrungen sammeln, bevor man sich erlaube Schlüsse zu ziehen. Indem er die alten Anschauungen der früheren Schulen stürzte, gab er der französischen Medicin die Gestalt einer physikalischen Wissenschaft und bekämpfte als ein Feind aller Systemsucht in Frankreich mit bestem

Erfolg den Brown'schen Schwindel.   CORVISART begründete in seiner medicinischen Klinik die neuere med.-diagnostische Technik und empfahl hauptsächlich sich an die physikalischen Zeichen zu halten. Zu diesem Zweck entriss er die Percussionslehre von Auenbrugger der Vergessenheit und verbesserte sie (1808).

X.

Englische Chirurgie. — John Hunter.

Bacon von Verulam. — Maximen englischer Chirurgie. — Die Engländer Cheselden, Sharp, Bromfield, White, Gooch, Alanson, Warner, Willmer, Hill. — Percival Pott. — Vier schottische Familien: Alexander Monro mit seinen Söhnen Donald und Alexander. — Benjamin, John und Charles Bell. — Allan und John Burns. — William und John Hunter.

Anhang. Chirurgen im übrigen Auslande.

Eine Nation, welche im Besitz des Welthandels die Meere aller Zonen beherrschte, und durch ein rauhes Klima gestählt, stets den Gefahren auf offener See preisgegeben war; ein Volk, das mit seinem ernsten praktischen Sinn durch fortwährendes Reisen zum Studium der Natur mächtig angeregt wurde, und reich an materiellen Gütern in der Heimath eine Menge der vorzüglichsten Hospitäler baute, dessen Aerzte in den fernsten Weltgegenden prakticirten und die Mannigfaltigkeit der dort herrschenden Krankheiten kennen lernten, — in welchem Geiste musste dieses seine Wissenschaften bearbeiten? Schon jene Eigenthümlichkeiten allein machen es wahrscheinlich, dass die Engländer, anstatt bei ihren Untersuchungen an Speculationen und Hypothesen zu kleben sich weit eher an die einfache Beobachtung und Erfahrung hielten.

England hatte in seinem Lordkanzler und Grosssiegelbewahrer Franz Bacon von Verulam (geb. 1560) ein grosses Genie gehabt, dessen Philosophie durch Anwendung der inductiven Methode eine gänzliche Umwandlung aller Experimentalwissenschaften und vornehmlich der Medicin zur Folge hatte. Das war der Weg aus der einzelnen Erfahrung auf allgemeine Principien zu schliessen, im Gegensatz zur deductiven Methode: vom Allgemeinen zum Besonderen herabzusteigen. Vorsichtig und nicht zu rasch sollte man von der einzelnen Beobachtung ausgehen, ihre Umstände und Veränderungen genau erwägen, bevor man sich zu allgemeinen Sätzen erhebe; denn nur so gelange man obschon auf keine leichte Weise zu Fortschritten.

Ebenso wenig wie die Erfahrung allein nichts nütze, wenn man kein Urtheil aus ihr zu ziehen wisse, ebenso schädlich sei es die Natur nach vorgefassten Meinungen zu erklären und Lieblingsansichten in sie hineinzutragen. Bacon verlangte eine genaue Krankengeschichte, welche aber weder so weitläufig sein dürfe, dass sie die alltäglichsten Sachen aufnähme, noch so dürftig um nur Wunderbares zu enthalten. Gute Beobachter fänden auch bei den allergewöhnlichsten Dingen viel Merkwürdiges. Die Abweichungen vom normalen Bau der Theile, sowie die vergleichende Anatomie habe man viel zu sehr vernachlässigt, dagegen durch eine zu grosse Verehrung des Alterthums ganz besonders die Fortschritte in der Medicin gehemmt. Feige sei es sich beständig auf die Autoren zu berufen; man müsse die Natur studiren, denn in Büchern finde sich in der Regel nicht viel Weisheit, da sie sich unaufhörlich einander wiederholten. Diese empirischen Ansichten Bacon's, welche allen unnützen Grübeleien entgegenarbeiteten, wurden durch Locke und Sydenham weitergetragen. Letzterer führte seinen Zeitgenossen den grossen Schaden der Hypothesensucht klar vor Augen und leitete sie auf die Beobachtung der Natur zurück. In Bacon's Sinne stiftete der Architekt Wren 1657 die Royal society, deren Zweck das Studium der gesammten Natur war. — Als im Beginn des 18. Jahrhunderts Locke (1704) und Newton (1724) gestorben waren, fehlten in England über ein halbes Jahrhundert hindurch, bis John Hunter auftrat, die grossen Denker, welche umfassende Ansichten über die Naturerscheinungen aufstellten. Aber es galt doch dem Britten die sinnliche Wahrnehmung als die einzige Quelle der Erkenntniss. Stolz auf ihren gesunden Menschenverstand und praktischen Scharfsinn war die brittische Nation ein Feind aller allgemeinen Principien, erklärte offen, dass ihr Thatsachen über Ideen gingen und verachtete jede Theorie, wenn nicht ein directer Nutzen von ihr zu erwarten war. Ihr galt die Entdeckung eines neuen Salzes, einer neuen Maschine weit mehr als die tiefste Speculation. Das Studium der Natur drängte sich überall vor, mochte es mitunter auch auf Abwege gerathen. Dazu gehörten die Weitläufigkeit, mit welcher ein jedes Produkt beschrieben und abgezeichnet wurde, sodass z. B. der Frosch einen ganzen Folianten füllte und darin in den allererdenklichsten Stellungen herumhüpfte; sodann die übermässige Vorliebe für das Wunderbare, welche die medicinischen Schriften mit Curiosa vollpfropfte. Zwar klagten die Praktiker, dass man über alle Untersuchungen und Classificationen der Würmer vergässe die Symptome derselben im menschlichen Körper und die Mittel sie zu vertreiben zu studiren, dachten aber nicht an den grossen

Gewinn, welchen die Wissenschaft durch das begeisterte Naturstudium davontrug. Von Neuem hatte Newton gelehrt unter Verwerfung aller Hypothesen sich auf Beobachtungen zu stützen, mit mathematischer Strenge einen Satz aus dem anderen zu leiten und nichts ohne Beweis anzunehmen. Das sagte der englischen Nation zu, denn sie war empirischer als irgend eine andere in Europa.

Ein Rückschlag auf die englische Chirurgie blieb nicht aus; auch ihre Fahne trug das Wort Empirie. „Ein Gran Erfahrung ist einem praktischen Wundarzte soviel werth als ein Pfund Vernunftschlüsse", damit traf Kirkland die Gesinnungen seiner Landsleute auf den Kopf. (In Deutschland adoptirten dieses geflügelte Wort A. G. Richter und Schmucker, nur rechnete letzterer nach Quentchen.) Die Liebe zum Natürlichen und Ungekünstelten, ein nationaler Charakterzug der Engländer, gab der Chirurgie eine andere Richtung wie in Frankreich. Entgegen der lebhaften und feurigen Einbildungskraft der Franzosen, welche mit wahrer Gier die Instrumente unnütz vervielfältigten und Operationsmethoden überflüssig vermehrten, beobachtete der Engländer ruhig und besonnen, folgte überall der Natur und suchte seine Chirurgie so einfach als möglich zu machen. Operirt wurde mit der grössten Ruhe. Man setzte einen Stolz darein, fast alle Operationen nur mit dem chirurgischen Besteck zu verrichten, vereinfachte viele Instrumente, da ja die Einfachheit derselben fast immer der Maassstab ihrer Vollkommenheit ist und nichts besser die Armseligkeit unserer Kunst beweist als die Reichhaltigkeit von Instrumenten und Bandagen. Man warf daher eine grosse Menge derselben in die Rumpelkammer und sah die Bandagenlehre als einen sehr untergeordneten Zweig der Chirurgie an. Die Wundärzte trieben fleissig Anatomie, trotzdem dieses Studium durch Vorurtheile und Hindernisse sehr erschwert war und gaben dadurch wie die Franzosen ihrer Chirurgie einen neuen Schwung. So waren ihre besten Chirurgen zugleich die besten Anatomen (Cheselden, die Hunter, Monro, Bell). An operativer Geschicklichkeit standen sie der grossen Nation nicht nach und fanden reiche Gelegenheit dieselbe in den Kriegen und den vielen Hospitälern auszubilden. Es währte nicht lange und die englische Chirurgie erregte trotz des Glanzes ihrer französischen Nebenbuhlerin die öffentliche Aufmerksamkeit. Man sah, dass in den englischen Hospitälern die Sterblichkeit nach Operationen eine viel geringere war, als in französischen, und wurde sich bewusst, dass sowol die besseren Spitaleinrichtungen wesentlichen Antheil daran hatten, als auch die grössere Einfachheit der Chirurgen, welche obendrein gediegenere medicinische Kenntnisse

als ihre Nachbarn hatten und einen grösseren Werth auf Nachbehandlung und Diät legten. Die Engländer nahmen eine streng conservative Richtung an. Ohne jede Ueberstürzung prüften sie das Neue.
Zwar hielt es schwer einer Neuerung Eingang zu verschaffen, allein
für gut befunden, wurde sie eingeführt und streng daran festgehalten.
Bei dem einmal Erprobten ehrte man in hohem Grade die Tradition; das Festhalten an bewährten Grundsätzen und die Treue in
ihrer Anwendung wurde eine der Haupteigenschaften englischer Chirurgen. Die grosse Uebereinstimmung in den wichtigsten Fragen
der Praxis gab ihrer Chirurgie bald einen entschieden nationalen
Ausdruck. Es war ein grosses Verdienst einzelner hervorragender
Männer wie Perc. Pott und Benj. Bell, dass sie, obwohl selbst als
Operateure ersten Ranges hochgefeiert, durchaus nicht den Hauptwerth der Chirurgie in die Operation legten, den dafür an den Tag
gelegten übergrossen Eifer der jungen Leute zu dämpfen suchten
und ihnen die pathologische Chirurgie warm ans Herz legten. Denn
mit einiger anatomischer Kenntniss, kaltem Blute und fester Hand
sei Jeder im Stande auch die schwersten Operationen mit leidlichem
Erfolge zu verrichten, während zur richtigen Beurtheilung und Behandlung einer Wunde Kenntnisse erfordert würden, die nur wenige
Wundärzte besässen. Von nicht minder grossem Einfluss wurde die
sich vollziehende Verbindung des Studiums der Medicin und Chirurgie,
für welche u. A. Kirkland eifrig in die Schranken trat (1783).

Obwohl die Regierung erst im Jahre 1800 das Collegium der
Wundärzte von der Barbierinnung trennte, rechnete man in Gross-
brittannien die Chirurgie, welche wissenschaftlich hauptsächlich durch
John Hunter mit der Medicin gleichgestellt wurde, unter die freien
Künste. Sie wurde im Gegensatz zu anderen europäischen Ländern,
wo man sie verachtete, geschätzt und geehrt. Häufig widmeten sich
Jünglinge aus den besten Familien ihrem Studium; Männer von
hohem Rang besuchten chirurgische und anatomische Vorlesungen
und hatten in den Amphitheatern bestimmte Plätze. Ueberhaupt
zeigte die ganze Nation mehr Sinn und Vertrauen zur Chirurgie wie
anderswo. Das hat sich bis in unsere Zeit erhalten. Noch jetzt
sind die Erfolge der Herniotomie in England besser als in anderen
Ländern, weil die Kranken sich eher beim Arzte melden, die Operation daher früher ausgeführt wird, ein Umstand, der ebenso die Prognose der Blasensteine besser stellt, da die Kranken eher als hier
zu Lande ärztliche Hülfe suchen. Die Engländer zeigten einen hohen
Grad von Enthusiasmus für ihre Kunst und trotz der grossen Menge
geschickter Wundärzte, welche in London nicht selten zu vier, sechs

an demselben Hospital wirkten, waren sie unter einander sehr collegialisch und tauschten frei von Neid und Missgunst ihre Ansichten und Erfahrungen in gegenseitigen Consultationen aus. Grosse Anregung gaben auch die verschiedenen Gesellschaften: London hatte ein Colleg der Wundärzte, der Aerzte, die Royal Society, die Society of physicians und mehrere Privatgesellschaften; Edinburgh und Dublin ebenfalls ihr Colleg der Wundärzte. Diese gaben ihre Journale heraus. Auf die Edinburgh Medical Essays (1732) und die Medical Observ. and Enquiries folgten 1768 die Medic. Transactions publ. by the College of Physicians in London, 1787 die Memoirs of the Med. Society of London, welche von Aerzten, Wundärzten und Apothekern herausgegeben wurden. Wie sehr letztere Gesellschaft, welche aus 30 Mitgliedern bestand, auf die Standeswürde hielt, ging daraus hervor, dass kein Besitzer eines Geheimmittels aufgenommen wurde. Im Jahre 1805 wurde die Medico-chirurgical Society gegründet, deren gedruckte Verhandlungen (Med. chir. Transactions) von hervorragender Bedeutung geworden sind. — Meistens waren die Chirurgen sammt den Apothekern die eigentlichen Familienärzte, während die Aerzte nur bei schweren Fällen hinzugerufen wurden. Analog den französischen Officiers de santé wurde 1797 der Vorschlag laut, sämmtlichen Medicinalpersonen den gemeinschaftlichen Namen Doctor of health zu geben, allein vergebens. Die Chirurgen blieben zünftig bis in die neueste Zeit; man machte einen strengen Unterschied zwischen Surgeons, Physicians und den General practitioners. Letztere waren die sog. Apotheker, welche Medicin, Chirurgie, Geburtshülfe trieben und die Arzneien für ihre Kranken in ihrem Hause bereiteten.

Die vortrefflichen Hospitäler legten im Anfang des 18. Jahrhunderts den Grund zu grossen medicinisch-chirurgischen Schulen. Cheselden vom Thomashospital in London, Leibchirurg der Königin von England, führte diese Periode ein. Er schrieb wenig, leistete aber desto mehr. Ihm verdanken wir die Bildung der künstlichen Pupille, welche er zuerst 1718 versuchte, aber sehr kurz und undeutlich in seiner Anatomie, welche später Blumenbach übersetzen liess, beschrieb. Sodann führte er eine Methode des Seitensteinschnitts ein (1730) und erntete damit den grössten Beifall. Anfangs hatte er mit dem Steinschnitt durch häufige Verletzung des Mastdarms viel Unglück, was er aufrichtig eingestand, bis ihm seine Methode, die Morand ihn in 54 Secunden vollenden sah, bessere Erfolge gab. Bei ihm findet man die erste Beschreibung des Neuroms. — Sein bester Schüler war Sharp am Guy's hospital, welcher als junger

Mann eine durch Klarheit, Kürze und Einfachheit gleich ausgezeichnete Operationslehre schrieb (1740), wie sie damals in England fehlte. Ein Feind aller Autoritätensucht und herkömmlichen Schlendrians, begabt mit grossem mechanischen Talent verbesserte er viele Operationen und Instrumente, ging aber darin zu weit, dass er auf alle Vorschriften für Anlegung der Bandagen mit Verachtung herabsah. Was Frankreichs Chirurgie Gutes geleistet, brachte er nach seinen Studien in Paris in seinem Critical inquiry 1750 nach England. — Bromfield am Lukashospital wurde der Vorkämpfer der isolirten Ligatur der Arterien, für deren Hervorziehen er seinen Haken angab. Bekannt sind seine glücklichen Exarticulationen des Humerus, die erfolgreichen Exstirpationen fremder Körper aus dem Kniegelenk, sein Eifer gegen den Missbrauch der Amputationen und des Aderlasses, sowie gegen die schwächende Behandlung des Erysipelas (Chir. observ. and cases 1773). — Unsterblich ist Charles White in Manchester als Vater der Gelenkresectionen geworden. Wir danken ihm die Methode den luxirten Oberarm durch Extension nach oben einzurichten, sowie die Empfehlung der Amputation des Unterschenkels über den Malleolen (Cases in surgery 1770). — Benj. Gooch in Shottisham, ein dreister Operateur, schrieb viel über Wunden, Steine, beobachtete zuerst ein Caput obstipum durch Verkürzung des Platysma myoides (1759) und gab eine Bandage bei Concrementen im Kniegelenk an, um die Operation zu vermeiden (Chir. works 3 Bde. 1792). — Alanson in Liverpool führte einen neuen Lappenschnitt der Amputation ein (1779) und befürwortete dabei die Prima intentio. — Der Nachfolger Sharp's am Guy's hospital Warner beschrieb schöne Operationen des Empyems und bearbeitete Augen- und Hodenkrankheiten. Seine Cases in surgery (1754), sowie diejenigen von Wilmer (1779), Hill (1772) sind reich an eigenen Beobachtungen.

Hervorragender als jene Zeitgenossen war Percival Pott (1713—1788). Er hatte seine Studien im Bartholomäushospital in London gemacht, wurde daselbst Assistent und bald darauf (1749) erster Chirurg. 38 Jahre lang bekleidete er die Stelle, zog sich dann zurück und starb ein Jahr später. Pott galt seiner Zeit als der beste praktische Wundarzt, der beste Lehrer, der beste Schriftsteller und der beste Operateur in London. Wenn jedoch im Anfang dieses Jahrhunderts einige seiner Landsleute mit ihm eine Epoche in der englischen Chirurgie beginnen lassen, so verändert die Geschichte dieses Urtheil. Mochte Pott noch so sehr seine Collegen an wissenschaftlicher Bildung, reicher Erfahrung übertreffen und die verschiedensten Theile der praktischen Chirurgie wesentlich ıördern, wodurch ihm das grosse Verdienst bleibt viele Reformen in der englischen Chirurgie zu Wege gebracht zu haben, so hat er doch nicht eine neue Epoche gegründet, sondern John Hunter. Dass erst die Zeit jenes Urtheil umstimmen konnte, beruht darauf, dass Pott's Verbesserungen von Jedermann auf der Stelle erkannt, J. Hunter's höherer Geistesschwung und bahnbrechender Einfluss dagegen erst in vollem Umfang von der Nachwelt gewürdigt wurde.

Bis ins 18. Jahrhundert klebte vielen Chirurgen eine gewisse Plumpheit und Rohheit an. Sie suchten etwas in einer Art von Grausamkeit, übersahen das Gefühl der Kranken, sodass der gemeine Mann glauben musste, der Kranke würde nicht gehörig in Acht genommen, wenn man ihn nicht jammern hörte. Man verstand die ersten Grundsätze der Chirurgie nicht: die Nachbehandlung war langwierig und schmerzhaft, der Verband ein Haufen von Reizmitteln, die Instrumente unendlich und unbehülflich, das Glüheisen ein regelmässiges Attribut jeder Hospitalvisite. Dem setzte sich Pott entgegen und zeigte, dass Alles, was wir zu thun hätten, darin bestände die Wirkung der Naturkräfte auf den Heilungsprocess zu beobachten, sie in ihren Verrichtungen nicht zu stören und ihnen zu Hülfe zu kommen. Zuweilen siege die Natur auch über die schlechteste Kunst. Pott bemühte sich die Chirurgie schmerzloser, die Operationen einfacher zu machen, das Glüheisen fast ganz abzuschaffen, mit Aetzmitteln sparsamer zu sein, überhaupt weniger äussere Mittel und weniger, aber brauchbarere Instrumente anzuwenden. Zu einfach oder zu scharf war ihm nie ein Instrument; auch konnten ihm die Verbandstücke nicht leicht und weich genug sein. Pott achtete die Kunst Operationen zu vermeiden und Verletzungen ohne dieselben zu heilen für höher als gewandt zu operiren; denn um ein Glied zu erhalten, bedürfe es oft mehr Geschicklichkeit und Beurtheilungskraft als zu einer Operation. Er sah, dass seine Zuhörer, von denen über die Hälfte Apotheker waren, welche wenig oder garnichts von Chirurgie gesehen hatten, wenn sie nach London kamen, ebenso wie viele Ausländer in seinem Hospital fast nur ihr Augenmerk auf Operationen richteten. Sie beurtheilten den Chirurgen nur allein nach seiner Geschwindigkeit und nahmen zur Controle ihre Secundenuhr zur Hand. Dann erinnerte er daran, dass wenn auch eine gewisse Schnelligkeit zu einer guten Operation gehöre, die Sicherheit derselben doch immer voranstehe, verwahrte sich aber, wenn er zu einem fleissigeren Studium der chirurgischen Pathologie antrieb, als riethe er davon ab gute Operateure heranzuziehen. Nur sei dieses nicht der Endzweck. Lange Zeit hindurch selbst sehen und selbst denken sollten seine Schüler, denn weder durch den kurzen Unterricht, das Laufen durch die Hospitäler einige Monate lang, noch durch Bücherstudium könne man sich allein Urtheil und Geschicklichkeit verschaffen. Die Regeln der Schriftsteller seien ja nur die Umrisse der Zeichnung, welche der Chirurg auszuführen und zu vollenden habe. Pott drang sehr auf genaue Sectionen und anatomische Studien als die Basis der Chirurgie. Eine grosse Erfahrung vereinigte sich bei ihm mit einer Abneigung gegen alle unbrauchbaren Theorien. Wohl kannte er die alten Schriftsteller, citirte sie auch bisweilen und zwar die Griechen stets in lateinischer Sprache (denn Niemand dachte damals mehr daran Hippokrates und Galen in der Ursprache zu lesen); allein von Autoritätenglauben war bei ihm keine Spur. Die Wahrheiten der Alten müsse man annehmen, doch blinden Glauben könne ein Mensch von dem anderen nicht fordern und die Achtung gegen unsere Vorfahren dürfe uns nie abhalten die eigene Vernunft zu gebrauchen. Darunter leide sowohl die Ehre der Kunst, wie unser moralischer Charakter. Wenn unser Gehirn, wie Locke sagte, von anderer Leute Meinungen eingenommen sei, selbst wenn sie wahr seien, so kämen wir dabei nicht um ein Haar breit weiter in unseren Kenntnissen. Andrerseits sah er ein, dass die Fortschritte in einer Wissenschaft immer nur der Einsicht einiger hervorragender Männer zu verdanken seien, sodass ihre Vorschriften für den grossen Haufen, welcher sehr wenig über Das, was er sah und las, nachdachte, fast nothwendig zu praktischen Regeln werden müssten. In dem Bewusstsein, dass die Chirurgie still stehen würde, wenn man nicht die Eitelkeit überwände Manches von dem, was man als Jüngling gelernt habe, als Greis für unrichtig zu erkennen, war er aufrichtig genug seine Meinungsänderungen einzugestehen, wozu ja oft die scharfsinnigsten und erfahrensten Männer sich gezwungen sähen. Es war eben ein grosser Fehler jener Zeit seine Kunst auf Kosten der Wahrheit zu vergrössern und dasjenige blindlings zu glauben, was in unverschämter Weise behauptet wurde. Wich seine Ansicht von anderen Chirurgen ab, so widersprach er, ohne jedoch Achtung und Anstand zu verletzen. Eingedenk der Worte Seneca's, dass noch viel zu thun übrig sei und noch nach 1000 Jahrhunderten es keinem Menschen an Gelegenheit fehlen würde mehr zu entdecken, blieb Pott bei Meinungsdifferenzen bescheiden und vergass nie, dass die Nachkommen stets reiche Gelegenheit finden würden sich über die Unwissenheit ihrer Vorfahren zu wundern. Die Quacksalberei, welche sich namentlich in der Behandlung der Hernien und Fracturen breit machte, bekämpfte er und suchte die Kranken über ihre Leiden und die Betrügereien, denen sie ausgesetzt waren, aufzuklären.

Pott griff einzelne Capitel aus der Chirurgie heraus und bearbeitete sie monographisch, um durch detaillirte Untersuchungen zu Fortschritten zu gelangen. Sein Styl war meisterhaft. Mit zwei vorzüglichen Arbeiten über Hernien (1756. 57) führte er sich ein, beschrieb darin die angeborenen Brüche, wobei Darm und Netz mit dem Hoden in demselben Sacke lagen, die verschiedenen Arten der Einklemmung und die Operation. Dann folgten Untersuchungen über die Thränenfistel (1758), bei welcher das cariöse Thränenbein mit einem gekrümmten Troicar durchbohrt wurde, und über Mastdarmfistel (1761), für die er das sog. Pott'sche Bistouri erfand. Sein Versuch über Fracturen und Luxationen (1765), reich an neuen Ansichten, übte in England den grössten Einfluss aus; er verwarf darin die zu kurzen Schienen und wies den Nutzen einer halb gebeugten Lage des gebrochenen Schenkels nach. Bei den Kopfverletzungen (1760.68) zeigte Pott eine übergrosse Vorliebe für die Trepanation. Er nahm sich der bis dahin sehr wenig gekannten Hodenkrankheiten an (1762.67), unterschied die verschiedenen Arten der Hydrocele und empfahl dabei das Haarseil mit Verwerfung der Aetzmittel; den Schornsteinfegerkrebs beschrieb er zuerst (1775). Bei der Operation der Cataract wurde versucht, die Depression wieder in ihre alten Rechte einzuführen (1775). Die Nothwendigkeit der Amputation hielt er Bilguer gegenüber aufrecht und setzte ihre bestimmten Indicationen, sowie den günstigsten Zeitpunkt klar auseinander. Gleichzeitig veröffentlichte Pott seine genialste Arbeit, die Entdeckung der Caries der Wirbelsäule, welche nach ihm den Namen Malum Pottii erhielt (Remarks on that kind of palsy of the lower Limbs, which is frequently found to accompany a curvature of the spine 1779). Pott's sämmtliche Arbeiten wurden von seinem Schwiegersohn Earle in einer vollständigen Ausgabe (3 Bde. 1790) herausgegeben.

Um diese Zeit hob sich Schottland ausserordentlich und verdankte wunderbarer Weise den Aufschwung der Chirurgie einzelnen ganzen Familien. Es waren deren vier: die Monro, Bell, Burns und Hunter. Der älteste ALEXANDER MONRO (Vater), ein Schüler Cheselden's und Boerhaave's, war Professor der Anatomie und chirurgischen Klinik in Edinburgh. Hier bewirkte er die Gründung des akademischen Krankenhauses und trug durch seine Vorlesungen, welche die ersten gediegenen Vorträge waren, viel zum Ruhme der im Jahre 1720 gestifteten medicinischen Schule bei. Einer der vortrefflichsten Charaktere, voll glühendem Patriotismus zeigte er das wärmste Interesse für das Wohl seiner Stadt, wurde Friedensrichter, Director der Bank und Aufseher über die Wege. Er war der erste, welcher Vorlesungen über vergleichende Anatomie hielt (1744). Ausser vielen anatomischen Arbeiten im Verein mit seinen Söhnen erklärte er sich mit grossem Nachdruck gegen die Abnahme krebshafter Brüste, vertheidigte Petit's Nichteröffnung des Bruchsacks und schlug zuerst die Weininjectionen bei Hydrocele vor. Er drang bei der Amputation auf die Ligatur der Arterien und schrieb eine gute Arbeit über Caries. Seine chirurgischen Beobachtungen wurden in den Medical Essays des Collegiums der Edinburgher Aerzte niedergelegt, als dessen Secretair er die ersten sechs Bände herausgab. Nicht minder gross waren seine Verdienste als Arzt. Der älteste Sohn Donald Monro berichtete als Oberfeldarzt im siebenjährigen Kriege über die Lagerfieber in den englischen Kriegshospitälern und empfahl zuerst in der Behandlung der Aneurysmen die kühlenden Mittel (Umschläge von Eis, Essig). Er besorgte auch eine Gesammtausgabe der Werke seines Vaters. Dem jüngsten Sohne Alexander Monro, Professor in Edinburgh, verdanken wir die erste Beschreibung der Schleimbeutel (1788), sowie die Beobachtung, dass bisweilen die Art. obturatoria den Hals des Schenkelbruchs kranzartig umgiebt (1803); er machte viele anatomische Untersuchungen über das Nervensystem, Lymphgefässe und Hoden.

Den Ruhm der zweiten schottischen Familie begründete Benjamin Bell, Hospitalchirurg in Edinburgh mit seinem System of surgery (6 Bde. 1783—88). Diesem Lehrbuch wurde im In- und Auslande der grösste Beifall zu Theil, denn seit Heister's Buch war hier zum ersten Male wieder die Chirurgie in ihrem ganzen Umfange mit den neuesten Fortschritten abgehandelt. Als A. G. Richter den ersten Band in die Hände bekam, rief er aus: „vortrefflich! deutlich, anschauend, lehrreich, praktisch, ohne Hypothesen; und ein Mann, der das gesehen hat, wovon er spricht und über das, was er sieht nachdenkt." B. Bell machte sich um die Einführung der Hohlschienen in der Behandlung der Fracturen, (sog. engl. Schienen) verdient. Der Neffe John Bell in London schrieb über die Natur und Heilung der Wunden, sowie Principien der Chirurgie, in welchen u. A. sehr treffend die falschen traumatischen Aneurysmen sowie das Aneurysma per anastomosin geschildert wurden. Sein berühmter Bruder Charles Bell in London, mehr unserem Jahrhundert angehörend, hat sich ausser vielen vorzüglichen Beobachtungen und einer Operationslehre

durch die Unterscheidung der vorderen und hinteren Rückenmarks-
stränge, der Empfindungs- und Bewegungsnerven (1811) ein ewiges
Denkmal gesetzt.

In der Familie Burns machten sich ALLAN BURNS durch eine
chirurgische Anatomie des Halses und der bedeutendere JOHN BURNS
durch eine Chirurgie und eine Anatomie des schwangeren Uterus
bekannt.

Unter allen schottischen Sternen leuchtete das Doppelgestirn
Hunter am glänzendsten. Der ältere WILLIAM HUNTER (1718—1783)
hatte fünf Jahre Theologie studirt, als Cullen ihm Interesse für die
Medicin einflösste und bei sich im Hause aufnahm. Nachdem er
unter Alex. Monro und Douglas Anatomie und Geburtshülfe getrieben und seine schönen Untersuchungen über die Knorpel veröffentlicht hatte, wurde er der Nachfolger Sharp's am anatomischen
Theater in London. Er begann mit Vorlesungen über Anatomie,
welche damals Niemand ausser ihm in London lehrte, bekam aber
stets, wenn er öffentlich redete, starkes Herzdrücken. Mehrere
Monate hielt er sich in Paris und Leyden auf, wo Albin's Injectionen
grossen Eindruck auf ihn machten. Hunter stellte nun die feinsten
anatomischen Untersuchungen an, injicirte die Hodengefässe mit
Quecksilber, worüber mit dem jüngeren Alex. Monro ein Prioritäts-
streit entstand, und gab später eine Anatomie des schwangeren
Uterus mit 34 prachtvollen Tafeln heraus, worin er zuerst die Mem-
brana decidua beschrieb (1774). Er wurde Chirurg im Middlesex-
hospital, dann Director des Entbindungshauses. Bald nannte man
ihn unter den besten Geburtshelfern in London, zumal Smellie trotz
europäischen Rufes wegen seiner Grobheit sehr unbeliebt war. 1750
gab Hunter die chirurgische Praxis auf und wurde Doctor der Medicin. Für seine Naturalien, die er von Jugend auf gesammelt hatte,
baute er sich mit enormem Kostenaufwand ein grosses Museum und
verband damit ein eigenes anatomisches Theater, wo er Vorlesungen
hielt. Das erlaubte ihm sein grosses Vermögen, welches er sich
durch eine ausgebreitete Praxis beim höchsten Adel und als Geburtshelfer der Königin von England erworben hatte. Hunter war
eine heftige Natur, streng gegen sich und ohne Nachsicht gegen
Andere, daher von seinen Collegen mehr geehrt als geliebt. Unfähig Widerspruch zu ertragen, verwickelte er sich in viele Streitigkeiten und entzweite sich auch mit seinem Bruder. Voll Muth und
Charakterfestigkeit verstand er nicht die Kunst zu gefallen und
brachte selbst in die Salons der Königin eine Freimüthigkeit, die
am Hofe sehr selten war. Viel von Podagra geplagt wurde er

mitten in einer Vorlesung, vom Schmerz überwältigt, ohnmächtig. Während der Krankheit blieb sein Geist stark und sagte er kurz vor dem Tode zu einem Freunde: „wäre es mir doch möglich die Feder zu halten; ich wollte aufschreiben, wie leicht und angenehm es ist zu sterben." In den späteren Lebensjahren mehr Arzt und Geburtshelfer wie Chirurg machte er sich als solcher einen Namen durch die Eintheilung der Aneurysmen in wahre, falsche und gemischte, die erste Beschreibung des Aneur. varicosum, sowie durch Untersuchungen über das Offenbleiben des Pr. vaginalis und die Natur der angebornen Brüche. Unter ihm arbeiteten Charles Bell, Brodie und als der bedeutendste Schüler sein Bruder John.

Mit John Hunter beginnt ein Wendepunkt in der Chirurgie. So gross die chirurgischen Fortschritte des 19. Jahrhunderts auch sind, so müssen wir doch, ohne im Geringsten die Verdienste unserer Zeitgenossen zu schmälern, eingestehen, dass in der Chirurgie keines einzigen Volkes ein so grosses, allumfassendes Genie bis auf den heutigen Tag wiedergeboren ist. J. Hunter gehörte zu den äusserst seltenen Erscheinungen, welche nur in langen Zwischenräumen auftreten, und war ebenso gross als Chirurg wie als Anatom, Physiolog, Patholog und Naturforscher. Die Kraft seines Geistes war eine so ausserordentliche, dass er mit Aristoteles, Harvey und Bichat in gleichem Range steht. Will man einen Vergleich zwischen englischen und französischen Zeitgenossen wagen, so stelle man Desault neben Pott, und Bichat neben J. Hunter. Nur dass jener sich auf den Menschen beschränkte, während Hunter seine Forschungen nicht allein auf die Gesetze der Krankheit bei Menschen und Thieren, sondern über den ganzen Umfang der Natur, der organischen und unorganischen, ausdehnte und alle Formen des Lebens bis zur tiefsten Tiefe zu ergründen suchte. Das Ziel, welches er stets vor Augen hatte, war die Auffindung der Gesetze des Lebens; denn nur eine vertraute Bekanntschaft mit ihnen kläre die Krankheitsursachen auf, ohne deren Kenntniss Niemand Wundarzt sein könne. Dabei bewegte sich sein Geist so frei, dass die grössten Entwürfe ihn nicht überwältigen konnten. „Das Denken machte ihm Vergnügen", wie er selbst erklärte.

Als der jüngste von zehn Geschwistern im Jahre 1728 zu Long-Calderwood geboren war John in der Schule faul, schwänzte häufig die Stunden und tummelte sich auf dem Lande umher. Als Knaben starb ihm der Vater, welcher arm ihn zum Schiffszimmermann bestimmt hatte. Im 20. Jahre, wo er wie es heisst kaum lesen und schreiben konnte (?), kam er zu seinem Bruder William nach London, um sich ganz der Anatomie zu widmen. Seine Fortschritte waren darin so gross, dass er schon im folgenden Jahre die Lehrlinge unterrichtete. Nach seinen chirurgischen Studien bei Cheselden wurde er Nebengehülfe im Bartholomäushospital, dann Hauschirurg im St. Georgehospital (1756). William setzte grosses Vertrauen in die Talente des Bruders und machte ihn zu seinem Vorlesungsassistenten. Obgleich sie in manchen Dingen wenig mit einander harmonirten, so war der Enthusiasmus für die Anatomie lange hindurch das Mittel eine gewisse Einigkeit zwischen beiden Hitzköpfen zu erhalten. Später veruneinigten sie sich, als William voller Leidenschaft sich die Priorität über Bau und Gefässe der Placenta und ihrer Verbindung mit dem Uterus zuschrieb und John ein darauf bezügliches Präparat nicht herausgeben wollte. Ihre Geschicklichkeit in der Kunst Präparate zu machen erregte bald allgemeine Bewunderung. Zehn Jahre hindurch zergliederte John nur menschliche Leichen und fing dann mit Thieren an, da er einsah, dass über manche complicirte Verhältnisse nur die vergleichende Anatomie befriedigende Auskunft geben könne. Er verlor daher bei den Thiersectionen nie die Anwendung auf die Anatomie des Menschen aus den Augen und suchte nach allgemeinen Principien. Aus Menagerien wurden Cadaver und soviel seltene Thiere als möglich zusammengekauft. Die Folge seiner übergrossen Anstrengungen war eine Kränklichkeit, welche ihn nach Ablauf einer Lungenentzündung veranlasste 1760 eine Reise zu unternehmen und zur Armee zu gehen. Drei Jahre lang diente er als Militairchirurg in Jamaica, Portugal, im 7 jährigen Kriege und sammelte hier die Erfahrungen über Schusswunden. Dann liess er sich in London nieder und begann seinen Unterricht in Anatomie mit Anwendung auf praktische Medicin und Chirurgie. Um ungestört vergleichende Anatomie treiben zu können legte er sich zwei englische Meilen von London in Earlscourt eine Menagerie mit vielen fremden Thieren an, welche er zum Theil zahm machte und in ihren Gewohnheiten beobachtete. Einmal hatten zwei Leoparden ihre Käfige durchbrochen und kamen in den Hof des Hauses, als die Hunde sie sogleich anfielen. Es entstand ein entsetzlicher Lärm, die Nachbarn liefen zusammen. Hunter eilte herbei und sah, dass der eine Leopard gerade über die Hofmauer klettern wollte, während der andere sich mit den Hunden herumbiss. Er bekam beide zu fassen und sperrte sie wieder in die Käfige. Die Vorliebe für die Menagerie blieb ihm bis ins Alter. Die wildesten Thiere waren stets seine Lieblinge und hatte er zumal viele Arten von Ochsen aus allen Theilen der Welt zusammengebracht. Noch in seinem 64. Jahre (ein Jahr vor seinem Tode) kämpfte er oft mit einem kleinen Ochsen, einem Geschenk der Königin; einmal überwältigte ihn das Thier, bis ein Bedienter zu Hülfe sprang. Während er bei den Scherzen mit wilden Bestien stets mit heiler Haut davonkam, riss er sich beim Tanzen die Achillessehne. Auf die Empfehlung seines Bruders wurde Hunter 1769 dirigirender Wundarzt am St. Georgehospital, worauf seine Privatpraxis sehr zunahm. Er begann dann mit Vorlesungen über theoretische und praktische Chirurgie (1773). Was ihm an Zeit und Geld übrig war, verschlangen die Sammlungen, für welche er einen Zeichner ins Haus nahm. Von Sonnenaufgang bis acht Uhr Morgens war er Anatom. Eine heftige Krankheit wurde die Veranlassung, dass sein Schwager Everard Home, welchen er als Lehrling zu sich genommen hatte, ein Verzeichniss der Präparate aufstellen musste, da er für die Existenz seiner Familie fürchtete. Doch kaufte er bald darauf zwei Häuser in Leicestersquare und liess daneben für 3000 Pfund ein grosses Gebäude für seine Sammlungen aufführen. Hier waren besondere Sääle für Präparate, Vorlesungen, Versammlungen der Aerzte und Wundärzte, Zimmer für anatomische Arbeiten, Buchdruckerei und den Verkauf der Werke. Als im Anfang der 80er Jahre die Sammlungen vollkommen in Ordnung gebracht waren, zeigte er dieselben bis zu seinem Tode zweimal im Jahre den Collegen, sowie den Adligen und sonstigen Liebhabern. In diesem Cabinet, welches mit Hülfe seiner Freunde, die für ihn untersuchen mussten, auf ca. 10,000 Präparate angewachsen war, hatte er den Versuch gemacht die Natur von der einfachsten bis zur vollkommensten Organisatiou stufenweise darzustellen, sodass Form und Structur der Theile aus den verschiedensten Thiergattungen in den nebeneinander aufgestellten Präparaten verglichen werden konnten. In vier Hauptabtheilungen (Theile zur Erhaltung, Bewegungs-, Sinnes- und Fortpflanzungsorgane) war Alles zusammengebracht. Ausser trockenen und in Weingeist aufbewahrten Präparaten enthielt das Cabinet eine grosse Anzahl von Abbildungen, viele seltene ausgestopfte Thiere, Schädel, Skelette, pathologische Präparate, Missgeburten, Blasen-, Nieren-, Darm-, Gallensteine, Insekten, Conchylien und eine auserlesene Mineraliensammlung. Das Cabinet wurde nach Hunter's Tode von der Regierung angekauft und dem Collegium der Londoner Wundärzte überwiesen. Seine Bibliothek war verhältnissmässig klein und bestand fast nur aus naturhistorischen Werken; man wollte von ihm den Ausspruch gehört haben, dass er keine medicinischen und chirurgischen Schriften lese (?); jedenfalls eiferte er gegen das viele Lesen.

Hunter hatte Mitte der 80 er Jahre die höchste Stufe seines Ruhms erstiegen. Er genoss als Wundarzt das ganze Vertrauen des Publikums, hatte eine sehr grosse Praxis und machte durch einige Operationen besonderes Aufsehn. Trotz der Menge von Geschäften, in die er verwickelt war, zeigte er sich allen gewachsen. Erst 1790 gab er an Home, der ihm einige Jahre vorher auf sein Ansuchen am St. Georgehospital substituirt wurde, alle Vorlesungen ab, weil sie ihm zu viel Zeit kosteten und er seine Schriften in Ordnung bringen wollte. Auch hatte seine Gesundheit einen harten Stoss erlitten, sodass er Nachts nicht mehr zu Patienten ging und nie ohne Hülfe eines anderen Chirurgen operirte. An äusseren Ehren konnte es ihm, der zum ausserordentlichen Chirurgen des Königs, zum ersten Generalchirurgen der Armee und Generalinspector der Militairhospitäler avancirt war, nicht fehlen. Er wurde Mitglied der königlichen Societät der Wissenschaften in London und Gothenburg, der Académie de chirurgie und königlichen Gesellschaft der Aerzte in Paris, der amerik. philos. Societät, des Collegs der Chirurgen in Irland und erst zuletzt Mitglied der med. chir. Gesellschaft in Edinburgh. Ausser vorübergehendem Podagra litt er in den letzten 20 Jahren viel an Angina pectoris. Oft sah er Alles schief (was er aus einer übermässigen Contraction der schiefen Augenmuskeln erklärte, welche beide Augen um 30—40 ^{0} von ihrer natürlichen Richtung abzögen); das Gedächtniss wurde schwächer, die Brustkrämpfe anhaltender. Am 16. October 1793 ging er ins St. Georgehospital, hatte einen starken Aerger und fiel todt zur Erde. Man fand einen Klappenfehler mit Erweiterung der Aorta. Nur wenige seiner ältesten Freunde begleiteten die Leiche zur Kirche St. Martin in the Fields.

John Hunter war, wie sein Schwager erzählt, klein und gedrungen aber stark; die Miene lebhaft, offen, in den letzten Jahren nachdenkend. Als junger Mann sehr aufgeweckt und allen Vergnügungen ergeben, konnte er später seines Brustleidens wegen keinen Wein mehr vertragen und trank in den letzten 20 Jahren nichts als Wasser. Erholung bedurfte er wenig; er schlief nur 5 Stunden. Hitzig von Natur und leicht aufgebracht konnte man ihn nur schwer besänftigen. Sein Geist war von einer ausserordentlichen Thätigkeit und zeigte einen natürlichen Hang zum Forschen. Die Praxis hatte anfangs nur langsam zugenommen, denn seine Liebe zur Unabhängigkeit trieb ihn mehr dazu sich seinen Lieblingsbeschäftigungen zu widmen als den Wirkungskreis im Publikum zu erweitern. Erst als seine grossen Talente allmählich Aufmerksamkeit erregten, nahmen die Einkünfte ansehnlich zu und betrugen in den letzten Jahren

5—6000 Pfund. Allein er schätzte das Geld wenig, gab Alles für seine Sammlungen und Untersuchungen hin, worunter seine eigenen und seiner Familie Interessen litten. In der Privatpraxis sehr offenherzig sagte er seine Meinung überall ganz unverhohlen, war aber jederzeit bereit einzugestehen, wenn er sich geirrt hatte. Ein Feind von allem Betrug und Falschheit sprach er im Umgang fast zu freimüthig und oft hart von seinen Collegen, wodurch er sich manche Feinde zuzog. Die Geschichte legt keinen Werth auf solche Schwächen grosser Männer, unter denen aber die Zeitgenossen schwer zu leiden haben. Wenn Hunter den Verdiensten Anderer nicht immer Gerechtigkeit widerfahren liess, so waren nicht Missgunst und Neid die Ursache, sondern die Ueberzeugung, dass die Chirurgie noch in ihrer Kindheit und er selbst nur ein Anfänger in derselben sei. Daher er in seinem Streben die Kunst zu vervollkommnen diejenigen geringschätzte, welche ihm an Thätigkeit nicht gleich kamen.

Als John Hunter im 20. Lebensjahre nach England kam, wo die Thatsache als das höchste galt und das praktische Streben durchweg vorherrschend war, fing er mit bewunderungswürdigem Fleiss an Experimente zu machen und Beobachtungen zu sammeln. Dieses war der hervorstechendste Zug seines Lebens. Die Forschungen umfassten das ganze Thierreich vom kleinsten Insekt bis zum Elephanten, wobei er mehr als 500 verschiedene Species secirte und dabei eine grosse Menge Entdeckungen machte. Er fand, dass die Bienen das Wachs nicht sammelten, sondern absonderten, die Fähigkeit der Mollusken ihre Schaalen zu absorbiren, die wahre Beschaffenheit der Circulation bei den Crustaceen und Insekten, das Gehörorgan bei den Kopffüsslern, die halbcirkelförmigen Kanäle der Cetaceen, die Lymphgefässe bei Vögeln und die Luftzellen in ihren Knochen. Er schrieb über das elektrische Werkzeug beim Krampffische, das Gehörorgan der Fische, den Magen der Lachsforelle, über Wallfische. Junge Thiere wurden mit Färberöthe gefüttert und so die Gesetze des Wachsthums und der Knochenbildung ermittelt. Er lieferte den Beweis, dass Wolf, Schakal und Hund ursprünglich zu einer Thierart gehörten und machte Versuche über die Ausrottung eines Eierstocks in Rücksicht auf die Anzahl der Jungen. Beim Menschen entdeckte er die Muskelhaut der Arterien und Iris, fand, dass einige Aeste des N. olfactorius vom fünften Gehirnnerven kamen, verfolgte die Arterien des schwangeren Uterus bis zur Placenta, beschrieb das Herabsteigen des Hoden bei Neugebornen mittelst des nach ihm benannten Gubernaculum und nahm eine Verdauung des Magens nach dem Tode durch den eigenen sauren Magensaft an.

Auch zeigte er, dass die rothen Blutkörperchen später als andere Bestandtheile des Blutes sich bildeten. Dann ging er auf die Pflanzenwelt über und schrieb über das Vermögen der Pflanzen und Thiere Wärme zu erzeugen; es folgten Untersuchungen über Minerale, Krystalle. Kurz Hunter wollte alle Zweige der Naturwissenschaften vereinigen, um so vom Einfachsten bis zum Verwickeltsten fortzuschreiten; er nahm an, dass die Natur selbst mitten in ihren Abweichungen ihre Regelmässigkeit beibehalte und eine Abweichung unter gewissen Umständen ein Theil des Naturgesetzes sei.

Sein physiologischer Grundsatz war die „Lebenskraft“, welche bis auf Joh. Müller im Schwunge blieb. Die Lehre von der Vitalität des Blutes stammte zwar nicht von Hunter, indem schon Harvey dieselbe behauptete; allein Hunter suchte ihr eine feste Grundlage zu geben, sodass seine damaligen Gegner nicht im Stande waren die Falschheit dieser Theorie durch hinreichende Gründe bloszulegen. Dass dieselbe sich so lange halten konnte, kam, wie es so häufig vorkommt, daher, dass gerade die Ideen grosser Männer am wenigsten untersucht und mit Aufmerksamkeit geprüft werden. Er meinte „zu begreifen, dass Blut während es circulirt mit Leben begabt sei, heisst der Einbildungskraft das Aeusserste zumuthen; die Schwierigkeit kommt aber bloss daher, dass das Blut eine Flüssigkeit ist und wir nicht gewohnt sind uns eine solche lebendig zu denken. Am Blut spricht sich die Krankheit deutlicher aus, als an irgend einem anderen Theile des Organismus, und Alles dieses sollte von einer todten thierischen Flüssigkeit ausgehen, auf welche eine Krankheit der festen Theile einen solchen Eindruck gemacht hätte! Das hiesse den festen Theilen zu viel und den flüssigen zu wenig Bedeutung beilegen. Ueberlegt man Alles, was das Blut betrifft, dann erscheint der Gedanke, dass es in sich lebendig ist, nicht so schwer zu fassen und hat man ihn einmal aufgefasst, so begreife ich nicht, wie man etwas Anderes auch nur für möglich halten kann, sobald man bedenkt, dass alle Theile aus Blut gebildet werden, dass wir durch dasselbe wachsen und es, wenn es nicht bereits vor dieser Operation Leben enthält, dasselbe während des Bildungsprocesses empfangen muss, denn dass die Theile, wenn sie einmal gebildet sind, Leben besitzen, darüber sind wir alle einverstanden. Will. Hunter war der erste, welcher nachwies, dass der Callus ebenso gut mit Leben begabt sei als der Knochen ... Das Lebensprincip des Bluts, welches in seinen Wirkungen dem Lebensprincip der festen Theile ähnlich ist, verdankt sein Dasein derselben Materie, von welcher das letztere abzuleiten ist, nämlich der Materia vitae diffusa, die durch alle festen und flüssigen Theile gleichsam ausgegossen ist." Hunter hatte eine grosse Abneigung gegen Definitionen, stellte daher anstatt eine solche vom Leben zu geben nur die Eigenschaften desselben fest, indem er sagte: der erste einfachste Begriff des Lebens ist der, dass es das Princip der Selbsterhaltung und sodann das Princip der Thätigkeit ist. — Hatte Haller das Verdienst zuerst den menschlichen Körper in seine anatomischen Bestandtheile zerlegt und deren physiologische Merkmale angegeben zu haben, so suchte Hunter (welcher 10 Foliobände physiologischer Notizen hinterliess) diese Studien auf die Pathologie anzuwenden. Der Zusammenhang zwischen Physiologie und Pathologie lag allen seinen Theorien zu Grunde; indem er die Gesetze des Lebens aufstellte und sie zur Erklärung der Krankheit anwandte, fand er eine neue Methode der Forschung.

Trotz seiner grossen physiologischen Leistungen blieb ihm der kranke Mensch stets der liebste Gegenstand seiner Untersuchungen. Man war in England gewöhnt, auf inductivem Wege vorzugehen, während man in Schottland das Schliessen aus allgemeinen Principien auf besondere Thatsachen vorzog; hier wurde ein grosser Logiker für einen grossen. Mann gehalten, dort nur in dem Falle, wenn er sich durch Erfahrung bewährt hatte. Buckle meint, dass Schottland, wo Hunter seine Jugend zubrachte, ihm die deductive, England dagegen, wo er 40 Jahre lebte, die inductive Methode eingepflanzt habe. Indem zwischen beiden Methoden sein Geist getheilt war, kam eine gewisse Dunkelheit nicht nur in seine Sprache, sondern auch in seine Gedanken. Das war sein Fehler. Beide Methoden traten am deutlichsten in der Pathologie hervor. Bei seiner Neigung zur Deduction suchte er u. A. den Gedanken einzuführen, dass alle Krankheiten sich rascher nach der Haut zu entwickelten, als nach den inneren Theilen, vermöge einer verborgenen Kraft, welche auch die Pflanzen nöthige, sich der Oberfläche der Erde zu nähern. Ein anderer dahin gehöriger Satz war folgender: „da ich jeden Vorgang im Organismus als eine Thätigkeit ansehe, sei es eine allgemeine oder örtliche, so scheint es mir ausser Zweifel, dass nicht zwei verschiedene Thätigkeiten gleichzeitig in derselben Constitution oder in demselben Theile stattfinden können. Aus diesem Grundsatz folgt natürlich, dass nicht zwei verschiedene Fieber in derselben Constitution, noch zwei örtliche Krankheiten in demselben Theile gleichzeitig vorkommen können." Mit dieser Geistesrichtung trat Hunter den Traditionen der Engländer schroff entgegen. Dennoch war ein grosser Theil seiner Untersuchungen so inductiv wie nur möglich. Keine Gelegenheit liess er unbenutzt, Sectionen zu machen, in der Voraussicht, dass von einer allgemeineren Einführung der Leichenöffnungen die Fortschritte der Arzneiwissenschaft abhängen würden. Er bürgerte die pathologische Anatomie in England ein, welche bei ihm eine unmittelbare praktische Richtung nahm und dadurch vielleicht noch einflussreicher wurde, als Morgagni's Arbeiten.

Die Kenntnisse, welche er sich erwarb, suchte er ganz besonders zur Vervollkommnung der Chirurgie zu verwerthen. Ein grosser Theil der chirurgischen Verbesserungen, welche innerhalb der nächsten Decennien nach seinem Tode eingeführt wurden, lassen sich denn auch auf ihn zurückführen; selbst seine Redensarten waren lange Zeit hindurch in den englischen Schulen allgemein und übten ihren Einfluss auf den Stil der neueren chirurgischen Bücher aus. Unter seinen chirurgischen Arbeiten, auf welche wir später erst näher eingehen werden, ist die wichtigste: A treatise on the blood, inflammation and gunshot wounds (1794). In dieser Arbeit, welche wie alle Erzeugnisse eines Genies einen unausdrückbaren Reiz ausübt, war recht eigentlich eine neue Untersuchungsmethode der Chirurgie niedergelegt. Es galt die Abhandlung · über Entzündung, welche zuerst 1762 nach der Wiedereinnahme von Belleisle entworfen und aus Beobachtungen zusammengestellt war, die Hunter binnen zwölf Jahren in London gemacht hatte, von jeher in der öffentlichen Meinung als sein Hauptwerk. Im Verlauf dieser Untersuchungen erlaubte er sich nicht selten Abschweifungen, die mit dem Hauptgegenstande in entferntem Zusammenhang standen und verwirrte durch seine Formlosigkeit den Leser. Doch ist ein Theil seiner Dunkelheit wohl dadurch zu erklären, dass er in jener Zeit oft krank, niedergedrückt war und über die vollständige Correctur der Arbeit hinwegstarb. Er hatte lange mit der Veröffentlichung derselben gezögert, um eine möglichst vollständige Arbeit zu liefern und hoffte, dass sie auch Andere befähigen werde, über einen Gegenstand zu arbeiten, von welchem sie bisher gar nichts wussten. Diese Abhandlung betrachtete er selbst als ein neues, aus rohen Materialien zusammengesetztes Gebäude, dessen Mängel ihm nicht unbekannt waren. Wir verdanken Hunter sodann die erste Kenntniss der Phlebitis (1793), Untersuchungen über Varices, Aneurysmen und bei diesen die Unterbindung der Arterie oberhalb des Sacks (1785); die Vorläufer der subcutanen Operationen, scharfsinnige Abhandlungen über Syphilis (1786), Bau und Krankheiten der Zähne (1771), Intussusception, Urinverhaltung u. s. w. Er war der Einzige, welcher die ersten Ideen seines Schülers Jenner über die Vaccination bewusst auffasste und ihrer in seinen Vorlesungen als einer Sache erwähnte, die weitere Nachforschungen verdiene. Schlugen ihm Operationen fehl, so forschte er den Ursachen aufs sorgfältigste nach und entdeckte auf diesem Wege manche Unvollkommenheiten. Seine operative Geschicklichkeit bewiesen die glücklichen Exstirpationen kopfgrosser Geschwülste vom Halse, wobei in einem Falle einer der besten englischen Chirurgen erklärt hatte, dass nur ein Dummkopf oder Wahnsinniger eine Ausrottung der Geschwulst wagen könnte. Seine für jene Zeiten grosse Kunst der Diagnostik zeigte u. A. ein Fall von Schusswunde des Bauches, wo Andere die Spannung desselben ausgetretenem Blut zuschrieben, während er sich durch die „Percussion" überzeugte, dass Luft die Ursache war (1783). Auch diagnosticirte er einen organischen Herzfehler und fand bei der Section die Aortenklappen dicker, härter und sehr eingeschrumpft; dieses erklärte ihm die Symptome, da das Blut bei jeder Contraction in die Herzkammer zurückfliessen musste. Seine sämmtlichen Werke sind 1834 von Palmer herausgegeben.

Hunter's Grösse wurde von den Zeitgenossen nicht erkannt. Dass er die Ideen um ihrer selbst willen, ganz unabhängig von allen anderen Rücksichten schätzte, dafür hatten die Engländer keinen Sinn, solange kein handgreifliches Resultat dabei abfiel. Scharfsichtig, aber kurzsichtig, waren sie unfähig seine umfassenden Speculationen anzuerkennen. Nach ihrer Meinung war Hunter wenig mehr als ein Neuerer und Schwärmer, fand daher selbst mit seinen praktischen Verbesserungen nur eine kalte Aufnahme. Ein geheimer Widerwille gegen Geister, welche uns weit übertreffen, steckt ja einmal im Menschen. Die epochemachende Arbeit über Blut und Entzündung, in welcher die feinsten und schwierigsten Gegenstände der Natur abgehandelt waren, konnte Hunter zu keiner Popularität verhelfen, weil es der Aerzte wenige gab, welche im Stande waren, ihm auf diesem Wege zu folgen. „Der grosse Schotte, unter eine Nation geworfen, deren geistige Gewohnheiten den seinigen so unangemessen waren, hatte — wie Abernethy sagte —, eine einsame und trostlose Stellung durch seine Ueberlegenheit." Man verstand ihn so wenig, dass während der vielen Jahre, wo er in London über Anatomie und Chirurgie las, seine Zuhörer nur die Zahl 20 erreichten. — Wenn die eigenen Landsleute Hunter's Grösse nicht ahnten, was Wunder, wenn es in Deutschland ebenso ging. A. G. Richter hielt ihn in der Arbeit über Blut und Entzündung, welche seine grossen Erwartungen nicht befriedigte, wohl für einen scharfsinnigen Beobachter mit manchen neuen Ideen; doch fand er, dass häufig den

Erfahrungen viel Gewalt angethan sei, um sie den Theorien anzupassen. Vorzüglich vindicirte er ihm die Kunst, wirklich brauchbare praktische Sachen in einen leeren theoretischen Schaum aufzublasen und alltägliche Dinge so zu zerlegen, dass sie ganz unkenntlich und leicht für etwas ganz Neues angesehen würden. Concis schreiben könne er nicht und ermüdeten seine Weitläufigkeit und Wiederholungen selbst den geduldigsten Leser; auch zeige er bei seiner lebhaften Einbildungskraft ein grosses Bestreben, Sonderbarkeiten aufzuführen. Richter wollte den Erfahrungen über Phlebitis nicht widersprechen, hatte jedoch nie etwas gesehen, was dieselben zu bestätigen schiene und hielt sie nicht ganz für beweisend. Die grösste Anerkennung liess er indess den Arbeiten über die Zähne und Syphilis widerfahren, obwohl ihm auch hier schien, dass Hunter eine grosse Liebe für Sonderbarkeiten habe und sich oft widerspräche. Baldinger fand das Capitel über Urinverhaltung paradox. Desgleichen betonte der Uebersetzer Hebenstreit, obschon er die ausgezeichneten Verdienste um Chirurgie und Anatomie anerkannte, den Hang zu paradoxen Behauptungen und fand den Grund für den fehlenden Zusammenhang darin, dass Hunter in der Jugend keine gelehrte Erziehung genossen und erst spät Schriftsteller geworden sei (!). Den Artikel über Verdauung des Magens hielt Tode für einen drolligen Traum und hoffte, dass die englischen Theorieschmiede uns doch allmählich gegen die eingerissene Anglomanie schützen sollten. Entsetzlich trocken sei das Werk über Zähne, auch vieles darin alt, und dürfe man um des Himmels willen J. Hunter nicht mit dem berühmten William verwechseln; denn jener sei bekanntlich ein wahrer Nimrod in Hypothesen.

John Hunter war seinem Zeitalter zu weit vorausgeeilt!

Anhang.

Nur vorübergehend werfen wir einen Blick auf die Chirurgen im übrigen Auslande, da mit wenigen Ausnahmen die Meisten von ihnen viel unbedeutender und in Deutschland wenig oder gar nicht bekannt, nicht im Entferntesten einen gleichen Einfluss auf deutsche Chirurgie ausüben konnten, als die Franzosen und Engländer.

In den nordischen Reichen begann um die Mitte des Jahrhunderts ein regeres Leben: man baute Hospitäler und Gebärhäuser. Den „nordischen Desault" besass damals Schweden in Olof Acrel, Professor in Stockholm. In Paris und in der französischen Armee gebildet, brachte er zuerst eine wissenschaftliche Chirurgie in sein Vaterland und that ausserordentlich viel für die Verbesserung der Hospitäler, deren Generaldirector er war. Seine chirurgischen Vorfälle (1775), in denen eine grosse Erfahrung niedergelegt ist, waren die ersten Früchte des neuen Krankenhauses in Stockholm. Er verbannte die übermässige Wärme aus den Krankenzimmern und eiferte sehr gegen die vielen überflüssigen Instrumente und den Missbrauch der Salben und Pflaster. Bekannt wurden BIERCHEN durch Untersuchungen über Krebs, worin er die Diagnose von Scropheln und Syphilis festzustellen suchte, sodann MARTIN durch seine thermometrischen Messungen, SCHÜTZER und der Augenarzt ODHELIUS.

Dänemark blieb nicht zurück. Kopenhagen baute sein Friedrichshospital. Eine Gesellschaft von Aerzten und Wundärzten bildete sich 1772 unter Tode, welche, zu einer königlichen erhoben, die Soc. med. Havniensis collect. herauszugeben anfing. Obwohl damals schon in jedem District von 3—6 Meilen ein Wundarzt mit 150 Thaler Gehalt angestellt war, blieb die Stellung derselben noch gedrückt, sodass als etwas Aussergewöhnliches erzählt wird, wie ein Graf v. Reventlow den Wundarzt seiner Grafschaft als Arzt angenommen habe, ihn an seiner Tafel speisen und an den Gesellschaften Theil nehmen liess. Den wichtigsten Schritt zur Förderung der Chirurgie that König Christian VII., indem er, um für das Land und die Armee bessere Wundärzte heranzubilden, eine königliche Akademie der Chirurgie in Kopenhagen 1785 gründete. Man nahm sich die junge Akademie in Wien zum Muster und gerieth wie dort mit den schwer gekränkten Aerzten in einen Streit, welcher mehrere Jahre lang von den Chirurgen in einer tumultuarischen Weise fortgeführt wurde. Die Akademie war von der Universität und dem Collegium medicum unabhängig; ihre Professoren (3 ordentl. und 4 Reservechirurgen) hatten gleichen Rang wie die Universitätslehrer und gehörten zu Nr. 8 der 5. Classe, wo sie gleich nach den Hofjunkern zwischen Major und Rittmeister rangirten. Die Vorlesungen wurden unentgeltlich in dänischer und deutscher Sprache gehalten. — Der hervorragendste dänische Chirurg war CALLISEN. Aus der Barbierstube hervorgegangen, hatte er als Feldscherer und im Friedrichshospital gedient, dann mehrere Jahre in Frankreich und England studirt und war schliesslich Professor, Oberchirurg der dänischen Flotte und Generaldirector der Akademie geworden. Beliebt als Lehrer und gesuchter Praktiker, machte er sich um die Verbesserungen des Medicinalwesens sehr verdient und erntete mit seinen Institutionen (einer systematischen Bearbeitung der Chirurgie) und Principien viel

Beifall. Der gelehrte HEUERMANN schrieb eine gute Operationslehre, Prof. SCHEEL eine grosse Arbeit über Transfusion des Blutes und Einspritzung der Arzneien mit eigenen Versuchen.

Die Zeit des grossen Boerhaave hatte in Holland ein allgemeines wissenschaftliches Streben wachgerufen und eine engere Verbindung der Chirurgie mit der Medicin zu Stande gebracht, als in anderen Ländern. Daher waren die besten holländischen Chirurgen des 17. Jahrhunderts auch zugleich gute Aerzte und zeigten mehr Interesse für die pathologische Richtung in der Chirurgie als für den mechanischen Theil. Im Uebrigen spielten sich noch in der Mitte des vorigen Jahrhunderts dieselben Zänkereien zwischen Wundärzten und Aerzten über die Abgrenzung ihres Faches ab, wie in Deutschland und Frankreich; die holländische Verfassung bestimmte u. A., dass kein Arzt, sondern nur der Wundarzt Geburtshilfe treiben dürfe. Neben dem Anatomen Albinus glänzte vor Allen der geniale PETER CAMPER (1722—1789), welcher als Anatom und Physiolog ebenso bedeutend war, wie als Chirurg. Auf der Schule beschäftigte er sich in seiner freien Zeit mit Baukunst, Optik, dem Drechsler- und Tischlerhandwerk, und wurde nach vollendeten Studien an demselben Tage Doctor der Medicin und Philosophie. Wiederholte Reisen nach England, Frankreich, Schweiz und Deutschland brachten ihn mit den hervorragendsten Männern seiner Zeit in Verbindung. 1750 wurde er zuerst Professor in Franecker, übernahm dann die Anatomie und Chirurgie in Amsterdam, später in Gröningen, wo er ausser jenen Wissenschaften noch Medicin und Botanik lehrte, zog sich aber inzwischen immer wieder auf ein Landgut zurück. Schliesslich liess er sich in Haag nieder, wo er als Rathsherr starb. Camper zeigte einen unbegrenzten Wissensdrang; mit einer Meisterschaft im Zeichnen, Oelmalen, Kupferstechen, Drechseln, Bildschnitzen verband er grosse mathematische Kenntnisse. Als der Krieg in Holland ihn zu Studien des Festungsbaues anregte, gab man nach seinen Angaben den holländischen Dämmen eine grössere Festigkeit gegen die See. Er beherrschte sowol die Literatur eines jeden Faches, besonders in der Geschichte der Künste, als auch die alten und neueren Sprachen. Er war Patriot im edelsten Sinne, stets zum Wohlthun bereit, dabei ein liebenswürdiger Mensch. Camper's wissenschaftliche Thätigkeit erstreckte sich über alle Zweige der Naturwissenschaften, besonders auf Anatomie und Zoologie, wobei er z. B. keine Kosten scheute ein Rhinoceros aus Afrika oder einen Wallfischkopf aus Grönland kommen zu lassen, um die Anatomie des Gehörorgans zu studiren. Für die Chirurgie waren seine Demonstr. anat.-pathol. (2 Bde. 1760,

1762) am wichtigsten. Er schrieb über die Krankheiten des Arms und Beckens, Schambeintrennung, Brustkrebs, Steinschnitt, Gesässfistel, Aftervorfälle, Knochencallus, Ursache des Hinkens bei Kindern, Fracturen der Patella und des Olecranons, angeborene Brüche und gab Abbildungen der Darmbrüche. Wenige Gelehrte haben so viele Preisfragen gelöst, wie er: die Académie de chirurgie in Paris krönte ihn fünfmal mit goldenen Medaillen für seine Arbeiten über den Missbrauch der Salben und Pflaster, die beste Form der Bruchbänder, den Einfluss verschiedener Luftarten, des Wachens und Schlafens auf chirurgische Krankheiten. Eine originelle Arbeit war die über die beste Form der Schuhe (1781), welche in verschiedene Sprachen übersetzt den grossen Nachtheil der hohen Absätze anatomisch nachwies. — Die übrigen Holländer traten gegen Camper sehr zurück. Van Gesscher befürwortete Bilguer gegenüber die Nothwendigkeit der Amputationen und schrieb über Verkrümmungen der Wirbelsäule; Professor Bonn in Amsterdam über Callus, Luxationen, Blasenstich, den er über den Schambeinen anrieth und eine Dissertation de continuationibus membranarum, aus welcher Bichat Vieles wörtlich entlehnte ohne die Quelle zu nennen. Bekannt waren noch Van Der Haar, der Schiffswundarzt Ten Haaff und der Steinoperateur in Amsterdam Van Wy.

In Italien hatte das vorige Jahrhundert einige gute, aber keinen epochemachenden Chirurgen bis in die beiden letzten Decennien, wo A. Scarpa lehrte, hervorgebracht. Als in der Mitte des Jahrhunderts im protestantischen Deutschland die italienische Sprache ziemlich viel getrieben wurde, sodass sogar Studenten in Halle unter Anleitung ihres Sprachlehrers italienische Abhandlungen drucken liessen, fing man auch an medicinische und chirurgische Schriften durch Uebersetzungen zugänglich zu machen (Eschenbach's Auswahl der besten Aufsätze 1783, Kühn und Weigel's Bibliothek 1793). Wie den Deutschen war damals auch den Italienern Paris und London das Eldorado aller Wissenschaft. Zu denen, welche heute noch genannt werden, gehörte Guattani in Rom, welcher mit seiner Monographie über Aneurysmen (de externis aneur. 1772) irrthümlich als der eigentliche Vorläufer der indirecten Compression angesehen wird (siehe Leber); er gab die erste genaue Anleitung zur Oesophagotomie, welche er an Thieren gemacht hatte. An diese Operation knüpfte sich durch die Erfindung eines besonderen Messers der Name Vacca Berlinghieri's, des Directors der chirurgischen Klinik in Pisa. Professor Bertrandi in Turin machte sich um die Reform des ärztlichen Studiums in den sardinischen Staaten verdient und schrieb eine Operationslehre. Ihm galt bei Operationen der Zufall, welcher zuweilen die schwersten gelingen und die leichtesten misslingen machte. In Neapel entdeckte Professor Cotunni die Wasserleitungen im Inneren des Ohrs (1761) und nahm als Ursache des Ischias eine Ausschwitzung von Lymphe in die Scheidenhaut des N. ischiadicus oder N. cruralis an, empfahl demzufolge starke Vesicatore längs des Nerven (1764). Als geschickte Steinoperateure galten Pajola in Venedig und der päpstliche Leibchirurg Flajani in Sassia, dessen Sammlung von Blasensteinen eine der reichsten in Europa war. In Florenz lebten Benevoli, Palucci (später in Wien), Cavallini und A. Nannoni, welcher eine sanftere und weniger schmerzhafte Behandlung der chirurgischen Krankheiten in Italien einführte (1761), auch sehr gegen den Missbrauch der Salben und Pflaster eiferte. Am Hospital in Mailand wirkten Paletta, Monteggia und Moscati, der spätere Leibarzt vom Vicekönig Eugen, bekannt durch seine Behauptung, dass der Mensch auf vier Füssen zu gehen bestimmt sei. Diese paradoxe Ansicht zu widerlegen entschloss sich Vrolik in Amsterdam sogar zu einer besonderen Dissertation. In Pavia entwickelten Nessi, Verfasser eines ins Deutsche übersetzten Handbuchs der Chirurgie und vor Allen der berühmteste Italiener Anton Scarpa ihre Thätigkeit. Dieser war ein Schüler und Assistent Morgagni's, zur Zeit als derselbe erblindete; er wurde Professor der Anatomie und Chirurgie in Modena und seit 1784 in Pavia, wo er eine chirurgische Klinik errichtete. Von Napoléon, als König von Italien, zum Leibchirurgen ernannt, behielt er bis 1812 die Leitung der Klinik und trat dann wegen Gesichtsschwäche, aber sonst sehr rüstig (was er der Jagd zu verdanken glaubte) in Ruhestand. Er starb hochgeehrt im 85. Jahre (1832). Sein grosses Verdienst war die Entwickelung der chirurgischen Anatomie, welche allen seinen Arbeiten, die mit vorzüglichen Abbildungen versehen waren, ein charakteristisches Gepräge gab. Wir verdanken ihm einen sogenannten Stiefel für den Klumpfuss, mit welchem der Kranke gehen konnte (1803), ausgezeichnete Arbeiten über Aneurysmen (1804), Hernien (1809) und Augenkrankheiten.

In Spanien war das wichtigste Ereigniss die Gründung einer Akademie der Medicin zu Madrid (1732) und eines eigenen Collegs von Wundärzten (1741). Am Ende des Jahrhunderts gab es 16 medicinische und 3 chirurgische Schulen (Madrid, Barcelona, Cadix). Das medicinische Studium, für welches man keine grosse Vorkenntnisse verlangte, war meist theoretisch; die Professoren dictirten und erhielten vom castilischen Rath den Befehl die Institutionen des Boerhaave zu erläutern. Nach einem auffallend leichten Doctorexamen wurde zur Erlaubniss der Praxis noch einmal in Madrid eine Prüfung, welche 60 Thaler kostete, verlangt. Eine über alle spanische Aerzte gesetzte oberste Behörde regierte mit einem Despotismus, welcher den Stand erniedrigte; ohne weitere Gründe anzugeben, verhängte sie Geldstrafen und entzog die Erlaubniss zu prakticiren. Die Folge war, dass nur unbemittelte und ungebildete Leute aus den niederen Ständen Medicin studirten. Dennoch war die Zahl der Aerzte sehr gross, jedes Dorf besass einen Jünger Aesculaps (in Madrid mit 160,000 Einwohnern waren 135), sodass fast alle arm waren und die wenigsten ihre Familie ernähren konnten. Nicht selten liefen sie als Bettler zu Fuss von Ort zu Ort und baten an den Klosterthüren um etwas Suppe und ein geringes Almosen. Bei diesen Verhältnissen konnte es kein grosser Triumph für die Chirurgen sein, wenn sie am Ende des Jahrhunderts durch ihren Einfluss bei Hofe sich eine politische Gleichstellung mit den Aerzten errangen, äusserlich dadurch erkennbar, dass sie spanische Cocarden nebst galonnirten Kleidern tragen durften und einen militairischen Rang erhielten. Nach besseren Unterrichtsmaximen wurde 1795 eine medicinische Schule in Madrid errichtet und die Aufnahme von grösseren Vorkenntnissen abhängig gemacht. Von jetzt an musste Jeder, welcher in Madrid prakticiren wollte, Doctor sein und 300 Thaler bezahlen. Unter den spanischen Chirurgen, welche sich hauptsächlich nach der französischen Schule bildeten (das Nähere bei Ullersberger, Deutsche Ztschr. f. Chir. II. 293. 1873), war einer der vorzüglichsten der Leibwundarzt Anton de Gimbernat, welcher zuerst die Ursache der Einklemmung des Schenkelbruchs in dem nach ihm benannten Theile des Cruralbogens auffand (1793).

XI.

Kriegschirurgie unter Friedrich dem Grossen.

Die Anfänge der deutschen Militairchirurgie. — Friedrich des Grossen Interesse. — Im siebenjährigen Kriege. — Bewegliche und stehende Feldlazarethe. — Transport, Diät, Arzneien. — Das Belagerungslazareth in Schweidnitz. — Frische Luft, Neutralität, Sterblichkeit. — Die chirurgische Pepinière in Berlin. — Der preussische Feldscherer. - Bilguer. — Schmucker. — Theden. — Voitus, Mursinna, Görcke. — Jasser, Ollenroth und andere Regimentschirurgen. — Das Militairsanitätswesen unter Joseph II. — Aus kleineren Staaten.

Man ziehe dem deutschen Barbier einen bunten Rock an, vergesse aber nicht alle seine Dummheit, Rohheit und Quacksalberei mit hineinzustecken, und er repräsentirt sich als „Feldscherer" des vorigen Jahrhunderts, welchem der Soldat seine zerschossenen Glieder anvertrauen musste. Es scheint die deutsche Militairchirurgie in Preussen, und zwar mit dem Geburtsjahr des Feldscherers, 1630 zu beginnen. Vorher gab es im Brandenburgschen Heere weder Feldärzte, noch Heilanstalten; die kranken Soldaten mussten zusehen, wo sie blieben, sich ihren Lebensunterhalt erbetteln und fielen den Gemeinden zur Last. Der erste Feldscherer war bei der kurfürstlichen Leibgarde angestellt, rangirte zwischen Schreiber und Trommelschläger und bekam alle zehn Tage 2½ Thaler. Erst der grosse Kurfürst fing an Manches nach französischem Muster einzurichten: die Commandeure mussten bei jedem Regiment einen Feldscherer mit fünf bis sieben Thaler Monatsgehalt engagiren, desgleichen bei jeder Compagnie. Diese rasirten die Soldaten. Von Militairhospitälern war noch keine Rede. Die Geschichte kennt nur einen tüchtigen Militairarzt des grossen Kurfürsten: Gottfr. Purmann, welcher mit den Brandenburgschen Truppen den Schwedenkrieg mitmachte, später Wundarzt in Halberstadt und Breslau war, wo er 1721 starb. Sein berühmter chirurgischer Lorbeerkranz (1685), sowie seine Arbeiten über Schusswunden zeugen von einer hohen Begeisterung für die Wissenschaft. Als unter Friedrich III. die Pest im Brandenburgschen ausbrach, befahl man den Gemeinden auf eigene Kosten Hospitäler zu bauen und darin pestkranke Soldaten unentgeltlich zu verpflegen. So blieb es bis zum 18. Jahrhundert. Bevorzugt wurden die Leibgarden; ihnen lieferte die Hofapotheke in Berlin freie Medicin und gab den Gardeofficieren dieselbe um den halben Preis, während für die übrigen Regimenter der Feldarzneikasten vorhanden war. Dieses änderte sich, als jener Monarch, der spätere König Friedrich I., im Jahre 1712 den Regimentsfeldscherern Zuschüsse gab, um für die Soldaten Medicamente anzuschaffen und ihnen zum Transport derselben zwei Pferde nebst Fourage bewilligte. Jetzt erhielten die Stabsquartiere, aber nur sie allein, Militairhospitäler; im Uebrigen mussten die Compagniechefs und Regimentsfeldscherer für das Unterkommen der kranken Soldaten sorgen.

Den Grund zu einer eigentlichen Organisation des preussischen Militairmedicinalwesens legte erst Friedrich Wilhelm I., indem er einen Generalchirurgen (Holtzendorff) anstellte, welchem sämmtliche Militairärzte untergeordnet waren. Zu ihrer Ausbildung wurden in Berlin die Anatomie, das Collegium med. chirurgicum und die Charité gegründet. Unter der Aufsicht des Collegs standen acht junge Wundärzte, welche vom Generalchirurgen vorgeschlagen, vom König jährlich hundert Thaler Pension erhielten und unentgeltlich unterrichtet wurden. Aus diesen Pensionärchirurgen, einer Schöpfung Holtzendorff's, wurden die Regimentswundärzte der ganzen Armee genommen. Wer die nächste Anwartschaft hatte, kam zuvor ein Jahr in die Charité zur praktischen Ausbildung und stand der älteste von ihnen bis zu seiner Beförderung in Potsdam, wo er unter Aufsicht des Leibarztes die Beamten des Hofes behandelte. Alle Vierteljahr war öffentliche Prüfung. Die drei ältesten mussten in jedem Winter den anatomischen und chirurgischen Cursus durchmachen, damit, wenn eine Vacanz in den Regimentern aufkam, sie sogleich abgehen konnten. Ihre äussere Stellung blieb gedrückt. Dem Spott und Hohn preisgegeben genoss der Feldscherer weder beim gemeinen Soldaten, und noch viel weniger bei den Officieren Achtung. Diese waren meistens so roh und unwissend wie ihr König. Noch im Jahre 1790 bezeichnete das Volk mit dem Worte „Friedrich Wilhelm Officier" einen grossen hageren Mann in kurzem blauen Frack mit langem Degen und zugeschnürtem Hals, der Alles steif und ernst wie im Dienst that und nichts gelernt hatte. Die Bildung der Officiere war so gering, dass Lafontaine, damals Feldprediger in Halle, von einem sonst braven Capitain erzählt, er habe nichts Geschriebenes lesen können. Die Officiere liessen dem Compagniefeldscherer die Fuchtel, dem Regimentsfeldscherer Arrest geben, wenn ihnen etwa einer von den „langen Kerlen" starb. Sicherlich hat Schmucker, welcher in seiner Jugend eine Zeitlang Chirurg bei den Potsdamer Grenadieren war, manche angstvolle Stunde mit diesen Lieblingen des Königs verlebt. Er sagt selbst, dass diese Leute (welche bekanntlich mit jeder Art von Gewaltthat angeworben wurden, sodass es eine gewöhnliche Warnung der Eltern war: „wachse nicht, dich fangen die Werber") wegen ihrer ausserordentlichen Grösse und Schönheit vom Könige besonders geschätzt, mit aller nur möglichen Treue, Fleiss und Sorgfalt behandelt werden mussten.

Unter diesen trostlosen Verhältnissen, wo jeder gebildete Mann dafür dankte, als Wundarzt in der Armee zu dienen, trat Friedrich der Grosse in den Krieg. Gleich die ersten Feldzüge zeigten nach allen Richtungen das vorhandene Elend, sodass vor allen Dingen die Leistungsfähigkeit der Militairärzte erhöht werden musste. Zu diesem Zwecke schickte Friedrich, wie bereits sein Vater, einige junge, talentvolle Männer aus der Zahl der Pensionairchirurgen zum Studium nach Paris und Strassburg. Um jedoch momentan Hülfe zu schaffen, liess er nach dem ersten schlesischen Kriege, wo die bestehenden Mängel sich bereits grell gezeigt haben mussten, im Jahre 1744 durch J. L. Petit 12 französische Chirurgen (2 maîtres chirurgiens, opérateurs et démonstrateurs und 10 chirurgiens aides à maîtres chirurgiens) kommen und stellte sie in seiner Armee an. Die Franzosen dirigirten nun die preussischen Feldlazarethe, machten die Operationen und dienten während des Friedens im Invalidenhause. Sie hatten deutsche Wundärzte, denen sie, obwohl der deutschen Sprache ganz unkundig, Unterricht ertheilen mussten, zu Gehülfen. Allein kein einziger zeichnete sich irgendwie aus und entsprach den gehegten Erwartungen, sodass sie den Generalchirurgen untergeordnet wurden und nie eigenmächtig handeln durften. Der König selbst verminderte ihre Zahl und besetzte die Stellen wieder mit Deutschen. 1790 verschwanden die Franzosen ganz. „Sie haben dem Staat viel gekostet, aber wenig geleistet, daher sie auch bis auf einen ausgestorben sind" (Mursinna). Trotz Friedrich's Vorliebe für französische Einrichtungen konnte er sich nicht dazu verstehen, ihre Medicinalverfassung in seiner Armee einzuführen, weil die Kosten zu gross waren. Eine der wichtigsten Verbesserungen war, dass der König durch Dr. Cothenius, den Nachfolger Eller's, Feldlazarethe einrichten liess. Dagegen hatte die Bestimmung, dass dem Regimentsfeldscherer als Medicingelder für jeden Soldaten monatlich Ein Groschen ausbezahlt wurde, wofür er die nöthigen Arzneimittel liefern musste (eine Einrichtung, die sich bis ins Jahr 1829 erhielt), den grossen Nachtheil, dass die Feldscherer, welche von ihrem Gehalte nicht gut leben konnten, mit ihren Pflichten in Conflict geriethen. Es schlich sich denn auch in den Lazarethen hin und wieder ein Wucher ein, indem z. B. die Feldscherer, um für sich zu sparen, den Fieberkranken rohen Salpeter anstatt der gebräuchlichen, aber theuren Chinarinde gaben.

Auffallend ist es, dass der grosse Feldherr, welcher in seinen Schriften über den Krieg weitläufig das Proviant- und Marketenderwesen, den Genuss von Bier und Branntwein u. A. bespricht, sich über die Hülfeleistung auf dem Schlachtfelde und den Transport der Verwundeten sehr kurz fasst (s. später). Friedrich besuchte gelegentlich die Kriegslazarethe, gab den kranken Soldaten Geld, untersuchte auch wohl die Arzneigläser und zeigte für einzelne Verwundete besonderes Interesse. Man bewundert seinen scharfen Verstand in einem Examen, welches er mit dem Arzte Tralles, dem Gegner Lessing's anstellte, als derselbe des Königs Bruder Heinrich in Breslau an einer Brustfellentzündung behandelte. Einmal überredete Friedrich einen Capitain seiner Leibwache zur Amputation, welche derselbe verweigert hatte, und befahl den frisch Amputirten zu transportiren, weil die Armee aufbrechen musste. Am Lager des verwundeten General von Geist fragte er Theden, ob auch Nympha und Quinquina gegeben würden und war zufrieden, als dieser es bejahte. Ein anderes Mal besuchte er einen verwundeten östreichischen General und befahl Theden, „er solle für den General resonable sein"; und als einem Gardegrenadier, welchem er zugethan war, ein Stück Eisen aus der Lende gezogen wurde, bewahrte er sich dasselbe auf. Von seinem ersten Generalchirurgen, der die directen Befehle meist durch den Generaladjutanten erhielt, liess sich Friedrich hin und wieder Abends Bericht abstatten. Trotz aller Fürsorge, welche er den Verwundeten angedeihen liess, war er doch sehr unbefriedigt, wie aus einer Unterredung mit dem Hofrath Zimmermann, der kurz vor des Königs Tode aus Hannover zur Behandlung herbeigerufen war, hervorgeht. „Aber", — sagte der König, nachdem er angeführt, dass im Bayerschen Erbfolgekriege die Ruhr auf seine Veranlassung erfolgreich mit Brechweinstein behandelt worden sei —, „es kommt da nicht bloss auf Recepte an, sondern hauptsächlich auf alle übrigen Anstalten, die man bey einer Armee macht. In allen meinen Kriegen befolgte man meine Befehle, in Absicht auf meine kranken und verwundeten Soldaten äusserst schlecht. Nichts hat mich in meinem Leben mehr verdrossen: als wenn Ich sah, dass man diese braven Männer, die Gesundheit und Leben so edel für ihr Vaterland hingaben, in ihren Krankheiten und bey ihren Wunden übel verpflegte. Man ist oft barbarisch mit ihnen umgegangen und mancher arme Soldat ist aus Mangel von guter Verpflegung gestorben. Nichts hat mich von jeher mehr betrübt, als wenn ich die unschuldige Ursache an dem Tode irgend eines Menschen war. Aber Ich habe seit dem letzten Kriege solche Befehle gegeben, die es allen den Schelmen, Schurken und Spitzbuben bey der Armee künftig sehr schwer machen werden, ihren König zu betrügen und den armen Soldaten der ihm so nöthigen Hülfe und Erquickung so schändlich und barbarisch zu berauben." Obwohl der König einzelne seiner Chirurgen hoch schätzte wie Schmucker, den er bei sich im Schloss zu Sanssouci wohnen liess, und Theden, welcher, nach Potsdam berufen, ihm eine Eiterung am Schenkel behandeln musste, so blieb doch im Allgemeinen die Stellung der Militairärzte eine unwürdige. Noch immer standen die Feldscherer (ein Name, der erst unter Friedrich Wilhelm III. abgeschafft wurde), den subalternen Officieren im Range nach. Wie gering man von ihnen dachte, geht aus einer Instruction hervor, welche Friedrich der Grosse (1781) für die Capitaine bei den Feldlazarethen erliess. Diese, zu Directoren derselben ernannt, mussten nicht allein darauf sehen, dass die Speisen für die Kranken ordentlich zubereitet und ausgetheilt wurden, sondern hatten sogar die Doctoren und Feldscherer zu controliren, „dass nicht Arme und Beine dutzendweise abgeschnitten würden, überhaupt keine Amputation eher vorgenommen würde, bis der kalte Brand da sei, wonach also die Capitains sehen müssten." Thaten die Chirurgen ihre Pflicht nicht, gaben sie den Kranken nicht ordentlich zu essen oder unterschlugen sogar Hospitalgegenstände, so sollte der Capitain „sogleich den, er sei es wer es wolle, arretiren und in Ketten schliessen", worauf mit grösster Strenge der Process eingeleitet wurde. Eine Folge der erwähnten Unterredung zwischen dem Könige und Zimmermann war, dass der Hofrath Fritze in Halberstadt, welcher in einer anonymen Schrift mit grosser Freimüthigkeit die schlimmen Zustände des preussischen Feldlazarethwesens offen dargelegt hatte, nach Potsdam berufen und vom Könige etwa einen Monat vor seinem Tode (1786) mit der Oberaufsicht über die Feldlazarethe betraut wurde. Es hiess in jener Schrift (das Königl. Preuss. Feldlazareth u. s. w. 1780) u. A.: „Die Preussische Armee in Sachsen bestand aus 72,000 Mann und die Sächsische aus 22,000 Mann. Von jener sind in den Lazarethen ohngefähr 4000 und von dieser nur 48 gestorben. Welch' ein ungleiches Verhältniss. Nothwendig müssen gewisse Umstände bei der Preuss. Armee und deren Lazarethanstalten zu Grunde liegen, die eine grössere Tödtlichkeit verursacht haben" und ferner: „Eben den Schlendrian, welchen man im Kriege vom Jahre 1756 bis 1763 in der Oekonomie und Medicinalverfassung befolgte, hat man auch in diesem letzten Kriege zum Verderben der Kranken und Spott der ganzen vernünftigen Welt beybehalten, ohne die fruchtbaren Erfahrungen von zwanzig Jahren und darüber zu nuzen ... der redliche, verbrüderte Sachse bezeigte sein theilnehmendes Mitleiden über das Elend und den Tod, den seine Brüder, die Preussen, oft unschuldig litten, und der mit Eifer und Thätigkeit ausgerüstete Preussische Arzt stand beschämet da, und konnte nichts drauf antworten als: ich kanns nicht zwingen. "

Begleiten wir unsere preussischen Collegen in den siebenjährigen Krieg. An der Spitze des Medicinalwesens stand der Generalfeldstabsarzt Cothenius, welcher mit dem ihn vertretenden zweiten Armeearzt die oberste Aufsicht über die Lazarethe, Aerzte u. s. w. führte, während die Generalchirurgen den chirurgischen Theil dirigirten. Bei einer zweiten Armee führten der Oberfeldstabsarzt und der zweite Generalchirurg das Commando. Generalchirurgen waren Schmucker, Bilguer und Theden. Unter ihnen standen sämmtliche Wundärzte in der Armee, zunächst als sog. aufsehende Wundärzte die Stabs-, Ober- und Pensionärchirurgen, welche die Verwundeten in den Lazarethen behandelten. Ihnen subordinirt waren die gewöhnlichen Feldscherer, die sowol bei inneren Kranken, als bei Verwundeten verwandt wurden und den halben Gehalt der Oberwundärzte bezogen. — Kam es zur Schlacht, so war ein Generalchirurg mit einigen aufsehenden und niederen Wundärzten möglichst in der Nähe der kämpfenden Truppen, um die Verwundeten auf dem Schlachtfelde zu verbinden. Gräben und andere geschützte Stellen dienten als Verbandplätze. Dem Feuer waren alle preussischen Militairärzte ausgesetzt. Schmucker erhielt bei Soor einen Schuss durch das Kinn und einen zweiten durch den Hals, während er einen Verband anlegte, später als Generalchirurg in der Schlacht bei Prag einen Schuss an den Rand der Orbita, sodass er sogleich bewusstlos vom Pferde fiel und vier Tage lang Blut spie. Trotz starker Schmerzen konnte er sich bei seinen vielen Geschäften keiner Schonung hingeben. War der erste Verband angelegt, so erhielt der Verwundete etwas verdünnten Essig (welchen jeder östreichische Soldat in seiner Feldflasche hatte, während der Preusse Branntwein mit sich führte), Salpeter oder sonstige Arzneien, die einer Entzün dung vorbeugen und ein heftiges Wundfieber verhüten sollten. Wenn nöthig, wurde zur Ader gelassen und der Verwundete dann ins bewegliche Feldlazareth gebracht. Dieses legte man meistens in Schlössern, Kirchen oder Scheunen in der Nähe des Hauptmagazins, der Kriegscasse und Feldbäckerei an, damit die Kranken unter Bedeckung waren, gut verpflegt und leicht transportirt werden konnten. Hier wurde unter der Aufsicht eines Generalchirurgen, der höheren Wundärzte, deutschen und französischen Pensionären eine genauere Untersuchung angestellt, die nöthigen Erweiterungen und Einschnitte der Wunden vorgenommen, Kugeln und Splitter extrahirt, trepanirt, amputirt. So ein herausgenommener Splitter glich einer Reliquie: preussische wie östreichische Officiere liessen ihren extrahirten Knochen schleifen, in einen Ring oder Kreuz fassen, mit Brillanten besetzen und Namen sowie Datum der Schlacht darauf schwarz einbeizen. Sogleich sonderte man die innerlich Kranken von den Verwundeten und brachte jene in besondere Lazarethe, wo Stabsmedici an der Spitze standen. Bei etwaiger chirurgischer Behandlung wurde hier entweder ein höherer Wundarzt zu Rathe gezogen oder der Kranke in ein chirurgisches Lazareth transportirt. Die Stabsmedici besuchten täglich zweimal die Kranken, führten Journal und beaufsichtigten Diät und Ventilation. Beim Mangel an Aerzten übernahmen auch die höheren Wundärzte innere Kranke; umgekehrt besuchten die Aerzte die Lazarethe der Wundärzte, wenn der erste oder zweite Arzt dazu den Befehl ertheilte. In den beweglichen Feldlazarethen blieben die Kranken und Verwundeten so lange, bis sie in ein stehendes Lazareth gebracht werden konnten. Es war ein grosser Uebelstand, dass man nach der Schlacht die Verwundeten nicht gleich unter die Hände bekam, weil oft erst ein sicherer Ort für das Feldlazareth ausgesucht werden musste. So vergingen mitunter vier, sechs Tage, ehe die Verwundeten alle zusammen gebracht waren. Bei Prag wurde auf der einen Seite der Stadt geschlagen und auf der anderen am weissen Berge das Lazareth angelegt; hier dauerte es fast acht Tage, bis die letzten Blessirten ins Lazareth kamen. Die Folge davon war, dass, wie Schmucker klagt, die meisten Amputationen erst einige Tage nach der Schlacht gemacht werden konnten und dann in der Regel tödtlich verliefen, ausserdem viele Soldaten durch den Transport so entkräftet ankamen, dass eine Operation nicht mehr möglich war.

Das Transportwesen lag unter Friedrich dem Grossen noch sehr im Argen. Die Instruction desselben in seinem „Unterricht von der Kriegskunst an seine Generals“ lautete: „Wenn der Sieg er halten worden, so erfordere ich, dass man ein Detachement von denen Regimentern mache, welche am meisten gelitten haben, sodann für die Blessirten sorgen, und solche nach dem Lazareth bringen lassen muss, die man schon zuvor präpariren lässt. Zuförderst sorget man vor seine Blessirten, doch so, dass man auch das menschliche Mitleiden gegen die von dem Feinde nicht vergisst." In der Regel benutzte man die leeren Mehl- und Proviantwagen, welche Fourage holen mussten, um die Kranken ins Lazareth zu bringen. „Die Dysenteristen wurden grösstentheils auf denen Wagen, welche das Commissbrod zur Armee überbringen sollten, dem Lazarethe überliefert. In eben diesen Wagen, die mit der Ruhrjauche und faulen Kerkergift angefüllt waren, wurde noch an eben dem Tage für die Gesunden der Armee das Brod eingeladen" (Fritze). Brach nach der Schlacht die Armee sofort auf, so musste in grösster Eile verbunden werden, weil man die Verwundeten mitnahm. So war es 1760 nach der Schlacht bei Liegnitz, wo der König befahl, alle Verwundeten sogleich zu verbinden und auf Wagen zu bringen, weil die Armee an demselben Tage noch drei Meilen marschiren müsse. Nur zwei Stunden waren zum Verbande bewilligt. Als die Frist abgelaufen, wurden die Schwerverwundeten auf Pack-, Brod- und Proviantwagen gelegt. Die Leichtverwundeten sollten, jedoch ohne Rüstung, nebenher marschiren. Das war an sich schon eine Erleichterung, denn der preussische Infanterist hatte auf dem Marsche über 65 Pfund zu tragen. Nun blieben noch 500 meist an den oberen Extremitäten Verletzte übrig, welche marschunfähig keine Wagen mehr vorfanden. Schmucker entschloss sich rasch und erwirkte vom König den Befehl ein Regiment Dragoner absitzen zu lassen. Binnen einer halben Stunde waren alle Verwundete zu Pferde und die Dragoner gingen nebenher. Auf diese Weise wurde drei Tage lang bis nach Breslau marschirt. Wenn es sein musste, transportirte man auch die frisch Amputirten; dazu liess Schmucker einmal an das Feldbett eines Officiers zwei Stangen befestigen, darüber Bügel legen, sodass es durch zwei Pferde getragen werden konnte. Nicht selten vergingen viele Tage, bevor die Verwundeten unter Begleitung von Compagniefeldscherern in den stehenden Feldlazarethen (Hauptlazarethe) ankamen, wo sie bis zur völligen Genesung blieben. Der König oder der commandirende Feldherr bestimmte den Ort für dieselben, wo möglich in grossen Städten und nicht zu weit von der Armee entfernt. Man nahm dazu besonders Schlösser, Kirchen, Klöster und Kasernen. Im siebenjährigen Kriege waren solche Hauptlazarethe in Breslau, Glogau, Stettin, Dresden, Torgau und Wittenberg. Sie standen unter dem Directorium eines Stabsofficiers, welcher die allgemeine Aufsicht über das ganze Lazarethwesen, besonders über die Oeconomie, Verpflegung und die ins Lazareth commandirten Mannschaften hatte. Unter ihm zahlten Inspectoren und Commissaire den Sold aus, verwahrten die Utensilien und führten Listen über den Bestand des Lazareths. Jedes Regiment, welches viele Kranke darin hatte, commandirte zu demselben einen Officier, bei weniger Kranken einen Unterofficier, welche über ihre Leute die Aufsicht führten und rapportirten. Auch gaben die Regimenter nach der Schlacht mehrere Compagniewundärzte ins Lazareth ab, damit es hier an Hülfe nicht fehle; sobald sie indess entbehrt werden konnten, wurden sie zurückgeschickt. Jeder Unterwundarzt besorgte 20—30 Verwundete, resp. 50—60 innerlich Kranke, welche mit Ausnahme der Schwerverwundeten, die Betten hatten, auf Strohsäcken lagen. Vier bis acht Unterwundärzte standen unter dem Commando eines aufsehenden Wundarztes, der ihnen Unterricht ertheilte, täglich Visite machte, die schwersten Verwundeten behandelte und operirte. Nur bei schweren Fällen und wichtigen Operationen musste der Oberwundarzt den Stabswundarzt zu Rathe ziehen und dessen Vorschriften annehmen. Die niederen Wundärzte assistirten dabei, besorgten die Nachtwachen, mussten 4 mal täglich die verordneten Arzneien reichen und führten Journal, durften indess allein nichts Wichtiges unternehmen. Ihre Geschäfte waren also mehr oder weniger die der jetzigen Lazarethgehülfen und Krankenwärter. Nur den geschickteren unter ihnen war unter Aufsicht mitunter gestattet Einschnitte zu machen und zu trepaniren. Sog. Aufwärterinnen besorgten die Fomentationen. Der Generalchirurg hatte die Oberaufsicht; er besuchte unerwartet die Lazarethe, wurde schriftlich und mündlich consultirt und verrichtete häufig die wichtigsten Operationen selbst. 11 Uhr Morgens musste Alles besorgt sein, weil dann auf Anordnung von Cothenius das ganze Lazarethpersonal, Aerzte, Wundärzte, Oeconomiebeamte, Apotheker und Officiere zu einer Conferenz zusammentraten um Hospitalangelegenheiten zu besprechen. (In späteren Jahren stand über der Direction eines jeden Lazareths die sog. Hauptfeldlazarethdirection, bestehend aus dem Generalstabsarzt, ersten Generalchirurgen und einem Stabsofficier, welche beim Ausbruch des Krieges Alles für die Mobilmachung anordnete, Aerzte und Wundärzte anstellte und sich täglich versammelte um Alles gemeinschaftlich zu beschliessen 1787.) Dem ersten Arzte der Armee sowie dem Generalchirurgen wurde Bericht abgestattet und zweimal im Monat eine genaue Krankenliste eingeliefert, worauf man aus sämmtlichen Listen eine Uebersicht über alle Kranken der Armee zusammenstellte. Ein Uebelstand, welcher durch das damalige Werbesystem veranlasst sich namentlich beim Examen innerer Kranken geltend machte, war die Vielsprachigkeit, denn es dienten in der Armee Friedrich des Grossen Russen, Dänen, Schweden, Polen, Ungarn, Holländer, Türken, Italiener, Franzosen.

„Der preussische Soldat führt sein Gewehr bei sich, solange er lebt, zum Beweis, dass er für den Gebrauch der Waffen geboren ist": von diesem Gesichtspunkt aus genoss er während des siebenjährigen Krieges im Lazareth Freiheiten, die ihm sehr schädlich waren. Er empfing Sold, Brod und Fleisch wie beim Truppentheile und war Herr über seine Lebensart; nichts wurde ihm abgezogen. Der Arzt konnte ihm in Betreff der Diät nur einen freundschaftlichen Rath geben, mehr Befugniss hatte er nicht; auch hütete der preussische Soldat mit grosser Sorgfalt die Freiheit, welche ihm sein König zugestanden hatte. Hierin stand die preussische Lazarethordnung hinter anderen zurück, denn in Oestreich musste der Soldat eine vorgeschriebene Diät beobachten und bekam ebenso wie in England und Frankreich, solange er im Lazareth verpflegt wurde, keinen Sold. Nachdem Theden mit Verbesserungen bei den Lazarethen seines Artilleriecorps vorangegangen war, wurden 1787 die Diätverhältnisse durch ein neues Reglement in Preussen geordnet. Von nun an bestimmte der Arzt die Diät. Es bestand die ganze Portion aus $^3/_4$ Quart Fleischsuppe mit Graupen oder Reis, $^1/_2$ Pfund Fleisch und $1^1/_2$ Pfund Brod. Ausserdem gab es halbe und viertel Portionen; nach Bedürfniss auch Wein, welchen früher der Arzt aus seiner Tasche bezahlen musste, wenn er ihn verordnete. Sold und Baarschaft wurden dem Soldaten abgenommen und deponirt.

Die Apotheke besorgten ein Oberfeldapotheker, mehrere Feldapotheker und Gesellen, wobei eine beständige Controle Unterschlagungen kaum möglich machte. Da der erste Armeearzt allein die Auswahl der Arzneien bestimmte, so fand man meistens nur solche, die mit seinen Anschauungen übereinstimmten. Die Formeln, welche Cothenius sowohl für äussere als innere Mittel eingeführt hatte, waren oft tolle Gemische und enthielten nicht selten 10, 15 Ingredienzien. Der Curiosität halber wollen wir ein Monstrum von Wundwasser, welches aus 34 Substanzen bestehend von Bilguer aufgenommen ist, anführen; es war eine Aqua vulneraria s. sclopetaria vinosa Pharm. Parisiens:

Rec. Radicis symphiti majoris, Foliorum ejusdem, Bellidis maj. et minoris, Bugulae, Saniculi, Betonicae, Scrophulariae, Plantaginis, Agrimoniae, Hyperici cum summitatibus, Vineae per vincae, Hederae terrestris, Artemisiae, Veronicae,

Verbenae, Telephii majoris, Millefolii ana uncias quatuor, — Salviae, Angelicae, Tanaceti, Absinthii, Chelidoniae majoris, Foeniculi, Aristolochiae clematitidis, Menthae, Hysopi, Nicotianae ana uncias octo, — Rutae, Chamomillae, Scordii, Majoranae, Rorismarini ana uncias quatuor, — Summitatum et florum lavendulae, Origani, Calaminthae ana uncias sex. — Macerentur per quatriduum in Vini generosi libr. quinquaginta ponderis civilis, postea destilentur ad dimidias. — Si spirituosa expetitur haec aqua Vulneraria, loco Vini, herbis modo praescriptis spiritus Vini rectificati super affundantur libra quinquaginta, atque destillentur.

Noch jetzt existirt die Feldapotheke Friedrich's II., welche auf dem Schlachtfelde zu Hochkirch 1758 gefunden in einem umfangreichen, mit Messing ausgelegten Schrank enthalten war. Den Hauptplatz nahmen Purgantien ein (Rhabarber, Jalappe, Aloe, Bittersalz, Seignettesalz u. s. w.), dann viele Brechmittel (Ipecacuanha, Brechweinstein), krampfstillende Mittel (Hirschhorngeist, Campher, Moschus), ferner Spiessglanz-Eisenmittel, viele gepulverte Pflanzentheile, Opium und eine Menge jetzt ganz veralteter Mittel. Zu chirurgischen Zwecken waren besonders balsamische Mittel zum Verbande darin (peruvianischer B., der von Mekka, weisser Bernstein u. s. w.), ausserdem viel Bleizucker und enorm viel Sublimat. Die Hälfte der Fächer in dieser Feldapotheke ist leer. — Eine alberne, durch die in die preussische Armee hineingezogenen Franzosen privilegirte Sitte war das Verbandmaterial in den Feldlazarethen französisch zu benennen, obwohl kein einziger Feldscherer diese Namen richtig aussprechen und schreiben konnte. So lehrte Bilguer, dass die Binde für den Stumpf des Oberarms le bandage pour l'amputation du bras, der Hobel zur Verrenkung des Ellbogens le doloire pour la luxation du coude heisst.

Es dürfte von Interesse sein sich in einem bestimmten Lazarethe näher umzuschauen, und wählen wir dazu das Belagerungslazareth von Schweidnitz, welches der Generalchirurg Schmucker 1762 einrichtete. Das grosse Dorf Neudorf, eine kleine Meile von Schweidnitz und eine halbe Meile vom Depot, war dazu bestimmt. Da Schmucker schon zehn Tage vor Eröffnung der Trancheen mit einer grossen Anzahl Stabs-, Ober- und Pensionärchirurgen, über sechzig Lazarethwundärzten und vielen Lagerstellen anwesend war, so konnte er Alles gehörig in Ordnung bringen. Sogleich wurden vier grosse massive Scheunen eines adligen Hofes gereinigt und. darin Pritschen, ein Fuss über der Erde, aufgestellt. In das herrschaftliche Haus quartirte sich Schmucker mit dem Stabsmedicus, Lazarethinspector und der Feldapotheke ein. Vier grosse Stuben im Dorfe blieben für Kopfverletzte reservirt. Die inneren Kranken kamen, bevor sie nach Breslau transportirt werden konnten, in die

Scheunen, die verwundeten Officiere in die übrigen Häuser. Am Eingang der Trancheen baute man eine grosse Bretterbude, welche vor den feindlichen Geschossen geschützt lag. Nach diesem „Blessirtendepot" brachte man alle in den Trancheen Verwundete, legte hier den ersten Verband an und liess wenn nöthig zur Ader. Sobald eine Anzahl Blessirter zusammen war, wurden sie früh Morgens oder Abends auf Wagen in das Belagerungslazareth gebracht. Jeden Abend bezogen ein Regimentschirurg mit vier Compagniechirurgen im Depot die Wache und liessen sich nach 24 Stunden ablösen. Im Lazareth selbst hatten ein Stabs- oder Oberwundarzt nebst einem Pensionär- und vier Lazarethchirurgen beständig Wachtdienst, um die neu ankommenden Blessirten sofort unterzubringen; waren sehr gefährliche darunter, so musste sofort dem Generalchirurgen rapportirt werden. Jeder dirigirende Chirurg bekam ca. 50 Verwundete nebst fünf Lazarethchirurgen unter seine Aufsicht. Für die Kopfverletzten bestimmte Schmucker einige Wundärzte ganz besonders und befreite sie von allen übrigen Arbeiten. In jedem Krankenzimmer lag ein Journal auf, in welchem der Verlauf der Krankheit oft von Stunde zu Stunde aufgezeichnet wurde. Dieses Tagebuch konnte in Schweidnitz, wo man mit Ruhe arbeitete, auch nicht auf einmal mit zu vielen Kranken überhäuft wurde, bequem geführt werden, wie es nach grossen Feldschlachten nicht möglich war. Alle fünf Tage schaffte man eine Anzahl Verwundeter auf Wagen nach Breslau, behielt aber die Kopfverletzten und Schwerverwundeten im Lazareth zurück. Als Ende September starke Kälte mit Schnee eintrat, konnten die Kranken in den Scheunen nicht mehr bleiben, daher ein grosser massiver Schaafstall hergerichtet werden musste. Zwanzig Mann hatten acht Tage lang zu thun um den Mist fortzuschaffen, Alles zu reinigen und auszuputzen. In die vier grossen Thorflügel und an verschiedenen Stellen der Mauer liess Schmucker viereckige Löcher brechen und Fenster einsetzen. Hier lagen die Kranken hinreichend warm, litten weniger von der Zugluft, wie in den Scheunen, und waren sehr zufrieden. Der Stall wurde täglich einige Mal ausgeräuchert und nach jedem Verbande gelüftet.

Obwohl die preussischen Generalchirurgen auf Reinlichkeit und frische Luft in den Feldlazarethen drangen, und die Kranken alle drei bis vier Wochen in neue Zimmer zu legen empfahlen, um die alten zu reinigen und zu lüften, Fenster und Thüren öffnen und die Theden'schen Ventilatoren anwenden liessen, auch keine zu hohe Temperatur in den Zimmern duldeten, so war dennoch der Sinn dafür lange nicht allgemein genug. Dazu kam die Zusammenhäufung der Kranken. In den Hospitälern in Dresden „waren die Kranken-lager gewöhnlich so zusammengeschichtet, dass ein Strohsack den anderen berührte und kaum soviel Platz übrig, dass man zwischen den Reihen durchgehen konnte. Ja! sehr oft musste man über die Kranken wegschreiten; und die Füsse des Einen berührten beinahe den Kopf des Anderen. Es war auch dann, wenn die Hospitäler durch grosse Transporte einmal etwas entlediget wurden, ein seltener Fall, dass man einmal rein fegen und den Fussboden scheuern konnte“ (Fritze). Die Folge war, dass eine grosse Ansteckung in den Laza-rethen herrschte, viele Wärter und Feldscherer starben. — Ein anderer Nachtheil in den Feldlazarethen, worüber namentlich Bilguer und Baldinger klagen, war das häufige hin und her Transportiren des Kranken, welches Manchem sein Leben kostete, sowie der häufige Wechsel der behandelnden Wundärzte, sodass ein Verwundeter bis zur Genesung oft unter vier, sechs, zehn und mehr Hände kam. Wie lauteten die Klagen hundert Jahre später?

Mitunter musste man ganze Lazarethe verlegen, wenn der Platz nicht sicher genug war, denn der Feind respectirte sie nicht und kannte keine Neutralität. Schmucker wurde mit seinem Lazareth in Schweidnitz von den Oestreichern gefangen genommen und erst nach fünf Tagen auf Parole entlassen. Ebenso verlor Theden 1744 zum ersten Male und von östreichischen Husaren in der Schlacht bei Leuthen gefangen zum zweiten Male seine ganze Equipage, und blieb den Winter über in Gefangenschaft. Dasselbe Unglück begegnete ihm beim Ueberfall von Hochkirch, worauf der König ihm für seinen Verlust dreihundert Thaler auszahlen und freie Arznei zum folgenden Feldzuge geben liess. Noch einmal wurde er 1759 in Polen von den Kosacken gefangen und mehrere Monate lang fest gehalten, indess gut behandelt. Wir werden im nächsten Capitel einige deutsche Stimmen hören, welche sich für eine Neutralität der Lazarethe aus-sprachen. — Für die Mortalität in den Feldlazarethen liegen sehr wenige Zahlen vor. Bilguer's Angaben wollen wir für das letzte Capitel der Schusswunden aufsparen. Einmal gingen demselben 15000 Kranke und Verwundete durch sein Lazareth, von denen ca. 1500 starben. Dieses hatte während des ganzen Feldzuges 9684 Thaler gekostet, wobei auf jeden Kranken nicht ganz 16 Groschen für Arznei kamen.

Friedrich des Grossen Prophezeiung, dass nach seinem Tode die bösen Zungen sich Luft machen würden, ging auch in Betreff der Feldlazarethe in Erfüllung. Ein pensionirter preussischer General schrieb 1787 über die Schlacht bei Torgau folgendes: „Der grösseste

Theil der Verwundeten verlor durch die heftige Kälte das Leben, welches bei den Preussen ihr gewöhnliches Schicksal ist, wo die Spitäler so schlecht eingerichtet und so stinkend waren, dass jeder Soldat, sobald er hineinkam, sich schon für todt ansah. Die Doctoren und Chirurgen in den Spitälern hatten den Befehl alle diejenigen umkommen zu lassen, welche so verwundet waren, dass sie nach ihrer Heilung nicht wieder dienen konnten, um die Kosten ihrer Erhaltung zu sparen." Vielleicht wollte der General mit dieser Kritik auch den Mahnruf seines Königs geisseln, welcher den Wundärzten zurief: „macht mir nicht zu viele Krüppel", aber dennoch für vortreffliche Invalidenanstalten mit reichlicher Versorgung für das ganze Leben gesorgt hatte. Allerdings lässt sich nicht leugnen, dass im Verlauf der vielen Kriege sich manche Missbräuche im preussischen Militairsanitätswesen eingeschlichen hatten, sodass Friedrich Wilhelm II. genügenden Stoff zu Reorganisationen fand. Er stellte das Feldlazarethwesen, wie vorhin erwähnt, unter ein eigenes Departement des neu errichteten Ober-Kriegs-Collegiums (oder Kriegs-Ministeriums, wie es unter Friedrich dem Grossen nicht bestanden hatte). Sodann verbesserte er die Lage der Militairärzte, befreite sie vom Rasirmesser und der Fuchtel und führte ein Jahr nach Friedrich des Grossen Tode 1787 ein zum Theil auf die Vorschläge des Dr. Fritze basirtes, neues Reglement für die Feldlazarethe ein, welches in Rücksicht auf die Pflege der Verwundeten nichts zu wünschen übrig liess. Man rechnete auf 100000 Mann etwa 10000 Kranke und bestimmte für die ganze Armee im Kriege 4 Stabs- und 18 Feldmedici, 30 Stabs-, 40 Ober- und 600 Unterwundärzte. Ausserdem waren 2 Oberfeldapotheker, 4 Provisoren oder Reiseapotheker, 40 Unterapotheker und 10 Handarbeiter angestellt. Die Wärter waren verheirathete halbinvalide Soldaten, und rechnete man auf 100 innere Kranke 5, auf 100 chirurgische Kranke 10 Wärter.

Wenige Jahre später standen neue Verbesserungen in Preussen bevor. Der Generalstabschirurg Görcke rief 1793 die Feldambulancen ins Leben, d. h. ein wandelndes Lazareth für 1000 Verwundete und Kranke, welches nach der Bewilligung von Friedrich Wilhelm II. binnen 6 Wochen hergestellt wurde. Diese ambulirenden Lazarethe waren mit Leichtigkeit zu etabliren und bewährten sich sofort bei der Belagerung von Mainz vorzüglich. Schon lange hatte Görcke den Plan gehegt eine umfassende militairärztliche Lehr- und Bildungsanstalt zu gründen, welche nun im Jahre 1795 als chirurgische Pepinière in Berlin ins Leben trat. Sie war anfangs nur dazu bestimmt ein chirurgisches Feldlazarethpersonal von fünfzig Mann, das vorläufig in der Armee nicht unterzubringen war, aufzunehmen und fortzubilden. 1797 wurde die Anstalt bedeutend erweitert, bekam ein eigenes Haus und sollte jetzt auch Compagniechirurgen heranziehen, die schon vorhandenen besser ausbilden und einen guten Stamm von Chirurgen für Feldlazarethe herbeischaffen. Unter dem Curatorium eines Generallieutenant leitete der Generalstabschirurg als Director die Anstalt, nahm die Zöglinge auf und stellte sie später an; ein Oberstabschirurg vertrat ihn. Von vier Stabschirurgen hatte einer die Aufsicht über die zur Charité abcommandirten Zöglinge, während die Uebrigen im Institut zur wissenschaftlichen Ausbildung mitwirkten. Die eigentlichen Gouverneure waren die Oberchirurgen, welche acht an der Zahl die jungen Leute in die Collegien begleiteten, ihre Zeit, militairischen Anzug, gemeinschaftliches Mittagessen u. dergl. controlirten. Meistens frühere Zöglinge der Pepinière avancirten sie nach einer Prüfung vor dem Collegium med. chirurgicum zu Stabs- und Regimentschirurgen in etwa zwölf bis vierzehn Jahren. Die Zahl der Zöglinge war auf 81 festgestellt, abgesehen von einer unbestimmten Anzahl Volontairs, welche auch Ausländer sein durften und einer Menge Compagniechirurgen, die zum Studium nach Berlin kamen. Vor der Aufnahme mussten die Zöglinge sich verpflichten mindestens acht Jahre zu dienen. Alle Halbjahre wurden neun derselben zur Armee geschickt und ebenso viele aufgenommen. Ein jeder blieb in der Pepinière $4^{1}/_{2}$ Jahre, hörte in dieser Zeit jedes Colleg zweimal und erhielt monatlich sechs Thaler nebst freier Wohnung. Ausser dem Unterricht in deutscher, lateinischer, französischer, polnischer Sprache, in der reinen und angewandten Mathematik, Logik, Moral, Geschichte und Geographie gaben die Professoren vom Collegium med. chir. theoretischen Unterricht in sämmtlichen medicinischen Disciplinen. Diesem folgte dann der praktische Dienst ein halbes Jahr lang auf jeder Station der Charité. Die Pepinière besass eine Bibliothek, eine Sammlung von anatomischen Präparaten und Medicamenten, ein Herbarium u. s. w. Die Zöglinge wurden zu Compagnie- und Escadronchirurgen bestimmt und später entweder zu Oberchirurgen der Anstalt oder zu Garde- und Regimentschirurgen befördert. Auch konnten sie als Kreischirurgen oder beliebig im Civildienst angestellt werden. Die Stiftung der Pepinière war für die damalige Zeit, wo Medicin und Chirurgie noch immer getrennt waren, ein Fortschritt, da beide Wissenschaften in ihr gelehrt wurden; allein ein freier wissenschaftlicher Geist konnte sich unter der strengen Zucht nicht entwickeln. Im Jahre 1818 wurde aus ihr das medicinisch-chirurgische Friedrich-Wilhelm-Institut.

Unter den Kriegschirurgen Friedrich des Grossen, welche wir uns jetzt näher anschauen wollen, war die grosse Masse total unwissend. Noch immer sah man sich genöthigt Barbier- und Badergesellen als Feldscherer anzustellen, welche die Soldaten und Officiere zu rasiren hatten, deren intimster Umgang der Unterofficier und gemeine Soldat, deren häufigstes Laster die Trunksucht war. Wenn sie auch in Berlin, dessen Anstalten für Anatomie und Chirurgie damals grossen Ruf in Deutschland hatten, Gelegenheit fanden Collegien zu hören, so mussten sich doch die Regimentswundärzte mit ihrer Ausbildung, welche ihnen pflichtmässig oblag, eine undenkliche Mühe geben, da jede Schulbildung, jeder Ehrgeiz fehlten. Auf welcher niedrigen chirurgischen Bildungsstufe die Feldscherer standen, zeigen einzelne Beobachtungen, welche der Charitéarzt Muzell 1754 erzählt. Als einem Musketier eine Scheere in die Hinterbacke drang und eine starke Blutung nebst Geschwulst folgte, schlug Muzell eine Dilatation vor. Da indess der Feldscherer sich nicht getraute dieselbe zu machen, musste er, der Arzt, die Operation selbst verrichten, „wohl der schwerste Casus, welchen er jemahlen gehabt und wozu würklich Entschlossenheit erfordert wurde." Er fand in der Tiefe ein Aneurysma und rettete den Kranken durch Unterbindung, nicht wie er meinte der Art. obturatoria, sondern der Art. ischiadica. Diese Ligatur ist die erste an letztgenannter Arterie, wie ich in meiner Arbeit über Wunden und Aneurysmen der Art. glutea nachgewiesen habe. Ein anderer Regimentsfeldscherer war nicht im Stande eine heftige Blutung nach der Extraction eines Zahns zu stillen, was erst Muzell durch Einpressen eines Schwammes in die Zahnlücke gelang. Als einmal auf eine wegen Caries der Hand gemachte Amputation des Oberarms Gangrän folgte, sah Muzell die einzige Rettung in der Exarticulatio humeri, allein sein Pensionärchirurg rieth aus Furcht vor der Blutung davon ab. Sie wurde dennoch ausgeführt. Man gebrauchte mehrere Tage zur Herausnahme des Knochens, weil man erst eine Zeit lang Pressschwamm einführte, um den Kopf des Oberarms von der Gelenkhöhle etwas zu entfernen; der Kranke genas. Derartige Fälle, welche den traurigen Zustand der Feldschererchirurgie in ein helles Licht stellen, liessen sich leicht noch vermehren. Die Klagen über die mangelhafte Ausbildung waren so allgemein, dass der Generalchirurg Theden sich entschloss einen „Unterricht für die Unterwundärzte bei Armeen" zu schreiben (2 Bde. 1774). Dieser sollte zugleich ein Leitfaden sein, nach welchem der Meister seinen Lehrjungen heranbildete, da die Handbücher von Platner und Ludwig für die Barbiere viel zu hoch geschrieben waren.

Leider waren aber in jener Arbeit die Anfangsgründe der Anatomie und Physiologie so kurz und unbrauchbar abgehandelt, dass der Feldscherer nichts daraus lernen konnte. Welchen Begriff sollte er sich z. B. vom Stirnbein machen, wenn Theden ihm lehrte: das Os frontis hat zwei Superficies oder Flächen, eine innere concavam (hohle) und äussere convexam (gewölbte) und verschiedene Margines oder Ränder u. s. w. Man quälte überhaupt beim anatomischen Studium die jungen Leute viel zu viel mit trockenen Namen, Zahlen, welche rasch wieder vergessen wurden. 1783 gab Bilguer eine Anweisung für Feldwundärzte heraus, da Alles, was bis dahin über Feldlazarethe geschrieben war, aus der Feder gelehrter Herren stammte, welche nie einen Feldzug mitgemacht hatten. Sieht man indess, wie umständlich und detaillirt Bilguer die Schusswunden abhandelt, sodass er in Rücksicht auf Richtung, Gestalt der Wunde, Lage der fremden Körper in jedem einzelnen Falle die Einschnitte beschreibt, so wird man begreifen, dass die Feldscherer nur mit dem Gedächtnisse, und nicht mit dem Kopfe arbeiteten. Noch am Ende des Jahrhunderts, im Jahre 1791 schrieb Bilguer: „es ist mehr als zu bekannt, dass wegen des geringen Gehalts — (der Unterwundarzt bekam damals monatlich 4 Thlr. 3 Gr. und 21 Gr. Zulage vom Regimentschirurgen, der hannoversche Escadron- oder Compagniechirurg monatlich 6 Thlr.) — der Unterwundärzte bey den Regimentern, und der scharfen militärischen Disciplin, nur wenige sich diesem hartem Dienst widmen, und diejenigen, die sich auch dazu widmen, mehrentheils Menschen sind, die keine moralische Erziehung gehabt, noch viel weniger Schulwissenschaften, und mehrentheils aus der niedrigsten Volksklasse sind. Würde der Staat darauf halten, dass nur gesittete, mit Schulwissenschaften und einem guten moralischen Charakter begabte junge Menschen sich der Wundarzneikunst widmeten, so könnten die Regimenter und die Provinzen mit geschickten Wundärzten und nicht mit privilegirten Todschlägern versehen werden, allein der Staat müsste auch diese so nützlichen und unentbehrlichen Menschen mehr ehren und besser bezahlen." Richter hatte Recht, wenn er behauptete, dass ein Feldwundarzt, dem in jedem einzelnen Falle gesagt werden müsse, wie er sich zu verhalten habe, der allgemeine Regeln nicht durch eigenes Urtheil auf einzelne Fälle anzuwenden verstehe, gar nicht berechtigt sei, Wundarzt zu sein. Wenn es irgend eine Entschuldigung für die geringen Kenntnisse der Unterwundärzte gab, so war es der Umstand, dass ihre Vorgesetzten, die Regimentschirurgen häufig ebenfalls nichts wussten, obwohl die Generalchirurgen während der Winterquartiere oft täglich chirurgische Vorlesungen hielten. — Wir wollen den preussischen Feldscherer nicht verlassen ohne zu wissen, wie derselbe aussah. Dazu soll sich unser Dichter Schiller in die Uniform stecken, denn die Würtemberger waren ebenfalls in den alten preussischen Schnitt, der sehr steif und abgeschmackt war, eingepresst. Als Schiller 1780 Feldscherer ohne Degenquaste wurde, mithin nur Feldwebelrang hatte und jährlich 216 Gulden, täglich also ca. 36 Kreuzer Gage bekam, hingen an jeder Seite seines Gesichts drei von Gyps starrende Rollen, welche Locken vorstellten, während ein kleiner Militärhut kaum den Kopfwirbel bedeckte. Hinten hing ein Zopf herab, und eine rosshaarene Binde zwängte den langen Hals ein. Den Kamaschen war Filz untergelegt, sodass die Beine wie zwei Cylinder einen grösseren Durchmesser hatten, als die in knappe Hosen eingepressten Schenkel. Da Schiller in den mit Schuhwichse sehr befleckten Kamaschen die Knie nicht recht biegen konnte, so bewegte er sich wie ein Storch. Im Hannover'schen musste der Escadron- oder Compagniechirurg sich bei den Dragonern eine grüne, bei der Infanterie eine rothe und bei der Artillerie eine blaue Uniform anschaffen.

Die bedeutendsten preussischen Kriegschirurgen und mit Richter und Siebold zugleich die besten Wundärzte in Deutschland waren Bilguer, Schmucker und Theden. Doch beschämt müssen wir eingestehen, dass auch diesen Männern eine eigentlich wissenschaftliche Tiefe fehlt und viele ihrer Arbeiten heutzutage kaum noch zu lesen sind. Der talentvollste unter ihnen war Joh. Ulrich Bilguer (1720—1796) aus Chur in Graubünden, wo sein Vater Zunftmeister war. Nach Absolvirung des Gymnasiums studirte er auf der Universität Basel, dann vier Jahre lang in Strassburg, wo er bei dem Anatomen Vaquin wohnte und auf dessen Rath sich ganz der Chirurgie widmete. Unter die Strassburger Wundärzte aufgenommen begann er zu prakticiren und ging inzwischen zur weiteren Ausbildung nach Paris. Jetzt wurde ihm die Stelle eines Chirurgien-major bei einem Cavallerieregiment angeboten, welches die Herzogin von Würtemberg anwarb. Nach einem Examen in Tübingen trat er ein, zog aber schon im folgenden Jahre (1742) mit dem Regiment, welches dem Könige von Preussen überlassen wurde, nach Berlin, um nochmals von Eller und Schaarschmidt geprüft und dann in seiner Stelle bestätigt zu werden. Bilguer liess es an Courtoisie gegen seine französischen Collegen nicht fehlen: ursprünglich schrieb er sich Bilger, schaltete aber dann ihretwegen ein „u" ein, damit sie seinen Namen richtig aussprächen; allein welcher gebildete Deutsche war damals nicht französirt! Der

Krieg führte ihn 1744 und 45 nach Böhmen und Sachsen und beförderte ihn zum Regimentschirurgen. Nach den Schlachten bei Kesselsdorf, Prag, Rossbach, Leuthen hatte er stets grosse Lazarethe zu dirigiren, zumal in Dresden und Breslau. Als der Generalchirurg Boness, der Nachfolger Holtzendorff's, starb, erhielt Bilguer seine Stelle. Nachdem er für die Belagerung von Schweidnitz die Feldlazarethe in Liegnitz, Jauer und Striegau eingerichtet, begleitete er die Armee des Prinzen Heinrich und später die des Königs. Nach der Schlacht von Kunersdorf, wo ihm die Oberaufsicht oblag, wurde er mit einem grossen Transport Verwundeter (darunter 10 Generale, über 400 Officiere) nach Stettin commandirt. 1760 arbeitete er in Torgau. Es reizte ihn die Doctorwürde, welche ihm nun auf seine Dissertation „Abhandlung von dem sehr seltenen Gebrauch oder der beinahe gänzlichen Vermeidung des Ablösens der menschlichen Glieder" 1761 von der Universität Halle ertheilt wurde. Diese Arbeit über Amputationen, welche er auf einem vierwöchentlichen Marsch in der grössten Unruhe lateinisch geschrieben und in demselben Jahre deutsch herausgegeben hatte, machte Bilguer binnen kürzester Zeit in der ganzen europäischen Chirurgie bekannt. Mehr noch in der französischen als deutschen, nachdem der berühmte Tissot 1764 der Arbeit die grosse Ehre erwies, sie ins Französische zu übersetzen. Sein Ruhm wuchs, als nach Tissot's Ausgabe eine englische und später auch eine spanische Uebersetzung folgte, denn der stolze Britte bekümmerte sich nicht viel um die Deutschen. Die Arbeit war eine von den wenigen Raketen, welche die deutsche Chirurgie im 18. Jahrhundert aufsteigen liess; sie zündete um so mehr, da Bilguer es wagte, den Ansichten der Académie de chirurgie direct entgegenzutreten, sodass sie ein enormes Aufsehn machte. Männer wie Pott, John Bell, Kirkland, Morand, Martinière, Gesscher, Bertrandi, Schmucker fühlten sich veranlasst, die von Bilguer aufgestellten Maximen einer eingehenden Kritik zu unterziehen. Der Verfasser hatte sich nicht eingebildet, dass seine Arbeit bei gelehrten Aerzten und Wundärzten allgemeinen Beifall finden werde, da „er für das jetzige Zeitalter zu schreiben sich nicht stark genug fand" und gestand später selbst ein, dass ihm dieselbe viel Neid und Missgunst zugezogen habe, bis Kirkland sich seiner annahm. Ein Jahr nach der Veröffentlichung war Bilguer Mitglied der Societät der Wissenschaften in Göttingen, der Römisch-Kaiserl. Akademie der Naturforscher, der Akademie in Erfurt und Magister von Wittenberg. Der Winter 1762 führte ihn in die Quartiere zu Torgau und Leipzig, wo er den Wundärzten täglich und unentgeltlich chirurgische

Vorlesungen hielt, die den Grund zu einer neuen Schrift „Anweisung zur Wundarzneikunst in Feldlazarethen" (1763) legten. Diese dem Prinzen Friedrich Heinrich von Preussen gewidmete Arbeit war u. A. mit 126 medicinischen und 132 chirurgischen Receptformeln geschmückt und erfreute sich ebenfalls einer Uebersetzung ins Französische. Als Bilguer nach der Attaque bei Freiberg mit dem Generalchirurgen Theden in den Lazarethen thätig gewesen war, kehrte er beim Friedensschluss nach Berlin zurück, um alsbald seine chirurgischen Wahrnehmungen herauszugeben (1763). Dieselben enthielten Beobachtungen von ihm und verschiedenen „fleissigen und aufmerksamen Lazarethfeldscherern" aus dem siebenjährigen Kriege und fanden Gnade in den Augen der Britten. Es folgten sehr dickleibige „Nachrichten an das Publikum in Absicht der Hypochondrie" (1767); sodann medic. chir. Fragen über Verletzung der Hirnschaale (1771), veranlasst durch die Verwundung eines hohen Officiers, von dem der König gesagt hatte, dass nur Jahrhunderte einen solchen Mann hervorbringen könnten. Darin waren hauptsächlich Diagnose und Behandlung von verborgenen Fracturen, Fissuren, Extravasaten abgehandelt. Dann erschienen Versuche und Erfahrungen über Faulfieber und Ruhr (1782) und eine praktische Anweisung für Feldwundärzte (1783). Gegen Ende seines Lebens, 1791, nachdem er 50 Jahre gedient, 12 Feldzüge mitgemacht hatte, 9 davon als Generalchirurg und 3 als Regimentsfeldscherer, schrieb er seine letzte Arbeit: „Erinnerungen für die Bemerkungen zur Erweiterung der med. und chir. Erkenntniss, nebst einer Abhandlung vom Hundskrampf bei Wunden". Schon früher zum Leibarzt der Königin ernannt und im Jahre 1794 in den Adelstand erhoben, starb er zwei Jahre darauf. Bilguer genoss einen grossen Ruf und machte durch die Uebersetzung seiner Werke unter den deutschen Wundärzten eine grosse Ausnahme. Dennoch zeigte er selbst im besten Mannesalter noch so wenig Selbstvertrauen, dass er „einige gelehrte, erfahrene und berühmte Herren Aerzte" fragte, ob seine Arbeiten den Druck verdienten oder nicht. Seine Einschränkung der Amputation war ein hervorragendes wissenschaftliches Verdienst, und wenn er auch mit zu einseitiger Kühnheit durch die fast gänzliche Verwerfung derselben weit über das Ziel hinausschoss, so lag doch darin der Anfang unserer heutigen conservativen Chirurgie. Bilguer zeigte hier und da eine vortreffliche Einsicht, die man jedoch aus einem schauderhaften Deutsch herauslesen muss.

Der andere Generalchirurg Joh. Leberecht Schmucker (1712 —1786) erhielt seinen ersten Unterricht beim Collegium med. chir.

und von Eller, Buddeus, Senff in der Berliner Charité. Zur grossen Grenadiergarde versetzt, wurde er auf Kosten des Königs Friedrich Wilhelm I. als Pensionärchirurg zwei Jahre nach Paris geschickt. Hier studirte er bei Petit, Morand, St. Yves und vor allem bei Le Dran, welchem er befreundet wurde und die meisten chirurgischen Kenntnisse verdankte. Der erste Kranke, welchen Le Dran ihm übergab, litt am Stein; er operirte denselben und zwar auf Anordnung seines Lehrers vor einem grossen Auditorium, musste den Kranken jedoch bis zur Genesung ganz auf eigene Kosten unterhalten. Le Dran gab ihm die weise Lehre bei seinen Studien nie sclavisch den Ansichten einzelner Gelehrten zu folgen und die Wahrheit stets höher als die Autorität irgend eines Mannes zu halten. Täglich besuchte Schmucker das Hôtel Dieu oder die Charité, wo er ausserordentlich viele Operationen machen sah. Von Paris zurückgekehrt, wurde er 1739 als Regimentschirurg beim Sydow'schen Infanterieregiment, 1749 beim Garderegiment in Potsdam angestellt, schliesslich unter Friedrich dem Grossen erster Generalchirurg und Director der chirurgischen Feldhospitäler. Elf Feldzüge machte er mit und war fast in allen Schlachten des siebenjährigen Krieges thätig. „Ein Quentchen Erfahrung überwieget allemal viele Pfunde glänzender Theorie": nach diesem Grundsatze trieb Schmucker seine Wissenschaft, wünschte daher auch, dass auf allen medicinischen Anstalten die Schüler gleich in den Krankenhäusern ihre Studien anfingen, weil vorher alle theoretische Kenntniss, so nothwendig sie auch sei, nichts nütze. Dennoch wollte er, wenn die Ursachen gewisser Erscheinungen ganz im Dunkeln lägen, versuchen sie durch Hypothesen zu erklären, weil mit dieser so oft vernachlässigten Philosophie die Arzneiwissenschaft sehr viel grössere Fortschritte machen würde. Für ein System sei die Zeit noch lange nicht reif. Medicin und Chirurgie waren für ihn fest mit einander verknüpft und von gleichem Werthe, sodass die Streitigkeiten über den Vorzug der einen oder der anderen ihm lächerlich erschienen. Indem er die Vorurtheile, Aberglauben und Leichtgläubigkeit seiner Zeit geisselte, glaubte er selbst noch an den Tollwurm der Hunde und empfahl das Ausschneiden einer Sehne als Präservativmittel gegen die Wuth.

Schmucker hatte eine grosse Praxis, jedoch in seinem Leben nur 7 Castrationen und 12 Steinschnitte (mit nur 1 Todesfall) gemacht. Wenn er von sich rühmte arme Kranke unentgeltlich operirt und unterstützt zu haben und durch den stillen Dank, das Bewusstsein viel Elend gemindert, Glück und Freude in eine trostlose Familie zurückgeführt zu haben, reich belohnt zu sein, so würde dieses

Bekenntniss aus dem Munde Anderer besser klingen, als aus seinem eigenen. Sein Ruf war weitverbreitet. Wohl sein berühmtester Kranker war der Leibarzt Zimmermann, welcher eigens von Hannover nach Berlin reiste, um sich auf den Rath seines Freundes Meckel von ihm eine Hernie operiren zu lassen. Schmucker's bester Freund und College, wie er den Generalchirurgen Theden nennt, assistirte ihm dabei. Sicherlich voll von Neid erzählte Theden, als bereits Operateur und Patient gestorben waren, dass Zimmermann sich schon früher bei ihm in Stettin zur Operation angemeldet habe. Als nun Schmucker operiren und Theden assistiren sollte, fragte letzterer seinen Chef, wie er die Operation machen wolle und empfahl dabei sein Schusswasser, worauf Schmucker unfreundlich antwortete. Die Heilung erfolgte unter trockenem Verbande innerhalb 13 Wochen nach vielem Leiden, daher Theden meinte, dass dieselbe mit seinem Schusswasser gewiss in 5—6 Wochen zu Stande gekommen wäre. Schmucker's grössere Erfahrung wurde von A. G. Richter, der ihn als einen der erfahrensten und geübtesten deutschen Wundärzte schätzte, gern zugestanden. Er unterliess nie in besonderen Fällen die Section zu machen und führte über alle wichtigen Kranken ein genaues Tagebuch. Da er sich ausser Stande fühlte nach grossen Schlachten alle Verwundete genau zu beobachten, so lenkte er während eines Feldzuges seine ganze Aufmerksamkeit auf bestimmte Verletzungen und legte zu diesem Zwecke möglichst viele Verwundete derselben Gattung zusammen. So machte er es bei der Belagerung von Schweidnitz mit den Kopfverletzten und holte später einmal, um den Schierling bei Krebs zu prüfen, aus allen Hospitälern in Breslau 30 Kranke mit Scirrhen in sein Lazareth zusammen. Nie setzte er einen Stolz darein geschwind zu operiren; die Sicherheit galt ihm mehr. Noch als 70jähriger Mann operirte er mit fester Hand und guten Augen. Nachdem er schon viele schwierige Operationen mit Erfolg gemacht hatte, fürchtete er doch gelegentlich bei der Operation einer Hernie die Verläumdung alter Aerzte, die nicht selten aus Neid den Ruhm jüngerer Collegen zu untergraben suchten. Die Vereinfachung der Instrumente fand in ihm einen warmen Vertheidiger. Obschon zu seiner Zeit Manches verbessert, vieles Unnütze abgeschafft war, die grossen, unbequemen Bistouris zur Erweiterung der Wunden verkleinert waren, eine scirrhöse Brustdrüse jetzt mit einem kleinen Messer ausgelöst wurde anstatt mit dem riesigen Küchenmesser, vor dessen Anblick die Patienten schon zitterten, die Instrumente zur Trepanation und zum Steinschnitt verbessert waren, so hatte man doch für die Amputation noch die grossen, plumpen Sachen beibehalten. Ein Chirurg, der nicht besonders kräftig war, konnte diese fürchterlichen Amputationsmesser kaum regieren. Schmucker liess dieselben nur 5, 6 Zoll lang, aber gekrümmt anfertigen, ebenso Bügel und Griff der Säge glatt ohne allen Zierrath machen, wodurch die alten Sägen so schwerfällig geworden waren. Den ganzen Amputationsapparat liess er so bequem verpacken, dass derselbe im Felde leicht mit sich geführt werden konnte. — Mit seinen häufig etwas dick aufgetragenen humanen Gesinnungen ist es schwer in Einklang zu bringen, dass er die Zusammensetzung eines Augenwassers verschwieg und „weiss er nicht, ob man es einem Arzte verdenken kann, wenn er ein solches Mittel, von dessen Wirkung er durch viele glückliche Proben überzeugt ist, vor sich behält. Wäre das Publikum billiger gegen die Aerzte gesinnt, so würde ein jeder rechtschaffene Mann eine solche Zurückhaltung unbillig finden. Unterdessen habe ich noch das Beispiel anderer grosser Aerzte vor mir." Doch war ihm die bei so Vielen eingerissene Sucht nach Neuem und Seltenem zuwider; er ahmte die neuen Mittel und Methoden nicht gleich in der ersten Hitze nach, sondern wartete, bis die Zeit ihren Werth feststellte.

Wie so häufig in damaliger Zeit mussten auch ihn seine Freunde erst zum Schreiben überreden; der schriftstellerische Ruhm reizte ihn nicht. Er war aufrichtig genug als Schriftsteller sich einiger Nachlässigkeit anzuklagen, da seine meisten Beobachtungen in den Feldlazarethen unter den Unruhen und der Beschwerlichkeit des Krieges niedergeschrieben wurden und späterhin die vielen Geschäfte ihm nicht erlaubten, die letzte Hand daran zu legen. Schmucker war sehr wahrheitsliebend und suchte seine Krankengeschichten möglichst treu und genau wiederzugeben, in dem Bewusstsein, dass gute und richtige Beobachtungen zu allen Zeiten ihren Werth behielten. Dabei vermied er allen gelehrten Putz, beging indess den Fehler jedes Raisonnement absichtlich zu meiden, um es ganz allein dem Leser zu überlassen. In seinem 70. Lebensjahre befürchtete er, dass seine Arbeiten ohne Feuer und Reiz geschrieben wären, zeigte sich daher erbötig die Feder niederzulegen, sobald ihm das Publikum einen Wink gäbe. Er war schon erster Generalchirurg, als er die Laufbahn eines Schriftstellers mit seinen chirurgischen Wahrnehmungen (2 Bde. 1774) betrat. Der erste Theil enthielt fünfzig Beobachtungen über Verletzungen und Krankheiten des Kopfes. Die Einführung der Kaltwasserumschläge bei Kopfverletzungen sichert ihm den Dank der Nachwelt und hat seinen Namen unvergänglich gemacht. Im zweiten Theil sind die Verletzungen und Krankheiten der Brust, des

Unterleibs und der Extremitäten abgehandelt, vornehmlich die Schusswunden der Lunge, Brustkrebs, Radicaloperation der Hernien, Hydrocele, Steinschnitt, Amputation, conservative Heilung von Schussfracturen u. s. w. Von dem Gesichtspunkt ausgehend, dass durch vereinte Kräfte die Fortschritte rascher zu Wege kämen, und um die preussischen Militairärzte inniger unter sich zu vereinigen, sie zu wissenschaftlichen Arbeiten anzuregen, gab Schmucker vermischte chirurgische Schriften (3 Bde. 1776—82) heraus, in welchen 135 Beobachtungen theils von ihm selbst, theils von Regimentschirurgen aufgenommen sind. Diese lieferten nach der Manier ihres Chefs fast lauter nackte Krankengeschichten ohne jede Epikrise. Er selbst veröffentlichte darin Arbeiten über Amputation, den Gebrauch der Blutigel, schwarzen Staar, Milchversetzungen, Hernien, Sabadillasamen u. s. w.

Der dritte im Bunde war JOH. CHRIST. ANTON THEDEN (1714 — 1797), dessen Name von den Zeitgenossen oft in Theede, Theeden, Thede verdreht wurde. Als das 11. Kind von 23 Geschwistern, wie sein Schwiegersohn, der Professor der Anatomie Mayer erzählt, wurde er im mecklenburgschen Dorfe Steinbeck, wo sein Vater Pächter war, geboren. Im Rechnen und Schreiben wohlbewandert trat er von 13 Jahren als Bedienter und Schreiber in Dienst, gab indess nach vier Jahren diesen unerträglichen Beruf auf, um bei seinem Bruder das Schneiderhandwerk zu erlernen. Auch dieses sagte ihm nicht zu; jetzt kam die Chirurgie an die Reihe. Als er drei Jahre in der Barbierstube ohne etwas Ordentliches zu lernen verlebt hatte, seinen Ehrgeiz aber durch den Charakter des Odysseus, welcher ihm aus einer Uebersetzung des Homer bekannt wurde, angestachelt fühlte, ging er 1734 nach Rostock in Condition und hörte mit anderen Barbiergesellen ein anatomisches Colleg über Heister's Lehrbuch. Seine Wanderschaft führte ihn nach Hamburg, Lübeck, Danzig, von wo er 1737 als Escadronchirurg bei dem Buddenbrokschen Cuirassierregiment eintrat. Tag und Nacht thätig erwarb er sich bald die Liebe seiner Vorgesetzten. Da sein Regimentschirurg Heise die Arzneien selbst bereitete und die Kräuter dazu sammeln liess, so war Theden viel im Laboratorium beschäftigt und erlangte bald eine Fertigkeit in pharmaceutischen Arbeiten. Bei einer Revue wollte ihn der König Friedrich Wilhelm zum Pensionär in Berlin machen, was Heise indess zu verhindern wusste. 1740 wurde Theden ins Lazareth von Strehlen beordert, wo er Schaarschmidt, Holtzendorff und Boness kennen lernte. Hier vom Fleckfieber ergriffen und nach Breslau gebracht ging er nach der Genesung in die böhmischen Winterquartiere. 1741 besorgte er nach der Schlacht bei Czaslau die Verwundeten und machte gelegentlich in Schweidnitz die Bekanntschaft der dortigen Aerzte Dr. Siegmund Hahn, Vater und Sohn, welche vom kalten Wasser und dem Eise in inneren und äusseren Krankheiten einen ausgedehnten Gebrauch machten. Ihnen verdankte Theden die Anwendung des kalten Wassers bei gefährlichen Entzündungen. Bei Hohenfriedberg ins Lazareth zu Striegau zu 7000 blessirten Oestreichern commandirt, bekam er die Ruhr. Dann trat er als Bataillonsfeldscherer zum Hollstein'schen Regiment über, lief indess wegen seiner Grösse Gefahr, unter die Soldaten gesteckt zu werden und reiste auf Verwendung des Regimentschirurgen schleunigst nach Berlin ab. Hier begann in den nächsten zwei Jahren unter der Anleitung von Schaarschmidt, welcher sich seiner annahm, ein regelrechtes Studium. Er wurde Pensionärchirurg und gewann bald die Freundschaft Schmucker's, der ihm Zutritt in sein Haus und zu seinen Operationen gewährte. Theden trieb fleissig Anatomie und präparirte so schön, dass Vogel in Göttingen ihm für fünfzig Thaler Augenpräparate abkaufte. 1748 nahm ihn das Treskow'sche Infanterieregiment in Stettin als Regimentsfeldscherer an. Während des siebenjährigen Krieges war er in den Schlachten bei Prag, Leuthen, Hochkirch u. A. thätig und dirigirte verschiedene Lazarethe. Der König Friedrich II. lernte ihn bei der Behandlung des General von Geist, dessen Oberarm zerschmettert war, kennen; der General starb und vermachte Theden tausend Thaler. Auf den Vorschlag von Cothenius wurde er 1758 zum dritten Generalchirurgen ernannt. Eine Consultation sollte ihn von Berlin nach Schwedt zu dem am Fuss blessirten Herzog Eugen von Würtemberg führen. Er stieg mit des Herzogs Läufer in den Wagen, aber kaum eine Meile von Berlin entfernt warf der betrunkene Postillon um, und Theden brach den linken Oberarm. Unter Anwendung seines Schusswassers heilte ihn Henckel binnen sechs Wochen. Am Ende des Krieges nach Berlin zurückgekehrt, wurde er 1767 Chirurg der sämmtlichen Artilleriecorps. Noch einmal führte ihn der letzte schlesische Krieg ins Feld, worauf er in hohem Alter 1786 nach Schmucker's Tode erster Generalchirurg, dann auch Mitglied des Obermedicinalcollegs wurde. Im folgenden Jahre feierte „Vater Theden", welcher drei Königen von Preussen gedient hatte, sein fünfzigjähriges Jubiläum. Das Fest mit seinen Adressen, geschlagenen Denkmünzen, Festessen und Bällen dauerte drei Tage; dazu verlieh ihm die medicinische Facultät in Frankfurt das Doctordiplom. Ein Jahr nach Bilguer's Tode ging auch Theden nach 60jähriger Dienstzeit als Generalstabschirurg zur ewigen Ruhe.

Er war in seiner Jugend ein religiöser Schwärmer. Noch im späteren Alter traurig gestimmt über seine erste sorglose Erziehung, sodass „sein Herz lange abgestumpft blieb", fühlte er, wie er offenherzig bekannte, von jeher einen Hang zum Neide, welchen zu unterdrücken ihm im Leben die grösste Mühe kostete. Und die Ursache dieses Neides und seiner Verdriesslichkeit? Man höre und staune: Theden vermuthete, dass bei dem Zeugungsakte das Gemüth seines Vaters von diesen Eigenschaften beherrscht gewesen sei. Aus Hamburg trieb es ihn fort, weil seine religiösen Grundsätze nicht stark genug waren den Verführungen dieser Stadt zu widerstehen. Er nahm als Escadronchirurg Unterricht bei den Pietisten und trat bald in den Freimaurerorden ein. Dann am Fleckfieber erkrankt verlangte er das heilige Abendmahl und wurde so sehr von Gewissensscrupeln gequält, dass er einen Magister bat ihn vom Dasein Gottes zu überzeugen. Berücksichtigt man dabei, dass Theden eine sehr geringe allgemeine Bildung hatte, aber eine sehr gute Carriere machte, so lässt sich daraus vielleicht seine Selbstgefälligkeit, und das häufige Vordrängen der eignen Person erklären, welche seinen Schriften einen unangenehmen Beigeschmack geben. Kleine Proben davon sind folgende: „ich schreibe nicht aus Gewinnsucht ... bin zu hochmüthig einen blossen Abschreiber abzugeben ... verlange nicht berühmt zu werden und bin zufrieden wenn ich nur nützlich sein kann ... bin von Natur mitleidig, vermeide daher alle Operationen so lange als noch irgend ein anderes Hülfsmittel vorhanden ist ... bin über Eigenliebe Gottlob! hinweg, habe eben sowenig Hang zum Prahlen als andere Männer hämisch zu tadeln und zu verunglimpfen ..." Ein Streit, welchen sein Schwiegersohn Mayer mit dem Collegen Walter hatte, veranlasste Theden an letzteren zwei Briefe zu schreiben, die Walter's Sohn absichtlich mit allen orthographischen Fehlern abdrucken liess. Es heisst darin: „ich verhalte mich alss ein Christ dabey leidend, und solte es Ihnen nicht möglich sein diesen unglücklichen Hass gegen mir Zurückzunehmen, so werde ich auch in der Folge duldend sein, denn meine tage gehen dahin und ich würde bey anders denken Gott beleidigen und mir selbst verdamniss erbitten, wenn ich im vaterunser mir so vergebung erbitte wie ich meinen Schuldiger vergebe" (1779). Später drohte er dem alten Walter, dass er Sr. Majestät Manches melden könne, was ihm nicht angenehm sein würde. Als Theden im 81. Jahre den dritten Band seiner neuen Bemerkungen herausgab, nahm er „von seinen theuren Freunden und seinen dennoch von ihm geliebten Feinden zum letztenmale Abschied. Der Beifall und die Liebe der ersteren machten einen vorzüglichsten Theil der Glückseligkeit meines Lebens aus. Feinde habe ich nur zwei oder drei. Ich gehe so Gott will bald zur völligen Ruhe ein und wünsche allen Feinden, dass sie dereinst ebenso ruhig in die Ewigkeit eingehen mögen." — Theden war viel von Krankheiten heimgesucht; ausser den schon genannten litt er in Folge übermässigen Tabackrauchens und Theetrinkens (er gewöhnte sich nämlich in Hamburg daran Morgens und Nachmittags über zwei Pfund des „vermaladeyten Theewassers" mit Milch zu sich zu nehmen) 32 Jahre lang an Aufstossen, beständigen Schwindelanfällen und starker Hypochondrie, sodass er in seiner Jugend öfter daran dachte sich ins Wasser zu stürzen. Statt dieses kalten Bades entschloss er sich dann das Wasser in grossen Mengen innerlich zu nehmen und befand sich seitdem sehr wohl. Seine in den letzten vierzig Jahren fortdauernd gute Gesundheit, abgesehen von einem Aufspringen der Haut woran er zehn Jahre lang litt, glaubte er dem täglichen Genuss von fünf bis sieben Quart kalten Wassers zu verdanken, nahm deshalb auch die zu jener Zeit arg verläumdeten Wasserdoctoren sehr in Schutz.

Unter Theden's Neuerungen machte das Schusswasser Aufsehn. Wie Schmucker sein Augenwasser, so hielt auch er sein Mittel geheim: „ich hatte gültige Ursachen, wenn ich dieses nicht gleich entdeckte." 1782 erhielt die Welt Kunde von einer verbesserten Auflage desselben, indem statt des sog. Sauerampferwassers in der Arquebusade Weinessig genommen war. Für die Spiessglanztinctur gab er eine neue Bereitung an, welche ihm mehrere hundert Thaler Unkosten verursachte, wie er denn überhaupt die meisten Arzneien, die er als Generalchirurg gebrauchte, selbst zubereitete, um sie möglichst gut zu haben. Als der sardinische Gesandte in Berlin Marquis von Rosignan ihm den Kautschuk, welchen zuerst de la Condamine 1751 der Pariser Akademie näher geschildert, gezeigt hatte, machte sich Theden daran aus der damals noch sehr theuren Lösung der Resina elastica (in Naptha Vitrioli oder Schwefeläther nach Macquer) chirurgische Werkzeuge zu fabriciren. Hauptsächlich elastische Catheter, welche er 1777 mittelst eines Sendschreibens an seinen späteren Freund A. G. Richter einführte und das Stück zu sechs Thaler, vier Stück zu drei Louisd'or verkaufte. Auch Milchpumpen verfertigte er aus Kautschuk, welche den jetzigen sehr ähnlich aus einer Hohlkugel bestanden, auf die ein trichterförmiges Saugglas gesetzt wurde, das die Warze hervorzog. In späteren Jahren fehlte es ihm an Zeit die Instrumente selbst zu verfertigen. Unter seinen übrigen Verbesserungen sind vor Allen zu nennen die nach ihm be-

nannten methodischen Einwicklungen der Glieder von den Fingern
und Zehen an aufwärts zur Resorption ausgetretener Flüssigkeiten,
namentlich nach verunglückten Aderlässen, dem daraus entstandenen
Aneurysma spurium, bei alten Geschwüren, hydropischen Anschwellungen, Varices, Quetschungen, auch zur Linderung des Schmerzes
bei gewissen Operationen z. B. der Eröffnung eines Panaritium.
Theden machte sich ferner bekannt durch seine Hohlschienen aus
Nussbaumholz für Fracturen, Polypenzange, Operation der Hydrocele;
er eiferte gegen die grosse Zahl complicirter und überflüssiger
Instrumente, wobei er über Heister äusserte, es sei zu wünschen gewesen, dass derselbe sein Ansehn auch zur Reform der unnützen
Instrumente gebraucht hätte. Einen Missgriff that er mit der von
ihm so eifrig vertheidigten Tamponade der Arterien anstatt der
Ligatur. Die Feldlazarethe verdankten ihm manche Verbesserungen,
namentlich die Einführung seines Ventilationssystems, welches bereits
im 4. Capitel besprochen ist.

Theden trat erst im höheren Alter, nachdem er seit 34 Jahren
alle Feldzüge mitgemacht hatte, als Schriftsteller auf. Er begann
1771 mit dem ersten Theile seiner „neuen Bemerkungen und Erfahrungen zur Bereicherung der Wundarzneikunst", gestand aber
später ähnlich wie Schmucker ein, dass dieser Band wegen überhäuf-
ter Geschäfte, die ihm nur Nachts zu schreiben erlaubten, zu eil-
fertig, daher nicht deutlich genug ausgearbeitet sei. „Indessen war
ich nie Schriftsteller und überhaupt furchtsam auch das Wenige von
mir erscheinen zu lassen . . ., dennoch brachte mir dieses Buch mehr
Ehre ein, als ich selbst je nach meiner Erziehung, Schulwissenschaft
und Bildung hoffen konnte." In diesem Bande sind Capitel über
Einwicklung der Extremitäten, Schusswasser, Tamponade der Arterien, Tropfbad gegen Ankylose, Schusswunden, Anwendung der
Kälte bei eingeklemmten Hernien, überflüssige Instrumente, zu denen
Theden für die meisten Fälle auch die Scheeren rechnete, welche
eine gequetschte Wunde und dadurch mehr Entzündung und Schmerzen
verursachen sollten, als das Bistouri u. s. w. Der zweite Band erschien 1782 und enthält Abschnitte über Hydrocele, Trepanation,
Knochenexfoliation, Aneurysmen, Erschütterungen, Spiessglanztinctur,
verschiedene Fracturen u. A. Im dritten Bande (1795) waren Arbeiten über Sublimat, Wechselfieber, Gelenkwunden, Blasenstich,
Nutzen des Trinkens von kaltem Wasser, Elektricität, Castration, Behandlung der Schusswunden u. s. w. Hier veröffentlichte
er auch zuerst das von dem sächsischen Generalstabsarzt Zitt-
mann († 1757) angegebene Decoct gegen Syphilis. 1774 war der

schon erwähnte Unterricht für die Unterwundärzte bei Armeen erschienen.

Hinter jenen drei Generalchirurgen standen die übrigen preussischen Militairärzte zurück. Durch eisernen Fleiss hatte sich Voitus (1745—1787), der Sohn eines Schulrectors, aus ärmlichen Verhältnissen emporgearbeitet. Er kam als Compagniefeldscherer am Ende des siebenjährigen Krieges nach Berlin, wo er mit armen Handwerkern eine kleine Stube, die ihm kaum erlaubte aufrecht zu stehen, theilte und sich meist von Häringen und Kartoffeln ernährte. Schmucker nahm ihn als Pensionär an; dann zum Regimentschirurgen avancirt schickte ihn Friedrich II. nach Frankreich um neue Operationsmethoden, besonders die der Mastdarmfistel zu erlernen. Auch trieb er in Paris viel Geburtshülfe. 1779 wurde er nach Henckel's Tode Professor der Chirurgie beim Colleg. med. chir., Oberwundarzt in der Charité und später dritter Generalchirurg. Ausser zwei Reden über die Kenntnisse und Eigenschaften eines guten Wundarztes hat er nichts veröffentlicht, war dagegen ein sehr beliebter Lehrer und Geburtshelfer. — Sein Nachfolger als Professor, Charité- und Generalchirurg war Mursinna (1744—1823). Sohn eines Tuchmachers und anfangs für dieses Handwerk bestimmt trat er mit dem 13. Jahre in die Barbierstube, diente in preussischen und russischen Feldlazarethen, bis Theden ihn zum Lazarethchirurgen machte. Als er die Anstalten Berlins sah, gelobte er sich „nicht eher zu rasten, bis er selbst Professor werde". Nach dem Frieden trieb ihn der Mangel an Geld wieder in eine Barbierstube, bis er Compagniechirurg wurde und 1787 zum dritten Generalchirurgen avancirte. Als er 1790—1807 die Kriege mitgemacht hatte, bei der Reducirung der Armee aber entlassen war, widmete er sich ganz dem Lehrfach, nachdem er schon früher zum ersten Professor der Chirurgie beim Collegium med.-chir. und zum Oberchirurgen und ersten Geburtshelfer an der Charité ernannt war. In seinen med.-chir. Beobachtungen (2 Th. 1782; neue Beob. 1796), welchen Arbeiten über Ruhr und Geburtshülfe folgten, stösst man auf Dinge, welche Mursinna's Wahrheitsliebe etwas zweifelhaft erscheinen lassen. So versicherte er u. A. in vierzig Jahren 908 Cataractextractionen gemacht zu haben. — Ein Mann mit vorzugsweise administrativem Talent war Görcke (1750—1822), welcher ebenfalls als Compagniechirurg anfing und nach Theden's Tode Generalstabsarzt und Chef des Militairmedicinalwesens in Preussen wurde. Längere Reisen hatten ihn mit den Medicinalverfassungen, Spitaleinrichtungen und Bildungsanstalten des In- und Auslands bekannt gemacht, deren Vorzüge er für sein Vaterland zu verwerthen suchte. Er führte während der Rheincampagne die ambulirenden Feldlazarethe ein, verbesserte die Verpflegung in denselben und gründete die Pepinière. Auf seinen Vorschlag wurden 1795 zuerst Krankenwagen, welche auf Federn ruhten, bei den Preussischen Lazarethen eingeführt, nachdem er einen solchen, den die englische Armee bei ihrem Rückzuge aus Holland zurückgelassen hatte, in Rinteln angekauft hatte. Nach diesem Muster wurden in Potsdam 12 solcher Wagen (ein jeder zur Aufnahme von 6 liegenden Schwer- und einer Anzahl sitzender Leichtverwundeter) zum Preise von je 250 Thlr. erbaut. Im Kriegsjahre 1806 hatte er die Lazarethe unter seiner Aufsicht, verschaffte den Compagniechirurgen eine Gehaltserhöhung, stellte Generalärzte bei den Armeecorps an, gründete einen Medicinalstab und wirkte für die Militairärzte einen bestimmten militairischen Rang aus. Auch war ihm zu verdanken, dass der erste Arzt eines Feldlazareths zugleich der Dirigent desselben wurde. Auf seine Vorstellung wurde anstatt des 1809 bei Gründung der Berliner Universität aufgelösten Collegium med. chir. im Jahre 1811 eine med. chir. Akademie für das Militair errichtet. Eines seiner Hauptverdienste war: das System der Krankenzerstreuung zuerst aufgestellt und begründet zu haben. Die verschiedenen Verbesserungen bewährten sich in den Freiheitskriegen, wo hauptsächlich sein Name und seine Persönlichkeit das erforderliche ärztliche Personal heranzogen. Er wurde der Regenerator des Preussischen Militairsanitätswesens.

Unter den übrigen Regimentschirurgen fanden sich einige, welche durch Bilguer und Schmucker zu literarischen Arbeiten angeregt wurden, obwol in der Regel nicht viel mehr als eine einfache Krankengeschichte ohne jede wissenschaftliche Verwerthung dabei heraus kam. Bilguer's chirurgische Wahrnehmungen, Schmucker's vermischte Schriften, sowie die von Loder, Hufeland, Mursinna und Arnemann herausgegebenen Zeitschriften sammelten diese Arbeiten. Einer der talentvollsten Regimentschirurgen war JASSER, dessen Name sich bis in unsere Zeit durch eine Schwefelsalbe gegen Krätze erhalten hat. Zwar war er nicht der Erfinder derselben, denn schon im Jahre 1667 hatte ein preussischer Leibarzt Balthasar Timaeus a Guldenklee (Cas. med. Lipsiae p. 277) eine solche gegen Krätze angegeben; allein man hatte sie vergessen. Jasser erhielt die Salbe 1778 im Kriege von seiner Wirthin, deren verstorbener Mann viele Soldaten damit geheilt haben wollte, und behandelte 260 Krätzige damit; seiner Methode folgten Schmucker und Theden. Ausserdem machte er in Deutschland zuerst die Trepanation des Pr. mastoideus, veröffentlichte eine Leberwunde, wobei er das vorgefallene und eingeklemmte Stück mit Erfolg abband, sowie eine Verletzung der Luft- und Speiseröhre. Sein College OLLENROTH beschrieb eine erfolgreiche Paracentese der Brust mit Einathmungen warmer Dämpfe, eine Herzbeutelwunde, einen zweimaligen Steinschnitt an demselben Kranken; auch gab er ein aus 61 glatten Zinnkugeln und einem Schwamm bestehendes Instrument zum Ausziehen fremder Körper aus der Speiseröhre an. Er empfahl die Mischung von Kalkwasser und Milch bei Nephritis, die Kälte bei eingeklemmten Hernien u. s. w. SEELIGER erzielte die Heilung eines zerschossenen Arms, der nur an einem schmalen Streif, in welchem Arterie und Nerven lagen, hing; JUNG heilte eine fast vollständig durchgehauene Hand. MORGENSTERN veröffentlichte einen Fall von Brand des Arms bei Thrombose der Arterie, RÜDIGER eine Luxation der Rückenwirbel und Schussverletzung des Halses. BUDDEUS schrieb über den Nutzen der Amputation bei Entkräfteten; HORN empfahl die Kälte bei Gelenkwunden und eiferte sehr gegen den Aderlass bei entkräfteten Soldaten. CRAMER heilte ein Aneurysma durch Druck, indem er Longuetten auf den Lauf der Arterie legte und den ganzen Arm einwickelte. Diese Beobachtungen stehen sämmtlich in Schmucker's vermischten Schriften. Die med. chir. Aufsätze von HEMMANN sollen vom Verfasser auf seinem Todtenbette für erdichtet erklärt sein.

Die medicinischen Militairschriftsteller waren ausserordentlich selten, weil zu wenig gebildete Aerzte im Felde waren, daher denn auch über die Krankheiten im siebenjährigen Kriege sehr wenig bekannt geworden ist. Eine rühmliche Ausnahme machte BALDINGER, welcher diesen Krieg mitgemacht hatte und über die „Krankheiten einer Armee" schrieb (1765). Er wurde später Professor der Medicin in Jena, Göttingen und Marburg. Mehr Gelehrter als Praktiker war der Professor ACKERMANN in Altdorf, der ein Handbuch der Kriegsarzneikunde (2 Bde. 1795) und ein solches der Arzneiwissenschaft und Wundarzneikunst bei Armeen (2 Bde. 1797) herausgab.

Wir wenden uns jetzt nach Oestreich und finden hier anfangs dieselben rohen Zustände wie in Preussen. Auch hier waren die Unterärzte total unwissend. Der Barbierstube entlaufen wussten sie von Chirurgie nichts, von innerer Medicin erst recht nichts und leisteten kaum mehr als Krankenwärter. Man werfe einen Blick in die primitiven Vorschriften, welche van Swieten, der zwar nie im Felde gewesen war, bald nach dem Anfang des siebenjährigen Krieges über die Behandlung der Feldkrankheiten in einem Handbuch nieder-

legte, um sich eine Idee von der geringen Bildungsstufe der Militairärzte zu machen. Daraus erklärt sich denn auch in Oestreich (ebenso
wie in Preussen) die Absurdität, ermüdeten Soldaten ohne Unterschied auf dem Marsche zur Ader zu lassen. Diese Sitte war so
allgemein, dass selbst die Officiere im Frühjahr und Herbst für die
ganze Compagnie Aderlässe und Purgirmittel anordneten. So kamen
mehr Soldaten durch Lancetten als durch Lanzen um! Es war natürlich, dass in Oestreich kein guter Chirurg bei einem monatlichen
Gehalt von sechs bis zehn Gulden dienen wollte. Wohl verbot man
in der Armee die Ohrfeige, cassirte jeden Officier und degradirte
den Unterofficier, bestrafte ihn auch wohl mit sechsmaligem Gassenlaufen durch dreihundert Mann, wenn sie einen Soldaten mit dem
Fusse traten oder überhaupt schlugen. Aber um dieselbe Zeit (1769)
gab man dem Stabsofficier die Berechtigung den Regimentschirurgen
mit „Er" anzureden und stellte diesen bei der Musterung, wo jedem
sein Rang zugewiesen wurde, hinter den letzten Kadetten. Bei dem
Mangel an guten Chirurgen liess Maria Theresia viele französische
Wundärzte kommen, welche aber meistens untüchtig, der Sprache
und Landessitte unkundig in der Armee mehr schadeten als nützten.
Die religiöse Unduldsamkeit brachte es dahin, dass im Anfang des
siebenjährigen Krieges alle protestantischen Feldärzte aus dem Heere
entfernt wurden, wenn sie nicht übertreten wollten. Joseph II. musste
sich erst selbst im Kriege von dem Elend der verwundeten Soldaten
und der geringen Anzahl fähiger Chirurgen überzeugen, um mit der
Stiftung der Josephsakademie eine durchgreifende Reform vorzunehmen. Er sagte am Ende seines Lebens: „was immer zur Heilung
der erkrankten und verwundeten Mannschaft, zu ihrer Erleichterung
und Erhaltung ersonnen werden konnte, sei von ihm nie ausser Acht
gelassen worden, und jeder einzelne Mann sei ihm schätzbar gewesen." Er gab seinen Stabs- und Regimentschirurgen, welche
Doctoren sein mussten, die Erlaubniss auch Civilpersonen innerlich
und äusserlich zu behandeln und den Unterchirurgen die Rechte
ihrer bürgerlichen Collegen; er verbesserte die Gehalte um damit
zugleich die Missbräuche abzustellen, dass die Feldchirurgen bei
Visitationen der Rekruten Geschenke annähmen, warf sogar den
Wittwen der Feldchirurgen Gnadengehalte aus.

Als Preussen 1787 mit einem neuen Reglement vorging, liess
der Kaiser ein Jahr darauf von Brambilla ebenfalls das Militairsanitätswesen neu organisiren. Zuvörderst soll auch der östreichische
Militairarzt sich in seiner Uniform präsentiren. Anfangs trug er diejenige des Regiments, bei welchem er diente; dadurch entstanden

manche Verdriesslichkeiten, sodass man dann einen besonderen Anzug ausdachte. Der Rock war weiss und dunkelblau mellirt, rothgefüttert, die Aermelaufschläge von schwarzem Sammt; Weste und Hose waren von rothem Tuch. An jeder Seite im Gesicht hing eine einfache Locke, hinten der mit schwarzem Bande eingeflochtene Zopf. Knöpfe, Degen und Quast am schwarzen Hut waren vergoldet; mit den einzelnen Graden nahm die Quantität des Goldes zu, sodass der erste Militairchirurg damit ganz überladen war. Dieser sogenannte Protochirurg, zugleich Hofrath und Leibchirurg des Kaisers, Director der Josephsakademie und Generalinspector aller Militairhospitäler war nur dem Hofkriegsrath, im Felde jedoch auch dem commandirenden General der Armee subordinirt. Unter ihm standen die Professoren der Akademie, dann der Reihe nach die Stabs-, Regiments-, Bataillons- und Unterchirurgen, welche letztere den Rang eines Feldwebels hatten. Während Joseph II. auf der einen Seite ihren Stand zu heben suchte, indem er den Regimentschirurgen befahl die Untergebenen mit „Sie anzureden, weil sie wissenschaftliche Individuen seien" und verbot, dass man zu Neujahr und anderen Festtagen den Vorgesetzten Complimentbriefe schreibe, knebelte er sie andererseits. So durfte Niemand eine wissenschaftliche Arbeit publiciren, ohne diese dem Protochirurgen vorgelegt und seine Erlaubniss eingeholt zu haben. In den neunziger Jahren behauptete man sogar, dass die östreichischen Feldärzte mit Arreststrafen und dem Profos bedroht würden, wenn sie die Kranken nicht nach dem Brown'schen Systeme behandelten. — Die Jahresgehalte waren folgende:

	Im Frieden:	Im Kriege:
Protochirurg	3000 Gulden.	Ausser dem Gehalt sechs Pferde- und vier Brodrationen nebst Feldbeitrag.
Stabschirurg	600 Gulden und freies Quartier.	1200 Gulden mit 4 Pferde- und 4 Brodrationen.
Regimentschirurg . . .	600 Gulden.	
Bataillonschirurg . . .	240 Gulden.	
Unterchirurg	168 Gulden und Quartier.	180 Gulden.

Die Pensionen für Stabschirurgen betrugen 400, für Bataillonschirurgen 100 Gulden; wollte ein Regimentschirurg heirathen, so musste er eine Caution von 1500 Gulden stellen. Bei eintretenden Vacanzen hatten die Commandeure das Recht beim Protochirurgen Vorschläge zu machen. Während die Soldaten unentgeltlich behandelt wurden, mussten die höheren Officiere, wenn sie durch Ausschweifungen und unmässige Lebensart krank geworden waren, bezahlen.

Bei der Kriegserklärung vertheilte der Protochirurg die Stabschirurgen im Heere und in den Lazarethen; er selbst blieb bei der Hauptarmee mit zwei commandirenden Stabschirurgen für den rechten und linken Flügel. Jede Compagnie erhielt ihren Unterchirurgen. Aus den Magazinen der Josephsakademie wurden die Armeecorps mit Instrumenten und Medicinkästen versorgt. Desgleichen erhielt jedes Regiment zwei solcher Kästen, welche auf Maulthiere oder Pferde gepackt wurden; ausserdem hinreichend Verbandmaterial und Instrumente, die man in „Schnapsäcken" trug. Während der Schlacht war der Protochirurg mit den Stabschirurgen hinter der Front, wo eine Fahne den Verbandplatz bezeichnete. In nahe liegenden Dörfern legte man die fliegenden Lazarethe an. Allen Militairärzten war ausdrücklich befohlen „zuerst die verwundeten Herren Officiere, dann die übrige Mannschaft, Freund oder Feind, mit demselben Eifer zu verbinden". Die zerschossenen Glieder wurden in Strohladen, Blechschienen gelegt oder wenn solche fehlten mit den Hemden der Verwundeten umwickelt. Dabei mussten die Stabschirurgen aufpassen, dass man nicht unnöthiger Weise amputirte. Es schien nämlich bei den Oestreichern die Gewohnheit eingerissen zu sein, dass sie mehr wie andere Truppen eine Amputation ihrer Glieder wünschten um eine Pension zu erzielen. So musste Theden 1745 im Lazareth zu Striegau auf Ansuchen der gefangenen östreichischen Generale ausserordentlich viele Amputationen machen. Die Schwerverwundeten wurden unter ärztlicher Begleitung auf Wagen in die Hauptlazarethe transportirt. Dazu wählte man Schlösser, Kirchen, grosse Gebäude oder Baracken. Die eigenen Verwundeten trennte man von den feindlichen, die medicinischen Kranken von den chirurgischen. Das Hauptlazareth stand unter der Oberaufsicht von Stabschirurgen, von denen jeder 400 Kranke besorgen, die Schwerverwundeten täglich zweimal selbst verbinden, die wichtigen Operationen machen und alle zwei Monate dem Protochirurgen rapportiren musste. Auf einen Ober- mit vier Unterchirurgen kamen 100—150 Kranke oder Verwundete; nur wechselten sie alle ein oder zwei Monate auf den inneren und äusseren Stationen ab. Liessen sie sich etwas zu Schulden kommen, so hatte der Stabschirurg das Recht über sie einige Tage Arrest zu verhängen. Als Wärter dienten Soldaten und zwar meistens solche, die ungeschickt im Exerciren waren oder — unter ihren Kameraden als unverträglich galten! — Die Nahrung war in strenge Diät, $^1/_4$, $^1/_2$, $^3/_4$ und ganze Portionen eingetheilt.

Die strenge Diät bestand in einer Fleischsuppe, welche, mitunter durch ein Eidotter kräftiger gemacht, mehrere Male am Tage, auch Nachts, den Schwerkranken gegeben wurde. Die ganze Portion für Reconvalescenten bestand aus Suppe, zehn Loth gekochtem Rindfleisch ohne Knochen, Zuspeise, Brod, ein Seidel Wein oder Bier. Die Erfahrungen im siebenjährigen Kriege hatten gelehrt, dass in Folge der engen Quartiere und schlechten Lüftung Nervenfieber und Scorbut im kaiserlichen Heere eine ebenso grosse Verheerung anrichteten, als die Kugeln des Feindes. Man drang deshalb in den Lazarethen sehr auf frische Luft, gleichviel ob man sich dabei in der Idee verrannte drei Luftarten im Krankenzimmer anzunehmen: eine oberste phlogistische, eine mittlere der Verderbniss ausgesetzte und eine unterste faulartige. Die mit einer schwarzen Tafel und Nummer versehenen Betten, von denen jeder Patient sein eigenes hatte, mussten soweit aus einander stehen, dass ein Betttisch dazwischen passte. Anstatt der Kamine wurden Zugräder in den Fenstern und Theden'sche Ventilatoren in den Krankensäälen angebracht, alle Räucherungen für schlecht erklärt. Im Sommer blieben bei guter Witterung Thüren und Fenster den ganzen Tag offen; im Winter wurden diese geschlossen, aber durch die Ventilatoren Morgens und Abends nach dem Verbande frische Luft eingelassen. Das Tabackrauchen war in den Krankensäälen aufs strengste verboten.

Unter den östreichischen Militairärzten verdient kaum einer aufgenannt zu werden. Ausser Brambilla und einigen Professoren der Josephsakademie, welche früher erwähnt sind, dürfte nur der Stabsfeldarzt Louvrier anzuführen sein, welcher mit Mursinna eine Preisfrage jener Akademie über die Indicationen der Trepanation löste (1800) und sich die Wiedereinführung der Inunctionscur bei Syphilis angelegen sein liess.

Aus dem übrigen Deutschland ist wenig zu erzählen. Ein wissenschaftliches Streben machte sich früher als in vielen anderen Staaten in Hannover geltend, wo der König Georg I. von England zur Förderung der Chirurgie bei seinen deutschen Truppen ein Colleg ernannte. Dasselbe bestand aus dem Hoffeldmedicus Wolf, Leib- und Generalstabschirurg J. E. Wreden, Generalhospitalchirurg Kannengiesser und vereinigte die hannoverschen Regimentschirurgen, von denen einige auf königliche Kosten in Paris Anatomie und Chirurgie studirt hatten, schon 1721 zu einer alljährlichen Veröffentlichung ihrer wichtigsten Beobachtungen. Wreden gab diese Sammlung als Collect. chir. 1722. 1723 heraus. Später that sich unter den Hannoveranern Evers hervor, welcher in Berlin studirt hatte und nach dem siebenjährigen Kriege sich in Paris und Rouen aufhielt, wo er mehrere Monate bei le Cat wohnte um den Steinschnitt zu erlernen. Er gab einen Verband zur Heilung der durchschnittenen Extensoren der Finger, sowie zum Querbruch der Patella an, und beschrieb die Heilung der Mastdarmfistel ohne Operation (Neue vollst. Bemerk. und Erfahr. 1787; und mehrere Aufsätze in Richter's Bibliothek). Dass in Sachsen 1748 zur besseren Ausbildung der Feldscherer ein Collegium med. chir. zu Dresden unter Pitschel errichtet wurde, ist früher mitgetheilt. In Würtemberg fügte der Herzog Carl seiner Militairakademie (Carlsschule), als er sie 1775 nach Stuttgart verlegte, eine medicinische Facultät bei. Unter den sieben Schülern, welche sich zuerst bei jener meldeten, war auch Schiller. Auf Commando wurde Toilette gemacht, gespeist, gebetet, die Lectionen gehört und schlafen gegangen. Beim Mittagessen defilirten die Zöglinge in zwei Colonnen, die Adligen zur Rechten und die Bürgerlichen zur Linken, in den Speisesaal hinein. Sie machten Front gegen den Tisch, und auf einen Wink falteten sich alle Hände zum Gebete. Dass bei diesem Regimente des Trommelstocks gar nichts geleistet werden konnte, bedarf keiner Auseinandersetzung. Baiern gab erst im Jahre 1802 seinem Militairsanitätswesen neuen Schwung, indem von nun an keiner zum Regimentschirurgen befördert wurde, welcher nicht das Gymnasium absolvirt und die ganze Chirurgie studirt hatte, mithin Wundarzt und Arzt in einer Person war.

XII.

Französische und englische Kriegschirurgie.

Die Anfänge der französischen Kriegschirurgie. — Die ersten fliegenden und stehenden Lazarethe. — Verbesserungen unter Ludwig XIV. und XV. — Organisation der Kriegslazarethe und Militairärzte unter Ludwig XVI. und der Republik. — Transportwesen. — Ravaton, Colombier. — Trecourt, Lombard, Percy, Moreau, Boy. — Englische Einrichtungen. — Die Peitsche. — J. Hunter, Jackson. — J. Pringle: frische Luft, Zerstreuung der Kranken. — Brocklesby: Baracken. — Graf Stair: Vertrag zum Schutz der Verwundeten. — Französische und deutsche Stimmen über Baracken und Schutzverträge.

Vom Untergange des römischen Reiches bis zu den Zeiten der Kreuzzüge hörte man nichts von Militairchirurgie; sie schlummerte, um zuerst in Frankreich wieder zu erwachen. Als Ludwig der Heilige nach dem gelobten Lande wallfahrtete, war Pitard der Erste, welcher mit einigen anderen Chirurgen, die fast alle Mönche oder Priester neben ihren geistlichen Functionen auch die ärztliche Behandlung übernahmen, das Heer begleitete. Die späteren Generationen bekümmerten sich wenig um die Sorge für den verwundeten Krieger. Nur für ihre eigene Person nahmen Frankreichs Könige, Barone und Feldherrn in den Krieg Chirurgen mit, welche hie und da gegen Vergütung auch die Officiere behandelten, aber durchaus nicht dazu verpflichtet waren. Der gemeine Soldat blieb auf Quacksalber angewiesen, die im Gefolge des Heeres mit ihren Wundbalsamen und Geheimmitteln Wucher trieben. Auf den Schlachtfeldern wirthschafteten Weiber; sie legten Verbände an und sogen die Wunden aus. So war es in Frankreich und überall. Obwohl durch die Einführung der Schusswaffe eine grosse Veränderung sowol im Kampfe, welcher nicht mehr zwischen Einzelnen, sondern zwischen grossen Massen stattfand, als in der Art der Verletzungen eintrat, und die Zahl der Verwundeten ausserordentlich zunahm, wurden noch immer keine Militairärzte in den Heeren angestellt. Erst Ambr. Paré, der während der Kriege von 1536—1569 ebenfalls nur im

Dienst einzelner Fürsten stand, liess in ausgedehntem Maasse auch den verwundeten Soldaten seine Hülfe angedeihen, kann daher als der erste eigentliche Militairarzt angesehen werden. Welch' grosses Ansehn dieser Chirurg im französischen Heere genoss, zeigte sich in der hart bedrängten Festung Metz, deren ganz entmuthigte Besatzung seine Ankunft als die grösste Hülfe ansah, welche ihr zu Theil werden konnte. Sein König, Carl IX., rettete ihn, den Reformirten, in der Bartholomäusnacht.

Das grosse Vertrauen, welches die Truppen ihm und seinem Schüler Pigray, der unter ähnlichen Verhältnissen angestellt, den Soldaten seine Hülfe nicht versagte, entgegentrugen, wurde die Veranlassung, dass Heinrich IV. den Grund zu einer Organisation des Militairmedicinalwesens legte. Der König gab 1591 ein Reglement für die Behandlung Verwundeter und liess 1597 bei der Belagerung von Amiens durch Sully das erste fliegende Spital mit einem Chirurgien-major an der Spitze errichten. Diese neue Schöpfung taufte der Franzose mit dem neuen Worte „Ambulance", welches bis dahin in seiner Sprache nicht vorkam. Es entstanden dann unter Ludwig XIII. neben den fliegenden Hospitälern (Hôp. ambulant), welche der Armee folgten, auch die stehenden Militairlazarethe (Hôp. sédentaire, das erste zu Pignerol), als deren Gründer sich Cardinal Richelieu ansah. Jetzt wurde jedem Regimente ein Chirurgien-major beigegeben. — Die Kriege Ludwig des XIV. machten neue Verbesserungen nöthig. Der König vermehrte die Zahl der stehenden und fliegenden Lazarethe, sowie der Militairärzte. Er stellte sowol bei den Ambulanzen wie bei jedem Regiment unter ihrem Chef dem Oberwundarzt (chirurgien-major) noch Unterwundärzte (sous-aide major), Hülfswundärzte (aide-major chirurgien) und Eleven an. Diesen allen war ein Chirurgien-major consultant vorgesetzt.

Unter Ludwig XV. wurden zuerst Unterrichtsanstalten für Militairärzte gegründet, von ihm und seinem Nachfolger wiederholte Reglements zur besseren Organisation des Sanitätswesens gegeben. So eilte Frankreich allen übrigen Staaten voraus und diente ihnen als Vorbild. Man stellte die Amphitheater in Lille, Metz und Strassburg wieder her und errichtete zwei neue in Brest und Toulon, wo zur Heranbildung tüchtiger Militairärzte Medicin und Chirurgie nebst den Hülfswissenschaften gelehrt wurden. Um den Bestand eines Feldlazareths unter Ludwig XV. kennen zu lernen, halten wir uns an die Vorschläge des damaligen Militairchirurgen Ravaton. Ein Feldlazareth für 20,000 Mann sollte einen geschickten Chirurgien-major an der Spitze haben, welcher stets aus den Militairhospitälern genommen werden müsse; sodann zwölf Chirurgiens aides-major, dreissig Eleven, die nur allein von jenem nach Verdienst, nicht nach Protection ausgewählt würden, und dreissig Wärter. Ausserdem einen Kriegscommissair, Director, Subdirector, Koch, Schlachter, Bäcker, drei Geistliche u. A., sodass das ganze Feldlazareth 134 Personen mit 46 Pferden umfasste. Man schleppte Crucifixe und alle Apparate mit um die Messe zu celebriren, sodann 6 vollständige chirurgische Instrumentenkasten, 6 Flaschenzüge, 1000 Verbandtücher, 10 Centner Charpie, 10,000 starke Nadeln u. s. w. In dem enormen Arzneivorrath waren u. A. 200 Pfund Reglise, 150 Pfund Senna, 200 Pfund Terpentin, 200 Pfund Manna, 400 Pfund Eau de vie de France, 100 Pfund Olivenöl, 150 Pfund Ungt. basilicum. Ravaton nahm an, dass im Beginn des Feldzuges 3 pCt., in der Mitte 5—6, am Ende desselben 10—12 pCt. von den Truppen erkrankten und nach einer Schlacht, wenn von Morgen bis Abend geschossen würde, 10 pCt. Verwundeter vorhanden wären.

Unter Ludwig XVI. war bei jeder Armee ein Chirurgien consultant, welcher bei der Anlage neuer Feldlazarethe, bei wichtigen chirurgischen Krankheiten und allen wissenschaftlichen Fragen zu Rathe gezogen wurde. Dagegen hatte der Chirurgien-major de l'armée die Aufsicht über das Personal, die Vertheilung der Verwundeten, kurz die eigentlichen Dienstsachen. (Diese Einrichtung entspricht mithin ungefähr den jetzigen consultirenden Chirurgen und Generalärzten der preussischen Armee.) In den fliegenden Lazarethen wurde nur die erste, nothwendigste Hülfe geleistet, daher man hier Niemanden aufnahm, welcher ohne Gefahr in ein stehendes Spital transportirt werden konnte. Damals verlangte der Militairarzt Colombier, dass das Hospital allein, nahe an einem Flusse, aber trocken und erhöht liege, hohe Zimmer, grosse mit grünen Vorhängen versehene Fenster habe und Kamine besitze. Die Abtritte müssten in ein fliessendes Wasser gehen, die Zimmer anstatt mit Bretterbohlen mit Gyps belegt werden. Die Kranken sollten auf Stroh gebettet, alle Decken von Leinwand, nie von Wolle sein und die Aerzte, Wundärzte sammt Apothekern im Spital selbst wohnen. Ausser den eigentlichen Feldlazarethen schlug Colombier vor jedem Regiment sein eigenes Hospital zu geben, welches nur aus einigen Transportwagen und Zelten bestehe, unter welchen die Kranken lägen, sobald das Regiment Halt mache. Auf diese Weise folge der kranke Soldat immer seinem Regimente und würde nicht wegen einer Kleinigkeit in ein Feldlazareth geschickt. Da obendrein der Regimentschirurg seine Leute genau kenne, so könne er sie besser behandeln. Auch vermeide man dadurch die Kranken von einem Wundarzt zum anderen, von einem Hospital in ein anderes zu bringen, wobei sie überall nur so kurze Zeit blieben, dass ihre Krankheit weder gehörig beurtheilt noch behandelt werden könne. Mit diesem Vorschlage wollte Colombier die grossen Feldhospitäler zwar nicht gänzlich abgeschafft wissen, aber ihre Anzahl vermindern. Er nahm sich des ganzen Sanitätswesens an, verlangte u. A., dass der Soldat lederne Westen und Hosen, gewächste Halbstiefel, einen Rock von Leinwand und ein Capuchon von Wachsleinwand trüge, um den Kopf vor Regen, Kälte und Sonnenschein zu schützen. Die Haare sollten des Ungeziefers wegen kurz geschnitten sein, wie denn auch der Marschall von Sachsen seinen Leuten den Kopf ganz kurz scheeren liess. Er empfahl das Fleisch lieber öfter, aber in geringeren Mengen auszutheilen, da es leicht faule, ferner mehr Kartoffeln in Frankreich anzubauen, wie es in Deutschland der Fall sei, um sie bei den Truppen zu vertheilen. — Chef des Lazareths war der Oberwundarzt. Er verrichtete alle grossen Operationen selbst, wobei indess ein Arzt, der überhaupt bei allen wichtigen Fällen zu Rathe gezogen wurde, zugegen sein musste. Nur den geschickteren Unter- und Hülfswundärzten war mit Bewilligung des Kriegscommissairs erlaubt, unter Aufsicht zu operiren. Diese legten bei der Visite der Aerzte die Verbände an, damit bei einem besonderen Fall sogleich consultirt werden konnte; doch fing man den Verband nicht eher an, bis Alles gehörig vorbereitet war, um die Wunden nicht zu lange der freien Luft auszusetzen. Hinterher räucherte man mit Wachholderbeeren u. dergl. Bei 1500 Livres Strafe durfte kein Lazarethdirector zum Wundverband oder Anfertigung der Arzneien Branntwein liefern, und jeder Wundarzt oder Apotheker, welcher denselben gebrauchte, riskirte seines Dienstes entlassen zu werden. Aerzte wie Wundärzte hatten für die Güte der Arzneien und Nahrung einzustehen. Die Eleven, meist aus den Amphitheatern genommen, schliefen im Lazareth und hatten die Aufsicht über die Diät der Kranken und das Wartepersonal; man rechnete auf 10 Officiere oder 25 Kranke Einen Eleven und auf 2 Officiere oder 15 Kranke Einen Wärter. Wer von ihnen während der Nachtwache einschlief, musste 20 Sous zahlen; wer den Saal verliess, wurde fortgejagt. Jeder Verwundete hatte, wenn irgend möglich, sein eigenes Bett, an welchem eine Tafel hing, wo Name, Bettnummer, Krankheit, Tag der Aufnahme, Speisen und Arzneien aufgeschrieben waren. Wehe dem Soldaten, welcher dreimal an Syphilis behandelt war: er musste zur Strafe noch zwei

Jahre länger dienen. — Um das Material wissenschaftlich zu verwerthen, waren ganz besondere Einrichtungen getroffen. Abgesehen davon, dass in besonderen Fällen die Section gemacht wurde, schickten die Chefs der Lazarethe alle drei Monate ihre Beobachtungen sowol dem Staatssecretair des Kriegsdepartements, wie dem Inspector der Aerzte (Médecin-inspecteur titulaire) und Wundärzte (Chirurgien-inspecteur titulaire) ein. Beide unterhielten mit allen Lazarethen eine Correspondenz und begutachteten die Krankengeschichten. Die werthvollsten darunter sammelte ein besonders dazu angestellter älterer Militairarzt unter dem Titel Médecin consultant de l'armée und veröffentlichte sie, nachdem zuvor die königl. Gesellschaft der Aerzte ihr Obergutachten abgegeben hatte. Das dazu bestimmte Journal erschien alle drei Monate auf königliche Kosten. Diese Einrichtung stammte schon von Ludwig XV., welcher sämmtlichen Chirurgen der Feldlazarethe befahl, ihre wichtigsten Beobachtungen, sowie einen Rapport über Topographie und Epidemien der Spitäler brieflich einzureichen. Der damalige erste Militairarzt, Richard de Hautesierk gab diese Sammlungen als Recueil d'obs. de méd. des Hôpit. milit. (2 Bde. 1766. 72) heraus. — Die Jahresgehalte der französischen Militairärzte waren 1781 folgende:

Médecin-inspecteur titulaire	10,000 Livres.
Chirurgien-inspecteur titulaire	6000 „
Médecin consultant des camps et armées	4—5000 „
Aerzte und Oberwundärzte je nach dem	
Range des Lazareths	5, 8, 10,
	15, 20 Hundert „
Unterwundärzte	288 „
Hülfswundärzte	252 „
Eleven	96 „
Wärter	120 „

mit freier Kost.

Unter Ludwig XVI. wurde mit ungleich mehr Kostenaufwand für die erkrankten Krieger gesorgt, als in anderen Ländern. Nirgends in Europa gab es damals wie in allen französischen Garnisonstädten Militairhospitäler, welche nach ihrer verschiedenen Grösse in fünf Classen getheilt und hinreichend mit Aerzten und Wundärzten versehen waren. Hier arbeiteten auch unter der Aufsicht jener die Truppenärzte, wenn man ihrer nöthig hatte. Ebenso waren in keiner Armee die Militairärzte so geachtet, wie in der französischen; denn der preussische Soldat betrachtete seinen Feldscherer als nicht zum Militairstande gehörig und hielt jeden Unterofficier für eine höhere Person, als den Regimentsarzt.

Die Republik machte jeden Bürger zum Soldaten. Man wurde

sich bewusst, dass der kranke Officier auf keine bessere Behandlung Anspruch machen könne, als der Soldat und sorgte daher noch besser für die Pflege der Verwundeten, als ehedem. Die Oberaufsicht führte ein aus Aerzten, Wundärzten und Apothekern zusammengesetzter Conseil de santé in Paris, welcher, dem Kriegsminister unterstellt, sich täglich versammelte, das ärztliche Personal nach vorhergegangener Prüfung in der Armee anstellte und alle vierzehn Tage die Rapporte von den Spitälern und Truppentheilen in Empfang nahm. Jede Armee hatte ihren Chefarzt und Chefwundarzt. Da der bisherige Chirurgien consultant und Chirurgien-major de l'armée in ihren Geschäften häufig unter einander in Conflict geriethen, so hob man beide Stellen auf und vereinigte sie in die eines Chirurgien en chef de l'armée. Es gab Eine Classe von Aerzten, aber drei von Wundärzten und Apothekern, je nach ihren Kenntnissen, Verdiensten und Anciennität. Die Aerzte trugen hechtblaue Röcke mit schwarzem Sammtkragen und goldenen Borden, die Wundärzte und Apotheker hellblaue Röcke; jene mit schwarzen Aufschlägen, diese von dem nämlichen Tuch, rothe Westen und rothe Hosen. Der verschiedene Besatz unterschied die drei Grade. Der allmonatlich ausbezahlte Jahresgehalt der Lazarethärzte war unter der Republik folgender:

Oberärzte, Oberchirurgen, Oberapotheker . . . . 7200 Livres.
Aerzte, Wundärzte, Apotheker 1. Classe . . . . 4800 „
Wundärzte, Apotheker 2. Classe . . . . 3600 „
Wundärzte, Apotheker 3. Classe . . . . 2400 „
Wärter 1. Classe . . . . 1080 „
Wärter 2. Classe . . . . 720 „

Stand eine Schlacht bevor, so rief der Chirurgien en chef alle Wundärzte, die in den stehenden Hospitälern oder bei den Truppentheilen nicht sehr nöthig waren, zu den Feldspitälern. In jedem Hauptquartier blieb ein Oberarzt und Oberwundarzt, welche ihre Untergebenen sammt Wärtern, die corpsweise jeder Armee beigegeben waren, in den Lazarethen vertheilten. Am Schlachttage errichtete man 1—2 Stunden hinter der Armee ein Depot mit hinreichendem Verbandmaterial, Wein, Bouillon u. s. w. Von hier aus wurden drei Abtheilungen gebildet, welche sich gegen das Centrum und beide Flügel der Armee bewegten und, wenn nöthig, sich vereinigen konnten. Bei jeder Abtheilung war eine genügende Anzahl von Tragbahren und Wagen zum Transport. Die Trainwagen, welche die Utensilien des Feldlazareths beförderten, waren mit vier Pferden bespannt, mit Wachstuch überzogen und trugen mit grossen Buchstaben die Worte: Hôpital ambulant nr... Der Verwundete kam zuerst in das Feldhospital, wo eine sofortige Untersuchung statt fand. Um hier indess immer genügenden Platz zu haben, wurde täglich soviel als möglich in die nächst gelegenen Spitäler evacuirt und wie bisher Niemand aufgenommen, der noch einen Transport in ein stehendes Lazareth ertragen konnte. Bald nach der Schlacht schickten die Regimenter einige Officiere in die Spitäler, welche ihre Kranken aufsuchen und ihnen Billets d'entrée ausfertigen mussten, da ohne diese Niemand Aufnahme fand. Man requirirte Wein, Fleisch und Brod auf Bons, und Matratzen von den Gemeinden. Trotz der verhältnissmässig guten Einrichtung der Feldlazarethe unter der Republik war die Sterblichkeit besonders unter den Amputirten enorm gross. Auch operirte man damals in Frankreich um sich zu brüsten mehr als erlaubt war; so ist bekannt, dass ein Militairarzt im Anfang des Jahres 1796 über 400 Amputationen gemacht hatte. Ein grosser und ˙häufig sehr schädlicher Missbrauch wurde, wie Wardenburg sah, mit den Rollbinden getrieben, und meinte derselbe, dass zumal in den Feldlazarethen, wo man so viel zu thun habe, die Anwendung von Schleuderbinden und Tüchern weit einfacher sei (l. c. I p. 71. Also dieselbe Idee, welche heutzutage von Esmarch wieder aufgenommen ist). — Stehende Hospitäler gab es, wie erwähnt, in allen Garnisonstädten und wurden überall neue errichtet, wo die Civilspitäler nicht gross genug waren. Das bedeutendste war in Paris das Hôtel des Invalides. Für 2500 Mann eingerichtet, besass es 430 Betten für Kranke, von denen die chirurgischen, etwa 120, unter Sabatier's Obhut standen. Ein zweites, das Val de grace in Paris, liess mit seinen dumpfen und dunklen Säälen viel zu wünschen übrig; hier bestand eine Schule, wo Larrey angestellt war und Anatomie, Physiologie, Medicin und Chirurgie gelehrt wurden. Nach der Stärke der Garnison in drei Classen getheilt, standen die Spitäler unter der Aufsicht von Municipalbeamten und Männern des in jeder Gemeinde von der Revolution niedergesetzten Sicherheitsausschusses (comité de surveillance), welcher aus patriotischen Bürgern gebildet war. Diese passten den Kriegscommissairen auf die Finger und sorgten für eine gute Verpflegung der Kranken. In einigen Spitälern wurden Unterrichtscurse gegeben so trugen in der neu gestifteten Schule von Strassburg zwölf Lehrer unentgeltlich alle medic. Disciplinen vor. Trat der Kranke in das stehende Lazareth, so erhielt er Hospitalkleidung und ein eigenes Bett mit Haar- oder Wollmatratzen resp. Strohsack, wenn er das Bettzeug beschmutzte. Man trennte die Verwundeten von den inneren Kranken, Syphilitischen und Krätzigen. Ueber 100 Kranke war Ein

Arzt, über 25 Verwundete Ein Wundarzt gesetzt, und hatte von den Wärtern, die mit grösster Strenge ausgewählt wurden, Einer 12 Kranke zu besorgen. Die Wundärzte durften erst dann eine Operation machen, wenn sie sich vorher mit ihren Collegen berathen hatten und standen mit dem Chirurgien en chef in beständigem Briefwechsel. Nahrungsmittel und Arzneien wurden für sämmtliche Hospitäler durch eine Verwaltung, und nicht wie früher zum grossen Nachtheil der Kranken durch Verpachtung herbeigeschafft; nur die Lieferung der Betten vergab man im Submissionswege. Noch in der Mitte des Jahrhunderts waren die meisten stehenden Kriegshospitäler in Frankreich verpachtet gewesen, wodurch viele Unterschleife entstanden und Einem Arzte zu viele Kranke aufgebürdet wurden. Sogar das ärztliche Personal hing damals von der Wahl der Entrepreneurs ab. Die Krankendiät war unter der Republik dieselbe, welche wir im 4. Capitel aus dem Jahre 1781 aufgeführt haben. Hinzufügen wollen wir, dass eine Schildwache in die Küche commandirt war, um darauf zu achten, dass, solange das Fleisch kochte, nichts aus dem Topfe genommen wurde. Schon in der Mitte des Jahrhunderts erhielten die französischen Soldaten ein sog. Commissbrod, pain de munition, welches aus Mehl und Kleie bestand. Dieselbe Verpflegung genossen die Kriegsgefangenen, derenthalben den Aerzten, wenn nöthig, Dollmetscher beigegeben wurden. Kartenspiel und Tabackrauchen war in allen Säälen des Spitals verboten; Nachts brannten Lampen.

Um möglichst frische Luft zu haben, forderte der Kriegsminister der Republik den Gesundheitsrath auf, die nöthigen Mittel dazu anzugeben. Dieser bestimmte folgendes: jedem Kranken wurden bei der Aufnahme Hände und Füsse gewaschen; in den Säälen, welche die Wärter täglich zweimal ausfegten, Gefässe mit reinem Wasser aufgestellt. Eine Badeanstalt musste in jedem stehenden Lazareth vorhanden sein. Zweimal im Jahre sollte die Wolle in den Matratzen frisch aufgekämmt und wenigstens einmal die Sääle mit Kalk geweisst, Bettstellen und Tische oft damit gewaschen werden. Für jeden Saal war eine gewisse Anzahl von Betten bestimmt, die nie überschritten werden durfte; sie standen 2—2½ Fuss aus einander und höchstens in 2 Reihen. Die aussen und innen mit Oelfarbe angestrichenen Nachtstühle wurden nach dem Gebrauch sogleich durch reine ersetzt. Um frische Luft in die Sääle zu bringen, öffnete man Thüren und Fenster und versah letztere mit Zugrädern und Ventilatoren. Die Heizung geschah durch Kamine resp. Oefen mit trichterförmigen Saugröhren. Ueber 15—16° Wärme wurde in den Zimmern nicht geduldet und bei grosser Hitze mit Wasser gesprengt, frisches Grün ausgestreut. Man verbot alle Räucherungen, da sie die schlechten Gerüche nur verbargen, ohne frische Luft zu schaffen. Weder stehende Wasser, Misthaufen noch Unrath wurden in der Nähe des Spitals geduldet.

Allmählich vervollkommnete sich in der französischen Armee das Transportwesen für die Verwundeten. In den Kriegen 1758 und 59 sah Colombier noch am zweiten und dritten Tage nach der Schlacht Verwundete halbtodt, nackt und zertreten auf dem Felde liegen, und zwar bei der siegreichen Armee, sodass es beim Feinde vermuthlich noch schlimmer aussah. Die Ambulanzwagen waren sehr schlecht; es lagen die Kranken einer dicht neben dem anderen auf Stroh gepackt und mangelhaft zugedeckt. Colombier schlug deshalb vor Wagen zu construiren, in welchen die Verwundeten in einer Art von Betten aufgehängt wären, um sie vor allzu heftigen Erschütterungen zu bewahren. In jedem Wagen, welcher 14 Fuss lang und 5 Fuss breit von 4 Pferden gezogen wurde, waren 4 Hängematten mit Strohsäcken und Decken für 4 Kranke befestigt, ausserdem 2 Sitze für den Wundarzt und Wärter. Sowol vorn wie hinten konnte eingeladen werden. Der Leichtigkeit wegen war der Wagen von Weidengeflecht und mit bemalter Leinwand bedeckt; der Deckel liess sich öffnen und hatte zwei Fenster zur Erneuerung der Luft. Erst im Jahre 1788 wurden vierräderige Wagen zum Transport, und zwar auf 1000 Soldaten Ein Wagen, eingeführt. Dieselben waren aber so schwerfällig und unbrauchbar, dass die Soldaten es vorzogen, sich auf Flinten, Brettern u. s. w. aus der Schlacht tragen zu lassen. Sodann wünschte Colombier, dass jeder Verwundete, welchen man am Schlachttage nach dem Depot transportirte, einen Zettel (une note) über seine Verletzung und Verband bei sich führen solle, was bei hinreichend wundärztlichem Personal sich wohl ausführen lasse (l. c. II p. 314. Wiederum eine Idee, welche keineswegs unserer Zeit angehört, wie man vermuthen könnte. Bekanntlich wurden im Beginn des Feldzuges 1866 in der preussischen Armee Diagnosentäfelchen von Pergamentpapier ausgetheilt und dem Verwundeten mit einer Stecknadel auf der Brust befestigt; eine Einrichtung, welche späterhin die Berliner Conferenz als sehr zweckmässig anerkannte). Auch verlangte jener Militairarzt, dass hinreichend Mannschaft vorhanden sei, um die Verwundeten fortzutragen, damit sie möglichst bald verbunden und operirt würden. Denn die Erfahrung hatte er bereits gemacht, dass von denjenigen, welche man auf dem Schlachtfeld amputirte, weit mehr genasen, als von denen, die am zweiten Tage und später, wenn Geschwulst und Fieber sich eingestellt hatten, amputirt würden. Jeden Transportzug begleitete eine Anzahl Wundärzte, Wärter und ein Detachement zur Bedeckung. — Während der Republik bestimmte man die Verletzungen, denen ein Transport schaden könne und schloss alle Verwundete mit Kopfverletzungen, Beinbrüchen, Verletzungen eines grossen Gefässes und stark entzündeten Wunden davon aus. Nur beim Aufbruch der Armee durfte Niemand im Feldlazareth zurückgelassen werden. Dem Transport zu Wasser gab man den Vorzug. Verschiedene Verbesserungen waren in den Napoleonischen Kriegen dem Chef des Medicinalwesens Percy zu danken. Er führte neue Krankenwagen ein (chairs de chirurgie), welche, von vier Pferden gezogen und von Chirurgen und Wärtern geführt, Verbandzeug und Tragbahren enthielten. Auch organisirte er ein Corps von Brancardiers, welche die Verwundeten zunächst aus der Schlacht nach den Verbandplätzen trugen und als Wärter in den Ambulanzen benutzt wurden. Sie waren mit Lanzen bewaffnet, die zugleich zum Transport dienten, indem aus zwei derselben mit Fussgestellen und Segeltüchern, welche die Brancardiers auf dem Tornister trugen, leicht eine Bahre zusammengesetzt werden konnte. Dann führte Larrey (1792) neue Wagen ein, welche von Chirurgen zu Pferde geleitet, sich mit grosser Schnelligkeit unter dem Feuer des Feindes bewegten und die Verwundeten aufsuchten. In Aegypten transportirte derselbe die Blessirten in Tragkörben, welche auf jeder Seite eines Kameeles hingen.

Unter den **französischen Militairärzten** im vorigen Jahrhundert waren ausgezeichnete Praktiker, meistens Mitglieder des Collège de St. Côme in Paris. Es gab kaum einen hervorragenden Chirurgen, der nicht eine Zeitlang in der Armee gedient hätte: dazu gehörten J. L. Petit, Maréchal, La Peyronie, Le Dran, Arnaud, Louis, Morand, Garengeot, La Faye, Sabatier, Pelletan u. A. Ein vorzüglicher Militairchirurg war Ravaton, Chirurgien-major in Landau, welcher nach einer 36jährigen Kriegserfahrung eine Chirurgie d'armée ou traité des plaies d'armes à feu 1750 (2. Ausg. 1768) schrieb, seiner Zeit das ausführlichste Werk über Schusswunden. Diese Arbeit, in welcher viele conservative Heilungen von Schussfracturen enthalten waren und die Amputation über den Malleolen mit zwei Lappen anstatt unter dem Kniegelenk empfohlen wurde, machte bei der Académie de chirurgie gewaltiges Aufsehen. Sie erregte so heftige Debatten, dass von mehreren Seiten darauf angetragen wurde, die Schrift als der französischen Chirurgie unwürdig

im Vorhofe der Akademie zu verbrennen. Indess erschien dieser
Vorschlag zu intolerant und wurde unter dem Präsidium von La
Martinière verworfen. — Als medicinischer Militairschriftsteller machte
sich COLOMBIER, welcher die Kriege in Deutschland mitgemacht hatte,
durch einen fünf bändigen Code de médecine militaire (1772) bekannt, ein Gegenstück zu Pringle's observations. Alles, was den
kranken und gesunden Soldaten im Felde und in der Garnison betraf, Hospitäler, Feldkrankheiten, Pflichten der Militairärzte u. s. w.
waren ausführlich darin abgehandelt. — Zu den Militairchirurgen
späterer Zeit gehörten BAGIEU, und TRECOURT, der gleich Ravaton
die Amputation über den Knöcheln empfahl und die übelen Folgen
einer allzu lange fortgesetzten strengen Diät in chirurgischen Krankheiten nachwies. Sodann der streitsüchtige, unduldsame LOMBARD
in Strassburg, welcher 1792 als Chirurgien en chef die Rheinarmee
im Felde begleitete. Sein Verdienst war die Nothwendigkeit der
Purgantien bei verschiedenen chirurgischen Krankheiten hervorzuheben und das übereilte, häufige Aderlassen der französischen Wundärzte bei Verletzungen zu bekämpfen. In den Remarques sur les
lésions de la tête (1796) verurtheilte er den Missbrauch des Trepans.
— Am Schluss des Jahrhunderts erreichte die französische Kriegschirurgie ihre höchste Ausbildung unter Napoleon, welcher durch
seine neue Art der Kriegsführung noch mehr Anforderungen an dieselbe stellte und das Glück hatte von den grossen Talenten eines
Percy und Larrey unterstützt zu werden. Ihr persönliches Beispiel,
sowie die hohe Achtung und Auszeichnung, welche Napoleon ihnen
zollte, erweckte unter den Militairärzten einen ausserordentlichen
Eifer. Baron PERCY († 1825), Generalinspector des französischen
Militairmedicinalwesens, hatte die Kriege in Deutschland und Spanien
mitgemacht und zeichnete sich durch operative Geschicklichkeit mit
hervorragendem Administrationstalent aus. Ausser seinen Verdiensten
um das Transportwesen machte er in der Schlacht sämmtliche Chirurgen beritten und liess sie ihre Instrumente in Etuis an Bandelieren,
Charpie und Verbandmaterial in den Pistolenhalftern bei sich tragen,
damit sie so schnell als möglich Hülfe leisten könnten. Später erfand er für ihre Fortschaffung leichte Wagen. Seine Preisschriften
über den Gebrauch und die Gestalt der Scheeren, sowie über das
Ausziehen fremder Körper aus Schusswunden sind bereits erwähnt.
In seiner Pyrotechnie chir. pratique (1794) lehrte er die Anwendung
des Glüheisens namentlich bei Hospitalbrand und empfahl die Moxen
bei Entzündungen der Hüft-, Knie- und Wirbelgelenke. Auch trat
er für die Gelenkresectionen ein. — P. F. MOREAU erwarb sich die

grössten Verdienste um die Einführung dieser Operationen (obs. pratiq. relat. à la résection des articul. affect. de carie 1803). — Von der Geschichte ganz vergessen scheint der Franzose Boy zu sein, welcher unter der Republik oberster Wundarzt der Rheinarmee war, sich auch als Redner und Dichter hervorthat, aber jung als Opfer seines Berufs starb. Seine Schrift über die Behandlung der Schusswunden, welche in allen Spitälern der Armee vertheilt wurde, ist im höchsten Grade lesenswerth (1795; in G. Wedekind's Nachrichten über das französische Kriegsspitalwesen I. S. 294—366, 1797). Larrey's Hauptthätigkeit fällt in dieses Jahrhundert.

In England war es um die Militairchirurgie schlecht bestellt. Die meisten Wundärzte der Armee waren ungebildete Quacksalber, häufig der Trunksucht ergeben und erschlichen sich auf unerlaubtem Wege ihre Stellen. Hatte ein Soldat einige Zeit lang bei einem Regimentschirurgen als Ordonnanz gedient und Pflaster gestrichen, so kam es vor, dass er zu seinem Gehülfen, und später auch wohl zum Nachfolger ernannt wurde. Jedes Regiment besass einen Chirurgen, der zugleich die Stelle eines Apothekers versah, nebst einen Gehülfen; jener bekam täglich 4 Schilling, dieser 3 Schilling 6 Pence. Eigentlich sollte auch jedes Regiment ein Spital haben, für welches die Regierung dreissig Pfund zuschoss; doch war häufig daran grosser Mangel, sodass die kranken Soldaten in öffentlichen Gasthäusern untergebracht werden mussten. Hier lagen sie in schmutzigen Betten und wurden von ihren Kameraden schlecht gepflegt. Die Spitäler selbst liessen viel zu wünschen übrig, waren oft rauchig und so eng, dass mehrere Kranke ein Bett theilten. Der Soldat zahlte monatlich einen Pence zur Anschaffung der Arzneien. Dieses Geld verwaltete der Chirurg, welcher bei seinem kümmerlichen Gehalt daraus Ueberschüsse für sich zu erzielen suchte, sodass bei vielen Regimentern die erforderlichen Arzneimittel weder in hinreichender Menge noch Güte vorhanden waren. Jene Geldnoth hatte auch die traurige Folge, dass in der Mitte des Jahrhunderts die Chirurgen im Felde ohne Noth amputirten, weil sie für jede Amputation fünf Pfund Sterling bekamen. Nur wenige von ihnen besassen gute Instrumente. Sectionen wurden selten gemacht, da zu wenig anatomische Kenntnisse verbreitet waren und das Volk ein grosses Vorurtheil dagegen hatte. Der Bildung der Regimentschirurgen gemäss war ihre Stellung eine durchaus unwürdige. Dem Fähnrich und Quartiermeister untergeordnet hatten sie viel Verdruss und Vorwürfe von den Officieren zu hören, wenn diese glaubten, dass ein Soldat zu lange als krank abgemeldet sei. Dagegen bestand bei der Miliz die unschickliche

Sitte, dass der Regimentschirurg auch eine Officierstelle bekleiden konnte, sodass er z. B. als Hauptmann mit seiner Compagnie auf ein Commando geschickt wurde. Bei den regulären Truppen konnte der Chirurg wie ein gemeiner Soldat von dem jüngsten Officier zum Gefängniss verurtheilt werden und hatte bei einem Vergehen gegen diesen eine körperliche Strafe zu erdulden.

Nur wenige Worte darüber. Obwohl die Disciplin in der englischen Armee im Vergleich zu anderen Nationen sehr gelinde war, denn der preussische Soldat wurde schon strenge bestraft, wenn ihm der Wind den Hut vom Kopfe riss, so war dennoch die Peitsche sehr im Schwunge. Der Regimentschirurg erschien bei der Execution und konnte bei eintretender Lebensgefahr Einhalt gebieten. Vorzüglich peitschte man Nacken und Schulter, verhängte wegen Desertion 300, mitunter gegen 1000 Hiebe, die auf verschiedene Zeiten vertheilt wurden. Hatte der Soldat einige hundert bekommen, so kam er ins Spital und wurde, wenn seine Wunden geheilt waren, von Frischem gepeitscht. Die Tamboure zogen dem Delinquenten die Arme über den Kopf, befestigten die Handwurzel an Holzspiesse, zogen den Soldaten in die Höhe und legten dann Stricke um die Schenkel. Inzwischen sah der Chirurg nach, ob die Riemen der Peitsche hinreichend dünn waren, weil sie, wenn durch langen Gebrauch blutig geworden, viel heftiger schmerzten, und belehrte dann die Trommelschläger, dass sie hauptsächlich auf die Schultern, nicht aber auf Hals und Rippen loshieben. Zur Verschärfung der Strafe nahm man auch Peitschen mit angetrocknetem Blut. Bei einigen Regimentern war das Gassenlaufen üblich. Die ganze Mannschaft stellte sich in zwei Reihen auf und schlug auf den Delinquenten, welcher nackt zwischen ihnen durchlaufen musste, mit Ruthen los (Hamilton, Pflichten eines Regimentschirurgen 1789). — In Oestreich wurde unter Joseph II. dem Soldaten der Hintere, anstatt wie bisher der Rücken mit einem Stock bearbeitet; auch liess man ihn durch 300 Mann zehn und mehrere Male auf und ab Gasse laufen, wovon er mitunter eine Lungenentzündung bekam. Der preussische Soldat empfing im siebenjährigen Kriege seine Schläge mit dem Stock oder Degen auf den Rücken, woraus man ebenfalls „in Folge der nicht geringen Erschütterung eine Lungensucht" entstehen sah.

Unter den englischen Militairchirurgen stand John Hunter oben an. Seine kurze Abhandlung über Schusswunden ist deshalb epochemachend geworden, weil in ihr zum ersten Mal der Verlauf, die Art der Heilung u. s. w. auf physiologischer Grundlage bearbeitet waren. Er erörterte vorzugsweise die allgemeinen chirurgischen

Fragen und ging auf die einzelnen Schussverletzungen weniger ein. Auch schrieb er über die Krankheiten der Truppen in Jamaica. Ausser ihm verdient nur Jackson in Dublin genannt zu werden, welcher im amerikanischen Kriege gute Beobachtungen über Schusswunden sammelte. Dagegen waren in der englischen Armee mehrere hervorragende Mediciner: Pringle, Don. Monro und Brocklesby. Trotzdem die kriegerische Thätigkeit der englischen Nation mit derjenigen Frankreichs und Deutschlands sich nicht messen konnte und die Organisation ihres Militairmedicinalwesens weit hinter derjenigen Frankreichs zurückstand, so verdanken wir dennoch England einige der wichtigsten Neuerungen, welche erst hundert Jahre später zur vollen Geltung gekommen sind. Pringle lehrte zuerst den Werth der frischen Luft und Ventilation in Hospitälern, — Brocklesby führte zuerst die Baracken ein, — und der Graf Stair schloss im Kriege den ersten genauen Vertrag mit dem Feinde zum Schutz der Verwundeten ab.

J. Pringle, Baron, Leib- und Generalarzt der englischen Armee, schrieb Observations on the diseases of the army (1752), ein Buch, welches in der europäischen Literatur seines Gleichen nicht hatte; er legte darin seine Untersuchungen über die Natur der Fäulniss, Ventilation und reiche Erfahrungen über Lazarethfieber nieder. Die frische Luft galt ihm als die Hauptbedingung zur Heilung der Krankheiten, denn nichts sei schädlicher, nichts bedinge eine grössere Gefahr, woran man zwar nicht im Entferntesten glaube, als verpestete Krankenzimmer. Weder Diat noch Arzneimittel könnten irgend etwas nützen, sobald die Luft unrein und faul sei. Diese entstehe durch sumpfige Wasser, Anhäufung von Koth, moderndes Stroh und durch Ueberfüllung der Lazarethe. Desgleichen in vollen, unrein gehaltenen Baracken und Schiffen, wo die Leute wenig Raum hätten und zu lange an Bord wären. Um dadurch entstehende Krankheiten zu verhüten, empfahl Pringle, dass die Armee häufiger ihr Lager wechsele und bei Cantonnirungen in sumpfigen Gegenden lieber die Felder ganz unter Wasser setze. Beim Ausbruch der Ruhr solle man den Lagerplatz verlassen. In die Abtritte, welche tief anzulegen seien, müsse täglich eine dicke Schicht Erde geworfen werden und solle derjenige, welcher seine Nothdurft anderswo verrichte, Strafe zahlen. Beim Umsichgreifen einer ansteckenden Krankheit dürfe man nicht zu viele Kranke ins Lazareth schicken, um hier die Ansteckung nicht zu verbreiten; die leichteren Ruhrfälle sollten im Lager, die übrigen womöglich in den Regimentslazarethen bleiben. Ohne diese Zer-

streuung der Kranken würde das Hauptlazareth zu sehr überfüllt. Die besten Hospitäler seien die luftigsten und geräumigsten
Häuser, Scheunen, Ställe, Kornböden, Kirchen. Da nur frische Luft,
aber keine Wärme nöthig sei, müsse man eine grosse Scheune einem
kleinen warmen Bauernhause vorziehen. Ausserdem empfahl Pringle
die Regimentslazarethe in mehreren Dörfern zu zerstreuen, anstatt
sie in Einem zusammenzuhäufen, wenn auch die Verwaltung und
Wartung der Kranken dadurch beschwerlicher würden. Er wünschte,
dass die Regimenter soviele ihrer Kranken mitnähmen, als die Transportwagen bequem fassen könnten und die Krankheit an sich es
erlaube. Seine Vorschläge, durch Ventilation stets frische Luft
in die Lazarethe zu schaffen, haben wir im vierten Capitel besprochen.

Unter Pringle dienten Don. Monro und RICHARD BROCKLESBY,
welche beide den siebenjährigen Krieg mitmachten und über Lagerfieber, Feldkrankheiten der englischen Armee schrieben. Brocklesby
hat das grosse Verdienst zuerst die Baracken eingeführt zu haben.
Er empfahl diese aus Planken zusammengeschlagenen, zum Einfallen
des Lichtes mit Löchern versehenen, und mit Stroh belegten Gebäude
als Lazarethe wegen des freien Durchzuges der Luft auf das Eifrigste.
Um Ansteckungen zu vermeiden, liess er das Stroh und den Sand
des Bodens öfter wechseln und sah in diesen leichten Bretterhäusern
weit mehr Kranke genesen als in niedrigen Stuben [1]). (Oeconomical

---

1) October 1758. „Es wurden eine so grosse Menge Kranken nach der
Insel Wight gebracht, dass alle die kleinen Nebengebäude, Kornböden und elende
Hütten, die man vor Geld und um Gottes willen anschaffen konnte, nicht hinreichend waren, alle diese Kranken aufzunehmen. In dieser Noth gaben einige
Herren vom Hospital den Rath, dass man am Walde eine eigene Hütte dazu aufführen, den Fussboden darin mit Dielen belegen, das Dach mit neuem Stroh
decken lassen sollte, welches Wind und Regen abhalten könnte, und sie so gross
sollte machen lassen, dass 120 Kranke und mehr darinn Platz hätten, wofür der
Handwerksmann, der den Bau unternahm, 40 Pfund forderte. Diese Hütte wurde
wirklich gebaut und zwar so schlecht, dass sie zu ihrer Bestimmung ganz ungeschickt schien. Man fand aber hernach, dass ohnehrachtet die Kranken, welche
darinn gelegen hatten, sowohl eine ausserordentliche Kälte, als auch viel Feuchtigkeit ausstehen mussten, dennoch die Anzahl der Todten weit geringer war, ob
sie gleich eben die Krankheiten hatten, eben dieselben Arzneimittel und gleiche
Diät und Pflege bekamen. Auch wurden sie weit geschwinder hergestellt, als in
den warmen und verschlossenen Hütten, welche man um Newport gemiethet hatte,
wo sie doch überhaupt bessere Pflege zu bekommen schienen."
September 1760. „.. ich suchte hinter dem Lager auf dem benachbarten
Felde denjenigen Ort aus, welcher am trockensten und der freien Luft am
mehresten ausgesetzt war und liess diesen vertiefen. Um den Rand dieses ausge-

and medic. Observ. from the Year 1758—1763. 1764. übers. von Selle. Berlin 1772.) Er war einer der Ersten, welcher darauf drang an

höhlten Grundes liess ich senkrechte Pfähle, ungefähr 6 Fuss über die Oberfläche der Erde hoch aufrichten und zwischen diesen Pfählen Planken setzen, die ich an der Wetterseite mit frischem Stroh bedecken liess; über die Planken liess ich Balken legen, die ich gleichfalls mit Stroh decken liess, und so erhielt ich eine Hütte, die meinem Endzweck gemäss ziemlich gross war, wo ich hinlänglich Luft hatte und wo es doch warm und trocken war.. Eine geräumige und bequeme Hütte zu decken, die ungefähr 40 Kranke enthalten konnte, kostete 10 Guineen. Das Stroh, welches ungefähr 5 Pfund an Werth war, wurde auf Befehl des Generals aus den öffentlichen Magazinen genommen; ausser diesen mussten die Maurer des Regiments einen Feuerheerd und einen Schornstein bauen.. Was aber am meisten Aufmerksamkeit verdient, ist, dass obgleich viele Kranke nach diesem Hause gebracht wurden, welche am wahren faulen Fleckfieber krank lagen, doch nur einer, oder aufs höchste zween davon gestorben sind. Ich schreibe diese glückliche Genesung mehr der reinen, heiteren Luft, welche sie in diesem Hause athmeten, als allen den Arzneien zu, welche sie alle 6 Stunden und noch öfter nehmen mussten.“

Feldzug 1761. „Da nur allein vom Gloucester'schen Regimente täglich beinahe 100 Mann krank wurden, so nahm ich Gelegenheit dem Obristen Berkeley zu hinterbringen, wie leicht man diesem Uebel abhelfen oder zuvorkommen könnte, wenn entweder er oder das Regiment die geringen Kosten anwenden wollte, um solche Hütten zu verfertigen, deren jede etwa 24—26 Mann enthalten könnte, und die man auf eben die Art machen müsste, dass man die Oberfläche des Erdbodens 5 Fuss tief aushöhlte und damit der Regen nicht durchdringen könnte die Planken und Balken mit einer guten Lage Stroh bedeckte. Da Herr Berkeley bei aller Gelegenheit eine seltene Menschenliebe und vorzügliche Grossmuth äusserte, so fand ich der Kosten wegen keine Schwierigkeit. Die Zimmerleute des Regiments wurden sogleich befehligt den Grund zu machen und er trug mir auf, ihnen selbst die Anweisung zum Bau nach meinem Gutbefinden zu geben. In einigen Stunden war das feste Erdreich 31 Fuss in der Länge, 18 oder 19 Fuss in der Breite und etwas mehr als 5 Fuss in der Tiefe ausgehöhlt. Alsdann liess ich um diese Vertiefung statt des Fachwerkes senkrechte Pfähle aufrichten, die ungefähr 6 Fuss von einander standen, und einen Fuss von dem ausgehöhlten Grunde entfernt waren. Statt der Mauern liess ich die Pfähle mit Brettern belegen und oben ein Dach machen, welches Alles auf solche Art gedeckt wurde. So erhielt ich eine geräumige, luftige und doch hinlänglich warme Wohnung, in welcher man vermittelst 6 Stufen gehen konnte, die ich in dem Erdreich hatte aushauen lassen, um bei feuchtem Wetter das Ausgleiten zu verhindern. An einem Ende wurde ein Schornstein von Ziegelsteinen gemacht, und aus einer unumschränkten Menschenfreundlichkeit liess der Obrist diejenigen Theile des Erdreichs mit Dielen belegen, an welchen die Kranken sehr nahe liegen mussten.. In dem Dache wurden an verschiedenen Orten Luftlöcher gemacht, welche statt der Fenster dienten, und die man nach Bequemlichkeit eröffnen konnte. In kurzer Zeit waren 3 solcher Krankenhäuser aufgerichtet.. Alle Kranke, die darin aufgenommen waren, wurden, auf's höchste 3 ausgenommen, alle völlig wieder hergestellt und noch nie war die Menge der Kranken so geringe, als zu Ende dieses Feldzuges gewesen.“

die Spitze eines Feldlazareths einen Arzt oder Wundarzt anstatt einen Officier zu stellen: „die Macht des Arztes im Lazarethe sollte so viel geltend sein, als diejenige des commandirenden Officiers im Lager". (Hundert Jahre vergingen, um sich von der Richtigkeit dieser Maxime zu überzeugen, denn erst im nordamerikanischen Kriege unserer Zeit wurde der Arzt der unbeschränkte Chef des Hospitals). Die französischen Kriegslazarethe gefielen Brocklesby besser als die deutschen, bei denen er besonders die Zusammenhäufung der Kranken, sowie die Nachlässigkeit und Ungeschicklichkeit der Aerzte tadelte. Allein in den französischen Feldlazarethen starben doch auch weit mehr Kranke und Verwundete, als in den englischen. Die Ursache dafür bezeichnete Brocklesby mit folgenden Worten: „wie die Franzosen alle Nationen unseres Zeitalters an Kenntniss in der Wundarzneikunst übertreffen, so ist es auch bekannt, dass sie die elendesten und unwissendsten Aerzte in ganz Europa sind, zumal seit ihre Wundärzte der Welt haben aufdringen wollen, dass die Kenntniss der Anatomie den höchsten und vollkommensten Grad der Arzneiwissenschaft ausmache".

Den wichtigsten Fortschritt zum Schutz der Verwundeten, welcher als ein Vorläufer der Genfer Convention angesehen werden kann, verdanken wir ebenfalls England. Allerdings wurde zum ersten Male der Verwundeten und Kranken im Jahre 1689 in einem Cartell zwischen Frankreich und Spanien gedacht, wo man für sie in den Hospitälern bezahlte, und seit jener Zeit Sorge getragen, dass ihnen von Seiten des Feindes alle nöthige Behandlung und Pflege zu Theil wurde. Man vereinbarte bestimmte Verpflegungssätze und zahlte sie gegenseitig aus (Gurlt). Allein noch immer war es gebräuchlich die Kranken weite Strecken Weges zu transportiren, wobei viele starben, bevor sie in ärztliche Behandlung kamen. Oder man musste die Lazarethe, was ebenso schlimme Folgen hatte, der Sicherheit wegen oft verlegen. Als nun im Jahre 1743 Engländer

---

1762. Man verbesserte diese Feldlazarethe noch dadurch, „dass man vor jeder Thüre ein luftiges und ziemlich grosses Portal machen liess, damit die Kranken, welche schon etwas herumgehen konnten, daselbst freie Luft schöpfen und ihre Mahlzeit thun konnten."

„Ich bin überzeugt, dass in allen Lagern solche Hütten, als ich hier vorgeschlagen habe, jederzeit stattfinden und ohne Schwierigkeit errichtet werden können; und da die gewöhnlichen Hospitäler ihrer Einrichtung nach den Kranken in mancherlei Betracht so sehr schädlich sein können, so habe ich das Zutrauen, dass die Methode, welche ich oben empfohlen habe, künftig von den Befehlshabern Beifall und Nachahmung erlangen werden."

und Franzosen auf deutschem Boden sich einander gegenüber standen, machte der englische Graf STAIR dem Herzog von Noailles, noch ehe es zum Kampf kam, den Vorschlag die Lazarethe auf beiden Seiten für Freistätten der Kranken zu erklären und sie gegenseitig zu schützen. Noailles ging darauf ein; er wurde am 27. Juni bei Dettingen geschlagen. Die Leute lagen auf nassem Felde, sodass acht Tage nach der Schlacht etwa 500 an Ruhr erkrankt waren. Die Engländer etablirten im Dorfe Fechenheim am Main ein Lazareth, in welches ausser den Verwundeten ca. 1500 meist Ruhrkranke aufgenommen wurden. Als nun der Herzog von Noailles diesem Hospital gegenüber ein Dorf am anderen Ufer des Mains besetzte, liess er die Engländer benachrichtigen, dass seine Soldaten den ausdrücklichen Befehl hätten das Lazareth in keiner Weise zu beunruhigen. In dieser Weise verfuhr man während des ganzen Feldzuges. So erzählt der Generalarzt Pringle. Bald nach der Schlacht schlossen am 18. Juli in Frankfurt a. M. die Bevollmächtigten jener beiden Männer das eigentliche Cartell ab. Der oberste Grundsatz darin war sich der in feindliche Hände gerathenen Verwundeten auf das Sorgsamste anzunehmen. Weder Aerzte, Wundärzte noch Apotheker wurden Kriegsgefangene, sondern sobald als möglich zurückgeschickt. Jeder Theil sorgte für die Verwundeten und bezahlte für sie. Diese konnten nicht allein die von ihnen verlangten Aerzte bekommen, welchen vom commandirenden General Pässe ausgestellt wurden, sondern sich auch mit Schutzbriefen versehen überall hinbringen lassen, durften nur vor der Auswechselung nicht wieder dienen. Kranke und Verwundete waren in den Hospitälern sicher und wurden nicht als Kriegsgefangene angesehen. Man sieht, dass diese Bestimmungen, die zwar in späteren Kriegen überall häufig gebrochen wurden, kaum eine Verbesserung übrig liessen.

Um den Zusammenhang aufrecht zu erhalten, wollen wir an dieser Stelle sehen, wie man in Frankreich und Deutschland über Baracken und Schutzverträge dachte. Colombier lobte die Scheunen als Hospitäler und hielt sie für besser als Kirchen, vorausgesetzt, dass man ihnen hinreichend frische Luft zuführen könne. Als im Jahre 1774 ein Flügel des Hôtel Dieu in Paris abbrannte, machte LE ROI der Akademie der Wissenschaften, deren Mitglied er war, folgende Vorschläge: die Zahl der Kranken sollte in jedem Spital so gering als möglich bleiben und müsse bei der Construction von Spitälern besonders auf die Lüftung Bedacht genommen werden. Da unmittelbar aneinanderstossende Krankensääle untauglich seien, so machte er einen Plan, nach welchem die Sääle ungefähr wie die Zelte in einem Feldlager oder die Pavillons im Garten zu Marly (einzelne zwischen den Bäumen stehende Gartenwohnungen) von einander stehen müssten. Ein jeder Krankensaal sollte gleichsam eine Insel in freier Luft vorstellen, damit durch die äussere in Bewegung gesetzte Luft die innere erneuert werde, ohne in ein anderes Krankenzimmer zu kommen. In der Mitte der gewölbten Decke sollten mehrere Oeffnungen sein, desgleichen im Fussboden, welche durch Röhren mit der äusseren Luft communicirten, sodass fortwährend eine Erneuerung der Luft stattfände. Für Oefen war gesorgt. Er widerlegte einen etwaigen Vorwurf der Kostspieligkeit solcher hinreichend über dem Erdboden auf Grundwerken stehenden Sääle und hob hervor, dass eine soweit als möglich getriebene Reinlichkeit und eine aufs Beste gereinigte Luft die wahre, einzige Zierde und Pracht eines Hospitals ausmachen sollen. Seine Vorschläge wurden gut aufgenommen, allein es blieb überall beim Alten (Hunczovsky, med. chir. Beobacht. auf seinen Reisen durch England und Frankreich. 1783. S. 96). — In Deutschland kannte Bilguer die günstigen Erfahrungen, welche Brocklesby im Kriege mit den Baracken gemacht hatte, und schien ihre Vortheile einzusehen, denn er meinte, dass sie leicht von den Zimmerleuten der Armee aufzubauen wären, eine bessere Aufsicht der Regimentsfeldscherer gestatteten und den schädlichen Transport in die Lazarethe vermieden, wobei so viele Verwundete stürben. Auch theilte er des Engländers Ansicht über die unbeschränkte Direction des Arztes und Wundarztes im Feldlazareth. Dass Bilguer die Baracken eingeführt habe, darüber verlautet nichts. Das preussische Reglement vom Jahre 1787 empfahl zwar grosse Bretterschoppen für den Sommer, aber die erste praktische Anwendung der Baracken in Deutschland war, wie es scheint, Joseph II. zu danken. Dieser liess „bewegliche, hölzerne, und zusammenzulegende Spitäler" 1789 für die ungarische Armee im Türkenkriege erbauen und fand sie nützlich. In den Freiheitskriegen wurden mehrfach Baracken gebaut. So errichteten im Jahre 1807, als nach der Schlacht bei Preussisch-Eylau mehr als 18000 verwundete Preussen, Russen und Franzosen namentlich bei Königsberg sich anhäuften, die Chefchirurgen Görcke und Völtzke unterstützt von einem sehr wenig zahlreichen Personal, drei grosse Baracken. Auch im Sommer 1813 wurden verschiedene Bretterbuden mit 3—4—500 Betten gebaut, im Herbst mit Ziegelsteinen ausgemauert und Oefen hineingesetzt. Bischoff eiferte damals sehr gegen die Baracken, weil sie nicht so gesund und reinlich wie andere Gebäude wären und eine grössere Feuersgefahr im Gefolge hätten.

Was die Verträge zum Schutz der Verwundeten anbetrifft, so fand jene Idee des Grafen Stair, welche den Lazarethen völlige Sicherheit garantirte, in Deutschland während des siebenjährigen Krieges wohl Anklang. Es wurden nach jenem Muster ähnliche, oft wörtlich wiederholte Cartellverträge 1757 zwischen Oestreich und Preussen, 1759 zwischen Frankreich und Preussen vereinbart; allein in der Praxis blieb man weit dahinter zurück. Baldinger sprach sich am Ende jenes Krieges dahin aus, dass das Elend sich unendlich vermindern würde, wenn alle Fürsten über diesen Punkt einig wären. Ebenso hegte Schmucker den Wunsch, dass die kriegführenden Mächte gleich beim Beginn des Krieges sich dahin vereinigten den Lazarethen alle Sicherheit zu gewähren, damit dieselben nach der Schlacht an dem nächst gelegenen Orte etablirt werden könnten. Hier müssten die Patienten frei und ungehindert ihre vollständige Heilung abwarten oder wenigstens so lange bleiben können, bis sie ohne nachtheilige Folgen zu transportiren wären. Sicherlich würden auf diese Weise viele Verwundete auf beiden Seiten gerettet, welche jetzt durch den langen Transport elend umkämen. Es scheint immerhin eine Ausnahme im siebenjährigen Kriege gewesen zu sein, dass man für einen verwundeten preussischen Officier, als die Armee vorrückte, vom östreichischen Commandeur eine Salvegarde erhielt und einen Arzt bei ihm lassen konnte. Die Regel war die Lazarethe sammt Aerzten und Equipage gefangen zu nehmen und fest zu halten, wenn auch, wie Theden bemerkte, der Feind die verwundeten Soldaten immer aufnahm und sie bestens verpflegte. — In Frankreich trat Colombier für jene Neutralitätsbestimmungen ein und wünschte, dass die Feldherrn beider Armeen unter sich verabredeten, Kranke nie zu Gefangenen zu machen; auch solle die geschlagene Armee von dem Sieger sogleich die Erlaubniss zu erhalten suchen ihre auf dem Schlachtfelde liegenden Verwundeten durch eigene Wundärzte verbinden zu lassen. Pourquoi ne pas faire une convention entre les deux Armées, qu'on ne prendra jamais les malades, ni les hôpitaux? C'est un acte d'humanité digne de ce siècle ... On doit respecter l'asyle des blessés et des malades. Il est d'usage qu'on ne les maltraite pas; au contraire les généraux ont une attention singulière à ce qu'ils ne manquent de rien.

Will unsere Zeit sich mit den humanen Gesinnungen der Genfer Convention brüsten, so erinnere man sie daran, dass seit hunderten von Jahren die kriegführenden Mächte in internationalen Verträgen sich mit dem Wohl der in Feindeshand gefallenen Verwundeten und dem Schutz der Hospitäler beschäftigt haben.

Mit diesem Capitel beendigen wir die Geschichte des chirurgischen Standes, um nun specieller in die chirurgische Wissenschaft einzutreten. Als Uebergang sei ein Blick in die „deutsche Medicin" gestattet.

XIII.

Deutsche Medicin.

Leibnitz. — Universität Halle: Thomasius, Wolff, Franke. — Medicinische Systeme von Hoffmann und Stahl. — Boerhaave. — Haller. — Gaub. — Wiener Schule: van Swieten, de Haën, Störck, Stoll. — Nervenpathologie, Unzer. — Die Humoralpathologen Ch. L. Hofmann und Kämpf. — Classification der Krankheiten. — Studium der Alten. — System von J. Brown. — Verwerthung der Chemie und Physik. — Specielle Pathologie. — Arzneimittel. — Aerztliche Praktiker.

Als die deutschen Kirchen das 18. Jahrhundert einläuteten, schien in Hannover und Halle eine warme Frühlingssonne neu belebend auf die deutsche Wissenschaft herab. Dort schuf Leibnitz die deutsche Philosophie. Er lehrte die Deutschen selbständig denken und ihre Wissenschaften philosophisch bearbeiten. Hier waren es Professoren der jungen Universität, welche als Führer der Bewegung den deutschen Gelehrten die Muttersprache zurückgaben, die Ideen des grossen Philosophen populär machten, den verflachten, rohen Protestantismus aufrüttelten und die deutsche Medicin neu umgestalteten.

Leibnitz vereinigte die unerschöpflichste Fülle von mathematischem, philosophischem, naturwissenschaftlichem, geschichtlichem Wissen mit einer grossen schöpferischen Kraft und einer Tiefe des Geistes, wodurch er den grössten Einfluss auf sein Zeitalter ausübte. Um so mehr, da er kein gelehrter Philister, sondern ein Weltmann war, der es verstand die Wissenschaft aus der durchräucherten Studirstube in die höheren Stände, selbst in die Salons der Kaiser und Könige und ins Ausland einzuführen. Durch zahlreiche Monographien und einen unendlichen Briefwechsel wirkte er vorzugsweise auf die Führer der Nation, nach allen Seiten bahnbrechend. Der Schwerpunkt seiner Philosophie lag in der auch für die Medicin folgenreichen Monadenlehre, der Lehre der einfachen, untheilbaren Substanzen, aus welchen Alles Zusammengesetzte besteht. — Die Universität Halle war durch die Aufnahme mehrerer hervorragender, zum Theil verjagter Professoren ein glänzender Mittelpunkt für die Culturentwickelung Deutschlands geworden. Intolerante Leipziger Theologen hatten den Juristen CHRISTIAN THOMASIUS wegen seiner freimüthigen Lehren verketzert und aus Leipzig vertrieben, worauf er mit einigen hundert Studenten nach Halle zog, welches dann in Folge seines grossen Rufes zur Universität erhoben wurde (1694). In jener Zeit schrieben die deutschen Gelehrten Latein, weil ihnen die an Fremdwörtern reiche Muttersprache zu plump und ungelenkig war, um sich wissenschaftlich darin verständigen zu können. Indem man den deutschen Gedanken in die todte Sprache hineinklemmte, hemmte man jede nationale Entwickelung. Zwar hatte Leibnitz das Deutsche als Gelehrtensprache für vollkommen reif erklärt, allein er selbst schrieb fast nur Latein und Französisch. Dagegen erwarb sich der geistvolle, leichtbewegte Thomasius, einer der aufgeklärtesten Männer seiner Zeit, welcher dem Hexenprocesse den Todesstoss gab, das grosse Verdienst zuerst auf einer deutschen Universität (1687, Leipzig) Vorträge in deutscher Sprache zu halten. Das brachte die Perrücken seiner Collegen zwar gewaltig in Verwirrung, vermehrte aber die Zahl seiner Schüler sehr. Er kämpfte als der erste Journalist in der Presse. Ihm zur Seite lehrte der Philosoph CHRISTIAN WOLFF, welcher von den Orthodoxen aus Halle vertrieben, später von Friedrich dem Grossen wieder zurückberufen wurde. Er brachte Leibnitzens Ideen in ein System und bahnte als klarer, nüchterner Lehrer der systematischen Methode den Weg in alle Wissenschaften, wodurch er ausserordentlich für die Ausbreitung derselben in Deutschland wirkte. Auch er schrieb häufig Deutsch. Der Anregung dieser drei Männer war es zu verdanken, dass von nun an die deutsche Sprache weiter ausgebildet und, siegreich neben die lateinische gestellt, häufiger zu wissenschaftlichen Arbeiten benutzt wurde, wenngleich sie das Latein nicht ganz verdrängen konnte und bei Gelehrten zweiten Ranges bis ans Ende des Jahrhunderts steif, selbst roh blieb. Dennoch war diese glorreiche That der erste Schritt die gesammte Nation in eine ganz neue Verbindung zu den Gelehrten zu setzen. Die dritte Facultät in Halle hatte in dem ebenfalls aus Leipzig verjagten Theologen AUG. HERM. FRANKE einen würdigen Genossen Spener's, welche beide dem im todten Buchstabenwesen erstarrten Lutherthum die Freiheit des Geistes und Frömmigkeit des Gemüths zurückgaben. Nicht ihre Schuld war es, dass dieselbe hernach als ausgearteter Pietismus, welcher sogar auf die Medicin zurückwirkte, soviel Unheil herbeiführte. Das kirchliche Leben, dessen wissenschaftlicher Herd diese Universität wurde, mag nicht ohne Einfluss auf die Entwickelung eines jungen Hallenser geblieben sein, der mit Sebastian Bach durch seine grossartigen Oratorien der deutschen Musik einen erhabenen Aufschwung gab: Händel, den Componisten des Messias. Ausserdem hatte Halle die beiden berühmtesten Aerzte Deutschlands in seinen Mauern: Friedrich Hoffmann und Georg Ernst Stahl.

Die deutsche Medicin blieb in dem rastlosen Streben, welches sich im Anfang des Jahrhunderts in allen Wissenschaften kundgab, nicht zurück, gerieth dabei aber auf einen Abweg, indem sie, anstatt mit exacten Forschungen ihre einzelnen Gebiete zu erweitern, den Fortschritt in der Aufstellung von Systemen suchte. Die Theorie stand überall im Vordergrund, und Büchergelehrsamkeit galt am höchsten. Man stritt mit schönen vielversprechenden Worten, compilirte die Ansichten der Autoritäten und übersah dabei die einfache Thatsache. Das 18. Jahrhundert wimmelt von Systemen, in welche die ganze Medicin gewaltsam hineingezwängt wurde; eines schob sich an das andere und suchte den Nebenbuhler zu verdrängen. Je nach der geistigen Capacität und socialen Stellung des Autors war die Lebensdauer verschieden: bald verschwand dasselbe kaum geboren, bald übte es Decennien hindurch seine Herrschaft aus und gewann immer neue Anhänger. Dem trägen Praktiker konnte nichts willkommner sein, als dass ihm das unbequeme Geschäft des Denkens erleichtert wurde. Er hatte jetzt am Krankenbette nicht viel mehr zu thun, als aus den hervorstechendsten Symptomen den Hauptcharakter der Krankheit zu bestimmen, worauf ihm dann sein System schwarz auf weiss die dafür passenden Mittel an die Hand gab.

Die beiden ersten Hauptsysteme, von welchen das eine über ein halbes Jahrhundert in Deutschland den grössten Anhang fand, wurden von Hoffmann und Stahl aufgestellt. Beide waren von gleichem Alter (geb. 1660); jener Arzt in Halberstadt, dieser Weimarscher Hofmedicus, als sie bei der Gründung der Universität Halle anfangs allein zu Professoren der Medicin ernannt wurden. Hoffmann, welcher zuerst Mathematik studirt hatte, las Anatomie, Physik, Chemie, Chirurgie und praktische Medicin. Er war ein liebenswürdiger Mann, dessen Ruf nicht allein als Schriftsteller, sondern auch als praktischer Arzt weitverbreitet war, sodass selbst der berühmte Boerhaave den König von Preussen, welcher ihn consultiren wollte, an Hoffmann wies. 48 Jahre lang lehrte er in Halle, dessen medicinische Facultät er gegründet hatte, mit dem grössten Beifall, nachdem er zwischendurch 3 Jahre Leibarzt bei König Friedrich I. gewesen, ihm aber von seinen Collegen der Aufenthalt in Berlin ver-

leidet war. Hochgefeiert bis zu seinem Tode (1742) war er der
Stolz der Universität. Hoffmann gebot über eine siegende Bered-
samkeit, durch welche er sogar Professoren und Grafen in seine
Vorträge hineinzog, und schrieb in klarer, schlichter, fast populärer
Weise. Obschon er die Alten hochschätzte, vermied er alle unnöthige
Citatengelehrsamkeit in seinen zahlreichen Schriften, suchte ihnen
dagegen durch Hineinziehen anderer Wissenschaften einen grösseren
Reiz zu geben. Er wusste aus seinen Behauptungen, welche er oft
unbewiesen obenan stellte, Schlüsse zu ziehen, die dadurch, dass sie
in mathematischer Folge mit grosser Deutlichkeit aneinandergereiht
waren, desto überzeugender wurden und um so mehr Anklang fanden,
als sie mit den philosophischen Ideen von seinem Freunde Leibnitz
und Newton übereinstimmten. Trotzdem er verlangte, dass alle Beweise in der Medicin anatomisch oder physikalisch sein sollten, und
die Vervollkommnung derselben nur bei Anwendung der Mechanik
und Hydraulik für möglich hielt, trotzdem er die Leichenöffnungen
für unentbehrlich ansah und viele meteorologische Beobachtungen
anstellte um die Krankheitsursachen aufzuhellen, war doch sein
wichtigster physiologischer Grundsatz eine Hypothese. Er nahm in
der ganzen Natur die Existenz des A e t h e r s an, der als der wichtigste
Stoff auch im menschlichen Körper vorhanden die feinste Flüssigkeit
sei, welche die Bewegungen aller Organe veranlasse. Hauptsächlich
im Gehirn aus dem Blute abgesondert floss der Aether durch die
Nerven in alle Theile des Körpers. Dieser war ihm eine Maschine,
welche „nach Gesetzen der höheren Mechanik, die erst noch gefunden werden sollen" arbeitete. Das Leben beruhte auf der beständigen Bewegung des Herzens und der Arterien, und war der
Kreislauf des Blutes die Ursache der Wärme, Ernährung, des Wachsthums und aller Actionen. Hoffmann hielt jede Krankheit für einen
Fehler der Bewegung: war diese zu stark, so entstanden Krämpfe,
zu gering Atonie; zu den Krämpfen rechnete er u. A. Fieber, Entzündungen, Katarrhe und Diarrhöen. Aus der Atonie erklärte er
alle chronischen Krankheiten, ferner Schwindel, Plethora. Letztere
galt ihm als eine der häufigsten Krankheitsursachen, ausserdem die
Luft (von Sümpfen, Kohlendampf), Mond und Planeten. Jedes Fieber
rührte von einem Krampfe her, der das Blut von den äusseren Theilen
nach den inneren trieb und entstand in ähnlicher Weise die Entzündung, indem Krämpfe das Blut in einzelnen Theilen zurückhielten
und in andere gewaltsam hineintrieben. Eine der häufigsten Entzündungen war die Magenentzündung, die oft verkannt wurde. Seine
Therapie stützte sich auf Hebung des Krampfes und der Atonie.

Wenige aber kräftige Mittel war seine Devise und glaubte er mit 10—12 Mitteln bei allen Krankheiten auskommen zu können. Die acuten behandelte er wie Hippokrates, von dem er auch die kritischen Tage annahm, kühlend; in den chronischen waren Wein, Campher und contra Stahl China und Eisen seine Lieblingsmittel. Die Mineralwässer, welche er fleissig untersuchte, warme Bäder und diätetische Behandlung schätzte er hoch, war dagegen mit Opium sehr vorsichtig. Die sogenannten Hoffmann'schen Tropfen, das Elix. viscerale haben seinen Namen bis in unsere Tage erhalten.

STAHL lehrte in Halle, wohin er durch seinen Freund Hoffmann berufen war, Botanik, Physiologie, Pathologie, Diätetik, Arzneimittellehre und medic. Institutionen. Beide waren 22 Jahre lang Collegen, bis bei dem zunehmenden Beifall Hoffmann's zwischen ihnen eine Spannung eintrat, und Stahl 1716 als Leibarzt nach Berlin ging, wo er 1734 starb. Er war von allen deutschen Aerzten seiner Zeit der tiefste Denker, dabei aber finster, zur Melancholie und Aberglauben geneigt und Pietist. Bei einem grenzenlosen Stolze, welcher ihm die Worte dictirte: „ich weiss von Gottes Gnaden, was ich schreibe" konnte er durchaus keinen Widerspruch leiden und die Erfolge seiner Gegner, denen er oft plump gegenübertrat, nicht ertragen. Wie Hoffmann hasste er die Citatengelehrsamkeit, erreichte ihn aber weder als Redner noch als Schriftsteller. Sein Stil war incorrect, weitschweifig, seine Ideen oft dunkel, kaum verständlich. Selbst ein so hervorragender Chemiker, dass er mit Boerhaave als der Begründer der wissenschaftlichen Chemie anzusehen ist, galten ihm sowol diese als Physik und feinere Anatomie für durchaus nutzlos in der Medicin. Dagegen legte er grossen Werth auf die Thatsache, und zwar auf das alltägliche, nicht das seltene Factum, welches überall der Theorie zu Grunde liegen sollte. Das Wichtigste war ihm Princip und letzte Ursache aufzufinden, von welcher alle Kräfte und Bewegungen abhingen. Seine Hauptlehre bestand darin, dass der Körper als solcher gar keine Kraft besitze sich zu bewegen, sondern von der Seele durchaus beherrscht werde. Sie vermittelte jede Bewegung, leitete jeden Process im Körper, obschon sie ohne Bewusstsein und ohne Ueberlegung handelte. Alle mechanischen Ideen verwerfend machte er die Seele zum Princip der Medicin und führte in diesem Sinne sein System mit eiserner Consequenz durch. Leibnitz erwiderte ihm darauf, dass die Seele nicht unabhängig von mechanischen Gesetzen den Körper regieren könne. Die Krankheit war eine Bewegung der Seele: indem diese immer wachsam für die Erhaltung des Körpers den Krankheitsursachen entgegenarbeitete, entständen

Bewegungen, aus welchen die Krankheit zusammengesetzt wird. Eine der häufigsten Krankheitsursachen war für Stahl wie für Hoffmann die Vollblütigkeit. Sie wurde am besten durch Blutungen gehoben, wie Menstruation und Hämorrhoiden zeigen, welche letztere eine heilsame Einrichtung der Natur seien und der Plethora des Unterleibs abhülfen. Das Fieber war als eine Bewegung der Seele anzusehen, die vorgenommen wurde um den Fieberreiz, der den Körper angreift, unwirksam zu machen und aus dem Körper zu entfernen. Auch der Frost war eine erregte Bewegung um die Krankheitsursache auszutreiben, daher das Fieber selbst für den Körper oft wohlthätig. Von einander verschieden waren Stockung und Congestion. Letztere trieb das Blut so heftig in die feinsten Gefässe, dass es stockte, weil es sich nicht frei und leicht bewegen konnte. Indem durch dieses Hinderniss die Natur zu noch intensiveren Lebensbewegungen angetrieben wurde, entstand Entzündung. Stahl erklärte zur Heilung der Krankheiten die Lebensbewegungen der Natur für ausreichend, hielt daher die allzu grosse Thätigkeit des Arztes für schädlich. Er sollte der Diener der Natur sein, sie gehörig beobachten und da, wo er die Lebensbewegungen regelmässig und kräftig sehe, diese heilsamen Wirkungen nicht stören. Bei Fiebern müsse man den Winken der Natur folgen, welche sie meistens durch Ausleerungen heile, daher die Unterdrückung derselben vermeiden; dabei sei China schädlich. In acuten Krankheiten empfahl er den Aderlass, Salze und war ein Feind aller kräftigen Mittel (Eisen, Opium, Reizmittel). In chronischen Fällen liebte er besonders ausleerende Mittel, Aloe, Rhabarber und Jalappe. Ebenso wie Hoffmann verkaufte und rühmte er mehrere Geheimmittel, besonders balsamische Pillen.

Der Dritte, welcher in der ersten Hälfte des Jahrhunderts einen bedeutenden Einfluss auf die deutsche Medicin ausübte, war der berühmteste Lehrer und gefeierteste Arzt in Europa, HERMANN BOERHAAVE in Leyden (1668—1738). Anfangs für den geistlichen Stand bestimmt trieb er philosophische Studien und viel Mathematik, welche damals als die Basis der Medicin angesehen wurde. Durch Unterricht in derselben erwarb er sich seinen Unterhalt. Nachdem er Doctor der Philosophie geworden war und durch sein Studium von Spinoza's Schriften den Hass aller Orthodoxen auf sich zog, sodass ihm bei dem Zweifel über seinen Glauben der Weg zur Kanzel abgeschnitten war, gab er die Theologie auf und ging zur Medicin über, die er fast als Autodidakt studirte. 1701 wurde er Lehrer der theoretischen Medicin in Leyden, übernahm später zugleich die

Professur der Botanik und Chemie und wurde 1714 Director des Krankenhauses. Hier leitete er als einer der Ersten den klinischen Unterricht, welcher damals auf deutschen Universitäten noch fehlte. Sein hervorragendes Talent als Lehrer, seine feurige Beredsamkeit, die Klarheit seiner Vorträge, welche er gegen die damalige Sitte vollkommen frei hielt, sowie die praktische Brauchbarkeit seiner Lehren machten ihn bald zu einer europäischen Berühmtheit. Aus allen Ländern strömten ihm unzählige Schüler zu, die er mit seiner bezaubernden Persönlichkeit und rastlosen Thätigkeit für die Wissenschaft zu begeistern wusste. Kein Hörsaal fand sich gross genug dieselben zu fassen. So gross der Stolz eines Jeden war sein Schüler zu sein, so innig war die Liebe seiner Mitbürger, welche die Stadt illuminirten, als er von einer Krankheit genas. Beispiellos war sein Ruf als Arzt. Die ganze Welt consultirte ihn: Peter der Grosse hielt (1715) eine ganze Nacht im Wagen vor seinem Hause, um ihn am folgenden Morgen vor Beginn der Vorlesungen zu sprechen; ein chinesischer Mandrin schrieb „an Boerhaave in Europa“. Trotz aller Vergötterung erhielt er sich bis zu seinem Tode eine seltene Bescheidenheit. Gleichgültig gegen allen äusseren Prunk, stets in gewöhnlichster Kleidung, lebte er wie der einfachste Bürger und füllte seine Mussestunden mit dem Spiel der Laute aus. „30 Jahre lang war er das medicinische Orakel der europäischen Höfe, der Abgott seiner Zuhörer, der Gegenstand der Verehrung der ganzen literarischen Welt und hinterliess seiner einzigen Tochter trotz seiner Freigebigkeit gegen Arme mehr als 2 Millionen Gulden.“ Haller sagte von ihm: „seine Gelehrsamkeit werden wohl Einige, wenn auch Wenige erreichen, seinen göttlichen, Alles liebenden Geist, der seinen Neidern und Feinden wohlwollte und auch den nicht, der ihm täglich widersprach, verkleinerte, Keiner!“ Boerhaave legte seine Lehren nicht in einem System, sondern in Aphorismen und Institutionen nieder, welche mit ausserordentlichem Beifall aufgenommen wurden. Obenan stand ihm die einfache Naturbeobachtung, daher seine Verehrung für Hippokrates und Sydenham, ohne dass er deshalb wie manche seiner Zeitgenossen in die einseitige Schwärmerei für das Alterthum einstimmte. Ohne Vorurtheile nahm er das Beste überall wo er es fand, unbekümmert ob es in die Theorie hineinpasste oder nicht. So schuf er als Eklektiker eine Medicin, welche ohne strenge Consequenz zwar keine bedeutenden Gedanken enthielt, sich aber gut am Krankenbette verwerthen liess. Er verwarf die einseitigen mechanischen Erklärungen und mathematischen Beweise in der praktischen Medicin. Bei seinen grossen Verdiensten um die Ent-

wickelung der Chemie ist es anzuerkennen, dass er derselben keine
herrschende, sondern nur die Stellung einer Hülfswissenschaft zur
Medicin einräumte. Er unternahm zuerst chemische Analysen des
Harns. Die Krankheiten betrafen entweder die festen Theile oder
die Säfte, welche letztere bald sauer, alkalisch oder zäh sein können
und war die einfachste sehr häufig vorkommende Krankheit die Verstopfung der Kanäle, welche Flüssigkeiten enthielten. Die Entzündung sah er als eine Stockung des rothen Blutes in den kleinsten
Arterien an; das Fieber, wobei er schon Temperaturmessungen anstellte, als eine schnelle Herzaction mit vermehrter Resistenz der
Capillargefässe und zugleich als den Kampf der Natur um den Tod
abzuhalten. Die chronischen Krankheiten entstanden zum Theil aus
Säftefehlern, und unterschied er 7 Arten von Dyskrasien: eine saure
Schärfe, aus welcher Magenkrankheiten, saures Aufstossen, saure
Milch, Stuhlverstopfung, Pusteln und Geschwüre u. s. w. entstanden
und mit vegetabilischer Nahrung, Bewegung, diluirenden und absorbirenden Mitteln behandelt werden musste. Sodann eine herbe, eine
aromatische Fettschärfe, eine ölige, eine salzige Schärfe, die alkali-
nische und die glutinose Beschaffenheit. Unter diesen sieben Arten
classificirte er die chronischen Krankheiten, von denen er mit Vorliebe den Scorbut abhandelte und wies ihnen die bestimmten Mittel
zu, welche häufig noch sehr complicirt, mitunter einfach waren.

Das mechanisch-dynamische System von Hoffmann, das psy-
chische System Stahl's und Boerhaave's Lehren kämpften in Deutschland um die Ehre des Tages. Der grosse Haufen betete diesen
Männern, denen eine wahre Frömmigkeit gemeinsam war, blindlings
nach, dachte nur was jene dachten und theilte sich in eben soviele
Secten. Hoffmann fand im In- und Auslande einen grossen Anhang,
zumal sein System mit Boerhaave's Anschauungen übereinstimmte.
Die Masse trat auf die Seite dieser beiden Männer. Die Verirrung
lag darin, dass sich mathematische Praktiker heranbildeten, welche
so subtil über den menschlichen Körper philosophirten, dass nichts
übrig blieb als eine mechanische und hydraulische Maschine. Ehedem musste man Astrolog sein, wenn man Arzt sein wollte, jetzt in
der Physiologie Alles algebraisch berechnen. Diese mathematische
Secte war die stolzeste, denn sie glaubte mit ihrer Methode der
Medicin ganz und gar die mathematische Gewissheit gegeben zu
haben. Auf sie passte der spätere Ausspruch Schlözer's: durch
Mathematik ist noch keine Nation in der Welt der Barbarei entrissen worden. Stahl's Lehren, welche ausser in Hoffmann auch in
Haller einen grossen Gegner fanden, wurden, weil für ihre Zeit zu

tief angelegt, von der Mehrzahl nicht verstanden und fast nur von beschränkten Köpfen und pietistischen Aerzten enthusiastisch gefeiert.

So war der Zustand der theoretischen Medicin, als in der Mitte des 18. Jahrhunderts die Herrschaft auf Boerhaave's grössten Schüler, Albert von Haller überging, welcher mit seiner Irritabilitätslehre der Medicin eine neue Richtung gab. Boerhaave hatte das seltene Glück eine ganze Reihe von ausgezeichneten Schülern zu finden, welche ihr ganzes Leben lang mit grösster Pietät an ihm hingen und, trotzdem einige derselben weit hervorragender als er selbst waren, viele Jahre hindurch seine Schriften neu herausgaben und commentirten. Von seinen besten Schülern verfolgten Haller und Gaub mehr seine dynamistische und theoretische Richtung; van Swieten und de Haën die praktische und humoralpathologische.

Allen voran glänzte ALBERT VON HALLER (1708—1777). Für die Wissenschaft geboren legte er sich schon von 8 Jahren griechische und hebräische Wörterbücher an, entwarf eine chaldäische Grammatik und sammelte die Lebensbeschreibungen von mehreren tausend berühmten Männern. Dabei ein frischer Junge machte er nebenher lateinische und deutsche Spottgedichte auf seine Lehrer. Von 15 Jahren ging er nach Tübingen, um Medicin zu studiren und schrieb bereits im folgenden Jahre einen polemisch-anatomischen Artikel gegen einen Professor. Nach zweijährigem Aufenthalt soll er dort relegirt worden sein, weil er mit anderen Studenten einen Hirten mit Branntwein so besoffen machte, dass dieser daran starb. Er zog nach Leyden, wo er Boerhaave's und des jungen Anatomen Albin's Schüler und Freund wurde. Nach seiner Promotion gings nach England und Frankreich zu Douglas, Cheselden, Jussieu, J. L. Petit, Winslow. In Paris wohnte er bei le Dran der Chirurgie und Anatomie wegen. Dann ging er eigens nach Basel, um bei Bernouilli höhere Mathematik zu hören, welche ihn später noch so fesselte, dass er an seinem Hochzeitstage sich eifrig mit Differentialrechnung beschäftigte. 1729 war er praktischer Arzt in seiner Vaterstadt Bern. Diese liess für ihn ein anatomisches Theater bauen, ernannte ihn zum Director des Hospitals und Aufseher der Stadtbibliothek, wo er historische, bibliographische Studien machte, mehrere Tausend alte Münzen ordnete und nebenbei mit Vorliebe Botanik trieb. 1736 wurde er als Professor der Anatomie, Botanik und Chirurgie nach Göttingen berufen. Sein Ruhm vergrösserte sich von Jahr zu Jahr, die Akademien beeiferten sich ihn unter ihre Mitglieder aufzunehmen; es kamen Berufungen nach Oxford, Utrecht, als Präsident der Berliner Akademie. Trotzdem Georg II. ihn mit Gnaden überhäufte und beim Kaiser für ihn den Adelsbrief auswirkte, verliess er nach 17 jährigem Aufenthalt Göttingen hauptsächlich seiner Gesundheit wegen, da er längere Zeit in seiner, an einem Morast gelegenen Wohnung, an Wechselfieber litt und ein schweres Nervenfieber durchmachte. Auch hatte er hier zwei Frauen begraben. Sehr unwahrscheinlich ist die Angabe, dass er Göttingen mehr aus Verdruss verlassen habe; ausbleiben konnte es ja nicht, dass er als grosser Geist öffentlich und heimlich angefeindet wurde. Er ging 1753 nach Bern zurück und nahm eine Stelle im grossen Rath und als Amman an. Hier hatte er mit Ackerbau, Salinen, medicinischer Polizei, Lehranstalten zu thun und machte viele Reisen zum Besten des Staats. Göttingen suchte ihn wieder zu erlangen, die Kaiserin von Russland nach Petersburg zu ziehen, allein vergebens; er blieb in Bern. In den letzten beiden Lebensjahren litt er viel an Schlaflosigkeit, arbeitete aber dennoch mit Leichtigkeit fort und lebte fast einzig seiner Bibliothek, wo er schlief und Monate lang zubrachte. Er starb am 12. December 1777.

Haller war einer der grössten Gelehrten des Jahrhunderts und einer der letzten Polyhistoren. Hochberühmt als Physiologe, Anatom, Botaniker, Schriftsteller, Dichter, Staatsmann. Er trug eine Alpenlast von Gelehrsamkeit auf sich (Herder). Sowohl die Sprachen der Alten als die aller civilisirten Nationen beherrschte er und war selbst im Tartarischen und Chinesischen zu Hause. Es ist schwer zu sagen, ob man mehr die Mannigfaltigkeit der von ihm behandelten Gegenstände, die Gründlichkeit seiner Untersuchungen bewundern soll, oder die Kraft seines Urtheils, aus der Masse von Thatsachen Schlüsse zu ziehen. Obschon Frau und Kinder, Schüler und Freunde ihm bei der Arbeit helfen mussten und er so über 12,000 Recensionen zu Tage förderte, hat er ausserdem Werke von colossalem Umfang geschrieben, die ein jedes für sich schon ein Menschenleben erforderten und ihres Gleichen nicht hatten. Dahin gehörten seine grossen classischen Werke der Botanik und Anatomie, sowie die Literargeschichten über diese, sowie über Chirurgie und Medicin. Jahre lang arbeitete er an der Herausgabe von Boerhaave's Vorlesungen, die er mit Anmerkungen versah und darüber mit van Swieten, mit dem er nie sehr befreundet war, in Streit gerieth. Seine wichtigste Arbeit war seine Physiologie (Primae lineae physiologiae 1747; das grosse Werk Elementa physiologiae 1757), mit welcher eine neue Epoche beginnt. Darin legte er seine Irritabilitätslehre nieder, die binnen Kurzem alle anderen physiologischen und pathologischen Fragen verdrängte. Bis dahin waren der Aether, das Princip der Seele zu Hülfe genommen, um die Bewegungen des Körpers zu erklären, und Glisson's (geb. 1597) Lehre, wonach jede Faser die Kraft habe, durch einen Reiz bewegt zu werden, schien vergessen. Hier anknüpfend machte Haller zuerst 1739 auf die Reizbarkeit als eine selbständige Kraft der Muskeln aufmerksam, welche die Ursache der Bewegung sei und belebte so die bisher todte Maschine der Mechaniker. Anfangs nahm er dreierlei Kräfte in den Muskeln an: die todte s. Elasticität, die eingepflanzte s. Irritabilität, welche nach dem Tode nur kurze Zeit fortdauere; drittens die Nervenkraft, welche dem Muskel von aussen durch die Nerven zugeführt würde. Da die Irritabilität in einem getödteten Thiere und einem ganz vom Körper getrennten Herzen zurückblieb, so konnte sie weder vom Hirn, noch von der Seele abgeleitet werden und war an eine Herrschaft des Willens über sie nicht zu denken. Damit trat Haller der Stahl'schen Lehre entgegen. 1752 legte er der Göttinger Societät 190 Experimente vor, in denen die verschiedenen Theile des Körpers auf Reizbarkeit und Nervenkraft geprüft waren. Periost, Peritoneum, Pleura, Bänder, Hornhaut, Hirnhäute, Sehnen hielt er für ganz unempfindlich, dagegen die Nerven für empfindlich, aber nicht für reizbar, weil sie sich nicht im geringsten bewegten. Reizbarkeit fände sich nur in Theilen, die mit Muskeln versehen seien (auch im Uterus); diese Kraft sei in der Gallerte enthalten, welche mit den erdigen Bestandtheilen die Muskelfaser bilde. Sie erhalte sich eine Zeit lang in dem abgeschnittenen Muskel, und diejenigen Muskeln seien die reizbarsten, welche diese Eigenschaft am längsten nach dem Tode behielten. Voran das Herz, dann die Därme, das Zwerchfell, zuletzt die willkürlichen Muskeln. Mit diesen verschiedenen Graden der Reizbarkeit wollte er auch die Verschiedenheit der Temperamente erklären: ein hoher Grad derselben mit Stärke der Fasern sollte das cholerische, mit Schwäche das sanguinische, ein geringer Grad mit Schwäche der Muskeln das phlegmatische Temperament ausmachen. Die Irritabilitätslehre brach sich in der Physiologie Bahn. Indem Haller zuerst mit dem Experiment eine exacte Forschung in diese Wissenschaft einführte, wurde er der Begründer der speciellen Physiologie. Der Reihe nach nahm er sämmtliche Organe des Körpers vor, prüfte sie erst anatomisch, dann experimentell und erklärte schliesslich daraus ihre Functionen. Dieser Weg der Untersuchung, auf welchem er eine Menge Entdeckungen machte und die Grenzen der Anatomie und Physiologie bedeutend erweiterte, war in jener Zeit durchaus neu und ein ausserordentlicher Fortschritt. Haller fand rasch seine Anhänger und

Gegner. Zu letzteren gehörten hauptsächlich Whytt, der die Versuche an gemarterten Thieren für verdächtig hielt, de Haën, welcher unter den deutschen Gegnern als der heftigste schliesslich klein beigab, und le Cat, der von der Berliner Akademie, die eine Preisaufgabe über die Muskelaction ausgeschrieben hatte, gekrönt wurde. Sämmtliche Bewerber derselben hatten sich gegen Haller ausgesprochen. Die Hauptanhänger waren Winter, Fontana, Zinn, Zimmermann in Hannover und Tissot in Lausanne. Allmählich drang die Irritabilitätslehre, obschon häufig entstellt, in alle pathologischen Anschauungen ein und brachte dann viel Verwirrung in der zweiten Hälfte des Jahrhunderts hervor. — Haller der Dichter soll nicht unerwähnt bleiben, da er als einer der ersten der tief verfallenen Literatur einen frischen Aufschwung gab. Die grossartige Natur der Schweiz gab ihm neue Anschauungen (sein berühmtestes Gedicht sind „die Alpen" 1729) und führte er die Dichtung aus der Bücherstube ins Freie. An der Hand der brittischen Dichter suchte er eine gedrängte Darstellung, und seine Gedichte, welche eine unerkünstelte Empfindung, tiefe umfassende Gedanken enthalten, galten fast ein Menschenalter hindurch als gültige Muster. In späteren Jahren schrieb er Romane, in denen er die Staatsformen zu charakterisiren suchte.

Als Haller in Göttingen zu lehren anfing, hatte kurz vorher GAUB (1705—1780) die Professur der Medicin in Leyden angetreten. Er war Boerhaave's liebster Schüler, der 20 Jahre hindurch nur die Institutionen seines Lehrers commentirte und erst dann seine eigenen Institutionen herausgab (1758). Diese haben lange Zeit als Muster gegolten und bis zum Umschwung der Pathologie in der neuesten Zeit die Grundlagen der meisten deutschen Pathologien gebildet (Wunderlich). Eklektiker vom reinsten Wasser schrieb er mit grosser Klarheit, war indess von Inconsequenzen nicht frei, indem er nicht selten von einem richtigen Grundsatz ausgehend denselben später wieder aufgab.

Um diese Zeit wurden Boerhaave's Lehren von seinem Schüler GERHARD VAN SWIETEN (1700—1772) nach Wien getragen und durch ihn die Wiener Schule begründet. Dieselbe gab bald in Deutschland den Ton an. Van Swieten, aus Leyden gebürtig, entwickelte während seiner Studien einen so ausserordentlichen Fleiss, dass er zu kränkeln anfing und in Schwermuth verfiel. Unter Boerhaave's zärtlichster Freundschaft und eigenen Pflege genas er und zeigte seine Dankbarkeit dadurch, dass er ein glänzendes Anerbieten nach London ausschlug, mit anspruchsloser Bescheidenheit bis in sein

38. Jahr sein Schüler blieb und ihn bis zum Tode nicht verliess. Da er als Katholik in Holland keine Professur bekleiden konnte, folgte er 1745 dem Rufe Maria Theresia's nach Wien. An seinen Eintritt in den kaiserlichen Dienst knüpft sich die Reformation der medicinischen Wissenschaften in der östreichischen Monarchie. Als beständiger Präsident der Wiener medicinischen Facultät, welche sich in einem trostlosen Zustande befand, gab er derselben eine ganz neue Gestalt und zog verschiedene Lehrer (de Haën, Jacquin, Laugier, Collin, Pallucci) heran. Eines seiner grössten Verdienste war, dass er den klinischen Unterricht in der Medicin in Oestreich einführte. Als Chef des Militair-Medicinalwesens organisirte er den ganzen medicinischen und naturwissenschaftlichen Unterricht. Van Swieten hatte Boerhaave's Vorlesungen mittelst der Ramsayischen „Geschwindschreibekunst" fast wörtlich nachgeschrieben; als er dann anfing zu den Aphorismen seines Lehrers, welche ihm nach seinem eigenen Geständniss ein Orakel waren, einen Commentar herauszugeben, erklärte er anfangs mit übertriebener Pietät fast jedes Wort und trat erst später selbständiger auf. Diese Commentarien, ein Werk 30jähriger Studien, gewannen in der zweiten Hälfte des Jahrhunderts einen europäischen Ruf und waren in den Händen aller Aerzte. Sie zeichneten sich weniger durch grosse Gedanken und neue Gesichtspunkte, als durch eine für die damalige Zeit treffliche Therapie aus. In dieser Arbeit liegt ein Charakteristicum der Zeit, welches aus der Sinnesart des 18. Jahrhunderts hervorging und mit unseren Anschauungen in grossem Contrast steht. Es war die Unterordnung unter Andere, das hohe Ansehn der Autorität. Uns ist es kaum fasslich, wie ein so hochbegabter, geistesfrischer und gelehrter Mann wie van Swieten seine höchste Ehre darin finden konnte, 20 Jahre hindurch Boerhaave's Schüler zu heissen, wie Haller, einer der ersten Gelehrten des Jahrhunderts, der später zwar seinen eigenen Weg ging, es nicht verschmähte, Boerhaave's Vorlesungen herauszugeben. Diese Autoritätensucht hat den ungeheuren Nachtheil gehabt, dass der freien Forschung eherne Fesseln angelegt wurden, gegen welche der Vortheil, in der überwiegenden Menge der mittelmässigen Köpfe keinen Dünkel aufkommen zu lassen, weit zurücktritt.

Als 1754 die Professur der medicinischen Klinik in Wien gegründet wurde, verschaffte van Swieten dieselbe seinem ehemaligen Studiengenossen ANTON DE HAEN (1704—1776), welcher mit ihm in Boerhaave's Hörsaal gesessen hatte. de Haën wurde der erste klinische Lehrer Wien's und Deutschland's. Eine hinreissende Beredsamkeit und glühender Enthusiasmus für die Wissen-

schaft verbanden sich mit einer seltenen Arbeitskraft, bei welcher
ihm trotz seiner vielseitigen Thätigkeit nichts zu viel wurde. Dabei
besass er leider einen maasslosen Ehrgeiz, eine hochgradige Reizbarkeit und fühlte sich durch das Lob Anderer verletzt. Selbst die
Anerkennung, welche man van Swieten zollte, konnte er nicht vertragen; nur einen Mann verehrte er leidenschaftlich bis zum Tode,
seinen Lehrer Boerhaave. Die Unverträglichkeit zog ihm viele Gegner zu. In seiner 15 Bände starken Ratio medendi (1757) zeigte er
sich hauptsächlich als Empiriker, als Feind der Systeme und suchte
alle neu aufkommenden Theorien mit empirischen Gründen todt zu
machen. Er eiferte sehr gegen die Pockenimpfung, deren Ausbreitung
in Oestreich durch sein Ansehn viele Jahre gehindert wurde, und
war schwach genug, die Zauberei zu vertheidigen. Pathologische
Anatomie hielt er sehr hoch und gestand offen, wenn die Sectionen
das Gegentheil seiner Diagnosen bewiesen. In der Therapie spielen
Blutentziehungen und Elektricität eine grosse Rolle. Seine sorgfältigen Untersuchungen haben viele wichtige Beobachtungen ans Licht
gefördert, deren Werth er indess nicht immer übersah, sodass dieselben, von den Aerzten allmählich vergessen, erst in der neueren
Zeit wieder entdeckt werden mussten. Dahin gehören vor Allem
seine Temperaturmessungen über die Eigenwärme des
Körpers.

Es ist von Interesse zu sehen, welchen Antheil das vorige
Jahrhundert an einer Untersuchungsmethode hat, die erst während
der letzten Decennien in der Medicin eingebürgert ist. Nachdem
Sanctorius (gest. 1638) mit einem selbst construirten Thermometer
zuerst Wärmemessungen am menschlichen Körper vorgenommen hatte,
vergingen hundert Jahre, bis Boerhaave mit vervollkommneten Instrumenten dieselben wieder aufnahm. Van Swieten hielt die Schätzung
der Wärme mit der Hand für unsicher und maass nach Fahrenheit,
einem Danziger Bürger, welcher 1721 sein Thermometer construirt
hatte. Mit grosser Energie warf sich nun de Haën auf diese Methode,
wandte sie bei Gesunden in verschiedenen Lebensaltern und in grossem
Umfang bei Fieberkranken an. Er liess das Thermometer in der
Achselhöhle 7½ Minute liegen und addirte dann zu dem gefundenen
Grad noch 1—2⁰ Fahrenheit, weil er ermittelt hatte, dass das Quecksilber später noch soviel stieg. Er fand die höheren Wärmegrade
bei Greisen, kannte die Morgenremissionen und Abendexacerbationen
bei Fiebernden, die Temperaturerhöhung während des Fieberfrostes,
was seine Zeitgenossen als höchst paradox erklärten; ferner die In-
congruenzen von Puls und Temperatur in vielen Fällen, den häufigen

Contrast zwischen subjectivem Wärmegefühl und objectiver Temperaturerhöhung. Nach diesen Veränderungen der Wärme richtete er seine Therapie ein und sah die Rückkehr zur normalen Temperatur als Beweis der Wiederherstellung an. de Haën blieb isolirt; die übrigen deutschen Aerzte kümmerten sich um die Messungen garnicht. Schon vorher (1740) waren in England genaue Messungen bei gesunden Menschen und Thieren gemacht, und stellte der Schwede Martin fast 2 Jahre lang an sich selbst Beobachtungen an, die er 1764 bekannt machte. Er fand als höchsten Wärmegrad eines Gesunden 36—37° Cels. und bestimmte genau die Abweichungen beim Baden, Essen, Trinken, Affecten, Aderlass u. s. w. Blagden constatirte, dass die Wärme Gesunder in Räumen erhalten bleibe, die bis zur Siedhitze des Wassers erhitzt sind. Dann veröffentlichte John Hunter seine thermometrischen Experimente, die schon 1766 begonnen waren, 1775—78 in den Philosoph. transactions. Er zeigte, dass Thiere, bei denen er mitunter ein so kleines Thermometer anwandte, dass es in die Harnröhre eingebracht werden konnte, deshalb die äussere Kälte ertragen könnten, weil sie in sich genug Wärme producirten, um jener das Gleichgewicht zu halten. Die Behauptung, dass beim Fieber die Temperatur des Körpers um 12° Fahrenheit zunähme, führte ihn zu der Untersuchung, ob die vermehrte Wärme auch örtlich in Theilen ihren Ursprung haben könne. So wurde er der erste, welcher Temperatursteigerungen bei Entzündungen bemerkte. Nach der Operation der Hydrocele fand er die Temperatur der Tunica vaginalis 33,3° Cels. (Hunter maass nach Fahrenheit). Die Höhle wurde mit Charpie, die mit Salbe bestrichen war, ausgefüllt und zeigte das Thermometer am folgenden Tage, als Entzündung vorhanden war, 37,08° Cels., mithin eine bedeutende Steigerung. Allein dieselbe sei wahrscheinlich nicht der Temperatur des Blutes gleich; für dieses im gesunden Zustande nahm er ein Maximum von Wärme an und glaubte, dass nichts, auch keine örtliche Entzündung seine Temperatur über diesen Grad steigern könne, ausgenommen eine allgemeine Affection. Obschon die entzündeten Körpertheile eine höhere Temperatur hätten als im normalen Zustande, so seien die Differenzen doch zu unbedeutend, um daraus die febrile Temperatursteigerung der ganzen Blutmasse zu erklären. Die Eigenwärme iess er nicht durch die Bewegung des Blutes entstehen, sondern hielt es für sehr wahrscheinlich, dass sie von einem Princip abhänge, welches innig mit dem Leben verbunden, unabhängig von Circulation, Sensation und Willen sei, dass die Hauptquelle der thierischen Wärme wahrscheinlich im Magen liege. Hunter hielt die Bestimmung der Temperaturgrade bei Kranken durch das Gefühl für äusserst unzuverlässig, weil die eigene Temperatur des Arztes nie auf einen festen Standpunkt stände. Durch die Messungen käme man der Wahrheit näher, als für die Pathologie durchaus nothwendig sei. Bald darauf erschien in Frankreich von Lavoisier, dem Entdecker des Sauerstoffs, die berühmte Arbeit „sur la chaleur", in den Mém. de l'acad. 1780. Er sah mit Laplace die Ursache der Eigenwärme in der chemischen Verbindung des Sauerstoffs mit dem Wasserstoff und der Kohlensäure beim Athmen und setzte den Sitz der Wärmebildung in die Lunge. Der englische Militairchirurg Hamilton äusserte sich 1789 dahin, dass dem Chirurgen ein gutes, genaues Thermometer zur Bestimmung der Fieberhitze sehr nöthig sei. 1797 veröffentlichte dann James Currie seine werthvollen Medical reports on the effect of water cold and warm as a remedy in fever and other diseases, in welchen zum ersten Mal wieder seit de Haën die Temperaturmessungen, welche überall den Krankengeschichten beigefügt sind, für therapeutische Zwecke verwerthet wurden. Diese Methode durchdrang Currie's ganze Praxis. An den Veränderungen der Eigenwärme prüfte er die Wirkungen des kalten und warmen Wassers, der Digitalis, des Opiums u. s. w. Trotz mehrfacher Auflagen, Uebersetzungen hatte sein Werk keinen wesentlichen Einfluss auf seine Zeitgenossen; die Praktiker aller Länder berücksichtigten nicht im Geringsten die Wärme der Kranken. Erst Hufeland entzog 1821 die Arbeit Currie's für kurze Zeit der Vergessenheit, indem er eine Preisaufgabe zur Prüfung dieser Erfahrungen aufstellte. (Wunderlich.)

Die vorwiegend praktische Richtung, welche de Haën eingeschlagen hatte, wurde nach seinem Tode von den Wiener Collegen weiter verfolgt. Um theoretische Untersuchungen kümmerte man sich nicht und war gegen alle neuen Ideen gleichgültig. Den meisten Einfluss gewannen Störck und Stoll, jener vornehmlich in Oestreich, dieser in ganz Deutschland. STÖRCK (1749—1803) wurde nach van Swieten's Tode Chef des medicinischen Unterrichtswesens in Oestreich, in welcher Stellung er die tief einschneidende Verordnung gab, dass Studenten und Lehrer dem Studienzwange unterworfen würden. Man octroyirte die Bücher, nach welchen gelehrt und gelernt werden musste und führte die Censur ein. Diese der östreichischen Medicin angelegten Fesseln mussten eine freie Entwickelung unmöglich machen, und die unmittelbare Folge war, dass trotz des colossalen Beobachtungsmaterials, welches durch die Gründung des allgemeinen Krankenhauses herbeigeschafft wurde, die

Wiener Schule verfiel. Störck machte viele pharmakologische Untersuchungen, besonders über Schierling, den er bei scirrhösen Verhärtungen und bösartigen Geschwüren empfahl, über Strammonium,
Hyoscyamus, Aconit, Colchicum u. s. w. — Sein College Stoll
(1742—1787), welcher von den Jesuiten erzogen in ihren Orden ein-
und wieder ausgetreten war, hatte unter de Haën Medicin studirt.
Durch Heirath erhielt er in Wien die klinische Professur und wurden
bald seine Vorträge weltberühmt, sodass ihm von allen Seiten Schüler
zuströmten. Dennoch musste er die Zurücksetzung über sich er-
gehen lassen, dass nicht er, sondern sein persönlicher Gegner Quarin
zum Director des neu gegründeten Wiener Krankenhauses ernannt
wurde und man ihm nur 12 Betten zur Disposition stellte. Sorgfältige Beobachtungen und genaue Leichenöffnungen zeichneten ihn
aus. Seine wichtigste Idee war, dass zurückgehaltene Galle sehr
häufig die Ursache der Schärfe sei und durch Eintreten der Galle
ins Blut die verschiedensten Krankheiten erzeugt würden. So entstehe eine Ophthalmie, wenn die Galle ins Auge versetzt werde, Apoplexie, wenn sie zum Kopf wandere; auf ähnliche Weise Angina,
Cholera, Pneumonie, Petechien, Asthma u. s. w. Er sah sehr häufig
bei den Sectionen eine gallichte Pleuresie und hielt bei epidemischen
Fiebern einen gallichten Charakter für vorherrschend. Dieser Anschauung zu Folge waren die Brechmittel, welche die Galle fort-
schaffen sollten, das Hauptmittel und gab es eine Zeit in Deutschland, wo durch die grosse Verbreitung der Stoll'schen Lehre überall
vomirt und purgirt wurde. Als diese Therapie später seinen Erwartungen nicht recht entsprach, meinte er, es komme dies von
einem zu gewissen Zeiten sich ändernden Genius epidemicus, welcher
von 1776—1780 in Wien durchaus gallicht, dann entzündlich geworden
sei und allen Krankheiten etwas Pleuritisches beimische. Sowie er
mit seinem Collegen Störck in betreff der Brechmittel von de Haën
abwich, so verwarfen auch beide die häufige Anwendung des Aderlasses, welche letzterer empfohlen hatte.

Wir stehen mitten in der zweiten Hälfte des Jahrhunderts, wo
durch den fortdauernden Kampf zwischen den beiden Systemen von
Hoffmann und Stahl und den Haller'schen Lehren das oberste Princip
dieser Theorien verloren ging. Hoffmann's Nervenfluidum befriedigte
allmählich nicht mehr, da es nicht nachzuweisen war, und hielt man
statt dessen Gehirn und Nerven für die alleinigen Organe, welche
die Herrschaft über den ganzen Körper ausübten. Aus ihnen sollten
alle Krankheiten entspringen, durch sie alle Arzneimittel wirken.
Daraus entstand die Nervenpathologie, welche in Deutschland

durch UNZER (1771) eingeführt wurde. Dieser kannte schon den Unterschied der Leitung vom Gehirn in die einzelnen Theile und umgekehrt von der Peripherie zum Gehirn durch verschiedene Nervenfäden. Als System wurde die Nervenpathologie vom Engländer Cullen der medicinischen Praxis einverleibt. Wie dem Nervenfluidum erging es auch der Seele: sie wurde nicht mehr als Princip des Organismus anerkannt, obschon man einen psychischen Einfluss auf die Verrichtungen des Körpers zugestand. Um nun den Zusammenhang zwischen Seele und Körper zu verstehen, bedurfte es eines Mittelgliedes, und schuf die Phantasie als solches ein allgemeines Lebensprincip, eine von der Seele verschiedene Kraft, welche jeder klaren Vorstellung entbehrend „Lebenskraft" genannt wurde. Zu dieser Confusion kam noch hinzu, dass man Haller's Irritabilitätslehre nach allen Richtungen hin verzerrte.

Während die Theoretiker fast nur auf die festen Bestandtheile im Körper Rücksicht nahmen, jedoch weniger in anatomischer Beziehung, als in betreff der Irritabilität und Sensibilität, hielten die Praktiker sich hauptsächlich an die Säfte und Schärfen. So wurde der Gegensatz zwischen Solidar- und Humoralpathologen weiter ausgebildet. Unter letzteren gewannen CH. L. HOFMANN, welcher alle Krankheiten von einer sauren oder fauligen Verderbniss der Säfte ausgehen liess, und besonders KÄMPF in Zweybrücken durch seine Lehre von den Infarcten einen grossen Einfluss. Mit Zugrundelegung der Stahl'schen Ideen über Pfortaderstockung hielt er die Infarcte d. h. die Verdickung der Säfte in den Eingeweiden und Gefässen des Unterleibs für die wichtigste Quelle vieler Unterleibsleiden und erfand dagegen seine berühmt gewordenen Visceralklystiere (1784). — Nebenher gingen die Bestrebungen nach dem Vorbilde der Botaniker die Krankheiten zu classificiren. Sauvages in Montpellier machte damit den Anfang und stellte in seinem nach Symptomen geordneten System 295 Genera morborum mit etwa 2400 Species auf, welche noch weiter in Classen und Ordnungen eingetheilt wurden. Linné's berühmter Name gab dieser Richtung, welche Buffon für die Zoologie, Werner für die Mineralogie vertraten, die höhere Weihe, sodass sie bei den Aerzten grossen Anhang fand und bald von vielen Seiten neue verunglückte Classificationen zu Tage befördert wurden.

Aus dem im 18. Jahrhundert beständigen durcheinander Wogen von abstracten Begriffen und leeren Worten, den fortwährenden theoretischen Discussionen über die höchsten Fragen des Lebens, die zwar mitunter von hervorragenden Talenten in geistreicher Weise ausgekämpft wurden, war wenigstens ein Vortheil erzielt: man übte sich im freien Denken. Das war gegen die schwerfällige Anschauungsweise der Vergangenheit gewiss als ein Fortschritt anzusehen. Allein eine traurige Folge war, dass viele untergeordnete Köpfe eine enorme und unfruchtbare Literatur zusammenschrieben. Es entwickelte sich nicht allein eine allgemeine, durch zwei Generationen anhaltende Verwirrung in Sprach- und Denkweise bei den deutschen Aerzten; es ging ihnen auch jeder Sinn für einfache Beobachtung verloren. Man hätte denselben wohl durch das Studium der Alten erwecken können, allein die Männer, welche im Lauf des Jahrhunderts diese Richtung verfolgten (Hebenstreit in Leipzig, G. G. Richter in Göttingen, Triller in Wittenberg, späterhin Gruner, Baldinger u. A.) zeigten nichts als medicinische Gelehrsamkeit und kramten sie prahlerisch in ihren Schriften aus.

Für eine Umwälzung war daher keine Zeit geeigneter, wo der Medicin jeder höhere Aufschwung, alles frische Leben fehlte. So schlug denn wie ein Blitz am Ende des Jahrhunderts das System von John Brown in Deutschland ein. Aus einem armen, aber begabten schottischen Dorfjungen war anfangs ein Leineweber, dann ein Hauslehrer geworden. Die Theologie hatte Brown aufgegeben, als er für einen Bekannten eine medicinische Dissertation ins Lateinische übersetzt hatte. Er widmete sich nun dem Studium der Medicin und leider auch dem Branntwein, welchem er sein Lebelang treu blieb. Seine zügellosen Ausschweifungen untergruben seine Gesundheit und führten ihn zum Bankerott. Da nahm Cullen sich seiner an und verschaffte ihm Privatissima bei den Studenten. Aber die Liebe, welche Brown seinem Lehrer anfangs entgegenbrachte, verwandelte sich bald in Hass, als ihm eine Professur versagt wurde. Er veröffentlichte gegen denselben sein neues System (Elementa medicinae 1780) und verkündigte damit der Facultät in Edinburgh den Streit. Diese drückte und verfolgte ihn, wo sie nur konnte; er dagegen liess es in seinen Vorlesungen an groben Schmähungen und Herabsetzung der bisherigen Medicin nicht fehlen. Die Studenten theilten sich in zwei Parteien und scheinen den Streit ihrer Lehrer mit den Fäusten ausgekämpft zu haben. Brown noch einmal wegen Verschwendung in den Schuldthurm geworfen, wurde durch das Geld seiner Schüler befreit. Er ging nach London, wo aber der Erfolg nur gering war, trotzdem er sogar vermittelst einer Freimaurerloge Studenten an sich heranzuziehen suchte. Ein Ruf nach Berlin wurde durch seinen plötzlichen Tod (1788) vereitelt: wie gewöhnlich betrunken, nahm er eine grosse Dosis Opium und starb apoplektisch. — Als Quelle des Lebens galt ihm die Erregbarkeit d. h. die überall im Körper verbreitete Eigenschaft durch einen äusseren Reiz zu einer bestimmten Thätigkeit angeregt werden zu können. Er gestand zwar nicht zu wissen was Erregbarkeit sei, verlegte aber ihren Sitz in das Nervenmark und die Muskelsubstanz. Die Wirkungen des Reizes auf die Erregbarkeit nannte er Erregungen und sei das Leben eine Kette derselben. Das Wohlsein beruhe auf einer mässigen Erregung, und Krankheiten entständen, wenn die Reize zu heftig oder zu schwach seien. In jenem Falle entwickelten sich die sthenischen, in diesem die asthenischen. Der Unterschied zwischen Gesundheit und Krankheit bestehe mithin in einem verschiedenen Grade von Erregungen. „So gross ist die Einfachheit, auf welche die Arzneikunde zurückgebracht ist, dass ein Arzt, wenn er ans Krankenbett kommt, nur drei Dinge ins Reine zu bringen hat. Erstens ob die Krankheit allgemein oder örtlich sei; zweitens wenn allgemein, ob sthenisch oder asthenisch; drittens von welchem Grade sie sei." Das sind Brown's Indicationen bei der Therapie allgemeiner Krankheiten; um Sitz und Verlauf derselben kümmerte er sich nicht. Bei sthenischen Krankheiten wurde die Erregung durch schwächende Mittel, Antiphlogose vermindert; bei asthenischen als den häufigsten durch Reizmittel, Spirituosa und hauptsächlich durch Opium vermehrt. Die aufregende Wirkung des Opium hatte Brown hinlänglich an sich selbst erfahren, wenn er vor und während seiner Vorlesungen, um sich zu begeistern, wiederholt ein Glas Branntwein mit 50 Tropfen Laudanum trank. Opium mehercle non sedat, war sein Wahlspruch. Welchen verderblichen Einfluss seine Extravaganzen auf die Therapie hatten, zeigte sich u. A. in der Behandlung des Typhus, wo er alle Viertelstunden 10—12 Tropfen Laudanum gab, allmählich mit der Dosis immer höher stieg. Ueberhaupt war am Ende des Jahrhunderts bei den Engländern das Opium fast zum Hausmittel geworden und wurde ein kaum glaublicher Missbrauch damit getrieben. Wie man in Deutschland zu einer Mixtur noch einen beliebigen Syrup hinzusetzte, so wurde in England zu derselben noch so und so viel Tinct. thebaica zugeschüttet.

Während die Engländer bei der Neigung zur Empirie gegen das System ihres Landsmanns ziemlich gleichgültig blieben, fand dasselbe in Deutschland bei der Menge unreifer akademischer Lehrer und gedankenloser Praktiker einen enthusiastischen Beifall. Es war zu blendend in seiner Einfachheit; mit keinem Systeme konnte man leichter Diagnosen stellen und Indicationen bestimmen als mit diesem. Ein Scandal hatte dasselbe eingeführt, indem Girtanner 1790 die

Brown'sche Lehre in einem französischen Journal als seine eigene bekannt machte. Der Streit entbrannte nun bald in heftiger, leidenschaftlicher Weise und wurde das System mit unerhörter Arroganz in Deutschland verkündigt. Alle Zeitschriften wimmelten von Artikeln für und wider dasselbe; ja die deutsche medicinische Literatur bestand einige Jahre hindurch in nichts als Reiz und Erregung, directer und indirecter Schwäche. Schon früh erhob sich Hufeland dagegen, obschon er den Scharfsinn Brown's anerkannte und einige gute Lehren aus der Menge von falschen Sätzen herauszufinden suchte. Der feurigste Anhänger war Röschlaub, der sogar als Organ der Erregungslehre eine eigene Zeitschrift gründete, in welcher seine Polemik bald in gemeines Schimpfen ausartete. Sein Fanatismus ging soweit, dass er, ein deutscher Professor, sich nicht schämte zu Gunsten des Systems eine Krankengeschichte über A. von Kotzebue, den er in Sibirien glaubte, vollständig zu erdichten und zu veröffentlichen. Dieser deckte den ganzen Schwindel auf, worauf Röschlaub seine Unverschämtheit eingestand. Man tobte und zankte auf beiden Seiten. Diejenigen deutschen Aerzte, welche zugleich gute Wundärzte waren, opponirten dem System. J. P. Frank, anfangs ein entschiedener Verfechter des Britten, zog sich später zurück; und nachdem besonders Stieglitz mit seiner scharfen Kritik dem Systeme zu Leibe gegangen war, wurde die Erregungstheorie verdrängt. Schelling's Naturphilosophie war es, welche im Anfange dieses Jahrhunderts ●eine neue Epoche einleitete. Die Geschichte des Brownianismus zeigt recht schlagend die Vergänglichkeit medicinischer Theorieen. In dem kurzen Zeitraume von zehn Jahren mit Feuer und Schwert verbreitet und auf den meisten Universitäten den jungen Aerzten als die allein seligmachende Lehre gepredigt, wurde sie dann zu Grabe getragen.

Eine hervorragende Erscheinung am Wendepunkt des Jahrhunderts war die Verwerthung der Chemie und Physik für die theoretische Medicin. Nach der Entdeckung des Sauerstoffs, welcher Stahl's hypothetisches Phlogiston zu Falle brachte, erklärte Girtanner denselben zum Lebensprincip der ganzen organischen Natur. Daraus entwickelte sich eine antiphlogistische Schule, welche bei den meisten Krankheiten zu viel, und nur bei einigen zu wenig Sauerstoff fand. Früher waren Irritabilität und Sensibilität die Schlagwörter; jetzt träumte man von Sauerstoff, Wasserstoff, Kohlenstoff. — In der Physik hatte Galvani die Entdeckung der thierischen Elektricität gemacht und Volta die nach ihm genannte Säule erfunden. Mit Begierde wurden auch diese aufgegriffen und gewaltsam der medicinischen Theorie angepasst. Man hielt die Lebenskraft für Elektricität, glaubte die Irritabilität concentrire sich am positiven Pol, die Sensibilität am negativen u. dergl. mehr; kurz der Lebensprocess wurde für einen potenzirten galvanischen Process angesehen (Reil). In dieser Richtung arbeitete A. von Humboldt, welcher 1797 seine Versuche über die gereizte Muskel- und Nervenfaser veröffentlichte.

Wir schliessen hiermit die Uebersicht über die theoretischen Forschungen der deutschen Medicin. Trotz der grossen Vorliebe für dieselben wurde die specielle Pathologie im 18. Jahrhundert keineswegs vernachlässigt und gab es in Deutschland eine, wenn auch kleine Reihe von ausgezeichneten ärztlichen Praktikern. Diese trafen oft instinktmässig das Richtige, befleissigten sich sowol in der Beschreibung der Krankheiten, als in der Therapie einer grossen Einfachheit und vermieden alle Extreme. Selbstverständlich können die pathologischen Detailarbeiten nur in den allgemeinsten Umrissen angedeutet werden. Vor Allen glänzte auch hier der Systematiker Fr. Hoffmann, welcher zuerst die Chlorose, die Krankheiten der Leber und Speiseröhre genauer beschrieb, die Apoplexie des Gehirns zuerst für eine Blutung aus den zerrissenen Hirngefässen erklärte. Auch schrieb er gute Arbeiten über Hysterie und Scorbut. Sein College Stahl handelte die Lehre von den Hämorrhoiden ab. Eine wesentlich praktische Tendenz verfolgte die Wiener Schule, welche sich besonders der Krankheiten der Respirationsorgane annahm. Hier war die wichtigste Entdeckung die der Percussion durch Auenbrugger (Inventum novum ope percussionis occultos pectoris morbos cognoscendi. Vindob. 1760), welche jedoch von den Zeitgenossen gar nicht berücksichtigt wurde. Van Swieten erklärte zuerst die Epilepsie für eine Gehirnkrankheit, führte in der Behandlung der Syphilis die Auflösung des Sublimats in Branntwein ein und bearbeitete mit vieler Sorgfalt die Lungentuberkulose. Er sowol wie Boerhaave empfahlen dabei dringend Inhalationen von Dämpfen aus warmem Wasser und Essig, um den Auswurf zu befördern. Auch A. G. Richter war überzeugt, dass die örtliche Behandlung des tuberkulösen Geschwürs in den Lungen mittelst Einathmungen von äusserster Wichtigkeit sei und dieselbe zum grossen Nachtheil oft vernachlässigt werde, während man Alles vom Gebrauch der inneren Mittel erwarte. Der preuss. Regimentschirurg Ollenroth liess (1798) nach einer Paracentese der Brust mit dem besten Erfolge warme Dämpfe mittelst seiner Inhalationsmaschine einathmen. Später wünschte Hufeland für Schwindsüchtige und Asthmatische die Einrichtung eines pneumatischen Cabinets, d. h. eines mit kohlensaurem Gas angefüllten Zimmers, in welchem die

Kranken ganze und halbe Stunden lang sich aufhalten sollten. Auch im Auslande wurden die Inhalationen nicht vernachlässigt und in den 70er Jahren besonders balsamische Dämpfe bei Tuberkulose gerühmt. So gebrauchten die Engländer Bennet und Mead den Weihrauch, Storax und Benzoe, der Franzose Billard Dämpfe von Pech, Terpentin und Perubalsam. Am Ende des Jahrhunderts kamen Einathmungen von Aether in Schwung, welche Currie bei Asthma, Pinel bei häutiger Bräune empfahlen. Der englische Militairchirurg Hamilton benutzte bei Mandel- und Halsentzündungen einen Inhalationsapparat, welcher aus einem Trichter mit einer zwei Fuss langen gebogenen Röhre bestand. Der Trichter passte gerade auf die Oeffnung eines Theekessels, in welchem durch Abkochung von Kräutern die warmen Dämpfe entwickelt wurden, die der Kranke durch die engere Oeffnung der Röhre einathmete (1789). Von de Haën wurden der Keuchhusten, Pleuritis, Bleikrankheit u. s. w. bearbeitet; von Plenk die erste Classification der Hautkrankheiten gegeben (1776). Hauptsächlich verliehen gewisse Epidemien der damaligen praktischen Medicin ihren Charakter. 1708 und 1709 hauste in Folge der Kriege die Pest in Preussen und starben allein in Danzig 24,500 Menschen; einige Jahre darauf verbreitete sie sich in Oestreich, Baiern und Holstein. Epidemische Katarrhe, exanthematischer Typhus traten häufiger auf und wurde der Abdominaltyphus zuerst 1762 von Röderer und Wagler beschrieben. Ueber Febris intermittens lieferten Fr. Hoffmann, van Swieten, de Haën, Werlhof wichtige Beiträge und gaben die gastrischen Fieber dem Wiener Arzte Stoll Gelegenheit, seine Grundsätze über den gallichten Charakter derselben zu entwickeln. Die Vergiftungen durch Blei und namentlich durch Mutterkorn wurden genau beachtet (Wichmann, Zimmermann). Ueber Scharlach wurden zuerst im 18. Jahrhundert und zwar vom Leibarzt Storch in Gotha (1742) sichere Beobachtungen gemacht. Zu den wichtigsten Seuchen gehörten die Pocken, wobei das Hauptinteresse sich auf die Impfung concentrirte, um ihren Verheerungen Einhalt zu thun. Diese war im Anfang des 18. Jahrhunderts in Constantinopel unter den Griechen allgemein. Die Frau des englischen Gesandten am türkischen Hofe, Lady Montague, liess durch ihren Wundarzt Maitland ihr Kind impfen und that seit ihrer Rückkehr nach England alles Mögliche, die Impfung einzuführen. Maitland impfte in London auf Wunsch der Princessin von Wales sechs Verbrecher im August 1721; seitdem wurde die neue Methode nach allen civilisirten Nationen verpflanzt. In Deutschland wurden, wie es scheint, zuerst in Hannover von J. E. Wreden mehrere Kinder geimpft (2. Febr. 1722).

Die zweite wichtigste Epoche beginnt mit Jenner's Einführung der Vaccination, womit er sich das grösste Verdienst um die Menschheit erwarb. Die erste Vaccination in Deutschland wurde ebenfalls in Hannover im Mai 1799 gemacht und zwar von Ballhorn, welcher Jenner's erste berühmte Schrift (Inquiry into the cases and effects of the variolae vaccinae 1798) übersetzt hatte, und Fr. Stromeyer mit der ihnen aus London zugeschickten Lymphe. Von hier aus verbreitete sich die Einführung der Vaccination auf das ganze Reich. Beide Collegen versandten die Lymphe nach Wien und anderen Städten und hatten nach etwa einem Jahre mit anderen hannoverschen Aerzten über 700 Impfungen vorgenommen, wahrscheinlich die zahlreichsten Versuche, die bis dahin in Deutschland gemacht waren.

Die Arzneimittellehre nahm mit der Vervollkommnung der Chemie einen neuen Aufschwung. Solange diese in ihrer Kindheit blieb, war jene nicht viel mehr als ein Specereihandel. Die Pflanzen wurden von Kräuterweibern den Apothekern gebracht und nicht selten von Beiden verwechselt. Jetzt lieferte die Chemie aus allen Reichen der Natur die wichtigsten Arzneimittel. Botanische Gärten wurden cultivirt. A. von Haller legte in Göttingen den Garten an und liess 1739 die ersten Pflanzen säen; Greifswald bekam 1763 einen solchen. Der Phosphor wurde als Arznei benutzt, der Schierling hauptsächlich durch Störck's Bemühungen eingeführt. Verschiedene Narcotica, Belladonna [1]), Blausäure, Digitalis, Arsenik, Quecksilber- und Wismuthpräparate, Kalkwasser u. A. fanden viel Verwendung. Die Bäder und Brunnen kamen besonders durch Fr. Hoffmann in Aufnahme und traten als neu entdeckte Quellen die von Driburg, Wildbad-Gastein, Nenndorf, Saidschütz, Seidlitz, Selters u. A. hinzu. — Auch die Elektricität wurde als Heilmittel herangezogen und zuerst von Prof. Kratzenstein in Kopenhagen (1745) benutzt. Man behandelte damit langdauernde Lähmungen, verfiel indess wie bei jedem neuen Mittel bald ins Extrem. Man empfahl sie gegen alle möglichen Leiden (Zahnschmerzen, Amaurose, Taubheit, Wechselfieber,

---

1) Gerade 100 Jahre sind verflossen, dass in der Belladonna die Eigenschaft die Pupille zu erweitern entdeckt wurde. Als Daries de Atropa Belladonna, disp. Leipzig 1776) einen Tropfen von dem frischen Safte ins Auge bekam und in Folge dessen drei Wochen lang nicht gut sehen konnte, fand Dr. Reimarus die Pupille sehr erweitert. Er schlug darauf vor sich dieses Giftes zu bedienen, um zur Cataractextraction die Iris zu lähmen. Versuche an Katzen bestätigten die Pupillenerweiterung und fand man bei der Section die Iris sehr schlaff und zurückgezogen. Erst Himly führte die Entdeckung in die Augenheilkunde ein.

zur Tödtung von Bandwürmern), sodass ein Rückschlag nicht ausblieb und Männer wie Haller sehr gegen sie eiferten. — Der geheimnissvollen Kräfte des Magnets nahm sich Mesmer in Wien an. In seinen eigenen Händen glaubte er eine noch wirksamere Kraft entdeckt zu haben und nannte sie thierischen Magnetismus. 1774 trat er damit in die Oeffentlichkeit und magnetisirte anfangs mit dem Magnet, später nur durch blosse Berührung in unzähligen Fällen. Seine Bemühungen bei den verschiedenen Akademien in Deutschland und Paris fanden wenig Anerkennung; letztere erklärte auf Veranlassung des Königs von Frankreich, dass der Magnetismus nichts ohne Hülfe der Imagination vermöge. Dagegen nahmen Aerzte und Laien, zumal in Frankreich, den Magnetismus mit grossem Enthusiasmus auf. Derselbe drang in alle Zeitschriften ein, und viel Unsinn wurde zusammengeschrieben.

Ausser der Wiener Schule glänzten als ärztliche Praktiker vor Allen die hannoverschen Leibärzte. Der älteste unter ihnen war WERLHOF († 1767), der seinen Namen an den von ihm zuerst beschriebenen Morbus maculosus geknüpft hat. R. A. VOGEL's († 1774) Hauptverdienst war die Gründung einer der ersten und zugleich besten medicinischen Zeitschriften in Deutschland; ausserdem arbeitete er viel in Chemie und Mineralogie. ZIMMERMANN († 1795), anfangs Arzt in der Schweiz, war ein Anhänger der Haller'schen Irritabilität, später ein warmer Freund der Kämpf'schen Ideen. Er schrieb über Ruhr und wurde besonders berühmt durch seine zweibändige Schrift „von der Erfahrung in der Arzneikunst" (1763.64), welche man noch heute mit dem grössten Interesse liest. Die darin enthaltenen Studien über Erfahrung, Gelehrsamkeit, Beobachtungsgeist und Genie verrathen den feinen Kopf, den Scharfsinn und die vielseitige Bildung des Verfassers. WICHMANN († 1802) gab vorzügliche „Ideen zur Diagnostik" (2 Th. 1794—97) heraus, in denen er mit grosser Wahrheitsliebe die Mängel der Medicin aufdeckte und sie durch Vervollkommnung der Diagnose zu verbessern suchte. Er hat das Verdienst die Aetiologie der Krätze mit Sicherheit auf die Krätzmilbe, von welcher Bonomo (1683) die erste richtige Beschreibung gegeben hatte, zurückgeführt zu haben (1786). Er zeigte zuerst, dass, um die Milbe aufzufinden, man das schwarze Pünktchen mit einem Instrument herausnehmen und die Milbe auf ein grünes Tuch streichen müsse, wo man ihre Bewegungen sehe. Es hat lange gedauert, bis diese Aetiologie ohne Widerspruch angenommen wurde; noch im Jahre 1834 meinte Blasius, dass die Milben keineswegs immer vorhanden, viel weniger die Ursache als die Produkte der

Scabies wären. — LENTIN († 1804) lieferte verschiedene Beiträge und Beobachtungen, zumal über Croup und die Kriebelkrankheit. Ausser diesen Hannoveranern glänzte JOH. PETER FRANK als einer der berühmtesten praktischen Schriftsteller des 18. Jahrhunderts († 1821). Er war nach einander klinischer Professor in Göttingen, in Pavia, richtete dort die medicinische Facultät ein und wurde 1795 Director des allgemeinen Krankenhauses in Wien, wo er das pathologisch-anatomische Museum gründete. Nach kurzem Aufenthalt in Wilna ging er 1805 als Leibarzt nach Petersburg. Ein klarer, kritischer Kopf hat er viel Ordnung in die specielle Pathologie und grosse Einfachheit in die Therapie gebracht. Mit seinem Hauptwerk, dem „System der medicinischen Polizei" (6 Th. 2. Aufl. 1784—1819), wurde er der Schöpfer einer neuen Disciplin und stiftete durch seinen Kampf gegen Klöster und Cölibat, Zauberei und Teufelsbeschwörungen, durch seine Forderungen einer freieren Erziehung der Jugend unendlich viel Gutes. Zu den hervorragenden Praktikern gehörten ferner die Leibärzte SELLE in Berlin und SAM. GOTTL. VOGEL in Rostock, welcher sich ein Verdienst um die allgemeine Einführung der Seebäder und die Eröffnung von Doberan (1794) erwarb.

Verlassen wir die deutsche Medicin mit dem Beginn des 19. Jahrhunderts, so müssen wir den reellen Forschungen einzelner Männer unsere volle Anerkennung zollen und zugeben, dass die wissenschaftliche Bearbeitung der Medicin durch Berichtigung der Begriffe und grössere logische Ordnung unstreitig gewonnen hatte. Allein neben der verhältnissmässig geringen Anzahl Männer von hohem Verdienst, welche die Wissenschaft als Monopol beherrschten, ging ein grosser Haufen der rohsten Praktiker einher, die ohne Kenntniss und dem Aberglauben geneigt, für Speculationen und Wortklauberei die grösste Vorliebe zeigten, dagegen die Empirie und alles Praktische verachteten. In dem Glauben an Systeme erzogen konnten sie zu den Fortschritten der Medicin nichts beitragen, weil sie diese kaum einer Verbesserung für fähig hielten. Sie behandelten den Kranken nach festgesetzten Regeln und starb er, so war man beruhigt Alles gethan zu haben, was die Kunst vermöge. Sonst galt ein einziges entschiedenes Factum mehr, als zehn Hypothesen; jetzt ordnete man die Erfahrungen der Theorie unter, war gewissenlos genug, Krankengeschichten und gelungene Curen zu erdichten und verwarf die allerentscheidensten Erfahrungen, sobald sie der herrschenden Meinung widersprachen. Das führte soweit, dass ein sonst achtungswerther Gelehrter die durch tausendjährige Erfahrung bewährte Wahrheit bestritt, dass Kälte örtlich angewandt Blutungen stillen könne, bloss deshalb, weil sie nicht mit dem System übereinstimmte. Man sah von grossen Denkern Heilverordnungen geben, deren sich der elendeste Feldscherer hätte schämen sollen. Nur wenige Männer überzeugten sich, dass alle Bemühungen, ein haltbares System aufzustellen, gescheitert waren und der von Hippokrates und Sydenham betretene Weg der Erfahrung allein zum Ziele führen könne. So wurde der Sinn für Beobachtung der Natur bei den meisten jungen Aerzten schon in ihrer ersten Bildung erstickt und die vorzüglichste Quelle aller Fortschritte abgeschnitten.

„Wenn die Söhne des Aesculap, sie, denen die Musen nie sehr hold waren, sich von jeher durch ein fruchtloses Anschmiegen an die philosophischen Schulen ihrer Zeit verächtlich machten, so findet man in der Geschichte der Chirurgie nie dies nutzlose Streben. Wenn die Aerzte von jeher den Mangel klarer Einsichten durch einen thörichten Aufwand neuer und pomphafter, ausländischer und unverständlicher Worte zu bedecken suchten, so war Einfachheit und Klarheit, Bestimmtheit und Würde immer weit eher in den Schriften der grossen Wundärzte zu finden" (Kurt Sprengel).

XIV.

Entzündung und Wunden.

Deutsche Theorien über Entzündung. — J. Hunter's Lehren über die feineren Vorgänge bei der Entzündung und Wundheilung. — Behandlung. — Lendenabscesse. — Missbräuche des Sondirens und Ausstopfens der Wunden. — Charpie, Breiumschlag, kaltes Wasser, Bleipräparate u. s. w. — Blutige Naht. — Frische Luft, Bäder beim Fieber. — Kalte Uebergiessungen beim Typhus. — Blutstillung: Thrombus. — Ligatur der Arterien. — Compression, Agaricus. — Vorläufer der subcutanen Chirurgie.

Fasst man die Entzündung als den Angelpunkt der gesammten Pathologie auf, weil von den herrschenden Vorstellungen über ihre Vorgänge die Anschauungen über die Natur der krankhaften Processe stark beeinflusst werden, so darf man nur schüchtern in die deutsche Wissenschaft eintreten. Kein System war aufgetaucht, welches nicht der Lehre von der Entzündung ein bestimmtes Gepräge aufgedrückt hätte. Im Anfange des Jahrhunderts war Boerhaave's Lehre die herrschende fast in ganz Europa. Sie gipfelte in einer Stockung des Bluts in den kleinsten Arterien, welche dadurch zu Stande komme, dass entweder das Blut durch Ursachen, welche die dünneren Theile desselben entfernen (Diarrhoe, Schweiss u. s. w.), dick und klebrig werde, oder dass die verschieden grossen Blutkügelchen in solche Gefässe einträten, in welche sie nicht gehörten und dieselben verstopften. Die Anschauungen Boerhaave's wurden vielfach modificirt: so liess Hoffmann das Blut bei der Stockung eine Neigung zur Fäulniss annehmen, Stahl der Stockung eine Congestion vorhergehen u. s. w. Haller war der erste, welcher, ohne die Verstopfung im Anfange ganz zu leugnen, glaubte, dass das Blut sogleich ins Zellgewebe ausschwitze, also hier und nicht in den kleinsten Arterien der Sitz der Entzündung sei. Alle diese Theorien, auf falschen Vorstellungen über die Zusammensetzung des Blutes und der Gefässe beruhend, wurden mit den Systemen wieder zu Grabe getragen. Ihnen schlossen sich die deutschen Chirurgen an. Heister rechnete die Entzündung mit dem Krebs, Gliedschwamm zu den Geschwülsten und bezeichnete sie als hitzige Geschwulst. Zu ihren äusseren Ursachen gehörten die verschiedenen Verletzungen, wobei die Adern zerrissen, zusammengedrückt oder so verdreht würden, dass das Blut nicht frei durchlaufen könne; zu den inneren Ursachen allerhand Schärfen, die eine Zusammenziehung der Gefässe veranlassten, ferner zu viel und zu dickes Blut. Kurz Alles was die Gefässe zusammenzog, enger machte oder das Blut so verdickte, dass es die kleinsten Gefässe nicht passiren konnte, sollte Stockung und Entzündung verursachen. Die Ansicht mancher Chirurgen, dass die Säure oder die Fermentation („Gierung") die einzige oder doch vornehmste Ursache der Entzündung sei, hielt Heister für durchaus falsch. Als Ausgänge derselben kannte er die Zertheilung, Eiterung, den Brand und Scirrhus. Einen Reiz der Nerven sahen A. F. Pallas und Brambilla als die Ursache der Blutstockung in den feinen Arterien an. E. Platner legte wie Haller den Sitz der Entzündung ins Zellgewebe. Dieser Ansicht widersprach Richter. Er hielt an den kleinen Arterien fest und sah die Ursache „in einer krampfhaften Spannung, vermehrten Zusammenschnürung und Oscillation der empfindlichen und reizbaren Fasern und Gefässe, in einem vermehrten Zufluss der Säfte und einer schnelleren Bewegung derselben durch den entzündeten Theil".

Genug dieser werthlosen Theorien unserer Landsleute. Es drängt uns nach John Hunter, dessen Arbeit über Entzündung und Wunden, von seinen Zeitgenossen als launische Neuerung lächerlich gemacht, der Ausgangspunkt unserer modernen Untersuchungen geworden ist und noch vielfach den jetzigen Anschauungen zu Grunde liegt. Wenn irgendwo so zeigt sich Hunter's gewaltige Geistesstärke und grossartiger Ideengang in diesen Forschungen. Sie sind reich an Experimenten bei Thieren, durch welche, verbunden mit mikroskopischen Untersuchungen, Hunter jede auffallende ihm unbekannte Naturerscheinung zu erklären suchte. Er untersuchte die Wärme entzündeter Theile, die Entwickelung neuer Gefässe, die prima intentio, Schorfbildung u. s. w. und leistete in Betreff jener Vorgänge Alles, was vor der Entdeckung der Zelle geleistet werden konnte. Folgen wir ihm. Da die Entzündung nicht allein Ursache einer Krankheit, sondern oft auch Curmethode ist, so erhebt sie sich durch diesen ausgebreiteten Wirkungskreis zum Hauptprincip in der Chirurgie. Hunter theilte die Entzündungen nach ihrem Ausgange in adhäsive, suppurative und ulcerative. In der Regel geht die Adhäsiventzündung der suppurativen vorher; bei sehr heftigem Auftreten kann sie sogleich suppurativ beginnen und jenes Stadium überspringen. Die Adhäsiventzündung entsteht zuerst an einem Punkte, von welchem sie sich allmählich fortpflanzt; dort ist sie am stärksten und wird mit der Ausbreitung schwächer. Zunächst scheint sie eine gesteigerte Thätigkeit in den kleinsten Gefässen zu sein, beruhend auf einer Ausdehnung der Arterien. Es dringt rothes Blut in die Gefässe, welche sonst nur durchsichtige Flüssigkeiten führen, sodass der entzündete Theil, durch welchen nun eine grössere Quantität Blut fliesst, gefässreicher aussieht. Die erweiterten Gefässe sondern auf die entzündete Oberfläche eine gerinnbare Lymphe ab, in welcher sich neue Gefässe erzeugen, deren Wachsthum und Verzweigungen aus den alten Hunter oft ganz deutlich sah. Dadurch erklären sich die stärkere Röthe und Anschwellung; auch ins nahe Zellgewebe schwitzt die Lymphe aus und verursacht so die Härte desselben. Sie klebt zusammen und verwandelt sich in feste organische Theile. In der Adhäsionsperiode dienen die neuen Gefässe dazu der neugebildeten Substanz das Vermögen der Thätigkeit zu geben und tragen bei die Eiterung zu verhindern, während sie in der Eiterungsperiode eine vasculäre Granulation bilden helfen. Die Entzündung wirkt auf das Blut, dessen Theile sich rascher von einander trennen. Während die Lymphe fester aber langsamer gerinnt, hat der rothe Theil des Blutes Zeit sich vermöge seiner Schwere zu senken, sodass die Lymphe als weisse Haut an der Oberfläche erscheint.

Die Eiterung entsteht nie ohne vorhergehende Entzündung, obwohl sie nicht immer die Folge ihrer Heftigkeit ist, denn sehr geringe Entzündungen gehen mitunter in Eiterung über, sehr heftige nicht. Dieselben Gefässe, welche vorher gerinnbare Lymphe ins Zellgewebe ausschwitzen, verändern allmählich ihren Inhalt und schwitzen Eiter aus; darin besteht der einzige Unterschied zwischen der Suppuration und Adhäsiventzündung. Doch ist der Eiter nicht im Blut vorhanden, sondern entsteht erst aus demselben ohne Zerreissung eines Gefässes als Product einer Secretion, analog den übrigen Absonderungen im Körper. Diese Behauptungen Hunter's hielt Richter für zu willkürlich, und nahm mit B. Bell an, dass der Eiter hauptsächlich aus dem Blutwasser bereitet, aber nicht fertig gebildet aus den Blutgefässen in den Abscess abgesetzt würde, wie E. Platner meinte. Hunter erkannte dem Eiter drei Cardinaleigenschaften zu, die ihn von anderen thierischen Flüssigkeiten unterschieden: er bestehe aus Kugeln, welche in einer Flüssigkeit schwimmen, die eine Salmiaklösung gerinnen mache und sei die Folge der Entzündung. Obwohl Senac als der erste die Eiterkörperchen er-

wähnte, so wurden sie doch in Hunter's Schule zuerst untersucht.
Home machte darauf aufmerksam, dass das Blut sich durch die
rothen Blutkügelchen vom Eiter, welcher weissliche undurchsichtige
Kugeln in einer wässerigten durchsichtigen Flüssigkeit enthalte, un-
terscheide, dagegen der Chylus kleinere Kugeln habe, und dieselben
in der Milch eben so gross als im Eiter, aber häufiger wären.
Ueberall gab man sich viel Mühe den Eiter vom Schleim zu unterscheiden: die Einen fanden, dass der Eiter in Vitriolgeist und Wasser
zu Boden sänke, der Schleim hingegen schwimme, jener dem Wasser
eine trübe bleiche Farbe verleihe, dieser darin schwimmende Fäden
erzeuge (Darwin) u. s. w. Andere verwarfen jene Unterschiede (Michaelis) und hielten sie ohne praktischen Nutzen (Ford). — Trat
zur Eiterung eine Absorption hinzu, so nannte Hunter sie Ulceration. Die Lymphgefässe saugen entweder einzelne Bestandtheile
(Chylus, Fett, erdige Substanzen des Knochens) oder die eigentlichen Theile des Körpers ein, wodurch eine Abnahme resp. vollständiges Verschwinden derselben eintritt. Der letztere Fall findet
vorzugsweise beim Geschwür statt. Bei dieser Absorption geschieht
die Hauptwirkung wahrscheinlich von der Mündung der absorbirenden
Gefässe aus. Die Fähigkeit, feste Theile aufzulösen und wieder in
Eiter zu verwandeln sprach Hunter dem Eiter ab. — Eine Folge
der Eiterung ist die Granulation. Sie setzt nicht immer eine
Trennung der Theile voraus; nur bei inneren, in Eiterung begriffenen
Flächen muss eine solche stattfinden, wenn sie granuliren sollen.
Meist ist die Berührung der äusseren Luft eine Bedingung dazu,
daher Abscesse selten granuliren, ehe sie geöffnet sind. Die Granulation entsteht aus der gerinnbaren Lymphe, welche ausschwitzt und
sich in eine neue Substanz umbildet; in sie verlängern sich nicht
allein die alten Gefässe, sondern es entstehen auch neue darin. Die
Granulationen fahren fort Eiter abzusondern und haben die Disposition sich mit einander zu vereinigen, wahrscheinlich in derselben
Weise wie bei der Adhäsiventzündung. Indem sie sich einander
nähern, berühren sich die Oeffnungen ihrer absorbirenden Gefässe
und verwachsen mit einander. Wie die Pflanzen, welche immer vom
Centrum der Erde aus nach der Oberfläche hinwachsen, haben auch
sie das Bestreben sich der Haut zu nähern. Von anderer Seite
wurde der Zellstoff als die Basis der Granulationen angesehen
(Bichat: zellige Bläschen), die Bildung neuer Substanz überhaupt
geleugnet (Fabre, Louis). — Auf die Granulation folgt die Vernarbung. Die bislang getrennten Theile ziehen sich besonders
von den Rändern aus zusammen, und ist ein sicheres Zeichen der

bevorstehenden Heilung, wenn im Umfange des Geschwürs die Haut glatt und weiss wird. Auf der Oberfläche der Granulationen entsteht die Epidermis, die man als neue Substanz, oder als veränderte Granulationsoberfläche betrachten kann. Meist entwickelt sich die neue Haut fast als eine Verlängerung aus dem Rande der alten, obwohl nicht immer. So bei alten Geschwüren, wo die ersten Anfänge sich wie kleine Inseln darstellen. Während die neue Haut nicht so nachgiebig und elastisch wird wie die alte, verdicken und verhärten sich in Folge der ausgetretenen Lymphe die Theile um das Geschwür herum. Von allen diesen feineren Vorgängen bei der Granulationsbildung und Vernarbung wussten die deutschen Chirurgen nichts.

Die Wirkung der suppurativen Entzündung auf die Constitution bezeichnet Hunter als symptomatisches Fieber. Er sagt: „es ist zu bemerken, dass jede örtliche Krankheit von einiger Wichtigkeit oder die in einer bedeutenden und raschen Thätigkeit besteht, selbst wenn sie keinen grossen Raum einnimmt, mehr oder weniger die Constitution angreift und Erscheinungen veranlasst, die man zusammengenommen gewöhnlich das symptomatische Fieber nennt. Die Symptome desselben sind der Ausdruck der Mitleidenschaft der Constitution mit einer örtlichen Krankheit oder Verletzung und sind in Folge einer Menge von Umständen verschieden unter einander. Sie wechseln nach der Natur der Constitution, welche sehr grosse Unterschiede herbeiführt. Die Modificationen, die das Alter verursacht, sind hierunter begriffen. Sie wechseln nach der Disposition des Theiles im krankhaften Zustande und auch hieraus gehen grosse Verschiedenheiten hervor. Sie variiren nach der Grösse des erlittenen Schadens und nach der Art, wie er dem Körper beigebracht worden, je nachdem er von der Art ist, dass er sofort Entzündung hervorruft, wie in Fällen von Verwundung oder weniger unmittelbar, wie wenn ein Theil ertödtet worden ist; sie variiren bei gleichartigen Theilen nach der Situation der kranken Theile im Körper; sie variiren nach der Periode der Krankheit.“ Diese Ansichten waren von den meisten Chirurgen bis in die Neuzeit getheilt, ohne einen wesentlichen Zuwachs zu erhalten. Auch der typische Verlauf der entzündlichen Processe und des damit verbundenen Fiebers war Hunter bekannt: „ich will hierbei bemerken, dass jede örtliche oder constitutionelle Krankheit, die die Eigenschaft besitzt von selbst zu endigen, gewöhnlich einen regelmässigen Verlauf und bestimmte Perioden zeigt.... Da Regelmässigkeit in den Thätigkeitsweisen der Krankheiten diese einem endlichen Ausgange zuführt, so ist sie etwas sehr Wünschenswerthes, denn die Veränderungen in der Krankheitsthätigkeit sind ein Zurücktreten derselben, entweder für einige Zeit oder für immer." — Auch die pyämischen Fieber waren bekannt. Schon A. Paré erwähnte das Fieber, welches von der Erzeugung des Eiters abhängig, sich zwischen dem 10.—14. Tage nach der Verletzung durch Schüttelfröste ankündigte; er sah sogar die metastatischen Eiterherde in der Milz, den Lungen und anderen Eingeweiden. Ebenso schilderte F. Würtz als „grosse Wundsucht Wundgallen, Unruh-Zustände, welche wir jetzt als Pyämie beschreiben. — Der im vorigen Jahrhundert sehr beliebten Ansicht, dass das „hektische Fieber" dem aus einem Abscesse oder Geschwüre eingesogenen Eiter zuzuschreiben sei, trat Hunter entgegen, da er den Uebertritt von Eiter in die Circulation nicht als die Ursache eines so grossen Unheils, wie man gewöhnlich annahm, anerkennen konnte. Viele Chirurgen leiteten das Wundfieber von Resorption her; auch Richter trat für die Einsaugung des Eiters ein, meinte aber, dass guter Eiter durch seine Gegenwart im Blute wenig schade, schlechter dagegen sehr heftige hektische Zufälle errege. Derselbe unterschied vom Entzündungsfieber ein Wundfieber, welches auf Verletzungen und Operationen folge und nicht allein inflammatorisch, sondern auch gallichter Art sei. Wo Hunter aufhörte, haben erst in unserer Zeit die deutschen Untersuchungen über Wundfieber wieder angeknüpft.

Denselben niedrigen Standpunkt wie bei der Entzündung nahmen die deutschen Chirurgen in der Lehre von den Wunden ein. Der eigentliche Process der Wundheilung war ihnen vollständig unbekannt, und wenn man auch von einer Methode der geschwinden Vereinigung sprach und die Mittel dazu lehrte, so wusste doch Niemand, worin sie eigentlich bestand. Auch in diese Finsterniss brachte erst Hunter Licht. Er wusste, dass es eine grosse Menge von Verletzungen gäbe, die gar keiner Behandlung bedürften; denn während die Krankheit eine fehlerhafte Thätigkeit erzeuge, habe im Gegentheil die Verletzung jederzeit die Disposition zur Wiederherstellung. Er theilte die Verletzungen in solche, die nicht mit der Aussenwelt communicirten und umgekehrt. Bei jenen, also beim Extravasat, gerinnt zunächst das ausgetretene Blut, und wird das Coagulum gleichsam die Grundlage der Wiederherstellung. Es bildet entweder in sich selbst Gefässe, oder diese schiessen aus den ursprünglichen Berührungsflächen der getrennten Theile hinein, indem sie wie bei den Granulationen Verlängerungen bilden. Hunter glaubt im Stande gewesen zu sein den Anfang einer Gefässneubildung im Coagulum durch Injection dargestellt zu haben, wo durchaus keine Gefässe von den umgebenden Theilen hergeleitet werden konnten. Auch scheinen sich Nerven im Coagulum zu erzeugen. Der zweite Punkt zur Heilung des Extravasats ist die Schliessung des zerrissenen Gefässes, worauf nach einiger Zeit die Aufsaugung des überflüssig ergossenen Blutes erfolgt. Dieses wird zum Bande zwischen den getrennten Theilen, so zwar, dass der eine sich nicht unmittelbar mit dem anderen, sondern ein jeder seinerseits sich mit dem Blut vereinigt. In der Organisation des extravasirten Blutes besteht nun die Heilung per primam intentionem. Dabei tritt die Vereinigung meist so schnell nach der Verletzung auf, dass man sie momentan nennen könnte; denn ist das Blut coagulirt, hängt es an den beiden getrennten Flächen, welche es zusammenhält, dann hat die pr. int. eigentlich schon begonnen. Die Schnelligkeit hängt zum Theil von der Menge des ergossenen Blutes ab. Ist sie gross, so wird dasselbe nicht in seinem ganzen Umfange vasculär, sondern blos an der Fläche, welche mit der Umgebung in Berührung ist, und der Rest wird aufgesogen. Ist sie dagegen gering, wie bei leichten Wunden ohne Zerreissung und sind alle Theile in absolute Berührung gebracht, so kann die Vereinigung durch pr. int. schon nach 24 Stunden fest sein. Das sieht man bei Kopfwunden und nach der Operation der Hasenscharte, obwohl bei dieser doch vielleicht 48 Stunden nöthig sind, um einer vollkommenen Vereinigung sicher zu sein. — Ebenso wie die nicht nach aussen communicirenden Verletzungen heilen oft die Wunden. Sowol einfache als manche Operationswunden lassen eine pr. int. zu, dagegen keine gequetschte oder solche mit zurückgebliebenen fremden Körpern. Diese Art der Heilung war unter den deutschen Barbieren kaum bekannt, kam aber bei den besseren Chirurgen bald sehr in Aufnahme. Beabsichtigt man eine solche, so ist es in vielen Fällen nicht nothwendig, das Blut, welches beide Wundflächen bedeckt, mit grosser Sorgfalt zu entfernen, in der Absicht beide recht genau mit einander in Berührung zu bringen, denn das Blut selbst begründet schon den Zusammenhang. Die Mündungen der Gefässe schliessen sich bald, die rothen Bluttheile werden aufgesogen, die coagulirende Lymphe bleibt zurück, wird zum eigentlichen Bindungsmittel und erhält später Gefässe und Nerven. Ist pr. int. unmöglich, so tritt als secundäre Thätigkeit die Entzündung ein und wenn auch diese nicht gelingt, die Granulationsbildung. Ueberlässt man die getrennten Theile sich selbst, so erfolgt unausbleiblich Entzündung, welche die Ausschwitzung von Lymphe bewirkt. Diese nennt Hunter „adhesive inflammation" und lässt die Adhäsion durch die plastische Lymphe zu Stande kommen, die er eben bei jeder Gewebsorganisation für nothwendig hält. Diese Entzündung gebraucht beinahe dieselbe Zeit zur Vereinigung, als die pr. int., welche er von jener unterschied, während man heutzutage beide im Wesentlichen als einen und denselben Process ansieht. Bleiben die Theile zu lange von einander entfernt, so ist Eiterung unvermeidlich. Der alte Satz, dass eine Wunde mit Substanzverlust durch Granulationen, durch „junges Fleisch" heile, wurde vielfach angezweifelt, bis durch Versuche an Thieren die alte Wahrheit wieder bestätigt wurde. — Noch eine Art der Heilung, auf welche schon James Moore in seiner Preisschrift über Wundheilung (1789) aufmerksam gemacht hatte, lehrte Hunter, die durch Schorfbildung. Diesen Process bewirkt die Natur ohne Zuthun der Kunst, indem die Wundränder, welche sich nicht gegenseitig berühren, sodass pr. int. unmöglich ist, mittelst eines Schorfes unter einander verbunden werden. Das Blut, welches aus den getrennten Theilen fliesst, gerinnt zum Theil und vertrocknet für sich selbst oder von trockener Charpie angesogen in einen Schorf, der die ganze Wunde bedeckt und dadurch die Eiterung verhütet. Diesem Vorgange war bisher zu wenig Aufmerksamkeit geschenkt, weil die Chirurgen sich im Besitz mächtigerer Mittel als die Natur wähnten, jede einfache Wunde in eine eiternde verwandelten und die Bildung von Borken und Krusten zu hindern suchten. Da der Schorf immer einer Fläche bedarf, so kann er sich nur bei oberflächlichen Wunden und an der Oberfläche tieferer Wunden bilden, muss daher bei Schusswunden, oder wenn fremde Körper eingedrungen sind, verhindert werden. Gelingt so die Heilung nicht, dann eitern die Wunden und es ist weiter kein Schaden gestiftet. Bei vielen tiefen Wunden gelingt die Vereinigung in der Tiefe besser, wenn sich oben ein Schorf gebildet hat, daher man manche complicirte Fracturen so behandeln sollte, zumal wenn die äussere Wunde sehr klein ist. Wie weit man dieses Verfahren ausdehnen kann, ist noch unbestimmt, aber eine alltägliche Erfahrung lehrt, dass kleine Wunden sehr gut dabei heilen; auch bei grossen liegt keine Gefahr vor damit einen Versuch zu machen. Tritt eine geringe Eiterung ein, so drückt man ein wenig auf den Schorf, damit der Eiter abfliesst und Alles geht gut. Macht indess die Entzündung Fortschritte, dann muss man den Schorf mit Breiumschlägen erweichen, damit er sich löst. Bei Verbrennungen durch Feuer oder kochende Flüssigkeiten ist sie die beste Methode der Behandlung. Während in der englischen Chirurgie die Lehre von der Schorfbildung sich traditionell fortpflanzte, wurden Hunter's Beobachtungen in Deutschland, wo man noch tief in der Salben- und Pflasterschmiererei steckte, so wenig beachtet, dass die Literatur in der ersten Hälfte dieses Jahrhunderts fast nichts darüber sagt und erst nach 70 Jahren die jetzige Generation (Volkmann 1862) sich derselben thätig annahm! Wir verlassen die Hunter'schen Forschungen, welche denen der Jetztzeit so ähnlich sind, dass man diese als die unmittelbare Fortsetzung ansehen möchte.

In der Behandlung der Entzündung stand in Deutschland die Blutentziehung, zumal die örtliche, obenan. Ihr zunächst das Opium, welches von Richter für das grösste antiphlogistische Mittel gehalten, in England in grossen Dosen und gern mit Calomel (Hamilton) oder mit Ipecacuanha als Doversches Pulver zusammengegeben wurde. Sodann Mittelsalze, Brech- und Purgirmittel. Unter letzteren war das Ricinusöl bei den deutschen Aerzten viel weniger bekannt, als bei den englischen: noch im Jahre 1777 wusste Theden nichts davon. Betreffs der äusseren Mittel machte Heister einen Unterschied zwischen hitzigen und phlegmatischen Naturen, gebrauchte bei jenen Umschläge von Essig, bei diesen von Branntwein, Campherspiritus und zwar stets erwärmt. Richter stellte genaue Indicationen für reizende und erweichende Mittel fest, je nachdem die Entzündung durch Schwäche oder Reiz bedingt war. Auch machte er den Vorschlag, mittelst Anwendung des Tourniquets an den Extremitäten einen Zufluss der Säfte und dadurch die Entzündung zu verhüten oder zu mässigen (Chir. Bibl. I. c. 135). Diese Idee, welche er später, wie es scheint, fallen liess, hatte erst dann ein praktisches Resultat zur Folge, als Vanzetti im Jahre 1858 die indirecte Digitalcompression der zuführenden Arterie für die Behandlung der Entzündungen in die Chirurgie einführte. — Der Abscess wurde mittelst Incision und bei messerscheuen Kranken mit dem Aetzmittel (Höllenstein) geöffnet; wenn spontan aufgegangen mit einem Cataplasma bedeckt. Man legte mit Fett bestrichene Charpie ein. Bei Bubonen zog Sharp das Causticum vor und gab die Lehre, den Abscess weder mit Wieken auszustopfen, auszuspritzen, noch in demselben mit Fingern und Sonden herumzuwühlen; auch solle man die Wunde nicht zu scrupulös reinigen, das Geschwür niemals abwischen, sondern mit feiner Charpie nur abtupfen. Er hielt den Einfluss der Luft nicht für so schädlich, wie man gewöhnlich annahm, da man bei Thieren grosse Abscesse sehr gut heilen sah. Dem entgegen legte Richter Werth darauf, die Oeffnung nie unnöthig gross zu machen, ausser bei Neigungen zu Senkungen; dann sei es

besser Gegenöffnungen anzulegen, oder den Abscess durch ein Haarseil (von B. Bell zur Verhütung des Lufteintritts empfohlen) zu
eröffnen. Zur Erweiterung desselben erfand er seine gekrümmte
Scheere. Die Lehre, jeden Abscess ohne Unterschied zu öffnen,
wurde bereits als schädlich erkannt und empfohlen, diejenigen in
den Brüsten sowie eiternde Bubonen dem spontanen Aufbruch zu
überlassen (Ford). Nur an wichtigen Körperstellen solle man frühzeitig öffnen, und gäbe es keine chirurgische Operation, die eine
genauere anatomische Kenntniss erfordere, da der Abscess überall
entstehen könne. Gerade deshalb hätte Richter dem jungen Wundarzt mehr ans Herz legen können, Fluctuation fühlen zu lernen,
denn dass Nichts geeigneter sei den gewandten Chirurgen zu zeigen,
als durch die Leichtigkeit, mit welcher er tief liegende Ansammlungen von Flüssigkeiten erkennt und keine falsche Diagnose dieser
Art das Vertrauen leichter erschüttert, musste er wissen. — Bisher
hatte die Eröffnung der noch wenig gekannten Lendenabscesse
stets einen tödtlichen Ausgang gehabt. Schon vor 1780 machte
David in Rouen die Beobachtung, dass nach ihrer Eröffnung der
anfangs gute Eiter bald schlecht würde und schrieb diese Veränderung den grossen Einschnitten und dem Zutritt der Luft zu. Er
punctirte daher den Abscess mit einem Troicar und legte sogleich
eine Binde an. Diese Methode hatte nur einmal Erfolg und missglückte ihm später mehrfach. (Nebenbei die Notiz, dass der Troicar
in der jetzt gebräuchlichen Form von Frankreich aus in allgemeinen
Gebrauch kam, nachdem Petit die Canüle federnd eingerichtet hatte.
Seitdem tauchte der Name Troisquarts auf, parce que sa pointe est
triangulaire, wie La Faye sagt.) Auch B. Bell nahm zur Eröffnung
den Troicar, legte eine Röhre ein und spritzte, wenn die Eiterung
nach einigen Wochen nicht abnahm, eine Bleilösung oder Kalkwasser
ein. Erst Abernethy machte durch seine auf mehrere Beobachtungen
gestützte Arbeit (Surg. essays 1793) die Lehre von den Lendenab-
scessen und ihrer Behandlung allgemeiner in der Chirurgie bekannt.
Nach ihm erfolgt, wenn man diesen Abscess, der selten auf Wirbel-
caries beruht (nach Ford häufig), öffnet und sogleich wieder schliesst,
keine Entzündung; die Eiterhöhle zieht sich zusammen und wird
bedeutend kleiner. Dass die eindringende Luft die Ursache der
Entzündung der Abscesswand sei, glaubte er, wenn man nur allen
Eiter entleere, ebensowenig, als dass die Einsaugung des Eiters das
Fieber verursache. Er empfahl die Geschwulst möglichst bald zu
öffnen, vertauschte den Troicar mit der Lancette, entleerte jedesmal
die ganze Menge des Eiters und zog dann die Stichöffnung mit Heft-

pflaster zusammen. Eine zweite Punction machte er, bevor sich der Abscess wieder zu seiner vorigen Grösse ausgedehnt, meist vierzehn Tage nach der ersten und heilte einmal einen Kranken nach fünf Punctionen.

In der Behandlung der Wunden galt bis zum Ende des 18. Jahrhunderts das Dogma von der verderblichen Einwirkung der atmosphärischen Luft. Sie sollte nach Heister die Aederlein con-stringiren und austrocknen und das Anwachsen des Fleisches ver-hindern; nach le Cat Eiterungen der verstopften Gefässe, schwielige Verhärtung der Wundränder, Geschwüre und Zurücktreten des Eiters ins Blut bewirken. Heister empfahl daher die Luft soviel als mög-lich durch einen raschen Verband abzuhalten, die Wunde nicht eher zu entblössen, bevor das Verbandmaterial fix und fertig bereit liege. Allein anstatt dem Kranken die Vortheile einer frischen reinen Luft zu gewähren, liess er die Zimmer täglich mehrere Male mit Weih-rauch, Mastix u. dergl. durchräuchern. Ventilation kannte er nicht. Die Pringle'schen Anschauungen adoptirte dann Schaarschmidt, indem auch er die Verwundeten soviel als möglich von einander legen und die Krankenzimmer fleissig lüften liess. Auch B. Bell hielt es für das Wichtigste beim Verbande allen von der Luft zu befürchtenden Nachtheilen vorzubeugen, empfahl daher ebenso wie Richter jeden Verband so rasch als möglich anzulegen und ihn so selten als es die Reinlichkeit erlaube zu wechseln. Welchen Werth man übrigens schon in der ersten Hälfte des Jahrhunderts auf die Wundbehandlung legte, zeigen die häufigen, bereits früher erwähnten Preisaufgaben der Académie de chirurgie. Richter huldigte dem Grundsatze, dass die Natur die Heilung ganz allein verrichte und der Wundarzt nichts anderes zu thun habe als zufällige Hindernisse der Heilung zu ent-fernen, Entzündung und Eiterung zu mässigen. Für die einfachen Hieb- und Schnittwunden empfahl er die Methode der geschwinden Vereinigung. Wenn je unter der grossen Masse deutscher Chirurgen sich eine Erbsünde eingeschlichen hatte, so war es der Missbrauch frische Wunden mit Sonden zu tractiren und mit Charpie auszustopfen. Wie es möglich gewesen ist, dass Jahrhunderte lang von der grossen Menge die Grundprincipien der Chirurgie so verkannt, ihre ewigen Wahrheiten ganz vergessen wurden, lässt sich schwer begreifen. Wer will jetzt noch auf literarische Studien ver-ächtlich herabblicken in dem Bewusstsein, dass Millionen von Men-schen so viel Schmerz, so viel Elend hätte erspart bleiben können, wenn man der besten Lehren unserer Vorfahren sich erinnert hätte. Nicht wärmer konnten die Missbräuche des Sondirens und Ausstopfens der Wunden den deutschen Wundärzten geschildert werden, als von Felix Würtz in Basel im Jahre 1576! „Mit dem Sucherlein suchen, grüblen und stopffen sie in den Wunden, als ob sie etwas in selbigen verlohren hetten ... (sind mehrere Aerzte beisammen) so ist es nit gnug, daz der eine mit dem such-Eisen seinen Verstand un Unbarmhertzigkeit beweise, sondern nach dem ersten muss auch der ander, und nach diesem der dritte sein verlohrnen Pfenning in der Wunden suchen und darin herum stopffen, je einer gröber und ungestümer als der ander ... Aber diss kann ich gantz und gar nicht gut heissen, welches viel im Brauch haben, dass sie alle Wunden ohne Unterschied mit Fetzen, Lumpen und anderen dergleichen aussfüllen und selbiges mit Gewalt hineindrucken. Die Artzney gehöret in die Wunden, und nit solch Lumpen-werk ... Der Eiter wird dadurch verhindert und kan durch die verriegelte Thür nit hinauskommen, da er doch hinaus begehret und da ihn die Natur gern hinaustriebe." Wie eingeimpft haben sich diese Missbräuche nicht allein bei den Deutschen, sondern auch bei anderen Nationen von einer Generation zur anderen fortgepflanzt, obwohl die Besten ihrer Zeit stets dagegen predigten. C. C. v. Siebold schrieb an Baldinger über die Delicatesse beim Sondiren und Verbinden: „ohne diese Eigenschaft des Wundarztes ist Chirurgie Schweinerey." (In der Verbandtasche, welche der deutsche Chirurg zu Heister's Zeiten bei sich trug, fand man in der „Büchs" oder dem „Säcklein" folgende Instrumente: kleine und grosse Lancetten, eine gerade und krumme Scheere, Kornzange, Scheermesser, ein gerades, krummes und zweischneidiges Messer, verschiedene Sonden („Sucher"), Mundspatel, gerade und krumme Nadeln. Ausserdem enthielt eine Blechbüchse mehrere Salben, Pflaster, Vitriol, Höllenstein, Charpie („Carpey"), Bovist und Binden.) Dass in unseren Tagen jene Uebel nicht ganz ausgerottet sind, geht daraus hervor, dass noch vor 20 Jahren Stromeyer bei der Untersuchung der Schusswunden den Militairärzten ihre Sonden wegzunehmen empfahl, ich selbst im letzten deutschfranzösischen Kriege als Entschuldigung für das Ausquetschen und Ausstopfen der Wunden hörte, man könne dem Kranken nicht täglich ein reines Hemd geben. Schon Ravaton sprach bei den Schusswunden von den grausamen Manövern der Sonden, mit welchen in Brust und Unterleib herumgewühlt würde, und liess sie nur zu, um sich von dem Penetriren einer Wunde oder der Anwesenheit eines fremden Körpers zu überzeugen. Auch Bilguer tadelte bei Schusswunden das viele Drücken und Sondiren: „die unentschlossenen und langsamen Wundärzte machen besonders mit der Sonde einen so überflüssigen und unnützen Gebrauch, der vor allen anderem unterlassen werden muss: sie stechen nämlich 10, ja wohl 20 mal mit der Sonde in die Wunde, legen solche weg und brauchen sie eben so wieder, ohne zu bedenken, dass dieses Sondiren ganz überflüssig und schädlich ist." Bilguer sowol wie Richter verlangten die Untersuchung (in der Lage, in welcher der Theil verwundet war) mit dem Finger, weil er deutlicher fühle, weniger reize als die Sonde, und wollten lieber die Wunde für den Finger etwas erweitern als sondiren. Ebenso J. Bell und J. Hunter, welcher bei Schusswunden den Finger für die beste Sonde hielt. Für ihn hatte die Sonde nur geringen Nutzen und sollte nie gebraucht werden, ausser um sich in einigen Fällen von dem Umfang des Uebels zu überzeugen oder nachzuforschen, ob man einen Knochen oder eine Kugel berühre. Die hohe Wichtigkeit eines freien, ungehinderten Eiterabflusses betonte B. Bell und empfahl dazu in tiefe Wunden anstatt der leicht zustopfenden Quellmeissel bleierne Röhren zu legen; also eine Drainage vor 100 Jahren! Die damals schon zu jenem Zweck angewandten silbernen Röhren, welche in unserer Zeit wieder von Hueter herangezogen sind, hielt er für nicht so gut, weil die bleiernen weicher und biegsamer wären. — Ebenso gross war der Missbrauch, welcher zumal in Frankreich bei grösseren Verletzungen mit dem besonders von Ravaton empfohlenen Aderlass und der Vernachlässigung der Purgirmittel getrieben wurde.

Auf die frische Wunde legte man nach gestillter Blutung Plumaceaux mit Digestivsalbe. Charpie, und zwar trockene benutzte man erst vom Beginn der Eiterung; für die Schorfbildung pries Hunter dieselbe. Am Ende des Jahrhunderts wurde sie in Frankreich wie in England viel gemissbraucht. Brambilla und der Franzose Terras eiferten sehr dagegen, und lobte letzterer die krause Charpie gegenüber der lang gestreiften. In Desault's Schule wurde sie schön locker angelegt; das hatte Wardenburg gelernt und meinte: derjenige, welcher Charpie spare, gehe mit dem Leben seiner Kranken verschwenderisch um. Pouteau erkannte in ihr häufig den Träger der Ansteckung, wenn von Leuten gezupft, die mit Hospitalluft imprägnirt seien, und verlangte deshalb, dass alle in Hospitälern gebrauchte Charpie ausserhalb derselben zubereitet würde, empfahl auch der Sparsamkeit wegen statt ihrer das Papier zu Plumaceaux. (Bekanntlich suchte in neuester Zeit Roser das Fliesspapier als Surrogat für Charpie einzuführen.) Auch Pelletan führte die Entstehung von Hospitalbrand darauf zurück, als man die Wunden mit Charpie verbunden hatte, welche im Hôtel Dieu mehrere Jahre lang in der Nähe der Krankensääle aufgespeichert gewesen war. — Zu Breiumschlägen benutzte man alle möglichen in Milch oder Wasser gekochten Kräuter, Blüthen und Wurzeln. Wohl kommt nichts darauf an zu wissen, dass unser alltägliches Cataplasma aus Leinsamenmehl seinen grössten Beschützer in J. Hunter fand; doch möge jeder vornehme Herr, welcher verächtlich auf die kleine Chirurgie herabblickt, sich erinnern, dass das grösste Genie es nicht unter seiner Würde hielt Vorschriften über die Zubereitung eines Breiumschlags zu geben. Hunter fand die gewöhnlichen Cataplasmen zu flüssig und nicht dick genug, um eine gewisse Form zu behalten; auch war ihm die Mischung aus Brod und Milch zu brüchig. Er empfahl daher Leinsamenmehl in eine hinreichende Menge kochenden Wassers zu schütten, bis daraus ein Brei von angemessener Dicke entstände und dann eine geringe Quantität irgend eines milden Oels hinzuzusetzen. Er hielt den Breiumschlag für das beste Verbandmittel bei Schusswunden und den meisten gerissenen Wunden. Später gab auch der tiefe Denker Abernethy sich die Mühe seine Landsleute über die Zubereitung desselben zu belehren, wurde aber zum Dank dafür als Cataplasmenschwärmer verspottet. In Frankreich, wo in den 90er Jahren die Wunden häufig so penibel ausgewaschen wurden, dass nicht ein Tröpfchen Eiter zurückblieb, waren die Cataplasmen mehr wie jedes andere Mittel im Schwunge. Schon beim Eintritt ins Spital fielen die grossen Tische mit Kohlpfannen voll von Breiumschlägen aus Leinsamen und Althaeaewasser auf. Ihr häufiger Gebrauch beruhte auf der in Frankreich sehr geläufigen Idee von einem sogenannten „Depot". Bestand etwas Röthe und Geschwulst, so fragte man nicht, ob der Eiter schon vorhanden, sondern ob er noch nicht gebildet sei und suchte die Härte der Geschwulst zu erweichen. — Das kalte Wasser musste erst von Neuem entdeckt werden. Im 17. Jahrhundert schien das Mittel zu einfach; man wandte nur Salben und Pflaster bei Verletzungen an. Obwohl in der ersten Hälfte des 18. Jahrhunderts der Engländer Smith und die Franzosen Lamorier und Chirac die Kälte wieder heranzogen, so schien doch die Methode vergessen. Erst unser Schmucker hatte das grosse Verdienst sie bei Verletzungen und Entzündungen wieder in Aufnahme zu bringen. Entsprechend den damaligen physiologischen Anschauungen wollte er bei seinen Kopfverletzten ein Mittel haben, „welches die erschlafften Gefässe, besonders die zarten, lymphatischen und serösen zusammenziehe und stärke, ausserdem eine weitere Ergiessung der Lymphe hindere und die Wiederaufnahme der schon ergossenen befördere". Er nahm kaltes Wasser, weil er kein Eis, das er entschieden vorgezogen haben würde, bekommen konnte und machte, um die Wirksamkeit zu erhöhen, eine Mischung aus 40 Pfund Wasser, 4 Pfund Weinessig, 16 Unzen Salpeter, 8 Unzen Salmiak; er nannte sie seine Fomentatio frigida. Ihm folgten Theden und die Franzosen Lombard und Percy. Richter sprach nicht viel von Kälte, fast nie von Eis; wohl aber Hunter, welcher sie bei Entzündungen hochschätzte, obschon sie nicht so allgemein anwendbar sei als andere Mittel.

Bedeutendes Aufsehen machten die von Goulard in Montpellier 1760 eingeführten Bleipräparate, zumal der Bleiessig. Ohne jede Indication wandten Barbiere und Bader die Bleimittel bei den meisten chirurgischen Krankheiten an, sodass alle übrigen Mittel in den Hintergrund gedrängt wurden. Dieser Enthusiasmus dauerte etwa zwanzig Jahre, bis in England Aitkin, und dann bei uns Hecker diesen Mitteln engere Grenzen anwiesen und sie behutsamer anwenden lehrten. Desault, B. Bell, welcher schwache Bleilösungen in Wunden einspritzte, übrigens aber vor gewaltsamen Injectionen sehr warnte, auch Theden waren grosse Freunde davon. — Gegen den übertriebenen Gebrauch der Salben und Pflaster begann in der zweiten Hälfte des Jahrhunderts bei allen Nationen eine Reaction sich geltend zu machen. Würtz hatte dazu gesagt, „dass man mit den in Oel und Salben genetzten Lumpen in derselben Weise die Wunden ausfege wie ein Schütz sein Rohr ausputze, nachdem er geschossen habe, und das Verfahren alle Wunden mit denselben Salben und Pflastern zu behandeln ebenso unsinnig sei, als wollte man ein und denselben Schuh allen Füssen anpassen." Die deutschen Chirurgen zu Heister's Zeit verbanden kleine Wunden mit Branntwein oder Honig, Eieröl, Terpentin-, Johannisöl, Peruvianischem oder sonst einem Wundbalsam; sie zogen bei Schnittwunden die Balsame und spirituösen Umschläge, weil sie rascher die Wunde austrockneten, bei Quetschwunden die Oele und Digestivsalben vor, da sie die Eiterung mehr beförderten. Gedenkt man der einfachen meist trockenen Wundbehandlung im Alterthum, so ekeln einem die colossalen Salbenschmierereien dieser Zeit an, welche mit dem Verfall der Medicin eintraten. — Gegenüber den gewöhnlichen Binden aus Leinwand zog B. Bell diejenigen von Flanell überall vor, weil sie elastisch wären, fest anlägen und beim Anschwellen des Theils nachgäben. Sein Landsmann Gooch empfahl ein grünes Wachsfutter auf die Compressen zu legen, um die Binden vor Eiter zu schützen.

Fast ganz verworfen wurde während des 18. Jahrhunderts bei

Wunden die blutige Naht. Das war derselbe Standpunkt, auf welchem F. Würtz stand, der die Naht wegen der zurückbleibenden Narben, des Ausreissens der Fäden bei eintretender Geschwulst, des Mitfassens von Nerven im Allgemeinen verdammte, sie indess nicht ganz verwarf. Man zog die Binde nebst Heftpflaster (resp. englischem Pflaster) in den meisten Fällen vor. J. L. Petit und Hunter räumten dem Heftpflaster den Vorzug vor der Binde ein; jener, weil die Binde die ganze Wunde bedeckte, den Ausfluss hinderte und bald zu lose, bald zu fest angelegt würde, dieser, weil das Heftpflaster weder Entzündung, Eiterung noch Ulceration veranlasse, was die blutige Naht immer thue. Das Heft- resp. englische Taffetpflaster eigne sich daher nach Amputationen, der Operation der Hasenscharte, Geschwulstexstirpationen am besten. Dagegen hatte Sharp alle frischen Schnittwunden genäht und gefunden, dass die Nähte am Kopf weniger schädlich sein würden, wenn man sie sorgfältiger machte. In Deutschland bevorzugte man (Heister) ebenfalls die sogenannte trockene Heftung und entschloss sich nur im Nothfall, zumal bei grossen schrägen und winkeligen Wunden, zur blutigen Naht, weil diese Schmerzen und neue Narben verursache. Richter schränkte die Naht des Reizes und der Entzündung wegen so viel als möglich ein und gab jenen Mitteln den Vorzug, ohne sie jedoch ganz zu verwerfen. Er legte die Knopfnähte mit einer krummen Nadel und einem Faden an, der aus verschiedenen einzelnen Zwirnsfäden bestehend und mit Wachs bestrichen einem kleinen Bande glich. Er liess sie meistens einen Daumen breit auseinander, zwei bis drei Linien vom Rande liegen und durch den Grund der Wunde gehen; der Faden wurde mit einem einfachen Knoten und einer Schleife geknüpft.

Aus der Behandlung des Fiebers greifen wir nur Einiges heraus, was für unsere Zeit ein besonderes Interesse hat. Während von Hippokrates an die Hitze für das pathognomonische Symptom des Fiebers gehalten wurde, legte man im 18. Jahrhundert den Hauptwerth auf die Geschwindigkeit des Pulses. Nach Hunter hingen Gleichheit, Ungleichheit und Schnelligkeit der Pulsschläge einzig und allein vom Herzen ab, während die Härte, der wellenartige, volle und kleine, der in zwei Absätzen schlagende Puls blos der Arterie angehörten. Er meinte, dass der Zustand des Pulses nicht leicht zu bestimmen sei und man seine Weiche, Härte und Zittern mit Genauigkeit nur durch die Gewohnheit beurtheilen lerne. Viele Aerzte lernten dieses niemals, wie z. B. William Hunter, welcher nicht im Stande sei die feineren Unterschiede des Pulses zu fühlen.

Diese liessen sich nur durch die Seele erkennen, und gehe es damit ebenso wie mit der Musik, wo dem zarteren Ohre Manches unharmonisch und unangenehm klinge, was es für ein anderes nicht sei. Es galt in England die Benutzung einer Pulsuhr (pulse-watch) als die einzig sichere Methode den Puls zu beurtheilen, da selbst der erfahrenste Praktiker ohne eine solche sich täusche (Fordyce). Unwissende Prahler verlachten dagegen den Gebrauch der Secundenuhr, wie z. B. Brambilla. Dabei ist zu berücksichtigen, dass in Deutschland noch in der Mitte des Jahrhunderts der Besitz einer Uhr häufig entbehrt wurde. Es ist bekannt, dass Semler seine silberne Taschenuhr erst erwarb, als er Professor war, während um das Jahr 1780 schon jeder Magister und Student eine solche haben musste. — Geleitet durch Pringle's Ideen legten die englischen Aerzte in der Behandlung des Fiebers einen Hauptwerth auf reine und kühle Luft. Ueberall verlangte der gemeine Mann für den Fieberkranken ein enges, heisses, mithin stinkendes Gemach. Der Kranke lag in Betten begraben, erhielt gewürzte Getränke um den Schweiss möglichst zu befördern; ein Wechseln der Bettwäsche und Hemden war aufs strengste verboten. Diesen Missbräuchen trat Gregory in Edinburgh (1772) scharf entgegen, liess eine kühle frische Luft ins Krankenzimmer, zwang den Fieberkranken nicht zum Essen und Trinken, gestattete ihm aber als Getränk kaltes Wasser oder Dünnbier, soviel er haben wollte. Auch liess er Hände und Füsse nach Gefallen aus dem Bette vorstrecken und täglich die Wäsche wechseln. Fordyce in London (1773) wusste, dass der menschliche Körper rascher durch eine Luft, welche kühler als er selbst war, als durch innere Medicamente abgekühlt werden konnte. Er verlangte eine kühle und feuchte Luft, grosse Kammern mit Kaminen, geräumige Betten und einen öfteren Wechsel von Bettzeug und Hemden. Dass die deutschen Collegen ihre Kranken in Stuben liegen hatten, wo die Luft so ausserordentlich heiss und schlecht war, wunderte ihn sehr. Und doch hatte de Haën schon 1757 gelehrt, dass die grosse Wärme die Krankheiten verschlimmere und darin Mässigkeit nöthig sei: er liess seine Fieberkranken einige Stunden lang ausser Bett, was sie sehr erquickte und ihnen hernach einen sanften Schlaf brachte. Durch die übelverstandene Sorgfalt einfältiger Wärterinnen, welche jeden Luftzug scheuten, wurde häufig die Krankheit verschlimmert, ja mitunter tödtlich. Die frische Luft galt auch Hunter für das Wichtigste um das sogenannte Hospitalfieber zu verhüten, welches hauptsächlich durch den Aufenthalt vieler Personen in engen Zimmern (wie in Gefängnissen, Schiffen, kleinen Wohnungen der

Armen) entstehe, wodurch die Luft verpestet werde (1785). Vor Allem verlangte er durch Ventilation frische reine Luft in die Wohnungen und Spitäler zu schaffen, dagegen alle Räucherungen zu verbannen, da sie den üblen Geruch nur verdeckten, aber die Luft nicht besserten. — Dass allgemeine Bäder von grossem Nutzen beim Fieber seien, wusste man. Le Cat liess seine am Stein Operirten nach der Operation in ein Halbbad setzen, Boucher rühmte die Bäder bei Schusswunden, le Dran nach allen chirurgischen Operationen. Sogar in den Feldlazarethen ermöglichte Bilguer dieselben und liess in Nimes, wo er 41 Kranke an Faulfieber und Ruhr in Behandlung hatte, jedweden derselben täglich ein Wannenbad mit Aufguss von Kamillen und anderen Sachen geben. — Nebenbei eine Notiz aus der inneren Medicin. Man fing in England an das kalte Wasser als antipyretisches Mittel in Gebrauch zu ziehen, namentlich die kalten Uebergiessungen beim Typhus. Das Verdienst, dieser Behandlungsweise energisch vorgearbeitet zu haben, gebührt entschieden den preussischen Aerzten Siegmund Hahn Vater und Sohn, welche das kalte Wasser bei inneren und äusseren Leiden in ausgedehnter Weise gebrauchten. (J. S. Hahn Sohn, Unterricht von Krafft und Würkung des Frischen Wassers in die Leiber der Menschen u. s. w. 1738.) Die Uebergiessungen beim Typhus benutzte Currie zuerst methodisch. Wright begoss seine Typhuskranken ganz mit kaltem Wasser, je früher desto besser (1799), während Gregory dieselben zweimal täglich damit waschen liess, wonach er ein Herabgehen des Fiebers, ein Sinken des Pulses von 110 auf 80 Schläge sah. Die Uebergiessungen empfahlen ausserdem Scott, welcher nachher den Typhuskranken mit rauhem Flanell abreiben, ins Bett bringen und etwas warmen Wein geben liess; ebenso Dimsdale, der zur Ermittlung der Fieberhöhe das Thermometer unter die Zunge des Kranken anlegte. Er sah schon in den ersten Tagen nach den Uebergiessungen, die er für wirksamer als ein Waschen mit dem Schwamm hielt, eine Abnahme des Fiebers und der Kopfschmerzen und unterliess sie nur bei grosser Erschöpfung. (Den Frost beim Wechselfieber wollte der Engländer Kellie nach wenigen Minuten dadurch gehoben sehen, wenn ein Tourniquet am rechten Arm und linken Schenkel angelegt war; er fand an sich selbst im gesunden Zustande, dass die Tourniquets die Zahl seiner Pulsschläge anfangs vermehrten und dann anhaltend herabsetzten (1794).

Wir gehen zur Blutstillung über. Die Frage, wie die Natur im Stande sei Blutungen zu stillen, wurde zuerst von J. L. Petit (1731) mit dem Nachweis eines Thrombus beantwortet und damit der Anlass zu vielen Forschungen und Streitigkeiten gegeben. Sein Thrombus bestand aus einem äusserlich an der Arterienmündung ansitzenden (couvercle) und einem im Ende des Gefässes selbst entstehenden inneren Coagulum (bouchon). Dieser Ansicht schloss sich Morand zum Theil an und wies zuerst nach, dass die innere und mittlere Haut der Arterie sich umkrämpten und so den Thrombus zurückhielten. Er legte den grössten Werth darauf, dass das zerschnittene Gefäss in sich selbst zurückspränge, sich verkürze, dadurch die Gewalt der Blutung gemindert werde und schliesslich die Arterienöffnung sich zusammenziehe und endlich schliesse. Andere Chirurgen wie Aikin und Gooch, welcher die Bildung eines Gerinnsels bei der natürlichen Körperwärme für unmöglich hielt, sahen den Pfropf, den man bei Sectionen in den Arterien antraf, als Leichenproduct an. Wieder Andere hielten die Blutstillung durch einen Pfropf deshalb für falsch, weil man das Ende einer zerschnittenen Arterie nach einiger Zeit in einer gewissen Länge gänzlich verschlossen und in ein Ligament verwandelt finde (B. Bell, Theden). Auch liess man die Gerinnung des ins Zellgewebe extravasirten Blutes, welches einen Druck auf die Arterie ausübe, und die durch die Ligatur veranlasste Entzündung, welche Necrotisirung des abgebundenen Theils und adhäsive Verwachsung des Arterienendes zur Folge haben, die Hauptrollen spielen (J. Bell). White hielt sogar den Pfropf für ein Hinderniss der Arterienschliessung, weil er das Lumen offen halte und rieth ihn mit dem Schwamm zu entfernen; auch Kirkland sah die Blutgerinnung für nachtheilig an und wies Petit's Ansichten zurück, weil in manchen Fällen eine Ohnmacht die Blutung selbst aus grossen Arterien sehr rasch stillen könne. Einen Mittelweg schlug Pouteau ein, indem er die Pfropfbildung zugab, allein als das vorzüglichste Mittel zum Verschluss der Arterie die Anschwellung ihres Endes und des dasselbe umgebenden Zellgewebes, wodurch sie comprimirt würde, ansah. Denn mitunter fand er den Pfropf, mitunter nicht und sah dann das Arterienende durch ein derbes schwieliges Narbengewebe verschlossen; er leugnete mithin die Nothwendigkeit der Thrombusbildung und erklärte sich gegen die Retraction der Gefässe, weil er dieselben oft über die Oberfläche der Wunde hervorragen sah. Jenem Doppelprocesse, aber zugleich der Retraction huldigte auch Richter, welcher die geöffnete Arterie entweder durch einen Blutpfropf oder durch gänzliche Verwachsung, die sich meist bis zum nächsten Ast erstrecke, sich schliessen liess und zwar auf letztere Weise stets bei ganz quer durchschnittenen Arterien und umgekehrt. Die Erklärung für diese doppelte Art der

Blutstillung fand er darin, dass, wenn die Oeffnung der Arterie durch
irgend ein äusseres Mittel geschlossen würde, das Blut hinter derselben stagnire und gerinne; wenn aber nahe über der comprimirten
oder unterbundenen Stelle ein Nebenast münde, das Blut hier ein-
dringe, folglich nicht stocken und keinen Pfropf erzeugen könne.
Auch zweifelte er, dass dieser für sich allein bei grossen Arterien
in den ersten Tagen nach der Verletzung zur Stillung der Blutung
etwas beitrage, weil er durch die Gewalt derselben bald fortgestossen
werden würde. Doch die Existenz des Thrombus im Allgemeinen
war ihm unzweifelhaft und fügte er noch als Beweis die Beobachtung hinzu, dass man bei Schusswunden im Eiter zuweilen einen
Blutklumpen schwimmen sähe, den man sich hüten müsse anzutasten,
weil beim Fortnehmen oft eine fürchterliche Blutung entstände. Der
Streit über die Thrombusbildung trat in ein neues Stadium, als man
sich davon überzeugte, dass der Thrombus sich organisire, und Jones
im Jahre 1805 eine vorzügliche Arbeit mit den Resultaten von einigen
50 an Pferden und Hunden angestellten Experimenten veröffentlichte.

Ueber die verschiedenen Blutstillungsmittel waren die Chirurgen
nicht einig, obschon die Besten ihrer Zeit die Ligatur wenn irgend
anwendbar der Compression und den Stypticis vorzogen. Mit flam-
menden Lettern lehrt uns die Geschichte, wie in unbegreiflicher
Weise einer der edelsten Schätze der Chirurgie — die Ligatur
der Gefässe — Jahrhunderte lang vergraben liegen konnte; wie
dieselbe von Neuem ans Licht gezogen wiederum Jahrhunderte vergessen blieb; wie sie dann zum dritten Male entdeckt aber wüthend
bekämpft von jetzt an zwar nicht mehr vergessen, aber erst lange
Zeit darauf als einer der köstlichsten Edelsteine bleibend in die
Chirurgie aufgenommen wurde. Die erste Periode liegt im Alterthum: Hippokrates, Galen, Paul von Aegina haben die Ligatur gekannt und ausgeübt. Dass die Alten auch die Hauptstämme mit der
Nadel unterbanden, beweist ihre Operation der Aneurysmen. Als der
Erfinder der Ligatur bei Amputationen gilt der Grieche Archigenes
(97 n. Chr.), welcher sagt, der Wundarzt solle, bevor er das Glied
ablöse, die nach demselben hinführenden Blutgefässe erst unterbinden
(d. h. mit Riemen) und dann heften (d. h. mit der Nadel ligiren).
Wenn die Alten bei Amputationen der Ligatur fast garnicht gedenken,
so liegt dieses nicht in der Unwissenheit des Handgriffs, sondern
in der damaligen Seltenheit jener Operationen. Sie amputirten nur
im Brandigen und hatten den Grundsatz in reinen und frischen Wunden die Gefässe zu unterbinden, in unreinen dagegen das Blut mit
dem Glüheisen zu stillen. Die Ligatur wurde vergessen und erst im

12. Jahrhundert durch die Araber Albucasis und Avenzoar entdeckt
und wieder ausgeübt. Bei jenem heisst es „ligetur cum filo ligatione
forti", bei diesem „ut primum liges extringendo caput ipsius venae
quae est versus cor et postea incides" (Ullersberger [1])). Auch der
Araber gedachte man nicht mehr. Das Glüheisen seit Jahrhunderten
im Gebrauch trug stets den Sieg davon, bis dann zum dritten Male
Ambr. Paré, der Chirurg von König Heinrich II., Franz II., Carl IX.
und Heinrich III. im 16. Jahrhundert die Ligatur wieder ans Licht
zog. Sein grosses Verdienst bestand darin, dieselbe gegenüber den
barbarischen Blutstillungsmethoden seiner Zeit: dem grauenhaften
Brennen der Amputationsstümpfe mit dem Glüheisen, dem Amputiren
mit glühenden Messern, dem Hineinstecken des Stumpfs in siedendes
Pech und Oel als das einzig sichere Mittel zu vertheidigen. Aus
Dank dafür wurde sein Verfahren, welches man lange Zeit für eine
neue Erfindung ansah, von den Anhängern des Glüheisens verschrieen
und verketzert. So schrieb sein Zeitgenosse, der neidische Gour-
melin über ihn: „ein unwissender und zugleich verwegener Mensch
hat sich neuerlich aus Unverstand und Stolz erkühnt die Aetzung
der Gefässe mit dem Brenneisen nach der Ablösung der Glieder zu
verdammen, eine Methode, welche doch von allen Alten ohne Ausnahme empfohlen und jederzeit bewährt gefunden ist, und an deren
Stelle einen neuen Handgriff zu setzen, nämlich die Ligatur der Gefässe, allen Lehrsätzen der alten Aerzte, allen Grundsätzen, allen
Erfahrungen und allem gesunden Verstande zuwider, . . . wahrhaftig
ein jeder, welcher diese fleischermässige Operation aushält, hat grosse
Ursache Gott zu preisen, wenn er nach dieser grausamen und henker-
mässigen Folter nur das Leben davon trägt." Paré gebrauchte zwei
Hauptmethoden. Am häufigsten liess er durch einen Gehülfen die
Arterie mit seiner Zange (bec de corbin) hervorziehen und legte
einen Faden herum, oder er umstach sie mit Nadel und Faden,
wenn ihre Isolirung nicht gut möglich war. Stets wurde etwas

---

1) Wenn Ullersberger unserer Zeit den Vorwurf macht (Deutsche Ztschr. f.
Chir. II. S. 260. 1873), dass sie die Priorität der Ligatur fälschlich Paré zuschreibe,
während dieselbe ausschliesslich das vollberechtigte Eigenthum jener beiden Mauro-
spanier sei, bei welchen er jenes kostbare Juwel entdeckt haben will, so übersah
er, dass schon im vorigen Jahrhundert die auf die Ligatur bezügliche Stelle des
Albucasis von E. Platner (Zusätze I. 1776. S. 205) citirt, dieser Araber auch von
Sharp aufgenannt wird. Ferner waren die Angaben des Hippokrates und Archigenes sowol Cocchius (Graec. chir. libr. 1754. p. 157) als E. Platner bekannt, daher letzterer dem Franzosen Paré nicht die Entdeckung, wohl aber das grosse
Verdienst der Wiedereinführung der Ligatur zuschreibt. Diese Dinge sind bis in
die heutige Zeit nie vergessen.

Fleisch mit eingebunden. Es war für Paré keine leichte Aufgabe das Glüheisen zu verdrängen, weshalb er sich zur Rechtfertigung der Ligatur auf Hippokrates, Galen und Avicenna stützte. Dass es mit dem Glüheisen zu Ende gehen musste, fühlte auch zu derselben Zeit F. Würtz, indem er sagte: „meines Erachtens ist es eine solche erschröckliche Kunst, welche man allein den Mördern sollte widerfahren lassen. Als ich dann leichtlich glauben wolte, solche Kunst sey von Henkersbuben erlernet worden." Er hatte viel Jammer und Elend vom Glüheisen gesehen, liess es hauptsächlich nur bei Schenkelamputationen zu und stillte sonst die Blutung mit Alaun. Zugegeben muss werden, dass Paré seinen Zeitgenossen viel Glauben zumuthete, denn er hatte nur rohe Erfahrungen zur Seite und war ausser Stande weder den Einfluss der Ligatur auf die Gefässe anzugeben, noch ihre grossen Vorzüge vor anderen Mitteln zu begründen; seine Technik selbst war unvollkommen. Es fehlte daher lange Zeit hindurch das allgemeine Vertrauen, und die berühmtesten Chirurgen der damaligen Zeit, wie Severin, Nuck hielten die Ligatur für sehr gefährlich. Ja mehr als ein Jahrhundert musste vergehen, bevor sie in der Chirurgie die Souverainität unter allen Mitteln erwarb. Die Deutschen lernten ihren Werth früher einsehen als Paré's Landsleute: Scultet und Fabricius von Hilden gebrauchten sie, letzterer allerdings nur bei jungen kräftigen Menschen. In Frankreich waren Guillemeau, der Schüler und Freund Paré's, mit Dionis bis zum Ende des 17. Jahrhunderts die einzigen, welche sie zu schätzen wussten, sie aber nur in beschränkter Weise, d. h. bei Amputationen verletzter Glieder dem Glüheisen vorzogen. Denselben Dienst leistete damals Wiseman der englischen Chirurgie. Trotzdem hatten in der ersten Hälfte des 18. Jahrhunderts in Frankreich die Cauterien noch immer den Vorzug und wurden im Hôtel Dieu zu Paris einzig und allein zur Blutung bei Amputationen angewandt.

Bis ins 18. Jahrhundert hinein blieben die Ansichten getheilt und ist es wunderbar, dass so viele Chirurgen anstatt die Methode der Ligatur zu verbessern, sich gleichsam vornahmen ihren Nutzen zu verdächtigen und immer neue blutstillende Mittel erfanden. Sie warfen ihr vor, dass der Handgriff beschwerlich sei, der Faden abglitsche, die Häute der Arterie durchschnitten und mitunter auch Nerven gefasst würden, woraus üble Zufälle entständen. Hauptsächlich nahmen die Engländer sich der Ligatur an, verwarfen bei grossen Gefässen die Styptica ganz, während sie bei Blutungen aus kleineren Gefässen sich auf die Zusammenziehung derselben verliessen. Paré's einfache Methode wurde in den englischen Hospitälern von White, Aikin wieder eingeführt und mit vielem Erfolg gebraucht. Sharp zog dagegen die Umstechung vor und glaubte, dass beim Gebrauch der Pincette die Arterie leicht der Ligatur entschlüpfen könne. Alle Fortschritte blieben indessen gehemmt, solange man das Einschliessen von Muskelfasern in den Faden für eine Nothwendigkeit hielt. Darüber begannen nun die Streitigkeiten. Die Engländer verwarfen diese Methode wegen der Contraction der Muskeln, des Abgleitens des Fadens oder eines Durchschneidens der Arterie ganz (A. Monro, Gooch, White, Aikin). Auch Bromfield unterband stets die Arterie allein und erfand deshalb zum Hervorziehen derselben einen krummen, spitzen Haken. Ebenso sprachen für die Ligatur der isolirten Arterie Alanson, B. Bell, welcher obendrein die Unterbindung für so leicht und zuverlässig hielt, dass es thöricht sei noch an andere Mittel zu denken und unbedachtsam bei grossen Gefässen irgend einem anderen Mittel zu trauen, da die Ligatur das einzige sei, auf welches man sich völlig verlassen könne; er gab der Pincette einen Schieber zum Schliessen. Obwohl Anhänger der Ligatur, wollte Warner doch einige Fälle für das Glüheisen reservirt wissen, wenn jene unmöglich sei. — In Frankreich hielt das grosse Ansehn J. L. Petit's die Entwickelung derselben zurück: er gestand dem Thrombus schon allein das Vermögen zu die Blutung zu stillen, das Gefäss zu schliessen und sah einen Nutzen der Ligatur nur darin, dass sie das Blutgerinnsel zurückhalte. Als der grösste Vertheidiger der directen Compression, welche die Wirkung des Thrombus am besten unterstütze, verwarf er bei Amputationen die Ligatur als ein grausames Mittel. Erst allmählich gestand man ihr den Vorrang zu, und machte sich besonders Desault um ihre allgemeinere Einführung in Frankreich verdient. Er fasste mit einer Branche der Pincette in die Höhlung der Arterie und unterband sie mit einem gewichsten Faden, den er nur mässig anzog und doppelt knotete. (Der Nachblutungen wegen unterband Desault bei Amputationen auch gleichzeitig die Vene, führte die beiden Branchen der Pincette in die Oeffnungen der Arterie und Vene, wenn sie neben einander lagen und schloss sie in eine gemeinsame Ligatur.) Pouteau, welcher das Anschwellen des Zellgewebes als das wichtigste blutstillende Moment ansah, legte grossen Werth darauf, dass viele Muskelfasern mit eingebunden würden, um dem Blut möglichst viele Hindernisse in den Weg zu legen und ein Durchfressen der Arterie zu verhindern. Dagegen wollte Louis, welcher das schnelle Abfallen des Fadens befürchtete, so wenig wie möglich Gewebe mitfassen. Gerade dieses Einbinden wies Deschamps als die Quelle vieler Nachblutungen nach und stellte mit Scarpa den wichtigen Grundsatz auf, dass zur Vermeidung der Nachblutungen die Arterie von allen Theilen, selbst von ihrem Zellgewebe bei der Unterbindung entblösst werden müsse. Erst mit der Anerkennung dieses Princips war für die Ligatur allgemein Bahn gebrochen. — Unter den deutschen Chirurgen traten diejenigen, welche in England gebildet waren, energisch für sie ein. Für Heister, Richter, die beiden Siebold's war die Unterbindung der isolirten Arterie das zuverlässigste, sicherste, gelindeste und unschädlichste Mittel Blutungen aus grösseren Arterien zu stillen. Richter fürchtete kein Durchschneiden, wenn man den Faden nur etwas breit nähme und nicht übermässig fest anzöge. Anstatt der Umstechung, welche damals sehr beliebt, ihm aber unbequem schien, und statt der Arterienzange, die er verwarf, da sie zugleich Nerven und Muskelfasern mitfasse, empfahl er den Bromfield'schen Haken. (Schon 1753 hatte von Brunn in Göttingen aus seinen Thierversuchen durch Unterbindung der grösseren Nerven, wonach die heftigsten Zufälle eintraten, die Lehre aufgestellt, dass man bei Ligatur der Arterien nie die Nerven mit einschnüren dürfe.) Weder der Compression noch dem Glüheisen traute er, liess jene nur bei Blutungen aus kleinen, diese bei sehr tief liegenden Gefässen zu. — Als Modification der Ligatur erhob Scarpa die Methode der Abplattung zu einer besonderen Lehre, indem er eine kleine Rolle aus Leinwand zwischen Arterie und Faden legte. Schon vorher war Deschamps, welcher das Einlegen von Fremdkörpern verwarf, mit einer neuen Erfindung der „Presse-artère" aufgetreten (1793): er nahm ein silbernes Stäbchen mit einer auf das untere Ende recht- winkelig aufgesetzten, zwiefach durchlöcherten Platte. Zwischen dieser und dem Faden, dessen Enden durch die beiden Löcher gingen und über dem gespaltenen oberen Theile des Stabes geknotet wurden, klemmte er die Arterie ein. Die Furcht vor der Blutung nahm immer mehr ab. Kühn wagte man sich an die grossen Arterien- stämme. Petit, Deschamps, Ehrlich u. A. legten die verwundete Art. cruralis bloss und unterbanden sie. Acrel machte mit Erfolg eine Ligatur an dieser Arterie einige Zoll unter dem Lig. Poupartii bei einem traumatischen Aneurysma, ja Desault wagte sich sogar an ein Aneurysma der Axillaris, eine Operation, die aus Furcht vor der Blutung bis dahin nur zwei- oder dreimal gemacht war. Zwar scheiterte er daran, er konnte das Blut nicht stillen, sodass ihm sein Kranker plötzlich starb. Im Jahre 1775 wurde zuerst die Carotis communis von Warner und Else unterbunden, worauf Lynn, der Assi- stent von J. Hunter, 1792 bei einer starken Blutung nach Exstirpation der Parotis folgte. Auch die Ligatur der Carotis externa wurde, wie B. Bell erzählt, zuerst 1786 wegen Blutung bei Exstirpation einer scirrhösen Geschwulst gemacht. 1796 folgte Abernethy mit der Unterbindung der Iliaca externa.

Nächst der Ligatur war die Compression das Hauptblutstillungsmittel. Dazu diente das 1674 von Morel erfundene Tourniquet, welches J. L. Petit 1718 durch eine Schraube zum Anziehen des Gurts verbesserte. Bis ins Unendliche wurde dieses Instrument modificirt. Unter den Deutschen erfand Ehrlich zur Compression eine Pelotte mit gestielter Krücke, Brünninghausen und Hesselbach einen gestielten eisernen Bügel. — Die indirecte Digitalcompression, zwar schon A. Paré bekannt, fand im 18. Jahrhundert einen Beschützer in Louis, welcher sie bei Amputationen empfahl. Auch Bromfield comprimirte die Subclavia über dem Schlüsselbein mit dem Finger, und Richter liess in den dringendsten Fällen den Daumen die Stelle des Tourniquets vertreten. — Die Compression in Form der Tamponade, welcher von J. L. Petit vor allen blutstillenden Mitteln der Vorzug gegeben wurde, cultivirten besonders einige deutsche Chirurgen, die von der Ligatur nichts wissen wollten. Zumal legte Theden für sie eine Lanze ein. Er hatte sich anfangs noch der Ligatur bei Amputationen bedient, aber nie mittelst der „vermaladeyeten" Arterienzange — „mir schaudert die Haut, wenn ich an die famöse Arterienzange denke" —, weil er dabei in Folge der Quetschung von Arterie und Nerven Zuckungen, Ohnmachten und grosse Schmerzen entstehen sah. Wiederholt versicherte er jede arterielle Blutung an den Extremitäten selbst aus der Cruralis, Axillaris mit Tampons stillen zu können und bei vielen starken Blutungen keine Unterbindung nöthig gehabt zu haben. Auf die Erfolge der Engländer legte er keinen Werth. Als er 1745 nach einer Amputation des Oberarms die Arterie unterbinden wollte, zog sich dieselbe stark zurück und die Blutung hörte auf, woraus er schloss, dass man dieses Zurückziehen durch Tampons befördern und so die Blutung stillen könne. Seitdem gab er nach einigen glücklichen Amputationen die Ligatur ganz auf, zumal sie auch vor Nachblutungen nicht schützte. Sein Verfahren war, dass er auf die Oeffnung jeder blutenden Arterie fein gezupfte Charpie von Haselnussgrösse legte, auf die kleinen Ballen immer grössere folgen liess, sodass sie alle einen umgekehrten Kegel vorstellten; darüber und an beide Seiten des Stumpfs kamen Compressen, welche den Druck auf die Arterie vermehrten. Der mit einem Malteserkreuz, Longuetten und Binden beendigte Druckverband wurde mit Schusswasser angefeuchtet. Bei einem etwaigen Transport des Kranken liess er über diesen Verband eine nasse Rindsblase ziehen, um eine neue Blutung zu verhindern. Dieses Blutstillungsverfahren dehnte er auf alle Operationen aus. Sein Einfluss brachte es dahin, dass in den Berliner Schulen Nadel und Faden zur Umstechung, sowie die Arterienzange abgeschafft wurden. In den auf die ersten Versuche folgenden 50 Jahren einer reichen, praktischen Thätigkeit bewährte sich diese Methode so, dass Theden 1795 schrieb: „so wie ich diese Operation wenn sie durchaus nothwendig ist bis auf diese Stunde in dieser Art mit dem allerbesten Erfolg verrichte." Ebenso urtheilte Schmucker, welcher ausser bei der Cruralis die Tamponade mittelst feiner Charpie für ganz sicher und bei Amputationen der Schmerzen wegen für besser hielt, als die Ligatur. Beide Generalchirurgen hatten die Tamponade von einem Stadtchirurgen in Schweidnitz kennen gelernt und seit 1744 eingeführt. Die Mittelstrasse hielt Bilguer inne, indem er bei Blutungen aus grossen Gefässen die Ligatur der isolirten Arterie mittelst Zange oder Haken, dagegen bei kleinen Gefässen die Tamponade mittelst Schwamm und Charpie anwandte. Bei solchen Empfehlungen kann man sich leicht die grossen Nachtheile ausmalen, welche die Tamponade in Deutschland, zumal in der Kriegschirurgie, zur Folge hatte. Dass Theden durchaus keine Ursache hatte, mit seinen Resultaten zufrieden zu sein, wies ihm A. F. Vogel nach. Als dieser in London zu gleicher Zeit fünf geheilte Amputationen des Oberschenkels sah, während Theden sich überhaupt nur zweier Heilungen nach dieser Operation, welche er sicherlich oft gemacht hatte, rühmen konnte, erklärte Vogel den grossen Unterschied zwischen den deutschen und englischen Resultaten vorzüglich dadurch, dass die deutschen Wundärzte die Ligatur verwarfen und die Blutung durch Compression und Einschnürung des Stumpfs stillten.

Einige Chirurgen wandten die Ligatur nur bei der Cruralis an und benutzten für die übrigen Arterien Binden und Styptica. Ueberhaupt waren letztere so sehr im Schwunge, dass in den deutschen Barbierchirurgien, zumal in der ersten Hälfte des Jahrhunderts, fast nur von ihnen nebst dem Glüheisen die Rede ist. Doch auch in späterer Zeit wurden sie von den besten Chirurgen zur Blutstillung aus kleinen Gefässen vielfach benutzt. Unter der grossen Menge derselben (Essig, Alaun, Vitriol, Colophonium u. A.) war der gewöhnliche Waschschwamm sehr beliebt. Ch. White stillte damit jede Blutung und bedurfte in 50 Fällen von Arterienverletzungen, darunter Amputationen des Oberschenkels und der Mamma, nur

zweimal der Ligatur; J. Bell hielt ihn für den einzigen Rivalen der
Ligatur. Grosses Aufsehn machte der Eichenschwamm, Agaricus.
Diesen hatte Brossard 1751 als das beste Mittel bei Amputationen
empfohlen und dafür vom Könige von Frankreich ein Geschenk
erhalten. Die Académie de chirurgie urtheilte sehr günstig darüber
und machte das Mittel bekannt, nachdem Faget und Morand in
Gegenwart von la Martinière glücklich damit operirt hatten. Rasch
durchflog der Agaricus die europäische Chirurgie und schien die
Ligatur verdrängen zu wollen. Seine wärmsten Vertheidiger waren
eben Faget und Morand, welcher als besondere Vorzüge des „Ama-
dou" hervorhob, dass jeder Laie ihn anwenden könne, und nur an
die Arterienöffnung anzudrücken brauche, um sie zum Verschluss zu
bringen. Auch der ältere Moreau bevorzugte ihn, weil er den Puls
oft schon nach 24 Stunden wiederkehren, dagegen nach der Ligatur
wohl 14 Tage ausbleiben sah. In Italien traten für den Agaricus
Molinelli, in England Watson und Warner ein. Dieser hatte auf
Veranlassung der Königl. Societät in London Versuche damit gemacht
und herausgefunden, dass der Agaricus die Blutung sicher stille, ein
geringeres Wundfieber veranlasse und die Heilung nicht so verzögere,
wie die Ligatur; unzureichend sei er jedoch bei Verletzung grosser
Gefässe. Den Lobpreisungen trat H. Parker entgegen (1755) und
warnte die Chirurgen: Faget's Amputirte seien ja gestorben, und
Warner's Operirte so schwach gewesen, dass auch Staub oder Mehl
den Blutandrang hätten hindern können. Für ihn war die Ligatur
unentbehrlich, ohne alle Gefahr und der Eichenschwamm nur dann
zu benutzen, wo jene unmöglich sei. Ebenso erklärten sich le Cat,
Gooch, B. Bell, Acrel dagegen. Richter sprach diesem Mittel jede
blutstillende Kraft ab: das Stehen der Blutung bewirke die gleichzeitige Compression, nicht der Agaricus, denn ohne jene vermöge er
garnichts, könne sich auch bei Bewegungen des Kranken leicht verrücken. Gleiche Ansichten vertrat sein Schüler A. F. Vogel. Dagegen
zog Theden das neue Mittel seiner bisherigen Tamponade mit Charpie vor und stillte damit Blutungen aus der Art. mammaria, Aesten
der Carotis ext. und Cruralis, sowie bei der Castration. — Am
Schluss des Jahrhunderts wurde das kalte Wasser besonders von
den östreichischen Wundärzten Zeller und von Kern bei Blutungen
eingeführt; sie suchten durch kalte Umschläge und Begiessungen,
oder durch in eiskaltes Wasser getauchte Badeschwämme die Blutung zu stillen.

Verlassen wir die offenen Wunden, um uns nach Vorläufern
der subcutanen Chirurgie im vorigen Jahrhundert umzuschauen.

Die erste Veranlassung zu einer subcutanen Idee wurde 1767 unter den Klängen der Musik geboren. J. Hunter war es, welcher sich beim Tanzen die Achillessehne zerriss und nun eine Reihe von Versuchen anstellte, um die Vereinigung zerrissener Sehnen zu studiren. Er trennte bei Hunden die Achillessehne subcutan mit einer Staarnadel und sah bei den Sectionen die Vereinigung der Sehne in ähnlicher Weise wie bei einem einfachen Knochenbruch vor sich gehen. Die erste praktische Anwendung fand das Princip des Luftabschlusses mittelst Hautverschiebung bei der Operation der Gelenkkörper. Wohl wusste schon Theden, dass man die Gelenkcapseln ohne Gefahr öffnen könne, wenn man nur das Eindringen von Luft verhüte; allein als er ein vereitertes Kniegelenk aufgeschnitten hatte, that er nichts anderes, als die Oeffnung mit einem Pflaster zuzukleben, allerdings mit Erfolg (1771). Erst Bromfield führte 1773 die Hautverschiebung bei der Extraction eines Fremdkörpers aus dem Kniegelenk ein. Er machte dieselbe öfter mit glücklichem Ausgange, hielt sie indess nicht ohne alle Gefahr; ja B. Bell fand bei diesem Leiden zuweilen sogar die Amputation nöthig. War der Fremdkörper an einer Seite der Kniescheibe fixirt, so liess Bromfield die Haut so stark als möglich über das Knie herunterziehen und stark anspannen; dann öffnete er Haut und Capsel auf der Geschwulst, extrahirte den Fremdkörper und zog sogleich die Haut wieder hinauf nach dem Oberschenkel zu. Auf die Wunde wurden mit Branntwein befeuchtete Compressen gelegt (another assistant should draw down the integuments with his hands, till they form rugae below the knee... (Extraction)... This effected, the integuments are immediatly to be drawn upwards. Chir. Observ. I, p. 334). Diese Verschiebung der Haut nach unten oder oben (B. Bell), wobei ihre Oeffnung nicht mit derjenigen in der Capsel correspondirte, sodass also die Operation gewissermassen subcutan wurde, galt den Engländern als die Hauptsache. Ausserdem legte Hunter, welcher obige Operation mehrfach mit Erfolg gemacht hatte, grossen Werth darauf die Entzündung zu vermeiden und prima intentio zu erzielen, liess daher, wenn er die Wunde mit Nähten vereinigte, diese nie in die Gelenkhöhle dringen. In Deutschland erfasste Richter zuerst die subcutane Idee und übertrug sie (1782) auf die Operation der Ganglien. Konnte ihr Sack nicht gesprengt werden, so wurde, bevor die Lancette einen sehr kleinen Einstich machte, die äussere Haut soviel als möglich zur Seite gezogen, damit sie nachher die Oeffnung des Sackes bedeckte und so der Lufteintritt aufs sorgfältigste verhütet wurde. Dann suchte Richter die Wunde durch pr. intentio zu heilen. Ebenso verlangte er bei Extractionen der Fremdkörper aus dem Kniegelenk den Lufteintritt zu vermeiden, woran einige seiner Landsleute (Theden, Mohrenheim, Sulzer, Löffler am Ellbogengelenk) nicht dachten, aber doch glückliche Erfolge erzielten. In Frankreich machte zuerst Desault (1791), als bereits mehr als zehn Operationen bekannt waren, die Extraction aus dem Kniegelenk und zwar fünfmal ohne alle Gefahren mit Erfolg. Dabei versicherte er, dass man dieselbe ganz dreist ausführen könne, wenn man nur durch Hautverschiebung den Lufteintritt in die Gelenkhöhle verhüte. Diese Operation wurde damals nicht selten und zwar mit glücklichem Erfolg gemacht.

XV.

Krankheiten der Knochen, Gelenke und Muskeln.

Nichts ist leichter, als die Behandlung eines Beinbruchs oder einer Verrenkung! So dachte man lange Zeit im vorigen Jahrhundert, und überliess beide den Pfuschern, welche überall nach der alten Schablone curirten. Das bewiesen die vielen krumm- und schiefbeinigen Leute, die man täglich in den Strassen einhergehen sah. Man wagte nicht an den von den Ureltern überlieferten Glaubenssätzen zu rütteln. Wie traurig es bei uns aussah, zeigt ein Blick in Henckel's Buch, eine der ersten deutschen Monographien über Beinbrüche und Verrenkungen (1759). Abgesehen davon, dass dasselbe sich ganz auf französische Arbeiten stützt, reich an altem Gerümpel ist, konnten die Leistungen der deutschen Chirurgie nicht treffender charakterisirt werden, als mit des Verfassers Worten: „es lasse sich nicht leicht etwas Neues über jene beiden Capitel sagen." Dann folgten die Arbeiten von Simon Pallas (Prakt. Anleitung die Knochenkrankheiten zu heilen 1770) und J. Fr. Böttcher (Abh. von den Krankh. der Knochen, Knorpel und Sehnen. 3 Thle. 1781—93); fast die einzigen in Deutschland, welche die Fracturen vollständig abhandelten. Ueber Luxationen besass die ganze deutsche Literatur nicht Eine ausführliche Monographie. Nirgends ein bahnbrechender Fortschritt; nicht viel mehr als einige neue Verbände brachten unsere Landsleute den Leistungen des Auslandes hinzu. Hatten in der ersten Hälfte des Jahrhunderts hauptsächlich die Franzosen Verduc, Duverney und J. L. Petit sich der Fracturen und Luxationen angenommen, letztere beide überhaupt die ersten genauen Beschreibungen der Knochenkrankheiten geliefert, so begann in der zweiten

Hälfte die Reform in England mit Percivall Pott (Some remarks on fractures and dislocations 1765. 68), welchem Kirkland (Obs. upon Mr. Pott's general remarks on fractures 1770; appendix 1771) und Aitken (Essay on several important subj. in surgery 1771; essay on fractures and luxations 1790) folgten. In Frankreich knüpfte sich in dieser Periode der Fortschritt an Desault.

Beginnen wir mit den Fracturen. Uebertriebenen Werth legte man auf Camper's Lehre, dass es keine wirklichen Querbrüche gäbe, sondern diese mehr oder weniger stets schief seien. Darauf antwortete Richter, dass es für die Praxis ja ganz gleichgültig sei, ob der Bruch die Achse des Knochens genau oder fast im rechten Winkel durchschnitte. Zu vielen Controversen gaben die Längsfracturen Veranlassung. Jahrhunderte lang hatte F. Würtz mit seiner Beschreibung des „Kleckbruchs" als der beste Beobachter von Längsfracturen gegolten, allein mit Unrecht, denn was er beschrieb, war nichts Anderes als eine Knochenfissur, deren Möglichkeit lange Zeit bestritten wurde. Während Duverney einzelne, indess unhaltbare Fälle für die Möglichkeit des Längsbruches anführte, leugneten J. L. Petit und Louis sein Vorkommen auf das Entschiedenste. Erst eine deutsche Beobachtung von Gädecke an der Tibia (Schmucker's verm. chir. Schr. I. 1776) stellte die Möglichkeit dieser Verletzung ziemlich fest, für welche nun auch B. Bell eintrat. — Ebenso verdanken wir deutscher Arbeit die ersten wissenschaftlichen Kenntnisse über Epiphysenlösung. Zwar hatte schon J. L. Petit (1741) bei Scorbut eine spontane Epiphysenlösung beobachtet, doch erst Reichel (Diss. de epiphysium ab ossium diaphysi deductione 1759) wies bestimmt nach, dass dieselbe sowol spontan nach Rhachitis, Scorbut, Syphilis, Masern, Blattern, als auch nach Verletzungen entstehen könne und dann leicht mit Fracturen oder Luxationen verwechselt werde. Er stellte die Diagnose fest und fügte Beobachtungen nebst Abbildungen hinzu. Auch Aitken und Böttcher gedenken dieser Brüche, ohne wesentlich Neues zu bringen. — Den Einfluss der Dyscrasien kannte B. Bell und sah bei Syphilis öfter Fracturen durch blosse Muskelwirkung entstehen, ja längst geheilte Brüche sich wieder lösen, wenn der Kranke scorbutisch wurde. — Zur Diagnose sei nur hervorgehoben, dass Richter, wie ich aus einem von C. F. Stromeyer nachgeschriebenen, mir gütigst zur Einsicht überlassenen Collegienheft sehe, die weise Lehre gab, nicht um jeden Preis Crepitation hervorzurufen, wenn bereits andere sichere Symptome das Vorhandensein einer Fractur feststellten.

Die Anschauungen über den Heilungsvorgang veränderten sich

mit du Hamel's zahlreichen Versuchen über die Callusbildung. Ant. de Heide, der erste Experimentator über Fracturen, hatte (1686) entgegen der Lehre des Alterthums, dass der Callus eine unorganische Masse sei, denselben als wahre Knochensubstanz nachgewiesen. Ueber die Art seiner Entstehung gingen die Ansichten auseinander. Du Hamel behauptete (1741), dass der Callus nicht aus den Knochenenden oder dem Knorpel, sondern vom Periost erzeugt werde, welches sich um die Fragmente verdicke, dann Knorpel- und zuletzt Knochenconsistenz erhalte. Diese Ansicht bekämpfte Haller und liess den Callus aus einem von den Gefässen ergossenen Knochensaft entstehen. Von Neuem nahm Troja in Neapel die Experimente auf (1775). Auch er trat du Hamel entgegen, sprach dem Periost diese Thätigkeit ab und liess dafür die beiden Knochenenden durch eine Gallerte verkleben, welche aus dem Knochenmark dringe und die Materie des künftigen Callus bilde. In demselben Jahre behauptete Callisen, dass der Callus aus den Knochenenden ausschwitze (ebenso Böttcher), die Knochengefässe aus beiden Fragmenten sich bis zur Berührung verlängerten, daher die Grösse des Callus immer im Verhältniss zur Entfernung der Knochenenden stehe. Alle Fracturen mit Ausnahme der Kniescheibe könne die Natur auf diese Weise heilen. Jenen Anschauungen opponirte wiederum Bonn, welcher (1783) den Callus als junges, gefässreiches und empfindliches Fleisch aus dem Knochen hervorwachsen liess, ähnlich wie die Granulationen aus Wunden und Geschwüren. Dasselbe verbinde nicht allein die Fragmente bei Fracturen, sondern bedecke auch bei Amputationen die Sägefläche und wachse nach Trepanationen aus der Dura mater und dem Knochenrande hervor. Dieser junge Callus könne wie die Granulation fungös werden, werde indess nie knorpelig und sei in der Regel dichter als der gewöhnliche Knochen, fast wie Elfenbein. Endlich am Schluss des Jahrhunderts liess J. Hunter den einfachen Knochenbruch ebenso wie die Wunden der Weichtheile durch adhäsive Entzündung heilen. Der Raum zwischen beiden Fragmenten fülle sich mit Blut, dessen rother Theil aufgesogen werde, während die gerinnbare Lymphe zurückbleibe; in diese verlängern sich die Gefässe und werden erdige Bestandtheile abgesetzt, wodurch der Callus entstehe. Nach seiner Ansicht war der Verlauf der einfachen Fracturen deshalb ein so günstiger, weil sie „nicht exponirt" d. h. subcutan waren.

Es herrschte ein allgemeiner Missbrauch in der Behandlung der Fracturen ihre Einrichtung in vollständig gestreckter Lage, wobei die Muskeln sehr gespannt waren, vorzunehmen. Die Folge war, dass häufig die Extension missglückte und Maschinen zu Hülfe genommen werden mussten. Zwar hatte schon Fabriz v. Aquapendente die mässig gebogene Lage während der Einrichtung und Nachbehandlung empfohlen, allein zum Princip wurde dieselbe erst von Pott erhoben. Dieser Chirurg hielt für den Transport solcher Kranken eine ausgehobene Thür am geeignetsten, legte den grössten Werth darauf, dass bei der Einrichtung die Muskeln erschlafft seien, demgemäss das gebrochene Glied mässig flectirt werden müsse. Nur in der gebogenen Lage gelinge leicht die Einrichtung, welche sonst oft unmöglich sei, und verursache wenig Schmerzen. Bei einfachen Brüchen wurde der Verband sogleich angelegt und nicht mehr nach alter Weise bis zum neunten Tage damit gewartet, dagegen bei stark contrahirten Muskeln und heftiger Entzündung die Einrichtung bis zur Abnahme derselben aufgeschoben und das Glied ausgestreckt liegen gelassen (Petit, Heister, Bromfield, Richter). Pott wies jedoch nach, dass gerade die beständige Muskelspannung die Entzündung unterhalte und rieth daher trotz derselben eine sofortige Einrichtung an, stellte überhaupt die Maxime auf, dass niemals eine Fractur zu rasch könne eingerichtet werden. Auch darüber stritt man, ob die Extension am Ende des gebrochenen Knochens (Petit) oder am nächsten Knochen (Desault, Böttcher) vorgenommen werden solle.

Ein zweiter eingewurzelter Missbrauch bestand darin jeden einfachen Bruch mit zwei oder drei langen Binden zirkelförmig zu umwickeln. Dadurch wollte man die Fragmente hinreichend fest legen, den allzustarken Zufluss der Säfte und die Unförmlichkeit des Callus verhindern. Pott verwarf diese Methode, weil man dabei das verletzte Glied immer aufheben und bewegen müsse und behauptete, dass jeder Verband, der nicht geöffnet und abgenommen werden könne, ohne dass man das Glied zu erheben brauche, schlecht sei. Das einzige Mittel eine Unförmlichkeit des Callus zu verhüten, worauf der Chirurg keinen directen Einfluss habe, sei den Bruch gut einzurichten. Am besten hielt er bei einfachen Brüchen die 18köpfige Binde, die zuerst von Verduc erwähnt bei complicirten Fracturen schon längst in Gebrauch war. Diesen Ansichten trat Richter, welcher die Binden von Flanell rühmte, bei.

Die Bandagenlehre glich zumal in Deutschland in der ersten Hälfte des Jahrhunderts einer Polterkammer, in welcher man allen veralteten Plunder sorgfältig ansammelte. Begierig ergriffen die Deutschen die Erfindungen der Franzosen, ahmten sie nach und erfanden noch viele Bandagen hinzu. Von der unendlichen Nüancirung der Binden und ihrer verschiedenen Benennungen kann man sich keinen rechten Begriff machen, wenn man nicht bei Heister oder Bass die Menge von Abbildungen selbst ansieht (s. Kopfbinden bei Schädelfracturen). Was speciell die Fracturverbände anbetrifft, so war ein grosser Theil derselben seit Jahrhunderten in Gebrauch. Die Hohlschienen aus Holz kannten Celsus und Galen — die Strohladen, sowie Gewichtsextension wandte Guy de Chauliac an — die Schweben, schon von den Alten angedeutet, brauchten Guy de Chauliac und Ravaton, wurden aber erst von Sauter (1812) allgemeiner eingeführt. Das 18. Jahrhundert brachte einiges Neue hinzu. Man bereitete die Schienen aus allen möglichen Stoffen: Gooch liess dünne Tafeln von Lindenholz auf Schafleder leimen, la Faye empfahl Blech, Theden Nussbaumholz, Bell und Brünninghausen Leder u. s. w. Schon Bass lobte ausser Strohladen als die besten Schienen diejenigen von Pappe oder getäfeltem Papier. Seit 1748 benutzte nun Sharp die geformten Pappschienen beim Unterschenkelbruch und berichtete darüber 1766 der königl. Gesellschaft; der damalige Instrumentenmacher Holmes verfertigte unter seiner Leitung eine Menge solcher Schienen. Eine wesentliche Verbesserung erhielt der Verband mittelst Schienen durch Pott. Man machte dieselben damals in der Regel zu kurz, sodass sie drückten und das Glied nicht festlegten; Pott verlangte, dass sie stets die beiden Gelenke überragen müssten und liess sie mit Baumwolle füttern. Ebenso Bromfield und Aitken; beide nahmen solche aus Pappe, die vorher in Wasser oder Weinessig getaucht und dadurch erweicht sich der Gestalt des Gliedes gut anschmiegten, und wenn hart geworden es desto mehr befestigten. Nur bei eiternden Fracturen zog Aitken die Schienen aus Zinn oder Eisenblech denen aus Pappe vor. Letztere blieben dann lange Zeit vergessen, bis sie hauptsächlich durch Merchie in Belgien (1850) wieder eingeführt wurden. Die Zinn- und Blechschienen, welche auch Richter gern hatte, hielt Löffler in Petersburg nicht biegsam genug um ihnen die nöthige Krümmung zu geben, nahm daher elastische aus Rohr- oder Fischbeinstäbchen, die zwischen Leinwand genäht genau anschlossen. Als sog. Petit'scher Stiefel war eine geformte Hohlschiene für die unteren Extremitäten bekannt. — Unter den verschiedenen Laden (von Blech, Pappe, Holz) wurde diejenige von Petit, welche er in seinem Buche über Knochenkrankheiten (II. p. 218. Tab. XII) beschrieben und abgebildet hatte, als die beste bezeichnet (Bass). Auch Heister hielt sie beim complicirten Bruch des Unterschenkels für sehr nützlich und wollte nur im Kriege statt ihrer Strohladen angewandt wissen, weil die Feldchirurgen für die grosse Anzahl dieser Fracturen nicht die entsprechende Zahl von Petit'schen Laden mitschleppen könnten. Es ist durchaus ungerecht, wenn deutsche Chirurgen bis auf den heutigen Tag noch immer von der Heister'schen Lade reden; Heister hat nur das Verdienst die Lade des Franzosen in Deutschland empfohlen zu haben. Uebrigens stammen die Laden aus der ältesten Zeit (Galen's Glossocom) und sind von Guy de Chauliac, Paré, Duverney in Gebrauch gezogen. Petit verbesserte sie nur, indem er u. A. den festen Boden der Lade durch ein ausgespanntes Stück Zeug ersetzte. In neuerer Zeit war Baudens absurd genug sich diese alte Erfindung zuzuschreiben (1855). — Die doppelt geneigte Ebene empfahlen besonders White, später Earle und Ch. Bell. — Der Gyps war von Alters her im Orient zu Fracturverbänden benutzt. Nach Europa gelangte die Kenntniss des sog. Gypsumgusses 1794 durch den englischen Consul in Bassaro, Eaton, welcher denselben von einem arabischen Arzte kennen lernte und darüber an Dr. Guthrie berichtete. Die eingebornen Araber am persischen Meerbusen hatten einem Soldaten, der von einem europäischen Wundarzt aufgegeben war, um seinen gebrochenen Unterschenkel und Fuss, als die Knochenenden herausstanden, eine vorn der Länge nach gespaltene Gypscapsel gelegt und über den Fragmenten Fenster eingeschnitten; der Kranke wurde geheilt und konnte nach vier Monaten umhergehen. Erst vom Jahre 1814 ward der Gyps in Europa für Fracturen verwerthet.

In Betreff der Lagerung hatte J. L. Petit gelehrt, man müsse die Kranken mit Fracturen der unteren Extremitäten auf Matratzen (mitunter getheilte) und nicht auf Federbetten legen, bei Anwendung von Apparaten unter die Matratzen Bretter schieben, damit jene nicht rutschten; auch solle der gesunde Fuss sich gegen einen Block stützen können. Bei Femurfracturen liess er in die Matratze ein Loch machen, um ein Durchliegen zu vermeiden und das Stechbecken unterzuschieben. Wie oft wird noch jetzt in der Privatpraxis gegen diese Lehren gesündigt, trotzdem sie 170 Jahre lang von den besten Chirurgen stets gepredigt sind! Die verbundene Fractur wurde fast allgemein in Streckung gelagert. Zwar hatten abgesehen von Fabr. von Aquapendente schon in den 40er und 50er Jahren Bromfield, Kirkland und Sharp den Oberschenkel gebogen und den Kranken auf die Seite gelegt, doch das Verdienst die Methode der gebeugten Lage auch für die Nachbehandlung wissenschaftlich begründet und allgemeiner in die Praxis eingeführt zu haben gebührt Pott. Wenn Wilmer dagegen hervorhob, dass bereits Galen die gebogene Lage empfohlen habe, so erinnerte Richter mit Recht daran, dass es eben so viel werth sei eine alte vergessene Wahrheit wieder ans Licht zu bringen, als eine ganz neue zu entdecken. Pott liess bei Femurfracturen den ganzen Körper nach der kranken Seite drehen, legte den Oberschenkel mit der äusseren Fläche auf eine breite, ausgehöhlte und gepolsterte Schiene, ausserdem eine kürzere Schiene auf die innere Schenkelseite und fixirte beide durch die 18 köpfige Binde; das Knie wurde mässig gebogen, der Fuss etwas höher als der Schenkel gelegt. Dieses Princip der Beugung führte er bei allen Fracturen durch, mit Ausnahme der Brüche der Kniescheibe und des Olecranon. Pott's Seitenlage machte viel Aufsehn; man stritt für und dawider. Sie bürgerte sich in England ziemlich allgemein ein, wurde jedoch bald modificirt. So liess Aitken den gebrochenen Schenkel allerdings beugen, allein den Kranken selbst auf dem Rücken liegen, weil derselbe nicht Wochenlang die Seitenlage ertragen könne. Dagegen erinnerte Wilmer, dass in der Rückenlage die Fragmente des Femur sich stets so vereinigten, dass die Fussspitze nach auswärts gerichtet sei. In Deutschland adoptirte Richter die Pott'sche Lage, zog indess mit andern Chirurgen diejenige von Aitken in allen Fällen vor, wo an der hinteren Schenkelseite eine Wunde lag. Als weitere Ausnahme von Pott's Regel bezeichnete er den Fall, wo das Femur an zwei Stellen, in der Mitte und über dem Knie, gebrochen war; dann müsse das Glied gestreckt bleiben, weil in gebeugter Lage stets Verschiebung einträte. Die Franzosen besonders Desault, Bichat und Boyer wollten von der Seitenlage durchaus nichts wissen; erst Dupuytren nahm sich ihrer an. — Gleich am ersten Tage der Verletzung gab Richter, welcher das Glied auf einen Sack voll feinen Heckerling legte, dreist Opium, in den folgenden sechs, acht Tagen gelinde Purgantien, und machte, wenn starke Entzündung zu fürchten war, einen Aderlass.

Bei den **complicirten Fracturen** kam es darauf an die Grenze zwischen conservativer Behandlung und Amputation festzustecken. Pott lehrte stets zu amputiren, wo der Knochen in viele kleine Stücke zerbrochen, das Gelenk ganz zerschmettert, oder die Zerreissung der Weichtheile so ausgedehnt war, dass nothwendig der kalte Brand folgen müsse. Seine Argumente sind zum Theil denjenigen sehr ähnlich, wie sie heutzutage in der brennenden Frage über die Behandlung der Knieschüsse sich geltend machen. Wohl gab er zu, dass bei jenen Complicationen die conservative Behandlung nicht immer fehl schlüge, allein die Erfahrung lehre, dass man in der Regel ein solches Glied nicht erhalten könne, der Kranke zu Grunde gehe und die Gefahr der Amputation nie so gross sei als die, welche eine solche Verletzung nach sich ziehe. Er amputirte entweder sogleich, was am besten sei, oder später wenn die Knochen sich nicht vereinigten, die Kräfte durch starke Eiterung erschöpft würden, und schliesslich bei bevorstehendem Brand. War dieser bereits eingetreten, dann solle man nicht mehr amputiren, weil dadurch der Tod beschleunigt würde, sondern nur die Natur unterstützen das Brandige abzustossen. Den Pott'schen Grundsätzen trat vor Allen Kirkland, welcher übrigens die Lehren seines Meisters über Lagerung, Schienen u. s. w. durchaus billigte, entgegen. (Vergl. Schussfracturen im 20. Capitel.) Er liess sie höchstens für die Hospital- aber nicht für die Privatpraxis gelten, weil die Landwundärzte ausgezeichnete Erfolge bei complicirten Fracturen erzielten: von 20 Fällen amputirten sie kaum Einen und verloren von zehn conservativ Behandelten höchstens Einen. Die Hospitalverhältnisse seien allerdings anderer Art und rechtfertigten die Amputation: die Luft sei schlecht und liesse sich bei der allgemeinen Hospitaldiät weniger Rücksicht auf die Lebensart der einzelnen Kranken nehmen. Dagegen geniesse der Kranke auf dem Lande alle Vortheile einer reinen Luft und könne durch Bier, Wein, Branntwein u. s. w. gestärkt werden, sodass man fast immer ohne Amputation eine Heilung erziele. Nicht das allein: J. Hunter wusste bereits, dass es oft möglich sei einen complicirten Bruch wie einen einfachen zu behandeln. Ebenso wie Kirkland, welcher mehr Ehre darin suchte ein Glied zu erhalten als abzuschneiden, hatte Gooch nach einer vierzigjährigen Erfahrung sich dahin ausgesprochen, dass der kalte Brand den Chirurgen nie zu einer übereilten Amputation drängen solle, und Wilmer die primäre Operation entschieden verworfen. Für dieselbe trat der besseren Prognose wegen Richter ein, obschon er wenn irgend möglich zu dem Versuch einer conservativen Behandlung rieth. B. Bell, welcher die Hauptgefahr in dem Zutritt der äusseren Luft zur Bruchstelle erblickte, empfahl dagegen die secundäre Amputation und zwar hauptsächlich bei Nachblutungen, wo wegen entzündlicher Geschwulst und Blutcoagula eine directe Ligatur unmöglich sei, sodann bei eintretender Erschöpfung; denn sobald durch die Amputation der Sitz der Eiterung fortgeschafft wäre, erhole sich der Kranke in auffallender Weise (A. Monro, Bromfield). Er hatte mit der secundären weit öfter ein glückliches Resultat, nie einen tödtlichen Erfolg gehabt, während er an der primären Amputation viele sterben sah. Ueberhaupt schien ihm dieselbe in der Privatpraxis weit seltener nöthig, als in grossen Hospitälern und im Felde.

Bei der conservativen Behandlung verurtheilten Pott wie Richter das zu voreilige Absägen des durch die Haut hervorragenden Knochens, weil die gebogene Lage und Erweiterung der Wunde oft zur Einrichtung ausreichten, und suchten ausser der 18köpfigen Binde die Schienen, die man bis dahin für schädlich hielt, in Ehren zu bringen. Bei eintretender Entzündung legte Pott einen Breiumschlag auf, mit welchem indess in England auch bei einfachen, frischen Fracturen viel Missbrauch getrieben wurde; und anstatt mit Compressen den Eiter auszudrücken munterte er die messerscheuen Chirurgen zu Erweiterungen und Gegenöffnungen auf. In die Wunde legte er weiche trockene Charpie, aber so locker, dass sie weder reizte noch den Eiterabfluss verhinderte; bei heftiger Entzündung wurde zur Ader gelassen, bei copiöser Eiterung stärkende Nahrungsmittel und China gegeben. Diese Verordnungen billigte Kirkland, nur warnte er vor wiederholten Aderlässen, verband mit Digestivbalsam und legte, um die Binden vor Eiter zu schützen, Wachstaffet auf die Compressen. Auch Wilmer verurtheilte die vielen Aderlässe und Breiumschläge, wandte statt letzterer frühzeitig die Kälte und zertheilende Mittel an, um die Amputation zu umgehen, sowie Opium in grossen Dosen. Als das Lyceum med. in London eine Preisfrage über die beste Behandlung der complicirten Fracturen ausschrieb, fügte Weldon (1794) den bekannten Indicationen zur Amputation diejenige einer Fractur ins Gelenk hinzu; er unterband die verletzte Arterie, amputirte aber, wenn trotz geringer Verletzung das blutende Gefäss nicht zu entdecken, die Blutung nicht zu stillen und bei grosser Geschwulst eine Ligatur unmöglich war. Bei conservativer Behandlung rieth er gelegentlich den Versuch der prima intentio zu machen.

Für den Fall, dass keine Vereinigung der Fractur eintrat, kannte White verschiedene Mittel: einmal das Gegeneinanderreiben der Knochenenden, womit er nach sechs Monaten einen Kranken mit Femurfractur heilte, nachdem er ihn hatte aufstehen und mit Krücken umhergehen lassen. Sodann empfahl er zuerst die Resection der Bruchenden (1760) und machte sie mit Erfolg: die Bruchstelle wurde freigelegt, beide Fragmente abgesägt, dann auch wohl mit dem Aetzmittel berührt. Hunter liess die Bruchenden abschaben. — Bei krumm geheilten Fracturen half man sich, so lange der Callus noch nicht sehr fest war, mit anhaltender Extension; doch wurde auch das schon von Celsus empfohlene Wiederabbrechen des difformen Knochens geübt. So suchte bei einer 16 Wochen alten, im Winkel geheilten Femurfractur der Holländer Tenhaaff den harten Callus erst durch Breiumschläge und Quecksilbersalbe zu erweichen und brach dann den Knochen entzwei, worauf der Bruch von Neuem heilte (1775). Dabei fürchtete Richter, dass der Knochen leicht an einer anderen Stelle abbrechen könnte.

Von den einzelnen Fracturen heben wir nur Einiges hervor, was in damaliger Zeit besonderes Interesse erregte. Wohl bei keinem Bruch waren soviele Maschinen, aber mit weniger glücklichem Erfolge angegeben, als bei dem des Schlüsselbeins. Der Kranke wurde an ein grosses Kreuz von Holz oder Eisen befestigt (Heister), sogar ein neuer „Comet" dazu erfunden (Bass). Der erste Fortschritt war die von Brasdor der Académie de chirurgie im Jahre 1774 vorgelegte Bandage. Um die Schultern zurückzuziehen und continuirlich in dieser Lage zu erhalten legte er eine halbe Schnürbrust an, die den Rücken bedeckte und mit zwei ledernen Halftern die Schultern zurückzog. Diese Bandage führte Evers verbessert in Deutschland ein. Flajani liess dagegen (1785) den Kranken ohne allen Verband, nur ununterbrochen auf dem Rücken liegen, unterstützte die gesunde Schulter und legte die kranke hohl. Dann trat Desault (1787) mit seinem neuen Verbande auf, der ihm zuerst einen chirurgischen Ruf verschaffte. In dem Bewusstsein, dass das äussere Fragment durch das Gewicht der Schulter nach unten, und durch die Muskeln nach vorn und innen gezogen werde, man daher weiter nichts nöthig habe als die Schulter zu unterstützen und das Fragment nach aussen und hinten zu ziehen, erfand er das bekannte keilförmige Kissen, welches in der Achselhöhle angelegt den Arm wie über einen Hebel unten dem Stamme näherte, oben aber davon entfernte. Um dem Herabsinken des Fragments entgegenzutreten begnügte sich B. Bell (1788), welcher beide französische Erfindungen ignorirte, damit den Arm durch eine Serviette zu erheben. Schliesslich trat Brünninghausen (1790) mit seinem Riemen auf, der, wie er meinte, so leicht anzulegen sei, dass fast jeder Bauer ohne Hülfe eines Chirurgen den Bruch recht gut heilen könne. Er erkannte Brasdor's Binde an, warnte dagegen sehr vor Desault's Methode, für welche sich Richter entschied, und schimpfte heftig auf B. Bell. — Mit chirurgischer Frivolität behandelte man gewisse Brüche der Rippen und des Brustbeins. War das Rippenfragment nach innen eingedrückt, so öffnete man daselbst die Brusthöhle und zog dasselbe mit dem Finger, Zange oder Spatel wieder nach aussen (B. Bell)! Andererseits trepanirte man jede Fractur des Brustbeins (la Martinière), weil sie wegen Zerreissung und Entzündung der unterliegenden Theile ganz analoge Verhältnisse wie der Schädelbruch biete. Später wurde die Trepanation auf die Unmöglichkeit das niedergedrückte Fragment zu erheben (B. Bell, Böttcher), oder auf Extravasate und Eiterungen im Mediastinum (J. L. Petit, Richter) beschränkt; schliesslich ganz verworfen (Ch. Bell).

Die Fracturen des Oberarmhalses heilte Desault, indem er eine Binde zirkelförmig um den Arm, eine vordere, äussere und hintere Schiene und in die Achsel ein keilförmiges Kissen legte, den Vorderarm in einem Tuche tragen liess. — Auch die Fractur des unteren Endes des Oberarms mit den Condylen, die weder bei den Alten, noch von Petit, Duverney und Bell erwähnt war, sah Desault nicht selten. — Derselbe führte bei dem Bruch des Olecranon die Behandlung mit gestrecktem Arm allgemeiner in die Praxis ein (1791), obwohl zuerst Duverney die vollständige Streckung angegeben und auch der Engländer Haighton schon früher (1785) eine Heilung in dieser Lage erzielt hatte. Desault drückte durch Einwicklung das Fragment an und legte eine in der Gelenkgegend sehr schwach gebogene Schiene auf die Vorderseite des Arms um eine Beugung zu verhindern, vermied indess eine zu starke Extension. — Bei den Fracturen des Vorderarms suchte man nach Hülfsmitteln die vier Fragmente richtig gegen einander zu stellen, hatte indess die Lehre des Hieronymus Brunswik den Arm in volle Supination zu legen, sodass der Kranke stets in die Vola sieht, längst vergessen. Man legte zwischen die Knochen gerollte Binden (Pouteau), 1½ Zoll lange Cylinder ober- und unterhalb der Bruchstelle (Richter), auch wohl Longuetten von der Handwurzel bis zum Ellbogengelenk (Aitken); die Hand wurde in der Lage erhalten, in welcher der Kranke am wenigsten Schmerzen empfand, d. h. in der Mitte zwischen Pro- und Supination (Richter, B. Bell, Desault). Letzterer legte auf beide Seiten schmale Compressen, dann von unten nach oben eine Zirkelbinde und drei Schienen an.

Die Fractur des Oberschenkels brachte, wie vorhin angedeutet, hauptsächlich den Streit über die Pott'sche Seitenlage zum Austrag. Ihr stärkster Gegner wurde Desault, nachdem er sie zweimal versucht und trotz sorgfältigster Behandlung eine beträchtliche Verkürzung hatte eintreten sehen. Seitdem verwarf er sie wegen der Schwierigkeit der Extension und Contraextension, der Unmöglichkeit den kranken Schenkel mit dem gesunden genau zu vergleichen, der Beschwerlichkeit der Lage auf längere Zeit, des schmerzhaften Druckes auf den Trochanter, der Schwierigkeit beim Stuhlgang und des Mangels einer hinlänglichen Fixirung des Beins. Statt der Seitenlage bediente sich Desault mit bestem Erfolge der von den meisten Wundärzten verschrieenen continuirlichen Extensionsmethode, wie denn überhaupt erst mit ihm die Vervollkommnung der Extensionsverbände beginnt. Durch dieselbe, mittelst einer über den Knöcheln angelegten Binde und eines um Brust und Achseln gelegten Riemens u. s. w., sollten auch die grossen Gefahren der Oberschenkelbrüche ins Kniegelenk verringert werden. Im Uebrigen fehlte es nicht an neuerfundenen Maschinen (Gooch, Theden, Aitken u. A.). — Man kannte die grossen Schwierigkeiten der Diagnose zwischen der Fractur des Oberschenkelhalses und einer Luxation, deren Verwechslung A. Paré aufrichtig genug gewesen war einzugestehen. Für diesen Bruch hatte unser Landsmann Schneider schon 1768 einen Extensionsapparat erfunden: er legte über dem Knie zwei Stricke an, welche unten an der Bettstelle durch Schrauben stärker angezogen werden konnten, während zur Contraextension zwei Stricke, die an einem um die Lenden gelegten Ledergürtel befestigt waren, durch den oberen Theil der Bettstelle gingen; eine äussere Schiene verhinderte die Abweichung. Desault bewirkte die Extension mittelst einer langen an die Aussenseite gelegten Holzschiene. Eigenthümlich verfuhr Sabatier, indem er nur einige Strohladen anlegte und sich nicht scheute in der ersten Zeit mehremale täglich die Einrichtung zu wiederholen, bis nach zwei, drei Wochen die krampfhaften Muskelcontractionen nachliessen. Eine eigene Monographie über diesen Bruch schrieb Brünninghausen; er band den kranken Schenkel an dem gesunden fest und legte eine äussere Schiene an den Oberschenkel. Seine Lehrer Richter und Siebold, sowie Theden empfahlen diese Methode, welche übrigens genau in derselben Weise mehrere Jahre vorher von dem Holländer van Gesscher beschrieben war (Richter's chir. Bibl. XIII. 322).

Grosses Interesse erregte die Fractur der Patella durch die Frage, ob sie überhaupt heilen könne. Bisher stets von der Acad. de chirurgie verneint wiesen Camper, Sheldon, David, Böttcher den wahren Callus nach, während Callisen bei 40 Sectionen auch nicht ein einziges Mal die geringste Spur eines solchen, sondern nur eine schleimige oder knorpelartige Zwischensubstanz beobachtete. Eine dreifache Heilung durch wahren Callus, sehnige oder häutige Substanz nahm Aitken an. Sodann wurde hin und her gestritten, ob die Einrichtung sofort (Mohrenheim) oder erst nach Abnahme der Geschwulst versucht werden solle, da man über die Muskeln doch keine Gewalt habe, mithin auf eine genaue Vereinigung nicht viel ankomme (Pott, Bromfield, Acrel). Manche legten gar keinen Werth auf die Bandagirung und empfahlen nur Ruhe und Antiphlogose (Warner). Zur genauen Vereinigung der Fragmente in gestreckter

Lage wurden viele Maschinen und Verbände vorgeschlagen (Mohrenheim, Theden, Evers u. A.). Richter erzielte Heilungen durch eine einfache Einwicklung von der Fussspitze bis zum Unterleib nebst Einlegen einer Longuette über das obere Fragment; auch Desault hielt eine in Streckung angelegte Binde für hinreichend. Gegen eine zurückbleibende Steifigkeit begann man am Ende der zweiten oder dritten Woche mit passiven Bewegungen (B. Bell, Bromfield). — Die Behandlung der Fracturen des Unterschenkels erleichterte Posch (1774) durch sein sog. Fussbett, in welchem das gebrochene Glied auf Gurten in der Schwebe hing und mittelst Riemen am Knie und Fuss extendirt werden konnte. Dieser Apparat fand in Deutschland vielen Beifall. In Italien kam eine Maschine von Pieropano in Vicenza in Aufnahme (1780): dabei wurde an einer Messingplatte, welche einen Schuh trug, mittelst langer Schraube die Extension ausgeübt. Diese Maschine wurde in allen Spitälern Venedigs und des Königreichs Neapel eingeführt; ja der hohe Rath von Venedig liess sogar zur Ehre des Erfinders goldene und silberne Schaumünzen schlagen.

Bei der Caries machte Alex. Monro Vater zuerst auf den analogen Process der Geschwürsbildung in den Weichtheilen aufmerksam. Richter unterschied einen trockenen (Bezeichnung Petit's) und feuchten Beinfrass, theilte letzteren je nach der Beschaffenheit der Weichtheile in einen verborgenen und offenen und nahm ausserdem eine bösartige Caries an, die entweder als Spina ventosa in den schwammigen Knochen ihren Sitz hatte oder als Exostosis maligna eine durch und durch exulcerirte Knochengeschwulst war. Zur Heilung des Beinfrasses war nur eine Absonderung des todten vom lebendigen Knochen nöthig, was man durch Instrumente zu erreichen suchte oder der Natur durch Abblätterung überliess. Letztere zu befördern befeuchtete man den Theil mit Branntwein, Liq. Bellostii, gebrauchte das Glüheisen, bohrte den Knochen an und goss jene Flüssigkeiten hinein, oder man nahm die kranken Theile mittelst eines Radireisens, Meissels oder Trepans fort. Das in unseren Tagen so viel besprochene Evidement des os nach Sédillot ist nichts Neues, da schon Heister die verdorbenen Massen mit Schabeisen und Meissel auszukratzen empfahl, bis man auf gesunde Knochensubstanz käme. Die Amputation, von J. L. Petit bei hartnäckiger Caries befürwortet, war nur gestattet, wenn die Caries einen grossen Röhrenknochen vollständig oder im Gelenk ergriff und gleichzeitig die Weichtheile zerfressen waren. Bei der auf Schussfracturen folgenden Caries hatte Bilguer die Amputation zu umgehen gewusst und, wie wir im letzten

Capitel sehen werden, die Behandlung auf das sog. Evidement, das Auskratzen und eine Totalexstirpation einzelner Hand- und Fusswurzelknochen beschränkt, eine Behandlung, wie sie auch heutzutage üblich ist. Hatten die Weichtheile nur wenig gelitten, so wurde die Resection empfohlen. Ihr sprach auch Richter das Wort, da die Natur das verlorene Stück wieder ersetze, und das Glied nicht allein seine vorige Länge, sondern auch die Beweglichkeit im Gelenke wieder erhalte.

Pott entdeckte die Caries der Wirbelsäule — Malum Pottii — und beschrieb sie in musterhafter Weise. Bisher war die dabei vorkommende Lähmung der unteren Extremitäten für die Folge einer widernatürlichen Krümmung des Rückgrats gehalten, sodass man an nichts anderes dachte, als die Wirbelsäule durch Instrumente wieder gerade zu machen. Pott's Aufmerksamkeit wurde rege, als er bei einem Kinde die Lähmung nach Eröffnung eines für zufällig gehaltenen Abscesses am Rückgrat verschwinden und Heilung eintreten sah. Obwohl er die Krankheit als Lähmung bezeichnete (palsy of the lower limbs), vermuthete er doch, dass letztere nicht die Folge des Buckels in der Hals-, Rücken- oder Lendengegend sei, sondern beide von einer noch unbekannten Ursache abhingen. Dann erst fand er bei Sectionen die Wirbelkörper im höchsten Grade der Krankheit völlig cariös, bei kurzer Dauer nur geschwollen, die Bänder dicker und schlaff. Der Zufall bestimmte seine classisch gewordene Behandlung. In Worcester erzählte ihm Dr. Cameron, dass eine Beobachtung des Hippokrates, wo eine Lähmung der Beine durch einen Abscess am Rückgrat geheilt sei, ihn veranlasst habe in einem ähnlichen Fall neben dem Buckel ein künstliches Geschwür zu bilden, worauf vollkommene Heilung eingetreten sei. Der dortige Wundarzt Jeffreys bestätigte dieses und versicherte ähnliche Erfolge gehabt zu haben. Dieses war die Veranlassung, dass Pott zu beiden Seiten des Buckels ein Haarseil oder eine durch Aetzmittel gemachte Fontanelle anlegte und oft mehrere Monate lang im Fluss erhielt, bis der Kranke wieder gehen konnte. Er sah unter dieser Behandlung viele Lähmungen heilen, mitunter den Buckel ganz verschwinden, selbst die Constitution sich bessern, und rieth die Fontanelle so früh als möglich zu legen, weil bei vollkommen ausgebildeter Caries das Uebel unheilbar sei. In demselben Jahre, wie Pott, machte, wie früher erwähnt, David in Rouen seine Beobachtungen bekannt und bemerkte u. A., dass die Caries der Wirbelsäule nicht unheilbar und der Heilungsprocess das Werk der Natur, Zeit und Ruhe sei. Als erst Bouvier diese Arbeit der Vergessenheit entriss

(1858), vindicirte er seinem bescheidenen Landsmann das Verdienst der Priorität und verunglimpfte Pott als einen aufgeblasenen Aufschneider in jeder Weise. Ein Augenzeuge von fast zwanzig günstigen Erfolgen im Bartholomäushospital war Michaelis, welcher nun sofort darüber nach Deutschland berichtete. Es ist auffallend, dass Richter für die grosse Entdeckung seines hochgeschätzten Lehrers keine anerkennenden Worte fand und zugleich meinte, dass diese Krankheit bei uns nicht häufig sei. Dieselbe war kaum vier Jahre bekannt, als man die Behandlung zu verballhornen anfing. Dass Pouteau die Fontanellen durch Moxen ersetzte, welche auch Desault vorzog, ging schon an; allein Sheldrake predigte von Neuem die gefährliche Lehre dem Kranken eine Maschine anzulegen, um die Krümmung der Wirbelsäule zu heben. Obschon B. Bell rasch bei der Hand war, alle Maschinen als höchst schädlich ganz zu verbannen, richtete jene Lehre viele Decennien hindurch Unheil an. Bell liess die Kranken auf Rosshaarmatratzen mit untergeschobenem Brett und nie auf Federbetten schlafen, damit der Körper möglichst horizontal liege, ausserdem Tonica und kalte Bäder verabfolgen. Damit könne man im Anfange dem Uebel Einhalt thun, denn sobald die Knochen angegriffen seien, träte nie vollständige Heilung ein und würde wol überall, wo die Fontanellen gute Erfolge hätten, die Krankheit ihren Sitz bloss in den Bändern, nicht in den Knochen selbst haben. Auch Ford verwarf die Maschinen, weil sie die Wirbelkörper von einander entfernten und das Zustandekommen einer Anchylose hinderten; er fand den Erfolg des künstlichen Geschwürs um so besser, je höher hinauf die Krümmung lag. Vermuthete man den Beginn der Caries, so bestand nach Loder, welcher grossen Werth auf eine frühzeitige Erkennung der Krankheit legte, die einzige Hülfe in einem bis auf die Knochen dringenden Einschnitt, der in eine Fontanelle verwandelt würde; oberflächliche Geschwüre, selbst Moxen hülfen dann nichts.

Die Necrose war schon von Ruysch und Jacob v. Meekren beschrieben; doch hielten die älteren Chirurgen sie nur für eine besondere Art der Caries, wie ja überhaupt bis in die neuere Zeit beide Krankheiten nicht immer streng geschieden wurden. Troja stellte bei Thieren künstlich eine Necrose her und fand, dass man die Erzeugung eines neuen Knochen durch nichts sicherer und mehr beschleunigen könne, als wenn man das Mark im alten gänzlich zerstöre. Darauf hin gründete er die Trepanation der Markhöhle. Es wurden vielfache Thierversuche angestellt, um die dunkle Frage der Knochenregeneration aufzuhellen; so in Deutschland besonders von Blumenbach und Koeler. Letzterer, ein Schüler Richter's, sägte u. A. das Caput femoris mit dem Trochanter major bei Hunden ab (1786) und fand das für die Resectionsfrage wichtige Resultat, dass die Thiere schon nach 4 Wochen wieder laufen konnten. Man fand bei der Section zwar keinen neuen Kopf, aber am durchsägten Ende viele abgerundete Knochenhervorragungen, von welchen neue sehnige Bänder nach dem Rande der Hüftpfanne ausgingen und hier fest angewachsen waren. Die erste wissenschaftliche pathologische Arbeit über die Krankheit, welcher Louis den Namen Necrose gab, lieferte David (Obs. sur une maladie d'os connue sous le nom de necrose. Rouen 1782). Er stritt darin gegen einen Collegen, welcher die Erfahrungen von Troja u. A. über die Erzeugung eines neuen Knochens für irrthümlich und die Operation, den alten Knochen aus dem neuen Cylinder herauszuschaffen, für unnütz hielt. David sah die Necrose für eine Krankheit des Periosts an. War dasselbe gequetscht, so sollte es sich entzünden, worauf sich Eiter zwischen dasselbe und den Knochen ergösse und beide von einander isolirte. Dann stürbe der entblösste Knochen ab, das Periost schwelle durch neue Säftezufuhr an, würde dicker, zuletzt knöchern und bilde um den todten Knochen eine neue Röhre. Die vielen fistulösen Oeffnungen in derselben stammten von dem Eiter, welcher anfangs das Periost durchfrässe und sich einen Weg nach aussen bahne; durch sie hindurch könne man den Sequester liegen sehen und ausziehen. Bis jetzt bohrte man mit dem Trepan grosse Löcher in die Lade der Tibia und cauterisirte darauf den Knochen (J. v. Meekren, J. L. Petit). Erst David machte die Necrotomie mittelst Hammer und Meissel und zog den Sequester aus. So extrahirte er grosse Enden vom Humerus, Tibia, ein sieben Zoll langes Stück Femur und rieth hernach die ganze innere Knochenhöhle mit dem Glüheisen zu berühren. Mit dieser Operation, welche er frühzeitig anempfahl, umging er die bis dahin öfter ausgeübte Amputation. In England hatte Walker, welcher ebenfalls die Amputation für ganz unnöthig hielt, jene Operation schon seit vielen Jahren mit Erfolg gemacht, einmal den Humerus fast in seiner ganzen Länge trepanirt, sodass derselbe wie geöffnet vor ihm lag, und die Sequester herausgenommen. Bousselin machte darauf aufmerksam (1785), dass die Natur zuweilen nach Monaten und Jahren den Sequester auflösen und entfernen könne und dann die Fisteln von selbst heilten; vor der Operation aber müsse man sich von der Beweglichkeit des Sequesters überzeugen. Desault meisselte einmal die ganze Tibia auf und extrahirte einen Sequester, der fast die ganze Länge dieses Knochens hatte; die Höhle wurde mit Charpiekugeln ausgefüllt und der Kranke nach fünfzehn Monaten wieder zum Gehen fähig. Die erste ausführliche Arbeit in Deutschland lieferte Weidmann (de necrosi ossium 1793). Er unterschied die Caries streng von der Necrose, wie das Geschwür vom Brande und verstand unter letzterer das Absterben und die Absonderung des Knochens, ohne mit David einen Ersatz durch neue Knochensubstanz für nothwendig zu halten. Dass aber die Natur das abgesonderte Knochenstück wieder ersetzen könne, sahen Weidmann und Percy am Unterkiefer, Moreau am Schlüsselbein, Chopart am Schulterblatt, Warner nach Herausnahme einer ganzen Tibia, welche sich vollständig wieder regenerirten. Dazu war vor Allem nöthig, dass die Beinhaut als die Hauptnährquelle für die Knochenerzeugung erhalten blieb. Daher gab Weidmann, welcher den Namen Kloaken einführte, den Rath, „bei allen Operationen, wodurch man das abgestorbene Stück Knochen abzusondern und herauszunehmen suche, die Beinhaut so viel als möglich zu schonen". (C. C. v. Siebold trennte das Periost mit dem Spatel ab, bevor er die Trepankrane auf den Knochen setzte.) Er hat das Verdienst die Sequestrotomie allgemeiner in die Praxis eingeführt zu haben, obschon sie lange um das Bürgerrecht kämpfte; selbst Dieffenbach hielt noch die Operation für gefährlich und verwarf das Ausmeisseln.

Die ersten Beobachtungen über die nach Verletzungen entstehende purulente Osteomyelitis lieferte J. L. Petit. Die eine betraf eine einfache Contusion, die andere eine Schusswunde der Tibia; beidemal trat unter schweren Zufällen der Tod ein, und fand man neben Leberabscessen eine Vereiterung des Markcylinders. — Auch die Geschichte des Knochenabscesses geht bis auf J. L. Petit zurück; er sah einen solchen bei Syphilis an der Tibia und heilte ihn zuerst, indem er aus dem Knochen durch Aufsetzen von vier Trepankronen ein grosses Stück resecirte (1723). — Die Exostosen wurden, wenn sie nicht auf Dyscrasien beruhten, bei besonderen Beschwerden mit Meissel oder Trepan fortgenommen; dagegen, wenn sie den Knochen rings umgaben, das ganze Stück ausgesägt, eine Operation, welche Richter im Allgemeinen als zu gefahrvoll verwarf. J. L. Petit operirte bereits Schädelexostosen.

In der Lehre der Luxationen herrschte bis ins 18. Jahrhundert einzig und allein die rohe Gewalt; die Erfindung neuer Maschinen war meistens der Hauptzweck. Manche derselben waren eher geeignet ein Glied auszureissen als einzurenken und die meisten so beschaffen, dass man nicht im Stande war sie zu controliren. Auch hier verdanken wir die Hauptfortschritte dem Auslande. J. L. Petit rief die Lehre der Alten in die Erinnerung zurück, den aus der Pfanne ausgerenkten Gelenkkopf auf demselben Wege, also durch die Capselöffnung wieder hineinzubringen, oder wie sich White ausdrückte, das Glied in derselben Lage und Richtung wieder einzurenken, in welcher es verrenkt war. Petit liess Extension und Contraextension von gleicher Stärke, aber allmählich auf das verrenkte Glied selbst wirken und die Stricke nahe an den Condylen, welche durch Binden gut geschützt waren, anlegen. Es war ein grosses Verdienst von Pott, die gewaltsamen Tractionen mittelst Maschinen zu verurtheilen und die Geschicklichkeit des Chirurgen obenan zu stellen. Durch ihn wurde besonders die Frage über das Verhalten der Gelenkbänder bei Luxationen angeregt. Er hielt sie für sehr dehnbar, sodass sie eine grosse Gewalt ertragen könnten, daher selten zerrissen. Jedoch verhindere ihr Riss die Einrenkung frischer Luxationen nicht, da er binnen zwanzig Jahren in seinem grossen Hospital nie eine Luxation des Humerus gesehen, die nicht bei Zeiten hätte eingerichtet werden können, wobei doch sicherlich mitunter eine Zerreissung der Gelenkbänder stattgefunden habe. Dagegen hoben B. Bell und Kirkland hervor, dass die Capsel bei unvollkommenen Luxationen zwar unverletzt bleiben könne, indess bei vollkommenen stets, ja mitunter ringsherum vom Knochen abreisse. Die Schwierigkeit, alte Verrenkungen einzurichten, sah Bell hauptsächlich darin, dass Fett, Muskeln, Zellgewebe in die Gelenkhöhle träten und den Kopf verhinderten, seine vorige Stelle wieder einzunehmen. Zur Einrenkung lies Pott die Gewalt an dem verrenkten Knochen selbst anbringen und allmählich steigern, hob dabei als wichtigsten allgemeinen Grundsatz hervor, alle Muskeln durch eine entsprechende Lage soviel als möglich zu erschlaffen. Zu diesem Zweck wurden auch Aderlässe (Flajani, Loder), Purgirmittel (Yonge), Brechweinstein bis zur Uebelkeit (Chessner 1787) empfohlen. Nach der Einrenkung liess man das Glied einige Wochen lang unbeweglich halten, damit die Capsel sich mit dem Halse des Knochens wieder vereinigte; bei zu frühen Bewegungen geschah die Vereinigung unvollkommen, das Gelenk blieb schwach und konnte bei einer geringen Ursache leicht wieder luxiren. Bei heftiger Quetschung, Entzündung und Geschwulst der Weichtheile verschob man die Einrenkung so lange, bis jene Erscheinungen durch Ruhe, mässig gebogene Lage und Blutigel gemindert waren (Pott). Wo neben einer geringen Verletzung die Erschlaffung der Gelenkbänder den grössten Antheil an dem Zustandekommen der Luxation hatte, empfahl man kalte Bäder und Elektricität (B. Bell). Ein grosser Theil der bisherigen Maschinen wurde aufgegeben. Dafür bürgerte sich in Deutschland der Galgen des chursächsischen Regimentschirurgen Mennel, welcher zum Flaschenzuge gebraucht von Schneider mit einer Schraubenvorrichtung und Kurbel vermehrt wurde, ein (Loder's Journ. f. Chir. III.); derselbe ist fast die einzige Maschine geblieben, welche die Neuzeit noch anwendet. — Bekannt war die Vergeblichkeit und Gefahr alte Luxationen einzurichten. Als David sich an eine mehrere Monate alte Lux. humeri machte, erfolgten nach Anwendung einer grossen Gewalt Brand und Tod. Seine Präparate vom Schultergelenk, sowie diejenigen Loder's von der Hüfte bewiesen die Bildung neuer, völlig ausgebildeter Gelenkpfannen bei veralteten Luxationen. Bei Complicationen mit Fractur wurde zuerst die Einrenkung vorgenommen. Dagegen liess Böttcher, wenn der Bruch nahe am verrenkten Gelenk lag, erst jenen einrichten und die Einrenkung bis nach erfolgter Heilung des Bruchs verschieben, sah indess bei der Extension der Fractur mitunter zugleich den Gelenkkopf wieder in die Pfanne treten. Hatte der Kopf die Haut durchbohrt, so lehrte Gooch denselben abzusägen, wozu Kirkland einige günstige Beobachtungen lieferte, bei denen der Gebrauch der Glieder völlig erhalten blieb.

Heutzutage warnen die Aerzte davor ein Kind am Kopf in die Höhe zu heben „um ihm die Bremer Gänse zu zeigen", weil plötzlich der Tod durch Luxation der Halswirbel eintreten kann; vor 170 Jahren war diese Unsitte „um den Kindern den Grossvater zu zeigen" unter dem gemeinen Volke sehr üblich und wurde von J. L. Petit aus obigem Grunde streng getadelt. Derselbe wies auch die Luxation des ersten Halswirbels als die Todesursache bei Erhängten nach. Einige glückliche Einrenkungen waren bekannt: dem Engländer Harrup gelang sie durch Extension unter hörbarem Schnappen; ebenso Ehrlich, als zuvor lebensgefährliche Zufälle bestanden, und Desault, welcher mit dem Bemerken, dass es auf Leben und Tod gehe, bei einem Kinde die Reduction machte. Als Beweis, dass diese Luxation nicht immer den Tod zur Folge habe, fand Callisen zufällig bei einer Section eine Anchylose der gegen einander verschobenen 3. und 4. Halswirbelkörper. — Ueber Luxation und Fracturen der Rückenwirbel schrieb Sömmering (1793) und wies nach, dass die Gelenkbänder oft kräftiger als der Knochen der äusseren Gewalt widerstehen, dass ein Wirbelkörper seinem ganzen Umfange nach luxiren könne ohne einen raschen Tod zur Folge zu haben, überhaupt ein solcher Bruch heilen könne. Lange hatte man an der Möglichkeit dieser Luxation überhaupt gezweifelt (Duverney) oder wenigstens eine vollkommene ohne gleichzeitige Fractur und unmittelbaren Tod für kaum möglich gehalten, weil stets dabei eine Zerreissung des Rückenmarks vorkäme (B. Bell). — Die sehr seltene Luxation der Beckenknochen beobachtete Enaux (1784), wobei das linke Schoossbein zwei Finger breit höher stand als das rechte; nach kurzer antiphlogistischer Behandlung ging der Kranke an Krücken umher, worauf das Gewicht des Beins allmählich die Reduction bewirkte und Heilung eintrat. — Die Luxation des Steissbeins richtete J. L. Petit durch Eingehen des Fingers in den Mastdarm ein.

Bei der Luxation des Unterkiefers empfahl jener Chirurg das alte Verfahren mit beiden Daumen auf die hintersten Zähne nach unten und dann nach hinten zu drücken; auch liess man vor dem Niederdrücken den Kiefer erst etwas nach vorwärts ziehen, um ihn beweglich zu machen und schützte die Daumen durch einen Fingerhut (B. Bell). Trotz Petit's Abrathen galt Heister eine derbe Maulschelle auf die gesunde Seite als probates Mittel. Dass bei gescheiterter Einrenkung einer einseitigen Luxation das Kauen und Sprechen in späterer Zeit wenn auch schwierig, doch möglich sei, hatte Ravaton beobachtet. Die seltene Beobachtung einer Luxation nach hinten, an deren Möglichkeit Petit und Monro zweifelten, machte Zach. Vogel (Merkw. Krankengesch. 1. Samml. 1756. S. 150). Auch Loder wollte dieselbe, zumal die unvollkommene nicht leugnen, weil bei einem seiner Präparate der Gelenkfortsatz auf der einen Seite bedeutend niedriger und kleiner als auf der anderen war, sodass dabei eine solche Verschiebung möglich gewesen wäre. Unsere Zeit hielt die Luxation nach hinten ohne gleichzeitigen Bruch der vorderen Wand des äusseren Gehörgangs für unmöglich, bis Croker King den Condylus in Folge eines Falls nach hinten und oben ohne Fractur vor den Gehörgang luxiren sah (1855; S. Weber in Pitha-Billroth's Handbuch). — Diejenige des Brustbeins beschrieb Aurran in Rouen zuerst (1771).

Am Oberarm kannte J. L. Petit Luxationen nach vorn, unten und hinten und beschrieb neun Methoden der Einrenkung, darunter besonders diejenige in horizontaler Richtung, welche bald Eingang fand (Heister u. A.). Die Extension nach oben gab Ch. White an, nachdem ihn die Einrichtung mit der Ferse, eine Methode, welche gewöhnlich Astley Cooper zugeschrieben wird, öfter in Stich gelassen hatte, und erzielte damit zumal in alten Fällen mehrfach Erfolge. Zwar gestand er wider Pott's Regel dabei den Vorderarm zu beugen, allein es kam ihm darauf an den Arm als Hebel zu gebrauchen, der je länger eine um so grössere Gewalt ausüben könne. Wissenschaftlich begründet wurde diese verticale Extensionsmethode erst von Mothe in Lyon. Die schon von Avicenna gekannte directe Reposition, wobei man nur durch unmittelbaren Fingerdruck auf den Gelenkkopf die Reduction vollzog, empfahl Desault. Grossen Werth legte Richter darauf die Richtung der Extension oft zu wechseln, stets eine mässige Gewalt anzuwenden und den nach vorn oder hinten luxirten Kopf immer erst ein wenig nach unten zu ziehen, bevor man ihn der Pfanne nähere, um ihn auf demselben Wege wieder zurück zu bringen, durch welchen er ausgetreten sei. Bei sehr energischen Extensionsversuchen wollte Desault binnen wenigen Minuten die Entwicklung eines kopfgrossen Emphysems gesehen haben und dachte zuerst an ein durch Zerreissung der Art. axillaris entstandenes Aneurysma. — Die Einrenkung einer Luxation des Ellbogens nach hinten verlangte hauptsächlich während der Ausdehnung eine Beugung des Vorderarms (B. Bell). Eine unvollkommene Luxation nach hinten nahm J. L. Petit an; auch heilte er einen Fall, wo das untere Ende des Humerus die Haut durchbrochen hatte. — Derselbe hielt diejenige des Handgelenks für eine der gefährlichsten, weil die Reduction schwer sei, die Nachbehandlung lange dauere und oft Schmerzen sowie eine Ungleichheit zurückblieben, die Manche glauben liessen, die Einrichtung sei schlecht gemacht oder es habe eine Fractur bestanden. Bald wurden Zweifel über die Häufigkeit dieser Luxation laut (Pouteau, Desault), bis Dupuytren sie ganz leugnete und für Radiusfracturen erklärte. Desault beschrieb zuerst eine Luxation de l'extrémité inférieure du radius, welche nachher auch Loder beobachtete. — Die Schwierigkeit den luxirten Daumen einzurichten, kannten J. L. Petit und Richter, welcher sich einmal 1½ Stunden damit abquälte. Man schnitt dazu die Sehnen und Bänder durch (Desault), amputirte sogar bei missglückter Reduction den Finger.

Die Luxationen des Oberschenkels in den vier Richtungen nach oben innen, oben aussen, unten innen, unten aussen beschrieb Petit schon sehr genau. Als häufigste Art hielt B. Bell diejenige auf das Foramen ovale, welche er überhaupt nur gesehen hatte, während ihm die Luxation nach oben wegen des vortretenden Pfannenrandes sehr selten, ja fast unmöglich erschien. Man gab die Reduction in gerader Richtung des Schenkels, die bis dahin allerhand Marterwerkzeuge in Gang gesetzt hatte, auf und erkannte die Nothwendigkeit einer Flexion des Femur bis zum rechten Winkel an, auf welche schon Hippokrates hingewiesen hatte (Kirkland, Pouteau). Ja Anderson steigerte die Beugung bis zum spitzen Winkel und renkte so Luxationen nach innen und nach oben und hinten ein (1775). Bekanntlich betonte 70 Jahre später Fischer in Cöln von Neuem diese spitzwinkelige Beugung. Wo die Muskeln sehr gespannt waren, zumal bei veralteten Luxationen, versprach sich Vermandois viel von einer mit Maschinen ausgeübten allmählichen Extension, an deren Erfolgen Richter indess zweifelte. — Während bei der Luxation der Kniescheibe B. Bell diejenige nach einwärts für die häufigere hielt, weil der innere Condylus des Femur niedriger als der äussere sei, fand Richter, wenn er die Luxation beim Reiten. entstehen sah, stets die Patella nach aussen verrückt. Die mitunter grosse Schwierigkeit der Einrenkung zeigte ein Fall, wo Sabatier die Repositionsversuche aufgab und Boyer zu Hülfe rief. — Die seltene Luxation des Unterschenkels sah der deutsche Chirurg Schneider (Chir. Gesch. 9. Theil 1781): die Femurcondylen standen nach hinten und unten, die Tibia nach vorn und oben und war der Schenkel drei Zoll verkürzt, dabei die Weichtheile hinten so gespannt, dass man eine Zerreissung befürchten musste; die Reduction erfolgte leicht. Die Verschiebung einer der beiden halbmondförmigen Knorpel im Kniegelenk hob Bromfield dadurch, dass er den Fuss abwechselnd gelinde beugte und streckte. — Bei complicirten Luxationen des Talus, wobei derselbe losgerissen und verdreht in der Wunde lag, exstirpirten Laumonier und Desault mit Erfolg den Knochen. — Die angeborenen Luxationen, von Hippokrates bereits am Hüft- und Schultergelenk erwähnt, beschrieben Verduc, welcher die Reductionsversuche als einen Beweis für die Ungeschicklichkeit des Chirurgen ansah, desgleichen J. L. Petit und Heister. — Ueber die Diastase der Knochen veröffentlichte Löffler in Petersburg eine Arbeit (Richter's chir. Bibl.. XIV. S. 301, 1795).

Das Gebiet der Gelenkentzündungen lag bis in die zweite Hälfte des vorigen Jahrhunderts durchaus brach. Auch hier regte sich der Fortschritt zuerst in England. Sehen wir jetzt ab von einer der kostbarsten Entdeckungen des Jahrhunderts, der durch White 1768 eingeführten Gelenkresection (s. Capitel XX), so finden wir als hervorragende Erscheinungen die Arbeiten über Coxitis von Edw. Ford und über Tumor albus von B. Bell. Die Coxitis wurde damals häufig verkannt und unzweckmässig behandelt. Ford (Obs. on the disease of the Hip joint 1794) führte sie auf Caries zurück, denn lange Zeit hindurch war diese Gelenkentzündung als eine dem Hüftgelenk ausschliesslich zukommende Krankheitsform angesehen.

An der Hand von zwanzig Krankengeschichten beschrieb er mit grosser Genauigkeit zumal die Anfangssymptome, die bisher stets übersehen waren. Das träge und bleich gewordene Kind fühlt eine geringe Lahmheit und beginnt bald zu hinken. Das kranke Bein wird länger als das gesunde, seine Hinterbacke abgeflacht und stellt sich ein oft sehr heftiger Schmerz im Knie ein, ein äusserst wichtiges Symptom, das leider häufig zu diagnostischen Irrthümern Veranlassung giebt. Beim Stehen biegt der Kranke das Kniegelenk etwas und stützt sich nur auf die Fussspitzen; auch in der Rückenlage ist der Schenkel gebogen und jeder Versuch ihn zu strecken schmerzhaft. Die Gegend hinter dem grossen Trochanter und Leistengegend werden empfindlich. Mit dem Eintritt der Eiterung beginnt eine zweite Periode, wobei Schmerzen und Geschwulst sich vermehren, das Glied kürzer wird. Dieser Zustand dauert verschieden lange, bis der Abscess aufbricht, hektisches Fieber und Tod eintreten. Dann findet man bei der Section Kopf, Hals des Femur, Gelenkpfanne und deren Umgebung cariös. Erfolgt kein Aufbruch des Abscesses, was übrigens selten ist, so kommt der Kranke mit einem anchylotischen Gliede davon. Die Gelenkcaries kann sehr bedeutend sein, ehe äussere Symptome sie vermuthen lassen; sie ist die eigentliche Ursache der Krankheit, nicht die Folge der Eiterung. Der Knieschmerz, die Verlängerung und Abmagerung des Schenkels, der Schmerz bei Bewegungen im Gelenk unterscheiden sie vom Psoasabscess; nicht die Schenkelbeugung und Abflachung der Hinterbacke, welche beiden Krankheiten gemeinsam sind. Eine Unzahl unzweckmässiger innerer und äusserer Mittel war bisher bei der Coxitis empfohlen. Ford lobte im Anfangsstadium, aber nie bei eingetretener Eiterung die Bäder von warmem Seewasser; am kräftigsten sei das Tropfbad. Blutigel und Schröpfköpfe nützten nur anfangs, nie bei vorhandener Caries; auch bleibe es zweifelhaft, ob diese durch Blasenpflaster verhindert werden könne. Am meisten empfahl Ford grosse Fontanellen mit 12—14 Erbsen aussen und etwas hinter dem grossen Trochanter und verwarf Glüheisen, Moxen als zu schmerzhaft, ebenso das Haarseil. Unter einer Fontanelle sah er viele Kranke den völligen Gebrauch ihrer Glieder wieder erhalten. Die Eröffnung des Abscesses oder Beförderung seines Aufbruchs wurde durchaus widerrathen, da meist sehr rasch darauf die gefährlichsten Zufälle folgten, zumal bei grossen Incisionen und Einlegen von Wieken. Der Eiter konnte möglicherweise aufgesogen werden und der Kranke mit einer Anchylose gerettet werden; überdiess blieben bei spontanem Aufbruch die Fistelöffnungen klein, sodass der Kranke nicht plötzlich entkräftet werde. Ford hielt eine gewisse Entschlossenheit für nöthig den dringenden Anforderungen der Kranken und Verwandten zu widerstehen den grossen, deutlich schwappenden Abscess zu öffnen. Von einer Amputation könne keine Rede sein, da die Caries meist stärker am Beckenknochen, wie am Schenkelkopf sei. Bei eingetretener Gelenkcaries hielt er die Anchylose für den günstigsten Ausgang; doch sie zu erreichen vermöge die Chirurgie nichts, nur die medicinische Behandlung, welche zur Stärkung der Constitution vor Allem nahrhafte Diät, frische Luft, China und Opium erfordere. Bemerkenswerth schien ihm, dass die Gelenkcaries an den oberen Extremitäten in der Regel heilbarer und seltener tödtlich verliefe, als an den unteren, und zwar deshalb, weil letztere nur schwer in anhaltend absoluter Ruhe gehalten werden könnten und der Kranke sowol Bewegungen wie frische Luft entbehren müsse. — Die gonorrhoische Gelenkentzündung war 1723 von Musgrave ausführlich beschrieben.

Die chronischen Gelenkentzündungen warf man in eine Gruppe und gab ihnen den Namen Fungus articuli, Gliedschwamm oder die von Wiseman eingeführte Bezeichnung Tumor albus (white swelling 1734). Am genauesten war die Arbeit von B. Bell (a treatise on the theory and management of ulcers, with a dissertation on white swellings of the joints 1778), dagegen Brambilla's Abhandlung (1787) ohne wissenschaftlichen Werth. Bell unterschied einen rheumatischen vom scrophulösen Gliedschwamm, und zwar mit kurzen Worten in folgender Weise: beim rheumatischen leiden zuerst die Gelenkbänder, schwellen an, erst später die Knochen, die mitunter cariös werden; der Schmerz erstreckt sich sofort über das ganze Gelenk; die Geschwulst, gleich anfangs beträchtlich, sitzt in den Weichtheilen; meist bei jungen Leuten, nach Verletzungen entstehend ist diese Form heilbar. Beim scrophulösen Gliedschwamm leiden zuerst die Knochen: ihre Gelenkköpfe schwellen an, werden schwammig, die Knorpel aufgelöst; später erkranken die Weichtheile. (Dass Gelenkknorpel sich nicht entzünden könnten, suchte Dörner in Tübingen durch Versuche nachzuweisen 1798.) Der Schmerz fixirt sich anfangs auf eine einzige kleine Stelle; die Geschwulst, zuerst gering, rührt deutlich vom Knochen her. Diese Form, spontan bei dyscrasischen Leuten entstehend, ist fast immer unheilbar. Beim rheumatischen Gliedschwamm empfahl Bell Schröpfköpfe, Blasenpflaster, Quecksilbersalbe (Pott, Ford die Fontanelle, Kirkland kaltes Wasser) und gegen die zurückbleibende Steifigkeit Einreibungen mit Baumöl; bei eingetretener Caries bleibe nur die Amputation übrig. Für den scrophulösen kannte er keine Mittel und hielt selbst die Amputation für nutzlos. Misslang eine Zertheilung der Gelenkeiterung, so entleerte Kirkland die Flüssigkeit durch eine sehr kleine Oeffnung, suchte dabei den Lufteintritt zu vermeiden und pr. intentio zu erzielen. An die Stelle der Amputation setzte er nach Park's Vorschlägen die Resection. Gegen die Steifigkeit empfahl man zuerst in Frankreich Tropfbäder von warmem Wasser (Le Dran, Bell, Aikin), warmem Bleiwasser (Goulard), auch Eisenwasser, Abkochungen zertheilender Kräuter, die man sogar vier Stock hoch herabfallen liess (Theden). Ausser den Flüssigkeiten kamen auch Tropfbäder von heissem feinen oder groben Sand, resp. kleinen Steinchen in Gebrauch (Pouteau beim Hüftweh). Die Alles curirende Elektricität durfte zur Beseitigung der Gelenksteifigkeit nicht fehlen. (Specialisten in diesem Fach waren in den 80er Jahren besonders Maudayt in Paris und Birch in London, deren ausgedehnte Thätigkeit es dahin brachte, dass man bei allen möglichen Leiden elektrisirte: Rheumatismus, Lähmungen, zurückbleibender Geschwulst nach Fracturen, Luxationen, Verstauchungen, Amaurose, Ophthalmien, alten Geschwüren, Frostbeulen, Taubheit, Zahnweh, Wassersucht, Epilepsie, Milchversetzungen, Unterdrückung der Menstruation, Pollutionen u. s. w.)

Die Gelenkwassersucht unterschied Heister vom Gliedschwamm nur dadurch, dass bei jener „die Flüssigkeiten sich im Gelenk selbst ansammelten, bei diesem ausser dem Gelenke stockten". Es machte der Hydrarthrus am Knie den Chirurgen wenig Sorge: misslang die Zertheilung, so wurde nach dem Beispiel von Würtz und Purmann ein Einschnitt gemacht und das Wasser herausgelassen; nur bei alten, grossen Geschwülsten und schwächlichen Patienten widerrieth man die Operation. Um eine neue Ansammlung zu verhüten, hatte schon Purmann in die Gelenkhöhle ein Wundwasser injicirt, was auch Heister empfahl, oder man legte nach Würtz eine feste Bandage um das Knie. Sogar der verständige O. Acrel machte noch nach erfolgloser Zertheilung am Knie zwei halbmondförmige Schnitte und hatte das Glück, seinen Kranken ohne Zufälle zu heilen. Als einer der ersten erhob Richter seine warnende Stimme und liess, wohl wissend, dass auf einen grossen Einschnitt Entzündung und tödtliche Eiterung folgen könne, nur eine Punction mittelst Troicar unter Hautverschiebung zu. Noch einen Schritt weiter ging B. Bell. Er verwarf die Operation ganz und gar, selbst wenn die übrigen Mittel wie Reibungen, Tropfbäder, Blasenpflaster, Einwicklungen die Geschwulst nicht zertheilten; ihm schienen die Folgen der Operation viel wichtiger als die Beschwerden des Kranken, wenn man die

Geschwulst sich selbst überliess. Mohrenheim liess, wenn nach dem Schnitt der Wassererguss fortdauerte, „stärkende Einspritzungen" und Gay, ein Wundarzt am Cap, zuerst alkoholische Injectionen durch den dilatirten Troicarstich (1789) machen. Bei Ansammlungen von Blut oder Eiter verlangte auch Bell so rasch als möglich eine Entleerung mit dem Troicar; doch verlor Theden einmal einen Kranken mit Haemarthrus im Knie, als nach der Eröffnung wiederholte Blutungen, eines Tages sogar von sieben Pfund, eintraten. — Die Bekanntschaft mit den Gelenkmäusen verdanken wir A. Paré, welcher 1558 „une pierre de la grosseur d'une amande" mit Erfolg aus dem Knie schnitt; sieben Jahre darauf fand der deutsche Arzt Wagner eine solche im Kniegelenk eines Ochsen. Ueber die Art ihrer Entstehung gingen die Ansichten weit auseinander: man hielt sie für Niederschläge aus der Synovia, analog den Blasensteinen (Paré), für abgetrennte Stücke der Gelenkknorpel oder Knochen (Monro, Mohrenheim, Löffler), losgetrennte Wucherungen der Knorpel (Ford, ähnlich Desault), verhärtete Gelenkdrüsen (Theden), Veränderung eines Theils der Synovialhaut in Knorpel (Bichat). J. Hunter sah dieselben für ursprünglich extravasirtes Blut an, das sich organisire, die Natur des Theils annähme, mit dem es in Verbindung stände und durch Reibungen allmählich davon abgesondert werde. Diese später aufgegebene Ansicht wurde von Neuem durch Velpeau vertheidigt. Sehr verschieden war sowol die Länge des Stiels der Gelenkmäuse (Theden: drei Zoll), als auch ihre Menge: so hatte E. Home bei einer Pseudarthrose 30—40 kleine lose Körper von knorpeliger und härterer Beschaffenheit in dem neugebildeten Capselraume wahrgenommen. Ueber die Indication zur Excision, deren Methoden wir im vorigen Capitel besprochen haben, war man nicht einig. B. Bell wollte die Gelenkmaus nur dann ausschneiden, wenn sie ganz lose, beweglich und der Schmerz sehr heftig sei; wenn unbeweglich entweder garnicht operiren oder bei gleichzeitig unerträglichen Schmerzen lieber amputiren, weil in diesem Fall die auf die Excision folgende Entzündung von ungemeiner Heftigkeit sei. Dagegen scheute sich Desault vor dieser einfachen, von den Praktikern lange gefürchteten Operation garnicht. Wenn früher das chirurgische Axiom galt, Gelenkwunden wegen des Lufteintritts wenn auch nicht für tödtlich, so doch für ausserordentlich gefährlich zu halten, so zeigte er, dass sie unter methodischer Behandlung selten von traurigen Complicationen begleitet seien, daher auch die Operation der Gelenkkörper methodisch gemacht keine nachtheiligen Folgen haben dürfe. Um die Operation zu vermeiden suchte Gooch die Ge-

lenkmaus durch eine Bandage in einer schmerzlosen Lage festzuhalten. — Den Eindruck der zuerst von Brodie (1836) beschriebenen
Gelenkneuralgie macht ein von C. C. von Siebold unter der
Diagnose „Hinken" beschriebener Fall (Chir. Tageb. Beob. XIV.
S. 35): eine 30jährige unverheirathete Person hatte seit der Unterdrückung ihrer Menstruation sechs Monate lang unausgesetzt Tag und
Nacht die heftigsten Schmerzen in der rechten Hüfte und konnte nicht
mehr stehen. Salben, Pflaster blieben erfolglos, bis einige starke Aderlässe nebst Purgantien sie soweit herstellten, dass sie ohne Krücken
ging, aber stark hinkte. Als nächste Ursache des Uebels bezeichnete
Siebold einen Blutandrang zum Hüftgelenk, auf welchen eine Verstopfung der kleinsten Gefässe in den Gelenkdrüsen und Bändern,
eine Austrocknung des Gliedwassers folgten.

Aus den Erkrankungen der Muskeln heben wir hervor, dass,
nachdem zuerst W. Cooper (1694) eine Muskelverrenkung des
langen Kopfes des Biceps beschrieben hatte, Bromfield und Pouteau
dieselben ebenfalls erwähnen, ohne dass die zusammengestellten
Symptome die Diagnose hinreichend sicher stellen. Fest steht, dass
bis jetzt keine beweisende Sectionen für die isolirte, nicht mit
Luxation des Gelenkkopfes combinirte Verschiebung der Bicepssehne
vorliegen. — Muskelzerreissungen am Biceps sah man vollkommen heilen (Duchemin 1786). Die Zerreissung der Achillessehne hatte J. L. Petit bei einem Gaukler beobachtet, der bei dem
Versuch, mit beiden Füssen zugleich auf einen hohen Tisch zu
springen, an beiden Sehnen diese Verletzung davontrug. Für die
Behandlung, bei welcher es darauf ankam, den Fuss zu strecken und
das Knie zu beugen, construirten er und Ravaton sog. Pantoffel.
Vielleicht trug der Umstand, dass zwei so bedeutende Männer wie
J. Hunter und Alex. Monro Vater sich selbst eine Zerreissung dieser
Sehne zuzogen, dazu bei, dass die bis dahin wenig gekannte Verletzung eine wahre Fundgrube für die Erfindung neuer Bandagen
wurde. (Erlebte doch unsere Zeit etwas Aehnliches, indem Gari-
baldi's Verletzung am Fuss alle möglichen und unmöglichen Erfindungen nach sich zog.) Hunter tadelte die übertriebene Aengstlich-
keit der Behandlung, verfiel aber in den entgegengesetzten Fehler,
indem er schon nach einigen Tagen wieder aufstand und mit einem
Schuhe, der einen hohen Absatz hatte, umherging; es soll bei ihm
die Zwischensubstanz in Verknöcherung übergegangen sein. Betreffs
der Bandagen erwähnen wir, dass Monro an dem Pantoffel die
Spitze offen liess, damit die Zehen nicht schmerzten. Gerade deshalb und weil nach der Heilung im Pantoffel dem Kranken das

Gehen beschwerlich fiel, erfand Desault einen neuen Verband: er legte an der hinteren Seite eine lange Compresse von den Fussspitzen bis über die Kniekehle, füllte die Lücken zur Seite der Sehne mit graduirten Compressen aus und machte eine zirkelförmige Einwicklung von der Fussspitze bis zum Knie. Diesen Verband modificirte Wardenburg, liess auch Hohlschienen von Blech auf das Knie- und Fussgelenk legen. Richter empfahl seines Schülers Methode, wenn man nicht durch die Lage des Gliedes allein, jedenfalls die beste Behandlung, eine gegenseitige Berührung der Sehnenenden zu Stande bringe. Einfach war auch Schneider's Verband, welcher den soviel als möglich gestreckten Fuss gegen eine von den Zehen bis zum Knie reichende Holzschiene anwickelte (1787). Die von Heister, Garengeot u. A. empfohlene Sehnennaht wurde bald wegen Entzündung, Vereiterung der Sehne und Ausreissen der Naht verworfen (Richter). Als Acrel durch sie eine Heilung erzielte, riss nach einigen Jahren die Sehne an derselben Stelle bei raschem Treppensteigen wieder entzwei.

Das Caput obstipum liess man durch Narben, Verkürzung des Kopfnickers in Folge von Metastasen eines reizenden Krankheitsstoffs auf die Halsmuskeln, oder durch Lähmung derselben, Muskelkrämpfe entstehen. Bekanntlich leugnen heutzutage einige Chirurgen die sog. angeborne Form, welche erst durch Zerreissungen des Sternocleidomastoideus während der Geburt entstehen soll. Dagegen ist zu erinnern, dass Bündell im Jahre 1762 (R. A. Vogel's neue med. Bibl. V. Bd. S. 189) als damals noch unbekannte Ursache des angebornen Cap. obstipum constatirte, „dass der M. mastoideus auf einer Seite eine blosse Sehne war", und Heusinger (1839) die verkürzte Sternalportion eines wenige Tage alten Kindes nicht aus Muskelsubstanz, sondern aus weissem Sehnengewebe bestehend fand. Nur der Schiefhals durch Muskelverkürzung indicirte die Operation, wenn die innere und äussere Anwendung der antidyscrasischen Mittel erfolglos geblieben war (Richter). Um die Operationsmethode machte sich Sharp verdient: er liess den Kopfnicker anspannen, durchschnitt quer die Haut, führte unter dem Muskel ein von ihm angegebenes Sondenmesser durch und trennte ihn von innen nach aussen. Sein Verfahren blieb bis zur subcutanen Methode das gebräuchlichste. B. Bell rieth aus Furcht die Gefässe und Nerven zu verletzen, den Muskel lieber von aussen nach innen mit kleinen Schnitten allmählich zu trennen. In der Regel genügte Richter, welcher die Durchschneidung einen Zoll oberhalb des Brustbeins für die geeignetste Stelle hielt, die Trennung der Sternalportion; doch durchschnitt er auch die Clavicularportion, wenn sie gespannt war und hielt nachher den Kopf durch Bandagen bis zur Heilung gerade. Dazu kam die von Köhler in Jena angegebene lederne Mütze sehr in Gebrauch (1796). Dass Gooch zuerst einen Schiefhals durch Verkürzung des Platysma myoides sah und denselben mittelst Durchschneidung dieses Muskels nebst der Haut der ganzen Breite nach heilte, ist früher angedeutet (1759).

Die Orthopädie wurde als Wissenschaft im 18. Jahrhundert geboren und zuerst auf schweizer und deutschem Boden cultivirt. Wer ihren französischen Ursprung geltend machen will, weil Andry, der Erfinder des Wortes Orthopädie, die Schrift „l'orthopédie ou l'art de prévenir et de corriger dans les enfants les difformités du corps" (Paris 1741) herausgab, berücksichtige, dass in dieser Arbeit viele andere Krankheiten, wie Frostbeulen, Hasenscharten, rothe Nase, Krätze, abgehandelt werden. Bei der grossen Menge der Wundärzte galten die verkrümmten Glieder als unheilbar; man überliess die Kranken den Jahrmarktsärzten und sog. Einrichtern. Da trat JOH. ANDR. VENEL (1740—1791) in Yverdun auf, um sich ganz diesem vernachlässigten Zweige der Chirurgie zu widmen. Die glückliche Heilung eines Klumpfusses bewog ihn in seinem 39. Jahre zum zweiten Male nach Montpellier zu gehen, um noch einmal Anatomie zu studiren. Er liess dann ein eigenes Hospital bauen, wo zugleich in besonderen Werkstätten die Maschinen und Bandagen unter seiner Aufsicht angefertigt wurden. Bald wuchs die Zahl seiner Kranken, die aus der Schweiz, Deutschland und anderen Ländern zu ihm kamen; doch nahm er nur Kinder, welche das achte Jahr noch nicht überschritten hatten, und behandelte ihre Verkrümmungen der Füsse, Knie, wahrscheinlich auch des Rückgrats. Bei der Aufnahme sowol wie nach vollendeter Heilung machte er jedesmal einen Gypsabdruck des verunstalteten Gliedes, und liess Abbildungen auf acht Tafeln erscheinen. Binnen zwölf Jahren, in denen er unermüdlich thätig mit vielen Hindernissen, Neid und Missgunst zu kämpfen hatte, verrichtete er gegen hundert glückliche Curen; just sollte seine Methode der Oeffentlichkeit übergeben werden, als er starb. — Dr. Ehrmann in Frankfurt am Main war der erste, welcher Venel's Verfahren in Deutschland nachahmte und dasselbe an Brückner in Gotha mittheilte, der nun ebenfalls diese Specialität ergriff und eine Schrift darüber veröffentlichte (Ueber die Natur, Ursachen und Behandlung der einwärts gekrümmten Füsse oder der sog. Klumpfüsse. Gotha 1796). Unbedeutend waren die folgenden Arbeiten der beiden Deutschen Naumburg und Wanzel, während im Auslande Sheldrake

(1794) und vor Allem Scarpa (Mem. chir. sui piedi torti congeniti de' fanciulli. Pavia 1803) sich um die Klumpfüsse verdient machten. Für die Verkrümmungen des Rückgrats wurden Portal's Schrift (Obs. sur la nature et le traitement du Rachitisme, ou des courbures de la colonne vertébrale et de celles des extrémités. Paris 1797) und in Deutschland Feiler's Arbeit (De spinae dorsi curvationibus. Altdorf 1798) von Wichtigkeit. Die Orthopädie war den Pfuschern entrissen und zur selbständigen chirurgischen Doctrin erhoben.

Man wusste, dass der Klumpfuss in der Regel angeboren war und hielt eine widernatürliche, nach einwärts gedrehte Lage der Füsse in der Gebärmutter, welche eine Verkürzung des M. tibialis ant. und post. und der Gastrocnemii zur Folge habe, für die Veranlassung. Bekanntlich lehrte erst Eschricht (1851), dass jene fötale Lage keine widernatürliche sei, und der angeborne Klumpfuss sich aus der Persistenz der normalen Fötalkrümmungen in einem gewissen Stadium erklären lasse. Die Verkürzung zu heben war der Zweck der Behandlung, die je früher nach der Geburt unternommen um so mehr Aussicht gewährte. Um die Muskeln zu erschlaffen und auszudehnen, liessen die deutschen Chirurgen nach Brückner's Beispiel anfangs erweichende Mittel einreiben, Fussbäder nehmen und den Fuss nach vorgeschriebenen Manipulationen mit der Hand anhaltend kneten und dehnen, dabei aber nie den Kranken auf die Füsse treten. Erst wenn nach einigen Wochen eine grössere Nachgiebigkeit erzielt war, legte man Verbände oder Maschinen an und setzte jene Behandlung fort. Unter der grossen Menge neuerfundener Maschinen waren die bekanntesten diejenigen von Cheselden, White, van der Haar, Bell, Brünninghausen u. A. Venel's Sabot und Brückner's Stiefel wurden die beiden Haupttypen der Klumpfussapparate und waren älter als der berühmt gewordene Scarpa'sche Stiefel. Bei neugebornen Kindern begnügte man sich meist mit Brückner's Binde. Wurde das Gehen wieder erlaubt, so liess man einen Schnürstiefel tragen, welcher bis zur Mitte des Unterschenkels reichte, keinen Absatz und eine Fersenkappe von steifem Leder hatte. Der wichtigste Fortschritt war dem deutschen Arzte Thilenius zu danken, welcher 1784 bei dem Klumpfuss eines 17jährigen Mädchens, wobei weder Binden noch Apparate halfen, trotz der von Alters her überlieferten Gefährlichkeit der Sehnenwunden, den grossen Muth zeigte, zum ersten Male die Achillessehne durchschneiden zu lassen, nachdem sie durch eine grosse Wunde blossgelegt und freipräparirt war. Er wurde von seinen Zeitgenossen nicht verstanden. Noch im Jahre 1792 hielt C. C. von Siebold die Geraderichtung des Klumpfusses mittelst Durchschneidung von Sehnen und Bändern wegen Gangrän und Caries für lebensgefährlich; ja mit Schaudern dachte er daran zurück, wie ein Landbader schon das Messer in der Hand hatte, um die Klumpfüsse eines neugebornen Kindes gerade zu machen!

XVI.

Krankheiten der Gefässe, Nerven und Haut. Neubildungen.

Aneurysmen. — Phlebitis, Venenwunden. — Lymphangitis. — Anästhesie. — Tetanus, Compression der Carotiden, Gesichtsschmerz. — Geschwüre. — Furunkel, Carbunkel, Rose. — Verbrennungen, Erfrierungen, Panaritium. — Warzen, Hühnerauge. — Neubildungen: Scirrhus und Krebs. — Brust-, Lippen- und Schornsteinfegerkrebs. — Balggeschwülste, Ueberbeine, Teleangiectasie.

Wenn in Deutschland die Natur mit Aneurysmen geizt, so ersetzte vor hundert Jahren die Kunst diesen Mangel zur Genüge durch die Aderlasslancetten der Barbiere und Badergesellen. Kamen doch innerhalb fünf Monaten vier Aderlassaneurysmen in die Behandlung von Prof. Leber in Wien. Wie zum Theil noch jetzt bestand schon damals grosse Confusion in der Nomenclatur: man warf wahre und falsche Aneurysmen bunt durcheinander. Während Einige das nach einem Aderlass entstandene Aneurysma ein wahres nannten (Leber, Plenk), liessen Andere diese Bezeichnung nur dann zu, wenn der Sack aus starken ringförmigen Muskelfasern bestand (A. Monro); wieder Andere nannten das cylindrische durch Ausdehnung der ganzen Arterienwand bedingte ein wahres, das sackförmige dagegen, welches durch Zerreissung der inneren Häute und Ausdehnung der äusseren entstände, ein falsches (Morgagni). In Deutschland wurde diejenige Eintheilung am gebräuchlichsten, welche von England, dem aneurysmenreichen Lande, ausging, wo die beiden Hunter, D. Monro und J. Bell sich dieser Krankheit besonders annahmen. Man bezeichnete in der zweiten Hälfte des Jahrhunderts als Aneur. verum diejenige Geschwulst, wo die Arterie an irgend einer Stelle widernatürlich erweitert und ausgedehnt war und unterschied, je nachdem die Ausdehnung nur an einer kleinen Stelle oder in einer grösseren Länge der Arterie stattgefunden, das Aneur. verum circumscriptum und diffusum. Dagegen wurde die Geschwulst, wobei durch eine widernatürliche Oeffnung der Arterie Blut ins Zellgewebe trat, das sich, um mit Heister zu reden, zwischen Fell und Fleisch ergoss und hier einen Sack bildete, Aneur. spurium genannt. Diesen Namen gab Donald Monro besonders den jetzigen traumatischen Hämatomen. Auch das falsche Aneurysma war entweder circumscript oder diffus und wurde von John Bell meisterhaft geschildert. Als dritte Hauptgattung führte W. Hunter das Aneur. mixtum ein, wo durch eine Verletzung die äussere Haut der Arterie zerrissen war und durch ihre Oeffnung die innere unverletzte in Folge des Blutdrucks sich als Sack ausdehnte (An. mixt. int.) oder umgekehrt nach Zerreissung der inneren die äussere sich erweiterte (An. mixt. ext.). Erstere Form wurde später für unmöglich erklärt, da bereits J. Hunter's Experimente bewiesen, dass nach Fortnahme der äusseren Haut die innere sich nicht hervorstülpte. Er hatte bei Hunden an der Carotis und Cruralis die äussere und einen Theil der übrigen Häute abgetragen, sodass man das Blut durch die dünnen Wände deutlich fliessen sah; allein nie dehnte sich die Arterie aus. Auch durch Bersten wahrer Aneurysmen liess man ein An. mixtum entstehen. Dann entdeckte W. Hunter (1762) die in Folge eines Aderlasses entstehende Communication zwischen Arterien und Venen: dabei schloss sich die vordere Venenwand, während die hintere und die Arterienwunde offen blieben, sodass das arterielle Blut in die Vene drang und diese sich ausdehnte. Er nannte die Geschwulst Varix aneurysmaticus. Als besondere Art davon beschrieb Park (1793) ein Aderlassaneurysma von Faustgrösse, wo er nach Eröffnung des Sackes in dem Boden desselben eine Oeffnung fand, in welche er eine Sonde einen Zoll tief einbringen, aber weder auf- noch abwärts tiefer einschieben konnte. Die Oeffnung führte in einen darunter liegenden kleineren Sack von Muskatnussgrösse, auf dessen Boden ein Loch lag, durch welches man in die Arterie drang. Seitdem unterschied man zwei Formen dieser Geschwülste: das Aneur. varicosum und den Varix aneurysmaticus. Die Verwirrung wurde grösser, als W. Hunter das sog. An. cirsoideum zum Theil mit jenen beiden Formen zusammen warf, und einige Chirurgen anfingen dieselben als An. per anastomosin zu bezeichnen. Diesen Namen gab J. Bell nur denjenigen Blutgeschwülsten, die verschieden von den angebornen Teleangiectasieen in Folge einer Verletzung aus der Erweiterung vorhandener Anastomosen von kleineren Arterien und Venen entständen. Schliesslich warf im Anfange dieses Jahrhunderts Scarpa Alles über den Haufen und erklärte, dass es ein wahres Aneurysma in dem älteren Sinne gar nicht gäbe, da dasselbe nie durch eine gleichmässige

Ausdehnung aller Arterienhäute, sondern durch Zerstörung der inneren und mittleren Haut und durch Austritt des arteriellen Blutes in die Zellscheide oder das die Arterie einhüllende Gewebe entstehe.

Als Ursache der wahren Aneurysmen sah man eine Schwäche der Arterienwand in Folge von Quetschungen, plötzlichen Zerrungen, heftigen Blutbewegungen, oder am häufigsten eine Krankheit des Arteriensystems an. Wohl kannte A. Monro Vater die knöchernen und steinigen Concretionen der inneren Haut und hielt sie für eine häufige Ursache von Arterienerkrankungen. Auch fand Don. Monro oft sämmtliche Arterien ausserordentlich mürbe und zerreisslich, mitunter dagegen widernatürlich hart, fast knöchern (1771) und sah Baillie bei zunehmenden Jahren häufig Ossificationen (1793); allein im Klaren war man über den atheromatösen Process als Ursache der Aneurysmen nicht. Man glaubte wohl an eine allgemeine Ursache, weil zuweilen mehrere Geschwülste an verschiedenen Körpertheilen zugleich vorkämen: so sah Don. Monro bei einem Kranken vier Aneurysmen an der rechten Art. cruralis und zwei an der linken. — Die Symptome beschrieben unsere Vorfahren sehr genau. Bei der Untersuchung gab Don. Monro den Rath die Geschwulst nicht allzu oft und stark zu befühlen, weil man dadurch leicht ein Stück geronnenes Blut losdrücke, welches fortgerissen eine Verstopfung in einer anderen Arterie verursache, wodurch unerwartete Zufälle eintreten könnten. Was Monro vermieden wissen wollte, empfahl in unseren Tagen Fergusson zur Behandlung; doch hat seine Knetungsmethode wegen ihrer Gefahr kein Glück gemacht. — Spontane Heilungen beschrieben Ford und Desault. Schon war letzterer entschlossen ein wahres Aneurysma der Poplitea zu operiren, als er plötzlich bemerkte, dass die Geschwulst sich binnen 24 Stunden um $^2/_3$ verkleinert hatte, nicht mehr klopfte und ganz hart geworden war, während oberhalb der Geschwulst die Cruralis mit den Seitenästen weit stärker pulsirten. Als der Kranke an Apoplexie starb, fand man die Art. poplitea sowol nahe über dem Aneurysma in einer Länge von drei Zoll, als auch unterhalb desselben bis zur Theilung in die Tibiales durch einen Blutpfropf ganz verstopft. Die falschen Aneurysmen gaben nach Heister eine schlechtere Prognose als die wahren und galten ihm die Aneurysmen der Carotis, Subclavia, Axillaris, Cruralis nahe am Rumpfe, für unheilbar, weil man bei ihrer Operation das Blut nicht stillen könne, und eher Brand zu befürchten habe.

Die Behandlung richtete sich in der ersten Hälfte des Jahrhunderts hauptsächlich nach der Grösse der Geschwulst. Ausser

Valsalva's Methode, die man durch locale Anwendung des Eises, (zuerst von Donald Monro erwähnt) unterstützte, empfahl man für kleine Geschwülste die Compression, für grosse den Schnitt. — Die Compression war damals eine directe. Heister construirte ein bruchbandähnliches Instrument, dessen Pelotte durch eine Schraube gegen die Geschwulst angedrückt wurde. Dasselbe wurde durch das Compressorium des Berliner Arztes Senff verdrängt, welches aus einem Kissen, einer doppelt gekreuzten Feder bestand und vielfache Anwendung fand (Platner, Richter, Acrel). Ins Unendliche wuchs nun die Zahl der Compressorien und Compressionsverbände, aber die günstigen Resultate nahmen nicht zu. Da kam als nächster Fortschritt die indirecte Compression hinzu, welche in der Regel mit der directen zusammen, doch auch schon für sich allein angewandt wurde. Sie ging von deutschen Chirurgen aus. Mit Unrecht schreibt die Geschichte Guattani die Priorität zu, die indirecte Compression 1772 eingeführt zu haben, denn schon im Jahre 1770 veröffentlichte Leber Heilungen durch directe in Verbindung mit indirecter Compression. Er legte auf die Geschwulst ein ausgehöhltes Pantoffelholz und drückte ausserdem den oberen Theil der Arterie durch graduirte Compressen zusammen. Ausserdem machte 1771 Theden seine methodischen Einwicklungen des ganzen Gliedes mit fingerdicken Longuetten auf den Arterienstamm bekannt und heilte so traumatische Aneurysmen. Diese deutschen Beobachtungen waren mithin zwei Jahre lang bekannt, bevor Guattani's Arbeit erschien. Ihm war die directe Compression auf die Geschwulst die Hauptsache und benutzte er die indirecte in Form von Longuetten und Binden nur als Hülfsmittel, um den Blutandrang zur Geschwulst zu schwächen. Auch gebührt Leber die Priorität die indirecte Compression allein, ohne directe zuerst versucht zu haben, obschon seine Behandlung bei einem Aderlassaneurysma fehlschlug und er den Werth dieser Methode nicht zu würdigen wusste. Mag Desault die Ehre bleiben, die indirecte Compression allein zuerst bei einem „wahren" Aneurysma versucht zu haben (1785), indem er nach Camper's sinnreicher Idee die Subclavia bei einem Aneur. der Axillaris gegen das Schlüsselbein comprimirte; der Kranke entzog sich der Behandlung. Erst J. Hunter gelang (wie E. Home 1793 erzählt) die Heilung mittelst indirecter Compression bei einem Aneurysma der Cruralis in der Mitte des Schenkels durch Application eines Tourniquets auf die Arterie nahe unter dem Lig. Poupartii. Der Druck wurde so schmerzhaft, dass das Instrument wieder abgenommen werden musste, allein nach eingetretener Entzündung und Anschwellung des Aneurysma verloren sich die Pulsationen und wurde der Sack ganz klein und hart. Hunter schien wohl Neigung zu haben, die indirecte Compression weiter zu prüfen, allein da auch in den nächsten Fällen der durch das Tourniquet verursachte Druck nicht ertragen wurde, so gab er die Methode auf. Dann brachte Brückner in Gotha (1797) eine Heilung mit indirecter Compression bei einem sehr grossen wahren Aneurysma der Poplitea zu Stande, in dem Bewusstsein, dass diese Behandlung das Hauptmittel sei. Er benutzte ein ringförmiges Tourniquet, legte an die andere Seite des Gliedes eine lange steife Schiene und trieb die Compression der Art. femoralis nur so weit, dass die Pulsationen im Sacke schwächer wurden, aber nicht ganz aufhörten. (Meine histor. Notiz in der Deutschen Klinik 1868. Nr. 13.)

Die Methode, wahre Aneurysmen durch den Schnitt zu operiren, bestand fast allgemein in der Spaltung des Sackes mit doppelter Ligatur (Antyllus) oder in der Exstirpation, nachdem vorher der Arterienstamm über und unter der Geschwulst umstochen war. Diese alten Operationen führten meistens zum Tode, sodass viele Chirurgen sie aufgaben und das Glied amputirten, (J. L. Petit) — ein Weg vom Regen in die Traufe. Die Idee, die Ligatur für sich allein anzuwenden, ohne den Sack zu eröffnen, war daher ein ausserordentlicher Fortschritt. Sie stammte aus Paré's Zeit, denn sein Schüler Guillemeau schrieb bereits 1649: „si en quelques autres parties exterieures il se présente au Chirurgien pareil aneurysme, il peut seurement découvrir le corps de l'artère vers sa racine et partie superieure, et la lier de mesme facon sans autre ceremonie." Die erste bekannte Operation dieser Art machte Anel am 30. Jan. 1710 bei einem Aneurysma der Ellbogenbeuge, wobei er die A. brachialis dicht oberhalb des Sackes unterband. Wie dankte man ihm? Seine Collegen griffen ihn heftig an, und schrieben die Heilung einem Zufall zu. 70 Jahre vergingen, bevor Anel's Idee durchschlug. 1781 sah Assalini die Operation von dem Arzt und Wundarzt des Herzogs von Modena Herkules van Este Spezzani machen. Dann überzeugte sich Desault durch Injectionen und Thierversuche, dass eine Unterbindung der Femoralis die Circulation im unteren Theile des Gliedes nicht störe und unterband im Juni 1785 bei einem Aneurysma der Poplitea die Femoralis, dicht unter dem Spalt des Abductor magnus mit Erfolg. Den wahren Werth dieser Operation lehrte jedoch erst John Hunter. Auch er hatte bis dahin Ligaturen über und unter dem Sack angelegt und stets den Tod durch Verblutung, Eiterung eintreten sehen, ja noch im September dieses Jahres ein orangengrosses Schenkelaneurysma für nicht operirbar erklärt. Jedoch schon am 12. December machte er — ob mit oder ohne Wissen des Desault'schen Erfolges, lässt sich jetzt schwer entscheiden — seine erste berühmt gewordene Ligatur, welche er, anstatt wie Anel dicht oberhalb des Aneurysmas, in einer grösseren Entfernung vom Sack anlegte. Ausgehend von der Thatsache, dass die Arterie in der Nähe des Sackes stets erkrankt sei, sodass der Ligaturfaden sie an dieser Stelle leicht durchschneide und neue Blutung veranlasse, unterband er die Arterie höher oben, wo sie vermuthlich gesund sei, man daher ein Durchschneiden des Fadens nicht so leicht zu befürchten habe. Es schien ihm hinreichend durch die Ligatur den Zufluss des arteriellen Blutes nur zu hemmen, durch eine graduelle Verengerung des Arterienrohrs den Blutandrang nach der Unterbindungsstelle hin zu mässigen, wodurch das Blut im Sack gerinne und dieser zusammenschrumpfe. Daher sei es unnöthig ihn zu öffnen, oder zu exstirpiren. Hunter operirte ein grosses Aneurysma der Poplitea in folgender Weise: er machte einen Einschnitt an der vorderen inneren Seite des Oberschenkels, etwas über der Mitte schräg über den inneren Rand des Sartorius, entblösste die Pulsader, isolirte sie mit einem Spatel, führte vier Fäden unter ihr durch und unterband sie so an vier wenig von einander entfernten Stellen. Von diesen sog. Reserveligaturen schnürte er die vom Herzen am weitesten entfernte ganz zu; die nächst gelegene blieb unter der Arterie als offener Faden zurück; die beiden anderen Fäden verengten als lockere Schlingen das Arterienlumen allmählich. Bei zu frühzeitiger Durcheiterung der eigentlichen Ligatur sollten die losen Fäden dazu dienen das blutende Gefäss schnell wieder zu schliessen. Der Kranke überstand eine Nachblutung und wurde erst nach sieben Monaten geheilt. Der glückliche Erfolg brachte ihn zu der Ueberzeugung, dass es durchaus nicht darauf ankomme das arterielle Blut vom Sack ganz abzuschnüren, sodass er sich fragte, ob die Ligatur überhaupt nöthig sei und nicht die indirecte Compression genüge das Blut eine Zeit lang vom Sack zurückzuhalten, bis das darin befindliche geronnen sei. Deshalb stellte er die vorhin erwähnten Compressionsversuche an. Die Idee, dass es besser sei, die Arterie an mehreren Stellen schwach, als an einer einzigen sehr stark zusammenzuschnüren, gab er rasch wieder auf, legte bei seinen folgenden Operationen immer nur Eine Ligatur an und zog sie fest zusammen. Er erkannte zuerst sowol die grosse Wichtigkeit der Gerinnsel im Sacke, die bisher immer als der Heilung entgegenstehend angesehen wurden, als auch die Bedeutung des Collateralkreislaufes. Hunter stellte zuerst die Grundsätze der Continuitätsunterbindung fest und führte seine Operationsmethode, welche schon damals wie noch heute seinen Namen trägt, in die Praxis ein, womit er sich, wie Scarpa sagte, ein ewiges Denkmal seines Ruhmes setzte.

Um die Methode einzubürgern kam es darauf an festzustellen, dass die Ligatur des Hauptstammes der Ernährung des Gliedes nicht schade. Heister war darüber noch im Unklaren gewesen und wünschte diese Frage durch Sectionen aufgehellt zu wissen. Man empfahl vor der Operation jederzeit die Compression des Hauptstammes, um dadurch das Blut mehr in die Collateralen zu treiben, diese zu erweitern, sodass sie nachher sogleich die Circulation im Gliede unterhalten könnten (W. Hunter). Diese Erweiterung der Collateralen, wodurch den unterliegenden Theilen hinreichend Blut zugeführt werde, sollte der Unterbindung des Hauptstammes jede Gefahr benehmen. Man fing an die grossen Gefahren der alten Unterbindungsmethode nach Antyllus mit lebhaften Farben zu schildern (Guattani, Deschamps), und wurde die Hunter'sche Operation bald von Blizard, Lyon, Birch, Cline nachgeahmt. E. Home rühmte sie als sehr einfach und gefahrlos, sodass sie vor allen anderen Methoden den Vorzug verdiene. Leider stand ihr anfangs Pott's Autorität etwas im Wege. Dieser Chirurg hatte zwar ebenso wie J. Hunter gesehen, dass die Arterie fast immer eine Strecke weit oberhalb des Sackes erkrankt, daher hier die Ligatur erfolglos sei; auch hatte er stets bei den Operationen nach Antyllus einen tödtlichen Ausgang durch Gangrän beobachtet, allein die einzige Möglichkeit das Leben zu retten sah er in der Amputation, welche Bromfield dagegen durchaus widerrieth. Im Jahre 1786 machte Pott noch einmal bei einem Aneurysma der Poplitea den Versuch, die Arterie an der hinteren Schenkelseite zu unterbinden und gab auf die Frage, was er gethan haben würde, wenn er die Arterie krank gefunden hätte, die Antwort, dass er dann vielleicht Hunter's Methode gefolgt sei. Allein er könne sich zu dieser nicht leicht entschliessen, weil bei ihr durch den schiefen Einschnitt die meisten Lymphgefässe an der inneren Schenkelseite durchschnitten würden. Einmal legte er die Ligatur in sehr geringer Entfernung oberhalb des Sackes an, schien indess die Arterie gar nicht gefasst zu haben, sodass er amputirte. Richter war mit seinem Urtheil über Hunter's Operation zurückhaltend. Die Grösse derselben verstand er nicht; er wusste nur die lose angelegten vier Ligaturen zu tadeln und hielt Hunter's indirecte Compression resp. Ligatur für fraglich, da Guattani durch directen Druck grosse Aneurysmen geheilt hatte. In Frankreich fanden Hunter's Reserveligaturen günstige Aufnahme; auch Boyer wandte vier, zuweilen sogar doppelte „ligatures d'attente" an, ebenso Lisfranc. Dagegen tadelte Abernethy dieses Verfahren, da man bei Vermehrung der Ligaturen die Arterie in zu weiter Strecke von ihren natürlichen Verbindungen trennen müsse.

Es blieben einzelne grosse Aneurysmen (Iliaca ext., Axillaris) übrig, bei denen eine Ligatur oberhalb des Sackes, kurz jede Rettung des Kranken unmöglich schien. Da kam Brasdor auf die geistvolle Idee die Arterie dicht unterhalb des Sackes zu unterbinden und diesen sich selbst zu überlassen, damit das stagnirende Blut gerinne, resorbirt werde und der Sack obliterire. Diese Operation, von Desault gebilligt, führte zuerst Deschamps 1798 bei einem Aneurysma der Femoralis in der Leiste aus, obschon mit tödtlichem Erfolg. — Ueber verschiedene andere Vorschläge jener Zeit Aneurysmen zu heilen, wie z. B. Lambert's Arteriennaht, können wir hinweggehen.

Im Gebiet der Venenkrankheiten war die Entdeckung der Phlebitis durch John Hunter 1793 der wichtigste Fortschritt. Konnte eine Vene sich entzünden? Ueber diese Frage theoretisirten die Deutschen hin und her. Bisher galt der Lehrsatz, welchen auch Z. Platner aufstellte, dass Venenentzündungen nicht vorkämen. Erst sein Sohn nahm an (1773), dass „die Verstopfungen und Entzündungen, die man in den Arterien zu finden glaubte, in der Regel wahrscheinlich ihren Sitz in den Venen hätten. Doch zweifelte er, dass bei Venenentzündungen das Blut ins Zellgewebe ausschwitze; wo man davon also nichts sähe, vielmehr nur die blutgefüllten Gefässe hervorständen, läge eine Entzündung der Venen und nicht der Arterien vor." Alles leerer Schaum; von Beobachtungen, Sectionsbefunden keine Rede. Hunter lehrte, dass die innere Haut der Sitz einer Entzündung und Eiterung werden könne, zumal von grösseren Venen, wenn sie bei heftigen Zellgewebsentzündungen, mochten sie spontan oder nach Verletzungen entstanden sein, durch den entzündeten Theil liefen. Mitunter konnte er wirkliche Eiteransammlungen in der Vene, und nach Aderlässen viele kleine Abscesse im ganzen Verlauf des Gefässes nachweisen; häufig war bei Sectionen die Vene an mehreren Stellen zusammengeklebt, exulcerirt. Die Folge grosser Eiteransammlungen war dann eine Verschliessung der Vene. Er glaubte, dass Phlebitis vorzüglich dann zu fürchten sei, wenn die innere Gefässhöhle der äusseren Luft exponirt sei, rieth daher beim Aderlass die Hautwunde gut zusammenzuziehen und mit einer Compresse zu bedecken. Er unterschied eine adhäsive, suppurative und ulcerative Phlebitis. Erstere Form sollte von der Extravasation coagulabler Lymphe herrühren, bei der zweiten im Inneren der Gefässe Eiter entstehen, der mit geronnenen Bluttheilen vermischt sei, bei der letzten Abscesse sich bilden, deren Entleerung nach dem Herzen oft durch adhäsive Entzündung verhindert werde. — Grössere Venenwunden stillte man durch Druck, oder wenn derselbe nicht hinreichte durch Unterbindung; diese scheute man nicht, da die Anastomosen die Circulation unterhielten.

Auch die Symptome der Lymphangitis mit den rothen, nach aufwärts verlaufenden Streifen, den schmerzhaften Drüsenanschwellungen, Frostschauern u. s. w. beschrieb J. Hunter und führte die Erscheinungen auf eine längs der Lymphgefässe sich fortpflanzende Irritation zurück. Theden tappte noch im Dunkeln, als sich bei ihm nach einer Verletzung ein „Panaritium mit folgender Beule am inneren Condylus des Oberarms" entwickelte, wobei die Schmerzen so gross wurden, dass er fast zur Amputation entschlossen war. Er meinte, dass die Krankheit einem Panaritium wol sehr ähnlich, „indess doch etwas anderer Art sei und auf Einsaugung der faulen Materie beruhe." Es handelte sich eben um Lymphangitis mit Vereiterung der Lymphdrüse.

Betreff der Nerven haben wir sowol die Versuche der Göttinger Chirurgen Arnemann und Michaelis über Regeneration derselben, als auch die Entdeckung der motorischen und sensibeln Fasern von Charles Bell früher erwähnt. Was der englische Chirurg durch schlagende physiologische Versuche zuerst bestimmt nachwies, ahnte der Franzose Pouteau schon vorher (1783), indem er aus dem Umstande, dass bei Kranken ein Theil der Empfindung mitunter gänzlich verloren gehe, während die Bewegung unverändert bleibe, schloss, dass für beide Functionen auch verschiedene Nerven vorhanden sein müssten. Er glaubte, dass die Empfindungsnerven aus dem grossen, die Bewegungsnerven aus dem kleinen Gehirn entsprängen. — Um chirurgische Operationen so schmerzlos als möglich zu machen, gab man seit Jahrhunderten Opium. Allein es nützte nicht viel, wenn es nicht in sehr grossen Dosen gegeben wurde, war dann aber schädlich. (Eine frühzeitige Ausbreitung der Anästhesie finden wir wunderbarer Weise in Spanien, wo der Arzt Theodorico, später Bischof von Cervi sie bereits 1498 ausführlich beschrieben hatte. Der Spanier Don Juan Fragoso gab dazu folgende Vorschrift (1581): man nahm den Saft von Bilsenkraut, Cicuta, Mandragora und Mohn, sättigte damit einen neuen Schwamm, liess ihn an der Sonne trocknen, dann wieder in heissem Wasser aufweichen und den Kranken so lange den Dunst einathmen, bis er

schlief. Um ihn zu erwecken, musste er warme Essigdämpfe einathmen. Eine ähnliche Vorschrift hatte bereits Hans von Gersdorf
(1540) gegeben.) Um den Nachtheil des Opiums zu umgehen, schlug
James Moore in London vor (1784), mittelst eines Tourniquets den
Hauptnerven zu comprimiren, was indess eine halbe Stunde lang
dauern müsse, bis gänzliche Empfindungslosigkeit einträte. Seine
Beobachtungen waren nicht beweisend genug; auch fürchtete man
den anhaltenden, unvermeidlichen Druck auf die Gefässe, daher
sein Vorschlag nicht durchdrang.

Der Tetanus war den deutschen Militairärzten nicht unbekannt.
So erzählt Bilguer, dass nach der Schlacht bei Prag (1757) am
sogenannten „Hundskrampf" in den Feldlazarethen einige Tausend
mit leichten Wunden, trotz der sorgfältigen Behandlung von Cothenius, Schmucker u. A. zu Grunde gingen; ebenso nach der Schlacht
bei Liegnitz. Bei der Fortdauer des Krieges sah er den Krampf
seltener. Als Ursache des Tetanus, bei welchem schon A. de Haën
höhere Temperaturen gemessen hatte, kannte man die schlechte
Hospitalluft, sodass Theden zur Verbesserung derselben als prophy-
laktisches Mittel gegen den Tetanus die Ventilation empfahl, trotzdem der Zug ihn oft hervorriefe. Auch beschuldigte man die Massen-
ligatur, zumal bei Castrationen als Ursache (Theden, Plenk, Morand).
Grössten Werth legte Bilguer auf die locale Behandlung und erweiterte deshalb die Schusswunden in der Länge und Tiefe, um eine
Entspannung hervorzubringen. Plenk, Siebold machten mit Erfolg
Amputationen, für welche später besonders Larrey in die Schranken
trat. In der innerlichen Behandlung stand das Opium, zumal von
Petit und Bilguer warm empfohlen, in hohem Rufe und scheute man
sich nicht vor grossen Dosen: Winslow gab alle drei Stunden
25 Tropfen Laudanum, Ch. White mit Erfolg binnen fünf Wochen
317 Gran Mohnsaft. Andere sahen dagegen vom Opium gar keinen
Nutzen und priesen, da es sich hauptsächlich um Erschlaffung handeln sollte, China und Wein (Rush). Warme Bäder befürwortete
Ch. White; das kalte Wasser, welches schon die Alten anwandten,
Whrigt in Jamaica, der alle paar Stunden den Kranken mit einigen
Eimern begoss, ebenso Curne, welcher den Patienten ins Wasser
warf und mehrmals untertauchte. J. Hunter erklärte in seinen Vorlesungen, er würde mit der Krankheit nach Zamblé gehen und sich
in eine Eisgrube stecken lassen.

Gegen gewisse Nervenkrankheiten führte Parry in Bath zuerst
therapeutisch die Compression der Carotiden (1789) ein. Rufus
in Ephesus und Columbus kannten dieselbe bereits. Er wollte damit

Tobsucht, Schwindel, Zuckungen heben, fand dabei aber ein Wieder-
auftreten der Erscheinungen, sobald der Druck nachliess.   Heftiges
Kopfweh, gegen welches Felix Würtz sich die eine Art. temporalis
hatte durchschneiden lassen und für das Aufhören der Schmerzen
„Gott dem Allmächtigen Lob, Ehr und Dank sagt", stillte Parry sogleich durch Compression der Carotis oder der Temporalis. Schmerzen
im Fusse linderte er durch Compression der Art. poplitea, Schmerzen
bei Panaritium durch einen Druck auf beide Seiten des Fingers. —
Die Carotidencompression wurde auch beim Gesichtsschmerz
empfohlen.   Als Fothergill dieses schon den älteren Aerzten bekannte Uebel, welchem der Versailler Chirurg André den Namen
Tic douloureux gab (1753), zuerst genau beschrieb (1776), hielt er
den Schierling für das einzig lindernde Mittel, war daher geneigt zu
glauben, dass das Uebel von „einer verborgenen krebsartigen Schärfe"
entstände.   Später legte er die Ursache des Leidens in den Magen
und gab Purgir- und Brechmittel.   Schon Galen hatte die Durchschneidung des N. infraorbitalis empfohlen; Albin machte sie, sah
indess eine Heilung erst nach zweimaliger Durchschneidung eintreten,
während Thouret behauptete (1782), dass in den meisten Fällen die
Operation ohne allen Erfolg gewesen wäre.

Unter den chirurgischen Krankheiten der Haut imponirt vor
Allem das abschreckend weitläufige Bild der Geschwüre.   Zu
keinem Thema in der Chirurgie wurden so viele Variationen com-
ponirt wie zu diesem; jeder Schriftsteller hatte seine eigene Eintheilung.   Man hielt den Eiter, die Jauche für das eigentlich zer-
störende Element, definirte daher das Geschwür als eine Trennung
des Zusammenhanges, aus welcher Eiter, Jauche oder zersetztes Blut
ausfliesse (B. Bell).   Es sollte eine gesteigerte Thätigkeit der Lymphgefässe den Substanzverlust einleiten (J. Hunter).   Wir geben die
Eintheilung nach Richter und construiren aus seiner Abhandlung ein
Schema, um langweilige Beschreibungen zu ersparen.

I.

Verschiedene Ursachen.

  a. Innere Ursachen:

1) venerisch
{ offenbare Lustseuche,
verlarvte Lustseuche,
Folgen eines übel be-
handelten Trippers,

2) scorbutisch,
3) scrophulös,
4) gichtisch,
5) gehinderte Menstruation,

6) güldene Aderfluss,
7) zurückgetriebene Hautausschläge,
8) verminderte Urinabsonderung,
9) gehemmte Ausdünstung,
10) Reize in den Eingeweiden, am häufigsten gallichte oder atrabila-
rische,
11) nach Blattern,
12) üble Beschaffenheit der Säfte.

  b. Aeussere Ursachen:

1) Missbrauch von Salben,

2) fremde Körper (kranke Knochen),
3) scharfe, reizende Mittel.

II.

Verschiedene Beschaffenheit der festen Theile.

1) einfach unrein,
2) callös,
3) fungös,
4) brandig,
5) schmerzhaft,
6) varicös,
7) ödematös.
8) verhärtet.

III.

Verschiedene Beschaffenheit der Jauche.

1) fressend,
2) faul,
3) ranzig,
4) feucht,
5) trocken.

IV.

Verschiedenes Alter und Gestalt.

1) frisch,
2) alt,
3) offen,
4) Fisteln.

Anhang: { complicirte Geschw. / Salzflüsse.

In der Behandlung wimmelte es von unklaren Vorurtheilen. B. Bell erwarb sich das Verdienst klare Principien einzuführen. Zuerst kam es darauf an die Ursache zu heben; war sie unbekannt, dann richtete man sich nach der Beschaffenheit der festen Theile und Jauche. Schlug auch dieses fehl, dann kamen die empirischen Mittel an die Reihe. Natürlich gab es auch Geschwüre, die man gar nicht heilen durfte. Der Arzneischatz war enorm gross; was nicht geschluckt wurde, strich man auf. Abgesehen von den anti-dyscrasischen Mitteln — Quecksilber bei Syphilis; China, Spiess-glanz, Schierling, kalte Bäder bei Scrophulose u. s. w. — gehörte zu den empirischen besonders künstliche Wärme. Man bereitete sie entweder durch einen warmen Verband, oder man hielt glühende Kohlen in die Nähe des Geschwürs (Faure), oder man leitete die Sonnenstrahlen, welche durch ein Brennglas aufgefangen wurden, darauf (La Peyre). Die übrigen Hauptempirica waren Quecksilber, Spiessglanz, Höllenstein, Schierling, Belladonna, China, Mohnsaft, Wasserfenchel, Chenopodium, Klettenkraut, Zinkblüthen. Als Urahne des jetzigen durch Reclame bekannt gewordenen Hoff'schen Malz-extractes erfreute sich unter den antiscorbutischen Mitteln der Malz-trank, der auch bei Krebs empfohlen wurde (1771), eines hohen Rufes. Man liess 12 Loth Gerstenmalz in einem Maass Wasser eine Viertelstunde kochen und mit etwas Fenchelsamen und Süssholz in einem bedeckten Gefässe an einem warmen Orte vier Stunden stehen. Davon tranken die Kranken täglich 2—3 Pfund. — In der äusseren Therapie fesselte die Chirurgen hauptsächlich die Anwen-dung der Salben und die Einwicklung. Man wurde sich endlich des Missbrauchs der Salben bewusst. Die Académie de chirurgie schrieb (1772) eine Preisfrage über die schädliche Anwendung derselben aus. Faure beantwortete sie damit, dass er Pflaster und Salben durchaus verwarf, und B. Bell liess an letzteren nur das Gute, dass sie das Ankleben der Charpie verhinderten. Diesen Maximen schlossen sich die guten Chirurgen aller Nationen an. Das war ein ausserordentlicher Fortschritt in der Behandlung der Geschwüre; man lese nur einmal die langathmigen Vorschriften, die aus 10—20 Ingredienzen zusammengesetzten Pflaster, welche Purmann und seine Zeitgenossen bei Geschwüren auflegten. — Der Nutzen der Einwicklungen wurde zuerst besonders bei varicösen Geschwüren erkannt und dann bei allen ödematösen und hartnäckigen überhaupt gepriesen. Für die varicösen waren die Ansichten getheilt, je nachdem man sie für ein dyscrasisches oder locales Leiden hielt. Die Alten schnitten die Varices aus, wussten aber schon, dass es oft nichts half (Aetius, Paul v. Aegina); später wurde die doppelte Unterbindung mit Entleerung durch Punction geübt (Fabr. v. Aquapendente). Die Compression für Varices war bereits den Arabern bekannt: Avicenna beschrieb einen Druckverband vom unteren Theil des Beins bis zum Knie. Allein sie wagten sich nicht an die Compression, wenn neben den Varices auch Geschwüre bestanden. Erst Fabr. v. Hilden und Scultet legten auch auf Geschwüre einen Druckverband an. Die folgende Zeit vergass diese Methode, bis Theden sich das Verdienst erwarb sie der Vergessenheit zu entreissen (1771). Ihm folgten Else, Bell, Richter u. A. In Frankreich nahm sich Desault, welcher überhaupt die Compression als eines der besten Resorptionsmittel hoch schätzte, dieses Verbandes an und erzielte damit bei varicösen, wie bei allen callösen Geschwüren die besten Erfolge. Auch wusste er, dass gegen die Recidive Schnürstrümpfe und zwar aus Hundsleder am besten seien; übrigens ein altes schon von Fabr. v. Aquapendente, Wiseman, Scultet angewandtes Mittel. Hinzu kam die Methode des Oxforder Professor Rowley, welcher neben dem inneren Gebrauch des Salpeters die Ruhe und horizontale Lage verwarf und den Kranken viel umbergehen liess (1771). Acht Jahre später war diese Methode in London noch ganz unbekannt. Baynton verbesserte den Druckverband durch seine bekannten Einwicklungen mit Heftpflaster (1797). Wenn alte grosse varicöse Geschwüre viele Beschwerden machten, stark und oft bluteten, dann wurde eine Ligatur über und unter dem Knoten angelegt (Richter); auch die Vena saphena über dem Kniegelenk unterbunden (E. Home). Es hat kein Interesse die Therapie der Geschwüre weiter zu verfolgen. Erwähnen wollen wir noch, dass der Magensaft von Genf aus als

ein vorzügliches Mittel Gestank und Schmerzen zu lindern angepriesen wurde (1787), und mit dem Homöopathen Samuel Hahne-
mann schliessen. Dieser schrieb eine Anleitung alte Schäden und
faule Geschwüre gründlich zu heilen (1784). Die Schlussworte charakterisiren dieselbe: „wer so viel Beobachtungen anzustellen Gelegenheit gehabt hat als ich; wer sich so von dem Wohlseyn seines
Nebenmenschen dahin ziehen und bestimmen lässt, wie ich von mir
fühle; wer so sehr die Vorurtheile und die Vorliebe für das Alte
und Neuere, oder überhaupt für das Ansehn irgend eines grossen
Namens hasset, und sich so eifrig bestrebt, selbst zu denken und
zu handeln, wie ich das Zeugniss bey mir fühle, der kann mit mir
auch vorzügliche Erfolge seines Fleisses sehen, Erfolge die fast nie
trügten, da sie vor Anderen hingegen bei andrer Behandlung fast
stets verschwanden.“ Richter's Kritik liess nicht auf sich warten:
unverständlicher, hochtrabender, unbestimmter, unpraktischer Wust!

Den Furunkel hielt dieser Chirurg für eine Geschwulst, die
aus stockenden, verdickten Feuchtigkeiten, zum Theil von geronnenem Blute entstände, den Pfropf desselben für einen Balg aus Zellgewebe, vielleicht für eine Hautdrüse. — Der Carbunkel galt ihm
als bösartige Geschwulst, entstehend aus einer vom Blut abgesetzten
verdorbenen Materie, welche frühzeitige Einschnitte erfordere. —
Die Rose, entweder idiopathisch oder nur Symptom, war eine meist
aus galliger Schärfe oder unterdrückter Ausdünstung entstandene
Entzündung. Dass irgend ein besonders giftiger Stoff dabei wirksam
sei, lehrten bereits Gregory und J. Hunter. Sie konnte sich auch
mit entzündlichen (Erys. phlegmonodes) oder fauligen Fiebern (Erys.
malignum) vermischen. Besondere Gattungen waren die blatterige
Rose, wozu man den sog. Gürtel oder St. Antons-Feuer rechnete,
sodann eine habituelle oder chronische Rose, welche oft auf Affectionen der Leber beruhe. Die Behandlung bestand in diaphoreti-
schen-, Purgir- und Brechmitteln; nur bei heftigen Fällen liess man
zur Ader. Als äussere Mittel, die im Allgemeinen als schädlich
angesehen wurden, gestattete man nur Kräutersäckchen aus Chamillen, Hollunder, um den entzündeten Theil mässig warm zu halten
und vor der Luft zu schützen. Heftige Schmerzen linderte man
durch ein Stück Flanell, das mit Hollunderblüthenthee befeuchtet
war. Bei zurücktretender Rose waren Aderlässe, Senfteige, Blasenpflaster, Brechmittel nöthig. Das waren die Principien von Richter
und Desault.

Die Verbrennungen theilte man in verschiedene Grade, von
denen Heister, Richter, J. Hunter vier annahmen, die sich ziemlich

decken. Heister unterschied Röthung, Blasenbildung, oberflächliche Eiterung und Escharabildung — Richter: gelinde Röthe, Röthe mit Geschwulst, heftigen Schmerz und Fieber; Blasenbildung und kalten Brand — J. Hunter: oberflächliche Entzündung, tiefere Entzündung, Hautkrustenbildung und tiefe Verkohlung. In den beiden ersten Graden von Richter schlug man Branntwein, Terpentinöl (J. Bell), Theden'sches Schusswasser u. A. über; bei heftigen Schmerzen erweichende Breie und Oele, besonders Leinöl. Die Blasen wurden behutsam geöffnet und mit Leinöl, Blei- oder Kalkwasser bedeckt. — Bei den Erfrierungen galt als Regel den Theil ganz allmählich durch Reiben mit Schnee oder Eiswasser zu erwärmen. Ebenso behandelte man am wirksamsten die Frostbeulen, gegen welche man ausserdem noch eine Masse von Balsamen, Oelen, Spiritusarten kannte. — Die verschiedenen Arten des Panaritium classificirte man wie heutzutage: der Eiter lag entweder dicht unter der Epidermis resp. dem Nagel, oder die Entzündung hatte ihren Sitz im Zellgewebe, in den Sehnenscheiden, im Periost. Ausserdem nahm Richter noch einen trockenen Wurm an, wobei die Weichtheile natürlich beschaffen waren, aber der Knochen sich in Fett umgewandelt hatte. Die Mittel zur Zertheilung waren Aderlässe, Blutigel (Schmucker), Einwicklung des Fingers bis zum Arm hinauf (Theden), Einstecken des Fingers in heisses Wasser (Platner), in eiskaltes Wasser (nach Aëtius) u. s. w. Den besten Rath gab Richter, indem er, sobald bis zum vierten Tage die Zufälle sich nicht gelindert hatten, einen Einschnitt machte, unbekümmert darum, ob schon Eiter gebildet war oder nicht; denn grosse Erleichterung träte stets ein, wenn auch nur Blut käme. Bei Entzündung des Periosts führte er frühzeitig den Schnitt bis auf den Knochen um eine Entspannung hervorzurufen; bei Eiterungen unter dem Nagel schabte er diesen mit einem Stück Glas ganz dünn und schnitt die Nagelspitze mit dem Bistouri aus. Eine mangelhafte Behandlung der Panaritien führte auch wohl zu Amputationen der Finger, wie man sie am Ende der 90er Jahre in Paris noch häufig sah.

Die Warzen liess man meistens aus örtlichen, mitunter aus inneren Ursachen (Syphilis, übermässigen Genuss von Milchspeisen bei Kindern) entstehen. Zu den örtlichen Mitteln gehörten Salmiakgeist, Spiessglanzbutter, spanisches Fliegenpflaster, Compression, Abbinden, Einstechen einer glühenden Nadel in die Wurzel der Warze. Aetzmittel und Exstirpation verlangten grosse Vorsicht. — Es ist nicht ohne Interesse zu sehen, wie das gemeine Hühnerauge für würdig befunden wurde von den beiden berühmtesten Holländern studirt zu werden. Albin untersuchte es anatomisch (1754) und fand, dass die Verhärtung ganz aus Epidermis bestehe, sich nach leichter Maceration abstreifen lasse, und darunter die Hautpapillen atrophisch seien, während sie in der Umgebung stark turgesciren. Camper lehrte das beste Mittel gegen die Krankheit, wo einem der Schuh drückt. Seinen geistreichen Beitrag [1]) schmuggeln wir hier ein. Dass der zu enge Schuh die Hauptveranlassung des Hühnerauges war, wusste man damals so gut wie jetzt. Man suchte den Druck durch ein auf mehrfach zusammengelegte Leinwand gestrichenes

----

1) **Welches ist der beste Schuh?** Diese Frage beantwortete P. Camper (1781), als seine Schüler behaupteten, der Stoff für Dissertationen sei erschöpft. Er wollte ihnen beweisen, dass selbst der unwichtigste Gegenstand interessant werden könne. „Man glaubte, ich würde es nie wagen, unter meinem Namen eine solche Schrift herauszugeben. Ich bequemte mich dazu und schrieb." Hatte doch schon Posidonius behauptet, dass die Schuhmacherkunst sehr wahrscheinlich von den Weltweisen erfunden und vervollkommnet sei. Anatomie und Mathematik waren die Basis jener Arbeit. Das damalige Schuhwerk konnte nur dazu dienen die Zehen zu verunstalten und Hühneraugen hervorzubringen; selbst die geschicktesten Schuhmacher nahmen fehlerhaft das Maass. Die Modedamen trugen sehr hohe und spitze Absätze, welche, um den Fuss kleiner erscheinen zu lassen, so weit als möglich unter den Rücken des Fusses angebracht wurden. Der Absatz war vorn und hinten hohl ausgeschnitten und endigte in einer mehr weniger grossen Spitze. Just wie die Stiefeln der heutigen Damenwelt. Camper meinte, dass die hohen Absätze, abgesehen davon, dass die Damen auf der Spitze der Füsse, also sehr schlecht und nie gemächlich ausser in ihren Häusern und gut gepflasterten Strassen gingen, in Folge des unsicheren Stehens bei jungen Mädchen das Rückgrat verbögen, sogar schwere Entbindungen veranlassten, indem bei starken Rückwärtsbeugungen der Kopf des Kindes eingeklemmt würde. Es war in den holländischen Dörfern, aber nicht in den Städten gebräuchlich für jeden Fuss einen besonderen Leisten zu machen, da der nämliche Schuh nie auf beide Füsse gut passen könne. Camper gab folgende Regeln: 1) Der Schuster muss zuerst den platten, hernach den gebogenen Fuss messen, um die Länge der Sohle zu bestimmen. 2) Für jeden Fuss ist ein besonderer Leisten nöthig. 3) Die Breite des Fusses muss mit einem krummen Zirkel gemessen werden. Darin fehlen eben die meisten Schuster, dass sie die Sohlen zu schmal machen, weil sie meinen, das Oberleder dehne sich genügend aus. 4) Das Ende des Schuhes muss rund sein, um den Zehen mehr Raum zu geben. 5) Die Spitze soll etwas in die Höhe gebogen sein, um leichter über unebene Steine hinwegzugehen. 6) Die Höhe des Absatzes muss sich nach der Ungleichheit der Strassen richten und derselbe soweit unter der Ferse liegen, dass der Schwerpunkt darauffällt. 7) Die Schnalle soll die keilförmigen Knochen berühren. Camper verlangte weiches Oberleder und verwarf die Korksohlen, weil sie nicht nachgäben und Feuchtigkeit anzögen. Unter den Krankheiten, die durch schlechtes Schuhwerk veranlasst würden, führte er folgende an: harte Haut, Schmerzen am Gelenk der grossen Zehe bei zu schmaler Sohle, Warzen unter dem Nagel der grossen Zehe bei zu kurzer Sohle und zu steifem Oberleder, sodann Hühneraugen.

Pflaster, in dessen Mitte ein Loch von der Grösse des Hühnerauges war, fern zu halten. Sichere Heilung versprach Richter in kurzer Zeit, wenn man mehrere Male täglich eine erweichende Salbe oder flüchtiges Liniment einreibe, Morgens und Abends eine halbe Stunde lang ein warmes Fussbad nähme und das Hühnerauge darin stark mit Seife reiben liesse. Dann wurde das Erweichte mit einem stumpfen Messer abgeschabt. Diese Behandlung, täglich wiederholt, sollte binnen ein bis zwei Wochen eine vollkommene Heilung erzielen. Gross war die Zahl der übrigen Mittel: Seifen- Quecksilberpflaster, Speck, ein untrügliches Pflaster aus Gummi ammoniacum mit gelbem Wachs (ana 2 Unzen) und Grünspan (6 Drachmen) u. s. w.

Wir kommen zu den Neubildungen, wobei wir nicht vergessen dürfen uns in einer Periode ante Bichat zu befinden, wo also noch tiefes Dunkel über die Gewebe des menschlichen Körpers herrschte. Man verstand unter einem Tumor jede widernatürliche Erhabenheit an einem Körpertheile, daher die Eintheilung der Geschwülste ins Unendliche ging. Plenk folgte den Botanikern und nahm 18 Geschlechter an: Entzündungs-, Eiter-, Brand-, Verhärtungs-, Wasser-, Blut-, Sack-, Auswachs-, Knochen-, Gelenk-, erdige, Luft-, Speichel-, Gallen-, Harn-, Milch-, organische Geschwülste und falsche Brüche. Jedes Geschlecht zerfiel in Gattungen, sodass schliesslich die Zahl 120 herauskam. So rechnete er z. B. Phlegmone, Rose, Bräune zu den Entzündungs-; Scirrhus, Krebs, Scropheln zu Verhärtungsgeschwülsten. Einfacher wurde die Eintheilung bei Richter, welchem wir bei diesem Gegenstande hauptsächlich folgen. Er stellte den Entzündungskrankheiten, den Wunden und Geschwüren die „allgemein unentzündeten Geschwülste" als Hauptabtheilung an die Seite und rechnete zu ihnen den Scirrhus und Krebs, Balggeschwülste, Ueberbeine, Pulsadergeschwülste, Blutaderknoten, Polypen, Warzen, Hühneraugen, Wasser- und Windgeschwülste.

Die bisherige Definition des Scirrhus als harte, schmerzlose Geschwulst in einem drüsigen Theile, bedingt durch Blutstockung, mit gleichzeitiger Anlage zum Krebs, warf Richter um und wollte nichts anderes darunter verstehen, als eine Verhärtung, welche an irgend einem Theile, durch irgend eine Ursache entstehe. Auch betrachtete er nicht wie Heister den Scirrhus als einen der Ausgänge der Entzündung. Die Ursachen waren äussere (Quetschungen) oder innere (Syphilis, Scropheln, Gicht, Gemüthsbewegungen u. s. w.). Schmucker klagte auch die steif anliegenden Schnürbrüste an, ein Geschenk der Marquise von Pompadour. Dabei las er den Damen und „weiberartigen Männern" derb den Text ob ihrer abgeschmackten, unbequemen Kleidermoden, die nur deshalb für schön gehalten wurden, weil sie neu waren. Auch Richter hielt eine kleine Philippica gegen die Schnürbrüste als die verwerflichsten Kleidungsstücke, allein „manche Matrone, die sich zeitlebens geschnürt hat, kann die ganze Demonstration von den übelen Folgen derselben widerlegen. Ein allzustrenger Diätetikus gleicht dem strengen Moralisten, der Regeln giebt, die er selbst nicht hält, welche täglich ohne Nachtheil übertreten werden, und daher verlacht wird." Der Scirrhus blieb entweder zeitlebens gutartig, oder er wurde schmerzhaft, brach auf und verwandelte sich in einen offenen, bösartigen Krebs. Dieser Ansicht entgegen behauptete Acrel, dass ein gutartiger Scirrhus nie bösartig werden könne, ein bösartiger nie gutartig gewesen sei. — Man suchte den Scirrhus zu zertheilen, oder man schnitt ihn aus. Zu jenem Zweck dienten Schierling, Quecksilber, Belladonna, Gummi ammoniacum, Digitalis, Wärme (Kaninchenfell), Elektricität (schon von de Haën bei Geschwülsten versucht). J. Hunter rühmte die Compression bei festen Geschwülsten und sah, dass Neubildungen durch sie in ihrer Weiterentwicklung gehemmt, mitunter zum Verschwinden gebracht wurden. Auch Desault brachte die „Scirrhositäten" des Mastdarms durch Compression mit Sonden zum Schwinden. Da die Zertheilung indess selten gelang, so sollte man sich nicht lange damit aufhalten, zumal wenn die Befürchtung nahe läge, dass der Scirrhus bald bösartig würde. Wenn irgend möglich sollte sofort operirt werden, denn beim Misslingen der Auflösungsmittel sei jeder Aufschub gefährlich. Als Contraindicationen der Operation liess Richter nur die zu, wenn der Scirrhus nicht rein ausgeschnitten werden konnte und an anderen Körperstellen nicht operirbare Geschwülste vorhanden waren; denn Alles, was zurückbliebe, verwandele sich unfehlbar in Krebs. Die Möglichkeit von Recidiven wurde zugegeben.

Der Scirrhus konnte also in Krebs übergehen. Diese Ansicht war charakteristisch für jene Zeit und hatte zur Folge, dass man Scirrhus und Krebs für Krankheiten derselben Art hielt. Der Uebergang kündigte sich durch Stiche, Brennen, Jucken an, welche nach und nach heftiger und anhaltender wurden. Die Geschwulst wuchs und wurde hart, die Haut roth und blau, die Gefässe in der Umgebung schwollen an. In diesem Stadium sprach man von einem verborgenen Krebs. Sich selbst überlassen brach die Geschwulst auf, und es entstand ein offener Krebs. Das Geschwür schmerzte sehr, hatte eine zerfressene mit fungösen oder harten Auswüchsen besetzte Oberfläche, harte Ränder, blutete leicht und stark und son-

derte eine scharfe, stinkende Jauche ab. Mit diesen Symptomen
liess sich jedoch nicht viel anfangen; jedes pathognomonische Zeichen, wodurch der Krebs sich von anderen Geschwüren unterschied,
fehlte, sodass weder Richter noch Schmucker sich getrauten, die
Frage, woran erkennt man einen Krebs, sicher zu beantworten.
Daher kam es, dass die Wundärzte viel Missbrauch mit der Diagnose trieben; sah ein Geschwür schlecht aus, wollte es nicht heilen,
war die Ursache unbekannt, so hiess es Krebs. Die Jagd nach
neuen Mitteln drängte das Studium der Pathologie des Krebses ganz
in den Hintergrund. Nur vereinzelt waren die Bemühungen durch
Thierversuche neues Licht zu verbreiten. So kam Peyrilhe, welcher
die von Pouteau in Lyon ausgesetzte Preisschrift über das Krebsgift
mit 1200 Livres gewann (1773), zu der Ueberzeugung, dass es kein
besonderes Krebsgift gäbe, sondern sich nur um eine faule Materie
handele, die bei der Entstehung der Krankheit sich erst im Körper
bilde. Die Ansteckung wollte er damit beweisen, dass eine kleine
Schnittwunde eines Hundes, in welche Krebsjauche gebracht war,
sehr bösartig wurde. Le Febure fand, dass Hunde ohne den geringsten Schaden Brod, welches ganz mit Krebsjauche durchfeuchtet
war, frassen (1775). Dass das Carcinom von einem specifischen
Gifte herrühre und specifische Mittel erfordere, glaubte auch Richter
nicht; Entstehung und Verlauf seien so ausserordentlich verschieden,
dass wahrscheinlich auch die Ursachen von sehr verschiedener Art
wären. Aber die feste Ueberzeugung hatten sowol Richter wie
B. Bell, dass das Carcinom anfangs blos ein örtliches Leiden sei
und die Cachexie nicht eher entstehe, als bis die verderbliche Materie in die Säfte eingedrungen sei. Die Heilbarkeit des Krebses
stand fest, wenn sie auch immer sehr schwer gelang. Pott sagte
dazu: „wir sind jetzt noch nicht so glücklich eine Arznei zu besitzen,
welche eine krebsige Beschaffenheit des Blutes heben kann; wenn
der ganze Körper davon angesteckt ist, so helfen weder unsere
Messer, noch unsere Aetzmittel; sie können wohl das örtliche Uebel
wegschaffen, aber sie haben keine Wirkung auf ein allgemeines
Uebel im Körper. Wer anders sagt, sagt die Unwahrheit, und wer
sonst etwas glaubt, der irrt sich." Der Krebs der Brustdrüse schien
unter allen der bösartigste zu sein und die Prognose im Allgemeinen
schlechter zu werden, wenn die Geschwulst sich aus einem Scirrhus
entwickelt hatte.

Die Behandlung richtete sich vor Allem gegen die Ursache,
gegen den etwaigen venerischen, scorbutischen, gichtischen „Zunder".
Da sie aber in den bei Weitem häufigsten Fällen unbekannt war,

so blieb die Operation das einzige Mittel. Das lehrten die meisten Chirurgen: Heister, B. Bell, Camper, le Vacher, le Cat, Pouteau, Richter u. A. Für letzteren war es zweifellos, dass die Operation weit öfter gelingen würde, wenn man sie nicht als das letzte, sondern als das erste Mittel betrachtete; man müsse so früh als möglich operiren, solange das Uebel noch örtlich sei. Ihm schafften andere Mittel selten Hülfe; im Gegentheil, sie verursachten immer einen unersetzlichen Zeitverlust. Gewissenlos und pflichtwidrig handle der Arzt, wenn er in der Hoffnung, den Kranken durch Arzneien zu retten, den kostbaren Zeitpunkt vergehen lasse, wo das Messer noch gewisse Hülfe in Aussicht stelle. Heister hielt eine Heilung durch Medicamente für unmöglich und alle Geheimmittel für Schwindel. Dass die Operation nicht immer gelang, dass unter den günstigsten Auspicien der Erfolg oft unglücklich war, während unter sehr ungünstigen Umständen zuweilen Hülfe geschafft wurde, wusste Richter ganz gut. Das bestimmte ihn auch bei zweifelhafter Prognose zu operiren und nie davon zurückzustehen, sobald die Operation nur einigermassen indicirt schien. Misslang sie, so konnte sie doch das Leben verlängern. Als Contraindicationen bezeichnete er die Fälle, wo die Krankheit nicht mehr örtlich, sondern allgemein war, wo man voraussichtlich nicht alle Krebsmassen exstirpiren konnte, wo eine zweite nicht operirbare Geschwulst, oder schliesslich noch ein anderes Leiden bestand, welches den glücklichen Erfolg einer Operation unmöglich machte. Alle Krebsmassen rein und sorgfältig zu exstirpiren war seine Parole. Dasselbe sagte Heister: „wenn ein Krebs nicht gantz kan weggenommen werden, soll man ihn nicht anrühren; weilen damit nichts ausgerichtet wird, der Patient nur Schmerzen ohne Nutzen leidet und geschwinder stirbt als sonsten.“ Ausserdem sollte so viel Haut als möglich gespart, die Wunde durch pr. intent. zu heilen versucht werden. Man etablirte einige Wochen vor der Operation in der Nähe der Geschwulst ein künstliches Geschwür und hielt es eine Zeitlang offen (Richter, Desault; dagegen Pouteau), liess vor- und nachher Milchspeisen geniessen. Heister empfahl, um Recidiven vorzubeugen, zeitlebens gute Diät, verbot scharfe, gesalzene und saure Speisen, liess im Frühling und Herbst zur Ader und Mineralwässer trinken; Pouteau liess eiskaltes Wasser schlucken.

Der Nutzen der Operation schien eine Zeitlang durch die Veröffentlichung von Monro's schlechten Resultaten in Frage gestellt zu werden, bis James Hill sie in ihre Rechte zurückführte. Die Untersuchungen beider Engländer verdienen um so mehr Beachtung, weil sie die Streitfrage durch Zahlen zu lösen suchten, einer jener ausserordentlich seltenen Fälle, wo die chirurgische Statistik im vorigen Jahrhundert verwerthet wurde. A. Monro Vater machte bekannt (1752), dass von 60 Operirten nach 2 Jahren nur 4 frei von Recidiv an derselben Stelle geblieben wären, und mit Recidiven die Krankheit immer weit heftiger und rascher fortgeschritten sei, als wenn man gar nicht operirt hätte. Er warf daher die Frage auf, ob man überhaupt Krebse operiren solle und nicht besser thäte, sie palliativ zu behandeln. Zwanzig Jahre später wies Hill nach, dass von 88 Patienten, denen er binnen 30 Jahren an verschiedenen Körpertheilen Krebse (darunter 84 offene) exstirpirt habe, 78 gründlich geheilt wären und nur 10 Recidive bekommen hätten. Auf diese enorme Differenz gab Richter die passende Antwort, indem er bezweifelte, dass beide Wundärzte stets dieselbe Krankheit vor sich gehabt hätten. Doch fielen Hill's Zahlen sehr ins Gewicht. Von jetzt an stimmten die meisten Chirurgen für die frühzeitigste Operation. Nur Einzelne traten auf Monro's Seite und waren so entmuthigt, dass sie die Operation ganz verdammten und die Kranken ihrem Schicksal überliessen. So behauptete Acrel, dass bei einem wahren Krebs der Brustdrüse die Operation nichts vermöge und in den Fällen, wo sie Erfolg gehabt hätte, es sich nicht um Krebs gehandelt habe. van Gesscher sah bei 21 Exstirpationen offener Krebse keine einzige Heilung, erklärte sich daher ebenso wie Rowley gegen das eilfertige Operiren der Brustknoten. Die Folge seiner Behauptungen war, dass die chirurgische Gesellschaft in Amsterdam einen Preis von 50 und dann von 100 Ducaten für die Mittheilung einer einzigen vollkommen sicheren Beobachtung eines geheilten Krebses aussetzte (1789). Auch die Franzosen Campordon und Geoffroy verwarfen jede Operation, weil das Krebsgift in der ganzen Blutmasse stecke, stets Recidive folgten, daher die Heilungen nur scheinbar wären und bei den veröffentlichten Heilungen wahrscheinlich kein Krebs bestanden habe. Das waren schon Lehren der dyscrasischen Theorie, aus denen dann die Unheilbarkeit der Carcinome proclamirt wurde.

Unter den empirischen Mitteln galten als die vornehmsten Schierling, Quecksilber, Belladonna, China, Arsenik (Hauptbestandtheil des Frère Cosme'schen und Guy'schen Mittels), Aconit, Onopordon, Aussaugen der Geschwüre durch Kröten und andere. In den 70er Jahren fing man an, sie zu begraben; nur Pfuscher und Quacksalber betrogen mit ihnen das Publikum. Am berühmtesten war der von Störck hochgepriesene Schierling geworden (1761). Jetzt behaupteten A. de Haën, B. Bell, Hill, Schmucker, Schneider, Lange, van der Haar, dass derselbe nie im Stande wäre einen wahren Krebs zu heilen, höchstens den Gestank vermindere. Zur Prüfung dieses Mittels hatte Schmucker sich dasselbe aus Wien kommen lassen und sogar ein eigenes Lazareth von 30 Kranken mit verhärteten Geschwülsten etablirt. Nach fünfmonatlichen Versuchen erklärte er, dass Schierling geradezu schädlich sei. So ging es mit fast allen Arzneimitteln. Pouteau sprach ihnen jede Heilkraft ab, Richter hatte sie alle versucht und traute ihnen nicht; ebenso Schmucker, C. C. v. Siebold, überhaupt alle guten Chirurgen.

Greifen wir aus der Lehre vom Carcinom einzelne Principien heraus, welche sich zur Vergleichung zwischen damals und heute eignen, so müssen wir eingestehen, dass hierin die Chirurgie vor 100 Jahren auf unserem neuesten wissenschaftlichen Standpunkt steht. Dazwischen liegen die Irrlehren der humoralpathologischen Schule und die unendlichen, mühsamen Arbeiten der Mikroskopie. **Jene Fundamentalsätze, in denen wir mit unseren Vorfahren übereinstimmen, sind folgende: der Krebs ist anfangs ein rein örtliches Uebel, — muss deshalb so früh als möglich — und ganz vollständig entfernt werden. — Er ist für den Chirurgen heilbar, — und gewährt die Exstirpation die einzige Aussicht auf Erfolg; — Arzneimittel helfen nichts.**

Auf den **Brustkrebs** bezog sich das Meiste, was man damals überhaupt über Carcinom schrieb, daher hier besonders jene allgemeinen Principien zur Anwendung kamen. Heister sah ihn am häufigsten bei unverheiratheten Frauen zwischen den 40—50er Jahren, sobald die Menstruation in Unordnung gerieth. Brustkrebse von gutartigen Geschwülsten zu unterscheiden hielt Richter für schwierig und fand darin den Grund, dass einige Chirurgen diesen Krebs oft, andere nur höchst selten mit Erfolg operirt hatten; er selbst gestand zu einmal einen Milchknoten für Scirrhus gehalten zu haben. In Bezug auf die Operation unterschied er drei Fälle: 1) der schmerzlose Scirrhus mit der besten Prognose erforderte absolut die Operation; 2) beim verborgenen Krebs mit schlechter Prognose war die Operation als die einzige Hülfe berechtigt und 3) sollte beim offenen Krebs, der fast keine Hoffnung gab, nicht mehr operirt werden. Dafür liess er indess eine Hinterthür offen und meinte: da Fall 1 oft erfolglos, dagegen 2 und 3 gelegentlich mit Erfolg operirt würden, so sei auch für die beiden letzten Fälle die Operation berechtigt, wenn sie überhaupt gestattet sei. Sodann hing der Erfolg von der mehr weniger bösartigen Natur des Krebses ab, je nachdem derselbe erblich, schnell und spontan entstanden, von Anfang an sehr schmerzhaft war u. s. w., wodurch die Prognose schlechter wurde. Bei verhärteten Achseldrüsen versprach sich Heister wenig Erfolg von der Operation, obwohl er einzelne Heilungen mit gleichzeitiger Exstirpation der Drüsen kannte. Bei der Operation selbst hing, wie erwähnt, Alles davon ab den Krebs rein auszurotten und keine verdächtige Stelle zurückzulassen. Als Contraindicationen betrachtete Richter den Uebergang des Carcinoms auf Intercostalmuskeln, Rippen, Pleura; ferner Bruststiche und kurzen Athem, welche auf Verhärtungen in den Lungen schliessen liessen. Camper wollte gefunden haben, dass nicht die Veränderung der Achseldrüsen das Kriterium für spätere Recidive, sondern das sicherste Zeichen ein stechender Schmerz zwischen der 2. und 3. Rippe, da wo die Art. mamm. int. nach aussen tritt, sei; unter diesen Umständen operirte er nie. Ebensowenig C. C. v. Siebold bei einer unbeweglichen, mit dem Pector. maj. fest verwachsenen Geschwulst, und Pouteau beim Brustkrebs ohne äussere Ursache, weil dann ein Leiden der Gebärmutter zu Grunde liege. Schmucker sah eine Röthung der Augen mit Entzündung der Meibom'schen Drüsen als ein sicheres Zeichen an, dass der Krebs nicht mehr örtlich sei, eine Behauptung, welcher damals schon Michaelis entgegentrat. — Die Exstirpation machte Richter mit zwei halbmondförmigen Schnitten, die schräg von der Schulter nach dem unteren Theile des Brustbeins liefen (Heister mit geradem oder Kreuzschnitt, B. Bell mit einfachem Längsschnitt, Schmucker mit Durchziehen eines pfriemenartigen Instruments), und nahm bei einer grossen Geschwulst, selbst wenn ein Theil der Drüse gesund schien, stets die ganze Mamma fort, was Bell in allen Fällen that. Die Haut wurde soviel als möglich gespart, die Blutung nicht zu schnell, aber gründlich durch die Ligatur gestillt. Zu unzuverlässig schien ihm die Compression, welche Theden und Schmucker mittelst Schwämme für hinreichend erklärten. Bei nicht zu schwachen Kranken liess Heister erst einige Unzen Blut fortlaufen, um Entzündung und Wundfieber zu verhüten und nahm dann zur Blutstillung einen Charpieverband mit Alkohol und Bovist. Wohl erwähnte er die Ligatur, empfahl sie aber nicht und tadelte Petit, welcher gar keine Blutstillungsmittel anwandte, sondern die Wundränder sogleich nähte. Die Vereinigung der Wunde geschah entweder mit Heftpflastern (Richter) oder der Naht (Bell). Grossen Werth legte man auf eine rasche Heilung durch pr. intent., da sie für das sicherste Mittel gegen Recidive gehalten wurde. Ja Fearon betonte sie so sehr, dass er

Monro's unglückliche Operationen allein dadurch erklärte, dass derselbe die Wunden mit Bourdonnets ausfüllte und eitern liess. Geschwollene Achseldrüsen exstirpirte man sogleich mit (zuerst J. L. Petit), ebenso die andere entartete Mamma. Ging durch die Achseldrüsen ein Gefäss hindurch, so wurde eine Ligatur um den Stiel gelegt, bevor man die Drüse abschnitt. Die beste Methode für ihre Exstirpation gab J. L. Petit an: er drückte die Achseldrüse mit zwei Fingern herab, machte einen Einschnitt darauf und schälte sie mit dem Finger heraus. Gooch nahm einmal 19 verhärtete Achseldrüsen fort. Verdächtige Stellen, die während der Heilung in der Wunde auftraten, wurden entweder kräftig mit dem Glüheisen geätzt (Richter), oder von Neuem exstirpirt (Z. Vogel, Sabatier), auch gegen ihre Recidive Milchdiät, Wassercur, künstliche Geschwüre empfohlen. War die Operation nicht möglich, so beschränkte man sich auf die Palliativcur, in welcher Richter das Geschwür wohl mit Theer verbinden liess, um Schmerzen und Gestank zu vermindern.

Der Lippenkrebs wurde häufig mit anderen Geschwüren verwechselt und für weniger bösartig gehalten als der Brustkrebs. Vorzüglich rühmte man die äussere Anwendung des Arseniks, überhaupt Aetzmittel. Letztere versprachen aber nur dann guten Erfolg, wenn durch eine einmalige Anwendung derselben das Geschwür gänzlich ausgerottet werden konnte. Richter und Bell gaben dem Messer resp. Scheere den Vorzug. Krebse, welche die ganze Substanz der Lippe einnahmen, exstirpirte jener mit einem V-förmigen Schnitt und trennte sie, wenn sie nur äusserlich aufsassen, nahe der Haut ab. Der Engländer legte Werth darauf die Wunde stets so anzulegen, dass eine Vereinigung durch die Naht möglich sei. — Eine besondere Krebsform entdeckte Pott am Hodensack und nannte sie Schornsteinfegerkrebs, weil ihn hauptsächlich die Schornsteinfeger in Folge des Russes bekämen, der sich in den Falten des Hodensacks anhäufte. Im unteren Theile desselben trat er zuerst auf, durchfrass bald die Haut, verhärtete den Hoden und setzte sich längs des Samenstrangs in den Unterleib fort. Die einzige Hülfe bestand darin den kranken Theil im Hodensack so rasch als möglich fortzunehmen, denn sobald die Hoden angegriffen waren, half sogar die Castration nichts mehr.

Die Balggeschwülste, von denen Schmucker glaubte, dass sie seit der Zeit, wo die Damen viele Haarnadeln zum Kopfputz gebrauchten und die Haare mit Puder und Pomade einkleisterten, viel häufiger geworden wären, waren verschieden nach ihrem Inhalt: mit flüssigem Meliceris, mit breiartigem Atherom, und dem Speck gleichend Steatom genannt. Selten gelang ihre Zertheilung; das gebräuchlichste Mittel blieb die Operation, wobei der Sack ungeöffnet und ohne von demselben etwas zurückzulassen ausgeschält wurde. Auf das Nichtöffnen legte Bell keinen Werth, fand es auch leichter den Sack vorher zu öffnen, zu entleeren und dann auszuschneiden. Verhinderte die Lage der Geschwulst eine gänzliche Ausschälung, dann überliess man den entleerten Sack der Eiterung. Bei flüssigem Inhalt glückten auch Injectionen von reizenden Flüssigkeiten (Branntwein, Tinct. cantharidum), oder das Durchziehen eines Haarseils. — Die Ueberbeine kannte man als kleine, an den Sehnenscheiden hängende Säcke mit eiweissartigem Inhalt. Man suchte sie in frischem Zustand durch Reiben, Elektricität zu zertheilen, oder durch einen Schlag mit dem Hammer zu zersprengen. Incision resp. Excision machte Richter, wie früher erwähnt, auf subcutanem Wege, um den Lufteintritt möglichst zu verhindern. Dagegen genirte sich Bell nicht bei grossen Geschwülsten ohne weitere Cautelen den Sack ganz und uneröffnet von der Sehnenscheide loszulösen. Er beschrieb auch die Anschwellungen der Schleimbeutel und empfahl eine Zertheilung durch Reiben, Blasenpflaster oder Spaltung mit Offenhalten der Geschwulst, auch das Durchziehen eines Bandes. — Auf die Teleangiectasie, die bei Dionis, Heister bereits angedeutet war, lenkte besonders J. L. Petit die Aufmerksamkeit, und J. Bell beschrieb sie zuerst genauer. Beide Chirurgen drangen auf gänzliche Ausrottung mit dem Messer. Z. Vogel gelangen viele Curen durch Aetzung. Es wurde in ein mit Pflaster bestrichenes Stück Leinwand ein Loch von der Grösse des Muttermaals geschnitten und aufgeklebt; dann ein aus gleichen Theilen von fein geschabter venetianischer Seife und fein zerstossenem ungelöschtem Kalk verriebener Teig in das Loch auf die Geschwulst gelegt, worauf sich nach 12 Stunden ein Schorf bildete. Grössere Määler verlangten wiederholte Aetzungen.

XVII.

Krankheiten des Kopfes und Gesichts.

Schädelfracturen, Trepanation. — Gesichtswunden, künstliche Nase. — Nasenpolyp. — Hasenscharte. — Gaumenspalten. — Zahnkrankheiten. — Eröffnung des
Antr. Highmori und der Stirnhöhle. — Krankheiten der Zunge, — (Ranula) —
der Mandeln, — der Parotis. — Operationen am Ohr.

Zu den Lieblingscapiteln der Chirurgen gehörten die Kopfverletzungen, wobei das Hauptinteresse sich um die Indicationen der
Trepanation drehte. Betrachten wir von diesem Gesichtspunkt aus
die Schädelfracturen, so können wir in der zweiten Hälfte des
18. Jahrhunderts drei Perioden der Trepanation unterscheiden.
Sie gingen nach einander von England, Deutschland und Frankreich
aus. Der Hauptrepräsentant der 1. Periode war Pott, welcher alle
Schädelbrüche trepanirte (1760). Die 2. Periode bestimmte Schmucker,
indem er die Trepanation sehr einschränkte (1774); die 3. Desault,
welcher sie ganz verwarf (1791).

Auf Pott drückte sein Zeitalter. Allerdings konnte er wissen,
dass schon vor Jahrhunderten Lanfranchi in Paris († 1300) die
Trepanation für höchst selten indicirt, und Rosenöl nebst einem
schicklichen Verbande für hinreichend gehalten hatte; allein dieser
Mann war trotz seiner Berühmtheit doch ein so furchtsamer Operateur, dass er sich scheute Backzähne auszuziehen, und bei Schädelfracturen Alles auf die Hülfe des heiligen Geistes ankommen liess,
den der Wundarzt vor allen Dingen anrufen müsse. Pott mochte
horchen, wohin er wollte; von allen Seiten ertönten die Lobgesänge
der Trepanation, zumal aus den Memoiren der Académie de chirurgie.
Der grosse J. L. Petit trepanirte jede Fractur, obschon nicht der
Grösse des Schädelbruchs wegen, sondern um den niedergedrückten
Knochen zu heben, Splitter zu extrahiren, ausgetretene Flüssigkeiten
zu entleeren und der Entzündung und Eiterung vorzubeugen. Wohl

kannte er Fracturen, welche ohne Trepanation geheilt waren, hielt sie indess für seltene Ausnahmen. Unnütz, ja schädlich schien sie ihm bei Erschütterung, dagegen bei Extravasaten und den durch sie bedingten Lähmungen, bei Eiterungen im Gehirn als das einzige Mittel, auch auf die Gefahr hin den Eiter nicht zu finden. Er legte bereits Werth darauf, dass bei Compression, auf welche wie es scheint Verduc und Boerhaave zuerst aufmerksam gemacht haben, die Betäubung später, bei Commotion plötzlich einträte. Gleiche Ansichten vertrat Quesnay. Obwohl auch er Eindrücke ohne Operation heilen sah, so hiess es doch: immer trepaniren, auch wenn der Knochen nicht gebrochen, sobald nur die Zufälle bei einer Kopfverletzung bedeutend waren. Er beschrieb die Fractur der inneren Tafel des Schädels, wenn die äussere unverletzt war und trepanirte auch bei Schädelcaries. Nichts Anderes lehrte der Militairarzt Ravaton. Von dem Princip ausgehend, dass nur die Zufälle, nicht die Fractur an sich die Trepanation indicirten, operirten die Franzosen bei den geringsten Verletzungen: la Motte bei den kleinsten Spalten, Garengeot bei Gegenbrüchen, le Dran bei blossen Erschütterungen ohne Schädelverletzung. Die meisten Chirurgen, mit Louis an der Spitze, wollten bei der Operation die Nähte wegen der grossen Blutleiter und das Hinterhaupt verschont wissen. Diese Vourtheile suchte Warner zu zerstreuen. Man trepanirte mit Erfolg die Pfeilnaht (Lassus), Lambdanaht, das Stirnbein (Acrel) und Hinterhaupt (Gooch). In Deutschland sang man dieselben Melodien. Heister trepanirte bei Fracturen, Fissuren, inneren Blutergüssen mit unverletztem Schädel und zur Extraction von Splittern; eingedrückte Knochentheile hob er mittelst Elevatorien. Vielleicht erwachte bei ihm schon eine innere, warnende Stimme, indem er den unbestimmten Rath gab die Trepanation weder ohne Noth vorzunehmen, noch sie, wenn indicirt, lange aufzuschieben. Ueberhaupt äusserte er sich sehr zurückhaltend und versicherte, dass die Meisten an den Folgen der Operation stürben. Allgemein wurde bei den geringsten Kopfverletzungen wiederholt zur Ader gelassen, von J. L. Petit in ganz enormer Weise, ausserdem fleissig purgirt und Umschläge von warmem Wein gemacht, weil man in dem Zutritt kalter Luft eine Ursache der Gehirnentzündung erkannte.

Da trat Pott auf. Er bestimmte vor Allem die Zufälle, welchen die Dura mater bei Schädelverletzungen ausgesetzt war. Die Mehrzahl derselben entstanden von einer Störung oder Aufhebung der Communication, welche zwischen Pericranium und Dura mater durch viele Blutgefässe unterhalten wurde. Zerriss ein Schlag die Blutgefässe, welche die Dura an den Schädel befestigten, so erfolgte zwischen beide ein Bluterguss; wurden diese Gefässe nur gequetscht, so waren Entzündung, Eiterung, Loslösung des Periosts und der Dura vom Knochen die Folgen. Die Lösung des Pericranium galt ihm daher als ein Zeichen gleichzeitiger Lostrennung der Dura mater. Während die Druckerscheinungen eines Blutergusses sehr bald nach der Verletzung entstanden, traten die Symptome der Entzündung und Eiterung der Dura erst nach einigen Tagen auf. Die Differential-diagnose zwischen Hirnerschütterung und Extravasat hielt Pott für schwierig und den von J. L. Petit und le Dran aufgestellten Unter-schied betreff früheren oder späteren Eintritts der Betäubung nicht für sicher genug. Der Chirurg sollte vor Allem die Entzündung und Eiterung der Dura zu verhüten suchen, oder wenn dieses nicht mehr möglich war, dem Eiter freien Abfluss verschaffen. Ersteres geschah hauptsächlich durch starke Aderlässe, letzteres durch Trepanation. Pott trepanirte jeden, auch den allereinfachsten Schädelbruch, und zwar sogleich; nur besondere Umstände liessen ihn die Operation aufschieben. Aber nicht der Fractur halber, welche an sich die Operation nicht erfordere und nicht durch sie geheilt werden könne, sondern wegen des Blutergusses und der zu befürchtenden übelen Zufälle. Die Entzündung der Dura mater schien ihm das Gefähr-lichste. Sie verdeckte den Eiterherd und hinderte den spontanen Aufbruch, sodass dieser Umstand schon allein die frühzeitige Trepa-nation eines jeden einfachen Schädelbruchs rechtfertige. Ueberdies kämen jene Zufälle unter 10 Fracturen sicher 7 mal vor, sodass also in den meisten Fällen die Operation nöthig sei. Wenn Pott auch zugab, dass man beim Fehlen derselben unnütz trepanirt hätte, so könnten diese wenigen Fälle die Regel nicht umstossen: lieber 2 Kranke ohne Noth trepaniren, als 8 durch Aufschub der Operation sterben lassen. Auch hielt er sie nicht für so gefährlich, obschon ihm die Entblössung der Dura nicht gleichgültig schien; allein die daraus entstandene Gefahr stände nicht im Vergleich zu der bei unterlassener Trepanation. Lag das ausgetretene Blut unter der Dura, so öffnete er sie durch einen Kreuzschnitt. Fand man unter dem Bruch kein Blut, so wurde von Neuem trepanirt; Suturen und oberer Theil des Schläfenbeins nur im Nothfall, dann aber dreist geöffnet. Die Fis-suren verlangten dieselbe Behandlung wie die Fracturen. Waren diese mit Niederdrückungen verbunden, so wurde Alles in die frühere Lage zurückgebracht resp. fortgenommen, auf die entblösste Dura mater weiche trockne Charpie möglichst leicht gelegt und der Ver-band anstatt mit den gebräuchlichen unbequemen Kopfbandagen mit

Nachtmütze oder Schnupftuch festgehalten. Man staunt über die Kühnheit, mit welcher Pott Tag aus Tag ein eine Trepanation nach der anderen machte, und wenn er den Eiter, dessen Entleerung er für das einzige Mittel zur Erhaltung des Lebens hielt, nicht fand, bald nachher eine zweite und dritte Krone aufsetzte. Wenn seine Trepanationen glücklicher verliefen, als sie heutzutage in unseren Spitälern verlaufen würden, so mag die Pyämie damals weniger häufig gewesen sein als jetzt; und fragt man, weshalb Pott's Resultate so viel besser waren als die von Desault, so ist zu berücksichtigen, dass er die Trepanation als Vorbeugungsmittel sogleich bei jeder Fractur, wenn noch keine Entzündung bestand, anwandte.

Die Lehren eines so hervorragenden Chirurgen mussten nothwendigerweise die Trepanation im Schwunge erhalten. Wie konnte gegen ihn ein unbekannter englischer Schiffschirurg Joh. Atkins aufkommen, welcher in einer kleinen Schrift (1742) die Trepanation ganz verdrängen wollte. Man nahm keine Notiz von ihm. Auch in unserem Vaterlande blühte die Operation üppig fort. Simon Pallas (1763) fürchtete keine Sutur, keinen Sinus, keine Fontanelle; bei Eindrücken versuchte er sein Heil mit stark klebenden Pflastern und Schröpfköpfen, trepanirte auch bei Caries der inneren Tafel und Kopfschmerzen, welche auf andere Mittel nicht weichen wollten. Dieselben weitgehenden Indicationen hatte Bilguer (1763. 71). Es heisst bei ihm u. A.: „Herr Martini hat es versucht, die Trepanation, sowie ich ein gleiches mit der Amputation versucht habe, einzuschränken: und welcher Arzt und Wundarzt wird nicht so gut wie alle übrigen Menschen mit mir ausrufen: Wollte Gott, dass man des Trepanirens und des Amputirens und alles chirurgischen Schneidens, wo nicht gänzlich, doch grössten Theils möge überhoben sein können! Jedoch da ich durch so mannigfaltige Erfahrungen belehrt, gegründete Ursachen zu haben glaubte die Trepanation für sehr oft nothwendig und nützlich, die Amputation hingegen für sehr oft unnöthig und unnützlich zu erklären, so habe ich denn freylich nicht anders davon reden können, als ich davon geredet habe." Bilguer trepanirte sowol bei Fracturen als Fissuren, auf dem Stirnbein wie auf dem Hinterhauptsbein, durchschnitt auch die harte Hirnhaut, wenn er Extravasate darunter vermuthete. Als er zwei Fälle ohne Trepanation geheilt hatte, glaubte er, dass mit derselben die Wunden nicht gefährlicher geworden wären. Er trepanirte viel und bei Zeiten, gestand jedoch, dass bei grossen Brüchen mit sehr lockeren Knochenstücken die Operation nicht immer nöthig sei. Es verdient Anerkennung, dass er selbst die unscheinbarsten Verletzungen nicht für geringfügig hielt und grossen Werth auf reine Luft legte, daher anrieth, die Kopfverletzten vor den Wirkungen des Lazarethfiebers und der faulen Luft zu schützen und sie deshalb von den übrigen Verwundeten und Kranken abzusondern, wie es in den Feldlazarethen meistens geschehen sei. Für Theden war der Trepan eines der unentbehrlichsten Instrumente; ohne diesen in der Regel der Tod. Was die beiden Militairchirurgen im 7 jährigen Kriege mit der Trepanation geleistet haben, kann man sich vorstellen, wenn man den Arzt Baldinger nachschwatzen hört, dass „eine jede Kopfverletzung, sie sei eine völlige Blessur, eine Contusion, Hieb, Schlag, Streifschuss u. s. w. die Trepanation fast unumgänglich nothwendig mache." Er vindicirt Bilguer und Theden den Ruhm diese an sich wenig grausame, stets unschädliche und so oft lebensrettende Operation allgemein eingeführt zu haben. Die Pott'sche Periode findet einen Abschluss mit J. Hill, welcher in einzelnen Punkten seinem Landsmann widersprach. Geringe Eindrücke des Schädels hob er nicht auf, weil er die gewaltsame Elevation für sehr gefährlich hielt. Der bisherigen Ansicht, dass Erschütterung des Gehirns starke Ausleerungen erfordere, trat Bromfield entgegen und empfahl statt ihrer das Opium in Form des Dover'schen Pulvers.

Die 2. Periode repräsentirt Schmucker, welcher sich das unsterbliche Verdienst erwarb die kalten Umschläge bei Kopfverletzungen einzuführen und dadurch der Trepanation einen Stoss ins Herz versetzte. Welches Interesse unser Landsmann an diesen Verletzungen nahm, für die er bei der Belagerung von Schweidnitz 1762 ein eigenes Lazareth errichtete, haben wir früher erwähnt. Im Anfange des 7 jährigen Krieges trepanirte er flott darauf los, einmal sogar als bei einer einfachen Schädelwunde ohne Knochenentblössung sich später Kopfschmerzen einstellten. Doch wusste er, dass die Indicationen zur Trepanation noch sehr unbestimmt waren und meist auf der Studirstube gemacht wurden, wo Einer den Andern abschrieb. Seine ersten zwölf Kopfverletzungen schienen verhältnissmässig leichte Fälle: entweder einfache Weichtheilschüsse oder geringe Knochenentblössungen; Eindrücke, Fracturen fehlten. Die Erschütterung war nicht heftig, die Kranken konnten in den ersten Tagen umhergehen und ihre Geschäfte verrichten. Schmucker trepanirte sie und sah Alle sterben. „Dieses bewegte meine ganze Seele und ein jeder Arzt, welcher menschenfreundliche Empfindungen hat, würde unter ähnlichen Umständen eben so gerührt werden, wenn er aller Mühe und Sorgfalt ohngeachtet den Kranken nicht helfen kann, sondern einen blossen Zuschauer von der Wuth der Krankheit

abgeben muss.. Ich verfiel auf eine neue Heilmethode.. Diese
Entdeckung und der glückliche Erfolg, welcher sie begleitete, machte
mir die grösseste Freude und Vergnügen." Seine physiologischen
Anschauungen, die ihn auf das kalte Wasser brachten, die Form, in
welcher er es anwandte, haben wir im 14. Capitel besprochen. Sobald ein Kopfverletzter ins Lazareth kam, wurde die Wunde erweitert und verbunden, dann ein Aderlass von 16 Unzen gemacht und
nach Umständen mehrfach wiederholt. Darauf wurde über den
ganzen Kopf ein dicker, in seine „Fomentation" eingetauchter und
etwas ausgepresster Frieslappen alle Stunden frisch aufgelegt, innerlich Salpeter, Mittelsalze, Abführmittel und Klystiere gegeben. Damit allein sah nun Schmucker einfache Entblössungen der Knochen,
Impressionen, Fissuren, selbst einige Fracturen heilen. Allein aufgeben wollte er bei letzteren die Trepanation, welche er an sich
nicht für sehr gefährlich hielt, nicht; sie nur sparen, wo sie nutzlos
war. Ueberhaupt leistete er noch immer ziemlich viel, trepanirte
mitunter zwei- bis fünfmal, ja bei einer Caries binnen vier Wochen
elfmal! In letzterem Falle ertrug der Kranke Alles sehr leicht, war
selten zu bewegen sich unmittelbar nachher aufs Bett zu legen, ging
sogar eine Stunde nach der Trepanation auf den Markt um Vor-
räthe einzukaufen; er starb acht Tage nach der letzten Operation.
Bei einem heftigen Kopfschmerz, der seit einem Jahre bestand und
sich auf eine einzelne Stelle concentrirte, vermuthete Schmucker mit
Meckel eine Caries der inneren Tafel oder ein Geschwür im Gehirn,
trepanirte, fand aber den Knochen ganz gesund: „wir sahen einander voller Verwunderung an". — Ohne Schmucker's kalte Umschläge zu kennen, führte den zweiten Schlag gegen Pott's Lehren
William Dease in London (Obs. on the wounds of the head 1776).
Zuerst wies er nach, dass nicht die Entzündung und Eiterung der
Dura mater die häufigste Ursache der gefährlichen Zufälle sei. Diese
Eiterung sei nicht so zu fürchten und könne durch Trepanation gehoben werden; auch glaubte er nicht, dass wegen der Gefässver-
bindung zwischen Dura und Pericranium die Verletzung eine Eiterung
jener Hirnhaut zur Folge hätten. Ihm lag die Todesursache in der
Entzündung und Eiterung der Pia mater und des Gehirns selbst.
Da aber ihre äusseren Symptome meist erst dann hervortreten, wenn
bereits Eiterung sich entwickelt hatte, so sollten weder Aderlässe,
weder Dover'sches Pulver, noch die Trepanation helfen. Denn letztere konnte den Eiter, welcher nicht in Klumpen, sondern meist
über einen grossen Theil des Gehirns ausgebreitet lag, nicht entleeren,
war daher in den meisten Fällen ganz nutzlos.

Auf den Schultern von Schmucker und Dease, welche ein neues Mittel, Sitz und Ursache der lebensgefährlichen Zufälle gelehrt hatten, entwickelte sich die Lehre der Kopfverletzungen weiter. Bei uns trat Metzger in Königsberg (1778) gegen Pott auf und wollte durchaus nicht jeden Schädelbruch sogleich trepanirt wissen. Entschieden Front gegen seinen Lehrer machte auch Richter, welcher die Lehre von Dease vertheidigte und Schmucker's Mittel adoptirte. Aus seiner ordnenden Hand empfingen die deutschen Wundärzte eine neue Lehre mit grosser Einschränkung der Trepanation. Nicht die einfache Schädelfractur, nicht die Erschütterung des Gehirns, nicht die Entzündung der beiden Hirnhäute, nicht die Eiterung der Pia mater erforderten die Trepanation; wohl aber die Eiterung der Dura. Richter gab jedem Wundarzt den Rath, bei allen nicht unbedeutenden Kopfverletzungen die kalten Umschläge gleich von Anfang an zu gebrauchen, um der Entzündung vorzubeugen. Extravasate erforderten meistens die Trepanation; jedoch sollte man auch dabei, wenn keine Gefahr drohe, vorher eine Zertheilung versuchen, die bereits sicher beobachtet war. Diese Lehre war damals ein grosser Fortschritt; denn gerade der Umstand, dass man nicht wusste was aus den Wundsecreten werden sollte, da sie nicht abfliessen konnten, war ein Hauptmotiv für die Unentbehrlichkeit der Trepanation gewesen. Richter verwarf Pott's Ansicht, alle Fracturen und Fissuren sogleich zu trepaniren, absolut und wartete jedenfalls so lange, bis die Symptome der Eiterung und des Extravasats erschienen. Verhüten konnte man mit der Operation die Entzündung nicht, im Gegentheil sie nur durch den Reiz befördern und beschleunigen. Liess sich dagegen der Sitz des Extravasats vermuthen, was oft sehr schwierig war, dann die Trepanation nicht lange verschieben, aber nicht aufs Geradewohl machen. Wennschon sie nur bei Eiterungen der Dura mater half, so musste man doch trepaniren, weil man nicht wusste, in welcher Hirnhaut die Eiterung sass. Aderlässe, kalte Umschläge, Brech- und Purgirmittel waren für Richter die Hauptmittel gegen die tödtliche Entzündung bei allen Kopfverletzungen mit und ohne Fracturen. Nur bei Erschütterung waren Aderlässe schlecht, Brechmittel dagegen vorzüglich. Erst wenn alle Mittel nichts halfen, durfte man bei Erschütterungen trepaniren (Hill). Die Eindrücke des Schädels erforderten die Trepanation nur bei üblen Zufällen, sonst nicht. Denn geringe Niederdrückungen waren nicht tödlich; daran gewöhnte sich das Gehirn und konnte der Kranke sie zeitlebens behalten; auch hoben sich die Knochen oft von selbst wieder. Dasselbe behauptete Desault. Indicationen zur Operation waren ferner feststeckende abgebrochene Knochenstücke, fremde Körper, sobald Zufälle eintraten. Richter vermied, wo es ging, die Suturen, Schläfen-, Stirn- und Hinterhauptsbein; allein absolute Contraindication gaben diese Knochen nicht. Auch tadelte er die ganze Fractur durch den Schnitt der Kopfdecken zu entblössen, da dieser nicht grösser zu sein brauche, als um eine einzige Trepankrone anzusetzen. Seine Grundsätze stimmten im Wesentlichen mit denen von B. Bell überein und fanden in den Preisschriften von Louvrier und Mursinna grösstentheils ihre Bestätigung, obschon diese die Grenzen der Trepanation wieder etwas weiter steckten (1800). — Anreihen wollen wir den Zusammenhang zwischen Leber und Gehirn, der verschieden interpretirt wurde. Chopart, Desault, Mursinna sahen die Lebergeschwüre sowol für eine Folge der Kopfverletzung, als einer Erschütterung der Leber an; später hielt Desault den Zusammenhang für unbekannt und wahrscheinlich durch das Nervensystem vermittelt. Pouteau liess durch Stockung des arteriellen und Compression des venösen Kreislaufs im Gehirn das Blut mehr in die Aorta desc. als adsc. dringen; dabei entzünde sich die Leber am meisten, weil sie durch zwei Gefässsysteme versorgt werde. Dagegen liessen Richter und Cheston die Lebergeschwüre aus einer gallichten Schärfe entstehen und führten sie auf den Consensus, der zwischen Kopf und Eingeweiden bestände, mitunter auch auf unmittelbare Verletzung der Leber zurück.

Allmählich hatte in Frankreich eine Reaction gegen die Trepanation begonnen. Es war bekannt, dass Mery binnen sechzig Jahren nicht Einen Trepanirten im Hôtel Dieu zu Paris am Leben erhalten, ebenso Maréchal als Oberwundarzt der Charité mehr als die Hälfte seiner Trepanirten verloren hatte, während in Versailles und Fontainebleau von zwanzig Operirten kaum Einer starb. Die Folge war, dass seit Anfang der 80 er Jahre im Pariser Hôtel Dieu gar keine Trepanation mehr gemacht wurde. Damit treten wir in die 3. Periode von Desault. Derselbe bestritt vor Allem, dass die Trepanation an sich gefahrlos sei; im Gegentheil. Es konnte der Zutritt der Luft in die grosse Höhle durchaus nicht gleichgültig sein, zumal in ungesunden Hospitälern. Als Desault ins Hôtel Dieu trat, trepanirte er wie seine Vorgänger und machte dann dieselben traurigen Erfahrungen wie diese. Dass das blosse Vorhandensein einer Fractur die Operation nicht indicirte, stand bereits fest; allein sollte man trepaniren, wenn sie ohne Niederdrückung mit Compressionserscheinungen begleitet war? Auch dabei lehrte ihn die Erfahrung, dass man die Gefahren der Operation selbst laufe. Seitdem trepanirte er nur in den allerdringendsten Fällen bei Fracturen mit Depression und Druckerscheinungen. Auch davon kam er zurück, weil er fast immer durch Fassen der Fragmente mittelst Zangen zum Ziele gelangte. Ebenso hielt er bei Eiterungen im Gehirn die Operation nicht für indicirt, weil man nie wissen konnte, ob und wo der Eiter vorhanden war. So kam es, dass Desault in den letzten fünf Jahren seines Lebens die Trepanation ganz verbannte wegen ihrer Gefahr, ihrer Fruchtlosigkeit und der glücklichen Erfolge seiner neuen Methode. In diesen Jahren hatte er ohne Trepan mehr Fracturen mit Depression geheilt als früher mit demselben. (Es ist eine alte Geschichte, doch bleibt sie ewig neu, dass Jeder, bevor er glaubt, die Erfahrungen selbst zu machen wünscht. So finden wir bei Dieffenbach denselben Entwickelungsgang wie bei Desault: in den ersten Jahren seiner Praxis trepanirte er viel und sah die Leute sterben; dann bei zunehmender Erfahrung beschränkte er die Operation nur auf einige Ausnahmen.) Desault behandelte die Schädelbrüche mit Aderlässen, Stimulantien und Purgirmitteln. Schmucker's kalte Umschläge kannten weder er, noch die übrigen Pariser Hospitalchirurgen. Auf jene allgemeinen Mittel beschränkte er sich ganz. Gegen die Erschütterung schien ihm anfangs unter den Stimulantien ein über den ganzen rasirten Kopf gelegtes Cantharidenpflaster das beste Mittel zu sein; allein da die Wirkung nicht anhielt, der Kranke in die Betäubung zurück fiel, so gab er es später auf und griff zum Tartarus stibiatus. Diesen verordnete er hauptsächlich um zu reizen, weniger um auszuleeren, in refr. dosi ein bis zwei Wochen ohne Unterbrechung, daneben Klystiere. Je mehr er sich von den auffallend günstigen Wirkungen des Brechweinsteins überzeugte, um so grösser wurde seine Abneigung gegen die Trepanation. Die Entzündung des Hirns und seiner Häute erschien ihm entweder phlegmonös oder gallichter Natur zu sein; in ersterem Fall waren wiederholte Aderlässe, Blutigel, strenge Diät, reine Luft, Klystiere nöthig; in letzterem kein Aderlass, dagegen Tart. stib. und Purgirmittel. Da dieselben Symptome bei Kopfverletzten ganz verschiedene Affectionen des Gehirns anzeigten, diejenigen der Compression, Erschütterung und Entzündung mehrfach gleich waren, sodass man im Ungewissen über die Ursache blieb, so wurde dadurch die Behandlung so schwierig. Deshalb verlangte Desault bei irgend welchen Zweifeln in der Diagnose die Behandlung stets so einzurichten, dass sie nie schade. — Ausser ihm trat besonders Lombard in Strassburg gegen den Missbrauch der Trepanation auf (1796), nachdem er schwere Fracturen ohne sie bei strengem Regime hatte heilen sehen. Nach ihm sollten von 25 Trepanirten nur 5 gerettet und diese vielleicht auch ohne Operation geheilt werden können. Die Indicationen, welche zuerst zur Anwendung des Trepans Gelegenheit gegeben hatten: Elevation eingedrückter Fragmente, Extraction von Splittern und Entleerung von Extravasaten sollten die Grenze bilden, über welche hinaus man nicht gehen dürfe. In ähnlicher Weise sprach sich Arnemann (1799) gegen die Missbräuche aus, hielt jedoch die Trepanation nicht für ganz entbehrlich.

Aus der operativen Technik sei kurz erwähnt, dass im Allgemeinen der Instrumentenapparat nach und nach vereinfacht wurde. J. L. Petit hatte ein Elevatorium erfunden, welches auf einem kleinen Bocke ruhte; Cheselden und Sharp führten die Trephine wieder ein, welche seitdem bei den Engländern ziemlich allgemein in Gebrauch blieb. Pott und B. Bell zogen die grossen Trepankronen den kleinen vor; Theden schabte bei Kindern die Knochen mit Glas durch; Richter empfahl anstatt der Elevatorien von Petit und Louis den alten vergessenen Dreifuss. Von Bichat wurden die beweglichen Pyramiden der Kronen, von Hey eine Säge erfunden, mit welcher er anstatt des Trepans jedes beliebige Knochenstück sich wegzunehmen getraute u. s. w. Gegen Pott's eiförmigen Schnitt rieth Hill zum Kreuzschnitt, setzte auch nicht wie jener den Trepan auf die Fissur, sondern zur Seite derselben. Gegen die Fortnahme des eiförmigen Stücks aus der Haut und Entblössung der ganzen Fractur sprach auch Richter und entfernte nur soviel als nöthig war. Er machte den ersten Einschnitt da, wo die Haut am stärksten gequetscht war, während Bell auf der niedrigsten Stelle der Fractur trepanirte, weil sich dorthin das Blut senken sollte. Von dem Grundsatz ausgehend alle Wunden wo möglich durch geschwinde Vereinigung zu heilen, gab Mynors (1785) eine neue Methode an, indem er das Stück Kopfhaut nie ganz ausschnitt, sondern nur loslöste, den Trepan auf die Beinhaut, welche nicht abgekratzt wurde, setzte, weil sie unempfindlich sei, hernach den Lappen wieder anlegte und durch Heftpflaster, Nähte befestigte. — Was die Kopfbinden anbetrifft, so wollen wir bei dieser Gelegenheit einmal in die Rumpelkammer der Bandagen treten, um einen Begriff von ihrer gewaltigen Grösse zu geben, dabei aber versichern nie wieder in diesem Staube herumzuwühlen. Schon Verduc hatte die Kopfbinden, von denen Gesner 70 verschiedene beschrieb, auf eine geringere Zahl reducirt. Heister gab 21 Abbildungen, und Henckel beschrieb im Jahre 1756 folgende 17 Binden: 1) die grosse oder viereckigte Hauptbinde oder Mütze, die grosse Bandage des Haupts, Capitium magnum oder quadratum, Tegumentum capitis quadratum oder magnum, Fascia capitis magna oder quadrata oder quadrangularis; le grand couvre-chef, le couvre-chef en quarré. Diese war die gebräuchlichste Kopfbinde, zumal nach Trepanationen. 2) Die kleine oder dreieckigte Hauptbinde oder Mütze; ähnlich wie jene, nur nicht so warm, daher für den Sommer passend. 3) Der Schraub-Huth, Mitra Hippokratis: bei starken Kopfschmerzen, Hydrocephalus, Blutstillung. 4) Funda capitis, Frondium: für Kopfwunden. 5) Die sechsköpfigte Hauptbinde, der Krebs des Galen: ebenfalls bei Kopfwunden, sonderlich bei heisser Luft. 6) Die vereinigende Hauptbinde: bei Wunden der Stirn-, Augenbrauen. 7) Scapha: bei Wunden des Hinterhaupts. 8) Fascia stellaris, Stella: zur Compression der Art. temporalis, nach Exstirpation der Parotis und Submaxillardrüsen. 9) Oculus simplex: bei Wunden eines Auges, der Augenlider, Backe. 10) Oculus duplex capite simplici: für beide Augen. 11) Fascia triangularis ad oculos: beim Mangel einer Fascia contentiva. 12) Sperber, Habicht: bei abgehauenen Nasen. 13) Discrimen in morbis nasi: wie vorige, auch bei Fractur der Nasenknochen. 14) Funda: bei Hasenscharte. 15) 16) 17) Capistrum simplex, duplex, Funda maxillaris: bei Brüchen und Luxationen des Unterkiefers. Hinaus aus dieser erstickenden Luft der Bandagenkammer des vorigen Jahrhunderts, in welche zurückzukehren wohl Niemand Lust hat!

Was war in der kurzen Zeit von dreissig Jahren unter dem Wettstreit der besten Chirurgen aus der Trepanation geworden? Von dem üppig grünenden Baume fiel ein Zweig nach dem anderen ab, bis schliesslich ein morscher, fast abgestorbener Stamm zurückblieb.

Bei den Gesichtswunden galt es eine entstellende Narbe durch pr. int. vermittelst Heftpflaster oder Naht zu verhüten. Letztere wollte sich nicht recht einbürgern, obwohl schon F. Würtz sie bei Wunden der Backe, Nase, am Ohr, bei Hasenscharten sehr empfahl. An Ohr und Nase wurde nur die Haut, nicht der Knorpel gefasst. Auch wenn die Nase fast oder vollständig abgehauen war, versuchte man eine Anheilung, die mitunter glückte (Ravaton, Nannoni). Beim Misslingen musste eine künstliche Nase getragen werden. Für Tagliacozzi's Rhinoplastik (1597) fehlte dem 18. Jahrhundert Verständniss und Interesse; nicht ein einziger Chirurg nahm sich ihrer an. Als die medicinische Facultät in Paris die Frage „an curtae nares ex brachio reficiendae" aufgestellt hatte, erfolgte eine einstimmig verneinende Antwort. Ein lächerliches Märchen war für Dionis die Kunst des Italieners, deren Möglichkeit Heister bezweifelte. Ohne jemals einen Versuch der Rhinoplastik gemacht zu haben, erklärten Camper, Richter, Chopart, Desault Nasen aus leichtem Holz,

Papier maché, Silber, lackirter Leinwand, die mittelst zweier Federn in den hinteren Nasenöffnungen befestigt wurden, für vorzüglicher als jene aus der Haut. J. Hunter verstand den Tagliacozzi eigentlich nicht, da er glaubte, dass es sich um eine Hautverpflanzung von einem Menschen auf den anderen handele („die Vereinigung von zwei, verschiedenen Körpern angehörigen, Theilen hat nur Tagliacozzi empfohlen"). Auch Richter sprach von einem Stück Haut eines dazu gedungenen Fremden und meinte, dass eine solche Nase die Gestalt nicht so vollkommen wiederherstellen könne als eine hölzerne, die oft schwer zu erkennen sei. Die erste Nachricht von einer neuen Nasenbildung brachte 1794 eine Zeitung aus Madras, wo ein indischer Arzt im Jahre zuvor einem Manne, dem zur Strafe die Nase abgeschnitten war, dieselbe aus der Stirnhaut neu gebildet hatte. Carpue in London machte 1814 die erste Rhinoplastik durch Transplantation in Europa. (Unter den prothetischen Bestrebungen im vorigen Jahrhundert sind ausser den künstlichen Nasen und Füssen auch die künstlichen Augen aus Glas und Email hervorzuheben. Jene kosteten das Stück 1 Gulden, diese 1 Guinee. Man spricht sogar (1782) von einem künstlichen Kinn, welches der Pariser Mechanikus Merklin einem Matrosen anfertigte, dessen „untere Kinnlade" durch einen Schuss verloren gegangen war; dadurch wurde eine deutliche Sprache wieder ermöglicht.)

Der Nasenpolyp war entweder ein Fleisch-, Schleimpolyp, oder bösartig. Für die beiden ersteren betonte B. Bell mehr die örtliche Natur, Richter mehr die Entstehung aus Syphilis und Scrophulose. In der Behandlung gab es wenig Neues; das Meiste war schon im Alterthum bekannt. Der Fleischpolyp von Allen der häufigste wurde in der Regel ausgerissen, richtiger abgedreht der Blutung wegen. Dazu war die Erfindung verschiedener Zangen an der Tagesordnung. Richter's Polypenzange, welche vielen Beifall fand, liess sich im Gewinde auseinandernehmen, sodass jeder Löffel besonders eingeführt werden konnte; Sharp hatte die Enden der Zange gekerbt, Garengeot mit Gittern versehen um die Geschwulst besser festzuhalten. Die Blutung stillte man durch Eiswasser, Tamponade mittelst Finger oder einem Charpiebausch, welcher mit Hülfe einer Darmsaite nach Art der Bellocq'schen Röhre in die Nase gezogen wurde; am sichersten jedoch, wenn man den zurückgebliebenen Theil der Wurzel ausriss. Weniger gut schien Richter die Ligatur; dagegen rühmte er das Glüheisen in Form eines Troicars bei leicht und stark blutenden Polypen und erschöpften Kranken. Den bösartigen Polypen, für Manche ein Noli me tangere, nahm er sobald als möglich weg und trat damit der Behauptung Pott's entgegen, welcher viele Polypen, die ohne krebshaft zu sein mit heftigen Schmerzen verbunden waren, ununterbrochen fortwuchsen, beim Anrühren bluteten und dunkelroth stark angewachsen waren, für jede Behandlung untauglich hielt. Den Schleimpolypen, der aus einer widernatürlichen Verlängerung der Schneider'schen Haut bestand, behandelte er mit Adstringentien (Eiswasser, Alaun, Blei), die wenn erfolglos mit der Ligatur oder dem Schnitt vertauscht wurden; Recidive mit dem Glüheisen. Für weit nach hinten sitzende Geschwülste construirte Theden eine besondere Zange, wohingegen Manne in Avignon (1747) zuerst das Gaumensegel durchschnitt, eine Operation, die Morand vertheidigte. — Die Behandlung der Polypen war mit Levret, welcher die Ligatur sehr verbesserte (1749), in ein neues Stadium getreten. Er lehrte mit einem Doppelcylinder und Silberdraht Polypen, die bisher der Kunst unzugänglich waren, aus den verschiedenen Körperhöhlen zu entfernen. Desault ging auf diese Idee ein und erfand einen gespaltenen Schlingenschnürer, nahm indess statt Silberdraht, der leicht abriss, hanfene Fäden und operirte damit Polypen in der Nase, im Ohr, Uterus, Mastdarm. Levret's Methode wurde von B. Bell für alle Polypen als die beste und leichteste Behandlung, die weniger schmerzhaft als die Zangenoperation sei, angesehen. Darauf hin gestand Richter offen, dass er noch keinen Nasenpolypen habe unterbinden können und alle ausgerissen habe; desgleichen, dass er einmal die Geschwulst für einen Nasenpolypen hielt und sie operirte, worauf nach einigen Monaten bei der Section die Geschwulst sich als Hirnbruch gezeigt habe. Dagegen unterband er diejenigen des Mastdarms, Uterus und im oberen Theil der Speiseröhre. Bei letzteren liess Bell eine Drahtschlinge hinab, in welcher er die Geschwulst zu fangen suchte. Sass dieselbe aber tiefer, sodass die Ligatur zu schwierig war, dann empfahl er (mit Richter), um das Athmen während der Operation zu ermöglichen, vorher den Luftröhrenschnitt, „eine leichte und gefahrlose Operation" zu machen, damit der Polyp bis zur Abschnürung im Munde liegen bleiben konnte.

Bei der Hasenscharte bestand das Vorurtheil die Kinder nicht vor dem 2. Jahre zu operiren. Heister widersprach demselben, da sowol er 6 Monate alte, als Roonhuysen 10 Wochen alte Kinder glücklich operirt hatte. Es mehrten sich die Erfolge bei neugebornen Kindern, sodass auch Richter die Zeit bald nach der Geburt am geeignetsten hielt, zumal gleichzeitige Spalten im knöchernen Gaumen sich nach der Operation der Hasenscharte schliessen konnten (Sharp, Levret, La Faye). Das Alter von 3—10 Jahren schloss er aus und wartete dann, bis die Kinder vernünftiger wurden. Alle Vorbereitungsmittel, wie das Zusammenziehen der Lippe mit Binden u. s. w. wurden verworfen; dagegen legte Desault Werth darauf die Kinder des Ungeziefers wegen vorher gut zu kämmen und Mercurialsalbe ins Haar zu schmieren, damit sie den Verband nicht in Unordnung brächten. Bei hoch hinaufragenden Spalten löste man die Oberlippe sammt dem Frenulum ab. Die Spaltränder wurden sehr genau, aber mit möglichst wenig Substanzverlust angefrischt, dabei sehr schmale Lippen mit einer gewöhnlichen Zange, anstatt mit den alten unbequemen Moraillen festgehalten. Der Eine operirte mit der Scheere, der Andere mit dem Messer. Mit übertriebener Wichtigkeit vertheidigte Louis das letztere und behauptete, die Scheere verursache mehr Schmerzen und quetsche (1768). Das war ein Vorklatsch zu Percy's Preisschrift über die Scheeren (1785), in welcher sie im Allgemeinen dem Bistouri weit nachgestellt wurden. Trotzdem in Paris das Geschrei am stärksten war, nahm Desault, obwohl anfangs wegen der Berühmtheit von Louis noch unsicher in der Wahl, schliesslich die Scheere. Ebenso gebrauchte Richter seine Verbandscheere, schlichtete aber das Modegeschwätz, wie er es nannte, mit folgenden Worten: „übrigens mag und kann jeder Wundarzt das Instrument wählen, welches er am bequemsten findet; man hat sich beyder mit gleich gutem Erfolg bedient." So sah man später Lucas in London den einen Rand mit dem Messer, den anderen mit der Scheere abschneiden. Alle gebildete Chirurgen benutzten die umschlungene Naht und schoben die Knopfnaht des Reizes wegen zur Seite. Der Nähapparat wurde verbessert. Anstatt der stählernen schon von Paré gebrauchten Nadeln, welche leicht rosteten, nahm man silberne (J. L. Petit) mit abschraubbaren Stahlspitzen (Sharp, Richter), sogar goldene (Le Dran, Desault). Schon zu Heister's Zeiten wie auch später legten einzelne Marktschreier und umherziehende Operateure mit Erfolg gewöhnliche Knopfnähte an, die zwei oder drei an der Zahl nach drei bis sechs Tagen wieder fortgenommen wurden. Desault und Chopart hatten sie nur in früheren Jahren vorgezogen, sodass schliesslich von den Chirurgen fast nur Ollenroth übrig blieb, welcher die Knopfnaht rühmte, nachdem er sie von dem fahrenden Operateur Köhring kennen gelernt hatte. Wie ehemals P. Franco, so verwarfen jetzt auch Pibrac und vor Allen Louis jede Naht und vereinigten die Wunde mittelst Binden und Heftpflaster. Nur vorübergehend drang Louis damit in Frankreich durch, im Auslande garnicht und wurde von Valentin scharf mitgenommen. Dieser unterstützte die Naht durch zwei Agraffen, welche die Lippen gegen einander hielten. Die doppelte Hasenscharte, in deren Behandlung la Faye sehr glücklich war, wurde bald in einer Sitzung (Heister; Desault stets und mit öfterem Erfolg), oder in einem Zwischenraum von 14 Tagen operirt (Louis). Während Richter u. A. den Zwischenkiefer wegen seiner Unbrauchbarkeit in der Regel fortschnitten, drückte Desault ihn durch ein leinenes Band mehrere Tage lang vor der Operation zurück und vereinigte auf ihm die Ränder der Scharte. — Zu den Seltenheiten gehörten ein tödtlicher Ausgang durch Blutung, welchen Bichat erzählte, und eine Spontanheilung von Loder: die angeborne Spalte drang bis zum Nasenloch, war aber an der inneren Seite der Lippe durch ein dünnes Häutchen schwach verbunden; sie zog sich im zehnten Jahre ohne besondere Veranlassung zusammen und war später nur als schmale weisse Linie aussen auf der Lippe sichtbar.

Die Gaumenspalten im Knochen schloss man nach Paré's Idee durch Obturatoren, d. h. mit einem Schwamme, an welchem nach dem Munde zu ein Stückchen Leder oder Silberblech befestigt war, um das Eindringen von Feuchtigkeiten zu verhindern und der Zunge eine glatte Fläche zu bieten. Bereits wurden Stimmen laut die Gaumenspalten bei Kindern definitiv zu schliessen: dazu rieth Jourdain ein Band durch den Mund zu ziehen und die Enden zu beiden Seiten an Backzähnen zu befestigen, während Levret mit einer Binde die Backen zusammendrücken wollte. Richter glaubte nicht recht daran und dachte an Scarification der Knochenspalte mit Anfeuchten balsamischer Mittel, zog aber doch vor bei Kindern nach der Hasenschartoperation die Schliessung der Natur zu überlassen, resp. einen Schwamm einzulegen. — Auch den Spaltungen im weichen Gaumen standen die Chirurgen machtlos gegenüber. Man verschloss sie ebenfalls durch ein Schwämmchen mit einer Silberplatte. Es liegt etwas Rührendes in C. C. von Siebold's Worten: „als die Mutter um meine Hülfe für ihr leidendes Kind flehte, wünschte freilich mein gerührtes Herz auch hier eine Operation vornehmen zu können. Aber leider blieb es nur bei meinem frommen Wunsche. Könnte man nur mit Händen und Werkzeugen beikommen, so wäre gewiss die Vereinigung der Spalte an diesem Theile ebenso gut möglich, als sie es auch bei anderen Theilen des Körpers ist ...“ 24 Jahre nach diesem Bekenntniss voller Sehnsucht machte Gräfe die erste Staphylorhaphie (1816).

Auf dem Gebiete der Zahnkrankheiten stand Deutschland weit hinter dem Auslande, wo es tüchtige, einsichtsvolle Zahnärzte gab, zurück. Epochemachend war der Pariser Zahnarzt Fauchard,

welcher in seinem „Chirurgien dentiste" 1728 die erste vollständige
wissenschaftliche Schrift über Zahnheilkunde herausgab. Seine Arbeit war die Basis für alle folgenden. Zu den bekannteren Zahnärzten gehörten Berdmore (treatise 1770), Spence in London und
besonders Jourdain in Paris. Eine der wichtigsten Arbeiten sowol
in anatomischer wie chirurgischer Beziehung lieferte J. Hunter
(natural history of the human teeth, explaining their structure, use,
formation, growth and diseases 1771). Der Schmerz in einem cariösen Zahn entstand meistens dann, sobald die Luft den freiliegenden
Nerven erreichen konnte. Stets entzündlicher Natur hing er nicht
unmittelbar von der Caries, sondern von Nebenursachen, wie Erkältung, verdorbenem Magen u. s. w. ab, und war deshalb so ausserordentlich heftig, weil die entzündeten Theile ebenso wie beim
Panaritium sich nicht ausdehnen, nicht nachgeben konnten. Gegen
das Umsichgreifen der Caries, welche die Luft beförderte, musste
die Höhlung des Zahns mit Gold oder Blei ausgefüllt werden, oder
man zog den cariösen Zahn aus, reinigte ihn durch Kochen und
setzte ihn wieder ein, worauf er von Neuem in der Zahnhöhle fest-
wuchs. Diese Einpflanzungen gelangen Hunter mit dem besten Erfolge. Er stützte sich dabei auf seine Experimente, wo bei einem
Hahn der abgeschnittene Sporn in den Kamm befestigt wieder anwuchs, oder der ausgeschnittene Hoden, in den Körper zurückgebracht, ebenfalls einwuchs. War ein gesunder Zahn durch Zufall
ausgeschlagen, so wurde er sogleich wieder in die Höhle zurückgebracht. Auch die aus Leichen genommenen Zähne blieben eingesetzt
oft viele Jahre hindurch fest; man band sie an dem Nachbar mittelst
eines Fadens. Dabei machte Lettsom — ein Westindier, der seinen
Sclaven die Freiheit gab und dadurch viel von seinem Vermögen
einbüsste — auf die Uebertragbarkeit der Syphilis aufmerksam, was
er beim Einsetzen künstlicher Zähne niemals beobachtet hatte (1787).
Diese fabricirte man aus Hippopotamus (Nuck 1714) oder Elfenbein
und war geschickt genug ganze Reihen künstlicher Zähne, ja ganze
Zahnladen einzusetzen. Verweigerte der Kranke die Extraction
seines cariösen Zahns, so tödtete man den Nerv durch eine glühende
feine Stricknadel oder mineralische Säuren, kaustische Alkalien. Das
Vorurtheil, dass man bei Schwangeren keinen Zahn ausziehen dürfe,
bestritt der Wiener Zahnarzt Serre. Bei Zahngeschwüren war die
Ausziehung das einzige Mittel; nur wartete man damit, bis die Entzündung vorüber war, um sie nicht zu vermehren. Beim schweren
Zahnen der Kinder empfahl Hunter wie schon Paré das Aufschnei-
den des Zahnfleisches sehr; doch sollten Messer oder Lancette bis

auf den Zahn dringen, widrigenfalls die Operation gar nichts nütze; die Narbe hindere den Durchbruch nicht. Dieses bestritt jedoch der Erlanger Professor Isenflamm und erklärte sich deshalb gegen die kleine Operation. Wie Hunter urtheilten B. Bell, der frühzeitig einen Kreuzschnitt machte, und Richter, welcher überhaupt den Process der Zahnung sehr genau beschrieb. Beide empfahlen als Reinigungsmittel für gesunde Zähne nur das Ausspülen des Mundes mit lauwarmem Wasser nach jeder Mahlzeit, was schon 1706 der französische Zahnarzt Guillemeau befürwortet hatte, und das Abwischen der Zähne mit einem Schwamm. Theden legte Werth darauf, dass die Zähne besonders auch des Abends gereinigt würden, damit die Speisereste des Nachts nicht liegen blieben. Bei gesunden Zähnen verwarf Richter alle Zahnpulver, Zahnbürsten und Zahnstocher, welche übrigens nie zu spitz, nur aus weichem Holz, nicht von Metall oder Federkielen gemacht sein sollten. Schon jener Guillemeau, welcher zur Conservirung der Zähne zu heisses und zu kaltes Trinken für schädlich, dagegen gut ausgebackenes Brod, Schöpsen- und Hühnerfleisch sehr dienlich hielt, eiferte gegen die goldenen und silbernen Nadeln als Zahnstocher und liess nur Federkiele zu. Schmutzige Zähne verlangten Pulver aus Cremor tartari, Kreide, China und die Bürste, welche am Unterkiefer von unten nach oben, und umgekehrt am Oberkiefer geführt werden sollte. Der Weinstein wurde mit Instrumenten entfernt, zu Plomben ausser Gold auch Zinn oder nach Hirsch in Jena (1796) Staniol empfohlen. Die Zahnschmerzen erforderten nach Richter je nach ihrer Ursache verschiedene Mittel: wenn durch Caries, Entzündung entstanden, Blutigel und Breie; wenn rheumatisch Tinct. cantharid., Cajeputöl, Campher, Elektricität; wenn in Folge eines verdorbenen Magens Brechmittel, Cremor tartari; bei unbekannten Ursachen Mohnsaft und jene antirheumatischen Mittel. Zu den gewöhnlichsten Instrumenten bei der Zahnextraction, welche nach der Seite hin geschah, wo der Zahnhöhlenfortsatz am dünnsten war, gehörten der Pelikan, der englische Schlüssel und Geissfuss.

Die Eiterung und operative Eröffnung des Antrum Highmori waren bekannt. Molinetti hatte (1675) zuerst das Antrum unmittelbar durch die Wange mittelst Kreuzschnitt und Trepanation geöffnet, während Meibom zuerst (1718) die Höhle durch Ausziehen von Zähnen offen legte. Zu dieser Methode fügten Cowper und Drake das Anbohren der Alveolen hinzu. Nachdem der Bremer Arzt Runge zum ersten Mal die Krankheiten des Antrum vollständig zusammengestellt hatte (1750), nahmen sich hauptsächlich die Franzosen Bordenave,

Lamorier und Jourdain der Operation an und liessen ihre Arbeiten 1768 im 4. Bande der Memoiren der Akademie erscheinen. Bordenave empfahl die Meibom'sche Methode und zog besonders den dritten Backzahn aus, dessen Alveolus am dünnsten, daher am leichtesten zu durchbohren war. Er legte sofort eine grosse Oeffnung an und hielt sie durch Einlegen einer silbernen Röhre offen, die er dem Wachsstock und Darmsaiten vorzog. Gegen diese Methode wandte sich Lamorier, weil sie oft einen gesunden Zahn opfere, trepanirte daher über dem dritten Backzahn und unter dem Wangenhöcker die erhabenste Stelle des Antrum. Jourdain dagegen hielt es in der Regel für unnütz das Antrum auf jene Weisen zu öffnen; er suchte die Verbindung mit der Nase auf, um den verschlossenen Ausführungsgang wieder frei zu machen und spritzte von hieraus ein. Diese Methode war viel zu schwierig, oft unmöglich, blieb daher todtgeboren. Schliesslich ist Gooch zu nennen, welcher durch den harten Gaumen ins Antrum drang, vorausgesetzt, dass derselbe durch die Flüssigkeit vorgetrieben war. Die meisten Chirurgen wählten zwischen Meibom und Lamorier. B. Bell nahm für die Durchbohrung vom Alveolus aus einen gebogenen Troicar; Desault öffnete vom Munde aus den unteren Theil der Fossa canina, wo der Knochen am dünnsten, Operation und Nachbehandlung am leichtesten waren. Diese Punctionen und Trepanationen der vorderen Wand sind als der Ausgangspunkt der Oberkieferresection anzusehen. — In ähnlicher Weise wurde die Eiterung der Stirnhöhle, welche Richter in die Schädelhöhle durchbrechen sah, behandelt. Entweder trepanirte man die vordere Wand derselben, machte, sobald der Eiter den Weg in die Nase genommen hatte, von hieraus Einspritzungen, oder man erweiterte, wenn die äussere Wand schon durchfressen war, die etwa zu kleine Oeffnung, die übrigens lange fistulös bleiben konnte. Bilguer holte einmal aus der Stirnhöhle mit Erfolg eine Kugel heraus, und Maréchal gedachte bei einer Wunde einer Verwechslung von Schleim und Eiter mit Hirnsubstanz.

Bei den Affectionen der Zunge finden sich bei Richter folgende Principien. Grosse Querwunden wurden, wenn sie zu erreichen waren, sofort genäht; kleine oder wenn hinten gelegen sich selbst überlassen und dem Kranken der Mund zugebunden, alle Bewegungen untersagt. Heftige Blutungen stillte das Glüheisen, auch Compression oder Eis. Die Glossitis erforderte nach Job van Meekren zwei tiefe, zwei Zoll lange Einschnitte. Der Zungenkrebs wurde mit einer auf die Fläche gebogenen Scheere und Hakenzange exstirpirt, dann sogleich das Glüheisen applicirt, welches man auch bei Recidiven benutzte. Contraindicirt war die Operation durch geschwollene Drüsen unter dem Kiefer und die Unmöglichkeit Alles rein zu exstirpiren. Bei starker Makroglossa nahm man einen Theil der Zunge fort und war dabei ganz dreist, seitdem Louis, welcher sowol diese Krankheit zuerst genauer geschildert als auch zuerst die Exstirpation der Zunge überhaupt empfohlen hatte (1774), auf Kranke aufmerksam machte, die fast ihre ganze Zunge verloren hatten und dennoch reden, kauen und schlucken konnten. — So einfach die Operation des Ankyloglosson war, die häufig ohne Noth gemacht wurde, so viele complicirte Instrumente wurden dazu erfunden. Heister construirte den noch heute in jeder Verbandtasche befindlichen, mit einem Einschnitt versehenen Spatel, mit welchem die Zunge emporgehoben wurde; J. L. Petit einen mit einer Scheere vereinigten gebogenen Spatel und liess die Kinder streng überwachen, weil sie oft lange an der blutenden Stelle saugten; Levret, Bell besondere Scheeren u. s. w.

Die Ranula wurde doppelt interpretirt: als Balggeschwulst (Heister), oder als Ausdehnung eines Theils des Duct. Whartonianus mit Anhäufung des Speichels in demselben, bedingt durch Verstopfung der Oeffnung (Louis, Girard). Letzterer Ansicht trat Richter bei. Er spaltete die Geschwulst in ihrer ganzen Länge, schnitt von beiden Seiten des Sackes soviel als möglich ab und bestrich die hintere Wand einige Tage lang mit Spiessglanzbutter. Andere Methoden waren Incision mit Einführung von Aetz- oder Reizmitteln (Heister; Acrel mit Salzsäure; Camper mit Höllenstein), Einlegen von Bleidraht oder Charpie (Louis, Sabatier), Einführung einer feinen Sonde in den verstopften Speichelgang (Desault), Haarseil (van der Haar).

Bei der Entzündung der Mandeln pries Richter die Scarification mit dem Pharyngotom, öffnete damit auch die Abscesse. Zur Exstirpation fasste er, ohne den Mund durch Instrumente offen zu halten, die Mandel mit einem einfachen Haken, welchen er der Muzeux'schen Zange (1774) vorzog und schnitt mit einem umwickelten Messer nur das vorstehende Stück erst halb von unten nach oben und dann halb von oben nach unten ab. Die Scheere liess er nur bei kleiner Basis der Geschwulst, oder wenn nach dem Schnitt ein Lappen zurückgeblieben war, zu. Den Schnitt von unten nach oben hatte Louis eingeführt, weil umgekehrt die halbgelöste Mandel auf die Stimmritze fallen konnte. Auch für diese Operation erblickte eine Menge neuer Messer und Scheeren das Licht der Welt, darunter Desault's Kiotom. Da bereits tödtliche Verblutungen, wahr-

scheinlich bei den Versuchen die ganze Mandel zu exstirpiren, vorgekommen waren, wurde in England, wo man Wiseman's Aetzmittel
aufgab, nach Cheselden, Sharp und B. Bell die Unterbindung für
das sicherste Mittel gehalten. Ihr huldigte auch C. C. v. Siebold,
während die Italiener Bertrandi und Moscati den Schnitt vertheidigten, da sie nie eine Blutung von einiger Bedeutung hatten folgen
sehen, wenn man sich mit dem Abschneiden des vorragenden Theils
der Mandel begnügte.

Unter den Krankheiten der Parotis suchte man die gewöhnliche Entzündung zu zertheilen, um eine Eiterung und Speichelfistel zu verhüten. Dagegen wurde die Zertheilung der „kritischen" Entzündung, der sog. Angina parotidea, welche vom gemeinen
Manne in England „Mumps" genannt (Hamilton 1790), zuerst in
Lyon 1758 epidemisch beobachtet war, für gefährlich gehalten, weil
eine Metastase auf Hoden und Gehirn vorkommen konnten. Diese
liess sich verhindern, wenn man sogleich auf die Parotis ein spanisch
Fliegenpflaster legte. Waren die Hoden bereits ergriffen, so konnte
doch, wenn sie nur mit diesem Pflaster tractirt wurden, ein Uebergang
auf das Gehirn abgeschnitten werden. Eiterungen in der Parotis
waren zu öffnen; doch sah J. L. Petit nach dem Durchschneiden der
Aponeurose eine Paralyse im Gesicht entstehen. Bei scirrhösen Geschwülsten, deren Uebergang in Krebs noch nicht beobachtet war,
verwarf Richter die Exstirpation fast ganz wegen der grossen Gefahr
ansehnliche Gefässe und Nerven zu verletzen, wegen der darauf-
folgenden Paralyse im Gesicht und des Trismus. Ausserdem warf
er die Frage auf, ob da, wo die Operation leicht und glücklich gemacht war, es sich überhaupt um Exstirpation der Parotis gehandelt
habe und nicht vielmehr nur die naheliegenden, verhärteten Lymphdrüsen fortgenommen seien. Ueberdies gäbe es Kranke genug, die
mit ungeheuren Geschwülsten der Parotis alt geworden wären. Glückliche Exstirpationen machte Heister mehrere Male und vermuthete,
dass man sie in Paris nicht gewagt habe; ferner Kaltschmidt,
C. C. von Siebold. Auch Acrel hatte zweimal eine unbewegliche,
faustgrosse Geschwulst mit Erfolg ausgeschnitten, dabei einen Ast
der Carotis externa verletzt, sodass innerhalb zwei Minuten zwei
Pfund Blut verloren gingen. Eine Unterbindung war der tiefen Lage
wegen nicht möglich, und wurde die Blutung durch Compression mit
Schwamm gestillt. Desault, welcher mit Richter eine totale Exstirpation für unmöglich hielt, schnitt mit Erfolg den vorderen Theil
der Drüse fort und zerstörte den hinteren allmählich durch Aetzmittel (!). In einem anderen Falle schnürte er nach dem Vorgange

von Roonhuysen die blossgelegte Geschwulst an ihrer Basis durch die Ligatur glücklich ab; ebenso Ollenroth.

Zum Schluss einige Operationen am Ohr. Die Verbindung zwischen Ohr und Schlund war seit Jahrhunderten bekannt, und hatte Valsalva die Verstopfungen der Ohrtrompete als gelegentliche Ursache der Taubheit beschrieben. Dennoch verdankte die Wissenschaft einem Laien die Entdeckung des Catheterismus der Tuba Eustachii. Guyot, ein tubber Postmeister in Versailles, führte sich selbst 1724 eine knieförmig gebogene Zinnröhre vom Munde aus in die Tuba und machte Einspritzungen; er soll sich auf diese Weise von seiner Taubheit befreit haben. Die Akademiker in Paris fanden diese Idee „très-ingénieux", schienen indess einigen Zweifel zu hegen, da sie hinzufügten: „ou en lave au moins l'embouchure de la trompe, ce qui peut être utile en certains cas." Dann gab ein englicher Militairchirurg Cleland eine biegsame silberne Röhre zur Einführung durch die Nase an (1741). Er war es auch, welcher in genialer Weise die erste eigentliche Vorrichtung zur künstlichen Beleuchtung des Ohrs construirte, indem er mit Hülfe einer mit einem Handgriff versehenen Convexlinse von drei Zoll Durchmesser, deren Mitte gegenüber ein Wachslicht angebracht war, die Lichtstrahlen in den Gehörgang warf! Douglas nahm zur Catheterisirung der Tuba feste silberne Catheter. Die Operation wurde nun mehrfach bei plötzlich durch Katarrh entstandenen Taubheiten mit Erfolg gemacht (Wathen, Callisen, Himly). Da erhob sich eine Autorität dagegen: der kluge B. Bell zweifelte an der Möglichkeit die Sonde einzuführen und meinte, dass die ganze Flüssigkeit in den Schlund dringe. Die Folge war, dass die Operation lange in Vergessenheit gerieth. Man glaubte sogar, die Sondirung triebe die Schleimmassen weiter in die Tuba hinauf, sodass der Kranke noch tauber werde. Ja Lentin, ebenfalls von den Schwierigkeiten der Injection überzeugt, wollte die Gaumenmündung der Tuba nur mit einem Stück Kalbfleisch abreiben. Besser als diese Bratenidee war der von Sims in London (1787) wieder aufgenommene Valsalva'sche Versuch. — Eine zweite, im vorigen Jahrhundert eingeführte Operation war die Anbohrung des Proc. mastoideus. Schon Riolan hatte sie vorgeschlagen und meinte durch Anbohrung des Knochens eingesperrte Luft aus dem Ohr entfernen zu können. Valsalva scheint zuerst (1704) durch eine hinter dem Ohr bestehende Fistelöffnung Einspritzungen gemacht zu haben, wobei er die Flüssigkeit in den Mund laufen sah. Die Operation führte J. L. Petit zuerst aus, indem er bei Abscessbildung hinter dem Ohr den äusserlich gesunden Warzenfortsatz mit einem Perforatorium anbohrte und jauchigen Eiter aus den Knochenzellen entfernte. Er erkannte somit auch die Nothwendigkeit der Indication. Ohne etwas davon zu wissen, wiederholte der preussische Regimentschirurg Jasser 1776 die Operation und galt dann irrthümlich lange Zeit hindurch als der Entdecker derselben. Ihn führte mehr ein glücklicher Zufall darauf und war er ohne Kenntniss der anatomischen Verhältnisse höchlichst überrascht die injicirte Flüssigkeit aus der Nase fliessen zu sehen, sodass er sich nachher durch Versuche an Leichen noch besonders davon überzeugen musste. Sein Kranker war auf beiden Ohren taub, hatte viele Schmerzen und eiterigen Ausfluss. Als auf dem rechten Proc. mast. Fluctuation zu fühlen war, machte Jasser einen Einschnitt bis auf den Knochen, fand diesen ganz mürbe, sodass die Sonde leicht in die Zellen eindrang. Nach wiederholten Einspritzungen wurden Schmerz und Eiterausfluss gehoben. Jetzt perforirte er den anderen, äusserlich nicht erweichten Proc. mast. in der Mitte mittelst eines Troicars, machte ebenfalls Injectionen und heilte den Kranken. Er schloss seine Mittheilung mit den Worten: „sollte sich einst ein Kranker bei mir melden, der sein Gehör verloren hätte und er hat keine Furcht vor dem Schneiden und Bohren, welches an diesem Orte von gar keiner Erheblichkeit und Gefahr ist, so werde ich ohne Bedenken diesen Versuch wiederholen“ (Schmucker's verm. chir. Schr. III. S. 113. 1782). Fünf Jahre verstrichen, ohne dass man von der Operation wieder etwas hörte. Dann wurde sie mehrfach, jedoch ohne klare Indicationen, von Fielitz, Löffler mit Erfolg gemacht, obschon letzterer nicht viel von ihr erwartete. Aus den nordischen Reichen ertönten nun bald einzelne warnende Stimmen. Der Schwede Hagström musste wegen Blutung und übler Zufälle die Operation aufgeben, allein er hielt sie doch hoch und gab bestimmtere Indicationen; ebenso Acrel, Murray. Da verloren die Dänen Callisen und Kölpin den Leibarzt des Königs von Dänemark, Baron von Berger, der an heftigem Ohrensausen und Schwerhörigkeit litt, am 11. Tage nach der Operation an eitriger Meningitis (1791). Nach den angestellten Messungen musste das Perforatorium das Gehirn verletzt haben. Trotzdem Himly den Aerzten rieth, sich durch diesen Todesfall nicht abschrecken zu lassen, weil ein Kunstfehler begangen sei, kam die Operation doch ganz in Verruf und blieb mehrere Decennien hindurch vollkommen vergessen. — Die dritte Operation im Gebiet der Ohrenheilkunde, ebenfalls ein Kind jenes Zeitalters, war die Durchbohrung des Trommelfells. Auch für sie fand sich die Idee schon bei Riolan, welcher bei einer zufälligen Zerreissung des Trommelfells mit Herstellung des Gehörs die Frage aufwarf, ob nicht die Kunst denselben Dienst leisten könne. Willis und Valsalva versuchten dieselbe zuerst an Hunden, später auch Cheselden, während ein umherziehender Wunderdoctor Eli sie um 1760 zum ersten Male an Schwerhörigen in Paris machte. In die Wissenschaft führte sie in Deutschland Himly ein, welcher schon 1797 in seinen Vorlesungen sie empfahl und an Leichen und lebenden Hunden demonstrirte, auch 1806 zuerst an einem Schwerhörigen machte. Denselben Dienst leistete der englischen Chirurgie Astl. Cooper 1801. — Die erste Idee künstlicher Trommelfelle reicht bis zum Jahre 1640, wo Banzer in Wittenberg dazu eine Röhre aus Elendsklau angab, die an einem Ende mit Schweinsblase überzogen war. Dann tauchte sie wieder bei Leschevin (1763) auf. — Für den kleinen Ohrpolypen musste die operative Chirurgie Alles, was sie besass, hergeben: man riss ihn aus, drehte ihn ab (Richter); man schnitt ihn ab, band ihn ab (B. Bell); was blieb noch übrig? Das Glüheisen (Loder).

XVIII.

Krankheiten des Halses, der Brust und des Unterleibes.

Tracheotomie. — Halswunden. — Fremdkörper in der Speiseröhre; Oesophagotomie; Gastrotomie. — Kropf. — Brustwunden. — Paracentese der Brusthöhle; mechanische Behandlung der Lungenschwindsucht. — Eröffnung des Herzbeutels. — Paracentese des Unterleibes. — Bauchwunden. — Leberabscess. — Eröffnung der Gallenblase. — Milzexstirpation. — Hernien.

In der modernen Chirurgie gilt die Tracheotomie, mittelst welcher schon zu Cicero's Zeiten mehrere Menschen vom Erstickungstode gerettet wurden, als eine an sich gefahrlose Operation, die indess bei Croup nur dann Aussicht auf Erfolg verspricht, wenn sie nicht im letzten Todeskampf gemacht wird. Diese Lehre wird heutzutage mit allem Nachdruck gepredigt, um noch bestehende Vorurtheile zu durchbrechen. In den ersten Decennien unseres Jahrhunderts kämpfte die Tracheotomie bei Croup um ihre Existenz. Als Napoleon I. im Jahre 1807 für die beste Arbeit über Croup einen Preis von 12000 Fr. aussetzte, sprachen Jurine in Genf, Albers in Bremen, welche den Preis gewannen, sich gegen die Operation aus. Das schadete ihrer Verbreitung ungemein, und Caron in Paris, der wegen eines Formfehlers vom Concurse ausgeschlossen, gesagt hatte: hors la trachéotomie point de salut pour les croupalisés, wurde nicht beachtet. Erst durch die bahnbrechenden Arbeiten eines Bretonneau (1825) und Trousseau gewann die Operation neues Terrain; allein von einer allgemeinen Einführung war selbst in den vierziger Jahren noch keine Rede. Dieffenbach hielt die Tracheotomie für eine sehr gefährliche Operation, verglich sie mit der Trepanation, indem man eine lebensgefährliche Wunde mache, um einen lebensgefährlichen Zustand zu heben, wollte sie daher nur im äussersten Nothfalle angewendet wissen. Malgaigne dankte Gott, wenn man nicht an seine Thür klopfte, um ihn zur Tracheotomie bei Croup zu holen. Die Aerzte jener Zeit gestatteten sie dabei als ein verzweifeltes Mittel erst dann, wenn alle anderen Mittel fruchtlos geblieben waren.

Was lehrten nun die Chirurgen vor 100 Jahren? Dieselben Maximen, welche wir vorhin aus unseren Tagen erwähnt haben! Wieder ein eclatanter Beweis, dass der Standpunkt der Wissenschaft stets auf und ab fluctuirt, dass Wahrheiten vergessen und von Neuem entdeckt werden müssen, wenn man sich um die Vorfahren nicht kümmert. Franz Home in Edinburgh, welcher den Namen Croup einführte, hatte, nachdem in der ersten Hälfte des vorigen Jahrhunderts überall in Europa Croupepidemien beobachtet waren, zuerst im Jahre 1765 die Tracheotomie dabei empfohlen. Bald darauf erklärte Louis (1768) dieselbe für eine leichte und wenig gefährliche Operation und wunderte sich, dass sie so selten verrichtet würde. Er wusste, dass sie bei Croup nur wenig helfen konnte, wenn man sie als letztes Mittel, nachdem alle anderen erfolglos gewesen waren, anwandte. Im Gegentheil: sie sollte bei eintretender Verschlimmerung eines der ersten Mittel sein, um auch eine Pneumonie zu verhüten. „Opérez le plus tôt possible." Auch Heister, ein eifriger Vertheidiger der Tracheotomie, warnte, „dass man bei der Bräune nicht allzuspat diese Operation anstellen solle, wenn die Patienten ihre Kräfte schon verlohren, gleichwie meistens geschiehet: weil alsdann meistens kein Success mehr zu hoffen; sondern sie muss noch bei guten Kräfften geschehen". Wie noch heute, bestanden auch damals im Publikum Vorurtheile gegen die Operation. Deshalb rieth derselbe Chirurg, „bei ihr allezeit andere Kunst-Verständige mit zu Rathe ziehen und selbige nicht leicht allein vor sich nehmen, damit man nicht, wenn der Patient hernach stürbe, in üble Nachrede komme, als hätte man denselben dadurch ums Leben gebracht, indem die meisten Leute diese Operation für gar gefährlich halten (ob sie schon so gefährlich nicht ist), und sagen hernach, man hätte dem Patienten den Hals abgeschnitten: derowegen pflegen viele Chirurgi solche nicht gern zu verrichten." Die Leichtigkeit und Gefahrlosigkeit der Operation betonten gleichfalls B. Bell und Richter, welcher den Zeitpunkt bei Croup ebenso wie Louis bestimmte. Nach Michaelis (1778) sollte mit Aderlass, Blutigeln, Blasenpflastern und Brechmitteln begonnen werden, und wenn sie nichts halfen, sofort die Tracheotomie als das einzige Rettungsmittel folgen. Wenn Richter im Jahre 1797 von der Tracheotomie im Allgemeinen sagte, dass kein bekannter Fall vorläge, wo sie ohne glücklichen Erfolg verrichtet sei, so ist dabei zu bemerken, dass die Operation bei Croup zuerst von John Andrée 1782 ausgeführt und von Thom. Chevalier 1814 dabei zuerst mit Erfolg gemacht zu sein scheint.

Als Indicationen führte Heister, welcher den Namen Tracheotomie anstatt Laryngotomie und Bronchotomie befürwortete, folgende auf: Erstickungsnoth bei der Bräune (Angina), fremde Körper in der Luftröhre, und um bei Ertrunkenen Luft in die Lungen zu blasen. Letztere Indication hatte Detharding in Rostock (1714) aufgestellt und damit die erste Idee die Tracheotomie zur Ausführung künstlicher Respiration zu benutzen ausgesprochen. Später erweiterte man diese Indicationen. Es kamen bei Richter (1771) noch folgende hinzu: bei der Ligatur tief in den Schlund hängender Nasenpolypen, zur Ligatur von Speiseröhrenpolypen, Erstickungsnoth bei heftigen Entzündungen der Zunge, Wunden des Kehlkopfs, starkem Kropf. Er verwarf mit Louis und Desault die Operation bei Ertrunkenen, während Pouteau durch die eingelegte Röhre das in die Luftwege eingedrungene Wasser aussaugte, die erste Angabe des Aspirationsverfahrens. Sodann fremde Körper im oberen Theil der Speiseröhre, starke entzündliche Geschwulst der Mandeln, der Halsdrüsen nach Quecksilbergebrauch (B. Bell), Erstickte und Scheintodte (Ehrlich). Sharp wollte die Operation bei der Bräune auf den Fall beschränken, wo der Hals durch Ausdehnung der Schilddrüse und Nachbartheile bedeutend geschwollen war, wurde dafür aber von B. Bell zurechtgewiesen.

Man machte zu Heister's Zeiten die Tracheotomie auf verschiedene Weise. Die erste Methode war folgende: unter dem Adamsapfel wurde ein zwei bis drei fingerbreiter Längsschnitt mit oder ohne Heben einer Hautfalte gemacht und die Blutung mit einem in warmen Branntwein getauchten Schwamm gestillt. Dann hielt man die Wunde mit Fingern oder Haken auseinander und stach ein Messer oder eine Lancette quer zwischen zwei Luftröhrenringen (zwischen 3. und 4. Ring, Garengeot, Sharp) ein, schnitt auch wohl einen Ring entzwei. Vor dem Ausziehen des Messers wurde daneben eine Sonde in die Oeffnung geführt, um auf ihr die Röhre (gebogene, rund oder glatt; von Silber, Blei) desto bequemer einbringen zu können. Mit einem Bande, welches durch ihre Ringe gezogen war, wurde sie am Halse befestigt. Ein Stück feiner Leinwand (Garengeot), oder ein in warmen Wein getauchter Schwamm vor die Röhrenöffnung gelegt, sollte das Eindringen von allzu kalter Luft und Unreinlichkeiten verhindern. Die zweite Methode bestand darin, mit einem zweischneidigen Messer Haut, Muskeln und Luftröhre auf einmal zu durchstechen. Sharp verwarf dieselbe wegen der Beweglichkeit der

Luftröhre. Schliesslich stiess man auch wohl einen Troicar (sog. Bronchotom) in die Luftröhre, zog die Spitze heraus und liess die Röhre darin. Nach drei, vier Tagen oder längerer Zeit, je nachdem die Zufälle nachliessen, wurde das Röhrchen entfernt. — Die nächsten Decennien nach Heister verbesserten die Technik der Operation; doch blieben einzelne Mängel haften, und neue Dummheiten kamen hinzu. Den Hautschnitt mittelst Querfalte liess Richter vom ersten Ringe bis nahe ans Brustbein gehen, um hinreichenden Platz zu haben (Garengeot), und präparirte den Raum zwischen dem dritten und vierten Ringe vollständig frei von Zellgewebe, Fett und Muskeln. Sharp missbilligte dagegen die Durchschneidung der Sternohyoid. und Sternothyreoid. und fixirte die Trachea zur Eröffnung mit dem Nagel des linken Zeigefingers. Grossen Werth legte man darauf die Luftröhre nicht eher zu öffnen, bis die mitunter ansehnliche, aber nie gefährliche Blutung durch Unterbindung gänzlich gestillt sei und vor Allem die Schilddrüse zu vermeiden. Deshalb drang B. Bell oberhalb derselben in der Spalte zwischen beiden Drüsenlappen vor, während Richter die Luftröhre so tief unten als möglich öffnete und die Drüse zurückschob. Um einen Bluteintritt in die Luftröhre zu vermeiden, wurden verschiedene Instrumente zur Eröffnung construirt, Percy's Durchschneidung mittelst der Scheere nicht weiter zu gedenken. Das erste Bronchotom hatte Dekkers in Leyden (1673) angegeben; es wurde der Vorläufer einer Menge neuer Instrumente. Dahin gehörte u. A. Bauchot's Bronchotom, aus einer platten geraden Röhre bestehend, in welche genau eine zweischneidige, kurze Lancette passte. Dasselbe benutzte auch Richter, gab ihm jedoch eine Krümmung. Er zog die platten Röhren den runden vor, weil diese die längliche Oeffnung nicht genau ausfüllen könnten, sodass Blut in die Trachea eindränge; er wählte die gebogene anstatt der geraden Röhre, da letztere, wenn zu lang, die hintere Wand der Luftröhre berühre und wenn zu kurz, leicht aus der Wunde falle. Dagegen konnte B. Bell sich von den Unbequemlichkeiten einer geraden Röhre nicht überzeugen und zog sie der gekrümmten vor. Eine einzige Röhre, die, wenn mit Schleim gefüllt, mittelst einer Feder gereinigt wurde, genügte Richter. Die erste doppelte gerade Canüle gab Martini an, als er die Röhre von geronnenem Blut und Eiter verstopft sah, während der Paderborner Wundarzt Ficker zuerst (1792) eine doppelte und zugleich gebogene Canüle construirte, die äussere aus Silber, die innere aus elastischem Harz. Ohne Röhre glaubte Sabatier fertig zu werden, da er ihre Einführung mit vielen Beschwerden verbunden sah, und berief sich auf seine Erfahrung bei Luftröhrenwunden, wo die Luft ungehindert durch die Wunde dringe. Auch Michaelis hielt bei Croup eine Röhre nicht für nöthig, denn sobald der „Polyp" heraus sei, könne die Wunde sofort geheilt werden. Es war vorgekommen, dass die Röhre durch heftigen Husten wieder herausgeschleudert und die Erstickungs-noth so gross wurde, dass der Wundarzt dieselbe nicht rasch genug wieder einlegen konnte, deshalb die Trachea der ganzen Länge nach spaltete (Virgili). Zur Herausnahme der Fremdkörper hielt man die Ränder der Wunde mit stumpfen Haken auseinander und führte eine krumme Zange ein.

Eine neue Operationsmethode, gestützt auf erfolgreiche Versuche an Hunden, gab Vicq d'Azyr an: die Spaltung des Lig. cricothyreoid. in der Quere (Hist. de la Soc. roy. de Méd. I. 1777). Sie fand viele Verehrer (Chopart, Desault, Ehrlich) und wurde von J. Hunter bei Croup mit glücklichem Ausgang gemacht. Desault zog sie der Leichtig-keit und geringeren Blutung wegen vor; auch könne ja bei Fremd-körpern im Kehlkopf oder Caries desselben die Eröffnung der Luft-röhre nichts nutzen. Für den Durchgang der Luft reiche die Spaltung des Lig. cricothyreoid. hin, welche er mit einem gewöhnlichen Bistouri vornahm und das Bronchotom nur allein bei Eröffnung der Trachea der Blutung wegen rechtfertigte. Dagegen spaltete er zur Extraction eines Fremdkörpers von der Oeffnung aus auf einer Hohlsonde den Schildknorpel in seiner ganzen Länge nach oben. Trat der Fremd-körper nicht sofort aus, dann holte man ihn mit einer krummen Zange; lag er in der Stimmritze, so stiess man ihn nach oben in den Mund. Auch konnte die ungefährliche Spaltung des Ringknorpels hinzugefügt werden. Trotz der erzielten glücklichen Erfolge wollte Richter nicht viel von der neuen Methode wissen, weil die einge-legte Röhre oben nothwendig mehr reizen müsse, als an einer tieferen Stelle der Trachea.

Einen Ersatz der Tracheotomie glaubte Desault überall da, wo es nur darauf ankam der Luft einen Durchgang zu verschaffen, in der frühzeitigen Einführung einer Röhre aus Gummi elasticum in die Luftröhre zu finden, wie sie bereits Hippokrates bekannt war. Damit beschnitt er die Indicationen der Tracheotomie, welche nur als letztes Mittel übrig blieb, sehr. Bei Angina, Fremdkörpern und Caries im Kehlkopf und Trachea sollte frühzeitig die Tracheotomie gemacht, dagegen bei Entzündungen, Abscessen des Pharynx und der Mandeln, bei Fremdkörpern in Schlund und Speiseröhre, Halswunden die elastische Röhre benutzt werden. Sie erregte nur beim Passiren der Stimmritze Reiz und Husten, allein die Theile gewöhnten sich bald daran, sodass man sie mehrere Stunden lang ohne Beschwerden liegen lassen konnte. Desault führte sie durch die Nase ein und erzählte, dass einem Soldaten zwei Sonden durch beide Nasenlöcher, die eine in die Luftröhre, die andere in die Speiseröhre geführt, 14 Tage lang getragen wurden. Als Beweis, dass sie im Larynx und nicht im Pharynx läge, galten ein schmerzhafter Kitzel, plötzliches Husten, das Vibriren einer vorgehaltenen Flamme, der Widerstand an der Theilung der Luftröhre. Ein krummes Stylet als Mandrin erleichterte ihre Einführung in die Glottis.

War die Tracheotomie bei den Praktikern eingebürgert? Nicht im Geringsten. Ganz vereinzelt stehen die veröffentlichten Operationen da, zumal bei Croup. Die Klagen eines Louis und B. Bell wiederholte Richter noch im Jahre 1797. Ihm wurde die Operation viel zu selten verrichtet, was ihn um so mehr wunderte, da die Gelegenheit dazu durchaus nicht mangele und sie selbst „so äusserst leicht und gefahrlos" sei. Ob die Tracheotomie von ihm häufig ausgeführt ist, darüber verlautet nichts; 1771 versicherte er dieselbe seit 8 Jahren wiederholt an Leichen, Hunden und einmal beim Menschen mit seinem Instrumente sicher und leicht gemacht zu haben. Ein wesentlicher Grund für die Seltenheit der Operation bei Croup lag darin, dass das Publikum vor der ausserordentlich grossen Gefahr zurückschreckte und die Chirurgen den Vorwurf der Tödtung bei einem unglücklichen Ausgang scheuten. Bei Fremdkörpern stand ihr die unsichere Diagnose im Wege. Bereits 1720 hatte Heister in Helmstädt die Tracheotomie mit Erfolg bei einem jungen Mann gemacht und ein Stück Morchel aus der Luftröhre gezogen, das während des Essens beim Lachen hineingefallen war. Ebenso Rau eine Bohne, später Wendt (1774) eine Eichel.

Unter den Verletzungen am Halse galten die queren Schnittwunden der Luftröhre, sobald sie nur die vordere Hälfte derselben einnahmen, für wenig gefährlich; dagegen die Durchschneidung der ganzen Trachea für tödtlich der Nebenverletzungen wegen. Bei jenen genügte es nach Stillung der Blutung durch Vornüberneigen des Kopfes die Wundränder in Apposition zu bringen und den Kopf durch Bandagen (Köhler'sche Mütze) in dieser Richtung zu erhalten; andererseits vereinigte man sie durch die Naht. Man führte die Nadel durch den häutigen Zwischenraum, nicht durch den Knorpel und entfernte sie nur bei heftigem Husten. Doch waren auch Heilungen grosser Wunden ohne Naht bekannt. Sie wurde von fast allen Seiten empfohlen, obwohl schon A. Paré darnach sich ein Emphysem am ganzen Körper hatte ausbreiten sehen, sodass der Kranke einem

Schaafe glich, welches man aufgeblasen hatte um ihm das Fell abzuziehen. Entschieden trat zuerst Sabatier gegen die Naht auf und hielt sie für schädlicher als das Uebel selbst. — Geringe Schnittwunden der Speiseröhre selbst bis zur Hälfte sah man heilen (Schmucker); nur vollständige Trennungen galten für tödtlich. Auch sie wurden genäht, dagegen bei zu grossem Reiz nur die Luftröhrenwunde geheftet und die der Speiseröhre sich selbst überlassen. Unter den Verletzungen von innen nach aussen wurde eine Beobachtung Boerhaave's berühmt, wo der Grossadmiral der holländischen Republik Baron Vassenaer, der die Gewohnheit hatte nach reichlichen Mahlzeiten jedesmal ein Brechmittel zu nehmen, plötzlich lebhafte Schmerzen bekam und nach 18 Stunden starb; die Speiseröhre war über dem Zwerchfelle 1½ " lang zerrissen, ohne Spuren von Ulceration. Zur Ernährung der Patienten hatte Ravaton vorgeschlagen eine Röhre in die Speiseröhre zu bringen; auch Desault, überzeugt von der Nutzlosigkeit ernährender Klystiere, benutzte dazu eine dicke elastische Röhre. Er führte dieselbe allgemeiner in die Praxis ein, wo Hindernisse des Schluckens bestanden: bei Halswunden, Schusswunden im Munde, Geschwülsten der Mandeln und Zunge, Abscessen längs der Speiseröhre, Entzündung des Pharynx, Tetanus. Die Röhre blieb Tage lang liegen, konnte aber mitunter Blutungen, Erbrechen veranlassen, sodass ihre Entfernung nöthig war (Ehrlich). Bei einer Lähmung der Speiseröhre kam Hunter auf die Idee die Haut eines Aals, welche am unteren Ende einen Einschnitt hatte, an einer Sonde bis in den Magen zu führen und durch sie ernährende Einspritzungen zu machen. Bei zurückbleibenden Verengerungen der Speiseröhre hoffte Richter auf eine Naturheilung durch die öfteren Ausdehnungen derselben von Speise und Trank. Zur Untersuchung und Dilatation derselben erwähnte E. Home zuerst Bougies, und Wathen erzielte Heilungen durch allmähliche Erweiterung mittelst täglich eingeführter Wachskerzen. Versuche mit der Cauterisation finden sich bei Pelletan. — Bei Wunden der grossen Halsgefässe, die meistens etwas mangelhaft beschrieben sind, unterband oder comprimirte man. B. Bell griff auch bei allen grösseren Venen, wenn sie ganz durchschnitten waren, zur Ligatur; bei Stichwunden zur Compression.

Die Fremdkörper in der Speiseröhre stiess man häufiger in den Magen hinab, als dass man sie extrahirte. Misslangen die ersten Versuche, so folgte eine Pause, in welcher antiphlogistische, krampfstillende oder Brechmittel angewandt wurden. Das alte Volksmittel mit der Faust einen derben Schlag zwischen die Schulterblätter zu führen, fand auch bei den Chirurgen Gnade. Zur Extraction diente ein aus starkem Draht gebogener Haken (J. L. Petit), oder ein Schwamm für Nadeln und Gräten. Dieser mit starken Fäden gegen das Ende einer Röhre gezogen wurde in trockenem Zustande eingeführt, dann durch die Röhre Wasser injicirt, die Fäden etwas nachgelassen, sodass der Schwamm aufschwoll und gegen die Röhre angezogen den Fremdkörper sicherer fasste. In Gebrauch war die alte sogenannte Magenbürste (Heister). Diese an einem Draht befestigte weiche Bürste war ursprünglich dazu bestimmt den Magen von Schleim rein zu putzen; sie wurde so lange auf- und abgeführt, bis kein Schleim mehr zum Vorschein kam. Zum Niederstossen der Fremdkörper dienten ein an einem Fischbeinstab befestigter Schwamm (J. L. Petit) und ölige Einspritzungen. Das gewaltsame Hinabstossen hielt Lentin für durchaus unzulässig und empfahl grosse Pillen aus Butter, Klösse und Oel. Ins Unendliche ging die Zahl der neu erfundenen Zangen und Schlingen; Eckoldt construirte ein ganzes Instrumentarium von Schlundschirmen, Schlundkäfigen, Schlundsäcken und Schlundknöpfen. Dass Habicot durch grosse Erstickungsnoth bei einem im Schlund sitzenden Fremdkörper zur Trachcotomie gezwungen wurde, ist früher erwähnt. Das letzte Mittel blieb die Oesophagotomie. Zuerst von Verduc (1611) empfohlen, schien sie dann bei Stenosen in Anwendung gekommen zu sein (Taranguet, Monnod). Zur Extraction eines Fremdkörpers machte Goursault (1738) die erste Operation bei einem Manne, der einen Knochen verschluckt hatte, indem auf den am Halse prominirenden Theil ein Einschnitt geführt wurde. Nur einmal noch wurde die Oesophagotomie im vorigen Jahrhundert zu demselben Zweck von Roland wiederholt. Theoretisch beschäftigten sich die Chirurgen viel mit ihr. Guattani (1772) gab die erste vollständige Beschreibung, bestimmte die Stelle des Einschnitts, machte mehrere Operationen an Thieren und sah die Wunde leicht heilen. Er empfahl einen Schnitt vom Anfange der Luftröhre bis zum Brustbein etwas an der linken Seite, zog die Wundränder mit stumpfen Haken auseinander, drang links neben der Luftröhre zwischen den Muskeln in die Tiefe und legte die Speiseröhre frei. Fühlte man den fremden Körper, dann wurde auf ihm eingeschnitten, wenn nicht, die Speiseröhre vorsichtig geöffnet und mittelst der Scheere auf einer Hohlsonde nach oben erweitert. Um mehr Platz zu schaffen und eine Verletzung des N. recurrens und der Art. thyreoid. inf. zu vermeiden, schlug Eckoldt (1799) vor den Schnitt zwischen beiden Schenkeln des Kopfnickers anzulegen und von hier in die Tiefe zu dringen.

Fremde Körper, die in den Magen und Darm gelangt waren,

32*

hüllte man durch ölige und breiartige Speisen und Getränke ein. Schmucker zählte in einem Fall 120 Nadeln, 150 Nägel, ausserdem Haarnadeln, Glasstücke u. s. w., welche ohne Beschwerden durch den Stuhlgang abgingen. In verzweifelten Fällen blieb nur die Gastrotomie übrig. Bekannt war eine im Jahre 1635 an dem Bauer Grünheide in Königsberg glücklich ausgeführte Operation. Dieser hatte sich mit dem Stiel eines 19 Ctm. langen Messers den Schlund gekitzelt um zu erbrechen und dann dasselbe verschluckt. Die Mitglieder der Facultät untersuchten ihn. Nachdem Gott der Allmächtige angerufen war, wurde der Kranke auf ein Brett gebunden. Der Decan bezeichnete mit einer Kohle die Stelle für den Einschnitt, worauf der Wundarzt Daniel Schwabe mit einem Lithotom einen vier Finger langen Schnitt eine Hand breit links vom Nabel führte. Eine halbe Stunde war vergangen, als Ohnmachten eintraten und der Kranke vom Brett ab- und dann wieder aufgebunden wurde. Die Versuche den Magen mit einer Zange vorzuziehen und zu öffnen misslangen. Dann wurde ein Faden durchgeführt, auf Anordnung des Decans ein Loch hineingeschnitten, und von Schwabe das Messer mit der Zange herausgezogen. Fünf Nähte, Verband mit warmem Balsam, Heilung. Das Museum in Leyden bewahrt noch jetzt das Portrait des Königsberger Bauern auf. Die Operation wurde im vorigen Jahrhundert von Hübner (in Rastenburg, vor 1720) und Frisac (in Toulouse, 1786?) bei einem Messer im Magen gemacht.

Viel Dunkel herrschte über den Kropf. In früheren Zeiten waren Struma und Scrophula gleichbedeutend, und auch damals verwechselten manche Schriftsteller den Kropf mit scrophulösen Halsgeschwülsten. Die physiologische Bedeutung der Schilddrüse war unbekannt. Nach Fodéré (1792) bestand ihre Hauptfunction darin, dass die abgesonderte Feuchtigkeit die innere in Folge der durchstreichenden Luft stets trockene Oberfläche des Kehlkopfs und der Luftröhre feucht erhalte. Jener Autor wollte durch die Oeffnungen in den Luftwegen, welche mit der Schilddrüse communicirten (Haller), Luft und Flüssigkeiten in die Drüse injicirt haben. Demgemäss blieb auch die nächste Ursache des Kropfes zweifelhaft. Man beschuldigte das geschmolzene Schneewasser, den häufigen Genuss von Kastanien und ähnlicher Nahrungsmittel (Gautier), das mit Selenit geschwängerte Wasser; dagegen hielt Fodéré die feuchte und warme Luft für eine Hauptursache des Kropfes und des damit nahe verwandten Cretinismus. Andere betonten die Gewohnheit Lasten auf dem Kopfe zu tragen (Wichmann), während Richter, der alle diese Ursachen für wenig wahrscheinlich hielt, glaubte, dass eine Anhäufung schleimiger Flüssigkeiten in der Schilddrüse und dem nahen Zellgewebe den vorzüglichsten Antheil an der Entstehung des gewöhnlichen Kropfes habe. Die Geschwulst konnte sich auf einen Lappen der Drüse, auch wohl auf das Zellgewebe beschränken, während die Drüse selbst ganz zusammengeschrumpft war (B. Bell). Man kannte Kröpfe, wo die Geschwulst nur aus Luft, die aus der Trachea eindrang, bestand, oder von einer aneurysmatischen Erweiterung der Arterien und Venen herrührte (Gautier 1794). Nur bei frischen Kröpfen und höchstens bis zum 30. Lebensjahre hatte eine medicamentöse Behandlung Erfolg. Man legte Werth darauf, dass der Kranke die Arzneien eine Zeit lang im Munde behielt, bevor er sie verschluckte, damit dieselben auch auf directem Wege durch die einsaugenden Gefässe im Munde unmittelbar in die Schilddrüse gelangen konnten. Das Hauptmittel war gebrannter Meerschwamm, ausserdem calcinirte Eierschalen, Seife, Schwefelleber, Extr. digitalis, Seewasser, Veränderung des Wohnorts u. s. w. Aeusserlich empfahl man ein fortgesetztes Reiben der Geschwulst mit trockenen Tüchern, Bähen mit kaltem Wasser, Spir. Mindereri, flüchtiger Salbe, Campher u. A. Noch in der ersten Hälfte des Jahrhunderts blühten die sympathetischen Mittel (Reiben mit der Hand oder dem Bein eines Todten); man schrieb sogar den Königen von Frankreich und England die Kraft zu Kröpfe durch Berührung zu heilen. Eine operative Behandlung wurde für grosse, alte Kröpfe aufgespart. War die Geschwulst weich, so wurde sie punctirt (J. L. Petit) oder gespalten, der Schleim ausgedrückt und, um eine Wiederanhäufung desselben zu hindern, das Zellgewebe zwischen Drüse und Haut zerstört (Foderé). Auf die Erfahrung hin, dass mitunter grosse Kröpfe spontan durch Eiterung heilten, zogen Heister und später Klein mit Erfolg ein Haarseil durch die Geschwulst. Moreau empfahl das Abbinden. Beim aneurysmatischen Kropf sollte die Carotis über und unter demselben unterbunden werden. Die Idee der Ligatur der Art. thyreoid. sup. ging von Johann Muys (1629) aus: „die Vieh-Aertzte schneiden die Arteriam ab, welche zu denen Kröpffen hinführet und also vergehen sie; Und vielleicht könte diese Methode auch mit Nutzen an Menschen adhibiret werden." Erst 200 Jahre später wurde diese Ligatur zuerst von Blizard erfolglos, dann von Ph. v. Walther (1814) mit Erfolg bei Kropf ausgeübt. Was die vollständige Exstirpation anbetrifft, so waren die ersten Versuche im vorigen Jahrhundert wenig ermuthigend. Kaltschmidt schnitt dabei die Carotis an und liess seinen Kranken unter den Händen verbluten. Gooch erzählte, dass ein sonst unerschrockener Chirurg der starken Blutung wegen die Operation nicht vollenden konnte und den Kranken nach acht Tagen verlor. Bei einer zweiten Exstirpation war es demselben Wundarzt ebenfalls unmöglich die Gefässe zu unterbinden und rettete er den Patienten durch eine achttägige Digitalcompression. Dann wurden einige glückliche Operationen von A. F. Vogel (1771), Freitag (1778) und von Theden bekannt: in letzterem Fall war der Kropf 9 Zoll breit, 7 Zoll lang und mit beiden Carotiden und Kehlkopf fest verwachsen. Mit Erfolg exstirpirte auch Desault (1791) eine kleine, aber fest aufsitzende Struma und stellte als Regel auf, man müsse die kleinen Gefässe sogleich unterbinden, die grossen Aa. thyreoid. vorläufig blosslegen, umstechen und dann erst durchschneiden. Trotz der bekannten glücklichen Resultate wollte Richter wegen der Schwierigkeiten und starken Blutung von der Exstirpation nicht viel wissen. Er verwarf sie, sobald der Kropf wie gewöhnlich mit breiter Basis aufsass, wenn durch den Druck der Geschwulst Athem- und Schluckbeschwerden, venöse Stagnation entstanden, sodann absolut aus kosmetischen Rücksichten. Auch B. Bell wollte nur kleine Geschwülste operiren und begnügte sich bei grossen mit der Palliativcur, weil die Operation der Blutung wegen zu gefährlich sei. Die von den Chirurgen geäusserten Bedenken übertrieben die Mediciner noch mehr; so erklärte Wichmann: „das Unternehmen einen Kropf zu exstirpiren, heisse genau soviel als seinem Kranken im eigentlichsten Sinne den Hals abschneiden." — Im Uebrigen schreckte man vor den Exstirpationen grosser Halsgeschwülste nicht zurück. J. L. Petit wagte es eine zehn Pfund schwere, acht Zoll breite, von mehreren grossen Gefässen durchzogene Geschwulst zu exstirpiren; auch Forestier (1791) nahm mehrfach Drüsengeschwülste vom Halse, welche in Flandern epidemisch zu sein schienen, mit gutem Erfolge fort.

Um bei Brustwunden durch Stich die Diagnose auf Penetration zu stellen, dienten die Experimente mit dem Vibriren einer Flamme, Feder, Injection, vor Allem ein starkes Emphysem. Gaben diese Zeichen keinen Aufschluss, dann stand man von der Diagnose ab, da eine penetrirende Wunde ohne Nebenverletzungen keine andere Behandlung erforderte, als eine nicht penetrirende. Eine Sondirung der Brustwunde wurde dazu nur unter grösster Vorsicht gestattet und zwar in der Körperstellung, in welcher die Verletzung geschehen war; und ein anhaltendes Sondiren zur Bestimmung, ob innere Theile verletzt seien, wegen der Nutzlosigkeit, Bildung neuer Wege, Anregung frischer Blutungen absolut verworfen. Desault, Richter, B. Bell erhoben ihre warnenden Stimmen, und Foulmart verwarf die Sondirung in allen Fällen. Man verband eine penetrirende Wunde ohne Verletzung innerer Theile rasch und einfach mit Charpie. Pflaster schien zur Verhinderung des Lufteintritts nicht nöthig, weil nach Richter die Luft in der Brusthöhle, wenn sie nur ungehindert ein- und austreten konnte, dem Athmen nicht so hinderlich sei, als man gewöhnlich glaube. Gleichzeitiges Emphysem erforderte die Erweiterung der Wunde. In der Behandlung der Lungenwunden kam es hauptsächlich darauf an Entzündung und Eiterung zu verhüten resp. zu verringern. Richter verband auch diese Wunden rasch und oberflächlich, verbannte alle eingestopften Wieken, machte dreiste Aderlässe (le Dran 15mal, Schmucker 8 Tage lang alle 6 Stunden) und verordnete bis zur bevorstehenden Heilung kalte Umschläge, kühle Luft, grösste Ruhe und bei Husten Opium, Abführungen. Dagegen liess Heister vor dem Verbande die Luft durch Kohlenbecken erwärmen. Die vorgefallene Lunge schob man sogleich zurück; nur brandige Theile wurden abgeschnitten oder abgebunden. Beim Bluterguss in die Pleura, wofür es kein einziges bestimmtes Symptom gab, liess man zu Heister's Zeit möglichst rasch das Blut ab oder machte die Paracentese. Da indess ansehnliche Mengen Blut aufgesogen werden konnten (Ravaton), gab man bereits den Rath mehr auf die Resorption hinzuwirken als das Blut abzuzapfen, wodurch die innere Blutung vermehrt werde (Sharp). Nur wenn es übelriechend wurde war die Thoracentese am besten und durfte nicht länger aufgeschoben werden. G. van Swieten empfahl sie sehr. Man legte, wenn die Wunde im unteren Theil der Brust war, den Kranken auf die betreffende Seite und liess ihn stark Athem holen, oder man sog das Blut aus. Dazu gab es verschiedene Spritzen mit dreieckigen, runden, durchlöcherten Ansätzen, besondere Saugapparate (Ludwig), elastische Catheter (Theden) u. s. w. In Frankreich waren bei Stichduellen besondere Succeurs zugegen, deren Thätigkeit oft so wunderbar glücklich war, dass man den Teufel dabei spuken glaubte und ein Pfaffe einem so Behandelten das Sacrament verweigerte. War das Blut bereits geronnen, sodass der Ausfluss stockte, so injicirte man wiederholt und sehr vorsichtig warmes Wasser oder reizlose Flüssigkeiten (Gerstenwasser). Zur Stillung der Blutungen aus der Art. intercostalis tauchten eine Menge neuer Methoden auf. Man gab besondere Ligatur-Nadeln (Gerard, Goulard, Heuermann), einen Haken (B. Bell) an, oder comprimirte die Arterie mittelst Bourdonnets (Bilguer), Pelotte (Leber), einem mit Charpie ausgefüllten Leinenbeutel (Lassus); auch durchschnitt man die gewöhnlich nur angeschnittene Arterie erst ganz und comprimirte dann (Theden) u. s. w.

Die schon von Hippokrates meisterhaft beschriebene Eröffnung der Brusthöhle, in der Regel „Operation des Empyems" genannt, galt im Allgemeinen als eine leichte, einfache und gefahrlose Operation, wurde daher warm empfohlen (Heister, Morand, Lassus). Nicht nur die Blutungen bei Brustwunden, auch solche nach einem Rippenbruch, starker Erschütterung der Lungen berechtigten dazu, ebenso wie Eiteransammlungen. Dabei stand jedoch eine radicale Heilung nur dann in Aussicht, wenn man die Quelle der Eiterung entdecken und trocken legen konnte. Die Operation von einer äusseren Anschwellung abhängig zu machen verwarf Bell und hielt sich durch allgemeine Symptome dazu berechtigt. Eine dritte Hauptindication war die Brustwassersucht. Sehr glückliche Resultate erzielte Morand dabei und sprach der lange Zeit fast ganz verabsäumten Operation das Wort. Leider war die Diagnose so unsicher, dass man sich nur selten zur Thoracentese entschloss. Als eines der sichersten Symptome galt die Fluctuation. Sowol der Kranke als der Wundarzt fühlten sie, wenn man eine Hand nahe am Brustbein auf die Rippen legte und mit der anderen an der hinteren Seite anschlug; man hörte sie sogar beim heftigen Schütteln des Kranken. Trecourt verglich das Geräusch mit demjenigen, wenn eine halb mit Wasser gefüllte Flasche stark geschüttelt würde. Doch auch in zweifelhaften Fällen war die Operation gestattet, wenn sie nur behutsam ausgeführt wurde. Ueber die Stelle der Eröffnung stritt man viel hin und her. Anfangs stiess man den Troicar an der niedrigsten Stelle zwischen der 2. und 3. falschen Rippe eine Handbreit von der Wirbelsäule ein (Heister). Dieselbe wurde dann wegen möglicher Verletzung des Zwerchfells aufgegeben und der Raum zwischen der 6. und 7. Rippe in der Achsellinie mit dem Messer geöffnet (Bromfield, Bell, Richter). Andere banden sich nicht an einen bestimmten Ort, sondern operirten wo es am bequemsten schien (Warner), oder verschoben zuerst die Haut um einen Lufteintritt zu verhüten (H. Bass.) Um eine Verletzung der Lunge und Intercostalarterie zu vermeiden wurden die Intercostalmuskeln allmählich getrennt, die Pleura zuvor entblösst und dann an der fluctuirenden Stelle mit der Spitze des Messers dreist durchstochen. Fühlte man den Eiter nicht, dann wurde die Oeffnung in der Pleura nur sehr klein angelegt, wie überhaupt immer, wenn nur Wasser zu entleeren war. Die Flüssigkeit wurde langsam, nicht auf einmal abgelassen, die Wunde durch Wieken, kleine silberne Röhren (Heister) oder ein eingelegtes Bändchen offen gehalten (Richter). Bei Empyem kamen Einspritzungen von Chinadecoct in Gebrauch (Hemmann).

Ob die Oeffnung mit dem Messer oder Troicar gemacht, ob eine
Röhre eingelegt werden sollte oder nicht bildete vielfach den Gegenstand des Disputs. Bell und Richter hielten bei Brustwassersucht
die Röhre für unnöthig und verwarfen den Troicar, weil man vorher nicht wissen könne, ob die Lunge mit der Pleura verwachsen
sei. Dagegen zogen Heister, Morand, Camper den Troicar vor, der
schief eingestossen den Lufteintritt verhüten sollte. — Lungen-
abscesse wurden von B. Bell kühn und erfolgreich geöffnet. Er
drang darauf bei sicherer Diagnose, mochten die Abscesse noch so
tief in der Lunge sitzen. Er eröffnete die Brusthöhle 2—3 Zoll
lang, führte den Finger ein, um den Abscess zu suchen und musste
in zwei Fällen die Lancette fast einen Finger tief in die Substanz
der Lunge einstechen, bevor Eiter kam. Beide Male wurden fast
eine halbe Pinte Eiter entleert und die Kranken gerettet. Richter
glaubte, dass leider die Diagnose, welche auf dem Sitz des Schmerzes
und der Fluctuation beruhe, nur in seltenen Fällen so sicher sei, um
den Abscess öffnen zu dürfen, dass eine Aussicht auf Heilung nur dann
bestehe, wenn derselbe zufällig entstanden und der Kräftezustand
gut sei. Andererseits befürwortete er doch die Operation, selbst
wenn das Lungengeschwür bereits in die Bronchien aufgebrochen war,
der Kranke Eiter spie und die Symptome der Schwindsucht zeigte;
man könne bei weniger deutlicher Diagnose die Operation wagen,
da mitunter während derselben der Abscess erst sicher hervorträte.
Es bestand für Richter kein Zweifel, dass durch dieselbe gelegentlich die Tuberculose verhütet werde. Es finden sich bereits bei
ihm die Ideen einer mechanischen Behandlung der Lungenschwindsucht, welche in jetziger Zeit wieder vielfach ventilirt
wird. Er ging davon aus (de phthisi pulmonali operatione chirurgica sananda), dass die Schwierigkeit der Heilung von Lungenge-
schwüren auf dem beständigen Zutritt der atmosphärischen Luft und
der erschwerten Ausleerung des Eiters aus dem Geschwüre beruhe.
Da bei der gewöhnlichen senkrechten Haltung des Kranken der
Eiter sich nicht ordentlich entleeren könne, das Geschwür stets mit
Eiter gefüllt sei, so sollte man auch bei der Lunge die allgemeine
Regel für Abscesse befolgen, nämlich bei erschwertem Eiterabfluss
eine Gegenöffnung anlegen. Deshalb empfahl er ausser horizontaler
Lage, Brechmittel, Inhalationen, Fontanellen, hauptsächlich eine
Gegenöffnung. Allerdings war ein Erfolg nur zu erwarten, wenn
die Schwindsucht durch eine örtliche Ursache in einem sonst ge-
sunden Körper entstanden war. Die Schwierigkeit lag in der Diagnose über den Sitz des Geschwürs; doch schien ihm die Operation

nicht allein bei offenem, sondern auch bei verschlossenem (Vomica) indicirt. Er wollte glückliche Erfolge mit Gegenöffnungen erzielt haben und sagte: „bei allen Schwindsüchtigen sollte man den ganzen Umfang der Brust fleissig untersuchen und wenn man irgend etwas findet, was den Wundarzt berechtigt eine Oeffnung zu machen, dieselbe ohne Anstand machen. Eine Verschlimmerung der Umstände kann dadurch unmöglich veranlasst werden; wohl aber kann dadurch zuweilen die Heilung bewirkt werden, wenn der Kranke noch nicht gänzlich erschöpft und die Schwindsucht die Folge einer gutartigen örtlichen Ursache ist." — Eiterungen und Blutergüsse ins Mediastinum ant. erforderten die Trepanation des Sternum, welche damals ausserdem bei Caries des Brustbeins, nicht reducirten Fracturen von französischen und deutschen Chirurgen warm empfohlen wurde. J. L. Petit hatte das Brustbein oft, in einem Falle sogar dreimal trepanirt und den Rippenknorpel ausgeschnitten. Grössere Stücke cariöser Rippen waren dabei mit gutem Erfolg resecirt (Gooch, Acrel). — Luftansammlungen in der Brusthöhle indicirten die Eröffnung derselben nur bei gleichzeitigem Rippenbruch, selten bei penetrirenden Brustwunden. Auch empfahl Bourdelin die Operation bei Ergiessungen des Chylus nach Wunden des Ductus thoracicus; allein es fehlten dazu die Beobachtungen.

Die Paracentese des Herzbeutels, von Riolan zuerst vorgeschlagen (1653), hielt man bei Wassersucht, deren Diagnose sich auf eine Fluctuation zwischen der 3. und 5. Rippe bei jedem Herzschlage stützte, mitunter für lebensrettend, jedenfalls für schadlos (Bell, Richter). Man punctirte zwischen der 4. und 5. Rippe mit einem kleinen Troicar (Senac) und liess das Wasser nur in kleinen Zwischenräumen abfliessen. Einmal konnten Desault, Dubois und Sue sich nicht einigen, ob ein Herzfehler, Wassersucht der Pleura oder des Pericardium vorlag. Desault eröffnete dabei die Brusthöhle zwischen der 6. und 7. Rippe der Herzspitze gegenüber, fühlte einen fluctuirenden Sack, welchen er spaltete und dann das Herz als conischen Körper gegen seinen Finger anschlagen. Die Section zeigte den Irrthum: jener Sack war nicht der Herzbeutel, sondern lag zwischen demselben und der Lunge, und das Herz war mit dem von Blut gefüllten Herzbeutel vielfach verklebt. Glückliche Erfolge der Paracentese kannte das vorige Jahrhundert nicht.

Für die Paracentese des Unterleibes bei Ascites bestand ein so grosser Enthusiasmus, dass die medicamentöse Behandlung sehr zurückgedrängt wurde. Als oberstes Princip galt die Operation möglichst früh zu machen. Richter kannte mehr Nachtheile als

Vortheile der Medicamente und sah die Operation als ein leichtes, rasch und sicher helfendes, schmerz- und gefahrloses Mittel an. Er war unzufrieden, dass man sie meist nicht eher machte, als bis durch alle möglichen urintreibenden und Purgirmittel die Constitution untergraben und der Bauch ungeheuer angeschwollen sei. Man sollte stets operiren, sobald deutlich Fluctuation zu fühlen sei (le Blanc, B. Bell). Selbst als Palliativmittel betrachtet, habe die Punction grosse Vorzüge vor den Arzneimitteln; und radicale Hülfe gewähre sie mitunter dann, wenn sie bei Wiederansammlung des Wassers nicht zu spät, sondern oft und schnell hinter einander wiederholt würde. Desault punctirte 32 mal und zwar alle 8 Tage, bis kein Recidiv mehr eintrat; ja von Mead und Schmucker waren 50—70 Punctionen gemacht und dadurch die Kranken mehrere Jahre lang am Leben erhalten. Den Stich machte man nach A. Monro an einer deutlich fluctuirenden Stelle, links in der Mitte einer vom Nabel nach der Spina ant. sup. gezogenen Linie. Uebrigens wurde der Einstichspunkt sehr verschieden gewählt: Nabel (Petit, Chopart, Desault), Linea alba (Sharp), seitliche Bauchgegend (Heister, Bell, Richter), Mutterscheide (zuerst von Henckel empfohlen, Watson), Mastdarm (Allan, Sabatier), Scrotum bei gleichzeitiger Hydrocele congenita (le Dran). Der gewöhnliche Troicar behielt die Oberhand, und wenig Anklang fanden seine Modificationen (platte, zweischneidige Spitze nach B. Bell), sowie die Vorschläge erst mit der Lancette einen Einstich zu machen und in diesen einen Troicar mit stumpfer Spitze zu senken (Cline), oder die Lancette nur allein zu gebrauchen. Alle angeblichen Verbesserungen des Troicars hielt Richter für schlecht. Auch die nach der Punction empfohlenen Einspritzungen (verdünnter Rothwein nach Hales, Kalkwasser nach Martini), um eine Wiederansammlung des Wassers zu verhüten, liessen die guten Chirurgen unbeachtet. Die Furcht vor einer schnellen und gänzlichen Entleerung der Flüssigkeit wurde für unbegründet angesehen, sobald man von Anfang der Operation an den Bauch gleichmässig comprimirte und hinterher einen Druck mittelst einer Binde, Serviette anbrachte (Cheselden, Mead, Fothergill). Monro erfand dazu einen besonderen Compressionsgürtel. Verletzungen der Art. epigastrica mit tödtlichem Ausgange widerfuhren Hunter und Cline. Man empfahl die Punction auch bei Tympanites des Bauchs (Combalusier 1747, B. Bell).

Wo bei einer penetrirenden Bauchwunde das Einbringen des Fingers möglich war, wurde nie sondirt. Man schloss die Wunde sogleich durch Heftpflaster oder die Naht, um den Lufteintritt zu vermeiden und liess stark zur Ader. Ein vorgefallenes gesundes Darmstück brachte man sofort zurück und erweiterte nöthigenfalls die Wunde. Dazu waren eine Menge unnützer, complicirter Instrumente erfunden worden (le Dran, Morand, Petit). Bei Anlegung der Bauchnaht wurde das Peritoneum ebenso stark gefasst als Haut und Muskeln, der Faden einen Zoll weit vom Rande angelegt und der untere Wundwinkel offen gelassen; B. Bell schloss die ganze Wunde. Lagen Blutergüsse in der Bauchhöhle, die meist in Klumpen und nie über die ganze Höhle ausgedehnt waren, so hielt man einen Theil der Wunde offen und machte zur Zertheilung kalte Umschläge. War jedoch neben Reizzuständen Fluctuation zu fühlen, bestand ein Erguss von Urin, Galle, Koth, so musste sobald als möglich mit dem Troicar punctirt werden. Für die Darmwunden standen drei Wege zur Behandlung offen: man nähte den vorgefallenen Theil, legte einen künstlichen After an, oder überliess Alles der Natur. Diese konnte zwar die Wunde nicht direct schliessen, aber eine Adhäsion der umgebenden Theile bewirken, wodurch jene gedeckt wurde. Bei der Darmnaht sollte die verwundete Stelle mittelst eines Fadens nahe hinter der Bauchwunde befestigt werden, damit der Inhalt sich nicht nach innen, sondern nach aussen ergoss. Man gab der Sutura ansata mit Einem Faden (mehrere nach B. Bell) den Vorzug vor der Kürschnernaht und den vielen anderen neuen Erfindungen. Beifall fand auch die Methode Ramdohr's, eines Bergwundarztes in Zellerfeld, welcher das obere Darmende in das untere schob und sie durch die Naht nahe der Bauchwunde befestigte (von Möbius 1730 bekannt gemacht). Daneben Antiphlogose, täglich Klystiere, bis nach einigen Tagen die Darmnähte entfernt werden konnten. Zwar leistete in vielen Fällen die Natur Erstaunliches, obwohl mitunter ein künstlicher After, eine Verengerung zurückblieben.

Der Leberabscess wurde Gegenstand der chirurgischen Behandlung, wenn er aussen als fluctuirende Geschwulst sich präsentirte. Derselbe konnte durch das Zwerchfell sich einen Weg bahnen und aussen am Thorax erscheinen (Petit, Morand), oder in die Lunge (Fourcroy), den Darm (Bajon) und Magen durchbrechen und Heilung erfolgen. In der Regel erschien er an den unteren kurzen Rippen; in seltenen Fällen, wodurch die Diagnose sehr erschwert wurde, zwischen Bauchmuskeln und Darmbein, in der rechten Leistengegend, oben an der inneren Schenkelseite (Bajon). Auch eine stark gefüllte Gallenblase konnte ihn vortäuschen. Die Eröffnung des Abscesses, welche häufig und zwar mit Erfolg gemacht wurde, bot um so mehr Aussicht, je früher sie geschah, denn auf einen spontanen Aufbruch nach aussen war nicht zu rechnen; später konnte der Eiter die Adhäsionen zwischen Leber und Peritoneum trennen und sich in die Bauchhöhle ergiessen. Man öffnete ihn mit einer etwas grossen Lancette, nicht mit dem Aetzmittel, welches die Oeffnung leicht zu gross machte. Schwartze musste zwei Zoll tief einstechen, bevor er auf Eiter kam. Bei übelriechendem Eiter spritzte man behutsam Chamillenthee und Honig ein. Eine Fistel konnte zurückbleiben, auch der Tod durch Auszehrung eintreten. — Die Eröffnung der Gallenblase kam bei Fisteln und starken Ansammlungen in Betracht. Zur Heilung der Fistel war es in der Regel nöthig die sie veranlassenden Gallensteine auszuziehen, jedoch nur bei grossen Beschwerden des Kranken. Man erweiterte mittelst Darmsaiten oder Quellmeissel, bis der Finger eindringen konnte, führte dann auf diesem eine Zange zur Extraction ein. In dieser Weise glaubte der Lübecker Zach. Vogel „eine der allerfeinsten Operationen“ ausgeführt zu haben. Bei Geschwülsten der Gallenblase, welche ein solches Volumen erreichen konnten, dass eine Verwechslung mit einer Sackwassersucht möglich war (J. L. Petit), suchte man, sobald entzündliche Erscheinungen zugegen waren, die Galle durch gelindes Reiben in den Zwölffingerdarm auszudrücken. Beim Misslingen öffnete man nach Petit's Vorgange die Blase mit dem Troicar, was ganz gefahrlos war, da man in Folge der Entzündung fast sicher auf Adhäsionen rechnen konnte und liess die Röhre einige Tage liegen. Ohne gleichzeitige Entzündung durfte man die gefüllte Gallenblase nicht öffnen, wenn nicht mit grosser Wahrscheinlichkeit Adhäsionen mit der Bauchwand zu vermuthen waren. Um diese hervorzurufen, wurde das Bauchfell blosgelegt, mit dem Aetzmittel bestrichen und dann nach einigen Tagen die Blase angestochen. — Eine partielle Milzexstirpation führte Ferguson aus. Die Milz hing seit 24 Stunden aus einer Wunde hervor und war zum Theil brandig. Um dieses Stück von $3\frac{1}{2}$ Unzen Gewicht wurde ein Faden gelegt, abgeschnitten und eine grosse, stark blutende Arterie unterbunden. Den übrigen Theil der Milz brachte man zurück; die aus der Wunde hängenden Fäden stiessen sich nach zehn Tagen ab, und der Kranke wurde bald geheilt.

Wir gehen zu den Hernien über, für deren Studium ein lebhaftes Interesse herrschte. In ihrer Geschichte glänzen vor Allen die Namen J. L. Petit, Arnaud, Garengeot, Morand, Pott, Günz und Richter. Letzterer ordnete die zerstreut liegenden Materialien in seinem classischen Buche in so vollendeter Darstellung, dass dasselbe bis zu A. Cooper's Zeit als Grundlage diente. Schon im Anfange des Jahrhunderts machte man die ersten Versuche die Theorie des Mechanismus der Bruchbildung wissenschaftlich zu erklären und den Streit zu schlichten, ob bei Bildung der Hernien das Bauchfell nur verschoben oder zerrissen sei. Letztere Ansicht war die allgemeine. Die deutschen Chirurgen nahmen an diesen Untersuchungen wenig Theil. Heister wusste sich nicht zu entscheiden, stellte die verschiedenen Ansichten einfach neben einander und führte für diese und jene Gewährsmänner auf. Deutlicher drückte sich schon vor ihm ein Augsburger Steinschneider und Staarstecher Wideman (1719) aus, indem er sagte, dass „in Wahrheit kein Bruch, sondern nichts als Erweiterung, Auslauff und Verstopfung zu finden sei". Die ersten wissenschaftlichen Versuche stellte Reneaulme an (Essai d'un traité des hernies. lat. 1721, franz. 1762), welcher die Bruchpforten als Spalten ansah, von welchen aus das äussere Blatt des Peritoneum längs der Gefässe, welche aus dem Leibe treten, sich als eine Scheide fortsetzt; das Bauchfell sei immer gesund und unverletzt, wenn es nicht durch besondere Ursachen maltraitirt worden sei. Seine Theorie wurde von Garengeot, dessen Schriften eine grosse Verbreitung fanden, detaillirter ausgeführt (1732). Doch hatten dieser sowol wie Arnaud bereits gesehen, dass nach einem heftigen Stoss oder Anstrengungen das Bauchfell zerreissen und so ein Bruch ohne Bruchsack entstehen konnte. Bald darauf erschienen in Deutschland ziemlich gleichzeitig die Arbeiten von Günz, Mauchard und Vogel. Günz wiederholte die Theorie von Garengeot, lieferte genaue anatomische Beschreibungen verschiedener Scheiden für die einzelnen Brüche, beschrieb auch diejenigen ins eirunde Loch. Von Mauchard wurden Experimente über die Verschiebbarkeit des Bauchfells angestellt. Man schreibt Vogel die wichtige Bemerkung zu, dass die Ursache der Einklemmung keineswegs immer im Bauchringe, sondern oft auch im Bruchsacke, ja in den vorgefallenen Därmen selbst liege; ich habe die Stelle in seinem Buche nicht finden können.

Was die Behandlung nicht eingeklemmter Brüche anbetrifft, so haben wir den empörenden Missbrauch, welchen die Bruchschneider mit der Radicalcur trieben, im 2. Capitel kennen gelernt. Die Ansichten der Fachchirurgen gingen darüber vielfach auseinander. Methoden zur Radicalcur gab es genug. In der Mitte des Jahrhunderts huldigten Sharp, Günz der königlichen Naht, eine Methode, so genannt, weil man durch Schonung des Samenstranges glaubte die Zeugungskraft bewahren und dem Könige Unterthanen erhalten zu können. Als Aetzmittel war das Vitriolöl von Renton empfohlen und wurde im Jahre 1774 von Maget und seinem Freunde Gauthier,

von letzterem in einer berüchtigten, viel Streit erregenden Schrift
wieder herangezogen. Darin wurde eine gründliche Heilung aller
noch so grossen Brüche, vorausgesetzt dass sie nicht angewachsen
waren, versichert, aber die Details der Operation verheimlicht. Die
Académie de chirurgie setzte ihre ganze Autorität dagegen ein, vor
Allem A. Petit, welcher Gauthier den Tod des berühmten de la
Condamine vorwarf; ebenso Bordenave, obwohl bei beiden etwas
Eifersucht und Groll durchleuchteten. Ein drittes Mittel zur Radicalcur bestand darin den Bruchsackhals nicht allein zusammenzu-
drücken, sondern zu entzünden, um eine Verklebung herbeizuführen.
Das geschah durch ein Bruchband mit harter Pelotte, welche man
fest auflegte und so lange liegen liess, bis heftige Schmerzen entstanden; dann wurde sie mit einer weichen Pelotte vertauscht. Die
Schliessung des Bruchsackhalses konnte auf operativem Wege möglich gemacht werden, wenn man seine vordere Fläche scarificirte,
um ihn zu entzünden und dann durch Druck einer weichen Pelotte
zu schliessen. Es gab auch eine Methode den Bruchsack aus dem
Zellgewebe des Hodensackes abzusondern und nahe unter dem Bauchringe zu unterbinden oder ihn in die Bauchhöhle zurückzubringen
(Petit, Arnaud). Die Unterbindung hielt Schmucker für die zuverlässigste Methode der Radicalcur und gerieth bei der auf diese Weise
am Leibmedicus Zimmermann ausgeführten Operation mit Richter in
Streit. Mit Glück machte Acrel häufig die Radicalcur, sah indess
ebenso wie Petit und Sharp Leute dabei sterben. Er behauptete,
dass bei manchen alten Brüchen der Bauchring so ausserordentlich
erweitert sei, dass auch das beste Bruchband den Bruch nicht zu-
rückhalten könne, während durch die Operation derselbe wenn auch
nicht geschlossen, doch wenigstens so verengert werden könne, dass
nachher das Bruchband seinen Dienst thäte. Zu den Gegnern der
Operation nicht eingeklemmter Brüche gehörten Pott, B. Bell und
Richter. Letzterer verwarf sie mit wenigen Ausnahmen ganz, da
selbst die leichteste, einfachste und rascheste Operation mitunter den
Tod zur Folge habe; ja nach J. L. Petit war dieselbe gefährlicher,
als bei einem eingeklemmten Bruche. Wohl gab Richter die Möglichkeit zu mit Hülfe des Bruchbandes, Aetzmittels und Scarification
des Bruchsackhalses gründliche Heilungen zu erzielen, allein alle
Methoden waren unsicher und lebensgefährlich. Für die Gegner der
Radicalcur existirte kein anderes Mittel als das Bruchband, für dessen Form und Anlegung Richter sehr genaue Vorschriften gab. Die
nicht elastischen Bänder, welche eine Zeitlang ziemlich allgemein
waren, verwarf er absolut, wollte auch von den beweglichen Pelotten

nichts wissen. Immer sollte der Chirurg zuerst das Band anlegen und der Kranke dasselbe Tag und Nacht tragen. Bei den Brüchen kleiner Kinder waren die Ansichten getheilt: Mohrenheim rieth vom Bruchbande ab, weil es nicht ertragen und stets von Urin durchfeuchtet würde. Er liess Wein mit Salmiak überschlagen, täglich Klystiere geben und sah dabei allmählich die Brüche sich verlieren. Dagegen liess Pott bei jedem noch so jungen Kinde ein federndes Bruchband tragen und hielt es für einen allgemein herrschenden Irrthum, dass dieses unmöglich sei.

Beim eingeklemmten Bruche folgen wir hauptsächlich Richter. Die Ursache der Einklemmung lag am häufigsten im Bauchringe, der aus Sehnen bestehend, die indess Fortsätze des M. obliq. ext. waren, sich verengern könne. Eine zweite Ursache lag, wie wahrscheinlich Saviard zuerst beobachtete, im Bruchsackhalse, welcher durch Verdickung oder Verhärtung (in Folge des Drucks vom Bruchbande, Monro) verengert sein konnte. Auch ein durch Verletzung entstandenes Loch im Bruchsack (Garengeot), oder eine Scheidewand in demselben (Mohrenheim) konnten den Darm einklemmen; desgleichen das Netz sich um den Darm schlingen, dieser in eine Spalte desselben treten (Callisen), oder das verhärtete Netz auf den Darm drücken (Pott). Häufig war der Koth die Ursache der Einklemmung. Richter unterschied eine entzündliche, eine durch Koth bedingte Einklemmung und fügte als dritte die krampfhafte hinzu. Bei dieser liessen sich die Symptome mit ihren Intermissionen und Exacerbationen durch krampfstillende Mittel heben. Es war oft nicht leicht die Ursache der Einklemmung, welche auch durch den Reiz von scharfer Galle, Würmern bedingt sein konnte, zu entdecken, und doch hing die glückliche Cur davon ab. „Die vernünftige Behandlung eines eingeklemmten Bruchs erfordert weit mehr Scharfsinn und Kenntnisse als die Operation", rief Richter den Wundärzten zu. — Für die Taxis gab es verschiedene Handgriffe. Sehr beliebt war den Kranken an einen starken Mann derart aufzuhängen, dass die Kniee auf dessen Schultern lagen, der Körper an ihm herabhing (Sharp, Morand, Louis). Der Druck, anfangs gelinde, wurde allmählich vermehrt, lange fortgesetzt, und bei Leistenbrüchen von unten nach oben und von innen nach aussen gegen den Bauchring ausgeübt. Ein zweiter Handgriff war alle Stellen im ganzen Umfang des Bruchs nach einwärts gegen den Mittelpunkt der Geschwulst zu drücken; ein dritter bestand im Herausziehen des Bruchs und Entfalten der Därme, zumal bei Kothanhäufung. Der vierte Griff, hauptsächlich für kleine Brüche geeignet, war einen oder zwei Finger an der Seite des Bruchsackhalses auf den Bauchring zu setzen und dieselben in letzteren allmählich hineinzudrücken. Richter verlangte, dass die Taxis eine Stunde lang fortgesetzt würde, warnte aber vor der übertriebenen Drucklust der Chirurgen: „ob ich gleich weit entfernt bin, die Taxis überhaupt ganz zu verwerfen, muss ich doch vermöge meiner Erfahrungen gestehen, dass ich weniger davon halte, als der grösste Theil der Wundärzte, die sie als das Hauptmittel betrachten; und dass ich überzeugt bin, dass sie oft schadet, selten gelingt und wenn sie gelingt, selten die ganze Krankheit hebt. Ich habe nur selten gesehen, dass ein wirklich ernsthaft eingeklemmter Bruch durch die Taxis zurückgebracht wurde und wo er zurückgebracht wurde, waren durch andere Mittel die Umstände so gebessert, und der Bruch ging nach vorhergehenden, vergeblichen Versuchen um so unvermuthet leicht zurück, dass ich immer geneigt war zu glauben, er würde nach wenigen Stunden nun von selbst zurückgegangen sein." Auch Pott verliess sich nicht sehr auf die Taxis, da sie mitunter nach acht Tagen noch glücklich gelang, in anderen Fällen der Tod an demselben Tage eintrat. Grossen Werth legte Desault darauf die Taxis nie sogleich nach der Einklemmung zu machen, wie es allgemein üblich war, sondern Bäder und erweichende Umschläge vorhergehen zu lassen; auch sollte sie milde ausgeführt werden, da nach energischen Versuchen die Operation meist unglücklich verlief. „Hoffet stets bei einem Bruch, den man vor der Operation nicht angerührt hat." Leider war es aber fast zur Regel geworden, dass alle consultirenden Aerzte die Geschwulst durch ihre Hand gehen liessen, wobei Jeder nach Herzenslust drückte. War der ganze Bruchsack, dessen Hals verengert war, sammt den Därmen durch den Bauchring zurückgebracht, so konnte die Einklemmung fortdauern. Das hatten le Dran, la Faye, Arnaud beobachtet und durch Sectionen bestätigt. Diese Reposition hielt dagegen Louis für unmöglich wegen des festen Zellgewebes zwischen Bruchsack und Hodensack, wegen des zu engen Bauchringes und zweifelte überhaupt daran, weil er sich die Sache nicht erklären konnte. Das erregte Richter's Zorn, und er antwortete: „wenn Alles das nicht wahr wäre, was man nicht erklären kann, so würden 100,000 Wahrheiten, die täglich vor unseren Augen sind, unwahr sein, so würden wir keine Sonne mehr haben. Wenn aber demungeachtet Herr Louis weiter geht und weil er sich den Fall nicht erklären kann behauptet, dass er unmöglich sei und nun daraus die Folge zieht, dass obige drei Wundärzte ihre Beobachtungen erdichtet haben, so begeht er wirklich eine Unverschämtheit und ich meinestheils bekenne, dass bei mir die Erfahrung eines Arnaud, des grössten Brucharztes der vielleicht je gelebt hat, weit mehr gilt als alle Theorie und Vernünftelei des Herrn Louis, dass bei mir die Zuverlässigkeit eines le Dran und la Faye weit mehr Gewicht hat, als alle Versicherungen des Herrn Louis."

Verschiedene innere und äussere Mittel unterstützten die Taxis. Milde Purgantien (englisches Salz nach le Grand oder ein Decoct aus Herb. nicotian. und Rhabarber) empfahl Richter bei Einklemmungen durch Koth und Würmer, widerrieth sie aber bei Entzündungen. Dagegen erwartete Pott von Purgantien nicht viel, weil die Verstopfung Folge der Einklemmung sei, daher gegen letztere die Behandlung gerichtet werden müsse; nach B. Bell, Wilmer schadeten sie sogar durch Reizung des Darms und Vermehrung des Erbrechens. Unter den Klystieren stand dasjenige aus Tabaksrauch obenan, zumal bei krampfhafter Einklemmung. Von ihm hatte Heister stets solche Erfolge gesehen, dass er nie Gelegenheit fand die Bruchoperation zu verrichten. Doch waren die Ansichten getheilt. Während Einige vom Tabaksklystier nur selten Nutzen sahen (B. Bell), oder es ganz verwarfen und dafür Wasser injicirten (Latta in Edinburgh), sprachen Andere sehr dafür (Pott, Wilmer, Richter). Letzterer verlangte, dass der Rauch eines guten und starken Tabaks wenigstens eine Stunde lang eingeblasen würde. Denn „dies ist der gemeinste Fehler der Wundärzte bei eingeklemmten Brüchen; man liebt die öftere Veränderung der Mittel und braucht keins mit Beharrlichkeit: und dennoch leistet hier selten ein Mittel geschwinde Hülfe; gemeiniglich erreicht man seinen Endzweck blos durch Beharrlichkeit". Auch Klystiere aus kaltem Wasser und Essig wurden empfohlen (Theden). Unter den krampfstillenden Mitteln unterstützte vor Allem das lauwarme Bad die Taxis. Dasselbe war unter Desault stets das erste Mittel, wurde täglich zwei-, dreimal und zwar stundenlang gebraucht. Unter warmen Bädern, Breiumschlägen und einfachen Klystieren sah Desault heftige Einklemmungen schwinden, ohne dass eine Taxis nöthig war. Sodann Einreibung mit Lin. volatile, warme Breie aus Chamillen, Leinsamen, innerlich Ipecacuanha und besonders Mohnsaft. Bei entzündlicher Einklemmung stand ein starker Aderlass obenan, den Einige zwar verwarfen, weil sie nie die Taxis während der dabei hervorgerufenen Ohnmacht gelingen sahen (Wilmer, Alanson). Die warmen Breiumschläge, besonders bei krampfhafter und Kotheinklemmung indicirt, liess Richter über den ganzen Unterleib legen, nicht auf den Bruch allein. Gegen sie erhoben sich viele Stimmen (Pott, Monro, B. Bell, Wilmer, Keate).

Man hielt nichts von ihnen, weil ihre Wirkung nicht tief genug ginge, weil sie die Därme ausdehnten, die Geschwulst vermehrten; ja Pott glaubte, dass das Vertrauen auf sie wegen des unersetzlichen Zeitverlustes mehr Menschen umgebracht, als gerettet habe. Statt ihrer empfahl man kaltes Wasser, Eis, Schnee. Diese „reizten (nach Richter) die Därme zu heftigeren Bewegungen, zertheilten dadurch Koth und Winde, zogen die Blutgefässe zusammen, befreiten sie von den stockenden Säften, verminderten die Grösse des Bruchs, die Schmerzen und erleichterten dessen Zurückbringung". Man übergoss Bruch und Beine plötzlich mit eiskaltem Wasser (J. L. Petit, Arnaud), oder man machte Eisumschläge (Monro, Richter, Schmucker, Theden). Auch durch Bleiwasser, Wasser mit Essig (B. Bell), Lösung von Salmiak (Wilmer), Verdunsten von Aether auf dem Bruch (Hughes) wurde Kälte erzeugt. Richter hielt sie bei starker Entzündung und Schmerzen, bei krampfhafter Einklemmung für contraindicirt, wollte sie übrigens nur als letzten Versuch einige Stunden lang angewendet wissen, wenn alle übrigen Mittel erfolglos waren.

Half Alles nichts, dann musste operirt werden. Aber wann? Den richtigen Zeitpunkt zu bestimmen hielt Sharp für schwieriger als die Operation zu verrichten, und Pott war der Ansicht, das vielleicht kein Punkt in der Chirurgie mehr Beurtheilungskraft, Standhaftigkeit und Vorsicht erfordere als die Zeit festzustellen, über welche hinaus die Operation nicht verschoben werden dürfe. Vom grossen Haufen der deutschen Wundärzte wurde die Herniotomie viel zu selten und zu spät gemacht. Sie beschäftigten sich hauptsächlich mit inneren und äusseren Mitteln in der Hoffnung einer Zertheilung und versuchten alles Erdenkliche. Dabei ging die kostbare Zeit verloren, die Zufälle wurden dringender, der Brand rückte heran. Der Grund dieser Zögerung war die Furcht vor der Operation. Anders in Frankreich, wo in den 90er Jahren die Herniotomie ausserordentlich viel ausgeführt wurde und die Taxis vernachlässigt zu werden schien. Es war Desault's Verdienst die Operation wieder in Schwung gebracht zu haben. (Ihm starben einmal 11 Operirte nach einander, während zu einer anderen Zeit 14 nach einander Operirte genasen.) Alle guten Chirurgen waren der Ueberzeugung sogleich zu operiren, wenn die Zufälle auf die gewöhnlichen, einige Stunden lang gebrauchten, Mittel nicht nachliessen. Pott äusserte sich dahin, dass wenn die Operation zur rechten Zeit gemacht würde, sie selten ihren Zweck verfehle und glaubte versichern zu können, dass an der rechtzeitig und vorsichtig gemachten Operation nicht 1 unter 50 Kranken stürbe. B. Bell wollte die Arzneimitel mit Nachdruck, aber nie länger als 3, 4 Stunden anwenden, dann sogleich die Operation folgen lassen; jede Minute Aufschub vermehre die Gefahr. Dieses Princip vertraten in Deutschland Heister, Bilguer, Steidele, Richter. Bei diesem hiess es: „besser die Operation zu früh als zu spät machen. Sie ist an sich weder gefährlich, noch sehr schmerzhaft. Die Gefahr kommt nicht von der Verwundung, sondern gemeiniglich von dem zu langen Aufschube der Operation her. Sobald der Bruch so schmerzhaft ist, dass auch ein gelinder Druck auf denselben unerträglich ist, ist es die höchste Zeit die Operation zu verrichten, theils weil alsdann der Bruch schon heftig entzündet und die Gefahr des Brandes nicht weit entfernt ist, theils weil alsdann von den gelinderen Mitteln gar nichts mehr zu erwarten ist... Je kleiner und frischer der Bruch, um so heftiger ist die Einklemmung und um so dringender die Gefahr... Wenn alle Mittel, ernstlich angewandt, nichts gefruchtet haben, soll man ohne Verzug operiren. Die Einschnürung ist morgen weit stärker als heute; morgen werden also diese Mittel noch weit weniger vermögen als heute." Aehnlich urtheilte Pott, denn kein Mensch könne wissen, wann ein Bruch brandig würde; tagelang könne der eingeklemmte Darm gesund bleiben, andererseits 24 Stunden nach dem Austritte brandig sein. Ebenso Steidele, welcher bei sehr gelinden Symptomen, unmerklichem Fieber und ohne heftige Schmerzen den Bruch brandig fand. Das ungewöhnliche Glück, mit welchem Morand operirte, beruhte darauf, dass er die Operation nie lange verschob und nur zwei-, dreimal eine sanfte Taxis vorhergehen liess.

Was die Technik der Operation anbetrifft, so machte man den Hautschnitt bis über den Bauchring und bis an den Boden der Geschwulst (Louis). Die Eröffnung des Bruchsackes wurde seit Garengeot überall für nöthig gehalten. Nach seinem und Mauchard's Rath hielt man das Messer ganz schief und trennte nach und nach die einzelnen Lamellen des Zellgewebes durch Erheben mittelst Pincette. Pott und Richter spalteten den Bruchsack nach oben, aber nicht, wie meist gelehrt wurde, bis an den Bauchring, sondern nur 1 bis 1½ Zoll unter der Einschnürung, nur so weit, dass der Finger eindrang. Der Finger galt Richter als lebendige Sonde, welche alle Verletzungen am sichersten verhüte. Von einem sehr grossen Bruchsack konnte man einen Theil abschneiden; das Abbinden, welches Günz befürwortete, widerrieth Pott. Geringe Verletzungen der Därme schienen Richter nicht so gefährlich, als Viele glaubten; man brachte sie ohne irgend welche Zufälle zurück. „Ich bin weit davon entfernt die Wundärzte zur Unbehutsamkeit und Dreistigkeit zu verleiten, aber ich halte es auch für meine Pflicht Muth einzuflössen, wo man ohne Ursache Furcht einjagt." — Die Methode den Bruchsack nicht zu öffnen und nur den Bauchring zu erweitern war bereits von Franco, welcher zuerst einen eingeklemmten Bruch operirte (1561) und A. Paré gemacht, wurde jedoch jetzt erst von J. L. Petit in die Praxis eingeführt. Sie trägt seinen Namen. Er hatte die Methode seit mehr als 30 Jahren geübt, widerlegte die Einwendungen und hob als Vortheile die geringere Gefahr, den fehlenden Luftzutritt u. s. w. hervor. Allein er verwahrte sich entschieden dagegen, als ob er die Eröffnung des Bruchsackes überall verwerfe, denn zweifellos sei sie bei brandigen Brüchen nöthig. Petit fand keine Anhänger. Ausser von A. Monro Vater, Acrel, Richter und J. G. Wagner wurde die Methode von den Chirurgen aller Nationen verworfen. Man wollte nichts von ihr wissen wegen der Verwachsung des Sackes mit Darm und Netz, etwaiger brandiger Beschaffenheit dieser Theile, leichterer Recidive und wegen des faulen Bruchwassers. Pott sah ganz verächtlich auf diese Methode herab, sprach von Schriftstellern, welche nicht aus Erfahrung redeten, sondern Einer von dem Anderen abschrieben; er fand nur wenige Worte für sie und hielt es nicht der Mühe werth sie einer Kritik zu unterwerfen. Einen Mittelweg schlug Richter ein, indem er sagte: „man hat sich in der neueren Zeit fast eine Pflicht daraus gemacht, diese Methode gänzlich und in allen Fällen zu verwerfen. Einer hat dem Anderen nachgesprochen, und Keiner hat auf die Absicht des Erfinders und die Fälle, in welchen allein er sie empfiehlt, Acht gehabt. Die Gründe gegen die Nichteröffnung des Bruchsackes sind freilich auffallend, aber bei Weitem nicht so wichtig und beweisend als sehr viele glauben. Man geht gemeiniglich im Lobe und Tadel zu weit. Zuverlässig ist sie nicht in allen Fällen thunlich, aber ebenso zuverlässig ist sie auch nicht in allen Fällen zu verwerfen. Auch hat sie ihr Erfinder nicht allgemein, sondern nur in gewissen bestimmten Fällen empfohlen. Man hat dem Herrn Petit die Meinung von der allgemeinen Nützlichkeit dieser Methode gleichsam aufgedrungen oder angedichtet, um sie im Allgemeinen verwerfen zu können. Ich halte dafür, dass diese Operationsart mit nichten überhaupt und in allen Fällen zu verwerfen ist, sondern zuweilen und unter gewissen bestimmten Umständen mit Nutzen und Vortheil verrichtet werden kann." Contraindicirt war ihm dieselbe bei Adhäsionen der Theile im Bruche, bei grosser Dicke des Bruchsackes, sodass man ausserhalb desselben kein Instrument in den Bauchring zur Erweiterung einbringen konnte, bei brandigen Brüchen, Verengerungen im Bruchsackhalse. — Zur Erweiterung des Bauchringes wurde der Schnitt entweder nach dem Nabel zu (Heister, Garengeot, Bertrandi, Richter) oder nach aussen (Sharp, Pott, la Faye) geführt. Desault richtete sich nach der Lage des Samenstranges; lag derselbe wie gewöhnlich hinten oder innen vom Sack, dann erweiterte er nach oben und aussen, wenn vor oder aussen vom Sack nach oben und innen. Als Instrument zur Erweiterung diente ein einfaches Scalpell mit stumpfer und etwas gebogener Spitze (Richter), oder das bekannte Pott'sche Bistouri. Die Franzosen erfanden dazu eine Menge unnützer Instrumente (Méry's geflügelte Sonde, Morand's Bruchbistouri, le Dran's Bruchbistouri u. A.). Man schob das Messer auf der Hohlsonde oder dem Finger ein und liess es mehr drücken als schneiden. Die Erweiterung war genügend, sobald der Finger Platz im Bauchringe hatte. Den Schnitt wollten le Blanc und Arnaud dadurch ersetzen, dass jener den Bauchring mit dem Finger, dieser mit einem Haken ausdehnte. Diese Methode wurde von den Meisten verworfen. B. Bell hielt sie kaum für möglich, weil das Lig. Poupart. bereits so gespannt sei, dass es sich nicht weiter ausdehnen lasse, und Louis verlachte sie. Dagegen redete ihr Richter das Wort bei Schenkelbrüchen, um der Gefahr zu entgehen Epigastrica und Samengefässe zu verletzen. „Ich werde bei Mannspersonen mich nicht leicht entschliessen das Poupart'sche Band einzuschneiden, sondern es immer nach dieser Methode blos auszudehnen suchen. Beim Leistenbruch ist diese Methode allenfalls entbehrlich, weil hier der Schnitt ohne Gefahr ist und dennoch nicht ganz zu verwerfen." — Dunkelrothe, braune, selbst schwärzlich gefärbte Därme konnten glücklich reponirt werden (Desault, Schmucker); nur wenn sie widernatürlich mürbe waren, mussten sie als brandig angesehen und demgemäss behandelt werden. Nach der Reposition hielt Richter dafür den Hals des Bruchsackes zu scarificiren und zu comprimiren, wodurch mitunter eine Radicalcur erreicht werde. Nach der Operation wurde eine T-Binde und während der ganzen Cur trockene Charpie aufgelegt, ausserdem in den ersten Tagen Bähungen auf den Unterleib und gelinde Purgantien nebst Klystieren angewandt. — War eine kleine Stelle im Darm durch und durch brandig, so wurde dieselbe ausserhalb des Bauchrings mittelst eines Fadens, den man hinter dieser Stelle durch das Gekröse zog, befestigt; der Brandfleck ausgeschnitten und der gesunde Theil zurückgebracht. Erstreckte sich dagegen der Brand über eine grössere Fläche, so war an eine Vereinigung nur dann zu denken, wenn beide Darmenden aus dem Bauchringe hervorhingen, sonst überliess man sie der Natur. La Peyronie, Ramdohr erfanden besondere Darmnähte; du Verger fügte beide Darmenden über der getrockneten Luftröhre einer Gans in einander u. s. w. Für eine Heilung durch die Natur allein sprach hauptsächlich J. L. Petit, welcher verschiedene brandige Brüche fast ohne Kunsthülfe glücklich heilen sah, daher die meisten Mittel zur Vereinigung für überflüssig, ja schädlich hielt. Ebenso Richter. Bei einer Kothfistel liess dieser ein gewöhnliches elastisches Bruchband tragen, unter dessen Kopf ein Schwamm oder Charpiebausch auf die Oeffnung gelegt wurde. — Ueber die Behandlung des entarteten Netzes stritt man vielfach hin und her. Die früheste Methode war das Abbinden. Jetzt entschieden sich fast alle Chirurgen für das Abschneiden und verwarfen die besonders von Arnaud empfohlene Unterbindung. Höchstens wurde sie gestattet, wenn stark entwickelte Arterien eine gefährliche Blutung beim Schnitt erwarten liessen. Das brandige Netz wurde im Todten abgeschnitten, zurückgebracht, oder wenn dieses nicht möglich war im Bruchsackhalse liegen gelassen; auch das verhärtete Netz liess man ruhig liegen und erweiterte nur den Bauchring, um die Einklemmung zu heben.

Auf die einzelnen Arten der Brüche specieller einzugehen verbieten die Grenzen der Arbeit. Die wahre Natur des angebornen Bruches bestimmte Haller zuerst, und Will. Hunter führte sie weiter aus. — Beim Nabelbruch der Kinder stammte von Richter der noch jetzt übliche Verband mittelst einer halben in Leinen gewickelten Muscatnuss, deren Anwendung mit Hülfe von Pflastern und Binden er hinreichend genau beschrieb, um ihm ganz allein die Ehre der Erfindung beizumessen. Für Erwachsene gab er ein besonderes Nabelbruchband an. Zur Radicalcur dieser Brüche zog Desault die bereits von Celsus befürwortete Ligatur wieder ans Licht und pries sie als ein zuverlässiges, wenig schmerzhaftes, auch im zartesten Kindesalter sicheres Mittel, welches er binnen achtzehn Monaten im Hôtel Dieu mehr als 30 mal glücklich angewandt hatte. — Um beim Schenkelbruch, wobei Gimbernat den Sitz der Einklemmung in den Cruralbogen des M. obliq. ext. legte, die Epigastrica zu vermeiden, sollte die Richtung des Schnitts von der Lage des Bruchs abhängen. Wenn an der inneren Seite der Schenkelgefässe gelegen, führte man den Schnitt schräg nach der Linea alba zu (Günz, Camper, Richter), und zwar so nahe als möglich am inneren Winkel der Spalte. Lag der Bruch auf pulsirenden Gefässen oder aussen von ihnen, dann wurde der Schnitt am äusseren Winkel der Spalte aus- und aufwärts geführt. Gerade aufwärts schnitt Wilmer, während

B. Bell wiederholte kleine Messerzüge führte. Bei Verletzung der Epigastrica, die als sehr gefährlich angesehen wurde, galt es entschlossen sich einen Weg zum Gefäss bahnen, um durch Compression mittelst Chopart's Zange oder Ligatur die Blutung zu stillen.

XIX.

Krankheiten der Harn- und Geschlechtsorgane und des Mastdarms.

Steinschnitt. — Catheterismus. — Ischurie (Stricturen, Geschwulst der Prostata); Blasenstich. — Hämaturie. — Nierensteinschnitt, Exstirpation der Niere. — Hydrocele. — Hämatocele. — Sarcocele; Castration. — Varicocele, Leistenhoden. — Phimose. — Amputation des Penis. — Synchondrotomie. — Blasenscheidenfistel. — Atresie der Vagina. — Hydrops ovarii. — Fistula ani. — Hämorrhoiden. — Atresie und Stricturen des Mastdarms.

„Es giebt wenige Operationen, auf welche die Wundärzte so viel Aufmerksamkeit gewendet, und auf so mancherlei Art und mit so mancherlei Werkzeugen verrichtet haben, als den Steinschnitt . . . die Operation verdient den Vorzug vor den inneren Mitteln; sie hilft gewiss und schnell. Sie ist in den neueren Zeiten so vervollkommnet worden, dass man eines glücklichen Erfolges beinahe gewiss sein kann, wenn sie bei Zeiten, von einer geübten Hand und mit einer gewissen Vorsicht verrichtet wird." So schrieb Richter. Der Steinschnitt vereinigte die Chirurgen aller Nationen in dem Bestreben die Operation den Händen der umherziehenden Steinschneider mit ihrer widerwärtigen Geheimnisskrämerei zu entreissen und der Wissenschaft zurückzugeben. Man unterschied vier Methoden: die grosse und kleine Geräthschaft, den hohen und den Seitensteinschnitt. Um die verschiedenen Modificationen der Operation besser unterzubringen, gruppiren wir dieselben nach der Richtung des inneren Schnitts als Harnröhren-, Prostata- und Blasenschnitt.

Der Harnröhrenschnitt oder die Methode der grossen Geräthschaft war von Giovanni de Romanis (1525) erfunden und von seinem Schüler Mariano Santo bekannt gemacht (Marianischer Steinschnitt). Dabei sollte nur die Harnröhre geöffnet und nachträglich erweitert werden. Es wurde eine gefurchte, gebogene Sonde in die Blase geführt und in der Mitte des Damms zwischen Scrotum und After Alles bis zum Bulbus getrennt, dann mittelst Dilatationsinstrumenten die Harnröhre erweitert und der Stein durch eine Zange extrahirt. War derselbe einigermaassen gross, so wurden bei diesen Manipulationen Harnröhre und Prostata so gequetscht und zerrissen, dass Harninfiltrationen unvermeidlich waren. Es starb denn auch fast die Hälfte aller Operirten. Diese Methode, seit 1556 durch Tradition das Geheimmittel der Familie Colot, wurde von dem letzten derselben, Franz Colot, 1727 bekannt gemacht und war durch die Steinschneider von Norcia sehr in Aufnahme gekommen. Maréchal und le Dran vervollkommneten sie, letzterer besonders den Verband nach der Operation. Nach seinen Vorschriften operirte auch Schmucker, jedoch aus Furcht vor Zerreissungen mit etwas grösserem Schnitt, und verlor von 12 Steinschnitten, welche er während seines Lebens machte, nur Einen. Er gebrauchte nie länger als 3, 4 Minuten und „getraut sich fast zu behaupten, dass kein einziger Patiente an dieser Operation sterben muss, wenn sie anders der Operateur mit der gehörigen Geschicklichkeit verrichtet". Die Methode der grossen Geräthschaft wurde jedoch bald vom Seitensteinschnitt zurückgedrängt und am Ende des Jahrhunderts fast ganz verworfen. Morand hatte ausgerechnet, dass von 812 Steinschnitten, welche binnen 8 Jahren in Paris mit der grossen Geräthschaft gemacht waren, 255 tödtlich verliefen.

Der Prostataschnitt, bei welchem nur diese Drüse durchschnitten, die Blase garnicht oder nur am Blasenhalse verletzt wurde, fällt mit dem Seitensteinschnitt zusammen. Franco hatte ihn in der Mitte des 16. Jahrhunderts erfunden. Er führte eine Furchensonde in die Blase, liess sie vom Gehülfen schräg abwärts drücken, um die Harnröhre etwas nach links hervorzudrängen. Dann machte er einen schrägen Einschnitt, welcher 2 Ctm. vor dem After begann und in der Mitte einer Linie vom After zum Tuber ischii endigte. Die Harnröhre wurde auf der Sonde gespalten und auf deren Rinne das Messer schräg durch die Prostata bis zum Blasenhalse fortgeschoben. Erst der Steinschneider Frère Jacques führte den Seitensteinschnitt in die Praxis ein. Aus seiner Hand empfing Rau die Operation und von ihm Heister (S. 2. Capitel). Dieser empfahl die Rau'sche Modification, während Camper sie verwarf, weil nicht nur der Blasenkörper, sondern auch Blasenhals, Prostata und Harnröhre getroffen würden; auch sei sie wegen einer möglichen Verletzung des Mastdarms und der Samenbläschen gefährlicher. — Eine weitere Ausbildung erfuhr die Operation durch Cheselden, welcher eigentlich zuerst den Seitensteinschnitt bei den gebildeten Chirurgen in Aufnahme brachte. Die Menge von unglücklichen Resultaten, welche er anfangs hatte und offen bekannte (so machte er dreimal den Steinschnitt und fand keinen Stein), trieben ihn unermüdlich an seine Methode zu verbessern. Bei der ersten, wo der Einschnitt hinter der Prostata in den Blasenkörper fiel, traten häufig Urininfiltrationen ein; bei der zweiten wurde die Harnröhre hinter dem Bulbus ein- und die Prostata bis an die Blase gerade durchschnitten. Die dritte, welche er als die vorzüglichste beibehielt, bestand darin, dass eine gerinnte Steinsonde in die Blase geführt und mit der Furche gegen die linke Seite des Damms gerichtet wurde. Dann machte man links von der Raphe einen Einschnitt, welcher dicht hinter dem Scrotum begann, schräg abwärts lief und der Mitte des Afters gegenüber ½ Zoll von dessen Rande endigte. Der in die Wunde gebrachte linke Zeigefinger drängte den Mastdarm zurück und leitete das auf der Sondenrinne eingestochene kleine, schwach convexe und spitze Messer. Auf- und vorwärts geführt zerschnitt dasselbe die Harnröhre nebst Prostata, worauf die Zange auf einem breiten Gorgeret eingeführt wurde. Die glücklichen Resultate, welche Cheselden von nun an aufzuweisen hatte (unter 80 Operationen 6 Todesfälle), waren die Ursache, dass Morand 1729 nach London gesandt wurde, um diese Methode kennen zu lernen und in Frankreich einzuführen. Er selbst hatte schon im folgenden Jahre unter 8 Steinschnitten 7 Erfolge, später bei 18 Operationen 6 Todesfälle. In der Pariser Charité wurden nach Cheselden's Methode in fünf Jahren (1731—35) 71 operirt mit 32 Tod; im Hôtel Dieu binnen acht Jahren 604 mit 164 Tod. Cheselden's Schnitt empfahlen Sharp, Bromfield, welcher eine vierblätterige Zange angab, la Faye, Bertrandi; in Deutschland besonders Senff und Henckel, sodass diese Methode in der Mitte des 18. Jahrhunderts alle anderen verdrängte.

Die Schwierigkeiten derselben suchte man durch Erfindung einer Menge neuer Instrumente zu verringern. Richter's Kritik dazu lautete: „das wenigste, was man von den meisten sagen kann, ist, dass sie unnöthig und überflüssig sind, da man diesen kleinen Schnitt wirklich allenfalls mit einem jeden langen und schmalen Scalpell machen kann." Am meisten Beifall errang das Lithotome caché von Frère Cosme. Dieses 4 Zoll lange, schmale und etwas gebogene Messer war in einer vorn geknöpften Scheide verborgen und konnte mittelst einer Feder herausgeschnellt werden. Auf einer gefurchten Sonde geschlossen eingeführt liess man es aufspringen und durchschnitt so den Blasenhals. Bei sehr grossen Steinen gebrauchte Frère Cosme eine mit eisernen Nägeln versehene Zange, mit welcher er dieselben glaubte zerbrechen zu können. Zu den Anhängern der

Cosme'schen Methode gehörten u. A. Acrel (auf 22 Steinschnitte 5 Tod), Steidele, Richter, der sie als Muster des Seitensteinschnitts beschrieb. Nachdem durch Sectionen bekannt wurde, dass mit dieser in Frankreich sehr beifällig aufgenommenen Methode der Mastdarm verletzt, die Blase ganz durchstochen werden konnte, fanden sich auch manche Gegner. Frère Cosme vertheidigte sich und erklärte, dass von 78 Kranken, die er mit seinem Instrumente operirt hätte, nur 6 gestorben wären. Hauptsächlich trat le Cat und mit ihm die ganze Akademie gegen das Lithotome caché auf. Als Schüler Morand's hatte er anfangs die Cheselden'sche Methode geübt, dieselbe jedoch seit 1742 verlassen. Während der Engländer die Prostata in grosser Ausdehnung zu spalten empfahl, stellte le Cat das Princip auf die Drüse nur in geringer Ausdehnung zu durchschneiden, bei grossen Steinen lieber ihre Zerreissung zu riskiren und den äusseren Schnitt viel grösser als den inneren zu machen. Le Cat kam nach Paris und operirte öffentlich vor der Académie de chirurgie mit grossen Erfolgen. Während ihm einmal binnen sechs Jahren unter 38 Operirten keiner starb, erlebte er später in Einem Jahre 6 Todesfälle unter 9 Operationen. Bei seinem Tode (1768) hatte er 310 Steinschnitte gemacht. Die le Cat'sche Methode brachten in Deutschland besonders Günz, Pajola und C. C. von Siebold in Aufnahme. Dieser machte einmal bei demselben Patienten in Einem Jahre zweimal den Steinschnitt mit Erfolg. Dagegen trat Richter, welchem einer seiner Recensenten den Mangel eigener Beobachtungen vorwarf, da er bei der Seltenheit der Steine in Göttingen die Operation entweder nie oder höchst selten gemacht hätte, für das Princip von Frère Cosme ein, nämlich den Schnitt jederzeit so viel als möglich der Grösse des Steins anzupassen, sodass er ohne Gewalt zu extrahiren sei, anstatt wie le Cat einen kleinen Schnitt zu machen und ihm durch Ausdehnung die gehörige Grösse zu geben. Ihm schien die Gefahr der Blutung lange nicht so gross, als die einer gewaltsamen Ausdehnung der Wunde. Andererseits huldigte Pouteau mehr dem Princip von le Cat. Dem Umstande, die Wunde allmählich auszudehnen schrieb Pouteau seine glücklichen Resultate zu, denn unter 120 Kranken waren nur 3 an den Folgen der Operation gestorben. Für den Einschnitt in den Damm empfahl Richter das Urethrotom von le Cat, für den Einschnitt in Prostata und Blasenhals das Lithotome caché. — Ausser letzterem kam als wesentliche Vervollkommnung der Cheselden'schen Methode ein neues Instrument hinzu, welches die Gefahren eines etwaigen Abgleiten der Messerspitze verhindern sollte: es war das schneidende Gorgeret von Hawkins, einem Wundarzte am Georgehospital in London (1753). Es schützte den Mastdarm und diente zur Einführung der Steinzange. Das Gorgeret errang bald grossen Beifall und verdrängte, zumal in England, das Lithotome; Bell, Cline modificirten es. Desault, welcher es zuerst in Frankreich anwandte, gab der Höhlung eine stärkere Fläche und verkürzte die Schneide, operirte übrigens auch gern mit dem Lithotome. Seine Resultate waren sehr verschieden: in der Charité starben ihm einmal 14 Operirte nacheinander, während andere 12, die zu gleicher Zeit von einem der Pater operirt wurden, alle durchkamen; dagegen hatte er im Hôtel Dieu unter 22 Steinschnitten nur 2 Todesfälle. — Den Stein erst einige Tage nach der Operation auszuziehen, war bereits von P. Franco befürwortet und fand jetzt Vertheidiger in Maret und Louis. Dieser leitete den unglücklichen Ausgang der Operation hauptsächlich davon her, dass man sie sogleich vollende und versicherte à deux temps keinen einzigen Kranken verloren zu haben. Auch Camper, Richter und Loder waren dafür.

Wir haben bisher nur das gewöhnliche Verfahren des Prostataschnitts (Sectio lateralis) im Auge gehabt; es gab ausserdem eine Spaltung in der Mittellinie und eine nach beiden Seiten. Für jene erfand Vacca Berlinghieri das Verfahren den Schnitt in der Mittellinie hinter dem Bulbus urethrae bis auf die Pars membran. zu führen; dann wurde ein Messer in den Blasenhals geschoben und die Prostata genau in der Mitte gespalten. Dabei waren indess Mastdarm und Samengefässe einer Verletzung ausgesetzt. In Betreff der Sectio bilateralis hatte le Dran die Spaltung der Prostata nach zwei Seiten hin empfohlen, allein erst Dupuytren bildete die Methode weiter aus und führte sie in die Praxis ein.

Bei dem dritten Hauptverfahren, dem Blasenschnitt, wurde der Blasenkörper nach verschiedenen Methoden direct geöffnet. Vom Damm aus hatte schon Celsus ein Verfahren kurz beschrieben, welches später den Namen „kleiner Apparat" oder Guy de Chauliac's Methode erhielt, weil dieser Chirurg dasselbe von Neuem empfahl und, wie es scheint, der Einzige war, der seiner Zeit den Steinschnitt selbst ausübte. Nach Celsus wurde nur im Frühjahr und bei Knaben zwischen 9—14 Jahren operirt, weil nur bei ihnen der Stein durch den Mastdarm gefühlt werden konnte. Zur Ausführung war weiter nichts als ein Scalpell und etwa noch eine Kornzange nöthig. Gehülfen nahmen das Kind auf den Schooss, sodass dasselbe fast vertical sass, hielten die stark flectirten Beine möglichst weit aus einander und fixirten zugleich die an die Knöchel gelegten Hände. Der

Operateur führte zwei Finger der linken Hand hoch in den Mastdarm hinauf, während ein Gehülfe mit der über den Schambeinen aufgelegten Hand den Stein gegen den Damm drückte. Der Operateur suchte ihn mit seinen Fingern zu umfassen, drängte ihn nach links hervor und schnitt darauf ein. Sprang der Stein nicht von selbst aus der Wunde hervor, so wurde er mit dem Finger oder einem Löffel extrahirt. Bei dem Verfahren nach Celsus zeigte Heister zuerst, wie nachtheilig es sei nur im Frühling operiren zu wollen, eine Regel, die ziemlich allgemein befolgt wurde; allein trotzdem die Methode fast nur von Marktschreiern in Anwendung kam, befürwortete er sie doch bei Kindern und kleinen Steinen. Bei Erwachsenen sei sie nur zulässig, wenn der Stein fest in den Blasenhals oder die Pars membr. eingezwängt sei, dagegen contraindicirt bei eckigen Steinen, grossen und starken Personen. Da eine Verletzung des Darms und der Samenbläschen leicht möglich war, wurde diese Methode am Ende des Jahrhunderts fast aufgegeben. — Ein zweites Verfahren vom Damm aus war das früher besprochene von Frère Jacques, ein drittes von Foubert in Paris (1727). Dieser wollte zwischen Harngängen und Blasenhals einen gefurchten Troicar in die vorher gefüllte Blase stossen, den Harn durch die Rinne zum Theil ablaufen lassen und dann auf derselben ein langes Messer einstossen. Dieses Verfahren machte gar kein Glück. Es war zu schwierig die richtige Stelle für den Troicarstich, und die Blase mit Sicherheit zu treffen; auch konnte eine angeschwollene Prostata verletzt werden.

Trotz aller Verbesserungen des Seitensteinschnitts war es unmöglich sehr grosse Steine zu entfernen, ohne verschiedene Verletzungen herbeizuführen (P. Camper), sodass von Neuem die Aufmerksamkeit auf den hohen Steinschnitt gelenkt wurde. P. Franco, der Erfinder desselben (1561), operirte in Lausanne einen zweijährigen Knaben nach der Methode von Celsus, konnte indess den Stein nicht entfernen. Er war aber im Stande mit dem Finger vom Mastdarm aus den hühnereigrossen Stein so stark in die Höhe zu heben, dass er ihn über den Schambeinen neben der Linea alba deutlich fühlte; er schnitt darauf ein und extrahirte ihn. Trotzdem das Kind genas, warnte Franco doch vor einer Wiederholung dieser Operation wegen der Möglichkeit eines Urinergusses in die Bauchhöhle. Obschon Rousset die Vortheile derselben hervorhob, das Verfahren in rationeller Weise bestimmte, und den grössten Werth auf eine vorherige Anfüllung der Blase legte (1590), so kam doch der hohe Steinschnitt erst im 18. Jahrhundert mehr in Aufnahme. Zwar dauerte der

Kampf mit dem Seitensteinschnitt fort, allein der hohe Schnitt wurde doch hauptsächlich bei grossen Steinen empfohlen, dagegen bei callöser Blase, bei Kindern und fetten Personen widerrathen. In England nahmen Douglas, Cheselden, in Frankreich Morand, Winslow, le Blanc, Frère Cosme, in Deutschland Boretius, Heister sich desselben an. Douglas am Westminster-Hospital in London machte die Operation zuerst wieder (1719): er spritzte die Blase mit Gerstenwasser aus, schnitt neben der Linea alba ein, öffnete die Blase mit einem krummen Scalpell und nahm den Stein mit den Fingern heraus. Aehnlich operirten Cheselden und Morand, welcher in Frankreich zuerst die Sectio alta machte (1727). Von jenen beiden Engländern und zwei anderen Wundärzten wurden binnen wenigen Jahren 31 hohe Steinschnitte mit nur 5 Todesfällen bekannt. In Deutschland führte Pröbisch, Regimentsfeldscherer in Königsberg, die Operation zuerst aus (1726); ihm folgte Senff in der Berliner Charité (1728). Eine besondere Modification der Operation erfand Frère Cosme (1779), indem er mit dem hohen Steinschnitt den Harnröhrenschnitt vom Damm aus verband, um Eiter und Urin frei abzuleiten, wovon er ganz besonders den glücklichen Ausgang abhängen liess. Ohne die Blase vorher durch Injectionen auszudehnen, spaltete er wie bei der Sectio lateralis die Pars membr. bis zur Prostata. Dann durchschnitt er über den Schambeinen die Weichtheile bis zur Linea alba und durchbohrte diese mit einem sogenannten Troicarbistouri. Hierauf wurde durch die Oeffnung der Harnröhre im Damm eine etwas gekrümmte silberne Röhre, in welcher eine spitze Nadel lag, in die Blase gebracht, dieselbe mit dem Schnabel der Röhre in die Höhe gehoben und die Nadel durchgestossen. Bauchfell und Därme hielt man mit der Hand zurück. Ein in die Rinne der Nadel eingesetztes Bistouri erweiterte die Blase, worauf man den Stein mit den Fingern herausnahm, was bereits Morand als grossen Vortheil gegenüber der Zangenextraction hervorgehoben hatte. Frère Cosme veröffentlichte 82 meist glückliche Operationen und fand manche Anhänger, bis Ev. Home, Loder den gleichzeitigen Dammschnitt ganz verwarfen. — Die Chirurgen fürchteten beim hohen Steinschnitt besonders den Eintritt des Urins in die Bauchhöhle. Zur Verhütung desselben legte Frère Cosme vom Damm aus einen elastischen Catheter ein; Deschamps machte die Punction der Blase durch das Rectum, und Richter legte in die Blasenwunde ein Bändchen ein. Auch war man besorgt wegen der Verletzung des Peritoneums. Ihr zu entgehen wurde die Blase vorher durch Einspritzungen ausgedehnt, obschon Morand davon abgerathen hatte. Richter glaubte anfangs, dass bei Eröffnung der leeren Blase eine besondere Schwierigkeit des hohen Steinschnitts gehoben sei, legte indess in späteren Jahren grossen Werth auf die Füllung derselben und verlangte eine Injection von etwa 1—1½ Pfund lauwarmen Wassers. Dagegen zog B. Bell vor, dass der Kranke den Urin an sich hielt, da die plötzliche Ausdehnung der Blase durch Einspritzungen schmerzhaft und gefährlich sei. Heister drängte das Bauchfell mit dem Finger von der Symphyse zurück und aufwärts. Nach der Operation legte er Heftpflaster an, während B. Bell den oberen Theil der Bauchwunde mittelst der umschlungenen Naht vereinigte.

Die Eröffnung der Blase durch die Vagina war zwar einige Male glücklich gelungen (Gooch), wurde indess wegen zurückbleibender Fisteln u. s. w. nicht allgemein. — Den Mastdarmblasenschnitt hatte C. L. Hoffmann in Münster vorgeschlagen (1779), nachdem er zweimal einen Blasenstein durch ein im Mastdarm erregtes Geschwür hatte abgehen sehen; derselbe kam erst durch Sanson (1815) in Aufnahme. — Die Lithotripsie existirte als Operationsmethode noch nicht.

In kurzen Worten zusammengefasst vereinigte sich das Urtheil der Chirurgen in der zweiten Hälfte des Jahrhunderts dahin, dass der Seitensteinschnitt stets den Vorzug verdiente, mit der einzigen Ausnahme, wo der Stein sehr gross war; dann war der hohe Schnitt erforderlich. Fand man beim Seitenschnitt den Stein wider Erwarten gross, so sollte man ihn lieber zu zerbrechen als ganz auszuziehen suchen.

Die Kenntniss über die Natur der Steine wurde erst durch Scheele aus dem Dunkel gerissen. Er fand (1776), dass sie aus einer eigenen Säure, der „Steinsäure" bestanden und keinen Kalk enthielten. Später entdeckte man in ihnen den phosphorsauren Kalk. Dann fanden Fourcroy, welcher 12 Arten von Steinen nach ihrer Zusammensetzung unterschied, und Vauquelin (1799) steinsaures Ammoniak, „zuckersauren" Kalk, Kieselerde, phosphorsaure Ammoniak-Magnesia und eine thierische Materie, die man für einen „leimenden Schleim" ansah, welcher die Bestandtheile der Concremente zusammenhielt. Pearson taufte die Steinsäure in Harnsäure um. Für die Entstehung des Blasensteins wurde u. A. das an Kalkerde und Selenit reiche Wasser in Verbindung mit feuchter Luft angeklagt (Saucerotte) und die Grundlage eines jeden Blasensteins in kleinen Nierensteinen gesucht (Schmucker).

Im Catheterismus waren die Chirurgen nicht unerfahren. Heister hielt die silbernen Catheter für die besten und wusste, dass dicke leichter in die Blase rutschten als dünne. Seine verschieden geformten Instrumente waren den jetzigen ziemlich ähnlich, nur die Löcher an beiden Seiten grösser und länger. Um bei Urinverhaltungen, Blasenlähmungen ein längeres Liegenlassen in der Blase zu ermöglichen gebrauchte er biegsame Catheter, welche aus einem spiralförmig gewundenen Silberdraht bestanden, eine Idee von Solingen, welche später durch Flurant in Anwendung kam, von Richter jedoch nicht gutgeheissen wurde. Petit empfahl einen Catheter, der vorn offen durch einen am Ende eines Drahts befindlichen Knopf geschlossen werden konnte und gab ihm eine dem Verlauf der Harnröhre entsprechende S-förmige Krümmung. Für die Einspritzungen in die Blase wurde das hintere Ende trichterförmig erweitert, um die Mündung einer Spritze aufzunehmen (Garengeot, Brambilla). Ein Verdienst um die Einführung der elastischen Catheter in die Chirurgie erwarb sich Theden. Er liess um einen dicken Draht einen mit Seide umsponnenen feinen Golddraht spiralförmig winden und mit einer Lösung von Kautschuk bestreichen. Diesen biegsamen Instrumenten rühmte er nach, dass sie selbst von ungeübten Händen leicht eingebracht werden und lange liegen bleiben könnten. Richter lobte sie anfangs, machte indess später die Erfahrung, dass sie sich zu leicht abnutzten, sodass z. B. ein Kranker mit Urinverhaltung binnen acht Wochen 10 Stück nöthig hatte, mithin bei dem Preise von sechs Thaler das Stück die Ausgabe zu gross war. Sie wurden verdrängt durch die Catheter des Professor Pickel in Würzburg (1783), welche aus seidenen Cylindern bestanden, die über eine Sonde geflochten und mit einem Firniss überzogen waren. Diese hielten sich länger und waren billiger (fünf Stück für einen Louisd'or). — Die Regeln für die Einbringung des Catheters, wie sie Richter angab, gelten noch heute. Nie Gewalt anwenden war ihm das Wichtigste. Die Tour de maître, entstanden durch die Charlatanerie der Steinschneider im Mittelalter, um unter complicirten Handgriffen die Einführung des Catheters den Umstehenden zu verbergen, hielt er für nachtheilig, empfahl dagegen, wenn der Catheter über die Prostata nicht hinaus wollte, einen solchen, dessen Spitze in der Länge eines kleinen Zolls stärker gebogen war, mithin das Vorbild des Mercier'schen Instruments.

Mit grossem Eifer wurde die Ischurie durch Desault studirt, dessen classische Aufsätze (Journ. de Chir. I, II) Richter zum Theil wörtlich in seine Anfangsgründe übertrug. Man unterschied 1) die paralytische Harnverhaltung, welche hauptsächlich bei alten Leuten vorkam und dadurch entstand, dass die Blase das Vermögen sich zusammenzuziehen verloren hatte. Sie sollte auch die Folge von venerischen Ausschweifungen, Onanie und Wirbelverletzungen sein. Ausser Reizmitteln (span. Fliegen, Arnica, Kälte auf das Mittelfleisch) galt es besonders durch den fortgesetzten Gebrauch des Catheters den Urin zu entleeren. Am besten schien es biegsame Catheter liegen zu lassen, ihre äussere Oeffnung zu verstopfen und den Urin alle drei Stunden ausfliessen zu lassen, dann etwa jeden sechsten Tag ihn herauszunehmen und zu reinigen. Bei der langen Dauer des Uebels war es gerathen, dass der Kranke sich selbst catheterisiren lernte. — 2) Die inflammatorische Harnverhaltung, bedingt durch Entzündung des Blasenhalses, Harnröhre oder Mastdarms. Sie entstand bei Steinen, Hämorrhoiden, Mastdarmfistel, Quetschung des Mittelfleisches, Rheumatismus, am häufigsten bei einem sog. gestopften Tripper. Hier waren antiphlogistische Mittel (Calomel mit Opium), warme Bäder, Breie am Platze, nach ihnen die Anwendung des Catheters, den man indess nie liegen lassen durfte; im schlimmsten Falle der Blasenstich. — 3) Die krampfhafte Urinverhaltung, welche ihren Sitz im Blasenhalse hatte und mit krampfstillenden Mitteln behandelt wurde. — 4) Diejenige durch Verstopfung der Harnröhre in Folge fremder Körper. Für die Extraction derselben gab J. Hunter das geeignetste Instrument an, bestehend aus einem Röhrchen, aus welchem zwei durch Federkraft sich spreizende Arme vorgeschoben wurden. Diesem fast gleich erfand auch Desault eine Zange; nur war sie länger und wie ein Catheter gekrümmt. Misslang die Extraction, dann blieb nichts übrig, als die Harnröhre aufzuschneiden. Ihre Wunde heilte leicht, wenn der Urin durch einen Catheter abgehalten wurde. — 5) Die Harnverhaltung durch Stricturen der Harnröhre. Diese lagen meist vor und nahe am Bulbus, konnten auch an mehreren Stellen vorkommen. Als Ursache wurden vielfach „venerische Tripperentzündungen“ angesehen, bis J. Hunter in einer genauen Arbeit über Stricturen nachwies, dass nicht das specifische Gift Schuld sei, sondern die Verengerungen nach jeder Entzündung in der Harnröhre entstehen könnten. Er theilte sie in permanente, welche auf einem organischen Fehler beruhten, in krampfhafte und gemischte. Die Behandlung geschah mit Kerzen, „eine der wichtigsten Erfindungen der neueren Chirurgie“ (Richter), denen Hunter und Desault ihre volle Aufmerksamkeit zuwandten. Die besten Bougies bestanden aus Leinwand, welche in eine Mischung von Wachs, Olivenöl und Mennige getaucht war; glatt und geschmeidig brachen sie nicht leicht und waren den gewöhnlichen Wachskerzen vorzuziehen. Uebrigens gab es eine zahllose Menge von Compositionen zur Bereitung der Kerzen. Auch Darmsaiten waren in Gebrauch; sie hatten den Vortheil die Strictur nicht allein auszudehnen, sondern auch zu erweichen, waren indess oft schwierig einzuführen, erregten heftige Schmerzen und nutzten sich leicht ab. Auch der Bleidraht war schwer einzubringen, schmerzhaft und machte leicht falsche Wege. An die Kerze, welche anfangs oft nur eine Viertelstunde ertragen wurde, gewöhnten sich dagegen die Kranken bald, sodass täglich dickere eingelegt werden durften. Bei ihrer übereilten Anwendung konnte ein Abscess an der Strictur entstehen, den man entweder garnicht oder so spät als möglich öffnen sollte (Desault); auch wohl ein falscher Weg. Vollkommene Heilung war selten vor drei, vier Monaten zu erzielen und Recidive nicht selten. Missglückte die Behandlung mit Kerzen, dann empfahl Hunter das Aetzmittel: er berührte mit einem Stückchen Höllenstein, welches er in einer Röhre einführte, die Strictur täglich oder alle zwei Tage, so lange, bis die Sonde in die Blase drang. Dieses Verfahren hielt Desault für unsicher, gefährlich, und hatte nie gewagt Aetzmittel anzuwenden. Auch für Richter waren sie in den meisten Fällen unnöthig, da schliesslich die Kerze doch durchdränge. Bei abnormen, quer durch die Harnröhre laufenden Falten empfahlen beide Chirurgen ein Drehen des Catheters um seine Achse, hielten dagegen die sog. Bougies médicamenteuses bei Urinverhaltungen für zwecklos. — 6) Gab es eine Ischurie in Folge von Geschwulst der Prostata, bedingt durch Entzündung, Abscess, Steine, Varices oder Scirrhus derselben. Wurde die Entzündung nicht rasch genug zertheilt, dann war die Application eines Catheters mit stark gebogener Spitze nöthig. Allein anstatt dabei Gewalt anzuwenden, sollte es besser sein sich zur Punction der Blase zu entschliessen. Der auf der Oberfläche der Prostata liegende Abscess brach meist spontan auf, oder der Catheter öffnete ihn; zwischen Drüse und Mastdarm gelegen, war er von letzterem aus zu erreichen. Oeffnete er sich in die Blase oder Harnröhre, dann liess man den Catheter liegen und injicirte verdünnten Gerstenschleim, um den Eiter auszuspülen. Fühlte man steinige Concretionen in der Prostata, was übrigens sehr schwer war, dann wurde vom Damm aus ein Einschnitt auf dieselben gemacht. Bei varicösen Gefässanschwellungen der Drüse waren Darmsaiten am besten. Die häufigste Geschwulst der Prostata war die scirrhöse Verhärtung, wie sie meist bei alten Leuten, die in der Jugend Tripper gehabt hatten (Richter), vorkam. Hier waren dünne silberne Catheter am Platze, Einreibungen von Quecksilbersalbe, ein Haarseil ins Mittelfleisch (Hunter) und als letztes Mittel die Boutonnière. Diese Operation, deren Technik der heutigen gleicht,

34*

fand viele Gegner, u. A. auch Desault, der sie meist für überflüssig hielt und erklärte, dass sie mit Recht fast ganz in Vergessenheit gerathen sei. — Ausser diesen Hauptgruppen von Ischurie beschrieb Desault eine solche, deren Ursache im Ureter lag, wie fremde Körper, Entzündungen, Anschwellungen oder Geschwülste, welche ihn comprimirten. Da diese Ursachen meist erst nach dem Tode entdeckt wurden, vermochte die Kunst nur wenig. Ausserdem lehrte jener Chirurg die Urinverhaltungen in Folge von Retroversion des Uterus, Vorfällen desselben und des Mastdarms, Schwangerschaft kennen.

In den dringendsten Fällen der Ischurie musste man zum Blasenstich seine Zuflucht nehmen. Diese an sich gefahrlose Operation übten die Chirurgen damals viel häufiger als jetzt, weil sie die Hindernisse bei Stricturen schwieriger überwanden und den Nutzen der Boutonnière nicht einsahen. Eine rühmliche Ausnahme machte Desault; ihm war der Blasenstich so selten indicirt, dass er im Hôtel Dieu nur ein einziges Mal Gelegenheit fand ihn auszuführen, denn einem geübten Wundarzt müsse fast immer das Einbringen des Catheters gelingen. Man punctirte die Blase mit einem Troicar vom Damm aus, über den Schambeinen oder durch den Mastdarm. Die erstere und zugleich älteste Weise war die misslichste, unsicherste und beinahe aufgegeben. Nur B. Bell vertheidigte diese Operation, welche Theden mehrfach tödtlich verlaufen sah. Die Punction über den Schambeinen, wahrscheinlich zuerst von Méry 1701 gemacht, galt als leicht und wenig schmerzhaft. Es war dabei fast unmöglich die Blase zu verfehlen und einen wichtigen Theil zu verletzen. Der Gefahr, dass die Blase bei ihrer Entleerung sich von der Röhre des Troicars zurückziehe und eine Harninfiltration folge, entging man bei Benutzung des langen, mässig gekrümmten Troicars von Frère Cosme. Uebrigens trat an der Stichwunde bald Entzündung ein, wodurch eine Verwachsung der Blase mit den Bauchmuskeln veranlasst und ihr Zurückziehen verhindert wurde. Nach einigen Tagen konnte eine elastische Röhre eingelegt werden. Diese Punction war bei Anschwellung der Prostata absolut nöthig, bei sehr fetten Personen dagegen contraindicirt. Von Sharp, Heister empfohlen wurde sie selbst dann noch als die beste Methode angesehen (Turner, Bonn), als der Blasenstich durch den Mastdarm sich bereits eingebürgert hatte. Derselbe war eine Erfindung von Flurant. Diese an sich leichte Operation hatte nur die einzige Gefahr die Samenbläschen zu verletzen; man wich ihnen jedoch aus, wenn der von Flurant angegebene krumme Troicar so tief als möglich in den Mastdarm gebracht wurde, und die Blase möglichst hoch, genau in der Mitte durchstiess. Unbequemlichkeiten veranlasste natürlich die Röhre, welche im Mastdarm liegen blieb. Bei Affectionen desselben und der Prostata war dieser Blasenstich ebensowenig möglich wie bei Frauen, bei denen man mit Erfolg die Vagina punctirte (Bell). Flurant's Methode wurde von Pouteau 1750 bekannt gemacht, in Deutschland hauptsächlich durch Schmucker und viel später in England durch Reid (1778) eingeführt. Dieser zog sie sogar dem Gebrauch des Catheters vor, dessen ungeschickte Anwendung viel gefahrvoller sei. Bald verdrängte sie die Punction über den Schambeinen; ja Richter nannte sie die beste, bequemste, leichteste und sicherste Methode. Auch J. Hunter, Desault, Theden empfahlen sie, während B. Bell sie durchaus verwarf.

Die Hämaturie führte Desault entweder auf die Nieren zurück (Steine, widernatürliche Erschlaffung der Nierengefässe) oder auf Krankheiten der Blase (varicöse Anschwellungen der Gefässe, fungöse Excrescenzen, Steine, Wunden). Dem Blutharnen, bedingt durch varicöse Gefässe der Harnröhre, waren besonders die Einwohner heisser Länder unterworfen; Desault heilte viele Soldaten, die aus Ostindien zurückkamen, durch den Gebrauch des elastischen Catheters.

Die Nierensteine wurden Gegenstand der chirurgischen Behandlung, sobald der durch sie hervorgerufene Abscess eine schwappende Geschwulst in der Lendengegend bildete. Dann war die Indication zum „Nierensteinschnitt", d. h. zur Eröffnung des Abscesses und Extraction des Steins gegeben. Diese Operation war bereits in einer Hippokratischen Schrift empfohlen. Dort heisst es, dass wenn Eiter sich in den Nieren gebildet habe, so müsse man diesen mit dem Gries ausleeren; dann habe man Hoffnung den Kranken zu retten. War die Diagnose sicher, so sollte möglichst früh eine nicht zu kleine Oeffnung gemacht, der Finger eingeführt und ein beweglicher Stein extrahirt werden. Festsitzende Steine überliess man einer Lösung durch die Natur und hielt dazu die Höhle mittelst Bourdonnets offen. Die Operation wurde bei einem vorhandenen Abscess in der Lendengegend zuerst wie es scheint von Marchettis 1696 an einem englischen Consul ausgeführt, und von Rousset, Riolan, dann von Heister warm befürwortet. Dieser stützte sich auf die Thatsache, dass „Nierenwunden, wenn sie sonderlich von hinten angebracht sind und nicht in den hohlen Leib gehen, nicht allemal vor tödtlich zu achten sind". Später redeten Hevin, Troja, Earle dem Nierensteinschnitt das Wort, und C. C. von Siebold rief emphatisch aus: „wann werden wohl die zur Erhaltung der Menschen in der

Ausübung der Wundarzneikunst so beherzten und glücklichen Männer sich wieder an den Nierenschnitt machen, um den tödtenden Stein aus derselben so wie aus der Blase zu nehmen?" Es fragte sich, ob man die Operation auch bei nicht vorhandenem Abscess unternehmen sollte. Trotzdem ein glücklicher Erfolg bekannt war (Philosoph. transact. 1696, art. II, p. 188), rieth man doch entschieden wegen der unsicheren Diagnose, der zu dicken Weichtheile davon ab; ausserdem sei eine starke Blutung zu fürchten, es auch schwierig den Stein zu finden und gefährlich ihn bei fester Einkeilung mit dem Messer zu lösen (Richter, B. Bell). Nur Lafitte hielt die Nephrotomie auch dann indicirt, wenn bei fehlendem Abscess der Stein sich durch seine Härte als Geschwulst zu erkennen gäbe. — Die Exstirpation der Niere wurde durch eine Beobachtung des Engländers Fearon (Med. communic. I London 1784) Gegenstand der Discussion. Derselbe diagnosticirte eine grosse Geschwulst der Niere und hatte Neigung sie zu exstirpiren; die Kranke starb. Er machte dann die Operation an der Leiche, nahm ohne das Peritoneum zu verletzen eine zwei Pfund schwere Niere heraus und meinte, dass man wohl eine kranke Niere, wenn sie aussen eine Geschwulst bilde, exstirpiren könne. Dagegen wandte Richter ein, dass bei Lebenden die Blutung und andere üble Zufälle zu berücksichtigen seien, man auch die Ueberzeugung haben müsse, dass die andere Niere gesund und zur Urinabsonderung tauglich sei.

Das Studium der Hodenkrankheiten lag sehr darnieder; sie wurden viel mit einander verwechselt. Verdienste um dieselben erwarben sich besonders Monro, Sharp, Garengeot, Pott. Reges Interesse zeigten die Chirurgen für die Hydrocele, deren Behandlung namentlich manche Verbesserungen erfuhr. Erst nach und nach kam man über den Sitz der Wasseransammlung ins Klare. Garengeot unterschied genau die Ansammlung im Samenstrang von der in der Höhle der Scheidenhaut, während Sharp die feineren Unterschiede betreff des Sitzes verwarf und nur die Hydrocele der Tunica vaginalis von dem Hydrops des Scrotum unterschied. Nach Heister lag das Wasser meist in der Tunica vaginalis, zuweilen im Proc. peritonei und lief aus „zerbrochenen Wasser-Aederlein (vasa lymphatica) aus". Ihm war auch die angeborne Hydrocele bekannt. Mit anatomischer Genauigkeit unterschied Pott den verschiedenen Sitz, beschrieb die Hydr. der Tunica vag., die Hydr. cystica und diejenige in der Scheidenhaut des Samenstranges. An diese drei Arten schloss Richter noch den Hydrops scroti und die Wasseransammlung im Sack einer Hernie.

Für die Hydrocele der Tunica vaginalis dienten die eiförmige Gestalt, Fluctuation, Lage des Hoden hinter der Geschwulst u. s. w. zur Diagnose; zu unsicher erschien die Durchsichtigkeit, da das Scrotum sehr dick und das Wasser trübe sein konnte (Sharp). Als häufigste Ursachen galten eine Quetschung, Verhärtung und Entzündung des Hoden, Erkältung, Syphilis. Eine Zertheilung der Geschwulst durch Medicamente gab nur bei Kindern Aussicht auf Erfolg. Bei ihnen sah man Heilungen durch Purgir- und Brechmittel, Ueberschläge einer Abkochung von Rosmarin, Salbei in Wein, Branntwein, Auflegen von Compressen, die mit Essig oder einer Lösung von Salmiak in Spiritus befeuchtet waren. Mit letzterem Mittel wollte der englische Militairarzt Keate (1788) die Operation meist entbehrlich machen. Monro legte bei Neugebornen ein mit Benzoe durchräuchertes Stück Flanell auf, und Heister liess ein Stück Muscatnuss von einer gesunden Person kauen und dann das Scrotum oft anhauchen. — Die Operation war eine palliative oder radicale. Während für Sharp die erstere fast immer genügte und die radicale zu gefährlich erschien, zog Richter die Palliativoperation nur bei sehr grossen Hydrocelen, bei vorhandenem Zweifel, ob der Hoden erkrankt sei, bei Complicationen mit anderen Hodenkrankheiten vor. Hatte man sich von der Lage des Hoden überzeugt, so stiess man unten und vorn eine Lancette oder besser einen Troicar ein und liess das Wasser auslaufen, jedoch nicht auf einmal. Die Lancette sollte bei einer geringen Wasseransammlung, Complicationen mit Hernien, Sarcocele den Vorzug verdienen. In solchen Fällen spaltete man auch wohl die Haut und stiess dann in die entblösste Scheidenhaut den Troicar ein (B. Bell). Auf die üblen Folgen beim Anstechen eines Blutgefässes im Samenstrang hatte zuerst J. L. Petit aufmerksam gemacht.

Bei der Radicaloperation kam es darauf an die Höhle der Scheidenhaut zu zerstören, indem man diese entweder ausschnitt oder in Entzündung versetzte, um eine Verklebung mit dem Hoden zu Stande zu bringen. Dazu gab es eine Menge Methoden, von denen Richter behauptete, dass jede in gewissen Fällen, keine in allen den Vorzug verdiene. Für die meisten Hydrocelen galt der Schnitt für das beste Mittel. Man spaltete die Scheidenhaut in ihrer ganzen Länge bis in den Boden des Hodensacks (Monro) und schob ein Bourdonnet oder ein mit Digestivsalbe bestrichenes feines Stück Leinwand ein. Das Ausstopfen mit Charpie (Lassus) erregte zu heftige Schmerzen. Obgleich von manchen Seiten der Schnitt für gefährlich erachtet wurde (Wiseman, Cheselden, Earle), was Pott jedoch verneinte, obwohl Hodeneiterung (Sharp) und tödtlicher Ausgang (Acrel, Monro) beobachtet waren, so wurde diese Methode am Ende des Jahrhunderts doch am meisten gebraucht. Folgten bedenkliche Zufälle, so schob Richter die Schuld auf den Wundarzt; er sowol wie B. Bell vertheidigten den Schnitt gegen alle anderen Methoden. — Die schon den Alten bekannte Exstirpation der Scheidenhaut hatte, wenn diese widernatürlich dick und hart war, gute Erfolge aufzuweisen. Douglas führte sie wieder ein (1755); ihm folgten Saviard, White, Gooch, Louis. Nicht selten waren dabei die Zufälle weniger heftig, als bei einer blossen Spaltung der Scheidenhaut (Bertrandi). — Eine dritte von Warner (1774) und Theden aufgenommene Methode war das Einschieben einer Wieke, die täglich erneuert so lange liegen blieb, bis hinreichende Entzündung entstanden war. Sie war unsicher und reizte den Hoden mehr als die Scheidenhaut. — Viele Anhänger fand die Einspritzung reizender Flüssigkeiten. Der Marseiller Wundarzt Lambert scheint sie zuerst gemacht zu haben (Oeuvr. chir. 3. Ausg. 1677); er nahm eine Lösung von Sublimat in Kalkwasser. Die Methode blieb lange Zeit vergessen, bis Monro sie wieder einführte, anfangs Weingeist, dann Wein einspritzte. Der Weingeist war ein trügerisches Mittel: als Sharp davon eine Unze injicirt hatte, folgten Abscesse im Scrotum. Auch Sabatier warnte davor und nahm den schwächeren Rothwein. Ausserdem waren Lösungen von Höllenstein, Alaun, Vitriol, Bleizucker, Kalkwasser, einfach kaltes Wasser in Gebrauch. Man liess die Flüssigkeit sogleich wieder ausfliessen und gab Acht, dass nichts zurückblieb; die Quantität hing von der Grösse der Geschwulst ab. Es erhoben sich Stimmen für und wider die Injection. Richter hielt sie nicht für sicher genug, da B. Bell Einen Misserfolg unter neun Fällen aufzuweisen hatte, und hob als Nachtheil hervor, dass sie mitunter sehr heftige Entzündung und Eiterung zur Folge habe; er beschränkte sie daher auf einfache, kleine Hydrocelen. In Frankreich wurden viele Versuche angestellt und Erfolge erzielt; weniger in England. Da trat 1791 Earle für diese Methode ein und rühmte ihr nach, dass sie nur eine sehr gelinde Entzündung mache, welche nie zur Eiterung führe, daher bei jeder Constitution, in jedem Alter zu gebrauchen sei. Auch habe sie weder Beschwerden noch Gefahren und könne bei Recidiven immer wiederholt werden. Er nahm Portwein mit einem Decoct aus Rosenblättern (2:1) und beschrieb 27 Fälle. Grosse Ganglien und Schleimbeutel an der Kniescheibe behandelte er mit denselben Einspritzungen glücklich. Für angeborne Hydrocelen wählte auch Desault die Injection. Er hob durch eine

Pelotte die Communication zwischen Bauchhöhle und Tunica vag. auf, punctirte, spritzte Rothwein ein und liess ein Bruchband tragen, damit die Därme nicht in die gereizte Scheidenhaut träten. Durch die eintretende Verwachsung der Höhle wurde die Hydrocele, mitunter auch die Hernie, welche meistens damit complicirt sei, radical geheilt. In Deutschland scheint Zenker die Earle'schen Injectionen eingeführt zu haben; wenigstens machte er sie aus gleichen Theilen Wasser und Medoc mit Erfolg im Januar 1795 in der Berliner Charité. Später war sie dort vergessen, denn Rust und Gräfe operirten mit dem Schnitt. — Als eines der vorzüglichsten Mittel wurde von Pott das Haarseil, welches zuerst Lanfranchi angewandt, auch Paré u. A. empfohlen hatten, angepriesen und dem Schnitte vorgezogen. Viele Jahre gebrauchte er es mit glücklichen Erfolgen; anfangs in Form eines Dochts von Baumwolle, später von Nähseide, welche weniger reizte. Pott behauptete, dass dabei die Tunica vag. nur in Entzündung versetzt an den Hoden festklebe, aber nie Eiterung folge. Schon zu seinen Lebzeiten erklärte sich die allgemeine Stimme gegen das Haarseil; erst Sabatier nahm sich desselben wieder an. Man hielt die Technik der Operation für zu unbequem, sah starke Eiterungen und heftige Zufälle folgen (B. Bell, Earle, Richter). — Das Aetzmittel, mit welchem die Alten die Scheidenhaut in ihrer ganzen Länge öffneten, kam durch Else, einem Chirurgen am Thomashospital in London (1770) und Dussaussoy in Lyon (1787) in Aufnahme, jedoch nur, um die Tunica vag. zu entzünden. Man wählte eine Paste aus Lapis causticus und erregte damit einen Schorf von der Grösse eines Louisd'or, setzte auch wohl Opium hinzu (Acrel). Die Schmerzen und nachfolgenden Eiterungen hielten viele Chirurgen vom Aetzmittel zurück.

Unter dem „Balgwasserbruch" (Hydr. cystica) verstand man die Geschwulst, welche vorzüglich bei Kindern in einem widernatürlichen Zellgewebssack des Scrotum, meist in der Gegend der Mitte des Samenstranges vorkam. Unter und über ihr war der letztere frei zu fühlen. Genügten zertheilende Mittel nicht, so führte eine einfache Punction oder bei Erwachsenen die Spaltung und Excision des Sackes zur Heilung. — Von dieser Gattung unterschied man die „Hydrocele der Scheidenhaut des Samenstranges". Hier sammelte sich das Wasser in dem Zellgewebe, welches zunächst den Samenstrang umgab, weshalb die Geschwulst auch Oedem desselben genannt wurde. Diese seltenste Form konnte entweder blos den unteren Theil des Samenstranges einnehmen, auch bis an den Bauchring reichen, oder es füllte sich sogar das Zellgewebe, welches den

Samenstrang durch den Bauchring hinaufbegleitete, mit Wasser. Man spaltete die Geschwulst.

Von anatomischen Untersuchungen war bei Hodenkrankheiten so wenig die Rede, dass man unter einer Hämatocele, welcher Namen von Heister stammte, einen Bluterguss sowol in das Zellgewebe des Hodensackes, in die Tunica vaginalis, als in die Substanz des Hoden verstand. Die zweite Form entwickelte sich nach der Palliativoperation der gewöbnlichen Hydrocele, wenn ein ausgedehntes Gefäss angestochen war, oder nach einer Quetschung. Kleine Geschwülste suchte man durch Purgirmittel, Salmiaklösungen, äusseren Druck mittelst eines Tragbeutels zu zertheilen; grössere wurden punctirt oder aufgeschnitten. Bei der dritten Form, welche Pott einführte, war der Hoden geschwollen und so weich, dass man ihn ohne Schmerzen breit drücken konnte; in seine Substanz war dünnes, chocoladefarbenes Blut ergossen. Die Castration war hier das einzige Mittel, obwohl die Geschwulst oft Jahre lang nur wenig Beschwerden verursachte.

Unter Sarcocele verstand man eine Verhärtung und Anschwellung des Hoden und theilte alle Neubildungen desselben folgendermaassen ein. War die Geschwulst schmerzlos, so galt sie als gutartiger Scirrhus, wenn schmerzhaft als bösartig und verborgener Krebs, wenn ulcerirt als offener Krebs. Fleischbrüche entstanden nach Quetschungen, aus venerischen, scrophulösen, gichtischen u. a. Ursachen. Betreff ihrer Behandlung war J. L. Petit der erste, welcher die Möglichkeit der Heilung einer syphilitischen Hodengeschwulst durch antisyphilitische Mittel nachgewiesen hatte. Natürlich suchte man nun auch die übrigen Dyscrasien durch entsprechende Medicamente zu bekämpfen. Doch blieb das sicherste Mittel die Castration, für Sharp eine der traurigsten Operationen, weil man sie nur bei Scirrhus und Krebs des Hodens, die sehr leicht recidivirten, machen dürfe. Er verschob die Operation so lange, bis die Geschwulst bösartig zu werden drohte, während die meisten Chirurgen möglichst früh bei eintretenden Schmerzen castriren wollten, da man nie wissen könne, ob und wie lange die Geschwulst gutartig bleibe. Nur wenn das Leiden nicht mehr örtlich, Samenstrang und Leistendrüsen ebenfalls verhärtet waren, rieth man von der Operation ab. Ueber die Technik der Castration liessen sich Bogen schreiben, da es wenige Operationen gab, welche im vorigen Jahrhundert so vielfach modificirt wurden. In der Regel wurde ein grosser Längsschnitt vom Bauchring bis an den Boden des Hodensackes geführt, oder erst ein kleiner Einschnitt über den Samenstrang gemacht, um ihn bloszulegen und derselbe nachträglich erweitert (le Dran, Monro). Dann sonderte man den Samenstrang vom Zellgewebe ab, unterband und schnitt ihn ab, worauf zuletzt der Hoden exstirpirt wurde. Das älteste Verfahren war den ganzen Samenstrang zu unterbinden. Man legte zu Heister's Zeiten um die Vasa spermatica dicht am Bauch eine einfache oder doppelte Ligatur, bevor man den Hoden darunter abschnitt. Einige Chirurgen lösten nach Anlegung der Ligatur den Hoden vom Scrotum, warteten aber einige Tage bis er zu faulen anfing, um ihn dann um so sicherer abtrennen zu können. Die Unterbindung des ganzen Samenstranges hatte einige glückliche Erfolge (Sharp, Morand, Acrel, Pott, Schmucker; Mursinna machte so 64 Castrationen und sah dabei nur zweimal Trismus entstehen). Doch wurden auch heftige Schmerzen (Bell), Trismus mit tödtlichem Ausgange (Morand), Convulsionen (Bilguer), Epilepsie (Theden) beobachtet. Ueber diesen Act der Operation gingen die Ansichten sehr auseinander. J. L. Petit verwarf die Ligatur des Samenstranges ganz, da die Blutung aus den kleinen Arterien nur gering sei und schlug die isolirte Torsion der Gefässe vor. Auch le Dran und White unterbanden den Samenstrang nicht und welgerten ihn nur zwischen den Fingern. Einige wollten den Faden nur so fest zuziehen, um die Arterie zu schliessen (Bell, Lassus); Andere unterbanden einzig und allein die Arterie (Monro, Cheselden, Z. Vogel, C. C. v. Siebold). Richter stellte folgende Regel auf: musste der Samenstrang nahe am Bauchring abgeschnitten werden, so unterband man die ganze Masse fest mit einem, nicht zu dicken Faden; war derselbe tief unter dem Bauchringe zu trennen, so suchte man die Arterie allein zu unterbinden. Rathsam war es immer den Samenstrang so tief unten als möglich abzuschneiden, weil er sich stark zurückzog. Da manche Zufälle auch aus einer Spannung desselben entstehen konnten, so legte man Werth darauf ihn von allen umgebenden Theilen möglichst frei abzusondern, damit er sich ungehindert zurückziehen könne (Maréchal). Die meisten Chirurgen stillten die Blutung durch die Ligatur, während Theden epileptischer Anfälle wegen die Tamponade empfahl. Allerdings war es bei der Kleinheit der Arterien oft möglich die Blutung durch fortgesetzten Fingerdruck zu stillen, allein es konnte doch auch ein Gefäss von der Grösse der Art. brachialis vorkommen (Sharp), und nach der alleinigen Compression eine gefährliche Blutung entstehen (Pott). Man rieth eine Heilung durch Prima intentio zu versuchen. — Eine radicalere Methode der Castration als die des östreichischen Chirurgen Zeller war nicht denkbar. Von der Idee ausgehend, dass nach der Exstirpation des Hodens auf die Erhaltung des Scrotum nichts ankomme, ergriff er die kranke Seite sammt dem Hoden, zog sie abwärts und schnitt Sack und Hoden auf einmal ab; die Blutung wurde mit eiskaltem Wasser gestillt.

Beim Krampfaderbruch unterschied man die Cirsocele als Varicosität am Samenstrang und Hoden von der Varicocele als einer Erweiterung der Venen des Hodensackes. Richter glaubte nicht, dass die Geschwulst allein auf einer varicösen Anschwellung der Gefässe des Samenstranges beruhe, sondern dass auch die Samengefässe im Nebenhoden und Hoden anschwöllen. Das Gefühl von einem Packet Regenwürmer lasse sich nicht von ausgedehnten Venen herleiten und die schliessliche Hodenatrophie nur auf jene Weise erklären. Eine Prädisposition für die Entstehung der Varicocele meinte J. L. Petit in dem mechanischen Verhältniss zu finden, dass die Gefässe des Samenstranges abwärts über das Schoosbein liefen, ähnlich wie das Seil eines Brunnens über die Rolle, und dass der Hoden wie der Eimer des Brunnens wirke. Als Ursachen nannte man eine Erschlaffung der Samengefässe (bei Onanie), vermehrten Zufluss der Säfte (bei Unterdrückung des Coitus), Quetschung, gehinderten Rückfluss der Säfte (schlechtes Bruchband). Die Krankheit konnte nie ganz gehoben, sondern nur eine Verschlimmerung verhindert werden. Dazu dienten das beständige Tragen eines Suspensoriums, kalte Waschungen, Anwendung einer Alaunlösung, Naphta. Bei sehr heftigen Schmerzen oder hinzutretendem Bruch sollte man castriren (Gooch). Die Unterbindung der Venen nach Celsus, sowie das Anstechen der Gefässe mit einer Lancette nach Heister, auch die Exstirpation der varicösen Venen wurden als zu gefährlich angesehen. Pott verwarf bei gesunden Hoden jede Operation. — Ueber den Leistenhoden waren schon im 17. Jahrhundert Beobachtungen gemacht. Petri de Marchettis[1] fand bei einem Kinde den einen Hoden „nahe bei der Scham“, den anderen im Hodensack und rieth, als ein College die verkannte Geschwulst zur Eiterung bringen wollte, von jeder Behandlung ab. (Chir. obs. LVIII. Uebers. Nürnberg 1673.) Auch Felix Plater beschrieb drei Fälle und die Verwechslung mit einer Hernie (Obs. sel. obs. 47. 1680). Neue Beobachtungen lieferte Pott. Er wusste, dass der Leistenhoden allen

---

[1] Dieser Chirurg ist heut zu Tage so wenig bekannt, dass mehrere unserer neuesten Handbücher der Chirurgie die Geschichte erzählen, wie Marchettis einen Schweineschwanz, welchen Göttinger Studenten einem Judenmädchen in den After steckten, extrahirt habe. Marchettis starb 1673, und die Universität Göttingen wurde 1734 gestiftet.

Hodenkrankheiten unterworfen war, dass er für einen Bruch gehalten werden und sich durch Druck des Bruchbandes, durch eine Verletzung entzünden konnte. Er sah ihn scirrhös und krebsig werden, beschrieb auch die glückliche Exstirpation eines Carcinoms. Ebenso machte Plenk auf die Unterscheidung von Leistenbrüchen und Bubonen aufmerksam und lehrte, dass der Leistenhoden bei fehlerhafter Behandlung sich entzünden, vereitern, verhärten, in Brand oder Krebs übergehen könne.

Die Operation der Phimose hielt Richter bei ungehindertem Uriniren nicht eher für rathsam, „als bis der Kranke sich zum Coitus in den Stand setzen wollte", zu welchem Zweck sich, wie C. C. v. Siebold erzählt, junge Franzosen wohl das Frenulum durchschneiden liessen. Einige Chirurgen gaben der Beschneidung den Vorzug vor der einfachen Spaltung, weil nach letzterer unförmliche, den Beischlaf hindernde Lappen zurückblieben (Richter); Andere zogen den einfachen Schnitt vor und beschränkten die Circumcision auf ein dickes und hartes Präputium (Sharp). Letztere wurde mit Bistouri oder Scheere, die Längsspaltung mit einem Bistouri caché gemacht, mit welchem man die stark zurückgezogene Vorhaut oben in der Mitte von innen nach aussen durchstiess und von hinten nach vorn durchschnitt. Dann wurden die an den Seiten der Spalte entstandenen Lappen abgeschnitten, da sie oft lange nachher noch viele Beschwerden machten. Bei jedem Verbande schob man ein Bourdonnet in den oberen Winkel der Spalte; genäht wurde nicht. Eine Menge Bistouris mit den verschiedensten Spitzendeckern wurden für diese Operation construirt (Petit, B. Bell, Bertrandi, Latta u. A.). Der Schnitt wurde auch wohl auf der Seite der Eichel geführt (B. Bell, Arnemann), oder nur das innere Blatt der Vorhaut als der fast alleinige Sitz der Verengerung gespalten (Foot).

Die Amputation des Penis, bei Gangrän und Carcinom indicirt, wurde oft mit gutem Erfolge gemacht, vorausgesetzt dass die Leistendrüsen nicht bereits geschwollen waren. Man amputirte meistens mit einem gewöhnlichen Bistouri oder einem sichelförmigen Messer (C. C. v. Siebold). Beschränkte sich der Krebs auf die Eichel, so konnte man Haut und Corpora cavernosa mit Einem Messerzuge durchschneiden; war dagegen die Amputation nahe an der Symphyse nöthig, so musste mehr von der Haut, welche stark vorgezogen wurde (le Dran), als von den Corp. cav. weggenommen werden, weil diese sich sogleich retrahirten, sodass man die blutenden Gefässe nicht finden konnte. Einige trennten erst die Haut mit einem Cirkelschnitt und zogen sie zurück, bevor die Corp. cav. amputirt wurden (B. Bell, Warner), was Andere jedoch für unnütz hielten (Richter). Die Blutung aus den Arterien erforderte die Ligatur, da weder Styptica noch Compression zuverlässig genug waren; man sah bei letzterer den Patienten zwei Stunden nach der Operation an Verblutung sterben (B. Bell). Dagegen liess sich die Blutung aus den schwammigen Corp. cav. durch mässigen Druck, resp. Bestreuen mit einem Pulver aus Colophonium, arabischem Gummi leicht stillen. Bei einer Amputation nahe der Symphyse war die Blutstillung mitunter sehr schwierig; hier konnte die Ligatur misslingen, indess Compression mit Agaricus, kaltes Wasser (Siebold), Glüheisen (Sabatier) zum Ziele führen. In solchen Fällen rieth man vorher einen Catheter einzulegen, um das Zurückziehen des Stumpfes möglichst zu verhindern und die durchschnittenen Gefässe besser fassen zu können (Ollenroth). Auch versuchte man ein Tourniquet oder eine schmale Binde (C. C. v. Siebold) um den Penis zu legen. Gleich nach der Operation wurde bis zum Ende der Heilung ein dicker Catheter eingeführt, damit der Urin die Wunde nicht benetzte und die Harnröhrenöffnung sich nicht verengerte oder gar schlösse. Die Furcht vor der Blutung hatte Ruysch auf das Abbinden des Penis geführt. Ihm folgten Bertrandi, Pallucci, auch Heister, welcher in die Harnröhre eine silberne Röhre und um das Glied einen starken Bindfaden legte. Diese Methode suchte Sabatier zu vervollkommnen, indem er erst die Haut einschnitt und dann eine mit Salpetersäure getränkte Baumwollenschnur einlegte. Die furchtbaren Schmerzen mussten jeden Chirurgen vor dieser grausamen Operation zurückschrecken lassen; man vergass sie, bis v. Graefe wieder darauf zurückkam.

Bei der engen Verbindung zwischen Chirurgie und Geburtshülfe im vorigen Jahrhundert sei es gestattet aus letzterer eine Operation einzuschalten, welche vor hundert Jahren das grösste Aufsehen machte. Es war die Synchondrotomie. Zwar hatte Pineau die Operation schon im Jahre 1575 vorgeschlagen, und Cl. de la Couruée in Vesaul dieselbe 1655 an einer während der Entbindung verstorbenen Frau gemacht, allein Beides war vergessen. Sigault in Paris entdeckte sie 1768 von Neuem und machte der Académie de chirurgie den Vorschlag bei einem engen Becken anstatt des in der Regel tödtlichen Kaiserschnitts die Verbindung der Schambeine, welche nicht selten schon bei einfachen Geburten nachgäben, zu trennen und so den Beckenraum zu vergrössern. Der von der Akademie zur Berichterstattung ernannte Commissair Ruffel sprach sich ungünstig aus, in Folge dessen jene ihr Urtheil verschob.

Mehrere Jahre lang ruhte die Angelegenheit. Sigault liess sich nicht irre machen, obwohl auch der ältere Baudelocque entschieden opponirte, und verfocht bei seiner Doctorpromotion noch einmal die Operation (1773). Der berühmte Peter Camper kam ihm zu Hülfe. Angeregt durch die neue Idee machte er erfolgreiche Experimente an Schweinen, sah dabei, dass die Schambeine sich wieder vereinigten und fand an Leichen die Operation sehr leicht. Als nun Louis, der Secretair der französischen Akademie, ihn um seine Ansicht befragte, sprach er sich in einem Briefe an van Gesscher zu Gunsten der Schambeintrennung gegenüber dem weit gefährlicheren, aber nicht unentbehrlichen Kaiserschnitt aus (1774). Am 1. October 1777 machte Sigault zum ersten Male die Synchondrotomie in Gegenwart seines Freundes Alph. Leroy an einer Mad. Souchot. Dieselbe hatte ein enges Becken mit 2½ Zoll Conjugata, bereits viermal sehr schwierige Entbindungen durchgemacht und stets todte Kinder geboren. Aerzte und Wundärzte, darunter auch Levret, waren der Ueberzeugung, dass die Frau nicht im Stande sei ohne Hülfe des Kaiserschnitts ein lebendes Kind zu gebären. Als die fünfte Entbindung heranrückte, wurde Sigault, welcher schon früher, jedoch vergebens die Synchondrotomie vorgeschlagen hatte, gerufen und verrichtete sofort die Operation. Er durchschnitt die Weichtheile etwas über den Schambeinen bis nahe an die Vereinigung der Schamlippen, führte neben der Symphyse den Finger ein und trennte Ligament und Knorpel. In demselben Augenblick entfernten sich die beiden Aeste der Schambeine auf 2½ Zoll von einander (!). Dann öffnete er die Eihaut und extrahirte ein lebendes Kind. Die ganze Operation dauerte kaum 5 Minuten. Wegen mangelhafter Beleuchtung hatte er aus Versehn den Blasenhals verletzt. Am 16. Tage war die Wunde der Symphyse geschlossen, am 47. konnte die Frau wieder umhergehen. Sigault berichtete sofort an die medicinische Facultät in Paris, welcher im December die Frau vorgestellt wurde. Mutter und Kind blieben am Leben; doch behielt jene eine Blasenscheidenfistel, einen Scheiden- und Gebärmuttervorfall und einen schwankenden, beschwerlichen Gang. Die Operation machte ein gewaltiges Aufsehn. Mit Enthusiasmus nahm sie die medicinische Facultät auf, liess Sigault's Abhandlung drucken und vertheilen, ihm zu Ehren silberne Medaillen mit dem Tage der Operation prägen und verlieh der Frau Souchot eine Pension von 360 Livres, weil sie die Operation hatte an sich machen lassen. Sogar von den Kanzeln herab verkündete man diese grosse der Menschheit zu Theil gewordene Wohlthat. Im folgenden Jahre führte Sigault die Synchondrotomie viermal, darunter dreimal glücklich aus, als zu derselben Zeit vier Kaiserschnitte in Paris lethal verliefen. Bald wurden aber einige Misserfolge nach der Schambeintrennung bekannt: die Frauen starben, oder behielten langwierige Gebrechen. Es vermehrte sich die Zahl der Gegner, und Jahre hindurch stritt man mit der grössten Heftigkeit über die zur Tagesfrage gewordene Operation. Im Hôtel Dieu zu Paris wurden viele Versuche an Leichen gemacht, aus denen hervorging, dass durch die Entfernung der Schambeine der kleine Beckendurchmesser nur um wenige Linien verlängert würde, und dass, um den Durchgang des Kopfes zu erleichtern, man die Schambeine auf einen solchen Grad von einander entfernen müsse, dass die hinteren Gelenkverbindungen nothwendig zerrissen. Man warf Sigault vor, dass er die Operation ohne Noth unternommen habe, dass das Becken der Souchot nicht so eng gewesen sei wie er behauptete; auch zweifelte man, dass bei seiner Operation die Schambeine von selbst 2 Zoll auseinander gewichen wären u. s. w. — In Deutschland machte C. C. von Siebold zuerst (1778) die Operation; das Kind war todt. Er hatte die eine Hälfte der Symphyse, welche verknöchert war, durchsägen müssen (zu welchem Zwecke Aitken die Kettensäge 1789 erfand) und die Schambeine 1 ½ Zoll gewaltsam von einander gezogen. Nach wenigen Wochen war die Frau bis auf eine kleine Fistel geheilt und befand sich ein Jahr später ganz wohl; von der Vagina aus war der Callus zwischen den durchsägten Schambeinen deutlich zu fühlen. Für Siebold versprach die Synchondrotomie nur in dem einen Falle Nutzen, wenn der kleine Beckendurchmesser nicht unter 3 Zoll betrug, der Kopf vorlag und nicht ungewöhnlich gross war. Während Loder und Mohrenheim für die Operation, jedoch unter beschränkten Indicationen, eintraten, verwarf Richter dieselbe ganz, weil sie den kleinen Beckendurchmesser garnicht oder nur auf Kosten einer Zerreissung der hinteren Gelenkverbindungen verlängerte, auch durchaus nicht so gefahrlos sei, als man glaube und viele Beschwerden zur Folge habe. In England opponirte W. Hunter und liess nur die einzige sehr seltene Indication zu, wo bei grosser Beckenenge der Kopf des Kindes nicht so weit herunter steigen könne, dass man ihn ohne Gefahr mit dem Haken erreiche. Dagegen urtheilte B. Bell sehr günstig und zog, wo nur einige Hoffnung vorhanden war, die Synchondrotomie dem Kaiserschnitt, sogar der Anwendung des Hakens vor. Trotz allen Pompes, mit welchem die Operation eingeführt war, trotz aller Fürsprache von Seiten einiger tüchtiger Männer in späterer Zeit konnte sie sich nie Eingang verschaffen. Noch weniger Glück machte die sog. Pubiotomie von Aitken in Edinburgh (1786), welche nie zur Ausführung kam.

In der Behandlung der **Blasenscheidenfistel** tappten die Chirurgen im Dunkeln, denn sie waren von dem einzigen Wege, auf welchem ein Fortschritt zu erreichen war, abgewichen. Bereits im Jahre 1663 hatte Roonhuysen in Amsterdam den Vorschlag gemacht, durch ein Speculum die Fistelränder mit dem Messer oder der Scheere anzufrischen und dann durch die umschlungene Naht zu vereinigen. Auch an Völter dachte Niemand mehr, welcher (1722) zuerst die Knopfnaht nach vorangegangener Anfrischung anrieth und dabei bemerkte: „diese Operation wird zwar Einigen wunderlich und schwer fürkommen, wie sie dann auch in Wahrheitsgrund spitzfindig und schwer genug ist. Dennoch habe ich sie bei einer fürnehmen Frau einmal verrichtet, wo sie aber nicht gelang." Man begnügte sich in der Hauptsache mit Folgendem. Um zu verhindern, dass der Urin durch die Fistel in die Vagina drang, wurde ein biegsamer Catheter eingelegt und durch ein Instrument von Desault in der Lage erhalten. Dasselbe hatte die Gestalt eines Bruchbandes, dessen Cirkel die Beckengegend umgaben. Gegenüber der Schamgegend war ein Blech mit einem silbernen Stabe angebracht, an welchen der Catheter festgeschraubt und somit unbeweglich in der Blase gehalten werden konnte. Um die Fistelränder einander zu nähern, brachte man eine Wieke von Leinwand oder einen mit elastischem Harz überzogenen Charpiebausch von der Form eines Handschuhfingers in die Vagina. Dadurch sollte der untere Fistelrand dem oberen genähert und die runde Oeffnung in eine schmale Querspalte verwandelt werden. Auf diese Weise behauptete Desault alte und grosse Fisteln vollkommen, wenn schon erst nach ½, 1 Jahre, geheilt zu haben. — Bei der **Atresie der Vagina** war eine frühzeitige Operation nöthig, denn das Menstrualblut konnte, wie Richter meinte, seinen Weg durch Lungen und Nieren nehmen. War wie in den meisten Fällen die Vagina durch eine einfache Haut verschlossen, dann genügte ein Längs- oder Kreuzschnitt, und das Einlegen eines Bourdonnets, um neue Verklebungen zu verhüten. Die Vagina konnte aber auch zusammengewachsen, von abnormen Bändern quer durchzogen, sogar gänzlich verschlossen sein. Bei allen Operationen handelte es sich hauptsächlich darum, ob die verschlossene Stelle kurz oder lang war. Im ersten Falle reichten die Lancette oder ein zweischneidiges Pharyngotom mit einer allmählichen Erweiterung durch Wachskerzen hin; im anderen Falle machte Richter den Vorschlag, sobald man im Mastdarm hinter der Verwachsung einen von Blut ausgedehnten

Sack fühle, diesen von hieraus mit einem Troicar zu durchstossen. Den durch eine Haut verschlossenen Gebärmuttermund öffnete man mit einem krummen Troicar; bei einer totalen Verwachsung mit einem Kreuzschnitt.

Beim **Hydrops ovarii** blieb, obwohl die Kranken mitunter 20 Jahre lang leben konnten, die Punction das einzige Mittel, wenn sie auch in der Regel nur eine kurze Linderung verschaffte, da der Sack sich bald wieder füllte. Oft schien sie die Ulceration des Sackes zu befördern und den Tod durch Erschöpfung zu beschleunigen. Bei einer kleinen Geschwulst ohne viele Beschwerden stand man daher lieber von der Operation ab. Für diese Ansicht trat besonders W. Hunter ein, welcher den Hydrops ovarii für unheilbar hielt und derjenigen Kranken, welche die wenigsten Mittel gebrauchte, die längste Lebensdauer garantirte. Im Uebrigen galt als beste Operationsmethode die Punction mit einem dicken Troicar. Da Recidive nicht selten waren, so wurde auch eine Radicalcur in Frage gezogen. Dazu rieth le Dran die Geschwulst durch einen vier Zoll langen Schnitt zu öffnen, freien Abfluss zu unterhalten und Einspritzungen zu machen. Mit dieser Methode waren zwar einige Erfolge erzielt, doch wurden viele Gründe wie die zunehmende Eiterung, Erschöpfung u. s. w. dagegen geltend gemacht. Da der unglückliche Ausgang nach Richter durch den Luftzutritt bedingt sein sollte, so schlug er vor einen Troicar einzustossen, dann eine biegsame Röhre einzuführen und liegen zu lassen. Auf diese Weise rettete Ollenroth seine Kranke. Nachdem Houstoun (1724) nach Eröffnung mittelst des Schnittes grosse Stücke des Eierstockes mit Erfolg fortgenommen hatte, wurde die eigentliche Exstirpation des Ovariums von de la Porte und Morand in Vorschlag gebracht. W. Hunter war durchaus dagegen; Theden, Schmalz, Callisen dafür und hielt letzterer die Exstirpation bei zunehmender Geschwulst für das einzige Rettungsmittel, obwohl er zweifelte, dass eine Frau sich früh genug dazu verstehen würde. Dass der menschliche Körper die Operation ertragen konnte, wusste man ja aus der Geschichte, wo ein deutscher Schweineschneider seiner allzu verliebten Tochter „in seinem Grimme die Seiten öffnete und beide Eierstöcke herausnahm", worauf das Verlangen nach Liebe aufhörte. Auch hatte Pott beide Ovarien, welche in Leistenbrüchen lagen, mit Erfolg exstirpirt. Zur kunstgemässen Ausführung kam die Operation im vorigen Jahrhundert nicht; erst im Jahre 1809 wurde die erste Exstirpation einer Eierstockscyste von dem Amerikaner Ephraim Macdowell in Kentucky gemacht.

Unter den Krankheiten des Mastdarms nahm die Fistula ani grosses Interesse in Anspruch. Eintheilung und Untersuchung der Fistel waren dieselben wie heutzutage. Eine Behandlung ohne Operation versprach Aussicht auf Erfolg, wenn die Fistel kurz und weit und die Ursache leicht zu heben war. So heilte J. L. Petit die Fisteln bei Syphilis durch Quecksilber. Man widerrieth die Operation, wenn die Fistel keine besonderen Beschwerden machte, nicht grösser wurde und die Constitution untergraben war. Auch wollte Richter die Entwicklung eines schwarzen Staars gesehen haben. Da auch Schwindsucht hinterher entstehen konnte (Dumagie), so war es immer bedenklich Kranke mit verdächtigen Lungen zu operiren. Der weit verbreiteten Ansicht bei kachektischen Leuten eine Heilung nicht zu versuchen, weil der Ausfluss für den Kranken heilsam sei, konnte Pott nicht beitreten, da immer, wenn die Natur Nutzen von einer solchen Eiterung habe, Heilung oder Nichtheilung selten in unserer Macht stehe. Die Behandlung der Mastdarmfistel hatte ausserordentlich viel gewechselt. Jedes Zeitalter hatte seine Methoden gehabt: Glüheisen, Aetzmittel, Injection, Erweiterung, Compression herrschten nach einander. Die Operation war so barbarisch geworden, dass das Volk eine heillose Angst vor dem „Fistelschneiden“ hatte. Das erklärt auch die Furcht, welche Ludwig XIV. vor der Operation seiner unbedeutenden Mastdarmfistel hatte und sich dazu erst entschloss, als Jahre lang viele seiner Unterthanen durch verschiedene vorgeschlagene Mittel ungeheilt blieben. Sein Leibchirurg Felix, welcher dazu das Bistouri royal erfand, operirte ihn glücklich (1687). Jetzt wurde der Schnitt die gebräuchlichste Methode, alle anderen traten in den Hintergrund. Sharp gab dazu eine besondere Scheere, A. Monro, Pott, Savigny und viele Andere besondere Messer an. Die meisten derselben waren unzweckmässig und complicirt. Pott's Bistouri ist genügend bekannt; bei Savigny's Instrument, einem der bequemsten, liess sich an der Seite des mässig gebogenen, geknöpften Scalpells eine spitze Klinge vorschieben und zurückziehen. Die Operation verlor das Schreckliche, als Pott zeigte, dass ein einfacher Schnitt, welcher die Fistel in ihrer ganzen Länge spalte, genüge, und man die Härten in der Umgebung nicht auszuschneiden brauche, wie J. L. Petit empfohlen hatte. Lag die innere Fistelöffnung so hoch, dass der Finger sie nicht erreichen konnte, dann führte man ein Gorgeret (Runge in Bremen) in den Mastdarm, stiess das Messer darauf ein und liess es in der Rinne herabgleiten. (Wie bei den heutzutage gebräuchlichen Instrumenten zur Operation der Blasenscheidenfistel, am Ohr und Mundhöhle war schon damals der Griff des Gorgerets im Winkel angefügt, damit die Hand, welche ihn fasste, seitwärts lag und das Operationsfeld nicht verdeckte.) Starke Blutungen stillte man durch kaltes Wasser, Tamponade oder Glüheisen. In der Nachbehandlung wurde, um ein zu rasches Verkleben der Schnittwunde zu verhindern, ein feiner Charpiebausch oder ein mit Digestivsalbe bestrichenes Leinwandbändchen eingelegt; das Ausstopfen für ebenso verwerflich gehalten, als garnichts in die Wunde zu legen (Pouteau). — Die Ligatur, von Hippokrates gekannt aber durch den Schnitt verdrängt, wurde von Foubert der Vergessenheit entrissen (1757); P. Camper, Desault, Richter rühmten sie. Man nahm dazu eine Schnur aus Hanf, Seide, Pferdehaare oder einen Draht aus Blei, Gold, eine Darmsaite. Da die Ligatur nur wenig Schmerzen und keine Blutung veranlasste, der Kranke fieberfrei blieb und umhergehen konnte, so zogen manche Chirurgen sie dem Schnitt vor, trotzdem dieser schneller zur Heilung führte, besonders bei hochliegenden inneren Fistelöffnungen, bei habituellen Durchfällen, entkräfteten furchtsamen Personen, in Spitälern wo der Brand herrschte. Nur bei complicirten Fisteln mit mehreren Gängen und Callositäten war unbedingt der Schnitt nöthig. Lagen keine besonderen Umstände vor, dann wandte Desault Schnitt und Ligatur abwechselnd an, oft aus keinem anderen Grunde, als um seinen Schülern beide Methoden zu zeigen. In der 80er Jahren kamen in keinem Pariser Hospital mehr Mastdarmfisteln zur Behandlung, als in der Charité, weil dort mit der Ligatur operirt wurde, während man in den übrigen Spitälern den Schnitt bevorzugte. — Die Exstirpation der Fistel wurde verworfen.

Die Hämorrhoiden hielt man für varicöse Ausdehnungen der Mastdarmvenen, obwohl in den meisten Fällen ein Bluterguss unter die innere Haut des Mastdarms den Beutel bilden sollte. Ohne Noth wurde nicht operirt; allein der Meinung den Ausfluss für einen kritischen zu halten, welcher schädliche Materien aus dem Körper entferne, und seine Verstopfung für höchst nachtheilig zu erklären, wie Heister glaubte, wurde widersprochen (B. Bell). Bei starken Blutungen führte man eine silberne, mit Leinwand umwickelte Röhre, oder ein mit Wasser angefülltes Stück Darm ein (Bromfield), oder unterband wo möglich. Trat in Folge der Blutverluste eine Entkräftung ein, so blieb die Operation das einzige zuverlässige Mittel. Es gab drei Methoden: Schnitt, Spaltung und Ligatur, von denen der Schnitt den Vorzug verdiente. Man trennte den leeren Beutel mit einer Scheere ab, in der Weise, dass ein kleiner Theil daran sitzen blieb, welcher die Wunde bedecken, die Prima intentio und die Blutstillung befördern sollte. Dabei waren eine Entzündung, Verengerung des Darms und Blutung selten zu fürchten. Lagen die Hämorrhoiden so hoch über dem Sphincter, dass sie nicht aus der Afteröffnung hervorgebracht werden konnten, dann schob man nach J. L. Petit einen eiförmigen Charpietampon mit zwei starken Fäden bis über die Stelle, wo der Knoten sass, ein. Beim Anziehen der Fäden verkürzte sich der Tampon, wurde dicker und drückte dergestalt den Mastdarm, dass der Knoten aus dem After hervortrat. Die Spaltung der Haut über dem Varix und nachherige Exstirpation des Venenknotens allein (J. L. Petit) fand wenig Anhänger. Dagegen wurde bei grossen Knoten aus Furcht vor der Blutung die Ligatur sehr gerühmt (Heister, Sharp, B. Bell), von Anderen der heftigen Schmerzen und Entzündung wegen verworfen (Richter). Auch die Zerstörung durch das Glüheisen, schon zu Hippokrates Zeiten geübt, fand lebhaften Widerspruch. Klemmte sich der vorgefallene Knoten ein, so wurde er möglichst rasch zurückgebracht, und dazu nöthigenfalls der Sphincter gespalten resp. die Afteröffnung mit dem Speculum ausgedehnt. Die durch starke Blutanfüllung oder Entzündung hervorgerufenen Schmerzen suchte man durch strenge Diät, Abführungen mit Cremor tartari und Schwefel, Blutigel, einen Einstich mit der Lancette zu bekämpfen; B. Bell rühmte eine Salbe aus Galläpfeln und auf Cullen's Rath den inneren Gebrauch des Copaivabalsams.

Die Atresia ani zeigte verschiedene Formen. War wie in den meisten Fällen der After durch eine einfache Haut verschlossen, so genügte eine Spaltung oder ein Kreuzschnitt mit Abtragen der Lappen. War dagegen bei normaler Afteröffnung der Mastdarm in einiger Entfernung darüber durch eine Haut verschlossen, ein Fall, welcher nur heilbar war, wenn der Finger jene Stelle errreichen konnte, dann öffnete man dieselbe mit einem Pharyngotom. Wo bei verwachsener Afteröffnung der Mastdarm in einen Blindsack endigte, war die Operation um so schwieriger, je weiter der Sack von der äusseren Haut entfernt lag und der Ausgang oft lethal. Nach Einlegung eines Catheters in die Harnblase drang man vorsichtig ein und hatte mitunter das Glück durch ein Fluctuationsgefühl auf den Sack geführt zu werden. Verfehlte man den Darm, dann blieb nichts übrig, als einen künstlichen After nach den Methoden von Littre oder Callisen anzulegen. — Die Verengerungen des Mastdarms lehrte erst Desault richtig behandeln. Bis dahin wenig beachtet und nur in isolirten Beobachtungen gekannt, richteten die meisten Praktiker ihr Hauptaugenmerk auf einen constitutionellen

Fehler und achteten weniger auf das örtliche Leiden. Man gab antisyphilitische Mittel, legte künstliche Geschwüre auf Kreuzbein und Schenkel, exstirpirte auch wohl die Stelle. Da empfahl Desault die Wieke als das Hauptmittel zur Hebung der Verengerung und Zertheilung der Callositäten. Er bestrich sie mit Cerat, führte täglich dickere ein und erzielte auf diese Weise die glücklichsten Resultate.

XX.

Schusswunden, Amputation, Exarticulation, Resection.

Allgemeines über Schusswunden. — Schussfracturen. — Conservative Chirurgie. — Gelenkschüsse. — Verletzungen durch Kanonenkugeln. — Primäre oder secundäre Amputation. — Amputationsmethoden. — Exarticulationen. — Resectionen.

Das 20. Capitel einer geschichtlichen Arbeit! Ist die Langmuth des Lesers nicht bereits erschöpft? meine Arbeit nicht schon lange auf Nimmerwiedersehn zur Seite gelegt? Ich gäbe etwas darum das zu wissen. Doch will ich jedem Collegen, welcher mir bis jetzt treu geblieben ist, dankbar die Hand drücken und seine hart auf die Probe gestellte Geduld zum Schluss durch ein Thema von allgemeinerem Interesse — die Schusswunden — aufzufrischen suchen.

Welchen Lehren huldigte man im Jahre 1750 bei einer einfachen Schusswunde? Schon damals begann, wie erwähnt, eine Opposition gegen das übermässige Sondiren der Schusswunde. Man unterschied eine primitive und consecutive Blutung, die sich beim Abfall des Schorfes häufiger des Nachts als am Tage zeigte. Frühzeitig wurden die Kugeln (aus Blei, Eisen, Kupfer), sobald sie nur deutlich zu fühlen waren, extrahirt, dazu eine Menge von Instrumenten erfunden und der Kranke in die Lage gebracht, welche er bei der Verletzung eingenommen hatte. Diese Lehre stammte von A. Paré. Es galt als allgemeine Regel die Oeffnungen jeder Schusswunde sobald als möglich zu erweitern. Das geschah früher häufiger auf unblutigem Wege mittelst Quellmeissel und Dilatatorien, später durch Einschnitte. Auch fing man an sich dem Ausstopfen des Schusskanals mit Charpie und Haarseilen zu widersetzen. Die Verbandmittel waren meist reizend, um eine rasche Abstossung des Schorfes und üppige Granulationen zu erzielen.

Charakteristisch für die Fortschritte in der Lehre der Schusswunden war ihre Entwicklung auf rein empirischem Wege. Von

Principien, welche auf einer physiologischen Grundlage basirten, war wenig die Rede. Wie der Heilungsprocess im Schusskanal vor sich ging, wusste Niemand; wie die Grösse der Verletzung sich zur Schnelligkeit der Kugel verhielt, daran dachte Niemand. Diese und ähnliche Fragen wurden erst von John Hunter angeregt. Deshalb sah er auch mit Geringschätzung auf die Leistungen der französischen Militairchirurgen herab und meinte, dass „bei den Franzosen zwar die Kunst des Zerstörens sehr vervollkommnet sei, indess die Behandlung nicht gleiche Vervollkommnung erfahren habe. ... Es ist über Schusswunden wenig geschrieben und was geschrieben ist, ist so oberflächlich, dass es keine besondere Aufmerksamkeit verdient. Die blosse Praxis, aber keine Grundsätze scheinen die Führer derjenigen gewesen zu sein, die sich mit diesem Zweige der Chirurgie beschäftigt haben. Und wenn man die bisher befolgte Praxis ins Auge fasst, so findet man sie äusserst beschränkt und fast auf die allgemeinen Regeln der Chirurgie reducirt." Diese Anklagen suchte später Hennen abzuschwächen, indem er den französischen Collegen vor Hunter's Zeit den ersten Platz einräumte. Wir wollen einige theoretische Lehren Hunter's den praktischen Detailfragen voraufschicken. Für ihn unterschieden sich die Schusswunden von den übrigen Wunden besonders im frischen Stadium, wo sie eine eigenartige Behandlung verlangten. Ihre Verschiedenheit hing hauptsächlich von der Schnelligkeit der Kugel ab. War diese sehr gering, so entstand nur eine leichte Verletzung, selten eine Fractur. Reichte die Schnelligkeit der Kugel gerade hin den Knochen zu zerbrechen, so war die Splitterung viel ausgedehnter als bei grosser Schnelligkeit; bei letzterer nahm die Kugel ein Stück aus dem Knochen fast wie eine Kneipzange fort. So konnte die Schusswunde mitunter einer Schnittwunde gleichen. Da je matter die Kugel um so weniger Schorf sich absonderte, so war dieser an der Eingangsöffnung stärker als an der Ausgangsöffnung. (Die Unterschiede zwischen beiden hatte le Dran gelehrt.) Die Röthung der Haut eines oberflächlichen Schusskanals war nach Hunter keineswegs entzündlicher Natur; er meinte es sei wie mit dem Erröthen der Wangen, dass die kleinen Gefässe leichter die rothen Bluttheile durchliessen als gewöhnlich. Die Heilung konnte nur auf dem Wege der Eiterung erfolgen, obschon bei sehr geringer Quetschung an der Ausgangsöffnung eine Pr. int. möglich war. In der Regel sah Hunter den Anfang der Verheilung am Ausgangsende, mitunter umgekehrt; es schien ihm Regel zu sein, dass stets die niedriger gelegene Oeffnung rascher heile als die andere.

Allgemein glaubte man an die Existenz der sogenannten Luftstreifschüsse und liess die gefährlichsten Verletzungen von dem
blossen Vorbeistreifen der Kugel durch den Druck der Luft entstehen. Tissot berechnete sogar die Kraft desselben, und Plenk dachte
dabei an die in Folge der Explosion erregte Elektricität der Kugel.
Der erste, welcher die Luftstreifschüsse widerlegte, war le Vacher
in Besançon (1768); er führte diese Verletzungen auf eine wirkliche
Berührung der Kugel mit dem Körper zurück, erklärte sie mithin
für Streifschüsse. Ihm trat Richter bei.

Die Nachkrankheiten bei schweren Schussverletzungen waren im
Allgemeinen bekannt; leicht lassen sich die pyämischen Fieber aus
den Schriften von Bilguer und Larrey herauslesen. Auffallend ist,
dass Hunter, welcher die Phlebitis kannte und die Vermuthung aussprach, dass die dabei vorkommenden tödtlichen Zufälle von dem
Eintritt des Eiters in die Circulation abhingen, von Pyämie nichts
erwähnt.

Unter den praktischen Fragen wurde die Erweiterung des
Schusskanals von den Chirurgen lebhaft discutirt. Man hob als
Vortheile hervor, dass sie die Ausziehung der fremden Körper erleichtere, dem Extravasat besseren Abfluss verschaffe, die röhren-
förmige Wunde in eine offene verwandele u. s. w. Die Einschnitte
sollten gleich anfangs gemacht werden, um die Spannung zu heben,
durch den ganzen Schusskanal bis auf den Grund der Wunde und
bei Fracturen bis auf den Knochen dringen, ja sich über die ganze
Länge derselben erstrecken. Von A. Paré und Wiseman dringend
empfohlen, fanden sie überall Eingang und wurden sowol in Frankreich wie in Deutschland arg missbraucht. Sie waren sogar gesetzlich im östreichischen Reglement für Feldchirurgen vorgeschrieben
(1788). Noch am Ende des Jahrhunderts empfahlen dieselben J. Bell
und besonders Percy, welcher die erste Indication zur Heilung in der
möglichsten Verwandlung von Schusswunden in Schnittwunden suchte.
Einer der ersten, welche diesem Unwesen entgegentraten, war Ravaton. Er liess die Erweiterung nur zu, um den Abfluss des Eiters zu
befördern, aber nie, wenn man Gefahr lief, grosse Gefässe und Nerven
zu durchschneiden. Dass er es für nöthig hielt, an jeder einzelnen
Körperstelle die Einschnitte zu beschreiben, beweist den geringen
anatomischen Bildungsgrad seiner Landsleute. Theden war bei zunehmender Erfahrung von der allgemeinen Anwendung der Einschnitte zurückgekommen. Man vindicirt besonders J. Hunter das
Verdienst die Incisionen auf engere Grenzen zurückgeführt zu haben.
Doch ist anzuerkennen, dass bereits einige Jahre vor ihm Jackson

in Dublin dem Princip der Erweiterung energisch widersprach (London med. Journ. XI. 1790). Derselbe sah dadurch die Entzündung sich vermehren, die Heilung sich verzögern und hob besonders die Gefahren bei Gelenkwunden in Folge des Luftzutritts hervor. Auch Desault und die übrigen Wundärzte im Hôtel Dieu waren (1792) schon längst von der Gewohnheit abgewichen Schusswunden einzuschneiden, als Hunter die Methode als allgemeines Verfahren durchaus verwarf (1794). Sie widersprach dem bei allen übrigen Wunden geltenden Grundsatz dieselben als solche nicht zu vergrössern; es sollte aber die Praxis bei Schusswunden auch die der Civilchirurgie sein. Ohne die Spannung zu heben vermehrten die Einschnitte die Entzündung, schlossen sich leicht wieder und verzögerten die Heilung. Nur unter ganz bestimmten Indicationen hielt Hunter Dilatationen für erforderlich: 1) wenn fremde Körper einen wichtigen Theil reizten oder drückten, 2) bei einer zur Blutstillung erforderlichen Ligatur, 3) wenn bei Kopfwunden eine Fractur zu vermuthen war, 4.5) wenn Knochensplitter und Fremdkörper sogleich mit Vortheil ausgezogen werden konnten und ihre Zurücklassung üble Folge hätte, 6) beim Austritt eines Eingeweides aus der Wunde (Darm), 7) wenn wichtige Organe gedrückt würden, wie die Lunge bei Rippenbrüchen. Auf der anderen Seite zog Hunter die Indicationen zu eng; denn sobald die Kugel in einiger Entfernung von der gesunden Haut lag und man dieselbe auch fühlte, sollte man solange warten, bis die Eintrittsöffnung sich entzündet hatte. Dieses Princip motivirte er damit, dass die Wunde auch bei steckenbleibender Kugel leicht heilen könne, die eintretende Entzündung daher nicht von ihrer Verletzung, sondern durch die Berührung der Theile mit der äusseren Luft veranlasst werde, man daher dieser den Zutritt verschliessen müsse. Er rechnete in Betreff der Extraction der Kugel zu sehr auf die Hülfe der Natur und hob hervor, dass die Richtung der Kugel leicht unsicher sei, denn je matter sie wäre, um so leichter würde sie durch einen Widerstand abgelenkt und verlaufe schräg und krumm. Den Missbrauch der Dilatationen tadelten auch B. Bell und Boy. Letzterer beurtheilte die Extraction der fremden Körper darnach, ob die Operation nachtheiligere Folgen habe, als die Gegenwart der Kugel. War sie nöthig, dann je früher um so besser.

Die Zahl der Instrumente zur Extraction der Kugeln war sehr gross geworden; Ravaton allein hatte drei erfunden. Mit der Zeit vereinfachte sich jedoch der Instrumentenapparat. Für Hunter war der gewöhnliche Kugelzieher fast unanwendbar geworden. Manche wollten alle Haken, Schrauben, Bohrer, Kugelzieher verbannen und die Kugel mit dem Finger oder beim Misslingen mit einer feinen Zange extrahiren (Richter). Schliesslich gebrauchte man fast nur noch schmale Kugelzangen, Löffel und Bohrer (Percy). — Das Wandern und Einheilen von Kugeln in den Knochen war bekannt: Ravaton sah eine solche 25 Jahre im Antr. Highm. sitzen und dann durch den Gaumen hervorkommen; le Dran 1 Jahr in der Sella turcica, Pallas 15 Jahre im Os ethmoidale.

Allmählich waren auch die Verbandmittel sowol in Rücksicht auf Zahl, als Zusammensetzung vereinfacht worden. Die Einen verbanden die frische Schusswunde mit Reizmitteln (Weingeist, Wein, Salzwasser), um die geschwächte Lebenskraft der Gefässe herzustellen und die Absonderung des Todten vom Lebendigen zu beschleunigen. Andere legten erweichende, schmerzstillende Mittel (laues Wasser, Digestivsalben) auf, welche den freien Abfluss der Secrete unterhalten, Geschwulst und Entzündung vermindern sollten. In der Regel füllte man die ganze Wunde locker mit Charpie aus, damit diese den Eiter einsog und die Muskeln vor den scharfen Knochensplittern schützte. Von Ravaton wurde trockene Charpie, darüber ein Diachylonpflaster und eine grosse mit Spiritus angefeuchtete Compresse aufgelegt. Am dritten Tage liess er den Verband abnehmen, den Schusskanal mit Oel ausspritzen, in die Wunde Ungt. basilicum, darüber ein Plumasseau mit derselben Salbe und eine in Wundwasser getauchte Compresse legen. Der Verband durfte nicht den geringsten Druck ausüben und wurde täglich zweimal erneuert. Gewisses Aufsehen machte Theden's Schusswasser: „nimm Sauerampferwasser und Weingeist, von jedem ein und ein halbes Pfund, weissen Zucker ein halbes Pfund, Vitriolgeist fünf Unzen; dieses mische und digerire es acht Tage lang, dann filtrire es." Diese „Arquebusade" zog Theden nicht allein bei Schusswunden, sondern auch bei Quetschungen, Verbrennungen, Geschwulst bei Fracturen, Luxationen u. s. w. allen anderen Mitteln vor. — Ueber die Anwendung von Wärme und Kälte war man nicht einig. Theden hatte seine Ansichten insofern geändert, als er anfangs warme Breiumschläge für durchaus nöthig hielt, in späteren Jahren indess die Wärme oft schädlich fand und von kalten Umschlägen die besten Resultate sah. Ebenso Jackson. Dagegen war für Hunter ein Cataplasma der beste Verband für Schusswunden und die meisten gerissenen Wunden. Die Mittelstrasse ging B. Bell, indem er nur anfangs Breiumschläge wählte, sobald aber Eiterung eingetreten war, dieselben aufgab, weil sie die Wunde erschlafften und die Eiterung ohne Noth vermehrten. Der Franzose Boy, welcher ein Jahr nach

Hunter und ganz im Geiste dieses grossen Chirurgen eine ausgezeichnete Arbeit schrieb, ohne ihn zu erwähnen, empfahl gewöhnliches Wasser, anfangs lau, allmählich kühler. „Alle Salben und die verdammten reizenden Mittel helfen nichts ... lasst uns vereinfachen, was sich vereinfachen lässt." Er rieth von der allgemeinen Anwendung der Breiumschläge durchaus ab und gebrauchte sie nur zur Beförderung der Eiterung. Bis zur Entstehung derselben liess er selten verbinden und hielt den Verband feucht. Das verwundete Glied wurde so gelagert, dass die Muskeln möglichst erschlafft waren und eine Bandage vom untersten Theil des Gliedes über die Blessur hinweg bis obenhin gelegt, um die unwillkürlichen Muskelbewegungen, die Schmerzen zu mässigen; überhaupt legte er auf eine methodische Anlegung des Verbandes den grössten Werth. Durch frische Schusswunden ein Haarseil zu ziehen (Bell) missbilligte er und bediente sich dessen nur, wo der Eiter nicht frei abfliessen konnte. Den Einspritzungen, gegen welche ein grosses Vorurtheil herrschte, suchte Boy zu ihrem Rechte zu verhelfen, warnte aber vor zu starken Injectionen wegen etwaiger Zerreissungen des Zellgewebes. — Nachdem Mursinna schon darauf aufmerksam gemacht hatte (1796), dass bei manchen Verwundungen die einfachste Behandlung die beste sei, dass Schusswunden ohne Knochenverletzung viel leichter und rascher heilen, wenn sie nicht aufgeschnitten, nicht ausgestopft, sondern blos mit einer gewöhnlichen Wundsalbe bedeckt würden, begann im Anfang unseres Jahrhunderts eine grosse Vereinfachung in der Wundbehandlung und Verbandtechnik mit V. von Kern in Wien (1810). Mit Ausnahme des lauwarmen Wassers, welches er als einzige Bedeckung für eiternde Wunden empfahl, gab es für ihn „keine andere Salbe, keinen Balsam die Heilung zu fördern, als den Balsam, den die Natur selbst darbietet und den uns kein Apotheker geben kann: die Wunde selbst verschafft sich ihn. Alles was demnach in dieser Absicht äusserlich gebraucht wird, ist durchaus schädlich." Begeistert rief Kern in einer Flugschrift den Wundärzten der Napoleonischen Kriege zu: „lassen wir also alle Salben und Balsame bei Seite; vergessen wir einmal die Chinadecocte und alle anderen äusseren kostspieligen Heilmittel, deren man sich bisher bedient hat. Geben wir den Gebrauch der Charpie und alle daraus verfertigten Verbände, nämlich Haarseile, Federmeissel u. dgl. auf; es sind fremde Körper, sie können nur irritiren. Schaffen wir die böse Gewohnheit die Wunden mit Charpie auszufüllen, ab; denn dies verhindert den ganzen Ausfluss der durch das Eitern erzeugten Materie und begünstigt die Fäulniss der Wunde! Verwerfen wir den

Gebrauch der künstlichen Bandagen; er ist nur kostspielig, da er so viele Leinewand, die zu anderen Bedürfnissen verwendet werden könnte, wegnimmt! Vermeiden wir alle jene Balsamflüssigkeiten, die man in die Kanäle der Schusswunden spritzt: unterlassen wir den scharfen Druck der Hand nach der Richtung dieser Kanäle, um dadurch die Materie herauszutreiben. Es reizt nur die verwundeten Theile und unterhält einen immerwährenden Entzündungszustand! ... Folget meinem Beispiele! Durch Anwendung dieser Grundsätze werdet ihr den Kriegern unendliche Schmerzen und dem Staate Millionen ersparen!"

In der Allgemeinbehandlung stand der Aderlass obenan. Anfangs arg missbraucht, fing man später an ihn zu beschränken. Es lag ja auf der Hand, dass die durch schlechte Nahrung und Strapazen erschöpften Soldaten die wiederholten Aderlässe schlecht ertrugen (Lombard), und die Kräfte für die starke Eiterung erhalten werden mussten. Deshalb gestattete Hunter nur einen mässigen Aderlass, und Boy verwarf ihn als allgemeines Mittel ganz. Mehr und mehr wurde die schwächende Behandlung durch eine tonisirende verdrängt. Es kam die Chinarinde in Aufnahme, namentlich in England, sowol bei Entzündung nach Verletzungen und Operationen (Hunter), als auch bei Eiterung und Gangrän.

Die Blutungen (S. 14. Capitel) bei Schusswunden suchte man, sobald nur ein Arterienast verletzt war, durch directe Ligatur oder beim Misslingen derselben durch Styptica und Compression zu stillen. Blutete dagegen eine grosse Arterie, so amputirte man (Ravaton). Bilguer fasste bereits den Gedanken den Hauptstamm der Femoralis und Axillaris zu unterbinden, in der Hoffnung, dass die kleinen Seitenäste sich erweitern würden; selbst bei Knochenzerschmetterungen mit arterieller Blutung rieth er zur Ligatur oder Compression und widersetzte sich der Amputation. Dann suchte Theden die Ligatur durch die Tamponade zu verdrängen, während Boy die Compression für ganz unzuverlässig erklärte, stets unterband und nur in den seltensten Fällen die Anlegung einer Ligatur für unmöglich hielt. Die Zerreissung der Hauptarterie wurde seit Larrey nicht mehr für eine Indication zur Amputation angesehen.

Mit einer kaum glaublichen Leichtfertigkeit amputirte man bis zur Mitte des Jahrhunderts bei den Schussfracturen. Um dieses zu erklären müssen wir aus der Geschichte der Amputation vorgreifen. Zur Zeit Heister's war es Regel jedes Glied mit einem zerschmetterten Knochen oder verletzten Gelenk zu amputiren; die Möglichkeit dasselbe zu erhalten galt als Ausnahme. Diese Lehre hatte J. L. Petit aufgestellt. Die Ursachen dieser Amputationslust reichen weit zurück. Im 15. und Anfang des 16. Jahrhunderts war die Operation immerhin ungewöhnlich, aber roh. Die besseren Wundärzte suchten die gefährlichsten Verletzungen mit grosser Geduld zu heilen und hielten die Amputation für das letzte Mittel (F. Würtz, Paré). Es kam das Zeitalter Ludwig's XIV. mit der Schaar unwissender Bartscherer. Allein die Kriege entwickelten doch einige tüchtige Wundärzte, welchen es darauf ankam durch grosse, kühne Unternehmungen rasch berühmt zu werden. Anstatt aber die elenden Methoden in der Behandlung der Schussfracturen zu verbessern, ging man zur Operation über. Seitdem Paré die Ligatur nach Amputationen angewandt und Morel das Tourniquet erfunden hatte, schwand die grosse Angst vor der Verblutung; die Chirurgen waren muthiger geworden. Man glaubte, die Seltenheit der Amputation sei am Tode Vieler Schuld, während die enorme Sterblichkeit in den Hospitälern nur durch die schlechte Behandlung der Fracturen bedingt war. Die Männer, welche in jenen Irrthum fielen, gaben damals den Ton in ganz Europa an; es wurde die Amputation in kurzer Zeit die gemeinste Operation. So sah Schmucker im Jahre 1738 im Hôtel Dieu zu Paris eine Doppelamputation beider Oberschenkel wegen einfacher Fractur machen; die französischen Wundärzte in der preussischen Armee, welche aus dieser Schule kamen, schnitten Arme und Beine ohne Unterschied ab. Es begann die Reaction. Wohl hatten le Dran und Bagieu sich schon überzeugt, dass man im Allgemeinen mit der Amputation viel zu leichtsinnig verfahre; allein speciell bei Schussfracturen trat zuerst der Franzose Boucher dem Unwesen entgegen. Er wies nach (Mém. de l'acad. de chir. II. p. 304), dass ⅔ der Amputirten fast immer starben, während von 165 Fracturen, welche ohne Amputation behandelt waren, nicht Eine lethal verlief. Als dann die Acad. de chirurgie (1754) eine Preisfrage über die Nothwendigkeit der Amputationen und die Zeit derselben aufstellte, gewann Faure den Preis mit der Antwort, man müsse bei Schussfracturen in der secundären Periode amputiren.

Während dieser Discussionen trat Bilguer auf (1761). Kühn lehnte er sich gegen die allgemein herrschenden Ansichten auf und warf allen Chirurgen den Fehdehandschuh zu. Ihm galt als Regel die schweren Schussfracturen und Gelenkschüsse conservativ zu behandeln und die Amputation als Ausnahme anzusehen. Mit Bilguer beginnt unsere conservative Chirurgie. Er opponirte gegen die meisten Indicationen der Amputation, und liess nur eine solche Zerreissung der Hauptarterie, wo eine Ernährung des Gliedes unmöglich schien, und ausgedehnten Brand gelten. Bilguer behan-

delte die Schussfracturen in folgender Weise: die Wunde wurde
dreist erweitert, dabei die Einschnitte in der Länge der Muskeln
bis auf den Knochen geführt. Lose Splitter und fremde Körper
extrahirte man sogleich, brachte die noch festsitzenden Fragmente
mit dem Finger in die gehörige Lage und überliess sie der Natur,
welche sie mitunter wieder anheilte. Hervorragende scharfe Enden
wurden mit einer kleinen Säge, „wozu man verschiedene sehr dünne
und schmale, krumme und gerade Blätter" haben müsse, abgesägt.
„Auf diese Weise haben wir von den Knochen des Unterschenkels,
des Vorder- und des Oberarms Knochenstücke von 3, 4 und mehr
Zollen mit dem glücklichsten Erfolg abgesägt." Knochen der Hand
und des Fusses sollten, wenn sie der Heilung hinderlich waren, los-
getrennt und herausgenommen werden. Eine in der Höhle eines
Knochens stecken gebliebene Kugel wurde mit dem Trepan entfernt.
Man füllte die Wunde von beiden Schussöffnungen aus mit Charpie
an, legte Plumasseaux, Compressen und eine Cirkelbinde darüber,
die bis zum 3., 4. Tage mit Spiritus vini angefeuchtet wurden. Später
empfahl er Digestivsalbe und erweichende Breie. Das Glied wurde
in Extension zwischen Schienen, Papprinnen oder Strohladen gelagert.
Bilguer gestand offen ein, dass diese conservative Methode dem
Kranken viele Beschwerden, dem Wundarzt viele Mühe verursache
und nur in den Händen von geschickten, erfahrenen Chirurgen heil-
bringend sei. Fragt man nach den Erfolgen, welche er erzielte, so
geben darauf folgende Zahlen die Antwort. Er hatte einmal während
des siebenjährigen Krieges 6618 Verwundete in seinem Lazareth von
Anlegung desselben bis zur Aufhebung besorgt. Von diesen wurden
5557 Mann wieder zum Felddienst tüchtig, 195 Halb-invalide (d. h.
für den Garnison- und Civildienst geeignet), 213 Ganz-invalide, darunter kein einziger Amputirter, und 653 starben. Jene 408 Inva-
liden waren alle „schwer Fracturirte, das ist, Verwundete mit zerschmetterten und zerquetschten Knochenwunden ... denn wenigstens
Jedermann unter uns weiss gar sehr gut, dass keiner von unseren
Soldaten gehabter Kopf- und Fleischwunden wegen invalide sein
darf." Er fügte hinzu, „wollte man sagen, dass vielleicht auch von
denjenigen, welche an ihren zerschmetterten Gliederwunden gestorben,
einige hätten gerettet werden können, wenn die Ablösung der Glieder
zu rechter Zeit und auf die behörige Weise geschehen wäre; so
kann .. auch ich meines Theils versichern, dass von sehr Vielen,
welchen in den ersten Jahren dieses Krieges schwerer Verwundungen
wegen die Glieder abgenommen, kaum einer oder der andere beym
Leben erhalten worden ist." Es schien ihm die Amputation im Felde

auch deshalb so selten indicirt, weil es unmöglich sei dieselbe auf dem Schlachtfelde zu verrichten und eine secundäre Amputation durch mancherlei Umstände verboten sein konnte. „Unter meiner Aufsicht habe ich Niemanden den ganzen 7 jährigen Krieg durch ein Glied abnehmen lassen und ich kann 1800 Fälle anführen, wo ich Verwundete von dieser grausamen Operation gerettet habe." Auch die Caries, welche nach Schussfracturen sich entwickeln konnte, galt ihm nicht als Indication zur Amputation. „Des Beinfrasses wegen, haben wir nichts zu thun nöthig gefunden, als den Knochen, nach Beschaffenheit des mehr oder weniger überhand genommenen Uebels, mehr oder weniger zu entblössen, solchen sodann mit einem Radirmesser, zu schaben, oder vermittelst eines kleinen Bohrers, oder scharfen Stiftes zu durchlöchern, oder, wenn der Beinfrass bis zur anderen Fläche des Knochens gedrungen, durch den Trepan, an mehr als an einem Orte ganz zu durchbohren oder auch, als an Händen und an Füssen, angefressene ganze Knochen, oder auch an langen Knochen angefressene ganze Stücke mit Hilfe dieses oder jenes Instruments und Handgriffs wegzunehmen." Um seine conservativen Principien durch Thatsachen zu bestätigen, theilte Bilguer in der Schrift über Amputationen (1761) 51 Fälle von bedeutenden Knochenverletzungen mit, die von ihm und anderen Wundärzten der Armee mit dem besten Erfolge im Feldlazareth zu Torgau behandelt worden waren. Nach Beendigung des Krieges konnte er in seinen chirurgischen Wahrnehmungen (1763) 118 ebenfalls conservativ behandelte Fälle „von zerschmetterten Glieder- und Gelenkwunden" hinzufügen. Es handelte sich dabei nur um schwere Verletzungen (ausgedehnte Zertrümmerungen von Diaphysen oder Gelenken der Röhrenknochen, welche häufig durch Kartätschen oder Kanonenkugeln entstanden waren). Unter diesen 169 Beobachtungen wurden geheilt 9 Zerschmetterungen des Oberschenkels, 42 des Unterschenkels, 19 des Fussgelenks, 11 des Fusses, 1 des Schultergelenks, 9 des Oberarmkopfes (darunter 1 durch einen Hieb beinahe gänzlich im Schultergelenk exarticulirter Oberarm), 16 der Oberarmdiaphyse, 22 des Ellbogengelenks, 9 des Vorderarms, 3 des Handgelenks, 8 der Hand (darunter 5 halb abgeschossene oder abgehauene Hände), 6 Zerschmetterungen diverser Extremitätenknochen.

Bilguer's Verdienst war für die damalige amputationslustige Zeit ausserordentlich gross. Allein sein Fehler war die Uebertreibung, dass er die Amputation fast ganz verdrängen wollte. Trotzdem 100 Jahre verflossen sind, haben wir nicht das Recht deshalb einen Stein auf ihn zu werfen. So grosse Fortschritte die conservative

Chirurgie auch gemacht hat, aus der Zeit, wo sie zuweilen tollkühn
ausgeübt, Manchem das Leben kostet, sind wir noch nicht heraus.
Es schadete Bilguer, dass er fast nur Heilungen und keine Todesfälle veröffentlichte, und viele Beobachtungen von ganz unbekannten
Feldscherern auf die man sich nicht verlassen konnte, aufnahm.
Mochten einzelne seiner Zeitgenossen auch behaupten, dass kein
Wundarzt sich um das menschliche Geschlecht so verdient gemacht
habe als er, mochte kurz nachher auch Ravaton mit conservativen
Heilungen complicirter Schussfracturen hervorgetreten sein (l. c. 2. Ausgabe 1768; in der 1. Ausgabe fehlen dieselben); man stürmte von
allen Seiten auf Bilguer ein.   Unter den Franzosen warf Martinière
ihm vor, dass die vielen Einschnitte viel mehr Schmerzen verursachten, als die Amputation, diese rascher und sicherer zur Heilung
führe und schliesslich ein steifes unbrauchbares Bein der Preis jener
grausamen, monatelangen Cur sei.   Auch für Morand war diese Behandlung „so grausam, dass man schon beim Lesen erschrack“, die
Zahl der äusseren Mittel so gross, dass man an Marktschreier erinnert werde, Bilguer's Recepte fehlerhaft und zu theuer.   So kostete
z. B. ein warmer Umschlag bei Gangrän angewandt 2 Livr. 10 Sous.
„Manches ist deutscher Mischmasch . ., vieles dunkel, unverständlich
und taktlos geschrieben . ., ist Wuth ein Ausdruck gegen französische
Wundärzte, die das grösste Ansehen in der Welt haben?“   In England erhob sich ebenfalls die Opposition.   Für Ch. White und Pott
blieben immer noch Fälle übrig, wo die Amputation unvermeidlich
war, und sah letzterer das Grossprahlen mit Mitteln, durch welche
sie unnöthig gemacht werden sollte, für Quacksalberei an.   Er amputirte bei Zerschmetterungen sofort, bevor sich Entzündung eingestellt
hatte; denn bestand diese bereits, hatte die Luft schon verderblich
eingewirkt, dann beförderte die Operation nur den Tod.   Die Frage,
ob mehr Menschen mit complicirten Fracturen ohne Amputation als
nach derselben starben, konnte nach seiner Ansicht ein einzelner
Chirurg nie beantworten; allein nach allen Erfahrungen sei die
Lebensgefahr grösser, wenn man das Glied zu erhalten suche.   Die
Entgegnungen Morand's und Pott's, denen sich van Gesscher mit
einer gründlichen Kritik hinzugesellte, waren geistvoll und mit
grosser Einsicht geschrieben, sodass sie viel dazu beitrugen die
Lehren des deutschen Chirurgen in ihrer Entwicklung aufzuhalten.
Die Angriffe gegen Bilguer vom Auslande her nahmen kein Ende,
bis er in dem Engländer Kirkland einen warmen Freund fand. Dieser
predigte laut den Grundsatz, dass weit mehr Geschicklichkeit und
Kunst dazu gehöre ein Glied zu erhalten als abzuschneiden, wenn

es auch zweifelsohne Fälle gäbe, wo die Amputation unvermeidlich
sei. „Offenbar muss man suchen das Glied zu erhalten, wo nur
einige Wahrscheinlichkeit ist, dass es erhalten werden kann: und es
muss hiebei nicht blos in Ueberlegung gezogen werden, ob bei der
Amputation weniger Gefahr ist als ohne dieselbe. Welcher Mensch
wird nicht, um ein Glied zu erhalten, gern einige Gefahr laufen . .,
es ist unglaublich, was die Natur vermag." Weder bei Gelenkfracturen, bei Wunden der grossen Gefässe, noch bei Caries hielt Kirkland die Amputation für absolut indicirt. Unter gewissen Beschrän-
kungen trat auch B. Bell für Bilguer ein, wollte bei Fracturen mit
geringer Weichtheilsverletzung nicht amputiren, dagegen sofort bei
starken Splitterbrüchen, zumal wenn sie ins Gelenk drangen. In
zweifelhaften Fällen rieth er zur conservativen Behandlung, da beim
Misslingen noch immer Zeit zur Operation sei und die secundäre
Amputation oft bessere Resultate gäbe als die primäre. Häufig bestimmten die äusseren Umstände. So stellte Bell als Regel auf
nach Schlachten alle complicirten Schussfracturen sogleich zu amputiren. Freilich würden dabei einige Glieder verloren gehen, die vielleicht hätten erhalten werden können, aber sicherlich weit mehr
Menschenleben gerettet, die ohne Amputation zu Grunde gingen. —
Schauen wir uns bei Bilguer's Landsleuten um, so sehen wir Schmucker
die goldene Mittelstrasse wandeln. Er warf einigen französischen
Chirurgen vor, dass sie oft unnöthig amputirten; allein es gäbe doch
immer Fälle, wo die Amputation nicht zu umgehen sei, ohne den
Kranken in die grösste Lebensgefahr zu stürzen. „Die Amputation
gänzlich abschaffen zu wollen sei ebenso ausschweifend, als alle
Glieder ohne Unterschied abzuschneiden . . Ob es eine Wohlthat
sei nach der Amputation zu leben, sei eine Sache, über welche der
Chirurg nicht zu entscheiden habe; seine Pflicht sei nach Möglichkeit das Leben zu erhalten." Richter, welcher die sofortige Amputation bei starken Splitterungen ins Gelenk, Zerreissungen der grossen
Gefässe und Nerven anrieth, hielt es im Uebrigen für unmöglich
allgemeine Regeln zu geben, da jeder einzelne Fall besonders beurtheilt werden müsse.

Die Schussfracturen der Diaphyse des Oberarms suchte man
in einer Blechschiene bei gebogenem Ellbogengelenk zu heilen, während die Fracturen des Caput humeri und der unteren Condylen
meistens die Amputation erforderten (Ravaton). Man brachte bedeutende Verletzungen auf conservativem Wege zur Heilung. Einmal
war der Humerus 2 Zoll unter dem Schultergelenk zerschmettert,
Knochen, Muskeln und Haut so zerrissen, dass der Vorderarm nur

noch an einer 1 1/2 Zoll dicken Muskelmasse, welche zum Glück die grossen Gefässe und Nerven enthielt, am Oberarm hing. Mit zwei Schienen gelang die Heilung nach drei Monaten (Seeliger). — Die Schussfracturen des Vorderarms hatten eine bessere Prognose als die des Oberarms; von Amputation war keine Rede mehr.

Genügend bekannt war die grosse Gefahr der Schussfracturen des Oberschenkels. Unvollkommene sah Ravaton wohl heilen, dagegen stets den Tod eintreten, wenn der Knochen in seiner ganzen Dicke gebrochen war. Dann half trotz grösster Pflege kein Mittel: weder Incisionen, Splitterextractionen, noch die sorgfältigsten Verbände in gefensterten Blechkapseln mit erhöhter Lage. Ravaton verlangte daher die Amputation und schlug eine Methode zur Exarticulation vor. Dahingegen brachte er Fracturen des Trochanter, oder wenn die Kugel in einen der Condylen eingedrungen war, nach der Extraction zur Heilung. Vereinzelte conservative Heilungen von Schussfracturen der Diaphyse waren zwar von J. L. Petit bekannt, welcher indess der Sicherheit wegen die Amputation vorzog, ferner von Bilguer, Desault, J. Hunter, der einige derselben wie einfache Brüche glücklich verlaufen sah. Dennoch stimmte man im Allgemeinen für die Amputation. Die Fracturen dicht über dem Knie sah Schmucker für weniger gefährlich an wegen der geringen Musculatur und hielt die Operation nicht für dringend indicirt, amputirte dagegen diejenigen in und über der Mitte sogleich. Klar und entschieden urtheilte Boy. Ueberzeugt von der ausserordentlich schwierigen Behandlung aller Oberschenkelbrüche, deren Fragmente zu fixiren fast unmöglich sei, durchdrungen von der besonders grossen Gefahr der Splitterbrüche zumal im oberen Drittel sagte er: „für die meisten Femurfracturen ist die Amputation nöthig; sonst gehen die Kranken an Erschöpfung nach 3, 4, sogar 6 Monaten zu Grunde. Viele Chirurgen können sich zur Amputation nicht entschliessen, weil sie viele Amputirte sterben sahen und weil, wenn man nicht amputirt, die Kranken noch lange lebten und so ihr guter Ruf mehr gewahrt wurde. Welch' ein verdammter Egoismus! Man soll damit anfangen seine Pflicht zu thun und das Capitel vom guten Ruf hernach zu Rathe ziehen. Wozu einen Menschen 6 Monate seufzen lassen, wenn er doch sterben muss. Der Chirurg muss sich zu entscheiden wissen; zu viel Furchtsamkeit ist oft viel schädlicher als Verwegenheit. Gewiss soll man die Operationen nicht missbrauchen, aber man wird strafbar, wenn man nicht operirt, wo die Umstände es verlangen. Wenn man gewisse Schriftsteller hören wollte, so giebt es fast gar keine Umstände, welche die Amputation erlaubten; sie halten dieselbe für ein schmerz-

haftes und von den Freunden der Menschheit völlig zu verbannendes
Mittel. Wie leicht ist es doch zu schwätzen und zu schreiben. Aber
unglücklicherweise hat ein Schlachtfeld und ein Hospital nichts mit
den Ideen gemein, welche ein Schriftsteller in seiner Studirstube davon macht. Eben aus Menschenliebe muss man zu den grossen
Operationen seine Zuflucht nehmen, und es ist ein sehr falsches Mittel,
dass man nur zu oft Leute sterben lässt, die dem Vaterlande und
den Familien noch lange hätten dienen können." — Zur Behandlung
der Schussfracturen des Unterschenkels dienten Blechstiefel mit
Suspension (Ravaton), Petit'sche Laden (Bilguer), Pappschienen, Strohladen (Schmucker).

Ein gleicher Umschwung von der operativen zur conservativen
Behandlung wurde für die Gelenkschüsse angebahnt. Man hatte
auch diese stets amputirt, bis Bilguer und Ravaton die Operation
umgehen lehrten, und letzterer namentlich die Heilbarkeit derjenigen
Verletzungen hervorhob, wo die Kugel nur ein Loch gemacht hatte
ohne den Knochen zu zerbrechen. Jener sagte: „auch da, wo eine
Kugel quer durch das Ellenbogen- oder Kniegelenk gefahren und
hierdurch mehr als einen Knochen beschädigt und zerschmettert hat,
finden wir keinen anderen Weg zur Heilung sicherer, als den, dass
wir die Wunde zureichend genug erweitern, die Knochenstücke gehörig ablösen, hier, im äussersten Falle und besonders am Kniegelenk, sogar die Bänder nicht schonen, ausserdem aber in Ansehung
des übrigen Verbandes, wie hier schon oft bei zerschmetterten
Knochenwunden angegeben, verfahren." Trotzalledem liess Boy sich
nicht irre machen und verlangte im Allgemeinen für Gelenkschüsse
mit Knochenzerschmetterung zumal bei grossen Gelenken die Amputation. „Die Erfahrung macht hier alle Widersprüche zu Schanden,
die anscheinende Besserung täuscht nur." Wurde die Amputation
verweigert, dann liess derselbe, um dem Eiter freien Abfluss zu verschaffen, die Ligamente dreist einschneiden, denn wozu sie schonen?
Ihre Durchschneidung hatte keine Gefahr; verheilte die Wunde, so
blieb eine Anchylose zurück, wobei die Gelenkbänder nichts nutzten.

Bei Schüssen durch das Schultergelenk gab man anfangs
jede Hoffnung für die Erhaltung des Gliedes auf (J. L. Petit, le
Dran, Heister, Z. Platner), weil man den Gelenkkopf stets für zerschmettert hielt und die Erschütterung sich dem ganzen Knochen
mittheilen sollte. Diese vom Gelenkkopf fortgepflanzte Erschütterung
hielt indess E. Platner nicht leicht für möglich, „da in der Jugend
der Gelenkkopf von der Röhre durch eine sichtbare Grenzlinie getrennt
sei, und keine unmittelbare stetige Gemeinschaft zwischen beiden

existire. Denn obgleich beide in dem reiferen Alter völlig verwachsen zu sein scheinen, so fliessen doch die in dem jüngeren Alter so sichtbaren Grenzlinien nicht dermassen in einander, dass Haupt und Röhre eine ganz ununterbrochene Vereinigung eingehen sollten. Auch lehrt die Erfahrung, dass die Röhre nicht gesplittert werden muss, wenn das Gelenkhaupt zerschmettert ist." Das war also dieselbe Idee, wie Stromeyer's Lehre in betreff der Splitterung über die Epiphysengrenze hinaus. Mit der conservativen Behandlung erzielten Bilguer, Ravaton, Schmucker Heilungen; dabei waren, sobald man über die Eiterung im Gelenk sicher war, grosse Einschnitte nöthig. — Die Schussverletzungen des Ellbogengelenks galten für gefährlicher als die des Schultergelenks wegen der Menge von Bändern, Nerven und vielen Knochenvorsprüngen, sodass man die Amputation für die Regel ansah. Doch waren auch hier öfter conservative Heilungen (schon von Paré) erzielt. Ravaton glaubte, dass nur solche Verletzungen Aussicht auf Heilung gäben, welche nicht das ganze Gelenk träfen, wollte aber trotzdem nur amputiren, wenn Gangrän oder Erschöpfung dazu zwängen. — Auch Schüsse durch das Handgelenk wurden mit Hinterlassung eines steifen Gelenks zur Heilung gebracht.

Bei Kniegelenkschüssen mit einfacher Kapselverletzung glaubte man die Amputation vermeiden zu können (Ravaton); bei denen mit zerschmetterten Knochen, zerrissenen Bändern, Verletzung der Poplitea, galt als Regel sofort zu amputiren. Je früher, um so glücklicher (Schmucker, Boy). Versuche einer conservativen Behandlung waren u. A. folgende:

Ravaton (Obs. 90). Die Kugel öffnete neben der Kniescheibe die Kapsel, ohne den Knochen zu verletzen. Nach 3 Monaten Caries der Kniescheibe, Amputation, Tod.

J. Hunter (Ausgabe von Palmer-Langenbeck, S. 890). Die Kugel drang am äusseren Rande der Kniescheibe ein, ging hinter derselben durch das Gelenk und trat durch den Cond. int. fem. wieder aus. Vier Tage ohne Behandlung, dann oberflächlicher Verband; Heilung.

Theden (Neue Bemerk. I. Th. 11. Absch.) Schuss durch beide Condylen des Femur; Extraction vieler Splitter. In der 9. Woche drängte im Kniegelenk ein grosses Fragment mit deutlich fühlbarer Spitze vor und wurde durch graduirte Compressen und eine eigens construirte Presse niedergehalten. Ohne dass Entzündung, Eiterung, Exfoliation eintraten, erfolgte Heilung mit etwas steifem Gelenk.

Ehrlich (Chir. Beob. II. Theil. S. 115). Die Kugel drang in den Condyl. ext. fem., durchsetzte das Kniegelenk und trat durch den Condyl. int. tibiae aus. Französische Chirurgen empfahlen auf dem Schlachtfelde dringend die Amputation. Der Kranke gab nach; da aber das Messer so stumpf war, dass es mehr einer Säge glich, so widersetzte er sich. Hülflos liegen gelassen wurde er am folgenden

Tage ins Lazareth gebracht. Der Kranke mit seinem 4 Zoll langen Cirkelschnitt, welcher bis auf die Muskeln drang, wünschte nun sehr die Amputation. Jedoch konnte Ehrlich sich nicht dazu entschliessen, weil er schon mehrere ähnliche Gelenkschüsse glücklich geheilt hatte; Pflasterverband. Nach 6 Wochen hatten Geschwulst, Eiterung, Synoviaausfluss sehr abgenommen und war die Wunde nach 11 Wochen verheilt. Der Kranke wurde nach 3 Monaten mit steifem Gelenk entlassen.

Boy (l. c.). Die Kugel verletzte das Kniegelenk, den äusseren Rand der Kniescheibe und den Condylus der Tibia. Mehrere Tage befand sich der Kranke so gut, dass Boy garnicht an Amputation dachte. Dann Geschwulst, starke Eiterungen in der Musculatur des Oberschenkels, Caries. Wiederholte Einschnitte, Injectionen, sorgfältige Diät brachten nach 5½ Monaten die Heilung zu Stande.

Boy sah seinen conservativ geheilten Fall eines Kniegelenkschusses für eine seltene Ausnahme an und hielt die Amputation für die Regel. Auch wusste er nicht, dass während des Feldzuges Knieschüsse ohne dieselbe durchgekommen waren, sah dagegen viele zu Grunde gehen, wo nicht amputirt war. Allerdings sei die Amputation des Oberschenkels eine gefährliche Operation, allein die Kranken überstünden sie doch eher, als jene Verletzung. „Es kann wohl sein, dass man einige Amputationen macht, wo der Patient auch ohne dieselbe hergestellt wäre, aber man wird auch viele mit Amputation retten, welche ohne sie sterben... Die Amputation darf, was sehr wichtig ist bei Knieschüssen, nicht aufgeschoben werden, weil es sonst bald unmöglich werden kann sie noch glücklich zu verrichten. Die grossen Eiterungen, die sich oft bis zum After erstrecken, bringen Caries im Hüftgelenk hervor und stürzen den Kranken in die grösste Gefahr.“

Hatte eine Kanonenkugel die Extremität abgerissen, so amputirte man den Stumpf, um eine einfache und reine Wunde zu erhalten und dem Brande vorzubeugen (Martinière). Bald führten jedoch ähnliche Verletzungen zu anderen Principien. Als Arm und Schulterblatt durch ein Mühlrad abgerissen waren, erfolgte keine Blutung; eine Ligatur war unnöthig, und Heilung trat ein (Cheselden). Ravaton sah den Oberarm durch eine Kanonenkugel nahe am Schultergelenk abgerissen, unterband die Arterie, liess den zerbrochenen Humeruskopf sitzen und umging somit eine Exarticulation; es erfolgte nach 7 Monaten Heilung. Zwei ganz ähnliche Fälle mit Ligatur der Brachialis, Umgehung der Amputation und eintretender Heilung veröffentlichten Michaelis und Hunczovsky. Es lagen nun Heilungen mit und ohne Amputation vor; man musste wählen. Bilguer war durchaus gegen eine neue Amputation am Fuss, Unterschenkel, Hand und Vorderarm; er trennte die etwa noch vorhandenen Weichtheilsbrücken, sägte hervorragende Knochenenden ab und entfernte alle losen Splitter. Am Oberarm fügte er eine Ligatur der Hauptgefässe hinzu und heilte auf diese Weise mehrere Fälle; sah dagegen bei abgeschossenem Oberschenkel den Tod durch Verblutung in der Regel so rasch eintreten, dass keine Hülfeleistung mehr in Frage kam. Auch Schmucker verwarf die Amputation, hielt sogar das Absägen der Knochenenden für überflüssig und sah nie starke Blutungen folgen, weil die Arterien sich rasch zurückzogen. Als er beide Oberarme weggerissen fand, brauchte nur an dem einen die Brachialis unterbunden zu werden; sogar bei einem fortgerissenen Oberschenkel war einmal die Ligatur der Femoralis unnöthig. Für eine Amputation sprachen B. Bell, Larrey, auch Richter, welcher indess zu schwanken schien.

Eine mehrfach discutirte Frage war die, ob man auf dem Schlachtfelde oder später amputiren solle. Die älteren Chirurgen Wiseman, Sharp, le Dran hatten die primäre Amputation befürwortet. Dann erklärte Faure in seiner Preisarbeit dieselbe wegen der erhöhten Sensibilität, der Angst des Verwundeten für sehr gefährlich und wollte erst nach drei Wochen und später amputiren, wenn die Patienten sich erholt hätten. Dieser Ansicht trat sogleich Boucher mit einigen glücklichen auf dem Schlachtfelde gemachten Amputationen entgegen (1756). Desgleichen B. Bell, Schmucker, Siebold Vater und Sohn, welche sofort und zwar vor dem Transport operiren wollten. Diese deutschen Chirurgen sahen Oberschenkelamputationen, die am 1. Tage gemacht waren, häufig heilen, während wenn einige Tage vergangen und die Verwundeten transportirt waren, Entzündung, Geschwulst, Fieber sich eingestellt hatten, der Ausgang oft lethal war. Ganz entgegengesetzt urtheilte J. Hunter, welcher etwas zaghaft mit seinen operativen Rathschlägen die Amputation auf dem Schlachtfelde für den grössten Fehlgriff hielt. Er wollte dieselbe immer, wenn nicht eine Blutung sie sogleich indicirte, so lange verschoben wissen, bis die Entzündung vorüber war, da selten der Verlust eines grossen Gliedes bei voller Gesundheit und Stärke ertragen würde. Und wenn man mit Recht für die primäre Amputation anführe, dass nach derselben ein Transport leichter zu ermöglichen sei, so höbe die Erfahrung, dass sie mehr Menschenleben fordere, als die secundäre, diesen Nutzen auf. Jene Principien fanden einen scharfen Gegner in Boy. Er amputirte, sobald der erste Choc vorüber war, sogleich, gestützt auf die Erfahrung, dass die Operation in den Feldspitälern der ersten Linie stets einen besseren Erfolg hatte. So waren von 56 auf dem Schlachtfelde amputirten und im Spital zu Landau verpflegten Soldaten 50 geheilt. „Wenn auch viele Amputirte auf dem Schlachtfeld sterben, so stösst dieses die allgemeine Erfahrung nicht über den Haufen ... Natürlich genesen nicht alle frisch Amputirten. Es giebt Kranke, welche darauf gehen, man mag thun, was man will; es giebt wieder andere, die glücklich durchkommen, wenn man auch noch so unweise verfuhr. Jeder unnöthige Aufschub der Amputation vermehrt die Gefahr. Sind einmal die Entzündungszufälle da, so tödtet man den Kranken durch vermehrte Reizung; ist die Eiterung vorhanden, so stirbt er leicht an Erschöpfung. Muss man die Operation aufschieben, so warte man die Entzündungsperiode ab und amputire bei Zeiten in der Eiterungsperiode." Man sieht also, dass unsere intermediäre Periode im vorigen Jahrhundert bereits gekannt war, und die Amputation während derselben verworfen wurde. Unter den französischen Militairärzten fand die primäre Amputation nun bald allgemeine Anerkennung, obwohl man den Namen Boy nirgends citirt findet. Den grössten Einfluss übte der Chefarzt der französischen Armee Larrey mit seinen massenhaften Beobachtungen aus den Schlachten Napoleon's I. (Mém. sur les amput. des membres à la suite des coups de feu 1797). Ihm schlossen sich Percy und Sabatier an. Letzterer schrieb an Larrey: „Citoyen! je suis pénétré depuis longtemps de la vérité que vous y exprimez, qu'il est nécessaire d'amputer sur-le-champ dans le plus grand nombre des cas, qui exigent cette opération." Larrey veröffentlichte eine Menge glücklicher primärer Amputationen und stellte folgende Indicationen für dieselben auf: 1) abgerissene Glieder, 2) Fracturen mit Zermalmung der Weichtheile, 3) Zerreissung der Weichtheile und Hauptgefässe, 4) Fractur mit Zerreissung der Muskeln und grossen Nerven, 5) starke Entblössung des Knochens, 6) Zerreissung von Knochen, Muskeln und Gefässen ohne weitere Trennung der Haut, 7) Fractur der Gelenkenden am Fuss, Vorderarm mit Zerreissung der Gelenkbänder; Festsitzen der Kugel in einem Gelenkende oder der Gelenkhöhle, sobald sie nicht leicht zu extrahiren war. Ein Abwarten hielt Larrey für angezeigt, wenn die Gangrän noch nicht begrenzt war, Entzündung, Fieber, Delirien sich in den ersten 24 Stunden eingestellt hatten; nur dann konnte die secundäre Amputation in Frage kommen. Die conservative Behandlung empfahl er bei allen einfachen Fracturen, auch solchen, die ins Gelenk gingen.

Wir wenden uns speciell zur Technik der Amputation und geben einem deutschen Chirurgen aus der ersten und zweiten Hälfte des Jahrhunderts das Messer in die Hand, um vorab die gebräuchlichste Operationsmethode kennen zu lernen.

Zu Heister's Zeit unterstützten sechs Assistenten den Operateur, der sich mit einer „Queele" umschürzte. Man legte ein Tourniquet auf die Hauptarterie und comprimirte damit auch die Nerven, um die Schmerzen zu lindern. Die Haut wurde möglichst weit zurückgezogen und eine fingerbreite leinene Schnur etwas oberhalb der Operationsstelle fest um das Glied gelegt, damit die Muskeln zusammengehalten und nicht ungleich getrennt würden. Hatte der Kranke ein Glas Wein oder „Kraftwasser" getrunken, dann durchschnitt der Chirurg mit einem kleinen Messer cirkelförmig die Haut und einige Muskeln, liess jene noch weiter in die Höhe ziehen und vollendete an ihrer Grenze mit einem grossen krummen Messer den Cirkelschnitt. Am Vorderarm und Unterschenkel trennte ein spitzes, zweischneidiges Messer die Zwischenmuskeln. Rasch wurde das Periost abgeschabt, die Musculatur durch ein gespaltenes Stück Leinwand zurückgehalten und der Knochen so hoch als möglich abgesägt. An den grossen Extremitäten unterband oder umstach man die Gefässe, glaubte jedoch am Vorderarm die Blutung durch ein Stückchen Vitriol stillen zu können; ein Mittel, welches übrigens nebst dem Glüheisen der Schmerzen und Unsicherheit wegen wenig Verbreitung fand. Einige hielten eine Ligatur überhaupt nicht für nöthig und erwarteten die Schliessung der Gefässe von dem geronnenen Blutpfropf (Schaarschmidt). Entweder wurde schon vor der Amputation ein Aderlass gemacht (Wreden), oder wenn bei derselben wenig Blut verloren gegangen war, sogleich nachher (Z. Platner), oder erst dann, wenn eine heftige Entzündung sich einstellte (Heister). Man verband die Wunde mit trockener Charpie, legte darüber ein Stück Bovist, eine feuchte Kalbs- oder Schweinsblase und mehrere Compressen. Erst am folgenden Tage löste man nach und nach das Tourniquet und nahm, vorausgesetzt dass keine Nachblutung eintrat, vor dem 4. Tage den ersten Verband nicht ab. Später wurde die Wunde mit Digestivsalbe oder Balsam verbunden. Man amputirte damals 1) bei kaltem Brand, 2) bei gänzlicher Zerquetschung des Gliedes, 3) bei unheilbarer Caries und Spina ventosa, 4) bei Verletzungen der Art. brachialis und cruralis, wenn man der Blutung nicht Herr werden konnte, endlich 5) bei cariösen und ungestalteten Gliedern, sobald sie schmerzhaft wurden.

In der zweiten Hälfte des Jahrhunderts banden einige Chirurgen dicht unter der Stelle, wo amputirt werden sollte, andere über derselben, so fest als möglich einen Riemen um das Glied. Ein Assistent legte auf die Hauptarterie eine platt gedrückte leinene Rolle und drückte sie mit beiden Daumen fest an. Diese von Louis eingeführte, auch von Desault, Richter und den beiden Siebold's angewandte Digitalcompression zog man dem Tourniqet vor, weil dieses eine freie Zurückziehung der Weichtheile vor Absägung des Knochens hinderte. Anstatt des krummen, sichelförmigen Messers, welches z. B. Schmucker noch gebrauchte, dessen Nachtheile aber Desault als einer der ersten nachwies, bediente man sich des geraden Messers (Pott, B. Bell, Richter). Die Haut wurde mit einem einzigen Messerzuge und, nachdem sie so stark als möglich aufwärts gezogen war, an ihrem Rande die Muskeln bis auf den Knochen cirkelförmig durchschnitten. Auch diese zog man mit einer gespaltenen Compresse von Leinen, Pergament oder Leder weit nach oben, um den Knochen möglichst hoch absägen zu können und so sein Hervorragen zu verhüten. Die Beinhaut wurde durchschnitten, ihr Abschaben für unnöthig gehalten; dann der Knochen abgesägt und die grossen Gefässe mit der Arterienzange, die kleinen mit dem Bromfield'schen Haken sorgfältig unterbunden. (In Betreff der Blutstillung verweisen wir auf das 14. Capitel.) Vor Allem suchte man eine Heilung durch pr. intent. zu erzielen, welche Methode von den englischen Chirurgen ausging und in Deutschland besonders durch Richter eingeführt wurde: „die Hauptabsicht des Wundarztes beim Verbande ist die Heilung der Wunde durch die geschwinde Vereinigung zu befördern. Je mehr der Verband dieser Absicht entspricht und je einfacher er ist, desto besser ist er." Aus diesem Grunde war der doppelte Cirkelschnitt die bevorzugte Methode, weil dabei soviel Haut erspart wurde, dass sie den ganzen Stumpf bedeckte und ein Hervorragen des Knochens möglichst verhütete. Die herabgezogene Haut wurde mit kreuzweise angelegten Heftpflastern befestigt, Charpie darauf gelegt und ein leinener Beutel, „englische Mütze", fest über den Stumpf gezogen, um Charpie und Haut gehörig anzudrücken. Auf beide Seiten kam eine dicke Compresse zu liegen, welche von einer Binde festgehalten die Muskeln aneinander drückte, sodass sie verkleben konnten; so bildete die Wunde eine längliche Spalte. Bei dieser Methode, wie sie B. Bell und Richter anwandten, war eine Heilung per pr. int. wohl möglich; doch meinte Jener, dass sie nur selten zu Stande komme, noch eher in der Privatpraxis als in Hospitälern und tadelte es diese Art der Heilung durch Nähte und zu fest angelegte Pflaster forciren zu wollen. Ueberhaupt wurde man sich bald bewusst, dass jeder durch den Verband ausgeübte Druck schadete, weshalb ihn Desault so zart als möglich anlegte. Auch Wardenburg missbilligte die Heftpflaster und Compressen, welche sehr nachtheilig wirkten und wollte durch jene nur die Hautränder zusammengehalten wissen. Ja Pouteau verwarf alle Binden und überliess den Stumpf der Natur. Die Naht schien ganz in Vergessenheit gerathen zu sein, obwohl Paré sie bereits gekannt und die Haut kreuzweise geheftet hatte. Vielleicht hatte er sie in Italien gesehen, denn Maggi, der zu Paré's Zeiten schrieb, erwähnte diese Methode ganz deutlich und sagte, er habe sie von den Scharfrichtern in Venedig gelernt, welche, wenn sie einem Verbrecher die Hand abhauten, die anfangs zurückgezogene Haut wieder herunterzogen und ringsum annähten. Sharp, Bagieu nahmen sich der Naht wieder an. Allmählich wurden die Verbände immer mehr vereinfacht, die vielen Salben und Bandagen ausgemerzt. So bedeckte Larrey den Stumpf mit einfachem Wasser und einem gelegentlichen Zusatz von Wein, Essig, obschon er sich in die Heilung per pr. int. nicht recht finden konnte, da er sie nur bei Amputationen wegen Verletzungen in gesunden Theilen für zulässig hielt, dagegen bei denen wegen chronischer Krankheiten für sehr verderblich. v. Kern behandelte die Stümpfe offen, ohne Verband und ohne Nähte; nur kalte Umschläge vermittelst nasser Badeschwämme oder Compressen wurden in den ersten 10 Stunden über die offene Wundfläche gelegt. Erst wenn die Wunde mit plastischer Lymphe überzogen war, vereinigte er den Stumpf mit grösster Schonung durch einige Heftpflasterstreifen. Trat Eiterung ein, dann wurde warmes Wasser aufgelegt. Kern verurtheilte die bisherigen Verbände, weil sie den Stumpf zu warm hielten und dadurch Entzündung und Eiterung beförderten, die Wundfläche mechanisch und chemisch reizten und deshalb die pr. int. meist verhinderten; auch begünstige der Druck der Heftpflaster die Retraction der Weichtheile. Die Einwirkung der atmosphärischen Luft auf die Wundfläche hielt er nicht für nachtheilig, sondern geradezu nützlich. Die Resultate des Kern'schen Verfahrens lauteten sehr glücklich. — Die Indicationen waren in der zweiten Hälfte des Jahrhunderts nach B. Bell folgende: 1) complicirte Fracturen, sobald die äusseren Verhältnisse des Kranken schlecht waren, die Fractur zugleich schief verlief, die Weichtheile sehr zerrissen und eine starke Blutung zugegen waren, 2) grosse Fleischwunden mit Zerreissung der Hauptgefässe, 3) ein durch eine Kanonenkugel abgerissenes Glied, 4) der kalte Brand, sobald er sich fixirt hatte, 5) der Gliedschwamm im vorgerückten Stadium, 6) zuweilen Exostosen, wenn sie viel Beschwerden machten, 7) Caries mit starker Zerstörung der Weichtheile, denn ohne diese konnte man den cariösen Knochen allein wegnehmen, 8) Krebs, 9) verschiedene Geschwülste, welche durch anhaltenden Druck die

Weichtheile und Knochen zerstörten, 10) steife, verkrüppelte Glieder, wenn sie dem Kranken sehr zur Last fielen.

Bis zum Beginn des 18. Jahrhunderts war der einzeitige Cirkelschnitt nach Celsus in Gebrauch; mithin länger als 1500 Jahre die einzige Methode. Der einfache Lappenschnitt, welchen Lowdham in Oxford für den Unterschenkel erfand, in einem Briefe an Young mittheilte, der die Methode veröffentlichte (1679), und welcher dann von Verduin in Amsterdam beschrieben wurde (1696), war eben erst aufgekommen. Man sah ein, dass die Gefahr der Amputation sehr herabgesetzt würde, wenn die Wunde möglichst klein ausfiel, damit sie rasch durch pr. int. heilte, und die Eiterung gänzlich oder grösstentheils verhütet würde, wenn man einer Hervorragung des Knochens vorbeugen und ein dickes Fleischpolster erhalten könnte. In dieser Absicht wurden verschiedene Methoden vorgeschlagen: der zweizeitige Cirkelschnitt von Cheselden und J. L. Petit — der doppelte Lappenschnitt von Ravaton und Vermale — der Trichterschnitt von Alanson.

Um den doppelten Cirkelschnitt machte sich besonders J. L. Petit verdient. Von dem Princip ausgehend, dass nur die Haut zu einer schnellen Vereinigung geeignet sei und die Erhaltung der Muskeln für die Bedeckung des Knochenstumpfes keine wesentlichen Vortheile gewähre, durchschnitt er die Haut an einer tieferen Stelle, dann, wenn sie zurückgeschoben war, an ihrer Grenze die Muskeln und zog diese mit gespaltenen Longuetten in die Höhe. Die Beinhaut vor dem Absägen abzuschaben hielt er nicht für nöthig. Louis liess die Hervorragung des Knochens auf einem Zurückziehen der Muskeln beruhen und wickelte deshalb das Glied von oben nach unten ein. Diese Cirkelbinde kam sehr in Aufnahme, wurde aber doch von einigen Chirurgen verworfen, weil sie den Rückfluss des Blutes hindere und, wenn sie Erfolg haben sollte, zu fest angelegt werden müsste (Richter). Die Durchschneidung der Muskeln geschah in verschiedener Weise: bald mit einem Zuge (Louis), bald schichtweise (Desault); entweder bei stärkster Erschlaffung des Gliedes (Portal), oder in stärkster Extension (Valentin). Auf beide Weisen wollte man ein Hervorragen des Knochens verhüten. Die Bedeckung des Stumpfes durch einen einfachen Hautlappen empfahlen besonders J. L. Petit, Kirkland und Brünninghausen.

Verduin's einfacher Lappenschnitt von innen nach aussen fand viele Gegner (Heister, Z. Platner, la Faye, Sharp); dagegen der doppelte Lappenschnitt viele Anhänger. Ravaton begann 4 Zoll unterhalb der Stelle, wo der Knochen durchsägt werden sollte, mit einem Cirkelschnitt durch die Weichtheile und bildete durch Schnitte von aussen nach innen zwei viereckige Lappen. Vermale unterliess den Cirkelschnitt und legte durch zwei Schnitte von innen nach aussen die Lappen an. Der doppelte Lappenschnitt wurde anfangs in Frankreich günstig aufgenommen, später jedoch durch den doppelten Cirkelschnitt, welchen die englischen Chirurgen und ganz besonders Larrey empfahlen, in den Hintergrund gedrängt. Desault, Pott, C. C. v. Siebold erzielten damit sehr glückliche Resultate; auch Richter zog am Oberschenkel einen doppelten Lappen allen anderen Methoden vor.

Alanson in Liverpool (pract. obs. on amputation 1779) erfand den Trichterschnitt. Das Messer wurde nach cirkelförmiger Durchschneidung der Haut schief auf- und einwärts geführt, in dieser Richtung um das Glied geleitet, sodass die Wunde die Form eines Trichters erhielt und die Spitze desselben dahin fiel, wo der Knochen abgesägt werden sollte. Das war ein verunglückter Vorschlag, der fast gar keinen Anklang fand. Loder war einer der Wenigen, welcher dieser Methode gewisse Vorzüge nachzurühmen wusste, während die französischen Wundärzte, sowie B. Bell und Richter sie durchaus verwarfen. Letzterer nannte sie einen Stubeneinfall, da es garnicht möglich sei den vorgeschriebenen Schnitt zu machen.

Wir müssen noch der unblutigen Amputation gedenken, einer Erfindung Guy de Chauliac's, welcher das ganze Glied mit Pechpflastern umwickelte und im Gelenk so einschnürte, dass es endlich abfiel. Für diese Operation gab der östreichische Chirurg Wrabetz ein neues Verfahren an (1782). Wie scheusslich dasselbe war, zeigt folgende Beschreibung:

„Ich liess die Haut gegen die gesunde Gegend zurückziehen, band an der noch ganz gesunden Stelle 4 Querfinger über dem Ellbogen ein Strickchen, welches 12 Stunden in einer Mischung von Terpentingeiste, Tabacksblättern, Rautensamen, span. Fliegen und Kampher gelegen hatte und drehete es mit einem Knebel zu, liess darauf das Gemische, in welchem das Strickchen gelegen hatte, über dem Strickchen auf den Arm streichen, längs der Schlagader aber einen länglichen Pausch auflegen und aufbinden um den Einfluss des Blutes zu hindern. Das Strickchen liess ich von Zeit zu Zeit mehr zudrehen und in die Rinne, die es im Fleische verursachte, liess ich ein Pulver von China, Myrrhen, Kampher und Alaun streuen. Am 4. Tage waren bereits alle weichen Theile bis auf den Knochen ohne den mindesten Blutfluss getrennt, worauf ich den Knochen absägte. Der Stumpf wurde in 5 Wochen geheilt."

Wrabetz band auf diese Weise Finger, Zehen, Hände und Füsse glücklich ab, und Ploucquet in Tübingen empfahl dieselbe bei mageren und furchtsamen Leuten.

Ein besonderes Interesse nahm die tiefe Amputation des Unterschenkels in Anspruch. Man war gewöhnt denselben stets drei Finger unter dem Knie abzunehmen, auch wenn die Krankheit sich auf den Fuss beschränkte, weil man einen langen Stumpf für unbequem hielt und ein künstliches Bein nicht anlegen zu können glaubte. Paré hatte die tiefe Amputation durchaus verworfen und die Geschichte eines Hauptmanns erzählt, welcher, nachdem er davon genesen war, sich nochmals in der Wade amputiren liess, weil ihm der Stumpf zu lästig war. Doch schon am Ende des 17. Jahrhunderts riethen Solingen und Dionis diese Amputation an, und Garengeot versicherte, dass der lange Stumpf gar nicht hinderlich sei. Das Verfahren war indess ganz vergessen. Der Erste, welcher die praktische Möglichkeit dieser Methode wieder zeigte, scheint Ravaton gewesen zu sein (Journ. de Nandermonde VI. p. 130, 1756), ohne sie jedoch, wie er glaubte, entdeckt zu haben. Er machte mehrere Amputationen dieser Art, hob als Vortheile die geringe Gefahr, die Kleinheit und rasche Verheilung der Wunde, die geringe Anzahl grosser Gefässe und Nerven hervor und versicherte, dass die Operation mit zwei Lappen sehr leicht sei. Mit seinem dazu angegebenen künstlichen Bein konnten die Kranken bequem gehen, ja einer seiner Amputirten machte noch drei Feldzüge mit. Nach ihm traten Trecourt (Mém. de chir. 1769 p. 256) und besonders Ch. White (Cases in surgery 1770) für diese Operation ein, mit welcher letzterer mehrere glückliche Erfolge aufzuweisen hatte. Er rieth stets so tief unten als möglich mittelst des Lappenschnitts zu amputiren, wollte indess den Lappen erst dann auf den Stumpf mit Heftpflaster fest legen, wenn nach etwa 14 Tagen die Eiterung im Gange war und die Knochen sich mit Granulationen überzogen hatten. Auch er construirte dazu einen stiefelähnlichen Apparat. Seitdem bürgerte sich die tiefe Amputation in der Chirurgie ein. — Handelte es sich dagegen nur allein um die Amputation unter dem Knie, so amputirten Einige nicht an dieser Stelle, sondern über dem Knie, weil Knochenzerschmetterung und Caries sich möglicherweise ins Gelenk erstrecken könnten und überdiess das künstliche Bein einen besseren Halt am Oberschenkel habe (B. Bell, Richter).

Künstliche Glieder waren schon von Paré, Fabr. v. Hilden, Solingen angegeben. Heister sprach von hölzernen und silbernen Gliedern, welche „von verschiedenen Mechanicis gar curieuse sind erfunden worden". Ausser den oben erwähnten war in Deutschland als eines der besten das von Brünninghausen für die hohe Amputation des Unterschenkels angegebene bekannt. Dasselbe bestand aus

einem von Kupfer verfertigten Wadenstück, einem Fersen-, Mittelfuss-
und Zehenstück, die von einem Bildhauer aus leichtem aber festem
Holze genau nach dem gesunden Fusse verfertigt wurden.

Grosse Scheu herrschte vor den Exarticulationen. Von
Fabr. v. Hilden, Paré und anderen älteren Chirurgen verrichtet, auch
von Heister, J. L. Petit nicht ganz verworfen, waren sie in der Mitte
des Jahrhunderts sehr ausser Gebrauch gekommen. Die laut gewordenen Befürchtungen suchten Brasdor, le Blanc, Sabatier, Larrey
u. A. zu verscheuchen und hoben hervor, dass die Gefahren vermieden würden, wenn man nur die sehnigen Theile ganz durchschneide, dass der Knochen sich in geringem Maasse exfoliire und
bald mit Granulationen überdeckt werde. Sie sahen die Exarticulationen für leicht ausführbar an und empfahlen sie warm.

Mit der Exarticulation des Oberarms begann die Wiedergeburt
dieser Operationen. Diese war zuerst von Morand dem Aelteren
(1710), dann von le Dran gemacht und von la Faye (1740) verbessert. Zwar wollte Heister bei Caries und Brand die grossen
Glieder niemals in den Gelenken abgenommen wissen, beschrieb
aber doch ausführlich le Dran's Operation. Später verrichteten
Bromfield und Desault diese Exarticulation mit Erfolg, und Larrey
führte sie in die Kriegschirurgie ein. Fast jeder dieser Chirurgen
hatte seine eigene Methode. Der Cirkelschnitt wurde bald vom
Lappenschnitt verdrängt; mit jenem operirten Morand, Garengeot,
Sharp, Alanson. Um die Blutung leichter beherrschen zu können,
erfand la Faye den Lappenschnitt, welcher entweder mit vorderen
und hinteren, oder mit äusseren und inneren Lappen von Bromfield,
Desault, B. Bell, Larrey adoptirt wurde und noch jetzt üblich ist.
Später erfand Larrey die Ovalärmethode. Die Blutung war es
hauptsächlich, welche die vielen Modificationen in der Methode ver-
anlasste. Morand umstach subcutan mit einer krummen Nadel die
Axillaris und band diese provisorische Ligatur über einer Compresse
in der Achselhöhle zu; dann exarticulirte er, unterband die Arterie
definitiv und löste die provisorische Ligatur. Le Dran empfahl die
Arterie vor der Operation in der Achselhöhle zu umstechen; la
Faye die Unterbindung der Axillaris in der Continuität vor Bildung
des zweiten Lappens. Die wesentlichste Verbesserung um der Blutung
Herr zu werden war das Verfahren von Poyet (1759), welcher vor
dem Abschneiden des zweiten Lappens, der die Arterie enthielt,
einen Gehülfen in die Wunde eingreifen und den Lappen comprimiren
liess. Dieser Handgriff, bereits bei Desault in Anwendung, hat sich
bis in die heutige Zeit erhalten. Auch Bromfield machte sich da-

durch verdient, dass er die Subclavia gegen die erste Rippe mit dem Finger anstatt mit dem Tourniquet comprimirte; eine Methode, welche bald allgemeinen Eingang fand und die Menge unbequemer, eigens dazu construirter Tourniquets verdrängte. Die Technik war ausserordentlich verschieden: die Einen wollten die Gefässe möglichst hoch unterbinden, die Anderen so tief unten als möglich, damit die Lappen durch die Seitenäste hinreichend ernährt würden; dieser schabte den Knorpel von der Gelenkpfanne ab, jener nicht, weil die Weichtheile ebenso leicht sich mit dem Knorpel als mit dem Knochen vereinigten. Die Indicationen zur Exarticulatio humeri waren Caries und Zerschmetterungen des Knochens, auch in Folge eines Schusses (Alanson mit Erfolg 1779). Bald jedoch erfuhr die Operation eine Einschränkung, indem man bei fehlender oder geringer Affection der Weichtheile die Resection des Humeruskopfes dafür an die Stelle setzen wollte. — Die Exarticulation des Ellbogengelenks, zuerst von Paré (1536), dann von einem brandenburgischen Feldscherer Chr. Rumphtun (1671) gemacht, war ziemlich ausser Curs. Jetzt empfahl man sie wieder (Brasdor, Richter); doch wurde ihr vorgeworfen, dass der Stumpf kein genügendes Fleischpolster erhalte und in den aponeurotischen Theilen niemals eine gute Eiterung entstehe (Schmucker). — Diejenige des Handgelenks, welche wie es scheint Fabr. v. Hilden zuerst und zwar mit dem Cirkelschnitt ausgeführt hat, war sehr selten. Heister hatte sie nie gemacht und nie verrichten gesehen, Z. Platner erwähnte sie garnicht. Später fand sie in Frankreich Aufnahme, wo Sabatier u. A. sie mit Erfolg machten. — Dagegen wurden Finger und Zehen am liebsten in den Gelenken abgenommen und dabei gerathen den Knorpel abzuschneiden, um die Cur zu verkürzen.

Kaum war die kühne Idee der Exarticulation im Schultergelenk entworfen und einige glückliche Curen bekannt, als sich auch schon beherzte Chirurgen fanden die Exarticulation im Hüftgelenk vorzuschlagen, eine Operation, welche den höchsten Muth erforderte. Der dänische Militairchirurg Wohler und der Schweizer Puthod, beide Schüler von Morand, hatten zuerst die Idee dieser Operation geäussert, dieselbe mit ihrem Lehrer an Leichen geübt und 1739 ihre Aufsätze der Académie de chirurgie eingeschickt. Le Dran und Guérin statteten einen günstigen Bericht ab. Später schrieb Lalouette darüber, hielt die Operation nicht für absolut gefährlich, da man die Art. iliaca comprimiren könne und bei seinen Versuchen an Leichen von dem in die Aorta eingespritzten Wasser kaum 12 Unzen aus der verletzten Schenkelarterie ausgeflossen seien. Dann

Ravaton, welcher die Exarticulation an einem lebenden Menschen ausführen wollte, indess von den consultirten Chirurgen daran verhindert wurde. Als nun auf Veranlassung von Morand die Akademie 1754 eine Preisfrage über die Indicationen und beste Technik ausschrieb, liefen unter 44 Arbeiten 30 ein, welche die Operation für möglich hielten. Der Marinearzt Barbet erhielt den Preis und sprach sich für dieselbe aus bei Zerschmetterungen und Caries am Halse und Kopfe des Femur, bei Aneurysmen und Gangrän. Das bestimmte Morand die Arbeiten seiner beiden Schüler bekannt zu machen (1768) und die Operation in dem Falle zu empfehlen, wo sie bei Zerschmetterungen und Caries als die einzige Rettung vom Tode angesehen werden musste. Er suchte die Einwürfe der Grausamkeit, der enorm grossen Wunde und Blutung zu widerlegen und machte geltend, dass die Operation an drei Hunden und zwei Schafen mit glücklichem Erfolge verrichtet sei. Unter den Chirurgen, welche für die Operation eintraten, war auffallender Weise auch der conservative Bilguer. Sowol er wie sein Uebersetzer Tissot zogen sogar die Exarticulation der Amputation des Oberschenkels vor. Jener erkannte zwar ihre grossen Schwierigkeiten an, wollte indess dadurch die Unbequemlichkeiten eines Stumpfes verhindern; dieser war auf seiner Studirstube zu der Ansicht gelangt bei der Exarticulation die Blutung leichter stillen zu können. Diese Anschauungen frappirten Pott in so hohem Grade, dass er, obschon die Möglichkeit der Operation, welche er selbst nicht gemacht aber ausführen sehen hatte, zugebend, dennoch die sichere Ueberzeugung aussprach, dass er sie niemals verrichten würde, weil in den meisten Fällen von Caries des Femurkopfes auch die Gelenkpfanne cariös sei. Als Schmucker die Schwierigkeiten der Operation an Leichen zumal bei Fracturen kennen gelernt hatte, meinte auch er, dass schwerlich Jemand so verwegen sein würde dieselbe auszuführen, nannte sie die grausamste Operation in der ganzen Chirurgie, welche Niemand überstehen würde, und gegen die selbst der Kaiserschnitt nur eine Kleinigkeit wäre. Diesen durchaus absprechenden Urtheilen konnten sich B. Bell und Richter nicht anschliessen. Zwar verkannten sie die Gefahren nicht, glaubten indess durch Bildung von zwei Lappen, welche jener vorschlug, dieselben überwinden zu können, wobei die Arterie tief unten, wo ihr Durchmesser kleiner war, durchschnitten würde, und eine Heilung durch pr. intent. versucht werden könnte. Eine Hauptschwierigkeit bestand für letzteren in der unsicheren Diagnose, da man nicht wissen könne, ob die Caries sich nicht auch auf Pfanne und Beckenknochen erstrecke, sodass die Operation wahrscheinlich lethal verlaufen würde.

Ausserdem könnte sie ja, wenn die Weichtheile wenig oder gar nicht afficirt wären, durch die Resection des Femurkopfes umgangen werden, während bei Zerstörung der Weichtheile die Erschöpfung des Kranken den Erfolg sehr zweifelhaft mache. Es war mithin für Richter die Exarticulation nur sehr selten unumgänglich nöthig. Später hob Sabatier hervor, dass sie weniger Schmerzen verursache und eine geringere Wundfläche darbiete als die Amputation. — Man weiss nicht recht, wer diese Exarticulation zuerst am Lebenden ausgeführt hat, ob Henry Thompson oder Perrault in den 70er Jahren. Die Franzosen gaben Lacroix die Ehre; allein seine (1748) bei einem 14jährigen Mädchen wegen Gangrän ausgeführte Operation bestand nur in einigen Scheerenschnitten um die Extremität abzulösen; die Kranke starb am 11. Tage. 1779 operirte Kerr in Northampton ein Mädchen, welches am 18. Tage in Folge einer Beckeneiterung starb. Im Kriege machte Larrey die Exarticulation zuerst, und zwar achtmal in seinen 25 Feldzügen mit einem Erfolge.

Die Exarticulation im Kniegelenk war von Fabr. v. Hilden als eine gebräuchliche Operation erwähnt, von Dionis verworfen, aber von J. L. Petit zweimal mit Erfolg gemacht, ohne dass üble Zufälle eintraten. Hauptsächlich suchte Brasdor (1774) sie wieder einzuführen. Er hielt die Amputation des Oberschenkels wegen der grösseren Wunde für gefährlicher, fürchtete nicht die Caries an der entblössten Gelenkfläche, weil sich der Knorpel bald mit Granulationen überziehe und rühmte die leichte Ausführbarkeit und geringe Schmerzhaftigkeit der Exarticulation. Er empfahl die Bildung eines hinteren Lappens mit Zurücklassung der Kniescheibe. Während Richter die Brasdor'schen Gründe anerkannte, verwarf Schmucker diese Exarticulation aus denselben Ursachen wie diejenige des Ellbogengelenks. Sie kam damals nicht in Aufnahme. — Auch die im Sprunggelenk, welche Sédillier ohne üble Zufälle mit rascher Heilung der Wunde ausgeführt hatte (1774), fand keinen Anklang, obwol Brasdor und Sabatier besondere Methoden angaben. Man zog die Amputation über den Knöcheln vor. — Die Exarticulation im Fusswurzelgelenk, deren Möglichkeit zuerst Huguet von Abbeville (1746) nachwies, wurde auch von Heister angedeutet: „es pflegen die heutigen Chirurgi einen verdorbenen Fuss entweder mit einem Messer im Gelencke abzulösen, als die Zähen von Metatarso, oder diesen vom Tarso, oder die Ossa tarsi von einander ... damit man noch einigermassen auf dem Fusse, gleich auf einer Stütze gehen könne." Die erste Ausführung wurde durch Hunczovsky bekannt, welcher 1780 bei du Vivier in Rochefort einen achtjährigen

Knaben sah, dem wegen Caries der Fuss im Gelenke mit Zurücklassung des Talus und Calcaneus abgenommen war. Zwei Monate später fing der Kranke an bequem aufzutreten. Man vergass die Operation, bis Chopart sie von Neuem aufnahm. Er machte dieselbe 1791 und beschrieb das Verfahren, welches seitdem seinen Namen trägt. Ihm folgten Lafiteau und M. A. Petit, welcher dabei eine Fersenretraction beobachtete, die das Gehen ganz unmöglich machte, sodass er sich zur Durchschneidung der Achillessehne entschloss (1799). — Die Exarticulation sämmtlicher Mittelfussknochen, von Garengeot und Heister angedeutet, wurde zuerst von Percy gemacht (1789) und später durch Lisfranc in die Praxis eingeführt (1815).

Zu den genialsten Ideen, welche im vorigen Jahrhundert geboren wurden, gehörte die Gelenkresection. Wie die meisten grossen Entdeckungen, so hatte auch sie ihre Vorläufer, welche in der Abtragung luxirter Gelenkenden, in der Extraction necrotischer oder zersplitterter Knochenstücke bestanden. Es ist nicht ohne Interesse zu sehen, wie in einem Zwischenraum von wenigen Jahren die Anfänge einer conservativen Chirurgie von zwei verschiedenen Seiten her angebahnt wurden. Glieder zu erhalten und verstümmelnde Operationen zu umgehen war das Ziel, allein die Wege verschieden. Im Jahre 1761 trat Bilguer mit seiner conservativen Behandlung in die Oeffentlichkeit — 1768 gab Charles White in Manchester mit seiner berühmt gewordenen Operation den ersten Anstoss zur Gelenkresection. Auch er wollte damit für viele Fälle die Amputationen und Exarticulationen vermeiden, wenn auch nicht ganz verdrängen, wie es Bilguer's Wunsch war. Ein 14jähriger Knabe bekam eine acute Osteomyelitis am Arm, in Folge dessen der Kopf des Humerus necrotisch wurde. Verjauchung, Durchfälle, Fieber hatten den Kranken auf das höchste entkräftet. Anstatt den Arm zu exarticuliren, was damals als das einzige Mittel den Kranken zu retten, angesehen werden musste, eröffnete White durch einen einzigen grossen Längsschnitt, welcher sich bis in die Mitte des Arms erstreckte, das Gelenk und entfernte den necrotischen abgelösten Oberarmkopf. Sofort trat Besserung ein, und 6 Wochen später fand man im Gelenk eine unvermuthete Festigkeit. Bald darauf sonderte sich noch ein Stück der Diaphyse ab, sodass vom oberen Ende des Humerus ein fünf Zoll langes Stück verloren gegangen war. Der Arm wurde leicht verbunden, ohne Schienen oder sonstige Bandagen; ja es sass der Kranke fast während der ganzen Cur auf einem Stuhle. Es trat völlige Heilung ein, und der Knochenersatz war so vollkommen, dass der Arm nur einen Zoll kürzer blieb als der gesunde und frei bewegt, nicht allein aufgehoben, sondern auch rotirt werden konnte. White sagte: I think, I may safely say, the head, neck and part of the body of the os humeri are actually regenerated. (Cases in Surgery 1770. Philosoph. Transact. Vol. 59 for the year 1769. London 1770.)

Die Vortheile dieser Operation, durch welche häufig die Exarticulation des Oberarms umgangen werden konnte, waren zu einleuchtend, als dass die Zeitgenossen sie hätten übersehen können. Bald wurde man in Deutschland sich des hohen Werthes dieser Operation bewusst. Als Richter die White'sche Arbeit kurz nach ihrem Erscheinen ankündigte, empfahl er die Resection, sobald die Weichtheile wenig gelitten hatten. Und der erste, welcher überhaupt eine Gelenkresection und zwar am Oberarm wiederholte, war ebenfalls ein Deutscher, Lentin.. Er verrichtete sie 1771 bei einem 14jährigen Mädchen wegen Caries, entfernte gleichzeitig fast die ganze Diaphyse des Humerus und erzielte in Folge von Knochenregeneration einen brauchbaren Arm mit beschränkter Beweglichkeit. Bald empfahl auch E. Platner diese Operation bei Caries. Das Ausland folgte. Die Engländer Bent und Orred machten in den 70er Jahren die Resection des Oberarmkopfes; jener fügte dem Längsschnitt noch zwei kleine Querschnitte hinzu, dieser legte zur Schonung der Arterie ein Stück Pappe unter den Knochen, bevor er ihn absägte. Das entfernte Stück ersetzte sich durch Callus, und der Arm war nach drei Monaten ungehindert nach allen Seiten zu bewegen. In Frankreich nahmen hauptsächlich Sabatier und der ältere Moreau sich dieser Resection an; letzterer bildete einen viereckigen Lappen. Die Kriegschirurgie bereicherten Percy und Larrey damit. Jener konnte bereits 1795 seinem Collegen Sabatier 9 von ihm im Schultergelenk resecirte Soldaten vorstellen; Larrey hatte diese Operation zehnmal in Aegypten gemacht.

Wenn die Gelenkresection sich nicht so rasch einbürgerte als man hätte erwarten dürfen, so waren daran mehrere Hindernisse Schuld. Erstens fielen die Versuche an Thieren, welche zuerst in Frankreich von Chaussier und Vermandois angestellt wurden, erfolglos aus, weil man weder Periost noch Gelenkkapsel schonte. Zweitens sahen viele Chirurgen die Gelenkresection mit der Resection in der Continuität der Knochen als gleichwerthig an. Diese wurde häufig bei complicirten und Schussfracturen, bei Caries, Necrose und Pseudarthrose in Anwendung gebracht. Wir haben bereits erwähnt, dass die Militairchirurgen Bilguer, Theden, auch Percy und Larrey bei Schussfracturen häufig die gebrochene Stelle durch grosse Einschnitte freilegten und die scharfen Enden gelegentlich mit Erfolg resecirten. Ohne Furcht wurden grosse Knochenstücke entfernt. A. F. Vogel sägte von beiden Enden des gebrochenen Humerus 1½ Zoll ab, worauf der Arm ohne Verkürzung vollkommen brauchbar wurde, le Cat 3 Zoll; ja Siegwart in Tübingen nahm sogar die ganze cariöse Tibia fort (1770), die sich vollständig regenerirte. Während auch W. Hey an diesem Knochen Erfolge aufzuweisen hatte, glückten Moreau dem Vater die Resectionen langer cariöser Knochen nicht, wegen ausbleibender Knochenregeneration. Partielle Resectionen an den Rippen, schon im Alterthum bekannt, waren bei Caries nicht selten (Gooch, Acrel, Percy).

Kehren wir zur Gelenkresection zurück, so finden wir den nächsten Fortschritt nach White bei H. PARK in Liverpool. Er kannte die Operationen seiner Landsleute und machte den bis dahin nirgends ausgesprochenen Vorschlag das Gelenk gänzlich auszurotten, d. h. sämmtliche dasselbe zusammensetzende Knochenenden, sowie die ganze Gelenkkapsel oder den grössten Theil derselben fortzunehmen. Dadurch sollte bei Tumor albus, Gelenkeiterungen und complicirten Gelenkschüssen die Amputation vermieden, der Verlust der Extremität verhindert werden. Park's Arbeit in Form eines Briefes an Perc. Pott vom 18. September 1782 (an account of a new method of treating diseases of the joints of the knee and elbow 1783) ist vorzüglich gut geschrieben, einfach und praktisch. Alle Schwierigkeiten, welche man gegen diese Methode einwenden konnte, glaubte Park heben zu können, da sie nur scheinbar seien. Die grossen Gefässe konnten sowol am Arm wie am Knie leicht vermieden werden; eine starke Entzündung war bei der grossen Wunde, wo alle Theile ganz durchschnitten wurden, weniger zu fürchten. Dass ein hinreichend fester Callus sich bilden würde, daran war nach den Erfahrungen bei complicirten Fracturen nicht zu zweifeln; andererseits an dem Verlust der Extensionsmuskeln nichts gelegen, da das Glied anchylotisch wurde. Der Gang mit einem steifen, verkürzten Bein sei sicher genug, und die Amputation gäbe keine bessere Chance alles Krankhafte zu entfernen und ein Recidiv zu verhüten. Die Untersuchungen von Park bezogen sich auf das Knie- und Ellbogengelenk. Er machte bei den Versuchen an der Leiche an jenem Gelenke nur einen Längsschnitt, welchen White schon für das Schultergelenk als Princip aufgestellt hatte und fand ihn ausreichend, hatte überhaupt das Bestreben mit demselben immer auszukommen. Bei seiner ersten, an einem 30 jährigen Matrosen wegen Caries ausgeführten Resection des Kniegelenks (2. Juli 1781) begann Park mit einem einzigen

Längsschnitt, sah sich indess nach einigen fruchtlosen Versuchen genöthigt einen Querschnitt, welcher jenen in der Mitte treffend über die Kniescheibe lief, hinzuzufügen. Nach sorgfältiger Entfernung der Gelenkkapsel wurde ein Spatel hinter die Knochen gelegt, um beim Durchsägen die grossen Gefässe zu schützen. Das vom Femur resecirte Stück war 2 Zoll, das der Tibia 1 Zoll lang. Man legte, um die Knochen dicht an einander zu halten, das Glied in eine Blechschiene, nähte die Haut und verband nur leicht. Es trat eine starke übelriechende Eiterung ein, wogegen ein Brei von Rüben aufgelegt, innerlich China gegeben wurde; das Fieber blieb mässig. Bereits nach vier Wochen war eine theilweise knöcherne Vereinigung vorhanden. Im weiteren Verlauf mussten mehrere Abscesse geöffnet werden. Nach neun Monaten waren die Knochen fest vereinigt, die Wunde geheilt. Der Kranke ging mit seinem um drei Zoll verkürzten Bein ohne Krücken, trug einen Schuh mit hohem Hacken und ging später wieder zur See. Park war sich wohl bewusst, dass die Cur stets lange dauern, die Operation auch nicht immer gelingen werde (so verlief seine zweite Kniegelenksresection 1789 nach vier Monaten tödtlich); deshalb trug er Bedenken dieselbe in den grossen Hospitälern Londons, wo so selten complicirte Fracturen geheilt wurden, vorzuschlagen. Allein es endige doch auch die Amputation häufig lethal; aber nie solle die Resection, welche mehr Chancen bei Verletzungen als bei Krankheiten aus innerer Ursache habe, die Amputation ganz verdrängen wollen, denn diese verdiene stets den Vorzug, wo die Weichtheile arg gelitten hätten oder das Knochenübel sich weit aufwärts erstreckte.

Park's Operation, durch welche die Resection des Kniegelenks mit Aufstellung bestimmter Indicationen und einer planmässigen Technik in die Chirurgie eingeführt wurde — denn Filkin aus Northwich, welcher diese Resection 1762 mit Erfolg gemacht hatte, veröffentlichte sie erst später — fand eine günstige Aufnahme. B. Bell war damit einverstanden, wenngleich die Erfahrung erst lehren müsse, ob der Vorschlag eine allgemeine Anwendung verdiene. Schwer würde es immer sein die Anhäufung des Eiters, die Entstehung von Fisteln zu verhüten und das Glied gehörig zu fixiren. Dazu verlangte Richter das Bein sowol in gerader Richtung als in Extension zu erhalten und legte auf die Verkürzung keinen Werth. Trotz alledem fällte der Franzose Lancelot-Haine ein durchaus absprechendes Urtheil über die Park'sche Resection, hielt sie für sehr schwierig, schauderhaft und meinte, dass ein nach vielen Mühen, Schmerzen und Gefahren errungenes steifes Bein weniger brauchbar sei, als ein künstliches (1787). Wiederholt wurde die Resection des Kniegelenks zuerst von Moreau d. V. bei Caries (1792). Zu den partiellen Resectionen dürfte die Exstirpation der Patella gehören, welche Theden bei einer Schussfractur machte, indess den Kranken an Gangrän verlor.

Allmählich wurde die Resection auch auf andere Gelenke übertragen, und die Anchylose als der günstigste Ausgang angesehen. Das grösste Verdienst um ihre weitere Ausbildung erwarb sich MOREAU der Vater, welcher in den 80 und 90er Jahren an verschiedenen Gelenken operirte und seine Erfahrungen der Académie de chirurgie mittheilte (1789). Leider zeigte diese, beherrscht von Vorurtheilen und beeinflusst durch Chaussier's ungünstige Experimente, gar kein Interesse für eine der werthvollsten Errungenschaften der Chirurgie. Moreau liess sich nicht abschrecken, vervollkommnete die Technik und operirte in der Privatpraxis, während die grossen Pariser Hospitalchirurgen indifferent blieben. In des Vaters Fusstapfen trat Moreau der Sohn, machte aber bei der Académie de médecine dieselben traurigen Erfahrungen. Trotzdem wurde das verstossene Kind von Sabatier, Percy, Larrey und Ph. Roux gehegt und gepflegt. Im Jahre 1812 schrieb Percy, die Zahl der von ihm, Larrey und anderen französischen Militairchirurgen ausgeführten Gelenkresectionen sei bereits so gross, dass man die Heilungen kaum zählen könne. Vor allen anderen hätten die englischen Chirurgen sich der Entdeckung ihrer Landsleute annehmen sollen; sie blieben theilnahmlos. So begann denn die Blüthezeit der Gelenkresection erst in unserem Jahrhundert.

Am Ellbogengelenk waren Splitterextractionen bei Schussfracturen und eine partielle Resection, welche in dem Absägen der Humeruscondylen bei einer complicirten Luxation bestand (Wainmann 1758), vorangegangen, als Park die totale Gelenkresection vorschlug. Hier hielt er einen Längsschnitt nicht für hinreichend und einen Kreuzschnitt nöthig. Wenn er selbst die Operation auch nicht ausführte, so empfahl er sie doch, da seine weit schwierigere Kniegelenkresection gelungen war. Nachdem Görcke bei einer Schussverletzung eine partielle Resection mittelst Fortnahme des Ulnakopfes mit Erfolg gemacht (1793) und Bilguer das Olecranon resecirt hatten, verrichtete zuerst Moreau d. V. die totale Resection 1794 bei Caries. Er machte einen H-schnitt, nahm von jedem der drei Knochen 1 Zoll fort und erzielte nach sieben Monaten eine Heilung. Er wiederholte die Operation mehrfach und fand einen Nachahmer in Percy, welcher sie zuerst total bei Schussverletzungen ausführte. — Die Ehre, den ersten Versuch einer Resection des **Handgelenks** gemacht zu haben, gebührt dem preussischen Stabsarzt Beyer. Wie Bilguer erzählt, entfernte derselbe bei einem 1762 in der Schlacht bei Freiburg durch eine Haubitze verwundeten Soldaten an der zerschmetterten Hand die beiden unteren Epiphysen der Vorderarmknochen und die Trümmer der Ossa carpi und metacarpi. Zwar wurde die Hand nicht wieder brauchbar und war die Operation keine methodische Gelenkresection; allein an sich correct ausgeführt hätte sie verdient nachgeahmt zu werden, da eine unbewegliche Hand immer besser war als ein Amputationsstumpf des Vorderarms.

Die Resection des **Hüftgelenks** war von Ch. White 1769 vorgeschlagen und an Leichen geübt; doch verging ein halbes Jahrhundert, bevor sie an Lebenden zur Ausführung kam. Vermandois und Koeler in Göttingen stellten (1786) Versuche an Thieren an und bemühten sich die Ausführbarkeit der Operation und ihren Erfolg festzustellen. Auch Beobachtungen am Krankenbett forderten dazu auf. Man sah, dass im letzten Stadium der Coxitis bei lange bestehender Caries des Schenkelkopfes dieser durch die Natur vom Schaft gelöst werden und nach seiner künstlichen Entfernung Heilung eintreten konnte. So hatte Schlichting (1730) nach dem Aufbruch der Eiterung und vorangegangener Erweiterung der Fistel den ganzen Kopf herausgenommen; die Wunde heilte nach sechs Wochen, und das Mädchen konnte wieder gehen. Ebenso A. F. Vogel (1771), welcher bei einer Vereiterung des Hüftgelenks den stinkenden Eiter entleerte und den Schenkelkopf vom Halse abgesondert fand. Die Diaphyse mit dem Halse lagen auf dem eiförmigen Loche, wo man sie liegen und verwachsen liess; der Kopf wurde herausgenommen. Nach drei Monaten trat Heilung ein; die Kranke konnte hinkend, aber ohne Stock umhergehen. Die Furcht vor der Schwierigkeit der Operation mag lange Zeit ihre kunstgemässe Ausführung verhindert haben, denn erst im Jahre 1817 nahm ein deutscher Arzt, Schmalz in Pirna, das Messer zur Resection in die Hand. Er wollte dieselbe in der That ausführen, fand indess, dass die Natur bereits den cariösen Schenkelhals gelöst hatte, sodass er ihn nur zu fassen und mit dem Kopfe herauszuziehen brauchte. In Wahrheit war Anthony White in London der erste, welcher 1821 die Operation ausführte, 4 Zoll vom cariösen Femur resecirte und eine Heilung mit grosser Beweglichkeit und geringer Verkürzung zu Stande brachte. Oppenheim machte sie 1829 im russisch-türkischen Kriege zuerst wegen Schussverletzung. — Sehen wir ab von den Abtragungen luxirter oder fracturirter Gelenktheile des Fussgelenks, welche zu allen Zeiten

gemacht wurden (von W. Hey, Kirkland an beiden Unterschenkel-
knochen, von Gooch an der Tibia u. s. w.), so begann die Geschichte
der totalen Resection des Fussgelenks im Jahre 1792, wo sie
von Rumsey wegen complicirter Luxation mit Fractur des Astragalus
und von Moreau d. V. wegen Caries glücklich ausgeführt wurde.
Die Resectionen einzelner oder mehrerer Fusswurzelknochen
gehörten nicht mehr zu den Seltenheiten (Moreau, Hey, Desault,
Bilguer u. A.).

Schliesslich die Resectionen an den Kiefern. Partielle Abtragungen eines Theils vom Körper des Oberkiefers wurden wegen Carcinom (Gensoul), Sarkomen und Exostosen (Desault) ausgeführt. Unter denen am Unterkiefer fiel die Exarticulation einer
Hälfte ins vorige Jahrhundert, wo der östreichische Militairchirurg
Fischer sie 1793 zuerst bei einer Schussverletzung machte. Ein
grosser Schnitt durch den Masseter und die Parotis entblösste die
Proc. condyloideus und coronoideus; die Gelenkhöhle wurde geöffnet und die ganze linke Hälfte des Unterkiefers fortgenommen,
worauf Heilung erfolgte. Zum Abschied eine Erinnerung an einen
deutschen Chirurgen und Namensvetter!

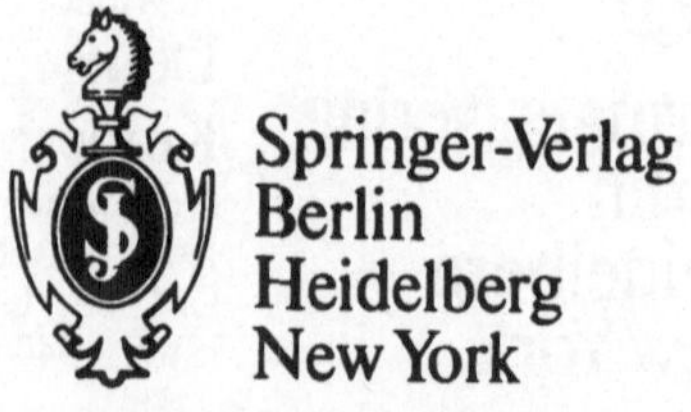

Springer-Verlag
Berlin
Heidelberg
New York